中国中医药年鉴

周谷城题

国家中医药管理局　主办

中国中医药出版社　承办

《中国中医药年鉴》编委会　编

中国中医药出版社

二〇〇六年·北京

图书在版编目（CIP）数据

中国中医药年鉴．2006/《中国中医药年鉴》编委会编．—北京：中国中医药出版社，2006.12
ISBN 7-80231-138-1

Ⅰ．中…　Ⅱ．中…　Ⅲ．中国医药学－2006－年鉴　Ⅳ．R2－54

中国版本图书馆CIP数据核字（2006）第140046号

责任编辑： 芮立新　高　欣

中国中医药出版社出版
北京市朝阳区北三环东路28号易亨大厦16层
邮政编码：100013
传真：64405750
三河市宏达印刷有限公司印刷
各地新华书店经销
*
开本　880×1230　1/16　印张27　彩页4.75　字数1125千字
2006年12月第1版　　2006年12月第1次印刷
书　号：ISBN 7－80231－138－1　册数1200
*
定价：128.00元
网址　www.cptcm.com

如有质量问题请与本社出版部调换

社长热线　010 64405720
读者服务部电话：010 64065415　010 84042153
书店网址： csln.net/qksd/

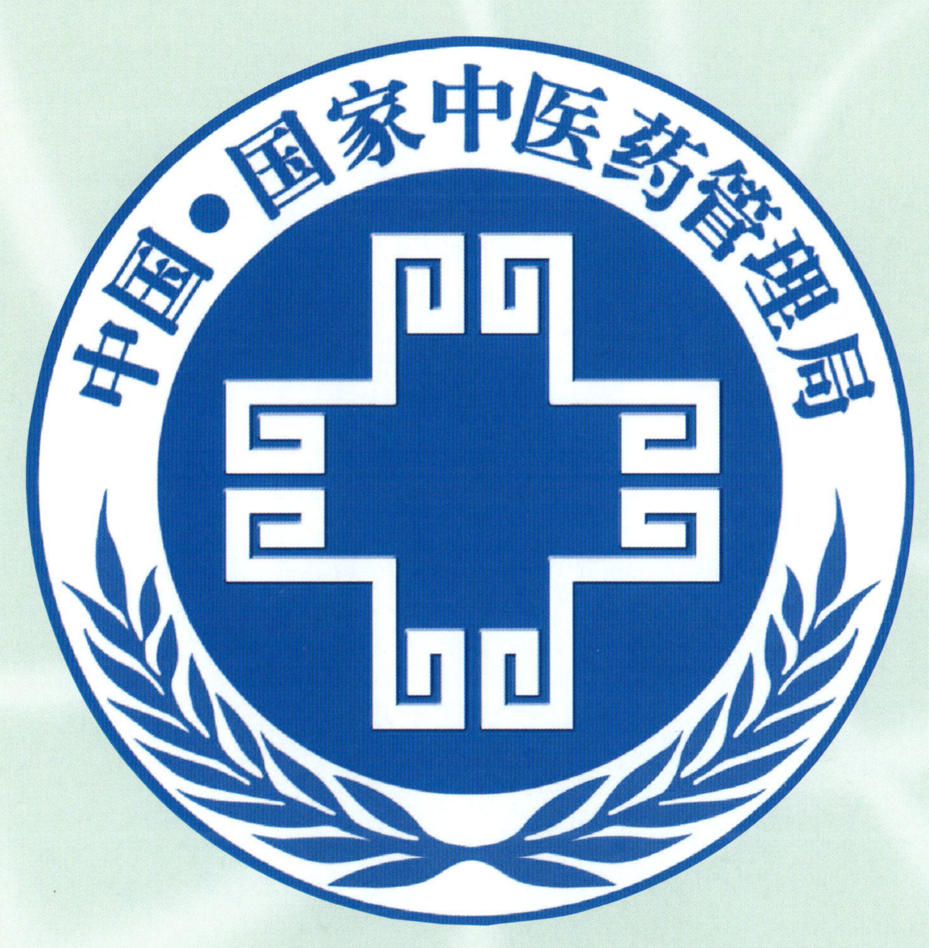

国家中医药管理局局徽

徽标图案将中国传统的吉祥图案“回纹”与代表医药的“十”字结合，构成“中”字形。回纹象征着生生不息、延绵不断、源远流长、吉祥如意、幸福安康的含义。“中”字，有“中华”、“中国”、“中医药”的含义。徽标底部的橄榄枝代表和平、友谊，同时橄榄枝也喻示绿色植物和中草药。

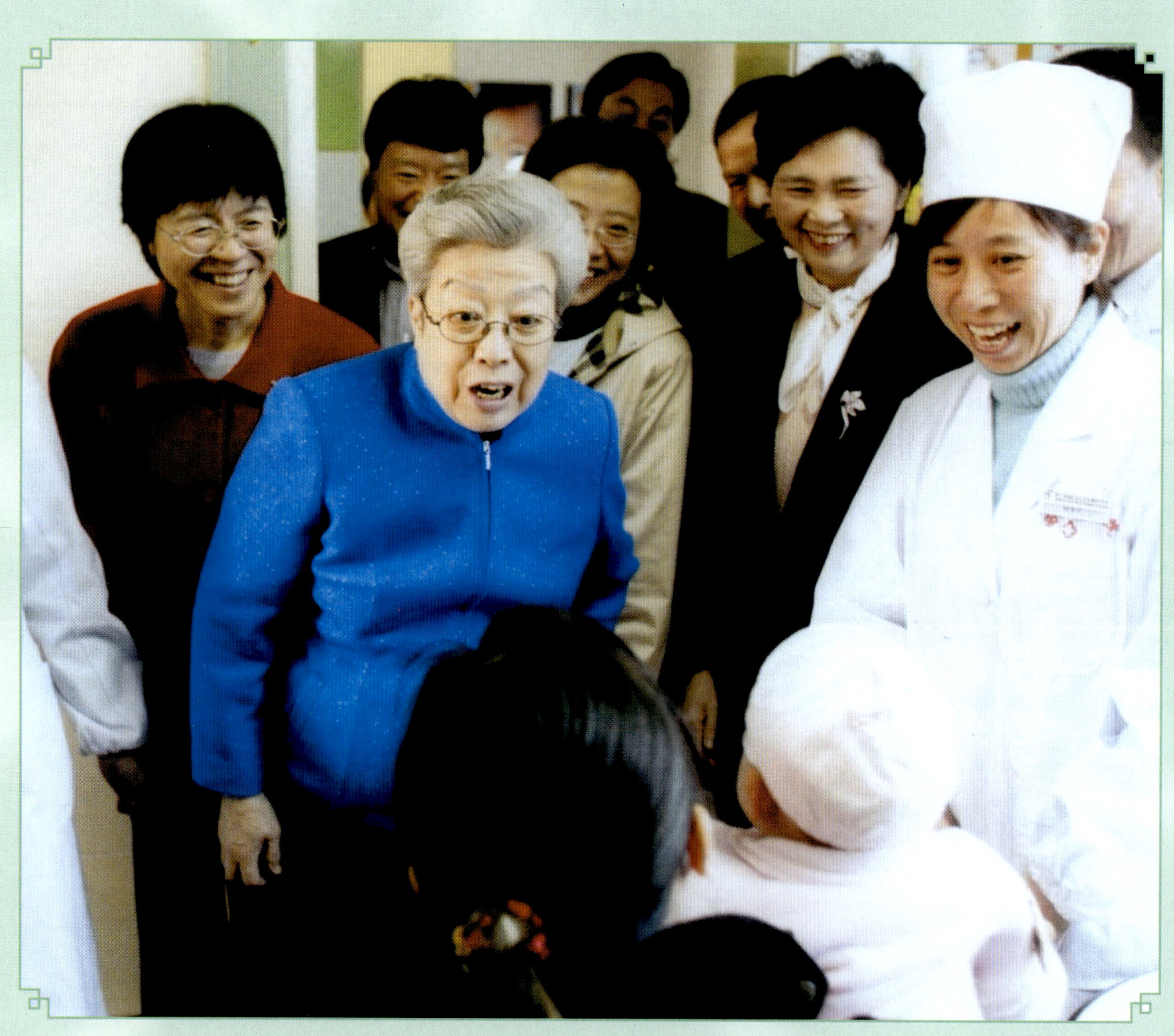

2005年11月21～24日，佘靖副部长陪同吴仪副总理到浙江调研

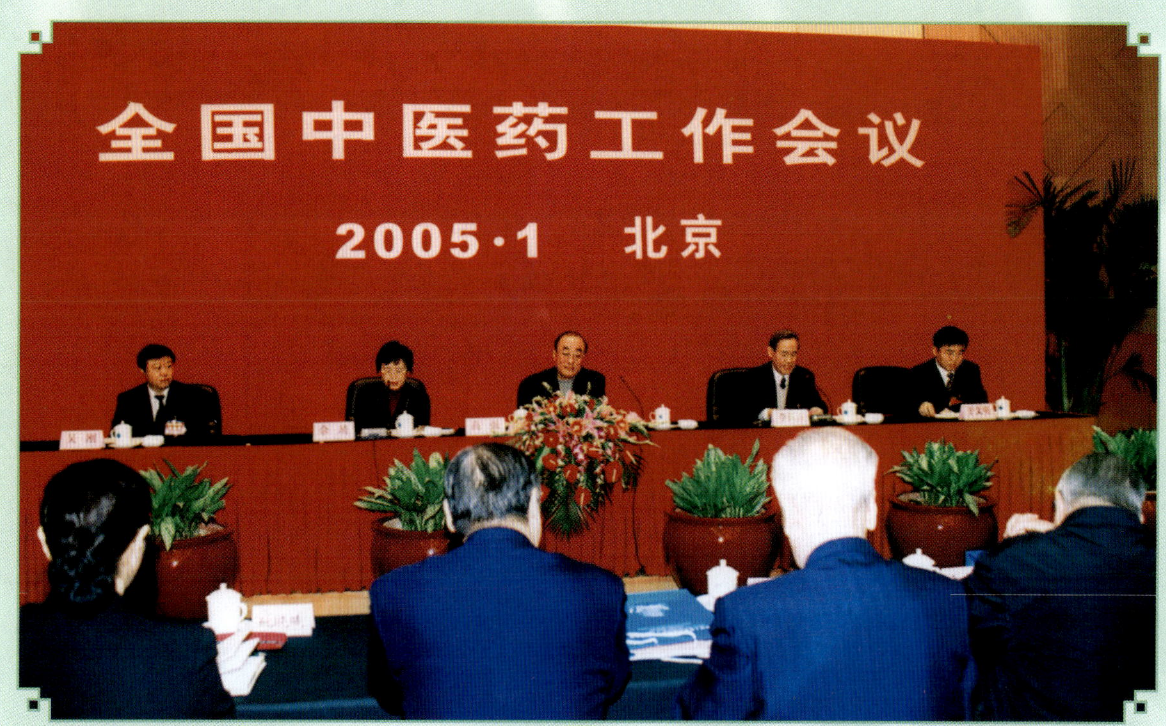

2005年1月6日，2005年全国中医药工作会议在北京开幕

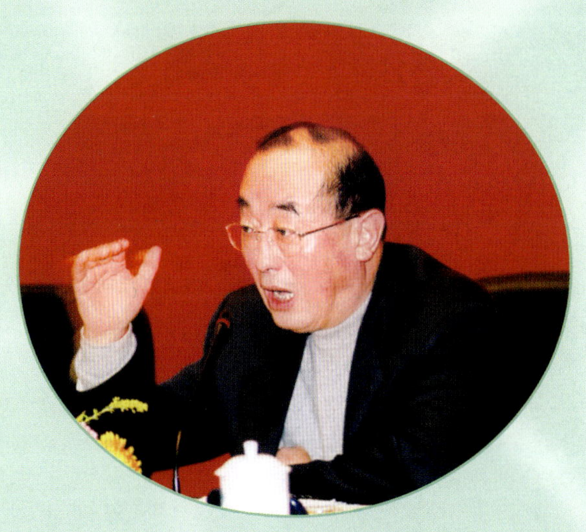

卫生部常务副部长高强出席2005年全国中医药工作会议，并发表重要讲话

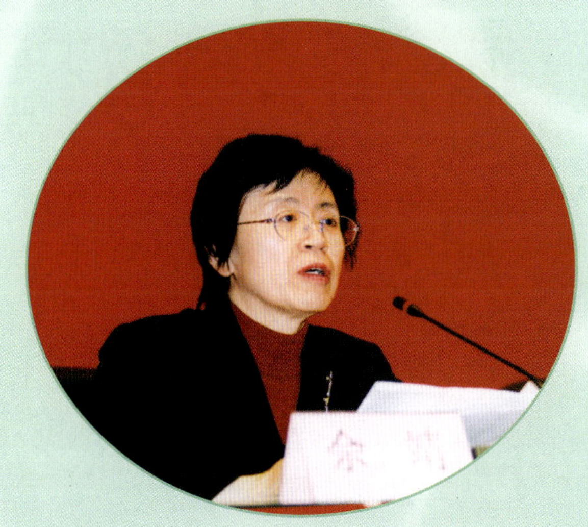

卫生部副部长兼国家中医药管理局局长佘靖在2005年全国中医药工作会议上作题为“以‘三个代表’重要思想为指导 全面落实科学发展观 促进中医药事业全面、协调、可持续发展”的大会主报告

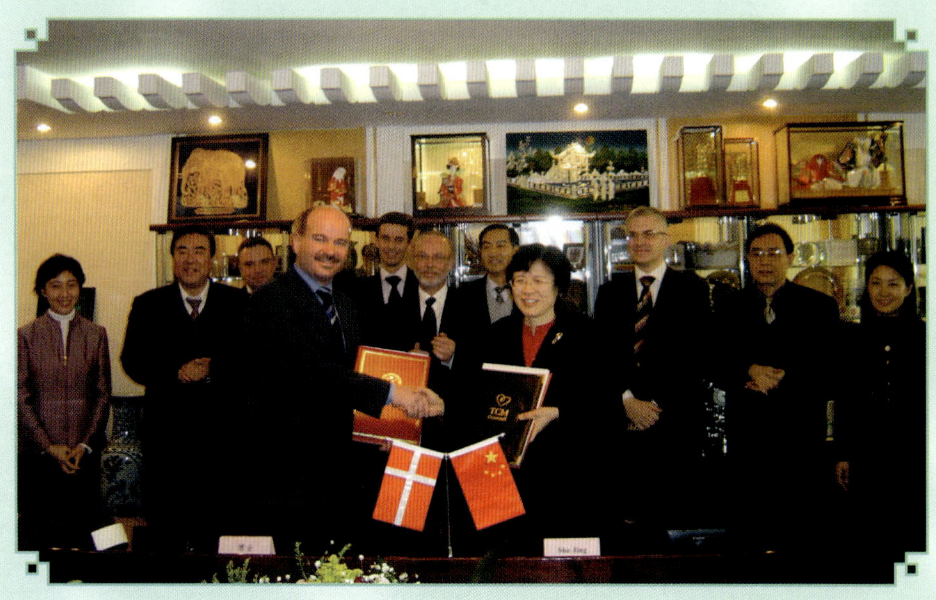

2005年1月16日，丹麦王国菲英省省长简博业率团来访国家中医药管理局，并与佘靖副部长签署了《中华人民共和国国家中医药管理局与丹麦王国国家中医药委员会中医药领域合作谅解备忘录》

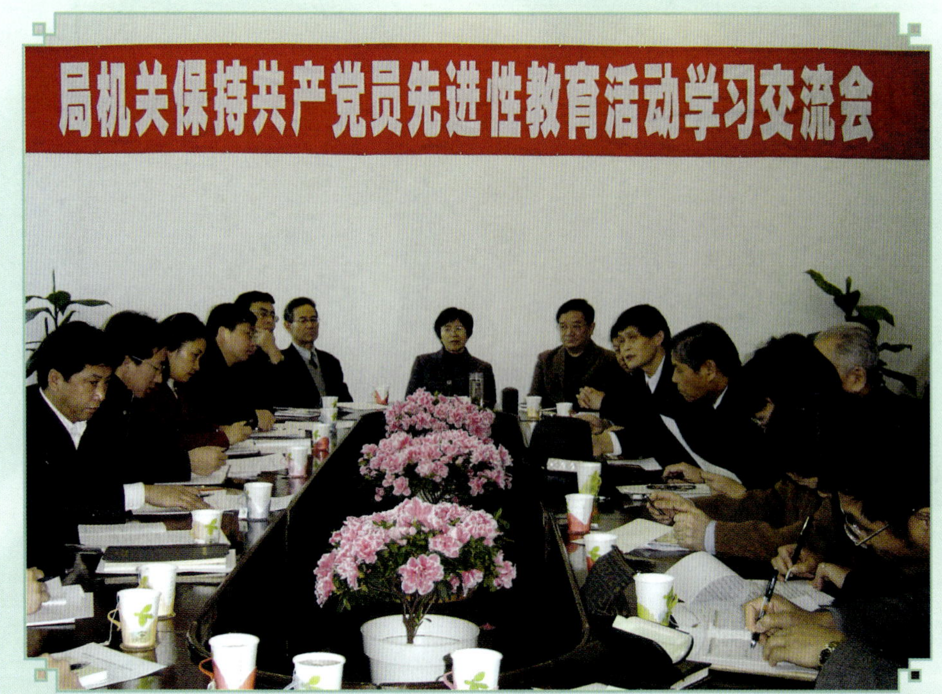

2005年2月18日，国家中医药管理局召开保持共产党员先进性教育活动学习交流会

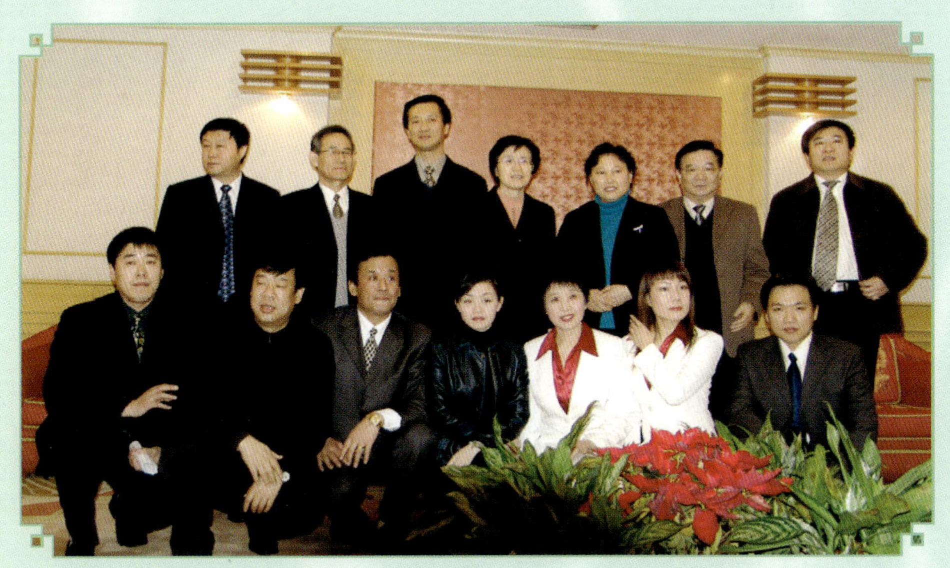

2005年3月1日，卫生部副部长兼国家中医药管理局局长佘靖，国家中医药管理局副局长李振吉、房书亭、吴刚、于文明参加郭春园同志先进事迹报告会，并与参会人员合影

名老中医首批献方
主办单位：国家中医药管理局
承办单位：中国中医药科技开发交流中心
协办单位：上海绿谷（集团）有限公司

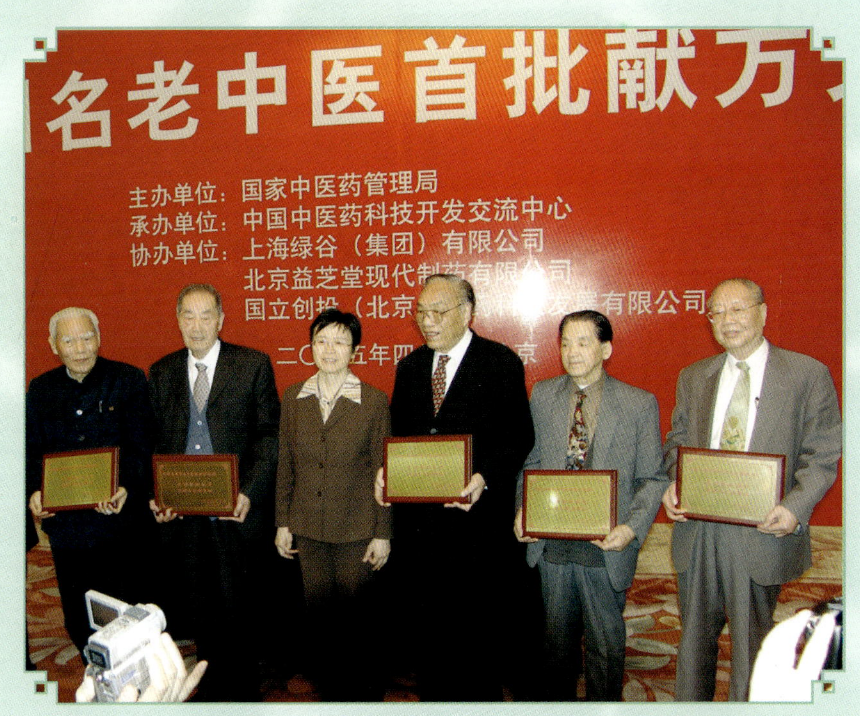

2005年4月27日，卫生部副部长兼国家中医药管理局局长佘靖代表国家中医药管理局接受了全国著名老中医邓铁涛、颜德馨、焦树德、路志正、任继学、朱良春的宝贵献方，并向6位名老中医颁发了荣誉证书

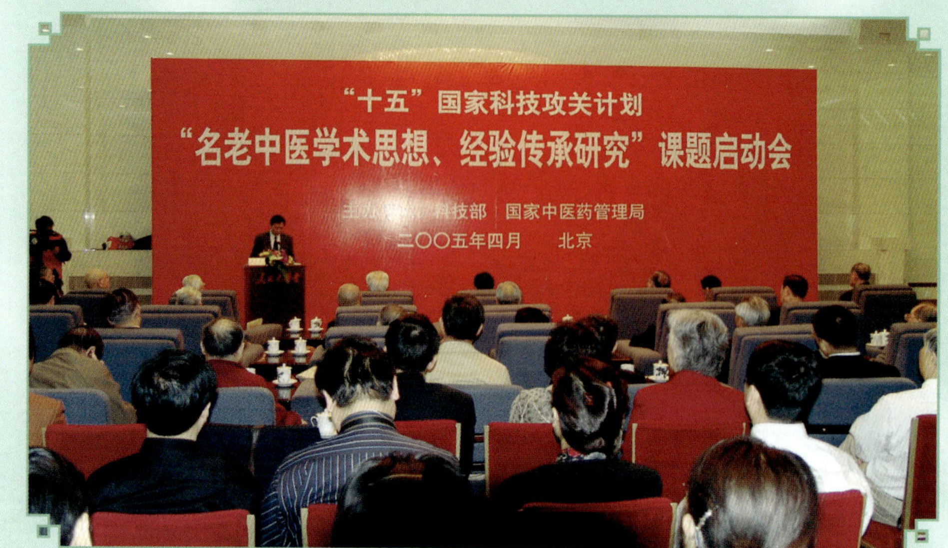

2005年4月，由科技部、国家中医药管理局主办的“十五”国家科技攻关计划“名老中医学术思想、经验传承研究”课题启动会在北京召开

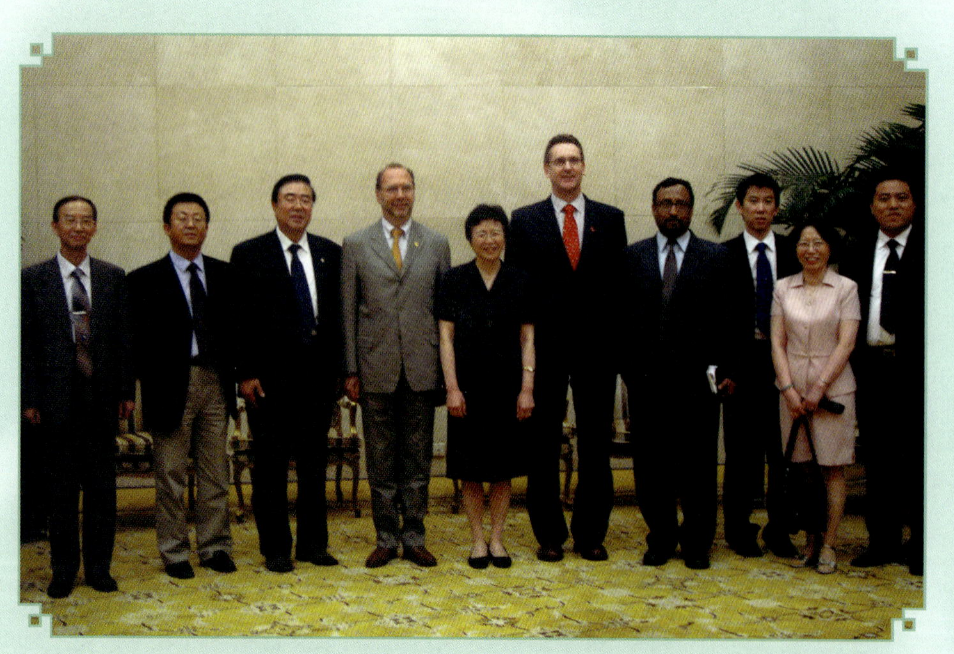

2005年6月15日，卫生部副部长兼国家中医药管理局局长佘靖会见了联合国副秘书长、艾滋病规划署执行主任皮奥特博士一行，国家中医药管理局国合司沈志祥司长、中国中医研究院曹洪欣院长及有关艾滋病治疗专家陪同会见

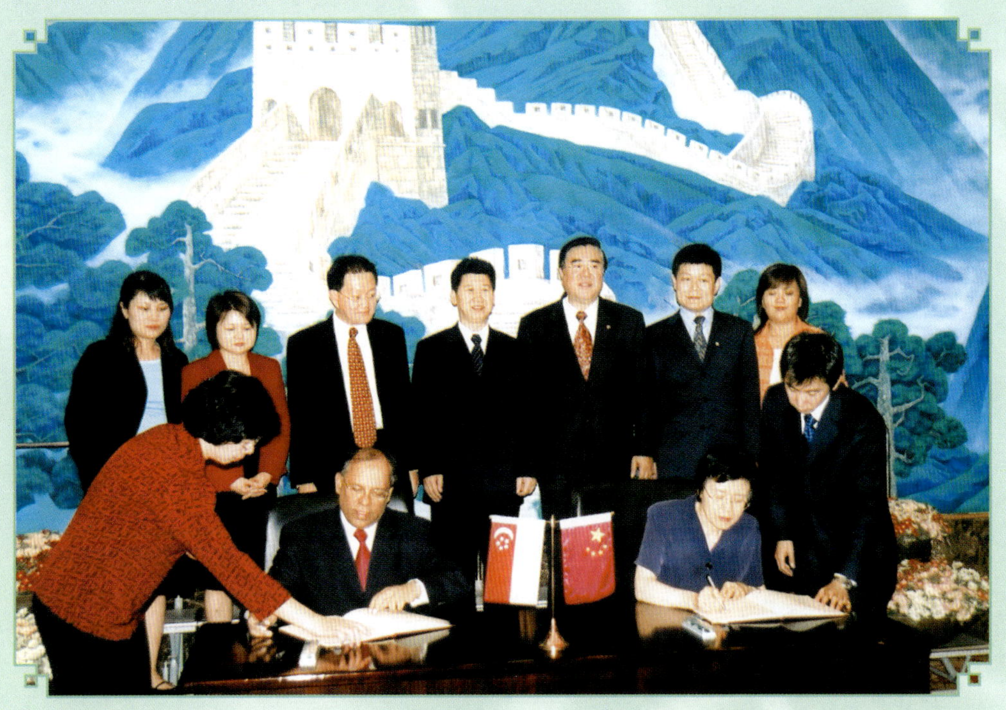

2005年6月，新加坡卫生部和国家中医药管理局在北京签署《中华人民共和国国家中医药管理局与新加坡共和国卫生部中医药合作计划书》

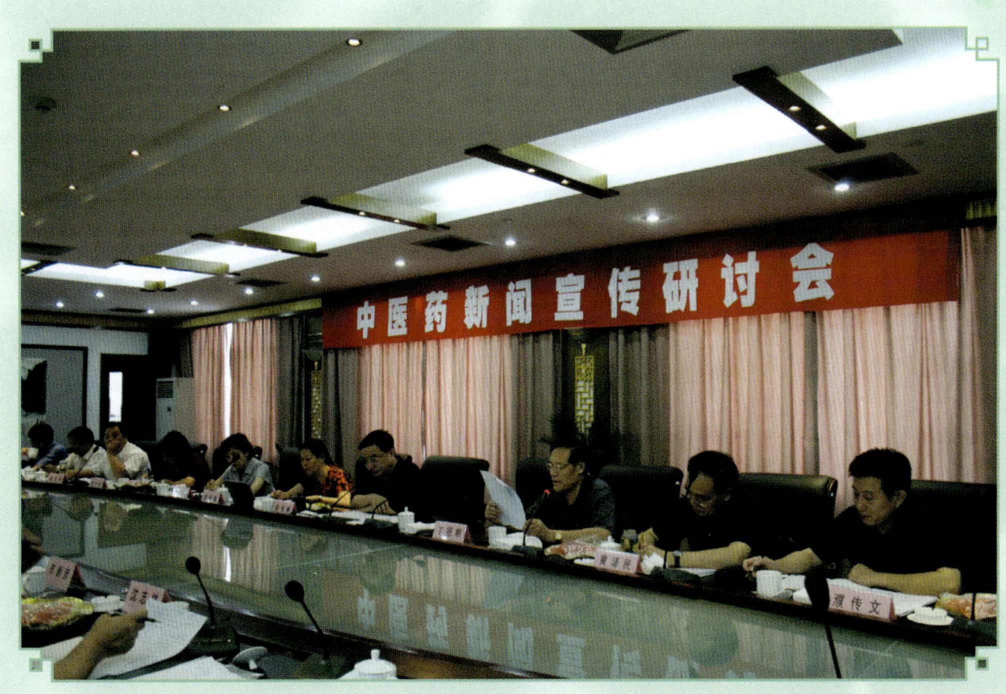

2005年7月25日，中医药新闻宣传研讨会在江苏省溧阳市举办

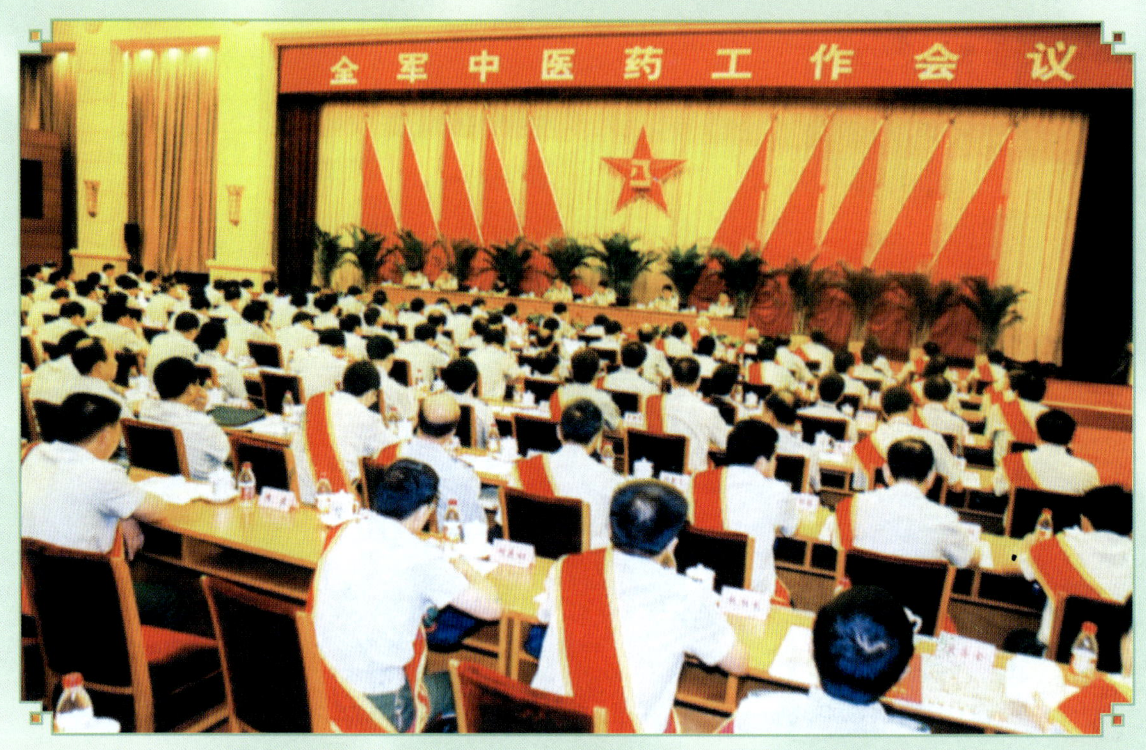

2005年7月28日，全军中医药工作会议在北京召开

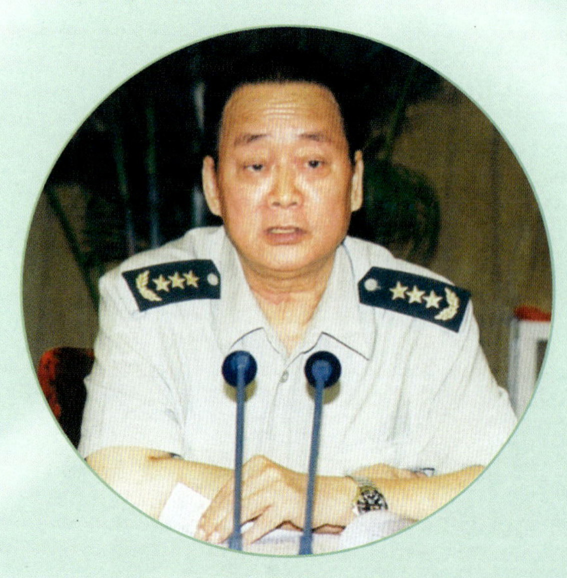

中央军委委员、总后勤部廖锡龙部长作重要讲话

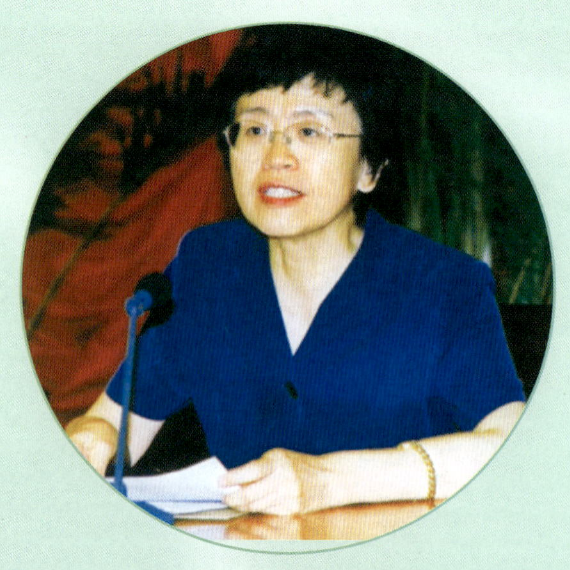

卫生部副部长兼国家中医药管理局局长佘靖出席会议并讲话

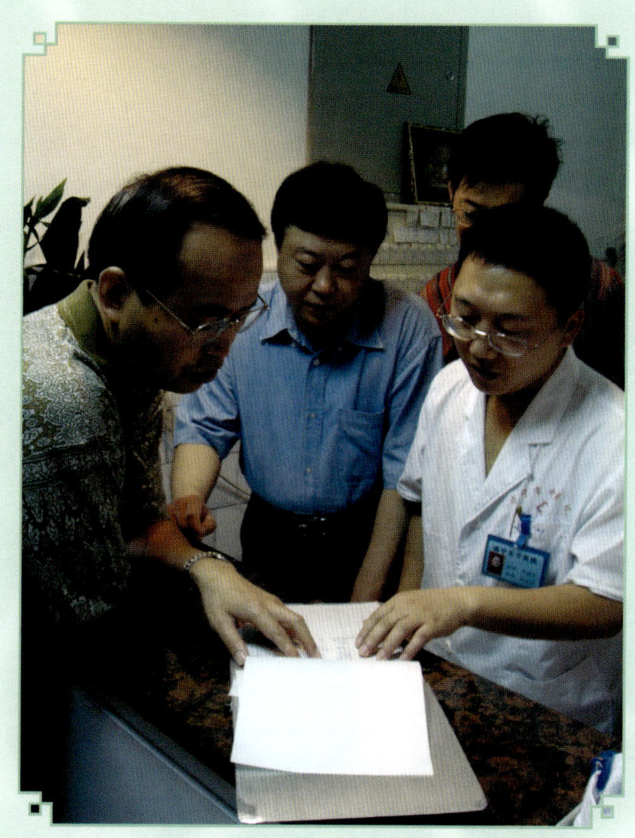

2005年9月20日，国家中医药管理局副局长吴刚到四川省遂宁市中医院调研

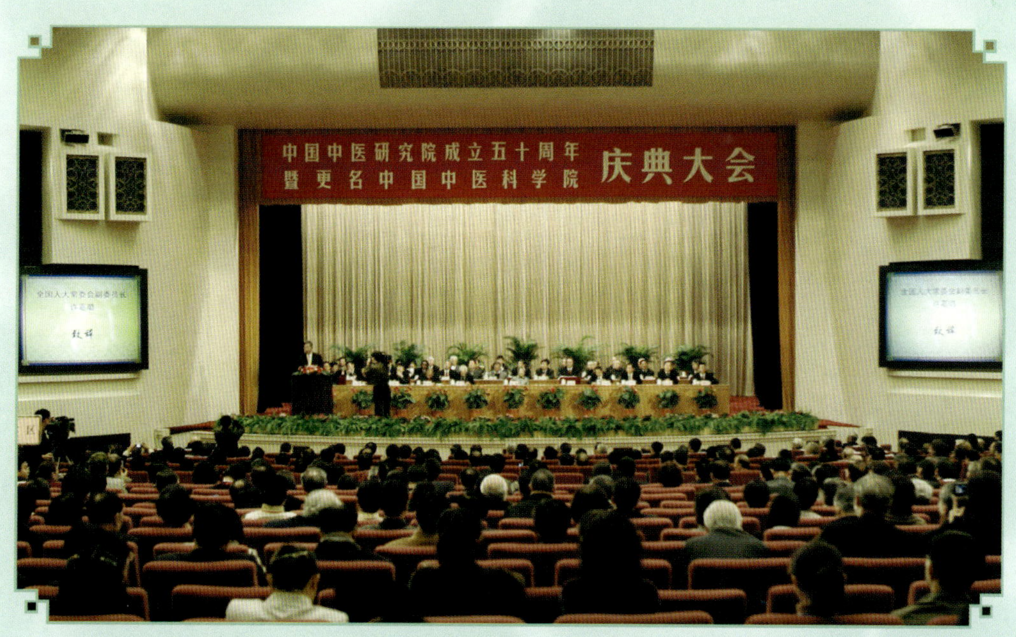

2005年11月19日，中国中医研究院在人民大会堂举办中国中医研究院成立五十周年暨更名中国中医科学院庆典大会

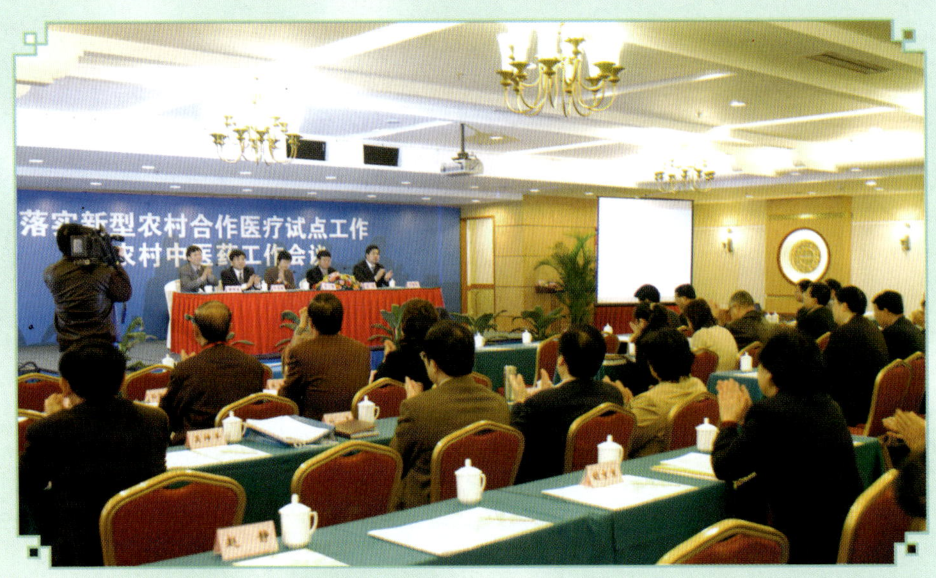

2005年11月10日，落实新型农村合作医疗试点工作暨农村中医药工作会议召开。卫生部副部长兼国家中医药管理局局长佘靖，国家中医药管理局副局长吴刚、于文明出席了会议

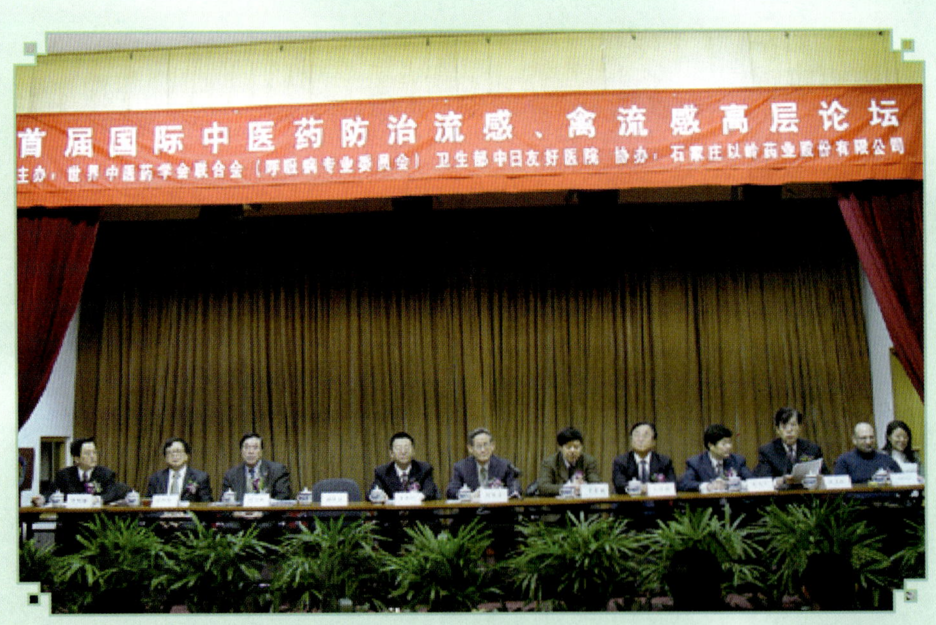

2005年12月29日，首届国际中医药防治流感、禽流感高层论坛在北京召开

《中国中医药年鉴》(2006)编委会

《中国中医药年鉴》(2006)特约编辑

陈　伟　国家中医药管理局办公室综合处处长
周登峰　总后卫生部医疗管理局助理
李宗友　中国中医研究院办公室主任
陆　静　中国中医药报社办公室主任
李秀明　中国中医药出版社办公室主任
朱　桂　中华中医药学会办公室主任
刘　穗　中国中医药科技开发交流中心办公室主任
郭静华　中国传统医药国际交流中心综合处处长
穆利华　国家中医药管理局台港澳交流中心办公室副主任
张治强　国家中医药管理局中医生资格认证中心办公室主任
张晓丹　北京市中医管理局办公室主任科员
王福菊　天津市卫生局助理调研员
姜建明　河北省中医药管理局科长
刘　浚　山西省卫生厅中医管理局主任科员
石海燕　内蒙古自治区卫生厅中蒙医处副主任科员
徐东年　辽宁省卫生厅中医处主任科员
孟庆彬　吉林省中医药管理局办公室副主任科员
韩缚鹏　黑龙江省中医管理局科员
刘文选　上海市卫生局中医处助理调研员
李　郁　江苏省中医药局主任科员
王　颖　浙江省中医药管理局办公室主任
王继学　安徽省卫生厅中医管理局主任科员
林秀明　福建省卫生厅中医药管理处处长
张欣霞　江西省卫生厅主任科员
乞蔚国　山东省中医管理局副局长
樊英戈　河南省中医管理局主任科员
张志由　湖北省卫生厅中医处主任科员
熊士敏　湖南省中医管理局助理调研员
肖纹绮　广东省中医药管理局主任科员
李　方　广西中医药学会秘书长
邢伯茹　海南省卫生厅中医处副主任科员
唐丽灵　重庆市卫生局中医处科员
罗　建　四川省中医药管理局办公室主任
周　茜　贵州省卫生厅主任科员
张旭芳　云南省卫生厅主任科员
德　吉　西藏自治区藏医药管理局主任科员
刘远霸　陕西省中医管理局副主任科员
张红伟　甘肃省中医管理局科员
华旦诺尔桑　青海省中藏医药管理局副主任科员
黄　萍　宁夏回族自治区卫生厅中医药管理局宣传干事
赵新建　新疆维吾尔自治区卫生厅中医民族医药管理处助理调研员
王金玉　大连市卫生局助理调研员
汪运富　青岛市中医管理局助理调研员
孙　健　厦门市卫生局中医处处长
柯春海　宁波市卫生局医政与中医处副处长
廖利平　深圳市卫生局中医处处长

编写说明

《中国中医药年鉴》是由国家中医药管理局主办，综合反映中国中医药工作各方面情况、进展、成就的史料性工具书。《中国中医药年鉴》前身为《中医药年鉴》，1989年更名为《中国中医药年鉴》，自1983年起已连续出版22卷。本卷为2006卷（总23卷），收编内容截至2005年底。

本卷分为14个部分：1. 重要会议报告；2. 政策法规；3.2005年重点工作；4. 工作进展；5. 国家中医药管理局直属机构；6. 地方中医药；7. 中药工作；8. 解放军中医药；9. 中医药院校；10. 学术团体与社会团体；11. 中医药管理机构与干部；12. 大事记；13. 中医药统计；14. 附录。

2005年重点工作部分下设5个专栏：（1）农村中医药；（2）中医药应对公共卫生突发事件；（3）医院管理年活动；（4）保持共产党员先进性教育活动；（5）传统中医药立法工作。

工作进展部分下设7个专栏：（1）医政管理；（2）科研管理；（3）教育管理；（4）规划财务管理；（5）国际交流；（6）新闻出版；（7）行风建设。

统计部分数据系由国家中医药管理局办公室发布（不包括香港、澳门特别行政区及台湾地区数据）。

《中国中医药年鉴》编辑部

2006年11月

《中国中医药年鉴》（2006）理事单位

目 录

重要会议报告

政 策 法 规

(一) 法规

(二) 规范文件

2005 年重点工作

(一) 农村中医药

（二）中医药应对公共卫生突发事件

（三）医院管理年活动

（四）保持共产党员先进性教育活动

（五）传统中医药立法工作

工 作 进 展

（一）医政管理

（二）科研管理

（三）教育管理

（四）规划财务管理

(五) 国际交流

(六) 新闻出版

(七) 行风建设

国家中医药管理局直属机构

地方中医药

中药工作

解放军中医药

中医药院校

学术团体与群众团体

（一）总部设在中国的中医药国际组织

（二）全国性学术团体与社会团体

中医药管理机构与干部

（一）中医药管理机构

（二）中医药管理干部

大事记

中医药统计

（一）中医药期刊

（二）中医资源

（三）中医医疗机构运营与服务

（四）中医教育

（五）中医药科研

（六）中医事业费

附　录

（一）地方性学术团体与社会团体

（二）香港、澳门特别行政区和台湾地区中医药信息

（三）国外中医药

重要会议报告

重要会议报告

高强常务副部长在2005年全国中医药工作会议上的讲话

（2005年1月6日）

很高兴有机会和中医药界的同志们一起研究中医药改革与发展问题。首先，我代表吴仪副总理和卫生部祝愿大家新年好！向长期战斗在人民健康事业战线上的广大中医药工作者表示衷心的感谢，并希望大家在新的一年里各项工作取得更大的成绩。

中医药学是我们中华民族的文化瑰宝，博大精深，历史悠久，在几千年的发展历史过程中，形成了完整的理论体系和独特的诊疗方法，中医药学在我们国家的发展中具有重要的地位和作用。中国人民几千年抵御疾病、维护健康靠的就是中医药；中华民族的繁衍生息、发展壮大靠的也是中医药。我经常和一些外国朋友讲，西方现代医学传入中国仅有一百多年的历史，而我们的中医药学包括蒙医、藏医、维医等少数民族的医药学，在中国已经传承了三千多年，中国人民就是靠中医药维持了发展、壮大。我到卫生部工作以后，召开了几次专家座谈会，列席过几次中医药局的党组会，也参加过几次小型的中医药方面的会议，对于中医药面临的一些问题、今后发展的思路，也做了一些冷静的分析和思考。我发现了两个现象：一是从历史上看，在西方现代医学没有出现之前，很多国家都有自己的传统医药学，这里面鱼龙混杂，有的是科学的，也有不科学的。在西方现代医学出现以后，大浪淘沙，很多国家的传统医学逐步衰落了，甚至消亡了，包括在历史上曾经久负盛名的印度医学、阿拉伯医学，都逐步地丧失了原有的历史地位。而唯有我们的中医药学一花独放，仍然在世界医学中占据着举足轻重的地位，发挥着不可替代的作用。这充分说明中医药学是科学的，是一个完整的科学体系，是为广大人民群众所承认、所拥护的。二是从现实看，中医药学不仅为广大的中国人民所接受，有广泛的群众基础，而且逐渐走出国门，走向世界。很多国家的领导人，邀请中国医生到他们国家进行援外医疗，点名要中医，他们认为有些西医治不了的病，中医可能有办法，相信中医。还有些国外友好人士到中国就医，点名也是要中医。我来卫生部工作一年多的时间里，接触了三、四十个国家的卫生部长，他们几乎都提出希望加强与我国中医药方面的合作问题，而且愿望非常强烈，提出的合作方案比我们还周到、还具体。这说明中医药不仅得到了中国人民的认可，也得到了国际社会的认可。通过分析这两个现象，我悟出了两句话：中医药学既是传统的，也是现代的；中医药学既是中国的，也是世界的。这就是我对中医药学地位和作用的评价。

刚才，佘靖同志对2004年全国中医药工作所取得的成绩，进行了全面总结和回顾，对于认真贯彻党的十六届四中全会精神、用科学发展观来指导中医药事业的发展，提出了明确的要求，并且对2005年的中医药工作做出了全面的部署，这些我都赞成。下面，我想与同志们就中医药发展中的一些战略性、深层次问题，结合我自己的思考做一些交流，相互借鉴、学习，并供同志们讨论参考。

一、要充分认识中医药工作面临的形势和任务

中医药学是我国医学的重要组成部分，它和西方医学一起，构成了我国医学的一体两翼。中医药学和西方医学都是我国医学的组成部分，都在维护人民健康、提供医疗服务方面发挥重要作用。中医药工作是卫生工作的组成部分，坚持中西医并重，实现中西医协调发展，是我们始终遵循的基本方针。研究和分析中医药工作面临的形势和任务，应该从整个卫生工作面临的形势和任务来分析，并结合中医药自身特点和规律来研究。党的十六大提出了全面建设小康社会的宏观目标，新一届党中央提出了坚持以人为本，全面、协调、可持续发展的科学发展观，党的十六届三中全会作出了《关于进一步深化社会主义市场经济体制改革的决定》，把经济和社会事业的改革与发展统筹安排，这开了一个先河，以后每次召开中央经济工作会议，都对经济和社会事业进行统一部署。十六届四中全会作出了关于加强党的执政能力建设的决定，提出了要构建社会主义的和谐社会，卫生工作肩负着非常繁重的任务，中医药工作也肩负着繁重的任务。在不久前召开的中央经济工作会议上，温家宝总理用很大的篇幅讲卫生工作，提出要进一步加强公共卫生体系建设，进一步加强重大疾病的防治，进一步加强农村卫生工作，改变落后面貌，加强城市医疗体制改革，加大纠正行业不正之风的治理力度，切实减轻群众医疗费用负担。这些都体现了中央按照科学发展观，实现经济和社会协调发展的指导思想。在这种情况下，卫生工作绝不仅仅是“健康”二字，卫生工作做得好不好，会直接影响到整个国家经济社会的发展，会影响到社会的稳定，会影响到国民素质的提高，也会影响整个国家全面、协调、可持续发展。我们分析卫生工作和中医药工作面临的形势与任务，应该从大局出发，把我们的工作置身于全局之中，找准位置，明确职能和责任，分析存在的问题，这样才能理清基本的思路，有针对性地化解矛盾和困难，促进我们事业的发展。

改革开放25年来，我国卫生事业得到了举世瞩目的发展，医疗资源空前扩大，医疗服务水平空前提高，很多过去治不了的病现在能够治愈，攻克了一个个医学的难关。中医药事业也得到了很大的发展，这是应该肯定的。但同时我们也要冷静地看到，我们卫生工作的现状与党中央、国务院的要求、人民的希望以及人民健康的需求相比，还有非常大的差距。主要体现在3个方面：

一是我国公共卫生体系不健全，“重医轻防”的问题比较突出，特别是应急机制不完善，一旦出现突发的公共卫生事件，缺乏有效的处置手段和机制。2003年的“非典”疫情的爆发就是一个惨痛的教训。“非典”过后，党中央、国务院大力支持公共卫生建设，加强疾病控制和应急机制的建设，情况有所好转，但真正有效应对突发公共卫生事件，控制传染病的蔓延和流行，光靠基础设施建设还不行，我们的观念、作风、职能、责任以及工作方式、方法等，都存在不适应新形势、新任务要求的问题，都需要进一步改进、改革。

二是重大疾病的危害还没有得到有效控制。不仅是一些传统的传染病，如肝炎、肺结核、血吸虫病等，还有一些新发的传染病，艾滋病就是一个严重的传染病，还有“非典”、禽流感等。如何有效地预防和控制重大传染病的蔓延，是卫生工作的一个重要任务，也是中医药工作的一个重要任务。在重大慢性非传染性疾病防治方面我们有效的办法不多，癌症、高血压、心血管病、糖尿病、精神性疾病，越来越成为人类健康的主要“杀手”。在这方面，现在我们还没有特别有效的预防控制措施，慢性非传染性疾病的控制比传染病控制难得多，因为有些行为性疾病，光靠医疗卫生工作者是不够的，还需要广大民众的配合和社会的支持。

三是群众“就医难”的问题相当突出。第三次全国卫生服务调查显示，全国有48.9%的人有病不去看，29%的人应该住院而不住院。造成这种情况，既有医疗资源方面的问题，又有发展不协调的问题，还有一些经济上的因素，也有行业作风、职业道德方面的问题。如何通过有效的工作发展壮大医疗卫生事业，逐步缓解群众“就医难”的问题，是我们面临的突出任务。为人民群众提供良好的医疗服务环境，让大家享受高质量的医疗服务，是政府的责任，也是卫生和中医药部门的责任。既要让群众看得上病、看得好病，还要让群众看得起病，这是我们必须解决的重大问题。面对这些问题，如何加快和加强卫生事业发展，加快中医药事业发展，更有效地扩大群众的医疗需求，是我们面临的共同任务。如果卫生部门和中医药部门不能够为群众提供优质的医疗服务，解决不了群众看病难的问题，就说明我们的工作没有做好，没有尽到我们的责任。这个问题不是短期形成的，解决起来也不是两三年的事情，这项工作又涉及众多政府部门，需要共同努力，采取综合治理的措施。特别是群众的医疗服务水平与经济发展水平密切相关，需要有一个逐步发展、逐步完善的过程，不是一日之功。但是从卫生部门和中医药部门来讲，应该有强烈的责任感和服务意识，通过我们的工作探索解决问题的办法，使人民群众能够感受到党和政府对他们的关怀，感受到卫生部门和中医药部门是在实实在在地落实立党为公、执政为民，是在坚持以人为本，是在维护群众的利益。这不是一句空话，而是通过我们扎扎实实的工作和行动，让人民群众感受得到具体的效果。这是卫生部门和中医药部门的共同任务。

中医药部门还肩负着一项特殊任务，就是要促进中医药事业的振兴与发展，这是一项非常艰巨的任务。我国的卫生部门和外国的卫生部门不同，我们既要重视现代西方医学的发展，更要重视中医药学的振兴，这两个任务哪个也不能偏废。如果中医药慢慢退化了、衰落了，这就是我们没有尽到职责。我们不能允许这种情况出现。我最近找一些中医药界的同志们座谈，请他们讲讲中医药发展中面临的最大问题是什么。我概括大家的观点，主要有3条：

第一，中医药的服务领域在缩小、贡献率在降低、医疗服务功能在下降。是不是这个情况呢？可以用历史的观点来分析。在西方医药学没有进入中国之前，中医药在中国是一统天下。在西方医学进入中国以后，出现了中西医互相竞争的局面。我觉得这是好事，只要能维护人民群众健康就是好事。我们现在保护、扶持、发展中医药不是为了保护而保护，而是因为中医药确实在保护人民群众健康中发挥了不可替代的作用，不管是过去、现在、还是将来，都在发挥并将继续发挥不可替代的作用。我们扶持中医发展，也不能排斥和限制西医发展，中、西医共存，应该相互取长补短，兼收并蓄，共同提高。这种情况下，中医药服务领域有所缩小，是正常的。但是，如果服务领域缩小得太快，服务能力下降得太多，或者群众对中医药的信任程度下降，这就是很大的问题了。因此，我们要深入分析中医药服务领域缩小、贡献率下降的原因在哪里，探索解决的途径和办法。

第二，中医药的特色和优势在淡化。这是一个更加严重的问题。有的同志讲，现在有些中医院门诊是采用中医疗法，而住院就采用西医疗法。是不是这种情况？如果是这样，中医药的优势在哪里？有些老同志对我讲，中医药的传统优势在于治疗疑难杂症，有些西医治不了的，中医能够治愈，有独特的疗法。住院病人往往是病情较重的病人，更应该发挥中医药的优势，如果中医院采用西医疗法治疗这些病人，怎么发挥中医药优势？我不清楚出现这种情况的原因是什么？是因为中医药治不了疑难病症，还是因为经济社会方面的原因，希望中医界同志回答。佘靖同志的报告里多次提到要发挥中医药的特色和优势，我们要分析什么是中医药特色、什么是中医药优势以及如何保持这种特色和优势，我愿意与大家共同研究这些问题。我认为，保持和发扬中医药特色和优势是一个核心的、根本性的问题，如果丧失了特色和优势，就不存在中医药了，这是一个关键问题。

第三，中医药的理论创新还未取得突破性的进展，这是制约中医药发展的一个重要问题。与时俱进，开拓创新对一个民族来讲，对一个政党来讲，对一个团体来讲，对一个行业来讲，都是最优秀的品质。故步自封，安于现状，不能经常地进行理论体制机制的创新，是没有前途的。长期以来，中医药一直在探索理论创新的问题，但还未取得重大突破。毛泽东同志五十年代就提出了中西医结合的问题。现在很多西医学中医，中医学西医，一个医生同时采用中西医两种疗法，这对于增进患者的健康发挥了很重要的作用。有的中医采用一些西医的办法，或者西医采用一些中医疗法，这应该鼓励。治疗一种病，采用一些西医疗法，也采用一些中医疗法，两种疗法都用在病人身上，这是中西医结合的一种表现。但是我认为，这还是一个初级阶段。毛主席提出是要用现代的科学成果来创新或者创造新型的中国医学和中国药学，这是高层次的。我觉得毛主席提出的目标现在还没有实现。西医在不断发展，现在西医的诊疗手段和五六十年代大不一样。如果中医的诊疗手段没有创新，一直维持在原有的水平上，怎么竞争，怎么维护中医药的地位，怎么巩固并扩大中医药的服务领域，怎么提高中医药的诊疗水平？这是一个很现实的问题。

我认为，产生这些问题的原因是多方面的。既有外部的原因，也有内部原因。党中央、国务院一直在强调要加强中医药工作，要保护，要发展，要支持。党中央三代领导核心和新一届中央领导集体都强调发展中医药事业。去年 11 月的一个月内，温家宝同志就发展中医药事业作了 3 次重要批示，包括艾滋病中医药治疗问题、中医药发展问题以及通过中医药发展带动农民致富问题。但是，党和政府对中医药事业的重视和关心要落实到具体的政策措施上。这些政策措施的研究提出，要靠卫生部门和中医药部门的努力，我们要主动深入研究，探求有效的解决方法，并加强与有关部门的沟通协调，取得理解和支持。这方面我们做得不够。从当前中医药所处的地位和现状来看，既面临着良好的发展机遇，也面临着严峻的挑战。如果我们能够抓住目前卫生事业发展的良好机遇，理清发展思路，加快推进改革创新，中医药事业将走向一个快速发展的新阶段；如果不能抓住机遇，探索不出有效的发展思路和措施，可能会使中医药服务领域进一步缩小，特色和优势进一步淡化。希望全国中医药界的诸位同仁都要有忧患意识和危机感，有紧迫感和责任感，冷静地分析面临的形势，下决心组织力量探索振兴中医药之路。

二、促进中医药事业振兴与发展是当代中医药工作者的重要责任

中医药历经数千年而不衰，在发展过程中出现了无数的名医大家和传世专著，历朝历代都有重大的贡献，如成书于西汉的《黄帝内经》、东汉张仲景的《伤寒杂病论》和《金匮要略》、明代李时珍的《本草纲目》和清代叶天士、吴鞠通为代表的温病学派等，为中医药发展作出了不可磨灭的贡献。中医药的发展不仅是数千年中医药工作者所作的贡献，也是中国人民战胜疾病，劳动、生活、智慧和经验的结晶，是中华文明优秀文化的重要组成部分。中医药发展到今天，接力棒传到我们这一代人手里。而当我们再把中医药事业传到下一代的时候，我们应该思考这个“棒”应该是什么样的，是一个繁荣的、发展的、壮大的、提高的，还是一个淡化的、萎缩的。我们的责任是必须发展它、壮大它，使中医药能够在我们这一代人手里，出现一个蓬勃发展的崭新局面，对一些重大疾病的攻关能取得突破性成果，中医药不仅可以在国内继续占有重要的地位，而且会走向世界，名扬天下。要认清我们肩负的责任和任务，通过我们的努力促进中医药事业的发展。这不仅是各级卫生部门领导同志的责任，也是广大从事中医药理论研究、教学和临床服务工作者的共同任务。

首先，要大力发挥中医药的特色和优势，这是发展中医药事业的基础。什么叫特色？特色就是与众不同，具有独特的思维方式和诊疗方法。什么叫优势？优势表现在很多方面，物美价廉是优势，水平高超也是优势。我认为，中医药的优势在于本身丰富的内涵。希望中医药界同志们认真论证中医药的特色是什么？中医药的优势在哪里、现状怎样？如何去弘扬它？虽然我们不可能找出一个标准或公式，但基本概念要清楚。这是各级卫生部门和中医药部门必须明确的目标和方向。要保持和发扬中医药特色和优势，中医药工作者必须有坚定的信念，忠诚于中医药事业。我们从事了这个职业，选择了这个职业，就有责任和义务，使中医药这门科学充分发挥保护人民健康的作用。我们自己必须坚信中医药是科学的，是能够为人民群众健康服务的。要

持之以恒、坚持不懈地去探索，潜心研究，甘于寂寞，抵御物质利益的引诱。进一步探讨如何发扬中医药的特色和优势，是振兴发展中医药的关键。

第二，坚持中医药的继承和创新。中医药是我国的传统医学，对于新一代中医药工作者来说，继承传统，打好基础，是非常必要的。没有继承就没有发展。我建议，中医药局要研究如何继承，通过具体的措施和项目落实继承。现在做的古籍整理是一个很重要的方面。在继承的基础上，更重要的是应用现代科学技术创新发展，适应人们医疗需求的变化。不仅要促进中医药的理论创新，也要推动中医药的现代化。对于中药现代化，大家认识比较一致，赞成采用现代生产技术生产中药，并把中药产品推向世界。而对中医现代化则存在一些不同认识。有人提出中医现代化就是“中医现代话”，即用现代语言把中医理论解释清楚。我觉得这是一个方面，更重要的还不在于此。中医现代化应该是用现代科学技术发展中医理论和技术，中医作为一门科学，不能认为历史上就已达到了顶峰，以后就不再发展了。科学技术不是静止的，是不断发展的，应该不断创新和发展，关键是我们的工夫下得深不深，决心大不大，推动的力度够不够。我们要深入研究中医现代化的科学内涵，下力量组织科学攻关，力求取得突破。

第三，实现中医与中药的协调发展。中医中药密不可分，离开了中药也谈不上中医了。实现中医药之间的协调发展，涉及很多方面的问题，既有管理体制问题，也有经费投入和项目安排问题。按照科学发展观的要求，卫生事业内部有很多需要深入研究、协调发展的问题。中医与西医的协调发展、中医与中药协调发展、临床和科研协调发展等等，都需要认真研究，落实到具体的规划、项目和课题上。要分清轻重缓急，根据可能与可行，提出具体的发展项目，争取国家有关部门的支持。我们要从中医药事业可持续发展、从千秋万代永续利用的高度，认真研究中医药发展中面临的困难和问题，理清思路，找出重点，抓住关键环节，制定切实可行的工作规划。希望全国从事中医药工作的同志一起努力，我也会竭尽全力，与大家一起做好这项工作。

三、求真务实，真抓实干，推动中医药事业的发展

第一，要根据社会需求，科学构建中医药的服务网络。中医药是为群众的健康服务的，中医药服务体系的结构和布局一定要适应群众的需求，离开了群众的需求就没有发展。各级卫生部门制定医疗卫生发展规划时，无论是西医医疗机构还是中医医疗机构，都要从群众的实际需求出发，合理布局。对于中医药的医疗服务体系结构，我建议应建设3个层次：第一个层次是把中医药医疗服务体系的基础打扎实，重点在农村，在社区。中医药的特色和优势之一，就是有效防治常见病、多发病，疗效快，副作用小，费用低，群众欢迎。发展农村卫生、社区卫生都要注重中医药发展，既拓展中医药的服务领域，又缓解群众看病难问题。这是中医药发展的基础。第二个层次是在一些医疗机构中采取中医西医结合的办法，为群众提供良好的基本医疗服务。既可以壮大中医药力量，也可以维持医疗机构的正常运行。中医和西医不能相互排斥，应该取长补短，融会贯通。根据患者的病情，宜中则中，宜西则西，中西医结合提高疗效，对群众就是做了一件好事。第三个层次是一个较高的层次，就是要有针对性地建设一批临床科研基地。医疗机构主要任务不是提供医疗服务，而是集中一些科研力量很强、临床经验丰富的骨干进行科学攻关，加强对一些重大疾病的研究，走医、教、研相结合的路子。我们要搭建平台，为科研攻关提供基本的条件，并配合国家有关部门，确定一些重大科学攻关计划，集中力量开展研究。对艾滋病问题，温家宝总理专门作了批示，我们要加大力量，集中优势兵力，集中有经验、有学识、有胆量、医技高超的中医药人员联合攻关。对这些临床科研单位的经费，国家应该给予特殊政策，加大扶持力度。这是我的一些初步想法，大家可以研究。如果认可这个思路，就应该在“十一五”规划中有所体现。做规划要有具体内容，规划做几件事，在什么地方做，多大规模，投资多少，如何组织人员，都要非常具体明确。过去我们做规划，只有目标，而没有实现目标的措施；有些全国的目标，没有落实到省地县；只有长远目标，而没有分年目标，这种规划目标就很难落实。希望我们制定一个实实在在、切实可行的规划，有了规划就要狠抓落实。

第二，按照吴仪副总理的要求，大力实施“三名”战略。对中医来讲，要发展名院、名科、名医，对中药来讲，要发展名厂、名店、名药。这个问题不能光变成一个口号，要具体落实到省、市、县，要善于发现，善于选择，善于培养，善于提高。对名医，我希望能够培养一些三、四十岁的名医。现在有些六、七十岁和七、八十岁的名医，其实他们在三、四十岁时就已经很有名了。有了名医才有名科，有了名科才有名院。这里最根本的是发现和培养人才。目前，医疗卫生系统人才很缺乏，既缺乏管理型的人才，也缺乏高水平的医疗服务人才；既缺乏顶尖的大师级人才，也缺乏为基层群众直接服务的实用型人才。最近，卫生部与教育部共同研究了加强医学教育问题。现在医学院培养的都是学士、硕士、博士，培养出来谁到农村去呢？应该根据农村的现实情况和农民的卫生健康需求状况，专门为农村培养一批从事基本医疗服务的人才，建立不断向农村输送合格人才的机制。同时，对于能够成为名医的人才，要能够及时发现，准确选择，重点培养，这是实施名医战略的重要措施。希望各省市的同志们认真地思考，根据当地的情况确定如何实施名医战略，如何培养年轻人尽快成才，如何发挥现有名医的传帮带作用，有一些具体的规划和措施。需要国家支持的，我们可以共同研究。中药的“三名”关键在于诚信，在于质量，在于疗效，不在广告。能够成为名药、名店、名厂，就说明经得起群众的检验、历史的检验和防治疾病的检验。

第三，关于中医药科研攻关问题。希望在制定“十一五”规划时，要提出一些重大的中医药科研攻关项目。中医药科研攻关应包括两个方面：一是组织一些有高深中医药理论和丰富临床经验的老专家、老教授、老大夫和具有现代科学技术研究水平的人员，组成攻关小组，对中医的理论创新问题进行研究。这是个基础性研究，针对整个中医理论的创新与发展。二是要提出几个重大疾病攻关的科研项目，如艾滋病、心脑血管病、恶性肿瘤等，在人员、经费、条件等方面给予保证，争取有所突破。一种医学要取得国际地位，仅能治常见病还不够，重要的是在一些疑难病症上能够有所作为。当然，这需要非常艰苦的努力。

第四，要加强医疗机构的内部管理，狠刹不正之风。解决群众就医难的问题，社会很关注，政府很支持，但最关键的环节还是在医院本身、在医务人员本身。现在有些医院存在损害群众利益的问题，根源在于医院管理混乱，无章可循，有章不循。有一些好的典型，比如广东省中医院，就是有严格的规章制度，有严格的管理措施，形成一种良好的文化氛围，大家有理想、有目标，共同为了一个目标去工作。为了提高医疗服务质量和水平，减轻群众负担，卫生部决定，2005年在全国医疗卫生战线开展“管理年”活动，要狠抓医院内部的基础制度建设，通过制度管人，通过管理提高服务水平，提高服务质量，提高服务效率。希望中医药机构作出表率。

第五，要广泛开展中医药国际合作。一方面我们要“走出去”，把中医药推向世界，日益扩大国际市场；另一方面要“请进来”，不仅吸收一些国外人员来华学习中医药，还要请国际上对中医有兴趣、有研究专长的人士与我们联合攻关，对中医药进行研究和创新。要把人家先进的东西学进来，用于创新和发展中医药事业。这是一个思路，希望大家考虑。

四、要加大对中医药发展的支持

各级卫生部门要加大对中医药工作的支持。中医药工作是卫生工作的一个组成部分，离开了中医药工作就谈不到中国的卫生工作，离开了中医药的发展也谈不到中国卫生事业的协调发展。各级卫生部门的领导同志，一定要把发展中医药事业放在突出的位置上，给予高度重视，给予大力扶持。当前中医药发展还面临一些困难和问题，更需要卫生部门的领导同志与中医药界的同志们一起探索、研究，寻找解决问题的有效途径。这里，我提几条具体要求：

一是各级卫生部门要把中医药的发展列入本地区整个卫生事业发展的规划，从指导思想、发展目标、主要任务、发展项目和政策措施上给予倾斜，使中医药事业在整个卫生事业发展中发挥重要的作用，在卫生事业的发展中推动中医药事业的发展，通过中医药事业的发展促进整个卫生事业的发展。

二是希望各级卫生部门要帮助中医药机构加强与政府有关部门的协调，争取在基础设施建设、医疗机构建设等方面，给予更多的支持。在加强人才培养，确定科研项目，制定中医药标准，规范中医药机构建设，开展重大基础理论研究，注重中医药资源可持续利用以及古籍文献的抢救整理等等，都需要有关部门联系、协调和协商。各级卫生部门的领导要关心中医药事业，主动研究问题，抓住关键环节，提出关键性措施，把对中医药事业的重视和关心体现在具体政策、措施和项目上。

三是会同有关部门研究有利于中医药事业发展的经济政策，特别是中医药技术服务的价格政策，体现中医药的技术劳务价值。在城市的医疗保障体系和农村的新型合作医疗体系中，如何促进中医药事业的发展，把中医药服务纳入保障体系或支付范围，也需要卫生部门帮助协调。

四是要加强中医药法律法规的研究和制定。现在国家制定了《中华人民共和国中医药条例》，应会同有关部门研究，上升为国家的法律。这既有利于促进中医药的发展，又有利于行业监管，保证人民群众的健康权益。

五是各级卫生部门要重视中医药管理机构和人员队伍建设。现在省级有中医药管理部门，市县没有专设部门。市县的卫生部门应有专门的人员、专门的机构管理中医药工作。市里可以设中医管理科，县里可以设中医管理股。要有热心中医药事业、重视中医药事业、责任心和事业心都比较强的人，来加强中医药管理工作。希望各级卫生部门的领导给予大力的支持。

推动中医药事业的发展是我们各级卫生部门共同的责任。大家都要把中医药的发展摆到重要的议事日程，做到中西医并重、中西医协调发展，使中医药在祖国医学发展中，在卫生事业的发展中，发挥更大的作用。让我们在党中央、国务院的领导下，以邓小平理论和“三个代表”重要思想为指导，按照科学发展观的要求，促进中医药事业的全面、协调、可持续发展，为构建适应群众需要的卫生医疗服务体系，逐步缓解群众看病难的问题，促进经济社会协调发展，作出更大的贡献。

以“三个代表”重要思想为指导　全面落实科学发展观 促进中医药事业全面、协调、可持续发展

——卫生部副部长兼国家中医药管理局局长佘靖在2005年全国中医药工作会议上的讲话

（2005年1月6日）

2005年全国中医药工作会议今天开幕了。本次会议的主要任务是：以邓小平理论和“三个代表”重要思想为指导，深入学习贯彻党的十六大、十六届三中、四中全会和中央经济工作会议精神，全面落实科学发展观，求真务实，开拓创新，认真总结2004年中医药工作，研究部署2005年中医药工作。下面，我讲三点意见，供同志们讨论时参考。

一、2004年中医药工作回顾

2004年是我国改革开放和经济建设取得新的重大进展的一年，也是中医药事业更多得到党中央、国务院关心和支持的一年。温家宝总理先后就中医药防治艾滋病，坚持中西医并重、发展传统医药和中药产业发展等作出3次重要批示；吴仪副总理亲自出席了2004年全国中医药工作会议，并作了重要讲话；国务院有关部委在政策制定、项目规划、资金投入等方面进一步加强了对中医药事业的支持。中医药行业广大干部职工在“三个代表”重要思想和十六大精神指引下，紧紧围绕全面建设小康社会的目标，按照全国卫生工作的总体要求，把握机遇，团结奋斗，狠抓落实，各项工作取得了显著的进展。

（一）开展中医药应对突发公共卫生事件能力建设和重大疾病防治工作。

为提高中医药应对突发公共卫生事件能力，组织制定了《全国中医药系统应对突发公共卫生事件工作方案》，在全国突发公共卫生事件医疗救治体系建设规划中纳入了中医药的内容。启动了中医药应对突发公共卫生事件能力建设项目，加强基础建设，中央和地方财政共同增加投入，重点支持中西部地区22个省（区、市）272个县级中医医院（包括民族医医院）开展急诊急救能力建设和感染性疾病科建设；安排专项资金，建设若干个中医、中西医结合防治传染病基地；组织对县级以上的中医医院相关专业技术人员开展培训。目前，各地正按项目方案和要求积极组织实施。

去年春季，北京、安徽再次出现传染性非典型肺炎病例，按照国家统一部署，我局及时做出工作部署，进一步修订完善《传染性非典型肺炎中医诊疗指南》。各地也及时启动了应急预案，积极开展中医药防治工作。在禽流感疫情出现后，为应对可能出现的人禽流感疫情，我局成立了防治工作小组，制定了《人禽流感中医药防治方案（试行）》，并将中医药治疗部分纳入卫生部的《人禽流感诊疗方案（试行）》。各地积极参加防治工作，在发生疫情的16个省（区、市），有13个省的中医药人员参加了防治领导小组和救治专家组。

根据国家防治艾滋病工作的部署和要求，制定印发了2004～2005年中医药防治艾滋病工作计划，成立了工作协调小组，建立了专家咨询组，提出了中医药治疗艾滋病的技术方案，组织开展了全国中医药治疗艾滋病现状调研；与国家食品药品监督管理局协调，印发了《用于艾滋病辅助治疗的医疗机构中药制剂申报临床研究技术要求》；河南、河北、安徽、湖北、广东5个省认真落实“四免一关怀”政策，精心组织开展中医药治疗艾滋病试点工作，建立了从省到县、乡、村的治疗网络，培训技术人员1180多人次，接受免费中医药治疗的病人总数为2302人。组织启动了“中医药治疗艾滋病疗效评价研究”课题研究。

（二）积极参与新型农村合作医疗试点，做好农村中医药工作。

中医药行业积极参与新型农村合作医疗试点工作，取得了初步进展。目前，在试点地区，符合条件的县级中医医院大部分被确定为定点机构，一些中医医疗服务项目和中药被纳入补偿范围，同时还对鼓励农民使用中医药的政策措施进行了探索。浙江省开化县、湖北省公安县、云南省弥渡县、吉林省敦化市等4个县（市），努力探索在新型农村合作医疗试点工作中充分发挥中医药作用的途径和模式，取得了经验。

进一步发挥中医药在农村初级卫生保健中的作用。目前，大部分地区根据《中国农村初级卫生保健发展纲要（2001～2010年）》，确定了本地区落实纲要的中医药指标。启动了农村医疗机构中医特色专科（专病）建设项目，安排专项资金，重点支持了47个专科（专病）建设。“中医临床诊疗技术整理与研究”项目，验收71项，推广43项。

继续加强农村中医工作先进县建设。2004年，辽宁省海城市等10个县（市）批准为农村中医工作先进县（市、区），甘肃省张掖市甘州区等13个县（市、区）批准为农村中医工作先进县建设单位。截止到目前，全国共有先进县117个，先进县建设单位107个。各地还积极推动省级农村中医工作先进县建设，据统计，目前全国有20个省（区、市）开展了此项工作，共有建设单位293个。

各地按照《国家中医药管理局关于农村中医药人才培养和队伍建设的实施意见》的要求，结合本地实际情况，加强领导，组织制定规划，改革运行机制，制定落实措施，目前组织开展了乡镇卫生院中医临床技术骨干和乡村医生的培训。

（三）中医药社区卫生服务稳步推进，中西医结合、民族医药工作进一步受到重视。

各地认真贯彻落实《社区卫生服务中心中医药服务管理基本规范》，将中医药社区卫生服务纳入当地社区卫生服务建设总体规划，有的地区安排了专项资金，制定了中医药社区卫生服务的制度与规范。许多城市社区卫生服务中心建立了中医科，设立了中药房，配备了常用器具和中药饮片、中成药，加强了基础条件建设。目前，在全国现有的89%的社区卫生服务中心和50%的社区卫生服务站，能够提供中医药服务，中医药社区服务的覆盖面日益扩大。

全国重点中西医结合医院和27个中西医结合重点专科建设工作进展顺利，组织编写了16门中西医结合临床专业规划教材，组织完成了《中华本草（民族卷）》藏药、蒙药、维药部分及《布依族医药》、《彝族医药基础理论》、《中国回族医药》等30部著作的编写，出版了25门藏医学本科规划教材。

（四）中医药科学研究、人才培养取得进展。

组织行业内外专家和管理人员深入调查研究，积极参与国家中长期科技发展规划的研究和制定。组织100多名专家，开展中医现代化发展战略研究，从中医理论、办医模式、标准化建设、推动中医药走向世界及中医现代化关键技术、人才培养、知识产权保护、政策保障等8个方面设立了子课题，探索中医现代化的内涵、模式和实现途径。

我局会同科技部新增研究经费1亿多元，重点围绕证候的基础研究、重大疾病防治的疗效评价和中药安全性及质量控制等问题组织研究。国家基础研究发展计划（“973”计划）项目“方剂关键科学问题基础研究”通过了验收。该项目创建了组方配伍研制现代中药的新模式，搭建了关键技术平台，得到专家高度评价。

各地认真组织实施“优秀中医临床人才研修项目”，落实培训大纲和培训计划，组织完成了项目管理软件的研制，并投入使用，强化了对项目的过程管理。各地完成了第三批老中医药专家学术经验继承工作第一阶段考核，目前正在按要求进行自查，总体进展顺利。各地认真组织实施局中医药继续教育委员会公布的256项中医药继续教育项目，并结合本地实际情况，组织实施了一批中医药继续教育项目。

（五）贯彻实施《中华人民共和国中医药条例》（以下简称《中医药条例》），推进中医药法制建设。

各地认真贯彻《中医药条例》，一是采取各种形式，组织宣传学习，提高对贯彻《中医药条例》重要意义的认识，增强了保护扶持中医药事业和依法管理、促进其有序发展的意识。二是将中医药事业发展纳入了当地卫生事业发展规划或国民经济和社会发展规划，增加了对中医药事业的投入。三是在城市医疗服务体制改革中充分考虑中医药服务的特殊性，有效制止了简单地拍卖、合并中医院的做法。四是推动管理体制建设，不少省都在探索加强中医药管理工作的方式，吉林省成立了副厅级的省中医药管理局，四川省21个市（州）有19个市（州）卫生局同时加挂中医药管理局的牌子。五是加大了中医药监督管理力度，各地严格审批中医医疗机构设置和从业人员资格准入，严格核发中医医疗广告批准文号，并配合有关部门积极开展中医药专项治理活动。

在《中医药条例》颁布实施一周年之际，各地进行了自查总结。我局与国务院法制办、卫生部联合开展了对江苏、河南、浙江、安徽、四川、陕西6个省《中医药条例》实施情况的检查，召开了《中医药条例》贯彻实施一周年座谈会，总结了贯彻实施《中医药条例》的经验，提出了进一步做好贯彻实施工作的要求。

认真学习贯彻《行政许可法》，按照国务院要求，全面清理了我局行政审批项目，经审核确定，我局取消和改变管理方式行政审批项目8项，保留行政许可审批项目4项，非行政许可审批项目1项。同时，清理了建局以来我局或与其他部委联合发布的规范性文件共264项，确认现行有效的97项。各地认真学习贯彻《全面推进依法行政实施纲要》，按照要求，及时做出工作部署，推进了依法行政工作的开展。

主动协调，积极参与卫生立法。在去年重新修订的《传染病防治法》中增加了中医药内容，为中医药参与传染病防治提供了法律依据；与卫生部共同进行了《初级卫生保健法》的调研和起草。启动了《中医药标准化建设规划》编制工作，安排了一批标准化研究项目。2004年中医药标准计划完成项目12项，其中《中医基础理论术语》等11个标准项目完成了制定工作。

（六）中医药对外及港澳台地区交流与合作更加广泛。

与各国政府在传统医学方面的交流合作范围不断扩大，去年有23个国家、国际组织高层代表团来访，新签订双边中医药合作协议或行动计划5项，有6个新签订的双边卫生协议中包含中医药内容。与世界卫生组织等国际组织的合作有了新进展，参与制定草药附加物和残留物质量控制指南；与世界卫生组织西太区共同制定《中医药治疗传染性非典型肺炎临床指南》。组织翻译了一批中医药法律法规、技术标准。

加强与各国民间组织的交流，

支持召开第三届国际传统医药大会和第六届世界针灸学会联合会代表大会。通过亚洲国家防治非典型肺炎和禽流感国际会议，宣传中医药治疗非典型肺炎的经验。

进一步加强了与港澳台地区的交流与合作。积极落实《内地与港澳更紧密经贸关系安排》有关中医药的规定，制定了港澳地区中医师来内地行医、港澳地区中医院校毕业生参加内地中医师资格考试的有关规定，推进与港澳地区的交流与合作。按照中央对台工作的总体部署，积极促进两岸中医药交流与合作。

（七）抓好中医药行风建设和新闻宣传工作。

按照全国卫生系统纠风专项治理工作会议要求，开展忠于职守、爱岗敬业、开拓进取、乐于奉献的思想和职业道德教育。全行业认真学习广东省中医院行风建设经验，学习白求恩奖章获得者长春中医学院任继学教授的先进事迹，进一步加强了职业道德和行风建设。贯彻落实国务院和中央纪委的部署，紧紧围绕纠正医疗购销和医疗服务中的不正之风，认真查处红包、回扣、开单提成和乱收费等违法违纪问题，组织专家向全行业提出“大医精诚，奉献社会，恪守医疗机构和人员八不准倡议”，并积极研究标本兼治、综合治理的办法。通过实施医疗服务价格管理，抓好药品集中招标采购，实行医务公开和医疗服务信息公开，坚持并完善就医和住院费用清单制、医疗收费及药品价格公示查询制，公开投诉电话和举报信箱，开展满意度调查等措施，规范管理，促进行业作风建设。

紧紧围绕中医药工作的中心任务，组织开展了多种形式的新闻宣传活动。2004 年 10 月 8 日，我局在国务院新闻办召开的新闻发布会上，向 46 家中外媒体介绍了中医药工作进展与成就，引起社会较大反响。在《中医药条例》实施一周年之际，开展了全国中医药科普宣传周活动，24个省（区、市）通过举行义诊、科普讲座、文艺汇演、知识竞赛等形式，广泛宣传中医药科普知识，共发放宣传材料 1000 余万份，出动医护人员 5 万人次，接待义诊群众 200 余万人次，免费发放价值 180 多万元的药品。组织开展“全国中医药品牌战略宣传推广活动”，与中央电视台联合制作中医名院、名医、名科专题片。组织人民日报、中央电视台等 10 多家媒体记者深入 7 省区开展新闻调查。举办 2004 年中医药十大新闻评选活动，及时反映中医药事业发展情况。

2004 年，我国中医药工作取得的成绩，是党中央、国务院高度重视、正确领导的结果，是中央各部委、地方各级党委、政府大力支持的结果，是全行业广大干部、职工团结奋斗的结果。我代表国家中医药管理局向关心、支持中医药事业发展的中央各部委、各级党委、政府以及社会各界和新闻媒体，向全国战斗在中医药战线的广大干部职工表示真诚的感谢和崇高的敬意！

在肯定成绩的同时，我们也应清醒地看到中医药发展还面临着不少困难和问题。中医药工作与党中央、国务院的要求和人民群众的期望还有很大差距；在公共卫生体系和应急机制的建设中，如何拓展中医药的服务领域，增强中医药服务能力，提高对社会贡献率，需要付出艰苦努力；中医药要为改变农村卫生落后状况发挥积极作用，必须在服务网络建设、人才培养、适宜技术筛选推广等方面狠抓落实；做好中医药继承发展工作，突出中医药特色和优势，促进中医药理论和学术水平发展任重而道远，要继续深入探索，并从制度、政策、投入等方面提出相应对策；在改革不断深入的新形势下，中医药管理的观念需进一步转变，管理能力和管理水平有待进一步提高。我们要有忧患意识和责任意识，敢于正视和面对困难和问题，认真分析原因，采取有力措施，积极加以解决。

二、认真学习贯彻十六届四中全会精神，全面落实科学发展观，加快中医药的改革与发展

党的十六届四中全会是在我国进入全面建设小康社会的关键阶段召开的一次十分重要的会议，会议通过的《中共中央关于加强党的执政能力建设的决定》，明确了加强党的执政能力建设的指导思想、总体目标和主要任务，是全面推进党的建设新的伟大工程的强大思想武器，也是指导全党担当起执政兴国历史使命的纲领性文件。中医药行业贯彻落实十六届四中全会精神，就是要自觉坚持立党为公、执政为民，紧紧围绕党和国家的中心工作，服从服务于全面建设小康社会的大局，牢牢把握中医药工作的正确方向，切实维护广大人民群众的健康权益。当前，中医药工作在指导思想上，要坚持以邓小平理论和“三个代表”重要思想为指导，树立科学发展观，继承创新，深化改革，加快发展，更好地为人民健康服务，为全面建设小康社会服务。在发展目标上，要以满足人民群众对中医药服务的需求为导向，改革和完善中医药服务模式，做大做强中医药优势，提高中医药对社会的贡献率。在工作中，要全面落实党的中医药方针政策，正确处理好继承与发展的关系，促进中医药事业与卫生事业的协调发展、中医与中药的协调发展。

（一）树立全局观念，拓宽服务领域，提高中医药对人民健康的贡献率。

身体健康与生命安全是人民群众的最基本要求，卫生工作与人民群众的利益息息相关。目前，中医药作为我国卫生事业的优势和特色，与现代医学相互补充、相互合作，共同承担着人民群众的医疗卫生保健任务。改革开放 25 年来，我国卫生事业规模空前扩大，服务能力空前提高，但是仍然面临相当突出的矛盾问题，主要是应对处置突发公共卫生机制不健全；重大疾病的流行蔓延仍在严重威胁人民群众健康；全国有 48.9% 群众有病不去就诊，有 29% 应住院而不住院，群众对“看病难”反映强烈。这些问题得不到解决，将危害群众的健康与安全，影响经济发展、社会安定。目前，全国正在开展城乡公共卫生体系建

设，提高突发公共卫生事件应急处置能力，加强重大疾病防治，加强农村卫生工作，开展城市医疗服务体制改革试点，逐步缩小医疗卫生服务差距。我们要树立大局观念，从维护人民群众根本利益，满足人民日益增长的健康需求高度，充分提高管理、协调中医药事业发展的能力，针对群众急需解决的卫生问题，充分发挥中医药作用，提高中医药对人民健康的贡献率。

要进一步转变观念，坚持以人为本，努力做到预防、治疗、康复相结合，积极探索建立与此相适应的服务网络。要坚持“有所为有所不为”的原则，在基本医疗、应对突发公共卫生事件、重大疾病防治、农村卫生工作、社区卫生服务、预防保健康复等方面选择中医药发挥特色优势的领域，组织队伍，深入研究，大胆探索，扩大服务范围，拓展服务领域。

（二）*保持和发扬中医药特色与优势，始终不渝地推进中医药继承和发展。*

发展中医药事业，是为了弘扬中华民族文化，继承发展祖国医药，造福人民。人民群众对中医药的需求，也主要是对中医药特色与优势医疗服务的需求。当前，中医药发展与人民群众对中医药的需求不相适应，一个重要原因就是中医药的特色优势发挥不够。保持和发扬中医药特色与优势是中医药事业发展的本质要求。改革开放以来，在党的中医药方针政策指导下，在各级政府的大力支持下，通过广大中医药工作者的共同努力，中医药队伍不断扩大，中医医疗机构和规模不断发展，中医药科技实力不断增强，中医药事业在规模、数量上取得了前所未有的发展。但是，与中医药发展的规模、数量相比，发展的质量、效益还不高，中医药特色优势没有充分发挥，中医临床疗效提高和学术发展相对缓慢。主要表现在3个方面，一是中医医疗机构特别是在病房中医药的特色与优势不突出；二是培养的中医药人才的中医药基础理论不够扎实，中医临床实践能力不强；三是中医药科学研究突出中医药特色优势不够。

为了解决上述问题，经过深入调研、广泛听取专家意见，我局2001年提出了《关于进一步加强中医药继承发展工作的意见》，明确了做好此项工作的指导思想、遵循的原则及主要任务和措施，并组织实施了一批重点项目，这对发挥中医药特色与优势，提高中医药防病治病能力，促进中医药学术发展起到了一定的作用。但是中医药特色优势不突出，继承不足、创新不够的问题，仍然是严重制约我们事业发展、学术发展的重要因素。因此，我们要充分认识突出中医药特色优势，做好继承发展工作的重要性、紧迫性和可能性，继续贯彻落实《关于进一步加强中医药继承发展工作的意见》，切实加强对这项工作的领导，加大工作力度，制定具体的工作计划，精心组织实施。要认真总结近年来中医药继承与发展工作，深入调查分析，科学论证，哪些做法可以肯定加以推广，哪些做法需要改进完善，针对出现的新情况、新问题，研究提出新的对策和措施。要研究建立突出中医药特色优势的评价方法，制定相应的规范、标准。客观评价中医药的医疗服务、人才培养和科学研究工作，要认真研究中医办医模式，正确处理好发挥特色优势、运用中医药理论、诊疗方法与吸收现代科学包括现代医学理论、诊疗方法的关系。要认真研究中医药科研的思路、技术路线和方法，正确处理好遵循科学研究的基本精神与体现中医药特点的关系。认真研究中医药人才培养的规律，积极探索传统教育方式与现代教育的结合点。要正确处理继承与发展的关系，认真继承发扬中医药特色与优势，勇于创新，积极利用现代科学技术，促进中医药理论与学术的发展。要坚持“百花齐放、百家争鸣”的方针，创造民主和谐的学术研究氛围；要加强中医药队伍的团结，以开放兼容的态度，与所有立志为中医药事业发展贡献力量的科技工作者共同研究探索，促进中医药理论学术发展。

三、2005年的中医药工作

2005年中医药工作的总体要求是：以邓小平理论和“三个代表”重要思想为指导，认真贯彻十六大和十六届三中、四中全会精神，全面落实科学发展观，以维护和增进人民健康为目标，以满足人民群众对中医药服务的需求为导向，进一步提高领导能力、管理能力和统筹发展能力，继续贯彻《中医药条例》，发挥中医药特色与优势，积极参与公共卫生体系建设，加强中医药应对突发公共卫生事件能力建设，加强重大疾病防治，加强农村中医药工作，加快科技创新和人才培养，促进中医药事业全面、协调、可持续发展。

（一）*加快中医药应对突发公共卫生事件能力建设，加大中医药防治重大疾病的工作力度。*

全面实施中医药应对突发公共卫生事件能力建设项目。根据实际需要，在全国遴选若干具有一定条件的医疗机构，作为中医、中西医结合防治传染病临床基地加强建设。各有关省级中医药管理部门要按照我局提出的遴选要求，加紧组织推荐，在我局确定建设单位后，要按照建设任务要求，认真督促检查。对县级以上中医医院（含中西医结合、民族医医院）的部分专业技术人员开展急诊急救、传染病防治和医院感染管理以及相关法律法规知识与技能的培训，建立一支应对突发公共卫生事件的中医药专业技术队伍。各地要切实按照我局制定的项目管理方案，制定本地区工作计划并抓紧组织实施，确保落实到位。

全面落实《中医药防治艾滋病工作计划（2004～2005)》。贯彻中央确定的“四免一关怀”政策，进一步加强中医药治疗艾滋病试点项目的实施，在巩固5省试点的基础上将试点范围扩大到11个省，并严格项目管理，坚持整体规划、分步实施，临床干预与临床科研并举，不断完善运行机制与组织管理，逐步建立起政府领导、多部门合作和社会参与的协调机制，保证试点工作的顺利进行；加强中医药防治艾滋病基地建设，力争到2005年底，初步形成中国中医研究院艾滋病中医药防治中心、部分试点省艾滋病中医药治疗基地和主要高发区中医医疗点相结合的三级协作网络；培养一支中医药治疗艾滋病的专业骨干队伍，优化中医、中西医结合治疗方案，制定中医药治疗艾滋病疗效评价标准，组织开展艾滋病中医辨证论治规律的基础性研究和中医药防治艾滋病的临床研究。各地要积极协调有关部门，探索中医药纳入艾滋病综合防治示范区工作的运行机制；加强组织管理，依托中医医疗机构，组建专业骨干队伍，抓好对基层医务人员的培训，开展中医药临床治疗工作；加强治疗艾滋病中药制剂的研究和临床科研工作。

整合全国中医药科技、医疗资源，组织协作攻关，继续开展对恶性肿瘤、病毒性肝炎、心脑血管疾病、糖尿病等重大疾病的中医药防治研究，充分发挥中医、中西医结合的优势，提高防治水平。积极探索中医药在大骨节病、氟中毒等地方病防治中的作用。

（二）加强农村中医药工作，提高为农民健康服务的水平。

认真贯彻落实国务院办公厅转发的《关于进一步做好新型农村合作医疗试点工作的指导意见》和2004年全国新型农村合作医疗试点工作会议精神，研究制定《在新型农村合作医疗试点工作中充分发挥中医药作用的指导意见》。各级卫生、中医药行政管理部门要把充分发挥中医药作用作为完善试点工作的一项重要措施加以落实，一要落实各项中医药政策，如将符合条件的县级中医医院列为新型农村合作医疗定点医疗服务机构，将适宜的中医药服务项目纳入补偿范围，将必要的中成药和中草药纳入《新型农村合作医疗基本用药目录》；二要加强对试点县中医医院、乡镇卫生院中医科的管理，提高服务质量和技术水平，开展简、便、验、廉的中医药服务；三要组织中医药科普宣传，积极引导农民选择运用中医药预防和诊疗疾病。2005年，要做到所有试点县都积极推行中医药服务，我局将组织调研、督导，掌握进度，总结经验，加以推广。

2005年，卫生部与国家发改委制定的《农村卫生服务体系发展规划》将正式实施，各地要按照规划的要求，落实配套资金，精心组织，精心设计，精心施工，精心监督，完成规划中县级中医医院建设项目；乡镇卫生院的建设中要落实中医科、中药房的建设要求。继续抓好农村中医药服务能力建设项目。认真组织中西部地区县级中医医院急诊急救能力建设和感染性疾病科建设、中西部地区农村医疗机构中医特色专科（专病）建设。

贯彻落实《乡村医生从业管理条例》，发挥中医药在农村初级卫生保健中的作用。加强对《乡镇卫生院中医药服务管理基本规范》落实情况的调研、检查，加强农村初级卫生保健发展纲要中有关中医药指标落实情况的调研、检查；研究制定《乡村医生中医药知识与技能基本要求》和《乡村中医药技术人员自种自采自用中草药管理办法》。加强农村中医药适宜技术推广工作，继续组织中医诊疗技术整理与研究项目的实施，验收60项并推广40项。摸索、总结、推广农村中医药适宜技术的管理经验。

加强农村中医药人才的培养。组织制定《乡村医生中医药知识与技能培训大纲》，开展对4000名乡镇卫生院中医临床技术骨干进行培训，开展对1万名乡村医生中医专业继续教育。在实施"城市医师支援国家扶贫开发工作重点县县医院"项目中，精心组织三级甲等中医医院支援国家扶贫开发工作重点县中医医院的工作。

（三）积极参与城市医疗服务体制改革试点，加强中医医疗机构管理。

温家宝总理在2004年中央经济工作会议上指出，要开展城市医疗服务体制改革试点工作。根据国务院的统一部署，中医药行业要积极参与，深化中医医疗服务体制和内部运行机制的改革，并结合行业的特点，开展中医医院管理体制、补偿机制和中医药服务价格等政策措施研究，促进城市中医药服务网络的构建与发展。

按照区域卫生规划，加大城镇中医药服务结构调整，优化资源配置，大力发展中医药社区卫生服务。引导区级中医医院向社区卫生服务转化。认真落实《社区卫生服务中心中医药服务管理基本规范》，各地要加强对落实情况的检查。积极探索提供优质、方便、价格合理的中医药服务措施和途径，增加中医药社区卫生服务的广度，实现所有社区卫生服务中心及70%以上的社区卫生服务站能够提供中医药服务。大力开展社区中医药预防保健、养生康复、健康教育等方面的服务。组织对有中医药特色全国社区卫生服务示范区试点单位进行复核评估。组织制定社区全科医师（中医）培训大纲和教材编写工作。

加强中医医疗机构的管理，完善规章制度。修订《医疗机构中药饮片质量管理办法》，贯彻新的《处方管理办法（试行）》，加强药品规范管理，提高处方质量，确保临床用药安全。改进管理方式，强化面向社会的信息服务，逐步建立中医医疗机构信息公示制度，及时发布本地区中医医疗机构服务的功能、价格、费用、质量和管理等信息，引导群众自主择医，同时自觉接受社会的监督。

中医医院要进一步加强内涵建设，坚持突出中医药特色优势，拓展中医药服务领域，提高服务能力和水平，不断满足人民群众对中医药的需求。要认真总结全国示范中医医院和重点专科（专病）建设经验，探索办好中医医院的模式和方法。加强培育和引导，逐步在社会上形成一批影响广泛、中医特色突出、技术能力强、服务质量好、管理水平高的"名院"；逐步在社会上形成一批中医特色优势显著、技术创新能力较强的"名科"。加强对中医药特色诊疗方法、技术的总结、筛选和推广。

（四）进一步加强中西医结合和民族医药工作。

继续贯彻落实《关于进一步加强中西医结合工作的指导意见》，加强重点中西医结合医院建设，加强医疗质量监测，开展项目建设中期评估。加强重点中西医结合专科建设，开展中西医结合治疗优势单病种的研究。总结中西医结合人才培养经验，研究提出相关激励政策和措施，鼓励西医人员离职学习中医。加强中西医结合学科带头人和学科骨干的培养。加强与国家有关部门的协调，进一步完善中西医结合学历教育。

在组织完成“全国民族医药基本情况调研”基础上，提出进一步发展民族医药的思路及措施。加强民族医医院基本条件和能力建设。对国家中医药管理局民族医重点专科（专病）建设开展中期评估工作，抓好藏、蒙、维民族医药重点学科建设工作，提高建设质量。组织傣医医师资格考试试点工作。加强民族医药文献研究，进一步总结整理藏、蒙、维、傣及其他民族医药的基础理论、学术经验、特色疗法和特色药物，组织藏、蒙、维、傣等民族医药的教材编写工作。

（五）加强中医药科技创新、人才培养，促进中医药现代化。

加强重大科技项目的论证及组织实施工作。组织做好国家基础研究发展计划（“973”计划）中医药项目的实施。全面组织实施“中医临床疗效评价关键技术研究”、“中医药疗效及安全性基本问题研究”等国家科技攻关计划项目，重点抓好质量管理。继续做好“中医药传统知识保护研究”、“中药材种子种苗质量标准的规范化研究”和“我国名贵珍稀动物药的基础研究”等局重点专项的组织实施。加强中医古典文献整理，初步建立文献数字化研究平台，加快中医文献数据库建设。组织开展知识产权保护的宣传和培训。组织开展中药资源调查和编目的准备工作。

落实我局所属科研机构科技体制改革方案，分步推进中国中医研究院科技体制改革。加强科技管理制度建设，组织修订《国家中医药管理局科技项目管理办法》和《国家中医药管理局实验室分级评审办法及分级标准》，组织制定《国家中医药管理局重点研究室管理办法及其建设标准》。贯彻《病原微生物实验室生物安全管理条例》，组织开展全国6个片区的培训工作。组织制定民间献方献药管理办法和筛选研究方案。

加强中医药人才队伍建设，充分利用中医药教育资源，做好继续教育工作。继续组织开展优秀中医临床人才研修项目。与人事部、卫生部共同做好第三批全国老中医药专家学术经验继承工作的中期评估，开展全国老中医药专家学术经验继承工作的回顾调研，各地要对本地区开展的师承工作进行调研总结。组织开展名老中医学术思想和诊疗经验的整理研究，重点挖掘名老中医学术思想、临床经验和传承方法。与教育部共同研究制定中医药教育改革发展纲要，开展中医药教育质量保障机制及有效形式研究。修订《中医药继续教育基地管理办法》，制定中医药继续教育基地建设标准，建设一批中医药继续教育基地。总结中医药现代远程教育试点工作，加强管理，提高质量。

认真总结中医药重点学科建设工作经验，完成重点学科中期评估工作，在全国建设一批学科研究方向稳定、学术水平较高、队伍结构合理、管理水平居前的中医药重点学科，带动中医药学术水平的发展。

（六）推进依法行政，加强中医药行业监督管理。

各地要继续加强《中医药条例》的学习和宣传，提高认识，切实履行条例赋予的责任和义务；加强与政府有关部门的沟通协调，切实把条例中有关保障和规范中医药事业发展的政策与措施落到实处。

积极参与卫生法制建设，继续与国务院法制办、卫生部共同做好《初级卫生保健法（草案）》的调研起草工作；制定中医药在传染病防治中发挥作用的实施办法；协调有关部门，开展《野生药材资源保护管理条例》情况调研。继续贯彻落实国务院《全面推进依法行政实施纲要》，进一步转变政府职能，推进依法行政。

推进中医药标准化建设，完成《中医药标准化建设规划》的编制，研究构建中医药标准体系、中医药标准监测评估和信息网络平台。继续开展一批中医药管理和技术标准项目。中医药标准化建设是中医药行业的一件大事，各地应积极参与，结合工作实际，提出中医药发展所需的标准化建设项目，组织承担相应的任务。

积极参与卫生执法监督体系建设，开展加强中医执法监督管理的研究。进一步加强中医执法监督管理，规范中医医疗行为。总结中医类执业医师资格认定、考试及执业注册等方面的情况，继续做好《执业医师法》等法律法规的贯彻实施，组织修订中医、中西医结合医师资格考试大纲，研究我国中医类别专科医师培养和准入制度。按照规定的条件和标准，严格审批中医医疗机构的设置和中医从业人员的资格准入，加强中医执业医师的注册管理。配合有关部门，进一步加强中医医疗市场监管，整顿中医医疗市场秩序，严厉打击非法行医，严肃查处违法违规行为。

（七）进一步扩大中医药国际及港澳台交流与合作。

继续推进《中医药对外交流与合作十年规划》，加强与国外政府间的交流与合作，重点落实已签署的中医药领域双边协议或备忘录。举办区域政府论坛，推进中医药立法、教育、医疗服务、科学研究等方面的交流。巩固并发展与世界卫生组织、世界贸易组织等国际组织在传统医药方面的合作，支持世界卫生组织在我国设立的传统医学合作中心开展工作。组织落实中医药“引智”和境内外培训工作，提高质量，注重实效。

加强中医药对外宣传，有计划选择和推荐一批反映中医药优势和特色的项目向海外传播。加强对各国传统医药法规政策的研究。

坚持走出去和引进来相结合，巩固和发展中医药教育、医疗、科研等方面的国际民间交流与合作。

进一步加强与港澳台地区的交流与合作。逐步完善《内地与港澳更紧密经贸关系安排》有关中医药内容的相关配套政策。加强内地与港澳台地区在中医药政策、学术交流、人才培养、中医药科研成果转化以及开拓中医药国际市场等方面的合作。

（八）加强行业医德医风建设，做好中医药新闻宣传工作。

加强中医药行业作风建设，一是强化职业道德、职业纪律、职业责任和优良传统作风教育，组织开展弘扬白求恩精神的活动和学习吴登云、李素芝等先进典型的活动，在保持共产党员先进性教育活动中，教育共产党员要做救死扶伤、爱岗敬业的模范。在全国建设一批中医药行业医德医风教育基地。二是完善各项制度和监管措施，严格规范医疗服务行为，坚持因病施治、合理用药、合理检查、合理收费，切实减轻群众医药费用负担。三是开展对医药购销和医疗服务中不正之风的专项治理，积极探索构建教育深入扎实、制度严密科学、监督职责到位的纠正和防范不正之风的体系。四是严肃查处违背职业道德、违反法律法规和职业纪律、损害人民群众利益的行为。

进一步做好中医药新闻宣传工作。强化中医药行业新闻宣传意识，建立中医药新闻宣传各项制度，培训中医药行业宣传专兼职人员。做好舆论引导工作，通过新闻出版、影视音像等各种传播媒介和途径，在全社会宣传党的中医药政策，宣传中医药的科学性以及在保障人民群众健康方面的地位、作用和优势。年内与中央电视台合作，组织摄制中医药电视系列片，在《健康之路》栏目开设专栏宣传“名院、名科、名医”。组织记者深入基层，有针对性地开展采访调查活动。开展中医药行业文艺汇演活动，向社会展示行业风采。

（九）组织制定中医药发展“十一五”规划，加强发展战略研究。

组织做好中医药发展“十一五”规划和2020年远景规划的编制工作。要以邓小平理论和“三个代表”重要思想为指导，坚持科学发展观，全面总结“十五”计划执行情况，深入了解全国和当地经济社会发展状况，深刻认识中医药事业与人民群众需求和全面建设小康社会的任务要求之间存在的差距，全面分析中医药在新形势下面临的机遇和挑战，以深化改革、继承创新、求真务实的理念和精神，确定“十一五”期间中医药事业发展的基本目标、重点任务、主要措施及项目需求。

加强中医药发展战略研究。年内完成“中医现代化发展战略研究”和“中医药人才战略研究”的研究报告，组织开展中医药特色优势、中医医疗服务模式、中医药人才培养模式、中医发展经济政策等问题的研究，提出相应的政策措施建议，为科学决策提供依据。各地承担了相应的研究任务，希望大家能给予足够的重视，认真组织落实。

同志们，2005年是实现第十个五年计划目标的最后一年，是推进全面建设小康社会进程的重要一年。在新的一年里，中医药工作任务依然繁重而艰巨。我们要继续贯彻十六大和十六届三中、四中全会精神，加强能力建设，抓住机遇，迎接挑战，求真务实，扎实工作，落实好这次会议提出的各项工作任务，加快中医药改革与发展，为我国社会主义现代化建设事业和人民健康作出新的更大的贡献。

卫生部副部长兼国家中医药管理局局长佘靖在“名老中医学术思想、经验传承研究”课题启动会上的讲话

（2005年4月27日）

各位专家、同志们：

“十五”国家科技攻关计划“名老中医学术思想、经验传承研究”课题，今天正式启动。我代表国家中医药管理局向指导参与课题研究的各位老中医药专家致以崇高的敬意，向有幸参加这项研究工作的各位课题组的同志们表示热烈的祝贺，对科技部大力支持、十分关心中医药科研工作、推动中医药事业的发展表示衷心的感谢。

本课题是“十五”后期国家科技攻关计划项目“中医药疗效及安全性基本问题研究”中最为重要的课题，是科技部和我局反复论证、认真研究后确立的课题。目前，课题经过申报、评审等工作，已形成了整体方案。课题将以百名有独到学术思想、临床疗效突出的名老中医为对象，研究提炼他们创新的学术见解和临床经验；运用现代信息技术手段，全面采集名老中医临床诊疗信息，收集名老中医专家诊治的典型病历，研究其辨证思维特点，分析挖掘其取得疗效的共性规律；探索研究建立个体化诊疗的疗效评价方法和中医临床经验的传承方法。课题由以名老中医学术思想、临床经验为内容的纵向研究和综合集成的横向研究组成，是全新的研究型

继承工作，体现了传统方法和现代方法的结合、回顾性研究和前瞻性研究的结合、个体经验的总结和群体规律探索的结合。

下面，我就这个课题的启动、实施谈两点意见，供大家参考。

一、立足长远，着眼大局，充分认识开展名老中医学术思想、经验传承研究的意义

“名老中医”是将中医药学基本理论、前人经验与当今实践相结合，解决临床疑难问题的典范，代表着当前中医学术和临床发展的最高水平，是当代中医药学术发展的杰出代表，他们的学术思想和临证经验是中医药学术特点、理论特质的集中体现，与浩如烟海的中医古籍文献相比，它更加鲜活，更具可视性。名老中医他们的学术思想和经验是中医药学这个伟大宝库中的一笔宝贵财富。必须要让其得以继承，并发扬光大。开展名老中医学术思想、经验传承研究具有十分重要的意义。

名老中医学术思想、临证经验研究，是中医继承工作最重要的组成部分。中医药学术的继承、创新始终是中医药事业发展的核心任务。继承是我们首先需要做好的重要的基础工作。继承是为了更好地创新，继承是创新的基础和前提，如果不能很好地继承，创新就会成为无源之水。党和政府一贯高度重视名老中医药专家的学术继承工作，从20世纪50年代起，先后组织多种形式的整理总结老中医专家学术思想和独到经验工作。到1990年，人事部、卫生部、国家中医药管理局共同颁发了《关于采取紧急措施做好老中医药专家学术经验继承工作的决定》，经过十几年工作，先后分3批对1607名老中医药专家进行学术思想和临床经验继承；同时各省市都开展了本省的老中医药专家学术继承工作，四川、陕西等地系统对本地区名老中医经验进行了整理研究，举办名老中医讲习班、专题讲座，出版了老中医学术思想和临床经验的系列论著；广东、辽宁、浙江等省组织审定了省级名中医；上海、江西、吉林等地建立了名老中医工作室，发挥老专家作用，加强中医药学术传承。许多地方利用计算机手段在研究老中医经验的基础上研制了名老中医专家系统；同时，从推动学术继承和发展角度，国家中医药管理局积极组织进行中医古籍文献的整理研究及民间独特诊疗技术和经验的整理研究等，以期为中医药学术的发展创新奠定基础。而本课题是在系统总结回顾以往继承工作的基础上，运用现代科学特别是信息科学和思维科学的理论和技术手段，一方面继续加强对名老中医专家学术思想和宝贵经验的抢救、保留和整理研究，另一方面则是要研究如何传承他们的宝贵经验，使他们的经验能被更多的后学者所学所用，使后学者从他们的成功经验中迅速提高诊疗能力和水平，更快地成为名医。

继承工作受到老中医药专家的欢迎和社会普遍关注，中国中医药科技交流中心吸引社会资金成立中国中医名医名药基金，专门用以支持名老中医专家及其献方献药的研究开发、诊疗技术的推广。这也是加强名老中医药专家学术经验继承的有效方式。

名老中医学术思想、经验传承研究，是实施名医战略，培养造就新一代名医的有效措施。

吴仪副总理在2004年中医药工作会上明确要求中医药行业实施以“名医、名科、名院”为核心的“三名工程”，这是发挥中医药特色优势，增强中医药服务能力，扩大中医药影响的有效措施。很显然，名医是“三名工程”的核心和根本，有了名医才可能有名科，有了名科才有名院，有了更多的名院，中医药的服务领域才能不断拓展，中医药的特色优势才能得到充分发挥，中医药对社会的贡献率才能得以提高。

为了满足人民群众对中医药医疗保健的需求，我们必须培养合格的中医药人才，特别是中医基础理论功底比较深厚、中医实践能力比较强的临床医师。为了推动这项工作的开展，国家中医药管理局在努力做好名老中医药专家学术经验继承工作的基础上，于2003年组织实施了旨在培养新一代名医的“中医临床优秀人才研修项目”，并由此在行业内兴起了跟名师、读经典、多临床的热潮。广大中医药工作者纷纷把注意力和工作精力进一步聚焦到如何提高中医药疗效和防病治病能力这一影响中医药发展的关键问题上来，并且在积极探索有效可行的办法，“名老中医学术思想、经验传承课题”就是在这样的背景下立项研究的。这个课题的重要任务之一就是研究如何学习名老中医的学术经验，用什么方法造就更多的名医，更快地培养造就名医。

名老中医学术思想、经验传承研究，还具有较强的科研示范意义。对老中医学术经验继承和研究，过去，基本上是回顾性的，而且是对某一个老中医个人学术经验的整理研究。那么，老中医为什么能够取得好的疗效？他们的共性规律是什么？回答这些问题对促进中医药学术发展，扩大中医药的服务领域是非常重要的。另一方面，从历史沿革看，中医名医的培养和成长过程相对漫长，培养的速度与我们飞速发展的现代社会中人民群众对名中医的需求不相适应。能否寻求到更加高效的方法，把名老中医的宝贵思想和经验继承下来，更快地掌握运用于临床，是一个新的艰巨的科研任务。本课题既是中医药继承工作的重要组成部分，又是一项科技攻关课题，它不是一般的经验整理，它是从老中医个体研究和群体研究角度对他们的学术思想、临床经验、临床成就全面回顾总结，并在此基础上开展一定的验证和评价研究，通过研究，争取回答名老中医的学术思想、临床经验是什么，如何学习和掌握名老中医学术经验，如何提高名老中医学术经验的可重复性、可学习性、可推广性。通过这样的研究，还将为中医药的其他研究提供思路借鉴。

二、加强领导，精心组织，努力实施好名老中医学术思想、经验传承研究

名老中医学术思想、临证经验

总结与传承研究，得到科技部的大力支持，第一次被列入国家科技攻关计划，本身就具有非常重要的历史和现实意义。该课题去年9月确定立项以来，得到了全社会、全行业，特别是名老中医的高度关注。在课题申报、立项过程中，各地方、有关单位都非常关注，给予了高度重视，老中医药专家更是投入了很高的热情，对课题的实施寄予厚望，认为这是功垂后世的好事，体现了党和政府对老中医药专家的关怀，反映了管理部门和科技界对他们实践经验的重视和尊重。另外，该课题涉及100个子课题、600多名研究人员、30个省（自治区、直辖市）、140个单位，这是以往攻关课题所没有的。课题能否达到目标，很大程度上取决于组织管理工作。因此我们务必以高度的政治责任感、认真负责的态度，加强领导，精心组织，努力实施好这一课题。

（一）要充分重视发挥名老中医专家的作用。

他们既是课题研究的对象，又是课题研究的主体，更是课题研究的指导。要在研究过程中，充分尊重老中医药专家的意见，课题的研究设计和技术路线要得到他们的理解，研究结论要得到他们的认可。要根据每位老中医专家的特点，研究他们独到的学术见解和临床辨证思维，使名老中医的学术思想真正成为中医药学术发展的重要源泉。要研究制定可靠可行的措施，加强研究成果的知识产权保护。

（二）要坚持科学严谨的态度，讲求科技诚信，保证研究质量，要从提高临床能力的实际需求出发，扎实开展研究，力戒浮躁。

研究中要注意突出重点。一是要在全方位总结研究的同时，突出传承方法的研究。只有掌握了名老中医经验传承的方法，才能更快地对更多的名老中医的学术思想和临床经验进行继承，才能适应需求，培养出更多的能够代表中医药诊疗水平的新一代名医。二是要突出和加强对中医临证思维的研究。老中医药专家的临床诊疗各有特点，他们之所以取得好的疗效，主要是靠中医药独特的思维方法，而这种思维方法是灵活运用中医药理论解决临床实际问题的体现，是取得临床疗效的核心和关键所在，也是我们研究的重点，需要我们以创新的思路和方法去研究，争取有所突破。

（三）要切实加强组织领导，采取有效措施，保证课题顺利实施。

本课题参与单位多，地区分布广，目标要求高，高效的组织协调、严格的质量控制、规范的数据管理等是保证课题取得预期成果的关键所在。

国家中医药管理局要按照科技攻关计划管理的要求，尽职尽责做好课题的组织管理工作，现成立了专家顾问组，对课题研究全过程进行指导，负责对课题研究方向和重要技术环节进行把关，对课题的研究成果进行审定；同时，成立了项目管理办公室，负责课题的日常管理，制定管理规范并检查执行情况，加强对有关工作的协调，负责课题研究、组织管理等各有关方面的协调工作，组织对课题进度的检查和课题研究进展的信息、成果的宣传。

各地中医药管理部门，要充分认识实施本课题重要意义，将其列入重要工作日程，认真做好本地区课题的组织管理，定期进行督促检查，及时协调解决课题实施中出现的问题，积极争取协调本地区有关部门加大对名老中医学术经验的研究投入，促进中医药继承工作的进一步发展。

各课题承担单位要将名老中医学术思想、经验研究工作作为本单位实施“三名”工程的重要工作内容，根据课题任务要求，加强领导和管理，配备人员，匹配经费，提供条件和设施，保证这项工作顺利开展。同时要对老中医药专家给予尽可能的关心和照顾，使其能够心情舒畅地开展工作。

希望参与研究的各课题组，能够充分认识该项课题研究的重要意义，潜心钻研，扎实严谨，创造性地开展工作。各课题组长应切实负起责任，按照总课题方案和各自分课题确定的任务和要求，准确把握课题目标，既要重视对老专家既往经验的回顾性总结，更要注重前瞻性的设计和研究。努力探索符合中医药特点和规律的研究方法。

同志们，开展名老中医学术思想、经验传承研究，意义重大，任务艰巨，相信通过大家的共同努力，一定能取得预期的成果！

谢谢大家！

中央军委委员、总后勤部部长廖锡龙在全军中医药工作会议上的讲话

（2005年7月28日）

同志们：

召开这次全军中医药工作会议，目的是以“三个代表”重要思想为指导，落实党中央构建社会主义和谐社会的战略部署，围绕在军队工作中贯彻党的中医药方针政策，总结经验，表彰先进，部署任务，动员全军后勤特别是卫生系统行动起来，推动军队中医药事业的发展。

刚才，总后王谦副部长宣读了总后勤部关于表彰全军中医药工作先进单位和先进个人的通报；卫生部副部长兼国家中医药管理局局长佘靖同志作了重要讲话，讲的很好，我们要认真学习，贯彻领会。在这里，我代表中央军委首长和总后勤部，向受到表彰的30个先进单位和56名先进个人，表示热烈的祝贺！向国家卫生部和国家中医药管理局多年来对军队工作的大力支持，表示衷心的感谢！向工作在军队中医药战线上的全体同志，致以亲切的问候！

中医药学，博大精深，源远流长。五千年来，为中华民族的繁衍强盛作出了不可磨灭的贡献，对人类健康和世界文明，也产生了积极的影响。新中国成立后，党和国家大力弘扬和扶持中医药事业的发展，党的三代领导核心都作过许多重要论述，反复强调祖国医药学是一个伟大的宝库，应当努力挖掘，完善提高，为广大人民群众提供更有效的医疗保健服务。以胡锦涛同志为总书记的新一届中央领导集体，对中医药事业也非常重视，明确指出要充分发挥中医药在防病治病中的作用。在党中央的高度重视和亲切关怀下，我国我军的中医药事业，取得了令世人瞩目的成就，为保障广大人民群众和部队指战员的健康发挥了独特的作用。

当前，我们国家和军队建设，进入到一个新时期。国家中医药事业的发展，军队卫勤保障的需要，对我军的中医药工作，提出了新的更高的要求。我们一定要抓住机遇，振作精神，克服困难，加快发展，努力开创军队中医药工作的新局面。

一、统一思想，提高认识，认清搞好军队中医药工作的重大战略意义

做好军队中医药工作，关系到祖国传统医学的继承发扬，关系到广大指战员的身体健康，关系到“保障有力”总要求的贯彻落实。参加今天会议的同志，都是我军卫生战线上的领导干部和中医药学的专家学者，是继承和振兴中医药事业的中坚力量。大家一定要从中医药的历史地位、现实作用和未来发展，深刻认识搞好军队中医药工作的重要意义，进一步增强使命感、责任感和紧迫感，自觉地把这项工作抓紧抓好。

一是要充分认识搞好中医药工作，是实现中华民族伟大复兴的必然要求，具有重要的政治意义。中医药学是我国人民在长期的劳动实践和与疾病的斗争中逐步形成的独特、系统的科学理论和诊疗方法，凝聚着中华民族的伟大智慧，是中华文明优秀文化的重要部分，也是我们民族的创举和骄傲。中医、中药不仅在我国有很大的影响和广泛的应用，而且已经传播到世界100多个国家和地区，得到国际社会的普遍认同，对人类医学事业的发展有着举足轻重的地位和不可替代的作用。在新的世纪里，历史和时代赋予我们党的庄严使命，就是带领全国各族人民，实现中华民族的伟大复兴。这不仅是经济的振兴，也是文化的复兴。因此，大力发展中医药事业，弘扬民族传统文化，提高人民健康水平，是一件关乎民族复兴伟业、具有很强政治意义的大事。我军是党绝对领导下的人民军队，党的意志和主张就是军队的行动方向。坚决贯彻落实党的中医药方针政策，加强中医药事业的发展，军队负有义不容辞的责任。

二是要充分认识搞好中医药工作，是提高我军卫勤保障水平的有效举措，具有重要的军事意义。中医药对我军卫生事业的产生、发展起到过非常重要的作用。早在我军初创时期，毛泽东同志就明确指出，苏区的医疗卫生工作同样是对革命战争有决定意义的事业。红军所到之处，只要是有同情革命的知名中医，毛主席都要亲自登门拜访，动员他们加入红军，为官兵提供医疗服务。在作战环境异常艰苦、医疗条件极其匮乏的情况下，我军主要依靠民间中医和验方草药等，组织防病治病，救治伤病员，较好地保存和巩固了部队战斗力，为革命战争的胜利作出了重大贡献。当前，我军最现实、最紧迫、最重要的战略任务，就是做好反“台独”应急作战准备。我军未来作战的主战场，可能在热带、亚热带的沿海地区，是疫病的多发区；再加上战场环境险恶，伤情伤类比较复杂，如何搞好战时卫勤保障，巩固和提高部队战斗力，是摆在我们面前的一个重大现实问题。六十多年前的太平洋战争中，美军在成功地进行了一些岛屿的登岛作战后，因忽视战场防疫，部队疾病流行，最后不得不放弃作战企图。未来作战卫勤保障要求我们一定要积极研究、大力发展军事中医药科学技术，拿出更有效的办法和措施，在防治战场流行病和特殊环境战伤救治等方面发挥更大的作用，为保障打赢服务。

三是要充分认识搞好中医药工作，是实现投入较少、效益较高的最好道路，具有重要的经济意义。后勤工作是军事经济工作，讲求的是军事经济效益。中医药一个显著特点就是成本低廉。一般说来，医治同样一种疾病，中医诊断治疗的费用往往要比西医少得多，而且疗效独特，简单方便，深得人民群众的信任和喜爱，潜在的效益很大。关键是我们自己要看重这个事业，潜心钻研，自强不息，练就过硬的本领，把中医药在参与市场竞争中的潜力真正挖掘出来。一方面，我们从事中医药工作的同志医德高尚、医术精湛，能够手到病除，自然会吸引广大指战员和人民群众使用中医药，也就会获得越来越好的效益；另一方面还可以利用市场，通过技术、新药转让和合作开发等方法，将军队中医名医、名药优势转化为经济效益，既为大家提供了医疗服务，也增强了自我发展的能力。因此，我们应该把军队中医药事业看作我军卫生事业新的发展点和军事经济效益新的增长点，下大力做好这项工作，这完全符合胡主席和军委强调的军队建设要走“投入较少、效益较高”路子的要求。

四是要充分认识搞好中医药工作，是体现人民军队宗旨性质的一个窗口，具有重要的社会意义。我军是人民的军队，根本宗旨是全心全意为人民服务。在几十年的革命和建设中，我军广大指战员，为了维护人民群众的生命安全，赴汤蹈火，奋不顾身。特别是我军的医务工作者，送医送药，治病解痛，救死扶伤，深得人民群众的信任。2003年的抗“非典”斗争中，不论是在小汤山医院，还是在其他医疗机构，我们采取中西医结合的办法，在挽救生命、缩短病程、减轻症状、愈后康复等方面，取得了很好的效果和社会影响。我军相当一些部队，驻在边远艰苦地区。当地社会经济不发达，人民群众缺医少药的问题还没有完全解决。军队中医药事业的发展，不但能够为当地人民提供质优价廉的医疗服务，还可以带动当地中医药事业的发展，巩固军民团结，巩固边防海防。同时也要看到，弘扬民族文化，发展中医药学，也是社会主义精神文明建设的一项重要内容。在这方面，我们军队理所当然地应该走在全社会的前列。

五是要充分认识搞好中医药工作，是锻造人的智慧的很好途径，具有重要的教育意义。中医药学是岐黄之术，是悬壶济世的高远之学，是智慧之学。它是集哲学、天文学、文学、化学、物理学、植物学等各种科学知识为一体的、独立深奥的学科体系。当个好中医，既要有广博的科学文化知识、扎实的理论功底，还要经过大量的临床工作，积累各种能力和经验。每进行一次医疗实践，对人的主观能动性、思维敏捷程度、综合分析判断能力等等，都是一次全面的调动。日积月累，久而久之，必然能够增长智慧和才干。唐代“药王”孙思邈在《千金方》一书中提出的“上医医国，中医医人，下医医病”，讲的就是一个好的医生能够达到治理国家的知识水平和才能。发展军队中医药事业，通过大量的行医活动，人的思维能力、认知水平和自身修养都得到很好的锤炼，才能造就出优秀的中医人才和名医名家，更好地为广大指战员和人民群众服务。古语说，用药如用兵，用兵如用药。广泛宣传普及中医药学知识和哲理，对于增强各级指挥员辨证思维、科学布阵和巧妙用兵的能力，也会起到帮助作用。

二、明确目标，坚定方向，增强搞好军队中医药工作的信心决心

“十一五”期间，军队中医药事业发展的目标是，按照军委建设信息化军队、打赢信息化战争的决策部署和国家关于中医药现代化的要求，充分发挥中医药的特色和优势，大力加强中医药工作，基本建成具有军队特点的中医药工作体系，基本普及基层部队需要的中医药适宜技术，基本做到全军官兵和老干部享有中医药服务，不断提高平战时卫勤保障能力。

这些年，军队中医药工作虽然取得了不小的成绩，但与军队建设和军事斗争准备的要求，还存在一定差距。实现“十一五”发展目标，我们既要看到任务艰巨繁重，更要看到条件有利，机遇难得，切实增强必胜的信心和决心。

一是发展军队中医药事业，我们有很好的外部环境。进入新世纪以来，党和国家更加重视弘扬中华民族传统文化，将发展中医药作为卫生事业的三大战略任务，确定了“实现中医药现代化”的战略目标。温家宝总理主持新一届政府颁布的第一部行政法规，就是《中华人民共和国中医药条例》。去年11月，温总理又三次批示，强调要大力发展中医药事业。在今年初召开的全国中医药工作会议上，国家又明确提出要实施“三名”战略，就是在发展中医方面，实施名院、名科、名医战略；在发展中药方面，实施名厂、名店、名药战略。在国家的倡导和支持下，中医药事业正呈现出全面、协调、可持续发展的良好局面。各地方政府也都在大力振兴中医药产业，积极弘扬中医药文化，已经形成热潮。这些，都为军队的中医药发展，创造了很好的外部环境。我们一定要珍惜这个环境，充分利用一切积极因素，跟上形势的发展，努力提高军队中医药水平。

二是发展军队中医药事业，我们有一定的基础条件。在中央军委和各级党委的正确领导下，经过艰苦奋斗和长期积累，军队中医药工作取得了显著成绩，已经形成相当规模：全军一半以上的后方医院编设了中医科室，建成了一批国家和全军重点学科，其中，5个国家重点学科、5个重点实验室、21个中医重点专科建设单位等等，取得了一大批中医药科研成果，创立了一批具有国内先进水平的中医诊疗特色技术。更为重要的是，通过开展中医药工作，我们还培养了一大批医德高尚、医术高超的知名中医专家，基本形成了具有军队特点的中医药医疗、教学和科研体系。这些资源的潜力很大，为我们发展军队中医药工作，奠定了坚实的基础。

三是发展军队中医药事业，我们有广泛的需求牵引。随着国家全面建设小康社会步伐的加快，人民群众和广大指战员的生活水平日益提高，对健康水平和生活质量也有了更高的要求。当前，不论是在社会上，还是在军营里，新的健康观、保健观、医疗观正在形成，人民群众和广大指战员更加追求天然强身、绿色药品、无痛治疗等医疗保障方式。中医药以人为本、综合调理、注重免疫、辨证施治等特点，更加受到人们关注和重视。“十一五”期间，军事斗争准备和军队改革建设的任务非常繁重，保障好广大指战员的身体健康十分重要。军委历来强调，军队医疗保障的重点是“一老一小”，就是要重点保障好基层广大官兵和离退休老干部。中医药在防治流行病、训练伤、疲劳症等方面，有独到的疗效；在治疗老年病、慢性病、疑难杂症和养生保健方面，也有特殊的功效。这些需求，对发展中医药事业的牵引将会越来越大，为军队中医药事业提供了更加广阔的发展前景。

四是发展军队中医药事业，我们有相应的经费投入。过去五年，全军卫生系统承担了国家和军队中医药科研课题126项，获取经费1500多万元。各医疗机构积极开展中医、中药门诊治疗，也取得了不少的效益，积累了一些财力。在近期内，还要进行必要的投入，特别要积极扶持有条件、自我发展能力强的单位做强做大。总后已经决定，每年要从卫生事业费中单列科目、增加安排部分经费，用于扶持军队中医药事业的发展。这次会议之后就要印发的《关于加强军队中医药工作的意见》将明确规定，军队各大单位党委的机动财力，都要拿出一部分，作为中医药工作的经费补助；各医疗单位对外有偿服务的收益，也要按规定要求加大中医药工作的投入比例。同时我们还要看到，经过大家一个时期持之以恒的不断努力，中医药工作的收益必然会进入良性循环。这样，军队中医药事业，在设施设备建设、人才队伍建设、学科技术建设上的经费保障程度，将会得到持续提高。

有党中央、中央军委的正确领导，有这些有利的条件，我们完全可以相信，只要我们团结一致，群策群力，艰苦奋斗，就一定能实现军队中医药发展的战略目标。

三、开拓创新，真抓实干，努力开创我军中医药工作的新局面

意义重大，目标明确，条件具备，关键看我们怎么干。今后一个时期，军队中医药工作，要以邓小平理论和“三个代表”重要思想为指导，认真贯彻党中央、中央军委和胡主席关于加强军队现代化建设的指示精神以及党的中医药方针政策，坚持“中西医并重”，坚持面向部队、面向战备，坚持继承与创新相结合、普及与提高相结合、质量与效益相结合，努力提高我军中医药事业整体水平。概括起来就是坚持“一个方针，两个面向，三个结合”。

贯彻这个指导思想，军队各级各有关部门，特别是卫生系统，要艰苦奋斗，埋头苦干，扎扎实实抓好工作落实。

一要真正摆上重要议事日程。实践证明，各级领导的重视程度，往往是决定工作效果的重要原因。各级后勤党委要进一步加强对中医药工作的组织领导，牢固树立科学的发展观和正确的政绩观，把中医药工作纳入部队全面建设规划和卫生事业发展计划，与其他工作同步部署、同步落实、同步检查。要注意把优秀中医药人才选拔到医院和相关部门的领导岗位。要加大宣传教育的力度，抓好中医药知识的普及，使广大指战员了解党的中医药方针政策，了解发展军队中医药事业的重大意义，了解中医药在防治疾病中的重要作用，在全军上下形成信中医、用中医、求中医的良好氛围。各级卫生部门和医疗机构领导，要切实把中医药工作当成重要职责，坚持深入基层，调查研究，及时发现解决遇到的困难、矛盾和问题。各医院在制定政策制度上，要很好体现中医药技术的劳动价值，对他们的奖励不能低于本单位的平均水平，充分调动中医药人员的积极性。真正做到认识到位、政策到位、组织到位、措施到位、效果到位，促进中医药工作健康发展。

二要始终保持鲜明的军队特色。军队中医药工作的开展，必须始终坚持“姓军为兵”的方向，为广大指战员服务，为提高战斗力服务。一方面，要加强行业作风建设，改善医德医风，拓宽服务范围，充分发挥中医药在医疗、预防、保健中的优势，为广大官兵和离退休干部提供更加优质的医疗保健服务；另一方面，要着眼军事斗争准备，努力在战争创伤救治、核化生武器伤员救治、军事训练伤防治、部队常见多发病防治、特殊环境下卫生保障和野外生存保健等方面，加大中医药的应用。特别是要组织基层部队的卫生人员学习中医药技术，采取请进来、走出去的办法，向当地民间的知名中医拜师学艺，请他们来部队传授指导，把他们的秘方、验方和特殊技术学到手，为我所用。通过这些，提高基层卫生人员诊治疾病的能力，使一般的常见病、多发病，不出连队就能得到治疗。另外，各军区可利用空闲土地或一部分农副业生产用地，统一规划，办好药材基地，按国家规定，因地制宜种植中草药，满足广大官兵和人民群众的治病需要，真正发挥中医药在军队建设和军事斗争准备中的独特优势。

三要大力培养高素质人才队伍。发展军队中医药事业，关键是人才。我国的中医药学历经数千年而不衰，涌现了无数的名医，比如战国时期的扁鹊、三国时期的华佗、东汉的张仲景、唐代的孙思邈、明代的李时珍等。正是他们的薪火传承和不懈努力，我国的中医药事业才得以发扬光大。今天，我们要搞好军队中医药工作，也需要像高辉远、赵冠英等一大批杰出的中医药名家专家，需要一支医德高尚、医术高超的高素质人才队伍。我们要大力加强中医药人才队伍的思想政治建设，培养他们爱中医、干中医、献身中医药事业的优秀品质；要组织实施好中医药人才“十百千万”战略工程，采取各种措施，努力培养造就十位理论功底深厚、临床技术精湛、享有较高威望和社会知名度的名中医，百名优秀学科带头人，千名技术骨干，万名掌握一定中医诊疗技术的基层卫生员。要按照中医药人才成长规律，既要搞好院校教育，向书本学习；更要在工作岗位上向实践学习，向名医名师学习，不断提高自己的工作能力。总部打算在2007年举行一次全军中医药工作评比和中医药技术比武。卫生部要拟制好方案，把评比与比武结合起来，通过这项活动，推动促进军队中医药工作的发展。同时，各级领导要创造良好条件，搭建事业舞台，使中医药人才在军队建设中确实有用武之地，有发展之机，有成才之路。

四要依靠科学不断开拓创新。军队中医药事业发展的最终出路在于创新。不仅在思想观念上要创新，更要在建设思路和工作方法上创新，改革不适应时代要求的一切做法，开创中医药事业发展的新途径。要把现代科学技术广泛运用于传统的中医药学。尤其是在中西医的结合上，要综合集成，重点突破，整体发展。毛泽东同志早在上世纪50年代，就提出了中西医结合这个问题。

几十年来，我们靠中西医结合，创新发展了中医药学，这条路要坚定不移地继续走下去。要把“望、闻、问、切”等传统方法与现代诊断技术结合起来，在继承传统的基础上有所创新，使对疾病的诊断更加科学、更加准确；要积极利用现代科学技术，创新治疗方法，使治疗手段更加具有针对性、有效性，特别是在中药的炮制技术上，可以改变传统的方法，提高中药制药的现代化水平。同时，要不断探索新形势下中医药工作的特点规律，创新发展中医药理论，为实践提供科学指导。总之，我们要通过不断的创新，赋予中医药新的时代内涵，努力提高中医药的现代化水平。

五要建立健全中医药法规体系。邓小平同志早就指出，制度更具根本性、全局性、长期性和稳定性。发展军队中医药事业，根本保证是制度化、法治化。要本着不断完善的原则，建立健全与工作需要相配套、与国家法规相衔接的法规制度体系，严格依法管理中医药，形成规范、正规的军队中医药工作秩序。同时，要创新机制，制定保护、扶持和促进中医药的特殊政策制度。比如，要严格按照编配比例配齐配强中医药人员，要制定适合中医药工作特点的技术职务评定标准和办法，要深化中医药管理体制改革，中医药事业发展经费的保障要形成制度等等，真正建立起有利于军队中医药发展的长效机制，把军队中医药事业的发展逐步纳入到法治化、制度化的轨道上来。

同志们，发展军队中医药是一个功在当代、利在千秋、造福人民、造福官兵的伟大事业。我们一定要在党中央、中央军委和胡主席的正确领导下，进一步振奋精神，开拓进取，真抓实干，为完成“十一五”军队中医药建设各项任务，为实现军队现代化建设宏伟目标而努力奋斗！

卫生部副部长兼国家中医药管理局局长佘靖在全军中医药工作会议上的讲话

（2005年7月28日）

同志们：

全军中医药工作会议今天隆重开幕了，这是全军中医药工作的一次盛会。我代表卫生部和国家中医药管理局，对会议的召开表示最热烈的祝贺！对奋斗在军队战线上的全体中医药工作人员表示最诚挚的敬意！我还特别要对今天获得表彰的先进单位和先进个人表示良好的祝愿，希望你们再接再厉，为中医药事业的发展作出更大的贡献！

全军中医药工作会议的召开，是军队坚决贯彻落实党的中医药方针政策，坚持“中西医并重”的具体体现，廖锡龙部长百忙中亲临会议并将作重要指示，体现了军委领导对中医药工作的高度重视，这对全军中医药工作者来说是莫大的鼓舞。

“十五”以来，全军中医药工作在各级党委、首长的关心支持下，经过广大中医药工作者的共同努力，取得了显著成绩。积极发挥中医药特色和优势，不断扩大服务领域，提高服务能力，坚持为广大官兵提供较好的中医药服务；加强学科技术建设，已建设形成一批高水平的医疗、教学、科研和新药研发基地；注重人才队伍建设，多层次人才培养体系基本形成；组织开展中医药基础理论研究、临床研究及中药开发研究，取得的科研成果在行业内占重要地位，促进了中医药理论与实践的发展。在坚持为部队服务的正确方向提高中医药服务保障水平的同时，还积极为地方服务，参与全国中医药事业的建设。全军中医药工作是我国中医药事业的重要组成部分，为满足人民群众的中医药需求发挥了重要作用。

中医药是我国医学科学的特色，是中华民族的优秀文化。党中央、国务院历来十分重视并一直强调要加强中医药工作。党中央三代领导核心和新一届中央领导集体都强调发展中医药事业，本届政府组建后审批的第一件行政法规就是《中华人民共和国中医药条例》。温家宝总理去年年底在一个月内对中医药防治艾滋病、坚持中西医并重、发展传统医药和中医药产业发展等作出3次重要批示，在今年年度政府工作报告中，提出“积极发展中医药事业”的要求。吴仪副总理在百忙中亲临2004年全国中医药工作会议并发表了重要讲话。国务院有关部委在政策制定、项目规划、资金投入等方面进一步加强了对中医药事业的支持，拨出专项经费加强农村中医药服务能力建设，在农村卫生服务体系发展规划中落实了支持县中医医院和民族医医院的重点建设，“973”项目中为中医药基础理论研究设立了专项经费，中医药事业获得了蓬勃发展。目前，以中医医院为主体的中医医疗保健服务体系基本形成，全国有中医医院（包括中西医结合医院、民族医医院）2973所，有中医执业资格的医师45万，90%以上的综合医院设立了中医科，有89%的社区卫生服务中心和50%的社区卫生服务站能够提供中医药服务，中医药在保护和增进人民群众健康方面发挥着日益重要的作用。在广大农村，中医药更有深厚的群众基础，约70%的县建有中医院，70%的乡镇卫生院设有中医科，40%乡村医生采用中医或中西医两种方法为患者治病，中医药在农村初级卫生保健中发挥着重要作用。现代教育方式与师承教育相结合，多层次、多形式、多专业的中医药教育体系基本形成，全国有高等中医药院校32所，58所高等医学院校和综合性院校设置了中医药院系或专业，有中等中医药专科学校45所，184所卫生学校开设中医药教育。90年代以来，采取紧急措施，及时、有效地抢救和继承老中医药专家的学术经验和技术专长，三批师承工作共确定了老中医药专家1607人次，培养继承人2285人。启动“优秀中医临床人才研修项目”，确定215名中青年学术骨干进行培训。中医药学术水平不断提高，全国有独立的中医药科研机构100余所，技术人员1万多人，形成了行业内外结合，多学科参与，联合攻关的中医药科研格局。已整理、出版中医古籍600余种，从国外影印回归200多种善本中医古籍。在2003年治疗“非典”临床研究中，证明中西医结合治疗“非典”的方案优于单纯西医治疗的方案。中医药早期治疗艾滋病，可用于治疗机会性感染，调节免疫功能，减毒增效，提高病人的生存质量。“973”项目“方剂关键科学问题的基础研究”已取得新进展。对心脑血管疾病、肝病、肾病等疾病的治疗已形成了规范的诊疗方案。中医药对外交流合作日益增多，国际传播进一步扩大。目前，在我国与外国政府签订的双边、多边卫生协议中包括中医药内容50个，专门的中医药协议20个。与世界卫生组织的合作，促进和推动了全球传统医学战略的制定和实施。民间交流的渠道不断拓宽，针灸在世界很多国家得到广泛应用，一些国家将中医药特别是针灸纳入医疗保险范围。据不完全统计，中国境外有中医医疗机构包括针灸机构5万多家，在当地注册的针灸师超过10万人，中医师2万人，我国与140多个国家和地区开展了多种形式的中医药交流与合作。中医药事业发展有着广阔的空间。

在新的历史时期，中医药的发展面临着良好的机遇，也遇到了严峻的挑战，我们要增强信心，紧紧抓住机遇，同时也要正视困难，迎难而上。只要我们开拓创新，与时俱进，就一定能找到解决问题、克服困难的办法，促进中医药事业的发展。

当前，全行业通过保持共产党员先进性教育活动，进一步落实整改措施，组织开展了中医药现代化战略、中医药特色优势等重大课题的研究；加快中医药应对突发公共卫生事件能力建设；加大中医药防治重大疾病工作力度；加强农村中医药工作，提高为农民健康服务水平；加强中医医疗机构管理，积极参与城市医疗服务体制改革试点；认真继承，努力突出中医药优势特色；加强科技创新，人才培养，促进中医药现代化。

今后，我们要继续以邓小平理论和“三个代表”重要思想为指导，围绕全面建设小康社会的目标，按照科学发展观、构建和谐社会的要求，加快中医药改革与发展。坚持中西医并重，促进中医药与卫生事业协调发展；坚持中西医结合、中医中药结合，推动中医药持续健康发展；坚持继承创新，发挥特色优势，全面提升中医药服务能力，为人民健康服务，为全面建设小康社会服务。

基本工作思路是，抓住一条主线，即不断认识并把握中医药发展规律，促进中医药事业持续健康快速发展；深化两个方面，即提高中医药防病治病能力，保障人民健康。加速中医药科技进步，推动中药产业发展；突出三个重点，即人才队伍建设，服务网络建设，保障体系建设；坚持四项原则，即坚持和落实党的中医药方针政策，正确处理好继承与发展的关系，中医药事业与整个卫生事业协调发展，中医与中药协调发展。

到2010年，要基本建立起比较完善的、与经济社会发展相适应的中医药服务网络，中医药应对突发公共卫生事件和防病治病能力显著增强；农村中医药工作基础进一步巩固，在新型农村合作医疗中发挥重要作用；中医药人才队伍素质不断提高，基本适应社会和中医药事业发展的需要；中医药继承创新取得新进展，学术水平不断提高；初步建立中医药法规标准体系，中医药管理切实得到加强；中药现代化进程加快，中药资源保护与利用更加合理；中医药国际传播更加广泛，在人类健康保健中发挥越来越重要的作用。

同志们，这次全军中医药工作会议将对“十五”以来中医药工作进行总结，交流经验，深入谋划和研究部署新形势下军队中医药工作，讨论修改“十一五”军队中医药发展规划及加强军队中医药工作的意见，这对促进军队中医药工作发展具有十分深远的意义，也为全行业提供了经验。我们要进一步促进和扩大地方与军队中医药工作的交流与合作，互相借鉴，互相学习。今后要继续与总后卫生部加强联系沟通，通报全国中医药工作进展情况和工作任务。在实施重点学科建设、重点专科建设、重点中西医结合医院建设、中医药科研课题招标等重大项目中，坚持面向军队，不断拓宽地方与军队中医药合作的途径和领域，同时希望全军中医药工作能继续不断提供新的发展思路和先进经验，军地合作，共同为我国中医药事业快速发展贡献智慧和力量。

同志们，响应党和政府的号召，做好中医药继承与发展工作，为人民健康服务，为社会主义现代化建设服务，是我们每位中医药工作者肩负的历史性任务，让我们携起手来，共同努力，为促进中医药事业的全面、协调、可持续发展，为构建和谐社会作出更大的贡献。

抓住机遇　扎实工作　充分发挥中医药在新型农村合作医疗中的作用　为维护和增进农民健康作出新的贡献

——卫生部副部长兼国家中医药管理局局长佘靖在落实新型农村合作医疗试点工作暨农村中医药工作会议上的讲话

（2005年11月10日）

同志们：

落实新型农村合作医疗试点工作暨农村中医药工作会议今天开幕了。这次会议的主要任务是，以党的十六届五中全会精神为指导，深入贯彻国务院全国新型农村合作医疗试点工作会议精神，总结交流中医药在新型农村合作医疗试点工作中发挥的作用及农村中医药工作的经验，分析面临的形势和存在的问题，部署当前和今后一个时期的工作。下面，我讲几点意见。

一、中医药的优势和作用在新型农村合作医疗试点工作中得到初步显现

2003年新型农村合作医疗试点工作开展以来，各试点地区、各有关部门按照中央的统一部署和要求，扎实工作，积极推进，试点工作进展顺利。同时各地在试点工作中，注重发挥中医药的作用，呈现了良好的发展态势，主要表现在以下3个方面。

第一，中医药在新型农村合作医疗中的地位和作用日益受到重视。

新型农村合作医疗试点工作开始不久，吴仪副总理就强调指出，“各地区要把中医药、民族医药的应用作为完善试点工作的一项重要措施予以积极推行，在制定、修订合作医疗基本药物目录时，要结合本地实际情况，用传统医药的优势资源满足广大农民的需要。”各级政府和卫生、中医药行政管理部门重视在新型农村合作医疗试点工作中发挥中医药的作用，做了许多积极有益的探索，取得了一定的成绩。截止到目前，设有县级中医医院的试点县均将中医医院纳入了新型农村合作医疗定点医疗机构；所有的试点县均将适宜的中医药诊疗项目纳入新型农村合作医疗报销范围；各地制定的新型农村合作医疗药品目录均将中药纳入其中。

在政策制定方面，国家出台的一系列关于新型农村合作医疗文件，明确提出了要充分发挥中医药的优势和作用，要积极运用中医药为农民提供服务。卫生部和国家中医药管理局联合印发的《关于在新型农村合作医疗试点工作中充分发挥中医药作用的意见》强调指出，要将符合条件的县级中医医院列为定点医疗服务机构，将适宜的中药（民族药，以下同）和中医药（民族医药，以下同）诊疗项目纳入合作医疗基本药品和诊疗目录。在我局最近组织的以新型农村合作医疗为主要内容的专项监督、检查中，我们欣喜地看到，上述政策和要求在各地的新型农村合作医疗试点工作中均得到了体现和贯彻。广西自治区卫生厅在新型农村合作医疗中充分发挥中医药作用，下发了专门文件。山东省卫生厅等六部门联合下发的有关农村中医药工作的文件中，对在新型农村合作医疗中充分发挥中医药作用提出了具体的政策；山西等省将符合条件的民营中医医疗机构纳入新型农村合作医疗定点医疗机构；吉林省敦化市等试点地区将开设中医科、开展中医服务项目作为综合医疗机构和乡镇卫生院确定为定点医疗机构的准入条件之一；青海省、云南省弥渡县等将乡村医生自种、自采、自用的中草药、藏药纳入新型农村合作医疗药品报销目录，有些地区还将院内中药制剂纳入报销范围。部分试点地区制定了鼓励中医药技术人员积极运用中医药、引导农民选择中医药服务的政策，如北京大兴区、房山区及天津东丽区等试点地区提高了对在新型农村合作医疗中使用中医药服务的报销比例；浙江省开化县等试点地区降低了使用中医药服务的报销起付线；湖北省公安县、山西省寿阳县等试点地区对中医药治疗具有优势的慢性病门诊中医药费用在统筹基金中给予一定的补助；江西省修水县、山东省蓬莱市等地区对使用中医药诊疗技术的乡村医生按月或处方量进行了补助。

在组织领导方面，国务院新型农村合作医疗部际联席会议将国家中医药管理局作为组成部门，同时，国务院办公厅转发的《关于进一步做好新型农村合作医疗试点工作的指导意见》也明确提出，各省、自治区、直辖市及试点地（市）人民政府要尽快成立由卫生、财政、农业、……、中医药等部门组成的新型农村合作医疗协调领导小组。根据国务院的指示精神，各地相继成立了协调领导小组，省级中医药管理部门主动与政府、卫生等有关部门协调配合，使中医药的政策和要求得到了较好的体现。据了解，各试点地区合作医疗管理委员会基本上都有中医药人员参加，如内蒙古的试点旗县将中蒙医院院长作为合作医疗管理委员会成员。这样的组织领导形式较好地保证了中医药在新型农村合作医疗试点工作中作用的发挥。

第二，中医药受到参合农民的普遍欢迎。

许多试点地区的实践证明，应用中医药，特别是应用那些价格低廉、疗效稳定、安全可靠的农村中医药适宜技术，可以有效地降低农民的医疗费用，在缓解农民因病致贫、因病返贫方面能够发挥积极的作用。我局在监督、检查中发现，许多地区特别是贫困地区农民接受中医药服务的中医处方费用，大多平均在6～8元，每一门诊人次的平均费用要比西医少20%～30%。据江西省修水县对上呼吸道感染等16种常见病中西医两种方法治疗费用的对比分析可以看出，中医药的费用明显低于西医药。由于中医药价格低廉和中医药适宜技术的广泛应用，降低了参合农民的医疗费用，也降低了新型农村合作医疗的费用支出，这不仅深受广大参合农民的普遍欢迎，也得到了地方各级政府和社会各方面的高度重视。

第三，中医药在新型农村合作医疗中发挥了积极的作用。

据初步统计，各试点地区中医药服务在新型农村合作医疗报销总金额中所占的比例在10%～30%左右，如广东罗定市2005年1～6月，新型农村合作医疗住院报销金额1162万元，其中，中药和中医诊疗项目报销金额350万元，占新型农村合作医疗总报销金额的32%；宁夏隆德县2005年1～6月，新型农村合作医疗门诊报销金额43.6万元，其中，中药和中医诊疗项目报销金额13.1万元，占新型农村合作医疗总报销金额的30%。中医医疗机构普遍对发挥中医药在新型农村合作医疗中的作用具有较高的积极性，不少试点地区的中医医院积极转变服务理念，改进服务态度，加强内部管理，提高中医药服务能力，主动适应建立新型农村合作医疗制度的新要求；有的中医医院还对参合农民采取了优惠措施，如海南省海口市中医医院对参合农民实行了“一免五优惠”（即免挂号费，床位费、治疗费、护理费、检查费和手术费优惠15%）。随着新型农村合作医疗试点工作的开展，许多试点地区的中医医疗机构业务量明显提高，如广西武鸣县中医院自2005年上半年试点以来，收治人数大幅提高，其中90%都是参合农民。新疆鄯善县维医医院自试点工作开展以来，其月均诊疗人次逐步上升，目前已基本与县人民医院持平。

试点的实践证明，一方面，中医药在新型农村合作医疗试点工作中发挥了积极的作用，而且具有较大的潜力；另一方面，试点工作也为农村中医药工作的开展提供了良好的机遇，有力地促进了农村中医药事业的发展，从而更加坚定了我们在新型农村合作医疗中发挥中医药作用的信心。

二、扎实的农村中医药工作基础是在新型农村合作医疗中充分发挥中医药作用的根本

中医药在新型农村合作医疗中作用的日益显现，一方面与中医药自身的特色和优势分不开，另一方面，也与这些年来我们注重夯实农村中医药工作基础分不开。回顾这些年来，农村中医药工作取得了较大的进展，积累了许多宝贵的经验，为农村中医药事业的发展和在新型农村合作医疗中充分发挥中医药作用奠定了坚实的基础。

第一，加强农村中医药工作领导。

加强组织领导和政策引导是发展农村中医药事业，提高人民健康水平的有力保证。农村中医药发展的很多关键问题要靠政府的组织、引导和支持。《中共中央国务院关于进一步加强农村卫生工作的决定》下发以来，卫生部、国家中医药管理局联合印发的《关于进一步加强农村中医药工作的意见》、《关于在新型农村合作医疗试点工作中充分发挥中医药作用的意见》、《乡镇卫生院中医药服务管理基本规范》以及卫生部等相关部门印发的《中国农村初级卫生保健发展纲要（2001～2010年）》等，明确了农村中医药工作的发展思路和主要任务，提出了具体措施要求。中央财政安排专项资金实施的相关项目，对加快农村中医药事业发展发挥了积极的作用；各地根据本地区实际情况，也相继制定了加强农村中医药工作的政策和措施，不少省份召开了全省农村中医药工作会议，切实加强对农村中医药工作的领导。山东省等许多地方政府高度重视农村中医药工作，将其纳入当地经济社会发展规划，并列入政府工作目标；许多地区特别是开展农村中医工作先进县（市）建设的，成立了以政府分管领导任组长，卫生（中医药）、财政、农业、人事、劳动、教育等部门负责人参加的农村中医药工作领导小组，加强了对本地中医药工作的领导和协调。一些地方政府加大了对农村中医药工作的投入，努力改善农村中医药防病治病的条件。

第二，努力健全农村中医药服务网络。

农村中医药服务网络是为农民提供中医医疗保健服务的基础。我们坚持“一网多用”的原则，在县、乡、村三级医疗服务网络中，加强中医药基础设施和内涵建设，努力提高农村中医药服务能力。

县级中医医院是农村中医药工作的龙头。截至2004年底，全国有县中医医院1488所，床位109207张。大部分县中医院设立了中医基层指导科，承担着对乡村两级中医业务指导和人员培训的职责，县级中医医院诊疗病种的范围不断扩大，专科（专病）建设普遍开展，一批中医专科（专病）已经成为当地农民就医的首选。2004年，国家中医药管理局、财政部联合开展了农村中医药服务能力建设项目，中央财政安排专项资金对中西部地区予以补助，在2004年投入1亿元的基础上，2005年继续投入1.5亿元，其中安排农村医疗机构中医特色专科（专病）建设项目172个，县级中医医院急诊急救能力建设项目278个，县级中医医院感染性疾病科建设项目179个。各地县级中医医院专科（专病）建设及急诊急救能力普遍得到了加强，不少地区对县级中医医院急诊设施进行了改造，注重对中医药急诊人才的培养，促进了县级中医医院综合服务能力的提高。北京市以国家级和市级中医重点专科（专病）为依托，以三级甲等中医医院为主要力量，帮管理、传技术、扶专科、带人才，在全市郊区县建立了中医专科（专病）携手网络。各地努力探索管理体制与运行机制改革，如江苏、辽宁、浙江等省的一些县（市）进行了以县中医医院为龙头的农村中医医疗集团建设。

为加强中医药应对突发公共卫生事件能力建设，国家中医药管理局组织了全国县级以上中医医院的主管领导和专业技术骨干培训，主要内容是传染性非典型肺炎、人禽流感、流感等常见和重大传染病的中医、中西医结合防治知识和技能，目前全国已有12000千多人接受了培训。各地卫生行政部门、中医药管理部门组织了各级中医医疗机构开展传染病防治知识和技能的培训，有些地区还根据当地传染病疫情对中医医院全体职工进行了强化培训。

目前，全国75%左右的乡镇卫生院设立了中医科，大多数乡镇卫生院中医药门诊量占总门诊量30%左右，涌现出了一批中医特色突出的乡镇卫生院，中医药门诊量可达到70%。许多乡镇卫生院设立了中医管理科，配备专职人员，对村卫生室的中医药工作进行检查指导。一些地方还举办了乡镇中医医院和中医专科医院。浙江、河南、四川、甘肃等地制定了乡镇卫生院中医科建设标准，北京大兴区实施了乡镇卫生院中医科标准化建设，湖南还开展了乡镇卫生院中医兴院示范单位创建工作。

全国大多数村卫生室都有以中医药知识为主或掌握中西医两法的乡村医生，应用中医药处理常见病和多发病。福建省安溪县以中医药知识为主的乡村医生占乡村医生总数的81%。村卫生室基本上都配备了中成药，有些还配有中药饮片，并开展了针灸、推拿等中医非药物疗法。

第三，加大农村中医药人才培养和队伍建设力度。

发展农村中医药事业，人才是关键。为贯彻卫生部等5部门《关于加强农村卫生人才培养和队伍建设的意见》，国家中医药管理局制定了《关于农村中医药人才培养和队伍建设的实施意见》，对农村中医药人才培养和队伍建设提出了具体要求。为加强农村中医药人才培养基地建设，拓宽农村中医药专科人才培养的渠道，国家中医药管理局积极协助教育部等有关部门，将安徽、湖北等6所中等中医药学校建设成为中医药高等专科（高职）学校；在贵阳等7所高等中医药院校试办了面向农村的中医大专班；协调湖南省中医管理局与北京中医药大学远程教育学院联合开办了农村中医药人员远程学历教育试点。为提高农村中医药队伍的整体素质，在四川、湖南等6个省开展乡村医生中医专业学历教育试点的基础上，从2004年起在财政部的支持下，我局组织实施了乡村医生中医专业中专学历教育项目和乡镇卫生院中医临床技术骨干培训项目，并会同教育部联合印发了《乡村医生中等中医专业教学指导方案》，明确要求省级教育行政部门做好学籍注册等相关政策保障工作。目前，28个省（区、市）已经制定了《乡村医生中医专业中专学历教育工作实施方案》，确定教学基地93个，其中16个省已招收学员7000余名。乡镇卫生院中医临床技术骨干培训项目全国已确定理论培训基地60个，临床实训基地417个，24个省（区、市）已开始了授课培训和临床实习。黑龙江省将乡镇卫生院中医临床技术骨干培训项目列入省政府2005年10项利民工程计划，并作为政府年终考核指标之一。

各地均加大了农村中医药人员在职、在岗培训力度，开展了乡村医生中医药知识与技能和中医适宜技术培训。如北京市开展了在岗乡村医生接受200学时中医适宜技术的全员培训；山东省实施“5155”农村中医药人才培养工程，将乡村医生接受中医药知识与技能培训，取得合格证书作为乡村医生认定和再注册的重要条件；云南省实施乡村医生中医药知识培训与职务评聘和年度责任目标双挂钩的“植根计划”；黑龙江省开展了在岗乡村医生的跟师学习；北京市、山东省以及河北省迁安市等地区建立了县、乡、村医务人员定期接受中医药知识与技能培训的制度。

第四，发挥典型示范作用。

发挥典型示范作用是加强农村中医药工作的有效途径和方法。为探索农村中医药工作的有效途径，充分调动地方政府支持农村中医药事业的积极性，我局从1990年开始启动了全国农村中医工作先进县和先进市（地级）建设项目。截至目前，已经建成的全国农村中医工作先进县和先进市（地级）133个，正在建设的100个；绝大多数省（区、市）还开展了省级农村中医工作先进县建设工作，建设数量已达310个。上海市对已通过验收的先进县开展了二期建设，四川省新都区等地还开展了农村中医工作先进乡镇建设。已通过验收的全国农村中医工作先进县的有关数据显示，通过先进县的建设，县级中医医院服务条件得到了较大的改善，中医药服务能力和服务水平明显提高，床位数较建设前提高了24.5%，门诊量较建设前提高了15.3%，病床使用率普遍上升；设中医科的乡镇卫生院较建设前增加了10.7%；能够提供中医药服务的村卫生室较建设前增加了15.8%，村卫生室能提供中医药服务的乡村医生数较建设前提高了22.4%。通过农村中医工作先进县建设，有力地促进了农村中医药服务网络建设。新型农村合作医疗试点工作也证明，凡是开展农村中医工作先进县建设的试点地区，中医药在新型农村合作医疗中发挥的作用就明显好于其他试点地区，如江苏高邮市、重庆江津市作为农村中医工作先进市，无论在中医药政策制定、组织管理还是提供中医药服务的水平和能力等方面，都较好地发挥了示范带动作用。

在肯定成绩的同时，我们也要清醒地看到工作中存在的困难和问题。一是部分省级中医药管理部门对在新型农村合作医疗中发挥中医药作用重视不够，缺乏主动性，参与意识不强；个别省级中医药管理部门对新型农村合作医疗试点工作情况了解不多，在政策制定、组织管理等方面参与较少。二是中医药具有“简、便、验、廉”的特点，在农村有着深厚的群众基础，但目前中医药在减轻农民医疗负担、降低医药费用、方便群众就医等方面的优势发挥得还不够充分。三是农村中医药服务网络不健全，有的县中医医院基础设施较差，中医特色不够突出，不能很好地发挥龙头作用；全国还有25%的乡镇卫生院没有中医科，有的省乡镇卫生院设有中医科的比例甚至不足50%；全国还有不少的村卫生室还不能提供中医药服务。四是农村中医药人员匮乏，技术水平不高，特别是县乡两级缺乏中医药技术骨干。这些问题都需要我们高度重视，采取有效措施，在下一步工作中认真加以研究解决。

三、以建立新型农村合作医疗制度为契机，全面推进农村中医药工作，提高为农民健康服务的水平和质量

为了推进新型农村合作医疗试点工作健康发展，国务院先后3次召开了专门会议，明确提出要积极探索，加快进度，扩大试点，切实加强制度建设。2006年，试点县（市、区）覆盖面由现在的21.7%扩大到40%左右，2007年扩大到60%左右，争取2008年达到80%以上，确保2010年实现基本覆盖农村居民的总体目标。国家将进一步加大支持力度，一方面，从2006年起，中央财政对参合农民的补助由每人10元提高到20元，同时要求地方财政也要相应增加10元；另一方面，将中西部地区中农业人口占总人口比例高于70%的市辖区和辽宁、福建、山东享受取消农业税减收补助的83个县（市、区）纳入中央财政补助范围。此外，为了切实把卫生工作的重点放在农村，进一步加强农村医疗卫生基础设施建设，国家还将投入资金开展农村卫生服务体系建设。温家宝总理在国务院第101次常务会议上指出：中央和地方都要把农村卫生服务体系建设纳入“十一五”规划，并制定和实施农村卫生服务体系建设专项规划，到2010年建立起基本设施齐全的农村卫生服务网络，为提高农民的健康提供保障条件。

为了贯彻落实国务院会议精神，卫生部和国家中医药管理局联合下发了《关于在新型农村合作医疗试点工作中充分发挥中医药作用的意见》（以下简称《意见》）。各省级中医药管理部门要根据国务院的统一部署，抓住新型农村合作医疗制度的建立和农村卫生服务体系建设所带来的机遇，按照《意见》的要求，并结合当地农村中医药工作实际，加强组织领导，制定切实可行的政策和措施，充分发挥中医药在新型农村合作医疗中的作用，不断满足广大农民对中医药的需求，全面推进农村中医药工作。当前和今后一个时期，要重点做好以下几个方面的工作。

第一，充分认识在新型农村合作医疗中发挥中医药作用的意义。

《中共中央关于制定国民经济和社会发展第十一个五年规划的建议》提出了加强农村公共卫生和基本医疗服务体系建设，基本建立新型农村合作医疗制度和支持中医药事业发展的要求。建立新型农村合作医疗制度，直接关系到我国几亿农民的健康和利益，是医疗服务体制改革的重要组成部分，是中央为解决“三农”问题做出的一项重要决策，对于落实科学发展观，促进城乡协调发展，建设社会主义新农村和全面建设小康社会具有重要的意义。中医药在农村具有较大的服务需求、相对稳定的服务人群和较广泛的服务市场，充分发挥中医药在新型农村合作医疗试点工作中的作用，有利于更好地保障农民健康和减轻农民医疗负担，有利于更好地促进新型农村合作医疗制度的建立和健康持续发展，有利于更好地满足参加新型农村合作医疗的农民对中医药服务的需求。各级中医药管理部门要充分认识在新型农村合作医疗试点工作中发挥中医药作用的重要性，切实履行职能，加强组织领导，创新管理方法，精心组织，扎实工作。

第二，进一步加强组织领导。

各省级中医药管理部门对推进中医药在新型农村合作医疗中发挥作用负有重要责任，要切实加强中医药在新型农村合作医疗中发挥作用的组织领导；要针对建立新型农村合作医疗制度的要求，加快农村中医药服务网络建设步伐，加大农村中医药人员培养力度，进一步拓宽农村中医药服务领域，提高中医药服务能力和服务水平；要加强调查研究，认真做好在新型农村合作医疗中中医药相关数据的基线调查和统计分析；要健全工作机制，注重实际效果。国家中医药管理局在各省新型农村合作医疗试点县中确定了联系点，各省级中医药管理部门也要相应确定各自的联系点，为研究探索在本地区新型农村合作医疗试点工作中充分发挥中医药作用的政策措施、途径和模式积累经验。

各省级中医药管理部门要主动参与当地新型农村合作医疗试点工作方案的制定和具体工作的实施，及时提出制定相关的配套政策和措施的建议；各地卫生、中医药行政管理部门在选择新型农村合作医疗定点医疗机构时，要将符合条件的县级中医医院列为新型农村合作医疗定点机构，将适宜的中医药服务项目纳入补偿范围，将必需的中成药和中草药纳入《新型农村合作医疗基本用药目录》。有条件的地区要积极探索适当提高运用中医药诊疗疾病的补偿标准，积极引导农民群众选择中医药诊疗服务，提高农民健康水平，充分发挥中医药诊疗成本相对低廉的优势。

国家发改委、卫生部、国家中医药管理局联合制定了《农村卫生服务体系建设与发展规划》，要求地方根据中央规划要求编制本地区农村卫生建设与发展规划，制定具体项目建设计划，落实建设资金和政策措施，确保规划整体目标的实现。各省级中医药管理部门要积极主动与本地发改委、卫生等部门沟通协调，争取将农村中医药事业发展纳入本地农村卫生服务体系建设与发展规划，整体建设，协调发展。

第三，进一步完善农村中医药服务网络。

各级中医药管理部门要积极主动地与相关部门沟通协调，将农村中医药服务网络建设纳入当地农村卫生服务体系发展规划，并作为当地农村卫生服务体系的重要内容，坚持“一网多用”的原则，统筹安排，同步建设。

一是要进一步加强县级中医医院（含民族医医院，下同）的建设。县级中医医院承担着大量参合农民的中医医疗服务任务。各地区要按照《中共中央国务院关于进一步加强农村卫生工作的决定》和建立新型农村合作医疗制度的要求，到2010年基本完成县级中医医院房屋、设备的建设改造任务。中央财政在2005年农村卫生基础设施建设项目中安排专项补助资金1亿元，先在中西部7个省国贫县、省贫县、少数民族自治县、边境县等四类地区试点，对部分县级中医医院的业务用房进行改扩建。根据农村卫生服务体系建设与发展规划的安排，中央财政将在今后3～5年内对中西部省份上述四类地区的县级中医医院继续进行基础设施改造和建设，各项目省中医药管理部门要认真做好国家项目的落实工作，积极与有关部门沟通协调，加强项目实施的监督管理，确保项目实施取得实效。

要主动适应新型农村合作医疗制度对中医医疗机构新的要求，以保持发挥中医药特色与优势为重点，进一步加强县级中医医院的内涵建设。要充分利用现有的医疗资源，提高使用效率。在提高中医药综合服务能力的基础上，进一步加强中医专科（专病）建设。国家中医药管理局从2004年开始实施了农村医疗机构中医特色专科（专病）等农村中医药服务能力建设项目，这项工作我们还要继续做下去，要通过项目的建设，逐步提高农村中医药服务能力。各省级中医药管理部门要认真做好项目单位的初选、申报和项目管理工作，同时要积极开展省级农村医疗机构中医特色专科（专病）建设项目。

要把县级中医医院对乡村卫生机构开展中医药业务指导的情况，作为考核和评价县中医医院的重要指标，要求中医医院发挥龙头作用，积极开展对乡、村卫生机构的中医药业务指导工作，通过培训、技术合作、巡回医疗、推广中医药适宜技术等有效形式，提高乡村卫生机构中医药业务水平和服务能力。

二是要加强乡镇卫生院中医科的建设。乡镇卫生院是为参合农民提供中医药服务的重要场所。农村卫生服务体系发展规划中明确提出了要加强乡镇卫生院中医科建设的要求，各省级中医药管理部门要配合有关部门认真落实规划要求，按照《乡镇卫生院中医药服务管理基本规范》完成乡镇卫生院中医科的建设，并切实加强监督检查。

三是要加强村卫生室的中医药业务建设。村卫生室中医药业务建设是农村中医药服务网络建设的重要组成部分。各省级中医药管理部门要加强对村卫生室中医药业务建设的指导。每个村卫生室至少要有1名以中医药知识为主或能够提供中医药服务的乡村医生，不断提高他们的业务能力，使其能应用中医药诊疗技术，特别是运用简便价廉、安全有效的中医药方法为广大农民防病治病。

四是要加大农村中医药适宜技术推广力度。农村中医药适宜技术推广工作是充分发挥中医药在新型农村合作医疗中作用的重要途径。各省级中医药管理部门要切实加强对这项工作的组织领导，大力推广简便易行、安全可靠、疗效显著、深受农民欢迎的中医药、民族医药适宜技术，特别是各种中医药非药物疗法；同时，要积极发挥县级中医医院、乡镇卫生院在农村中医药适宜技术推广工作中的作用，探索建立农村中医药适宜技术推广绩效评价标准和调动技术持有者与使用者积极性的激励机制。从现在开始到“十一五”期末，我局将以中医药诊疗技术的规范整理研究为基础，筛选出100项中医药适宜技术向农村推广。

五是鼓励多形式办医。在加强农村中医药服务网络建设中，鼓励社会及个人在农村投资兴办中医医疗机构，鼓励中医执业医师到农村个体开业，鼓励城市中医医疗机构到农村办医或向下延伸服务。要打破所有制界限，营造各类中医医疗机构平等参与竞争的环境，对符合条件的民办中医医疗机构应一视同仁，并在政策上给予鼓励，符合新型农村合作医疗定点医疗机构要求的应当纳入。

第四，加快农村中医药人才培养。

各地要继续认真落实国家中医药管理局《关于农村中医药人才培养和队伍建设的实施意见》，切实加强农村中医药人才培养和队伍建设工作的领导与管理，加强政策研究，探讨农村中医药人才培养的方式、途径，建立农村中医药人才培养和队伍建设的激励机制，创造有利于农村中医药人才成长的良好氛围。努力建设一支稳定的、有较高水平的农村中医药队伍。

一是建立健全农村中医药人员培训制度，提高其中医药专业知识与技能。各省级中医药管理部门要制定本省农村中医药人员培训规划，结合本地实际情况，发掘现有潜力，建立培训基地和网络。要教育农村中医药人员树立终身接受教育培训、不断巩固和更新知识、提高实际工作能力的观念。要采取有力措施，创造有利条件，使县、乡两级卫生机构的中医药人员按照《中医药继续教育规定》的要求，接受中医药继续教育培训；以中医药知识为主的乡村医生每两年要接受100学时以上的在岗培训。要按照《乡村医生从业管理条例》的有关规定，把中医药知识与技能的培训纳入乡村医生在岗培训计划，并与农村中医药适宜技术推广工作结合起来，以切实提高乡村医生运用中医药诊疗方法防治常见病、多发病的实际能力。

二是要继续抓好农村中医药人员的学历教育，不断提高农村中医药人员的学历层次。国家中医药管理局将继续实施乡村医生中医专业中专学历教育项目，并适当提高补助标准，加大补助力度，扩大补助范围。各级中医药管理部门要提出并落实农村中医药人员的学历教育计划。建立一批以中医药院校为主体的学历教育基地，用3～5年时间使更多的农村中医药人员达到中专及以上学历层次。要协调承担任务的相关院校、单位进行教学改革，根据农村在职、在岗中医药人员的需求，研究适宜的培养方式，以保证教育质量，包括实行弹性学制，允许农村中医药人员分阶段完成学业等。

三是要采取多种形式，加强乡镇卫生院中医临床技术骨干培训。国家中医药管理局将继续实施乡镇卫生院中医临床技术骨干培训项目。各省级中医药管理部门要切实加强项目的组织与领导，总结经验，不断完善培训计划，加强项目实施的监督与管理，确保项目取得实效。同时，要结合本地实际，采取多种形式，积极组织和开展乡镇卫生院中医临床技术骨干培训，力争到“十一五”末，每个乡镇卫生院中医科均有1名能够熟练运用中医药诊疗技术的中医临床技术骨干，为农民提供满意的中医药服务。要认真总结已遴选出的310名全国农村基层优秀中医的成才规律及临床经验，宣传并推广他们的成才规律和突出事迹，充分调动农村中医药人员钻研业务、提高服务水平、扎根农村基层的积极性。

四是通过城市支援农村，带动农村中医药人员的技术培训。为进一步加强农村卫生工作，卫生部、财政部、国家中医药管理局共同组织实施了“万名医师支援农村卫生工程”。各省级中医药管理部门要按照《“万名医师支援农村卫生工程”实施方案》的要求，切实加强组织领导，认真做好工程实施的监督管理和总结评估工作，确保取得实效，并为进一步扩大范围提供有益经验。各省级中医药管理部门要以“万名医师支援农村卫生工程”的实施为契机，研究制定本地区的城市支援农村中医药工作具体计划。在工作计划中，要将农村中医药人员的技术培训作为重要内容，通过组派城市中医医师到农村基层临床带教，组织举办专题培训班、技术推广班，安排农村基层中医药人员进修学习及人员结对、跟师学习等多种形式，切实提高农村中医药人员的服务能力和服务水平。

第五，重视做好农村民族医药工作。

民族医药与中医药共同构成了我国独特的传统医药学，在广大农村特别是民族地区有着不可替代的作用。各地在选择新型农村合作医疗定点医疗机构和确定补偿诊疗项目和药品时，要将民族医药纳入其中，充分发挥民族医药在新型农村合作医疗中的作用。各地也要结合中央对四类地区民族医医疗机构基础设施建设项目，切实加强本地区民族医医疗机构的建设，重点加强民族医特色专科（专病）建设，提高乡村民族医药人员的素质；继续做好名老民族医药专家学术经验继承工作和民间单方、验方的挖掘、整理工作，积极有效地推广适合农牧区使用的民族医药适宜技术。

第六，加强农村中医药的监督管理。

一是要依法加大监督管理力度。各地要认真贯彻执行《执业医师法》、《中华人民共和国中医药条例》、《医疗机构管理条例》和《乡村医生从业管理条例》等有关法律法规，加强农村中医医疗机构、中医药从业人员、中医诊疗技术的准入管理。当前，要按照卫生部等7部委局打击非法行医专项治理工作的要求，切实加强中医医疗市场监督管理，严厉打击各种非法行医活动、中医医疗机构出租、承包科室和违法虚假中医医疗广告行为，规范医疗服务市场，保证广大农民群众的医疗安全。要在“医院管理年”活动中，完善各项规章制度和质量管理规范，加强对中医医疗机构服务行为和费用的监管，严格控制定点中医医疗机构平均住院费用、平均门诊费用的上涨。要加强农村医疗机构中药使用管理，以保证人民群众用药安全。对乡村中医药技术人员自种、自采、自用中草药，各地要结合当地具体情况，与有关部门探索制定“三自”药物的质量、价格等方面的管理办法，国家中医药管理局也正会同有关部门研究组织制定有关规定，同时对以师承方式学习中医药和民族医药及多年实践医术确有专长的中医、民族医从业人员的执业资格问题进行调研，研究解决办法。

二是要加强监督检查和效果评估。《中国农村初级卫生保健发展纲要（2001～2010年）》对农村中医药工作提出了具体考核指标，目前时间已近半，各级中医药管理部门要抓紧建立初级卫生保健中医药分级监测和评估制度，将初级卫生保健有关中医药统计指标纳入常规统计和调查，及时、准确反映实施情况，为决策提供科学依据。国家中医药管理局将对全国初级卫生保健中的中医药工作的实施实行定期和不定期的监测评估。同时，各省级中医药管理部门也要对已安排部署的其他农村中医药工作和下发的有关文件的贯彻落实情况进行监督检查。要建立监督检查和效果评估制度，确保各项任务落到实处。

这里，我还要重点强调一下中医药防控人感染高致病性禽流感工作。禽流感疫情的严峻形势已引起全球的广泛关注。从国内情况看，2005年已有青海、新疆、西藏、内蒙、安徽、湖南、辽宁等7个省区的个别乡村先后发生禽流感疫情，并呈现出以下特点：一是对人类的威胁不断加大，去年我国禽流感疫情属于多点散发，每一起规模较小，造成的危害也较小，2005年有所不同，有些疫情规模较大、覆盖面广，为有效防控人感染禽流感造成困难。二是防控人流感和防控禽类疫情交织在一起。三是防控世界流感大流行已成广泛共识，如果我国防控疫情做得好，特别是做好人感染禽流感的防控工作，就是对全球防控工作的一大贡献。四是禽流感防控的薄弱环节在农村。禽流感主要发生在农村，农村卫生条件差，农民自我保护意识不强，基层农村卫生防疫人员意识较差，尤其是乡村两级缺乏疫情监测人员，因此，加强农村疫情监测力量，构建农村疫情监测网络，落实疫情报告制度和应急机制，是当前的主要任务。五是有些地方对人禽流感防控工作不重视，措施不落实。为防止禽流感向人间传播，做好人感染高致病性禽流感的应对工作，卫生部于11月7日召开了全国卫生系统防控人感染高致病性禽流感工作电视电话会议，部署了防控工作。高强部长在讲话中提出了确保做到人感染高致病性禽流感疫情不造成大面积传播和维护正常的社会经济大局及社会稳定的目标，指出防控人感染高致病性禽流感，一要靠法治，二要靠科学，三要靠群众，四要靠广大医疗卫生工作者。目前，禽流感疫情还未完全控制，仍然存在向人间传播的危险，各省级中医药管理部门要充分认识做好人感染高致病性禽流感防控工作的重要性和紧迫性，要从政治和全局的高度认识防控工作的重要性，增强责任感、使命感，高度重视，加强领导，落实责任，健全队伍，提高能力。要认真贯彻落实电视电话会议精神，在国家和当地防控人感染高致病性禽流感工作的总体部署下，切实加强中医药防控，人感染高致病性禽流感工作的组织领导。要加强与相关部门的协调和配合，在联防联控机制中发挥作用；要提出本地区中医医疗机构防控人感染高致病性禽流感工作具体要求和措施，并切实加强监督检查，抓好落实；要加大宣传教育力度，提高中医医疗机构和人员“早发现、早报告、早控制、早治疗”的“四早”意识；要组织精干的中医药专家队伍，加强中医药防控人感染高致病性禽流感的临床研究和人员培训，发挥中医药防控人感染高致病性禽流感的作用。

同志们，在新型农村合作医疗中充分发挥中医药作用，是摆在我们面前的一项重大任务，是各级卫生、中医药管理部门的重要职责。我们必须从落实科学发展观、统筹城乡发展、构建和谐社会和实现全面建设小康目标的高度，充分认识发展农村中医药事业的重大现实意义和深远历史意义。任务光荣而艰巨，我们一定要抓住机遇，开拓进取，扎实工作，务求实效，全面推进农村中医药事业发展，为保障和促进广大农民的身体健康作出应有的贡献！

保持特色　发挥优势　促进中医药事业全面协调发展　为人民健康服务

——卫生部副部长兼国家中医药管理局局长佘靖在保持发挥中医药特色优势工作经验交流会上的讲话

（2005年12月8日）

同志们：

这次会议是围绕保持中医药特色、发挥中医药优势进行工作经验交流。今天上午和刚才共有20个单位作了大会发言，另外还有20多个单位进行了书面交流。大家分别从医疗、教育、科研和管理等方面，交流了近年来在保持发挥中医药特色优势方面的思路、做法、成效和经验体会，并对如何保持发挥中医药特色优势，促进中医药事业发展提出了很好的建议。我认为大家讲得很好。大家以党的十六大和十六届五中全会精神为指导，坚持科学发展观，结合中医药事业发展的实际情况，研究探讨在新形势下保持发挥中医药特色优势的问题。通过这次会议，我们要坚定信心，进一步提高对中医药特色优势的认识，理清保持发挥中医药特色优势的思路，研究落实保持发挥中医药特色优势的措施。这对当前及今后一个时期中医药工作的开展具有非常重要的指导意义。

下面，我讲几点意见，供大家讨论研究参考。

一、近年来保持特色、发挥优势的基本状况

（一）保持发挥中医药特色优势有了较好的政策环境。

党和政府十分重视中医药工作。《中华人民共和国宪法》提出“发展现代医药和我国传统医药”，确立了发展中医药的根本法律地位。党的三代领导人就中医药发展分别作出过重要批示，近年来党中央、国务院从经济社会协调发展的高度，更加重视中医药工作，以胡锦涛同志为总书记的新一届中央领导集体多次批示强调要充分发挥中医药在防病治病中的作用。2003年10月1日正式施行的《中华人民共和国中医药条例》明确提出，要进一步保持发挥中医药特色优势。在有关部门支持下，《传统医药法》的立法工作已经起步，并完成了草案的研究起草。在《执业医师法》中，对以师承方式学习传统医学以及经多年实践医术确有专长人员参加医师资格考试，作出了特别规定。在中医执业医师资格考试中，进一步调整了考试内容，使中医药的基本理论、基本知识、基本技能达到80%，并在实践技能考试中，区分具有规定学历、师承和确有专长人员，分别命题，区别对待，对于师承和确有专长人员强调中医临床实践能力。各地为促进中医药的发展，积极加强中医药的立法工作，截至目前有24个省份制定了地方中医药发展条例。这些都为进一步保持发挥中医药特色优势奠定了良好的法律基础。

在国民经济和社会发展第十个五年计划中，国家明确提出了“大力发展中医药，促进中西医结合”等战略任务，许多省份把中医药的发展纳入了当地的规划中。《中国农村初级卫生保健发展纲要（2001～2010年）》中确定了中医药工作指标。在城镇职工基本医疗保险制度改革中，明确规定符合条件的中医医疗机构可作为医保定点医疗机构，并适度扩大了中药报销范围。在新型农村合作医疗试点工作中，将中医药服务项目和中药纳入报销范围。在发展城市社区卫生服务中，强调各社区卫生服务机构要积极采用中医药、中西医结合与民族医药的适宜技术。2002年，国务院办公厅转发了科技部、国家中医药管理局等八部委联合制定的《中药现代化发展纲要》，国家发改委、财政部、科技部等有关部门实施了一系列专项，有力地推动了中药现代化进程。据对25个省份的资料统计，2002～2004年间在中药现代化方面的科技投入接近13亿元，引导企业与社会资金约140亿元；广东、四川、贵州、吉林等14个省建立了中药现代化科技产业基地。这些措施为进一步发挥中医药的特色优势提供了政策保障。

（二）中医药事业的发展为保持发挥中医药特色优势提供了较好的基础条件。

党和政府制定的一系列中医药方针政策，有力地促进了中医医疗、教育、科研工作的快速发展。2004年，全国有中医医院2973所，中医医院床位数达到30余万张，门诊服务量达到2.2亿多人次，出院近560万人。90%以上的综合医院也都设有中医、中西医结合或民族医科，2004年的门诊服务量为5700多万人次，占综合医院门诊人次的6.6%，列各临床科室的第5位。根据有关统计资料和监测研究报告，近年来中医的门诊服务量和住院服务量显著增长；中医医院的收治病种大大增加，按国际疾病分类（ICD－10）统计，2004年达到了9213种，占ICD－10中总病种的82.83%，住院病人的中医、中西医结合治疗率与1994年相比基本持平（1994年为69.85%，2004年为66.20%）。在农村有1488所县中医医院，75%的乡镇卫生院有中医科，50%以上的村卫生室可提供中医药服务。在实行新型农村合作医疗的641个试点县中，具备条件的县中医医院都被列为定点医院，所有试点县适宜的中医药诊疗项目都纳入了报销范围，都把中药列入了新农合的报销药品目录。在城市有89%的社区卫生服务中心和50%的社区卫生服务站可提供中医药服务。高等中医药院校（含民族医药院校）有32所，中等中医药学校有45所，52所综合院校和184所卫生学校开设了中医专业。中医类执业医师（含助理医师）45万余人。独立的中医药科研院所有100个，专职科研队伍1万多人，具有了一定的基础设施和支撑条件，形成了全社会多学科、多部门参与中医药科研的格局。中药产业不断发展。全国建立了448个中药材种植基地，规范化种植面积有1424.4万亩。有17个省（区、市）研究制定了202种中药材生产质量管理规范（GAP）和生产技术标准操作规程（SOP），建立了122种中药材质量控制方法。中成药已有47种剂型，近9000个品种，中药工业企业有1400多家，中药商业法人机构11000多个，商业网点35000多个。自1997年以来中药工业产值年均增长超过20%。到2004年，国家共投资建设了3个中药药物非临床试验中心（GLP）、4个中药药物临床试验中心（GCP）、3个中药药理规范化实验室、4个“国家中药工程技术研究中心”和4个“国家中药工程研究中心”，国家中医药管理局在全国引导建立了135个示范性的中药规范实验室，另对14个省（区、市）调查资料显示，组建省级中药筛选安全性评价和临床研究中心77个、各类重点实验室和研究室21个、中药工程中心15个。一批适宜的高新技术、方法和装备在中药工业生产中得到应用。可以说，到目前为止，中医药的医疗、教育、科研及中药生产、经营等有了一定的规模，为保持发挥中医药特色优势提供了重要的基础条件。

（三）加强对保持发挥中医药特色优势的宏观指导和管理。

近年来，国家中医药管理局先后出台了《关于进一步加强中医药继承发展工作的意见》、《关于进一步加强农村中医药工作的意见》、《关于在新型农村合作医疗试点工作中充分发挥中医药作用的意见》等一系列指导性文件，研究制定了《中医医院管理评价指南（试行）》、《乡镇卫生院中医药服务管理基本规范》、《社区卫生服务中心中医药服务管理基本规范》、《中医药继续教育规定》等管理性规范，组织制定了《中医疾病分类编码标准》、《中医临床诊疗术语》、《中医病证诊断疗效标准》等一批技术性标准规范，以进一步加强保持发挥中医药特色优势的指导和管理。在《中医医院管理评价指南（试行）》中，特别强调了要突出中医药特色、发挥中医药优势，涉及的相关指标共有52条，国家中医药管理局在医院管理年活动督导中对专科建设情况进行了重点检查。同时，组织开展了对在新型农村合作医疗中发挥中医药作用为主要内容的专项监督检查。

各地中医药管理部门也加强了对中医药特色优势的指导和管理。如河北、宁夏等省级中医管理局制定了中医医院中医药特色优势评价办法，并在组织评估后将结果进行公示。河南省中医管理局就加强对具有中医特色优势的病证管理，对各级中医医院提出了具体的要求。各省级中医药管理部门在医院管理年的评估检查中，把突出特色优势作为评价中医医院医疗服务质量的重要内容。各省（区、市）在专业技术职务任职资格的评审，医疗、教育、科研机构的评估，科研课题立项、成果鉴定等方面，坚持同行评议，成立了专门的中医药评审、鉴定组织等，以便更好地按照中医药的特点和规律进行管理。

（四）组织实施一批重大项目，促进中医药特色优势的保持和发挥。

开展重点学科、专科建设。“十五”期间实施局重点学科建设，明确提出要以继承发扬中医药特色优势为基础，以加速中医药学术发展和人才培养为目标，以提高临床疗效为核心，建立科学、合理的结构和完善的学科体系，形成一批高水平的中医药临床、教育和科研基地，推动中医药学术进步，培养高层次中医药人才。2002年启动的新一轮建设，共有24个学科的78个建设点，涉及基础、临床、中药三大类，注重了基础与临床的同步发展，中医与中药的统筹兼顾，而各学科的建设均要围绕提高中医药临床疗效这个核心。经过三年多的建设，各学科点明确了稳定的研究方向，系统整理了与学科建设有关的文献，初步完成了本学科内涵外延的界定，提出了一批新的观点、假说，形成了一批有价值的研究成果，培养了一批中青年学科骨干和高层次人才，整体提升了学科在医疗、教育、科研、管理等方面的创新能力。

组织局“十五”重点专科（专病）项目建设，共有112家中医、中西医结合医院的160多个项目纳入建设范围，涵盖20多个主要临床专科。经过项目建设，许多专科的建设规模快速发展，服务量显著提高，特色优势更加突出。许多省级中医药管理部门也组织了重点专科建设工作，如安徽、福建、河南、广西、甘肃等省份，根据当地特点，选择一批有优势的专科作为省级重点进行支持，带动了许多中医医疗机构的发展。同时，在建设重点专科的基础上，一些地区和医院围绕保持发挥中医药特色优势这一主题，创造性开展工作。如四川省组织实施了精品中医医院建设试点工作，通过几年的努力，在全省建设一批中医药特色优势突出的中医医院。上海中医药大学附属曙光医院将最具有中医特色诊疗方法的学科与具有中医优势疗效的专科进行组合，建立传统中医诊疗中心，经半年的实践已初步显示了独特的优势，病区中医治疗率达到86.15%。

开展老中医药专家学术经验继承工作，加强优秀临床人才培养。开展了三批全国老中医药专家学术经验继承工作，共遴选出指导老师1603人次，培养出继承老中医药专家学术思想及特色的中医临床和中药技术人才2285名，绝大多数学术继承人已成为临床一线的骨干力量。17个省（区、市）相继开展了省级名老中医药专家学术经验继承工作，共遴选了指导老师878人次，培养1322名学术继承人；一些地市及不少中医医院也积极组织了跟师学习活动，广东省中医院还实施了“跨地区拜师”，聘请全国26名著名中医专家为本院带教54位高徒。

实施“十五”国家科技攻关计划名老中医学术思想、经验传承研究课题。这是传统方法与现代方法结合、回顾性研究与前瞻性研究结合、个体经验总结与群体规律探索结合的继承工作，要将百名有独到学术思想、临床疗效突出的名老中医的学术见解和临床经验进行研究提炼，研究其辨证思维特点，分析挖掘其取得疗效的共性规律，探索研究建立个体化诊疗的疗效评价方法和中医临床经验的传承方法。中国中医药科技开发交流中心吸引社会资金，筹备成立中国中医名医名药基金会，并负责管理有关企业数千万元的专项资金，专门用于名老中医专家及其所献方药的研究开发和诊疗技术推广。上海、江西、吉林等地由政府出资，建立了名老中医工作室，充分发挥老专家作用，加强中医药学术传承，发挥了很好的示范作用。

组织举办全国名老中医专家临床经验高级讲习班。在邓铁涛、任继学等名老中医药专家的倡导下，国家中医药管理局自1999年开始，先后组织举办了8期讲习班，全国各个省（区、市）以及香港、澳门、台湾共有2450多人参加了学习。

实施优秀中医临床人才研修项目。2004年选拔了215名中医主任医师进行重点培养，通过学习经典、名师指导、刻苦钻研及临床实践，增强服务观念，切实提高应用中医防病治病的能力与疗效。北京、河北、山东、广东等9个省（市）开展了省级优秀中医临床人才培养项目，共有546人接受培训。

与此同时，许多中医药院校认真总结师承教育的特点，积极探索师承教育与现代院校教育的有机结合。福建中医学院挑选优秀本科学生开办了中医学专业师承班；山东中医药大学在七年制学生中择优实行传统型中医人才培养；长春中医学院成立师承班导师组，对选拔出的优秀临床型硕士研究生进行临床轮转跟师学习；北京中医药大学在远程教育试点中，指定临床教学医院，采用自愿结合方式引入师承教育等。

开展农村中医药人才培养，推广中医药适宜技术。自“九五”以来，国家中医药管理局通过各种途径和有效措施，对10000名乡村医生进行中医药知识与技能的培养，对4000名乡镇卫生院中医临床技术人员进行系统的中医药知识和临床业务技能培训。各省（区、市）结合本地特点，也相继开展了本省的农村中医药人员培养项目，如山东省实施“5155”农村中医药人才培养工程，云南省实施乡村医生中医药知识培训双挂钩的“植根计划”。

从2000年开始，组织实施了中

医临床诊疗技术整理与研究项目，先后遴选临床诊疗项目206项，目前已有近百项进行了验收并正在组织推广。吉林、山东、河北等省中医管理局组织了本省中医临床诊疗技术项目的整理与研究，许多中医单位积极开展诊疗技术的整理工作。国家中医药管理局在河北承德市等7个地区实施了农村中医药适宜技术推广示范地（市）建设项目，积极探索中医药适宜技术推广的模式和有效机制。各地中医药管理部门也不断加强对中医药适宜技术的筛选和推广工作，扩大中医药适宜技术在农村基层的使用范围。如山东等省在全省范围内组织开展了农村中医药适宜技术推广工作，并取得了较好的效果。

开展中医药科学研究。加强文献整理挖掘，组织开展了"中医古文献数字化关键技术研究"，现已整理完成中医古籍800种，有500种正在整理之中，初步建立了中医古籍数据库，实现了古籍文献数字化，开始了网络运行服务。在重点学科建设中，通过对与学科相关文献的系统整理，为各学科内涵外延的界定提供了有力的依据。

加强中医药基础理论研究。国家科技重点专项"方剂关键科学问题基础研究"，组建了组方配伍研制现代中药的新模式，搭建了关键技术平台，取得了阶段性成果。"证候规范与疾病、方剂相关的基础研究"正在进行中。2005年，"中医药基础理论研究"首次作为专项列入了国家"973"计划，为深入开展中医药理论研究提供了较好条件，目前已有中医基础理论整理与研究、络病学说与针灸理论的基础研究、方剂配伍规律研究等3个方面的项目开始启动。

加强临床研究。在重大疾病研究方面，探讨了小儿肺炎、IgA肾病、艾滋病以及更年期综合征的中医证治规律以及抑郁症常见的中医证候标准；建立和完善了中风病急性期、IgA肾病、Ⅲa～Ⅳ期非小细胞肺癌以及冠心病介入治疗后再狭窄（RS）等疾病的疗效评价方法和评价标准；采取临床多中心试验随机对照研究，形成了较为完善的中风急性期、糖尿病微血管病变、IgA肾病、Ⅲa～Ⅳ期非小细胞肺癌、更年期综合征、类风湿关节炎、帕金森病、小儿肺炎等疾病的中医综合治疗方案。中国中医研究院"血瘀证与活血化瘀研究"项目荣获国家科技进步一等奖，较好地展现了中医药的特色优势。在2003年"非典"防治工作中，58%的确诊病例使用了中药，中医药特色优势得到有效发挥，取得了良好的效果，世界卫生组织的专家在对我国中医药参与防治"非典"进行了分析、评估后，作出了中医药防治"非典"是"安全、具有潜在效益"的评价，认为中西医结合治疗"非典"的经验可以作为其他国家防治急性传染病的参考。为落实国家对艾滋病人的"四免一关怀"政策，开展了中医药治疗艾滋病试点项目，以早期干预、减毒增效、治疗机会性感染为切入点，两年来共有3500多名艾滋病患者接受了中医药治疗，取得了较好的效果，体现了中医药在艾滋病治疗中的特色和优势。

加强中药的研究。开展了179个中药材品种的规范化种植技术规范、140种常用中药材、100种常用中药饮片、30个配方颗粒和20个中药提取物的质量标准规范化研究和74种中药注射剂指纹图谱研究以及中药材、中药饮片有害物质限量标准的系统研究等。组织了中药饮片炮制规范研究、中药临床应用的安全性评价研究、濒危中药材繁育与替代品示范研究等项目。在中药临床应用的安全性评价研究中，研究中药复方配伍减毒、炮制减毒增（存）效的科学性，澄清含"毒性成分"中药材与中药复方的关系，探索中成药的量-效、量-时-毒的关系等，为指导临床合理用药提供依据。2003～2004年共有203个中药新药上市。

总之，在全面建设小康社会的新的历史时期，我们有党和政府的正确领导，有社会各界的支持，同时有了初具规模的服务网络，有了院校教育与中医传统师承教育互相补充的教育体系，有了一定的科学研究能力，有一支热爱中医药事业的专业技术队伍和管理队伍，同时中医药在民众中有广泛的需求，在国际上日益受到关注。这些都为保持发挥中医药特色优势，促进中医药事业发展，奠定了坚实的基础。我们应看到这些有利条件，从而增强信心。但也应看到，在保持发挥中医药特色优势方面还存在许多问题和困难，有些问题还比较突出，社会各界对此高度关注，我们行业内许多同志的反映也十分强烈。当然，这些问题和困难的产生，既有中医药行业的内部因素，也有外部环境变化的客观因素。我们要冷静地、实事求是地作出分析，要在新形势下，研究新问题，提出新思路，开创新局面。

二、当前存在问题的主要表现及其原因分析

当前，中医药特色优势发挥不够，主要表现在以下几个方面。

首先，在医疗服务方面。部分中医医院忽视中医特色科室建设，削减了中医特色诊疗项目，一些中医临床科室出现减少。如针灸科，据北京中医药大学等单位承担的《中医医疗机构相关卫生经济政策研究》，在中医医院报告的专科特长中，2004年与2002年相比，由268家减少到了131家，减幅为51.1%。对一些中医具有特色、可以用中医药为主甚至完全可以单独使用中医药治疗的病证，没有采用中医药的方法，或者在使用中医药方法的同时还加上了不必要的其他手段；而对一些配合使用中医药方法能有效提高临床疗效的病证，中医药方法也没有得到很好的应用。有些传统的特色疗法包括绝招等未能积极采用，中医治疗手段的综合合理使用不够。有的过多引进高精尖的现代医学诊疗项目，忽视了与中医药的有机结合，没有使这些设备技术更好地为保持发挥中医药特色优势服务。

其次，在人才培养方面。一些院校在课程设置、学时分配、师资配备等方面，对加强中医基本功的培训体现不够，中医文化的熏陶不足，影响了学生专业思想的牢固树立，未能真正夯实学生的中医药基础理论。一些教学医院在教学和实习期间，所提供的突出中医药特色优势的氛围不够，对中医临床技能培训要求不到位，致使中医专业毕业生的中医临床基本功不够扎实。另外，由于多种复杂原因，导致一些中医专业毕业生进入临床后，投入很大精力学习现代医学，没有很好潜心研究、躬身实践“望闻问切”和辨证论治。部分地区和中医药单位对中医药继续教育重视不够、措施不力，特别是农村中医药从业人员的继续教育工作相当薄弱，影响了在职从业人员的理论水平和临床能力的提高。部分中医药专业技术人员对中医经典著作学习不够，在医疗和科研实践过程中应用中医理论、思想方法指导实践不够。临床中一些中医医师过分依赖现代医学的检查指标，忽视中医四诊的应用，使辨证论治的思想不能得到真正体现。在东西方科学文化与多元文化的碰撞交织中，有些中医药专业技术人员感到无所适从，使中医主体性不能卓然自立，影响了中医药特色优势的发挥。

第三，在科学研究方面。尚未建立起符合中医药自身规律和特点的方法体系和相应标准，致使在探索研究的过程中存在或过分追求采用现代高新技术和高新指标，或基础研究与临床实际脱节，或中药研究与中医理论脱节等现象。同时，现代人类的生存环境、健康观念和现代科学对疾病的认识与防治，与中医药理论形成阶段相比较都有了明显的变化，但有些中医药研究在应对时代变化方面主动性不够，学术研究在积极提升自我和创新自我方面还尚未取得明显的突破性进展。

导致中医药特色优势发挥不够的原因，主要有以下5个方面。

一是中医药在中国近代史的坎坷历程，是中医药特色优势发挥不够的起因。中医药是一门医学科学，为中华民族的繁衍昌盛作出了重要贡献。在漫长的发展历程中，中医药服务的提供、人员的培养、研究的开展等主要以个体的、分散的方式进行。在19世纪社会化大生产形成的历史背景下，由于西学东渐，国内外对中华民族优秀传统文化的认识产生扭曲，加上旧中国国力衰退，致使由中华民族优秀传统文化哺育成长起来的中医药学的发展也相应逐渐势微，中医药的服务、教育、研究等方式没有随时代的进步而改变。直到新中国成立以后，在党和政府的关怀下，才逐步从中医联合诊所入手，先后创办中医医院、中医药院校、中医药科研院所。半个多世纪特别是改革开放以来，尽管国家在医疗卫生的投入中对中医药给予了一定倾斜，但由于中医药发展的基础非常薄弱，如许多县中医医院是在卫生院的基础上“翻牌”改建过来的，普遍存在底子薄、设施条件落后、中医药专业技术力量不足的问题，缺少自主发展能力，而中医医院的办院模式也无经验可借鉴。另外，在中医药机构快速增长的同时，中医药专业技术队伍的发展没有做到与其同步。

二是中医药文化传承弱化和文化认同差异，是中医药特色优势发挥不够的社会原因。中医药文化是中华民族优秀传统文化的重要组成部分，体现了中医药的本质与特色。中医药文化传承的弱化，势必影响中医药特色优势的发挥。随着时代变迁、社会进步，多元文化的交织与东西方文化差异的碰撞日益显现，传统的中医药已置身于现代科技全球化的大环境之中。由于中医药文化没有得到充分的宣传普及，使基于中华民族优秀传统文化形成的中医药学得到社会的普遍理解与认同不够，对中医药特色和优势理解不同，评价标准不同，社会部分人群对中医药接受程度减弱。另一方面，随着我国经济的发展和人民生活水平的提高，无论在城市还是农村，人们对中医药的体现形态、服务手段提出了更高要求，中医药特色优势在调适的过程中，还未能在新的历史条件下得到很好的发挥。

三是中医药学术与队伍自身的适应能力不足，是中医药特色优势发挥不够的内在原因。不同时代的疾病谱不同，医学发展的环境不同，使中医药学面临许多新的问题，中医药需要新的学术积淀与提升，需要研究在新的时代进程中如何体现与发挥自身的特色和优势。这是一个长期过程，在这一过程中出现的困难与困惑，需要通过新的探索与实践。学术是由人掌握和推进的，当前在中医药队伍中，部分人员忽视中医基础理论与诊疗技能的提高，功底不深，“本钱”不足，以致临证施治难以发挥中医药的特色和优势。在中医药现代化过程中，存在简单模仿甚至机械套用现代医学的思路、方法、规范、标准等现象，同时有些工作还没有到位，如在科研立项、评估和中医临床疗效评估等方面，尚未创建符合中医药自身特点的规范和标准；对有特色优势的病种没有能够进行流行病学调查，缺乏大量科学严谨的临床研究，中医药诊疗方案不能得到及时的系统优化。

四是公立中医医院运行中出现的市场化倾向，是中医药特色优势发挥不够的直接原因。中医药的特色优势主要是从医疗服务中显示出来的，而政府举办的公立中医医院占95%以上，是中医医疗服务的主体，是显示中医药特色优势的主要窗口。但由于政府投入水平低，投入比值逐年下降，公立中医医院运行机制发生了巨大的变化，主要靠业务收入来维持运行和发展，出现了市场化导向，致使许多中医医院选择发展高收入的现代医学技术项目而减少价廉的中医药特色项目。同时，有关研究表明，有2/3的中医服务项目价格偏低，不能弥补成本，并且中医医疗服务项目之间及与其他服务项目之间都存在价格的比价不合理，以至出现了在治疗骨伤疾病中放弃具有特色优势的中医手法复位而改用西医手术治疗的问题，中医临床服务的特色优势也就显现不足。一些中医医院管理不善，片面追求经济收入，不重视中医特色科室建设，失于对人员的中医药知识与技能培训，疏于对中医药特色诊疗项目应用的管理。

五是尚未建立符合中医药自身发展规律的管理体制和运行机制，是中医药特色优势发挥不够的深层次原因。目前，中医药法律法规体系尚未健全完善，虽然已经制定了一系列有关中医药的法律法规，但还没有一部专门的中医药法律。现有中医药立法多分散在相关的法律之中，基本按照相关法律的管理模式而定，不能完全体现中医药自身发展规律和管理特点，有些法律内容过时或存在空白，有的交叉甚至口径不一致。中医药标准与规范制定上存在着不系统，计划性不强，管理部门不统一、不明确，标准和规范的实用性、操作性尚不强。有些具体政策的制定与执行，包括中医机构准入、人员准入、职称晋升、中药的管理等，体现考虑中医药的特点不够。中医药管理体制不健全，卫生及中医药部门对发挥特色优势的管理指导不够有力，缺少系统科学的考核评价指标体系，总结经验不够。

三、提高认识，坚定信心，努力保持发挥中医药特色和优势

（一）目前对中医药特色优势形成的共识。

保持发挥中医药特色优势，首先应当明确中医药的特色是什么，中医药的优势有哪些。大家知道，一个事物的特色、优势，较之同类事物不仅有显著区别，而且有其自身特长。对于中医药的特色优势，长期以来许多专家学者进行了大量的研究。综合来看，大家在许多方面形成了初步共识。在特色方面，中医药不仅具有医学性质和自然科学属性，而且具有文化和哲学性质及人文社会科学属性，体现人文与科学的统一，体现东方文化的底蕴和思维。这是中医药作为一门科学所具有的总体特色。而中医药学作为一门研究人体生命、健康和疾病防治的医学，在理论上有独特的生理观、病理观、疾病防治观，其本质特征是从整体联系的角度、功能的角度、运动变化的角度来把握生命的规律和疾病的演变；在实践中体现为个性化的辨证论治、求衡性的防治原则、人性化的治疗方法、多样化的干预手段、天然化的用药取向等。对于中医药所具有的优势，认为其作为一门医学科学，从保护和增进人类健康的角度分析，主要体现在临床疗效确切、用药相对安全、服务方式灵活、费用比较低廉等，并且创新潜力巨大、发展空间广阔。同时，大家还认为，特色和优势是动态变化的，不断发展的。所以，保持发挥中医药特色优势，不仅要保持固有的特色和优势，还要不断创造新的特色和优势，以适应时代需求，获得持续发展。

（二）保持发挥中医药特色优势具有重要意义。

保持发挥中医药特色优势是中医药自身发展的需要。如果中医药发展中不能保持自身的特色，就丢失了精髓，失去了自我，也就谈不上是中医药了，更谈不上中医药的发展了。如果不在特色的基础上形成优势，并且把这些优势充分地发挥出来，就失去了中医药作为医学科学的应用价值。当今社会，许多传统医学在进入现代社会后，逐渐萎缩或消亡，唯有中医药在不断发展壮大，根本原因在于中医药有区别于其他医学的特点，也具有其他医学所不具备的优势。特别是在现代医学迅猛发展的今天，中医药仍然受到世界各国的关注，正说明了这一点。

保持发挥中医药特色优势是满足广大人民群众对中医药服务的需要。中医药对生命和健康的认识及其整体观念、综合调节、辨证论治、个体化诊疗以及丰富的养生保健方法等特色优势，符合社会发展的需要和人们健康观念的转变。中医药除对常见病、多发病防治具有传统的特色优势外，对一些疑难疾病和重大疾病在总体上或某些阶段和环节上也具有相对的优势，在抗击“非典”中所发挥的积极作用使社会对中医药有了新的认识与了解，在应对突发公共卫生事件和新发传染病防治中的作用日益受到重视。这些都成为人民群众选择中医药服务的重要因素。

保持发挥中医药特色优势是弘扬中华民族优秀传统文化的需要。中医药既是我国医学科学的重要组成部分，也是中华民族优秀传统文化的重要组成部分。保护中医药文化，也就是保护中华民族的优秀传统文化。如果中医药丧失了特色，就意味着丧失了中医药文化，也就失去了中华民族优秀传统文化的重要内涵。这将不仅仅是中国医学的损失，也是有几千年历史的中华民族优秀传统文化的损失。

保持发挥中医药特色优势是服务国计民生的需要。从世界范围看，各国近年来的卫生费用快速增长，发达国家卫生保健体系普遍发生了支付危机。我国近几年的卫生费用也增长较快，占GDP的比重每年提升0.5个百分点。而我国是发展中国家，有8亿的农民，还处于并将长期处于社会主义初级阶段。保障13亿人民的生命健康，既是我国全面建设小康社会的前提，也是我国经济社会发展的一个基本目标。这样的基本国情，决定了我国必须发展有中国特色的社会主义卫生事业，坚持中西医并重，共同发展，互相补充，为人民群众提供更加完善有效的医疗保健服务。同时，保持发挥中医药特色优势，使中医药事业健康持续发展，有利于促进中药材种植业的发展，为我国农村经济结构的调整、繁荣农村经济和促进民族医药工业的发展作出贡献。

（三）努力发挥中医药的特色和优势。

总结近年来的工作实践，我认为，保持发挥中医药特色优势，要在科学发展观的指导下，遵循中医药自身的发展规律，以认真继承为基础，不断创新为动力，提高临床疗效为核心，不断提高中医医疗、科研、教育、管理水平，促进中医药事业全面协调可持续发展，为保障人民健康，促进经济社会发展作出新的贡献。

第一，要鼓励多模式发展：建立完善中医药特色优势突出的中医服务网络。要根据我国国情和人民群众的需求，进一步明确不同层次、不同类别提供中医服务机构的功能定位。大型综合性的中医医院，要成为服务功能强、中医特色突出、专科优势明显的现代化综合性中医医院，要针对重大疾病、疑难疾病的防治，积极开展相应的科学研究工作，巩固和提高中医药在一些疾病或一些关键环节等方面的特色优势。上海中医药大学附属曙光医院传统中医诊疗中心的建设，为在大型综合性中医医院开展传统中医诊疗活动提供了宝贵的经验，我们要认真总结并加以推广，争取明年有8～10个左右的中医医院开展这方面的建设并取得一定成效。“十一五”期间，我们还计划在这些大型综合性中医医院中，选择10个左右进行重点建设，使其成为中医临床研究的重要基地。

中型综合性中医医院，要根据当地的卫生资源总体情况、自身的条件和可获得的资源等，有的可以向大型综合性中医医院的方向进行建设发展，有的要在突出中医药特色优势的前提下，向大专科、小综合方向发展，或向中医专科医院发展。

县级中医医院等基层中医医院，要走小综合、大专科的路子，要以中医药为主要手段，提供基本医疗服务，为农村中医药服务提供技术指导和人员培训，同时承担部分公共卫生和应急救治任务。辽宁苏家屯区中医医院在会上的发言，为大家提供了有益的经验。

要在社区卫生服务中充分发挥中医药作用，到2010年，所有社区卫生服务中心要有中医科，至少配备1名具有中级以上职称的中医医师，80%以上的社区卫生服务站能够提供中医药服务，并继续开展中医药特色社区卫生服务示范区建设。按照中央的总体部署，到2008年，新型农村合作医疗制度将基本覆盖全国农村。中医药要在新型农村合作医疗中充分发挥作用，必须不断扩大农村中医药服务的广度。要完善乡镇卫生院开展中医药服务的基本设施配置，到2010年全国所有乡镇卫生院都设置中医科或提供中医药服务，中医药服务的总量能够达到30%；每个村卫生室至少有1名中医或能应用中医药适宜技术的乡村医生，力争使全部村卫生室都能提供中医药服务。

鼓励综合医院办好中医临床科室，使其进一步加快发展。综合医院中医临床科室要充分利用本单位的基础设施和技术条件，使中医药的优势得到更好的发挥。中医门诊部、诊所等要办出中医特色。鼓励举办中医专科医院。

鼓励各级中医医院加强专科（专病）建设。“十一五”期间，国家中医药管理局将进一步扩大重点专科、特色专科建设规模，适当增加建设单位数量，向具有特色优势、相对发展缓慢的专科倾斜，向中西部等经济欠发达地区倾斜，同时，要进一步加大建设力度，努力增加对建设项目的经费补助。要在现有6个重点专科协作组的基础上，争取到明年再组成8～10个左右的协作组，并且要进一步扩大协作范围，丰富协作内涵，完善协作机制，更好地发挥重点专科在保持发挥中医药特色优势方面的示范带动作用。希望各地中医药管理部门和中医医院要对重点建设的专科进行科学选择，根据当地常见病、多发病的情况，认真分析当地的卫生资源状况，结合自身条件，选择具有中医药特色优势的专科进行重点建设。对重点专科建设要进行整体规划，长期建设，坚持不懈，不断发展，形成品牌优势，以“名科”来促进医院的整体发展。

第二，探索多模式的人才培养途径，大力提高中医药人员的中医药技术能力。认真研究总结现代院校教育与传统师承教育的优势和特点，继续探索院校教育与师承教育的有机结合点，在院校教育中吸收师承教育的特点和优势，调整专业设置、课程体系，改进教学方法，加强对学生中医药文化、中医药基础理论和实践能力的培养。研究制定相应办法，疏通通过传统师承教育报考中医执业医师、执业助理医师的渠道。

大力加强继续教育。完善中医药继续教育制度，制定各类人员的继续教育要求，充分利用现有资源，依托中医药医疗、教育、科研等机构，加强中医药继续教育基地建设，重视应用远程教育等现代化教育方式，采取读经典、跟名师、做临床等方法，组织开展对各层次中医药专业技术人员的培训。规范毕业后教育，对住院医师要强化以中医药基本理论、基本知识、基本技能为主要内容的规范化培训。切实加强乡村两级现有中医从业人员的在职教育，“十一五”期间，要为全国每个乡镇卫生院至少培养1名中医技术骨干。

继续开展老中医药专家学术经验继承工作，进一步做好优秀中医临床人才研修项目，开展高层次西医师学习中医培养项目。

要加强对城市社区和农村基层医疗服务人员的中医药基本知识与基本技能的培训，进一步扩大中医药服务范围，使中医药的特色优势得到更好的发挥。在对城乡基层人员，特别是乡村医生的培训中，要进一步加强中医药适宜技术的推广，使中医药简、便、验、廉的优势得到更加充分的体现。

组织研究中医师培养模式，探讨实施中医全科医师、中医专科医师制度的可行性、模式及办法。

第三，调整思路方向，突出为临床服务，探索符合中医药特点的科研模式。中医药科研要以保持中医药特色、发挥中医药优势为重点，以提高中医药临床疗效为目标，从中医基础理论研究、临床研究、中药研究以及方法学探索等方面，进一步明确科研思路，调整科研方向。要尊重中医药自身发展规律，研究提出符合中医药自身特点的科研模式。抓好重大科技项目的实施，进一步加强重大疾病防治研究，巩固和发挥中医药在防治常见病、多发病、疑难杂症及亚健康等方面的优势。继续开展中医药临床疗效评价的现代方法学研究，结合“十五”后期国家科技攻关项目的要求，继续做好中医药诊疗技术整理与研究筛选和评价安全、有效、适宜应用的技术方法和方药，并加以整理规范和推广。拟在“十一五”期间，筛选出100项中医药适宜技术向全国推广，扩大全国农村中医药适宜技术推广示范区建设数量。进一步加强中医古籍文献的挖掘整理研究，建立中医古籍文献数据库，实现数字化，为保持发挥中医药特色优势服务。

第四，加强法制建设，探索建立符合中医药发展规律的管理体制和运行机制。要进一步加强中医药法制建设和政策研究，组织做好《传统医药法》的立法研究，并做好《传染病防治法》等相关法律法规中有关中医药工作的实施细则的制定工作，制定贯彻落实《中医药条例》的相关配套措施，包括中医药院校设置标准、民间献方献药管理办法等。进一步组织中医药管理和技术标准规范的制定。继续组织研究在公共卫生体系建设、新型农村合作医疗试点、城市医疗卫生体制改革中发挥中医药作用的政策措施以及中医药发展经济政策等。对以师承方式学习中医药及经多年实践医术确有专长人员的执业资格问题进行调研，近期将提出解决办法。

卫生与中医药管理部门要研究完善符合中医药特点的管理体制，主动与有关部门协调，以得到理解与支持。要加强经常性的检查与指导。及时总结各地、各单位在保持发挥中医药特色优势方面的成功经验，认真组织推广。检查有关行业标准和技术规范的落实情况。我们正在研究适时开展以保持发挥中医药特色优势为主题的专项活动，对中医医疗机构和科研机构进行检查和评估，把保持发挥中医药特色优势的各项措施落到实处。

中医医院要加强科学管理，强化制度建设，建立良好的内部运行机制。院长要明确自己所肩负的责任，始终把保持发挥中医药特色优势作为医院工作的核心内容，加强组织领导，做到有规划、有措施、有督促、有总结、有提高，不断稳步向前推进，以取得实实在在的成效。中医药社会团体要为保持和发挥中医药特色优势发挥重要作用，认真组织中医药学术交流，提高交流水平，促进学术繁荣进步，提高中医药队伍学术素养；充分发挥与社会各界广泛联系的优势，推动中医药文化的传播，促进社会民众对中医药认同。中华中医药学会的临床专业委员会，特别是内、外、妇、儿、骨伤、肛肠、肿瘤等专业委员会以及中国针灸学会，要组织开展对本专业学术、技术进展的评价工作，分析本专业的特色优势所在，提出本专业学术、技术的发展方向等，并争取能在明年写出专题报告，要为推动本专业学术发展作出贡献。

同志们，高强部长在今年的全国中医药工作会议上指出，“保持和发扬中医药特色优势，中医药工作者必须有坚定的信念，忠诚于中医药事业”。我们要按照高部长的要求，进一步认清形势，提高认识，统一思想，增强责任感和使命感，严谨扎实地把各项工作做好。我相信，大家在今后的工作中，一定能够处理好继承与发展的关系、中医与中药的关系、医疗与教学、科研之间的关系等，在民主、宽松的氛围中，大胆探索，勇于实践，敢于创新，为保持发挥中医药特色优势，促进中医药事业全面协调可持续发展谱写出崭新的篇章！

政策法规

政 策 法 规

（一）法规

疫苗流通和预防接种管理条例

中华人民共和国国务院令第434号

第一章 总 则

第一条 为了加强对疫苗流通和预防接种的管理，预防、控制传染病的发生、流行，保障人体健康和公共卫生，根据《中华人民共和国药品管理法》（以下简称药品管理法）和《中华人民共和国传染病防治法》（以下简称传染病防治法），制定本条例。

第二条 本条例所称疫苗，是指为了预防、控制传染病的发生、流行，用于人体预防接种的疫苗类预防性生物制品。

疫苗分为两类。第一类疫苗，是指政府免费向公民提供，公民应当依照政府的规定受种的疫苗，包括国家免疫规划确定的疫苗，省、自治区、直辖市人民政府在执行国家免疫规划时增加的疫苗，以及县级以上人民政府或者其卫生主管部门组织的应急接种或者群体性预防接种所使用的疫苗；第二类疫苗，是指由公民自费并且自愿受种的其他疫苗。

第三条 接种第一类疫苗由政府承担费用。接种第二类疫苗由受种者或者其监护人承担费用。

第四条 疫苗的流通、预防接种及其监督管理适用本条例。

第五条 国务院卫生主管部门根据全国范围内的传染病流行情况、人群免疫状况等因素，制定国家免疫规划；会同国务院财政部门拟订纳入国家免疫规划的疫苗种类，报国务院批准后公布。

省、自治区、直辖市人民政府在执行国家免疫规划时，根据本行政区域的传染病流行情况、人群免疫状况等因素，可以增加免费向公民提供的疫苗种类，并报国务院卫生主管部门备案。

第六条 国家实行有计划的预防接种制度，推行扩大免疫规划。

需要接种第一类疫苗的受种者应当依照本条例规定受种；受种者为未成年人的，其监护人应当配合有关的疾病预防控制机构和医疗机构等医疗卫生机构，保证受种者及时受种。

第七条 国务院卫生主管部门负责全国预防接种的监督管理工作。县级以上地方人民政府卫生主管部门负责本行政区域内预防接种的监督管理工作。

国务院药品监督管理部门负责全国疫苗的质量和流通的监督管理工作。省、自治区、直辖市人民政府药品监督管理部门负责本行政区域内疫苗的质量和流通的监督管理工作。

第八条 经县级人民政府卫生主管部门依照本条例规定指定的医疗卫生机构（以下称接种单位），承担预防接种工作。县级人民政府卫生主管部门指定接种单位时，应当明确其责任区域。

县级以上人民政府应当对承担预防接种工作并作出显著成绩和贡献的接种单位及其工作人员给予奖励。

第九条 国家支持、鼓励单位和个人参与预防接种工作。各级人民政府应当完善有关制度，方便单位和个人参与预防接种工作的宣传、教育和捐赠等活动。

居民委员会、村民委员会应当配合有关部门开展与预防接种有关的宣传、教育工作，并协助组织居民、村民受种第一类疫苗。

第二章 疫苗流通

第十条 药品批发企业依照本条例的规定经批准后可以经营疫苗。药品零售企业不得从事疫苗经营活动。

药品批发企业申请从事疫苗经营活动的，应当具备下列条件：

（一）具有从事疫苗管理的专业技术人员；

（二）具有保证疫苗质量的冷藏设施、设备和冷藏运输工具；

（三）具有符合疫苗储存、运输管理规范的管理制度。

省、自治区、直辖市人民政府药品监督管理部门对药品批发企业是否符合上述条件进行审查；对符合条件的，在其药品经营许可证上加注经营疫苗的业务。

取得疫苗经营资格的药品批发企业（以下称疫苗批发企业），应当对其冷藏设施、设备和冷藏运输工具进行定期检查、维护和更新，以确保其符合规定要求。

第十一条 省级疾病预防控制机构应当根据国家免疫规划和本地区预防、控制传染病的发生、流行的需要，制定本地区第一类疫苗的使用计划（以下称使用计划），并向依照国家有关规定负责采购第一类疫苗的部门报告，同时报同级人民政府卫生主管部门备案。使用计划应当包括疫苗的品种、数量、供应渠道与供应方式等内容。

第十二条 依照国家有关规定负责采购第一类疫苗的部门应当依法与疫苗生产企业或者疫苗批发企业签订政府采购合同，约定疫苗的品种、数量、价格等内容。

第十三条 疫苗生产企业或者疫苗批发企业应当按照政府采购合同的约定，向省级疾病预防控制机构或者其指定的其他疾病预防控制机构供应第一类疫苗，不得向其他单位或者个人供应。

疫苗生产企业、疫苗批发企业应当在其供应的纳入国家免疫规划疫苗的最小外包装的显著位置，标明“免费”字样以及国务院卫生主管部门规定的“免疫规划”专用标识。具体管理办法由国务院药品监督管理部门会同国务院卫生主管部门制定。

第十四条 省级疾病预防控制机构应当做好分发第一类疫苗的组织工作，并按照使用计划将第一类疫苗组织分发到设区的市级疾病预防控制机构或者县级疾病预防控制机构。县级疾病预防控制机构应当按照使用计划将第一类疫苗分发到接种单位和乡级医疗卫生机构。乡级医疗卫生机构应当将第一类疫苗分发到承担预防接种工作的村医疗卫生机构。医疗卫生机构不得向其他单位或者个人分发第一类疫苗；分发第一类疫苗，不得收取任何费用。

传染病暴发、流行时，县级以上地方人民政府或者其卫生主管部门需要采取应急接种措施的，设区的市级以上疾病预防控制机构可以直接向接种单位分发第一类疫苗。

第十五条 疫苗生产企业可以向疾病预防控制机构、接种单位、疫苗批发企业销售本企业生产的第二类疫苗。疫苗批发企业可以向疾病预防控制机构、接种单位、其他疫苗批发企业销售第二类疫苗。

县级疾病预防控制机构可以向接种单位供应第二类疫苗；设区的市级以上疾病预防控制机构不得直接向接种单位供应第二类疫苗。

第十六条 疾病预防控制机构、接种单位、疫苗生产企业、疫苗批发企业应当遵守疫苗储存、运输管理规范，保证疫苗质量。

疫苗储存、运输管理规范由国务院卫生主管部门会同国务院药品监督管理部门制定。

第十七条 疫苗生产企业、疫苗批发企业在销售疫苗时，应当提供由药品检验机构依法签发的生物制品每批检验合格或者审核批准证明复印件，并加盖企业印章；疫苗批发企业经营进口疫苗的，还应当提供进口药品通关单复印件，并加盖企业印章。

疾病预防控制机构、接种单位在接收或者购进疫苗时，应当向疫苗生产企业、疫苗批发企业索取前款规定的证明文件，并保存至超过疫苗有效期2年备查。

第十八条 疫苗生产企业、疫苗批发企业应当依照药品管理法和国务院药品监督管理部门的规定，建立真实、完整的购销记录，并保存至超过疫苗有效期2年备查。

疾病预防控制机构应当依照国务院卫生主管部门的规定，建立真实、完整的购进、分发、供应记录，并保存至超过疫苗有效期2年备查。

第三章 疫苗接种

第十九条 国务院卫生主管部门应当制定、公布预防接种工作规范，并根据疫苗的国家标准，结合传染病流行病学调查信息，制定、公布纳入国家免疫规划疫苗的免疫程序和其他疫苗的免疫程序或者使用指导原则。

省、自治区、直辖市人民政府卫生主管部门应当根据国务院卫生主管部门制定的免疫程序、疫苗使用指导原则，结合本行政区域的传染病流行情况，制定本行政区域的接种方案，并报国务院卫生主管部门备案。

第二十条 各级疾病预防控制机构依照各自职责，根据国家免疫规划或者接种方案，开展与预防接种相关的宣传、培训、技术指导、监测、评价、流行病学调查、应急处置等工作，并依照国务院卫生主管部门的规定做好记录。

第二十一条 接种单位应当具备下列条件：

（一）具有医疗机构执业许可证件；

（二）具有经过县级人民政府卫生主管部门组织的预防接种专业培训并考核合格的执业医师、执业助理医师、护士或者乡村医生；

（三）具有符合疫苗储存、运输管理规范的冷藏设施、设备和冷藏保管制度。

承担预防接种工作的城镇医疗卫生机构，应当设立预防接种门诊。

第二十二条 接种单位应当承担责任区域内的预防接种工作，并接受所在地的县级疾病预防控制机构的技术指导。

第二十三条 接种单位接收第一类疫苗或者购进第二类疫苗，应当建立并保存真实、完整的接收、购进记录。

接种单位应当根据预防接种工作的需要，制定第一类疫苗的需求计划和第二类疫苗的购买计划，并向县级人民政府卫生主管部门和县级疾病预防控制机构报告。

第二十四条 接种单位接种疫苗，应当遵守预防接种工作规范、免疫程序、疫苗使用指导原则和接种方案，并在其接种场所的显著位置公示第一类疫苗的品种和接种方法。

第二十五条 医疗卫生人员在实施接种前，应当告知受种者或者其监护人所接种疫苗的品种、作用、禁忌、不良反应以及注意事项，询问受种者的健康状况以及是否有接种禁忌等情况，并如实记录告知和询问情况。受种者或者其监护人应当了解预防接种的相关知识，并如实提供受种者的健康状况和接种禁忌等情况。

医疗卫生人员应当对符合接种条件的受种者实施接种，并依照国务院卫生主管部门的规定，填写并保存接种记录。

对于因有接种禁忌而不能接种的受种者，医疗卫生人员应当对受种者或者其监护人提出医学建议。

第二十六条 国家对儿童实行预防接种证制度。在儿童出生后1个月内，其监护人应当到儿童居住地承担预防接种工作的接种单位为其办理预防接种证。接种单位对儿童实施接种时，应当查验预防接种证，并做好记录。

儿童离开原居住地期间，由现居住地承担预防接种工作的接种单位负责对其实施接种。

预防接种证的格式由省、自治区、直辖市人民政府卫生主管部门制定。

第二十七条 儿童入托、入学时，托幼机构、学校应当查验预防接种证，发现未依照国家免疫规划受种的儿童，应当向所在地的县级疾病预防控制机构或者儿童居住地承担预防接种工作的接种单位报告，并配合疾病预防控制机构或者接种单位督促其监护人在儿童入托、入学后及时到接种单位补种。

第二十八条 接种单位应当按照国家免疫规划对居住在其责任区域内需要接种第一类疫苗的受种者接种，并达到国家免疫规划所要求的接种率。

疾病预防控制机构应当及时向接种单位分发第一类疫苗。

受种者或者其监护人要求自费选择接种第一类疫苗的同品种疫苗时，提供服务的接种单位应当告知费用承担、异常反应补偿方式以及本条例第二十五条规定的有关内容。

第二十九条 接种单位应当依照国务院卫生主管部门的规定对接种情况进行登记，并向所在地的县级人民政府卫生主管部门和县级疾病预防控制机构报告。接种单位在完成国家免疫规划后剩余第一类疫苗的，应当向原疫苗分发单位报告，并说明理由。

第三十条 接种单位接种第一类疫苗不得收取任何费用。

接种单位接种第二类疫苗可以收取服务费、接种耗材费，具体收费标准由所在地的省、自治区、直辖市人民政府价格主管部门核定。

第三十一条 县级以上地方人民政府卫生主管部门根据传染病监测和预警信息，为了预防、控制传染病的暴发、流行，需要在本行政区域内部分地区进行群体性预防接种的，应当报经本级人民政府决定，并向省、自治区、直辖市人民政府卫生主管部门备案；需要在省、自治区、直辖市行政区域全部范围内进行群体性预防接种的，应当由省、自治区、直辖市人民政府卫生主管部门报经本级人民政府决定，并向国务院卫生主管部门备案；需要在全国范围或者跨省、自治区、直辖市范围内进行群体性预防接种的，应当由国务院卫生主管部门决定。作出批准决定的人民政府或者国务院卫生主管部门应当组织有关部门做好人员培训、宣传教育、物资调用等工作。

任何单位或者个人不得擅自进行群体性预防接种。

第三十二条 传染病暴发、流行时，县级以上地方人民政府或者其卫生主管部门需要采取应急接种措施的，依照传染病防治法和《突发公共卫生事件应急条例》的规定执行。

第三十三条 国务院卫生主管部门或者省、自治区、直辖市人民政府卫生主管部门可以根据传染病监测和预警信息发布接种第二类疫苗的建议信息，其他任何单位和个人不得发布。

接种第二类疫苗的建议信息应当包含所针对传染病的防治知识、相关的接种方案等内容，但不得涉及具体的疫苗生产企业、疫苗批发企业。

第四章 保障措施

第三十四条 县级以上人民政府应当将与国家免疫规划有关的预防接种工作纳入本行政区域的国民经济和社会发展计划，对预防接种工作所需经费予以保障，保证达到国家免疫规划所要求的接种率，确保国家免疫规划的实施。

第三十五条 省、自治区、直辖市人民政府根据本行政区域传染病流行趋势，在国务院卫生主管部门确定的传染病预防、控制项目范围内，确定本行政区域与预防接种相关的项目，并保证项目的实施。

第三十六条 省、自治区、直辖市人民政府应当对购买、运输第一类疫苗所需经费予以保障，并保证本行政区域内疾病预防控制机构和接种单位冷链系统的建设、运转。

国家根据需要对贫困地区的预防接种工作给予适当支持。

第三十七条 县级人民政府应当保证实施国家免疫规划的预防接种所需经费，并依照国家有关规定对从事预防接种工作的乡村医生和其他基层预防保健人员给予适当补助。

省、自治区、直辖市人民政府和设区的市级人民政府应当对困难地区的县级人民政府开展与预防接种相关的工作给予必要的经费补助。

第三十八条 县级以上人民政府负责疫苗和有关物资的储备，以备调用。

第三十九条 各级财政安排用于预防接种的经费应当专款专用，任何单位和个人不得挪用、挤占。有关单位和个人使用用于预防接种的经费应当依法接受审计机关的审计监督。

第五章 预防接种异常反应的处理

第四十条 预防接种异常反应，是指合格的疫苗在实施规范接种过程中或者实施规范接种后造成受种者机体组织器官、功能损害，相关各方均无过错的药品不良反应。

第四十一条 下列情形不属于预防接种异常反应：

（一）因疫苗本身特性引起的接种后一般反应；

（二）因疫苗质量不合格给受种者造成的损害；

（三）因接种单位违反预防接种工作规范、免疫程序、疫苗使用指导原则、接种方案给受种者造成的损害；

（四）受种者在接种时正处于某种疾病的潜伏期或者前驱期，接种后偶合发病；

（五）受种者有疫苗说明书规定的接种禁忌，在接种前受种者或者其监护人未如实提供受种者的健康状况和接种禁忌等情况，接种后受种者原有疾病急性复发或者病情加重；

（六）因心理因素发生的个体或者群体的心因性反应。

第四十二条 疾病预防控制机构和接种单位及其医疗卫生人员发现预防接种异常反应、疑似预防接种异常反应或者接到相关报告的，应当依照预防接种工作规范及时处理，并立即报告所在地的县级人民政府卫生主管部门、药品监督管理部门。接到报告的卫生主管部门、药品监督管理部门应当立即组织调查处理。

第四十三条 县级以上地方人民政府卫生主管部门、药品监督管理部门应当将在本行政区域内发生的预防接种异常反应及其处理的情况，分别逐级上报至国务院卫生主管部门和药品监督管理部门。

第四十四条 预防接种异常反应争议发生后，接种单位或者受种方可以请求接种单位所在地的县级人民政府卫生主管部门处理。

因预防接种导致受种者死亡、严重残疾或者群体性疑似预防接种异常反应，接种单位或者受种方请求县级人民政府卫生主管部门处理的，接到处理请求的卫生主管部门应当采取必要的应急处置措施，及时向本级人民政府报告，并移送上一级人民政府卫生主管部门处理。

第四十五条 预防接种异常反应的鉴定参照《医疗事故处理条例》执行，具体办法由国务院卫生主管部门会同国务院药品监督管理部门制定。

第四十六条 因预防接种异常反应造成受种者死亡、严重残疾或者器官组织损伤的，应当给予一次性补偿。

因接种第一类疫苗引起预防接种异常反应需要对受种者予以补偿的，补偿费用由省、自治区、直辖市人民政府财政部门在预防接种工作经费中安排。因接种第二类疫苗引起预防接种异常反应需要对受种者予以补偿的，补偿费用由相关的疫苗生产企业承担。

预防接种异常反应具体补偿办法由省、自治区、直辖市人民政府制定。

第四十七条 因疫苗质量不合格给受种者造成损害的，依照药品管理法的有关规定处理；因接种单位违反预防接种工作规范、免疫程序、疫苗使用指导原则、接种方案给受种者造成损害的，依照《医疗事故处理条例》的有关规定处理。

第六章 监督管理

第四十八条 药品监督管理部门依照药品管理法及其实施条例的有关规定，对疫苗在储存、运输、供应、销售、分发和使用等环节中的质量进行监督检查，并将检查结果及时向同级卫生主管部门通报。药品监督管理部门根据监督检查需要对疫苗进行抽查检验的，有关单位和个人应当予以配合，不得拒绝。

第四十九条 药品监督管理部门在监督检查中，对有证据证明可能危害人体健康的疫苗及其有关材料可以采取查封、扣押的措施，并在7日内作出处理决定；疫苗需要检验的，应当自检验报告书发出之日起15日内作出处理决定。

疾病预防控制机构、接种单位、疫苗生产企业、疫苗批发企业发现假劣或者质量可疑的疫苗，应当立即停止接种、分发、供应、销售，并立即向所在地的县级人民政府卫生主管部门和药品监督管理部门报告，不得自行处理。接到报告的卫生主管部门应当立即组织疾病预防控制机构和接种单位采取必要的应急处置措施，同时向上级卫生主管部门报告；接到报告的药品监督管理部门应当对假劣或者质量可疑的疫苗依法采取查封、扣押等措施。

第五十条 县级以上人民政府卫生主管部门在各自职责范围内履行下列监督检查职责：

（一）对医疗卫生机构实施国家免疫规划的情况进行监督检查；

（二）对疾病预防控制机构开展与预防接种相关的宣传、培训、技术指导等工作进行监督检查；

（三）对医疗卫生机构分发和购买疫苗的情况进行监督检查。

卫生主管部门应当主要通过对医疗卫生机构依照本条例规定所作的疫苗分发、储存、运输和接种等记录进行检查，履行监督管理职责；必要时，可以进行现场监督检查。卫生主管部门对监督检查情况应当予以记录，发现违法行为的，应当责令有关单位立即改正。

第五十一条 卫生主管部门、药品监督管理部门的工作人员依法履行监督检查职责时，不得少于2人，并出示证明文件；对被检查人的商业秘密应当保密。

第五十二条 卫生主管部门、药品监督管理部门发现疫苗质量问题和预防接种异常反应以及其他情况时，应当及时互相通报。

第五十三条 任何单位和个人有权向卫生主管部门、药品监督管理部门举报违反本条例规定的行为，有权向本级人民政府、上级人民政府有关部门举报卫生主管部门、药品监督管理部门未依法履行监督管理职责的情况。接到举报的有关人民政府、卫生主管部门、药品监督管理部门对有关举报应当及时核实、处理。

第七章 法律责任

第五十四条 县级以上人民政府卫生主管部门、药品监督管理部门违反本条例规定，有下列情形之一的，由本级人民政府、上级人民政府卫生主管部门、药品监督管理部门责令改正，通报批评；造成受种者人身损害，传染病传播、流行或者其他严重后果的，对直接负责的主管人员和其他直接责任人员依法给予行政处分；构成犯罪的，依法追究刑事责任：

（一）未依照本条例规定履行监督检查职责，或者发现违法行为不及时查处的；

（二）未及时核实、处理对下级卫生主管部门、药品监督管理部门不履行监督管理职责的举报的；

（三）接到发现预防接种异常反应或者疑似预防接种异常反应的相关报告，未立即组织调查处理的；

（四）擅自进行群体性预防接种的；

（五）违反本条例的其他失职、渎职行为。

第五十五条 县级以上人民政府未依照本条例规定履行预防接种保障职责的，由上级人民政府责令改正，通报批评；造成传染病传播、流行或者其他严重后果的，对直接负责的主管人员和其他直接责任人员依法给予行政处分；构成犯罪的，依法追究刑事责任。

第五十六条 疾病预防控制机构有下列情形之一的，由县级以上人民政府卫生主管部门责令改正，通报批评，给予警告；有违法所得的，没收违法所得；拒不改正的，对主要负责人、直接负责的主管人员和其他直接责任人员依法给予警告、降级的处分：

（一）未按照使用计划将第一类疫苗分发到下级疾病预防控制机构、接种单位、乡级医疗卫生机构的；

（二）设区的市级以上疾病预防控制机构违反本条例规定，直接向接种单位供应第二类疫苗的；

（三）未依照规定建立并保存疫苗购进、分发、供应记录的。

乡级医疗卫生机构未依照本条例规定将第一类疫苗分发到承担预防接种工作的村医疗卫生机构的，依照前款的规定给予处罚。

第五十七条 接种单位有下列情形之一的，由所在地的县级人民政府卫生主管部门责令改正，给予警告；拒不改正的，对主要负责人、直接负责的主管人员依法给予警告、降级的处分，对负有责任的医疗卫生人员责令暂停3个月以上6个月以下的执业活动：

（一）未依照规定建立并保存真实、完整的疫苗接收或者购进记录的；

（二）未在其接种场所的显著位置公示第一类疫苗的品种和接种方法的；

（三）医疗卫生人员在接种前，未依照本条例规定告知、询问受种者或者其监护人有关情况的；

（四）实施预防接种的医疗卫生人员未依照规定填写并保存接种记录的；

（五）未依照规定对接种疫苗的情况进行登记并报告的。

第五十八条 疾病预防控制机构、接种单位有下列情形之一的，由县级以上地方人民政府卫生主管部门责令改正，给予警告；有违法所得的，没收违法所得；拒不改正的，对主要负责人、直接负责的主管人员和其他直接责任人员依法给予警告、降级的处分；造成受种者人身损害或者其他严重后果的，对主要负责人、直接负责的主管人员依法给予撤职、开除的处分，并由原发证部门吊销负有责任的医疗卫生人员的执业证书：

（一）从不具有疫苗经营资格的单位或者个人购进第二类疫苗的；

（二）接种疫苗未遵守预防接种工作规范、免疫程序、疫苗使用指导原则、接种方案的；

（三）发现预防接种异常反应或者疑似预防接种异常反应，未依照规定及时处理或者报告的；

（四）擅自进行群体性预防接种的。

第五十九条 疾病预防控制机构、接种单位在疫苗分发、供应和接种过程中违反本条例规定收取费用的，由所在地的县级人民政府卫生主管部门监督其将违法收取的费用退还给原缴费的单位或者个人，并由县级以上人民政府价格主管部门依法给予处罚。

第六十条 药品检验机构出具虚假的疫苗检验报告的，依照药品管理法第八十七条的规定处罚。

第六十一条 疫苗生产企业、疫苗批发企业未依照规定建立并保存疫苗销售或者购销记录的，分别依照药品管理法第七十九条、第八十五条的规定处罚。

第六十二条 疫苗生产企业、疫苗批发企业未依照规定在纳入国家免疫规划疫苗的最小外包装上标明“免费”字样以及“免疫规划”专用标识的，由药品监督管理部门责令改正，给予警告；拒不改正的，处5000元以上2万元以下的罚款，并封存相关的疫苗。

第六十三条 疫苗生产企业、疫苗批发企业向疾病预防控制机构、接种单位、疫苗批发企业以外的单位或者个人销售第二类疫苗，或者疫苗批发企业从不具有疫苗经营资格的单位或者个人购进第二类疫苗的，由药品监督管理部门没收违法销售的疫苗，并处违法销售的疫苗货值金额2倍以上5倍以下的罚款；有违法所得的，没收违法所得；情节严重的，依法吊销疫苗生产资格、疫苗经营资格。

第六十四条 疾病预防控制机构、接种单位、疫苗生产企业、疫苗批发企业未在规定的冷藏条件下储存、运输疫苗的，由药品监督管理部门责令改正，给予警告，对所储存、运输的疫苗予以销毁；疾病预防控制机构、接种单位拒不改正的，由卫生主管部门对主要负责人、直接负责的主管人员和其他直接责任人员依法给予警告、降级的处分；造成严重后果的，由卫生主管部门对主要负责人、直接负责的主管人员和其他直接责任人员依法给予撤职、开除的处分，并吊销接种单位的接种资格；疫苗生产企业、疫苗批发企业拒不改正的，由药品监督管理部门依法责令停产、停业整顿，并处5000元以上2万元以下的罚款；造成严重后果的，依法吊销疫苗生产资格、疫苗经营资格。

第六十五条 违反本条例规定

发布接种第二类疫苗的建议信息的，由所在地或者行为发生地的县级人民政府卫生主管部门责令通过大众媒体消除影响，给予警告；有违法所得的，没收违法所得，并处违法所得1倍以上3倍以下的罚款；构成犯罪的，依法追究刑事责任。

第六十六条 未经卫生主管部门依法指定擅自从事接种工作的，由所在地或者行为发生地的县级人民政府卫生主管部门责令改正，给予警告；有违法持有疫苗的，没收违法持有的疫苗；有违法所得的，没收违法所得；拒不改正的，对主要负责人、直接负责的主管人员和其他直接责任人员依法给予警告、降级的处分。

第六十七条 儿童入托、入学时，托幼机构、学校未依照规定查验预防接种证，或者发现未依照规定受种的儿童后未向疾病预防控制机构或者接种单位报告的，由县级以上地方人民政府教育主管部门责令改正，给予警告；拒不改正的，对主要负责人、直接负责的主管人员和其他直接责任人员依法给予处分。

第六十八条 不具有疫苗经营资格的单位或者个人经营疫苗的，由药品监督管理部门依照药品管理法第七十三条的规定处罚。

第六十九条 卫生主管部门、疾病预防控制机构、接种单位以外的单位或者个人违反本条例规定进行群体性预防接种的，由县级以上人民政府卫生主管部门责令立即改正，没收违法持有的疫苗，并处违法持有的疫苗货值金额2倍以上5倍以下的罚款；有违法所得的，没收违法所得。

第七十条 单位和个人违反本条例规定，给受种者人身、财产造成损害的，依法承担民事责任。

第七十一条 以发生预防接种异常反应为由，寻衅滋事，扰乱接种单位的正常医疗秩序和预防接种异常反应鉴定工作的，依法给予治安管理处罚；构成犯罪的，依法追究刑事责任。

第八章 附 则

第七十二条 本条例中下列用语的含义：

国家免疫规划，是指按照国家或者省、自治区、直辖市确定的疫苗品种、免疫程序或者接种方案，在人群中有计划地进行预防接种，以预防和控制特定传染病的发生和流行。

冷链，是指为保证疫苗从疫苗生产企业到接种单位运转过程中的质量而装备的储存、运输冷藏设施、设备。

一般反应，是指在免疫接种后发生的，由疫苗本身所固有的特性引起的，对机体只会造成一过性生理功能障碍的反应，主要有发热和局部红肿，同时可能伴有全身不适、倦怠、食欲不振、乏力等综合症状。

第七十三条 本条例自2005年6月1日起施行。

关于卫生监督体系建设的若干规定

中华人民共和国卫生部令第39号

第一章 总 则

第一条 为进一步转变政府职能，加强依法行政，强化政府卫生监管职能，建立健全卫生监督体系，根据《中共中央国务院关于卫生改革与发展的决定》和党的十六大精神，制定本规定。

第二条 卫生监督体系是公共卫生体系的重要组成部分，是执行国家卫生法律法规，维护公共卫生秩序和医疗服务秩序，保护人民群众健康，促进经济社会协调发展的重要保证。

第三条 卫生监督体系建设包括加强卫生监督机构和队伍的建设、明确卫生监督的任务和职责、健全卫生监督工作的运行机制和完善卫生监督工作的保障措施。

第四条 卫生监督体系建设应当适应社会主义市场经济体制和全面推进依法行政的要求，通过进一步转变职能，严格行政执法，不断提高卫生行政部门依法办事的能力和水平。

第五条 卫生监督体系建设应当按照精简、统一、效能的原则和政事分开、综合执法、依法行政的要求，深化卫生监督体制改革，合理设置机构，优化人员结构，解决职能交叉、权责脱节和执法力量薄弱等问题。

第六条 各级人民政府应当加强对卫生监督工作的统一领导，统筹规划，在整合现有卫生资源基础上，加大投入，建立职责明确、行为规范、执法有力、保障到位的卫生监督体系。

第七条 卫生部负责全国卫生监督体系建设的规划与指导，负责卫生部卫生监督机构的管理。

县级以上地方人民政府卫生行政部门负责辖区卫生监督机构的建设和管理。

第二章 机构设置与人员管理

第八条 卫生监督工作实行分级管理。中央、省、设区的市、县级人民政府卫生行政部门内设卫生监督机构并下设卫生监督执行机构

(以下统称卫生监督机构)，负责辖区内卫生监督工作。县级卫生监督机构可在乡镇派驻卫生监督人员。

第九条 各级卫生监督机构的人员编制，应当根据辖区人口、工作量、服务范围和经济水平等因素科学合理制定。

第十条 卫生监督人员应当具备以下条件：

(一) 遵守法律和职业道德；

(二) 具备卫生监督相关的专业和法律知识；

(三) 经过卫生监督岗位培训，并考试合格；

(四) 新录用人员应具有大专以上学历。

第十一条 卫生监督人员资格考试的具体规定由卫生部制定，省级卫生行政部门组织实施。

各级卫生监督机构应当根据监督任务聘任相应的专业人员，不断优化卫生监督队伍的专业结构。

第十二条 国家对卫生监督人员实行定期培训和考核制度。

各级卫生监督机构应当不断提高卫生监督人员的专业素质和政治思想素质。

第十三条 国家和省级卫生监督机构应当设置专门人员监督下级卫生监督工作，其主要任务是：

1. 大案、要案的督察督办；

2. 各种专项整治、执法检查的督察督导；

3. 监督检查卫生法律法规的贯彻执行情况；

4. 检查下级卫生监督机构和人员的执法行为。

第十四条 卫生监督人员执行公务时应当按照国家规定统一着装。

第十五条 各级卫生监督机构应当根据工作需要配备相关专业技术人员和条件，承担卫生监督的现场检测、执法取证等工作。

第十六条 各级卫生监督机构应当建立执法责任制，认真履行工作职责，做到任务明确、责任到人、各司其职，保证卫生监督的公正和效率。

第十七条 各级卫生监督机构应当建立健全规章制度和工作程序，规范卫生监督行为；完善内部制约机制，建立关键岗位轮换制度和执法回避制度；公开办事程序和办事结果，接受社会监督；强化服务意识，保护和尊重管理相对人的合法权益。

第三章　职　责

第十八条 各级卫生行政部门按照法律法规的规定，履行卫生监督管理职责；制定相关政策；负责卫生监督工作的宏观管理、组织协调和信息发布。

第十九条 卫生监督的主要职责是：依法监督管理食品、化妆品、消毒产品、生活饮用水及涉及饮用水卫生安全产品；依法监督管理公共场所、职业、放射、学校卫生等工作；依法监督传染病防治工作；依法监督医疗机构和采供血机构及其执业人员的执业活动，整顿和规范医疗服务市场，打击非法行医和非法采供血行为；承担法律法规规定的其他职责。

各级卫生监督机构在同级卫生行政部门领导下承担卫生监督工作任务。

第二十条 卫生部卫生监督机构负责全国卫生监督工作，主要职责为：

(一) 拟定全国卫生监督政策和工作规划，并制定相应的工作制度和规范；

(二) 组织实施全国卫生监督工作，对地方卫生监督工作进行指导和监督检查；

(三) 开展执法稽查，对地方卫生监督机构和人员的执法行为进行督察；

(四) 组织协调、督察督办有关大案、要案的查处；

(五) 组织全国卫生监督抽检；

(六) 依法承办职责范围内的卫生行政许可和资质认定；

(七) 负责全国卫生监督信息的汇总分析；

(八) 组织全国卫生监督人员培训；

(九) 组织开展卫生法律法规宣传教育；

(十) 承担卫生部指定或交办的卫生监督事项。

第二十一条 省级卫生监督机构负责辖区内卫生监督工作的组织协调和监督指导，主要职责为：

(一) 拟定辖区内卫生监督工作规划和年度计划，并制定相应的工作制度和规范；

(二) 组织实施辖区内的卫生监督工作，对下级的卫生监督工作进行指导和监督检查；

(三) 依法承办职责范围内的卫生行政许可、资质认定和日常卫生监督；

(四) 查处辖区内大案、要案，参与重大活动的卫生保障；

(五) 承担国家卫生监督抽检任务，组织实施辖区内的卫生监督抽检；

(六) 开展执法稽查，对下级卫生监督机构和人员的执法行为进行督察；

(七) 组织协调辖区内各级卫生监督机构的分级管理，落实执法责任制；

(八) 负责辖区内卫生监督人员的资格审定工作，组织开展资格考试；

(九) 组织辖区内卫生监督人员培训；

(十) 负责辖区内卫生监督信息的汇总、核实、分析、上报，并按照规定进行发布；

(十一) 组织开展卫生法律法规宣传教育；

(十二) 协调和指导辖区内铁路、交通、民航部门的卫生监督工作；

(十三) 承担上级机关指定或交办的卫生监督事项。

第二十二条 设区的市、县级卫生监督机构负责辖区内日常卫生监督工作，主要职责为：

(一) 卫生行政许可。

1. 承办食品生产经营单位、餐饮业及集体食堂卫生条件的卫生行政许可；

2. 承办公共场所卫生条件的卫生行政许可；

3. 承办供水单位卫生条件的卫

生行政许可；

4. 卫生行政部门交办的其他行政许可事项。

（二）公共卫生监督。

1. 对食品生产经营单位、餐饮业及集体食堂的卫生条件、卫生防护设施、生产经营活动及直接从事食品生产经营活动人员的健康管理进行卫生监督检查，查处违法行为；

2. 对化妆品、消毒产品、生活饮用水、涉及饮用水卫生安全产品及其他健康相关产品的卫生及其生产经营活动进行卫生监督检查，查处违法行为；

3. 对公共场所的卫生条件及其从业人员的健康管理进行卫生监督检查，查处违法行为；

4. 对用人单位开展职业健康监护情况进行卫生监督检查，查处违法行为；

5. 对建设项目执行职业病危害评价制度情况进行卫生监督检查，查处违法行为。

（三）医疗卫生监督。

1. 对医疗机构的执业资格、执业范围及其医务人员的执业资格、执业注册进行监督检查，规范医疗服务行为，打击非法行医；对医疗机构的传染病疫情报告、疫情控制措施、消毒隔离制度执行情况和医疗废物处置情况进行监督检查，查处违法行为；

2. 对采供血机构的执业资格、执业范围及其从业人员的资格进行监督检查，打击非法采供血行为；对采供血机构的采供血活动、传染病疫情报告和医疗废物处置情况进行监督检查，查处违法行为；

3. 对疾病预防控制机构的传染病疫情报告、预防控制措施和菌（毒）种管理情况进行监督检查，查处违法行为。

（四）其他。

1. 负责派出机构的管理；设区的市级卫生监督机构负责对县级的卫生监督工作进行监督检查；

2. 负责辖区内卫生监督信息的收集、核实和上报；

3. 负责受理对违法行为的投诉、举报；

4. 开展卫生法律法规宣传教育；

5. 承担上级机关指定或交办的卫生监督事项。

第二十三条 上级卫生行政部门可以直接调查处理下级卫生行政部门管辖范围内的有关案件，也可以把管辖范围内的有关案件委托下级卫生行政部门调查处理。

第二十四条 下级卫生行政部门对管辖范围的案件，认为需要由上级卫生行政部门调查处理的，可以提请上级卫生行政部门处理。

第四章 保障措施

第二十五条 各级卫生监督机构履行卫生监督管理职责所需经费，包括人员经费、公务费、业务费和发展建设支出，按照财政部、国家计委、卫生部《关于卫生事业补助政策的意见》（财社［2000］17号）规定，由同级政府预算，根据需要合理安排，保证其履行职责的必要经费。

第二十六条 中央和省级财政对困难地区实施卫生监督机构基础设施建设等项目给予适当补助。

第二十七条 在建立和完善卫生监督体系的同时，卫生部配合有关部门按照公共财政的要求，进一步完善卫生监督机构财政补助有关政策和办法。

第五章 附 则

第二十八条 各省、自治区、直辖市应当根据本规定，并结合当地实际情况制定具体实施方案。

第二十九条 卫生监督机构应当根据国家有关政府和事业单位改革的规定，继续深化改革。

第三十条 本规定自发布之日起施行。过去颁布的有关文件与本规定抵触的，以本规定为准。

关于疾病预防控制体系建设的若干规定

中华人民共和国卫生部令第40号

第一章 总 则

第一条 为加强疾病预防控制体系建设，提高疾病预防控制和突发公共卫生事件应急处置能力，保障人民身体健康和生命安全，促进社会稳定与经济发展，特制定本规定。

第二条 疾病预防控制体系建设的重点是：加强国家、省、设区的市、县级疾病预防控制机构和基层预防保健组织建设，强化医疗卫生机构疾病预防控制的责任；建立功能完善、反应迅速、运转协调的突发公共卫生事件应急机制；健全覆盖城乡、灵敏高效、快速畅通的疫情信息网络；改善疾病预防控制机构基础设施和实验室设备条件；加强疾病预防控制专业队伍建设，提高流行病学调查、现场处置和实验室检测检验能力。

第三条 疾病预防控制体系建设，遵循“统筹规划、整合资源，明确职责、提高效能、城乡兼顾、健全体系”的原则，坚持基础设施建设与完善运行管理机制相结合，加强疾病预防控制机构和队伍建设，建立稳定的经费保障体系，保证疾病预防控制工作落实。

第四条 卫生部会同有关部门

负责全国疾病预防控制体系建设的规划与指导，负责国家疾病预防控制机构的管理，指导各级疾病预防控制机构的建设工作。

县级以上地方人民政府卫生行政部门负责辖区疾病预防控制体系建设的规划指导，管理疾病预防控制机构，提高疾病预防控制和突发公共卫生事件应急处置能力。发挥辖区内各级各类医疗机构的作用，提高辖区疾病预防控制的综合能力。

第五条 疾病预防控制机构在同级卫生行政部门的领导下开展职能范围内疾病预防控制工作，承担上级卫生行政部门和上级疾病预防控制机构下达的各项工作任务。

第六条 各级各类医疗机构应当按照有关法律法规及有关规定，承担相应的疾病预防控制工作。

第七条 城乡基层预防保健组织接受所在辖区疾病预防控制机构的指导，具体落实疾病预防控制任务。

第八条 国家组织开展疾病预防控制应用研究和技术创新工作，鼓励、支持开展疾病预防控制有关科学技术的国际交流与合作。

第二章　疾病预防控制机构设置与职责

第九条 疾病预防控制机构分为国家级、省级、设区的市级和县级四级。

第十条 各级疾病预防控制机构应当根据疾病预防控制专业特点与功能定位，以及本地区疾病预防控制的具体实际，明确职责和任务，合理设置内设机构。

疾病预防控制机构必须健全机制，规范管理，认真履行自身的职责，在各自的职责范围内开展疾病预防控制工作。

第十一条 疾病预防控制机构的职能是：疾病预防与控制、突发公共卫生事件应急处置、疫情报告及健康相关因素信息管理、健康危害因素监测与干预、实验室检测分析与评价、健康教育与健康促进、技术管理与应用研究指导。

第十二条 国家级疾病预防控制机构主要职责为：

（一）实施全国重大疾病预防控制工作规划，开展质量检查和效果评估；组织实施全国性重大疾病监测、预测、调查、处理，研究全国重大疾病与公共卫生问题发生发展规律和预防控制策略；

（二）建立突发公共卫生事件监测与预警机制，指导和参与地方传染病疫情和重大突发公共卫生事件调查处理，参加特大突发公共卫生事件的处理工作；

（三）开展免疫规划策略研究和实施效果评价，对预防性生物制品应用提供技术指导；

（四）建立质量控制体系，促进全国公共卫生检验工作规范化；负责国家疾病预防控制实验室网络技术管理和菌毒种保存管理；

（五）建立国家级疾病预防控制信息网络平台，管理全国疫情、突发公共卫生事件和健康危害因素等相关公共卫生信息网络；

（六）建立食品卫生安全、职业卫生、放射卫生和环境卫生等公共卫生危险性评价、监测和预警体系，研究和推广安全性评价新技术、新方法；

（七）组织实施国家健康教育与健康促进项目；

（八）承担卫生行政部门委托的与卫生监督执法相关的检验检测及技术仲裁工作，负责指导全国职业病诊断鉴定工作；

（九）负责疾病预防控制高级专业技术人员技术培训和省级疾病预防控制机构业务考核；为各级疾病预防控制机构指导医疗机构开展传染病防治工作提供规范性指导；

（十）开展疾病预防控制应用性科学研究，开发和推广先进技术；拟订国家公共卫生相关标准。

第十三条 省级疾病预防控制机构主要职责为：

（一）完成国家下达的重大疾病预防控制的指令性任务，实施本省疾病预防控制规划、方案，对重大疾病流行趋势进行监测与预测预警；实施辖区免疫规划方案与计划，负责预防性生物制品使用管理；开展疫苗使用效果评价，参与重大免疫接种异常反应及事故处置；

（二）组建应急处理队伍，指导和开展重大突发公共卫生事件调查与处置；

（三）开展病原微生物检验检测及毒物与污染物的检验鉴定和毒理学检验，负责辖区内疾病预防控制实验室质量控制；

（四）建设省级网络信息平台，管理全省疫情及相关公共卫生信息网络；

（五）组织开展公共卫生健康危害因素监测，开展卫生学评价和干预；按照国家统一部署，组织开展食品卫生、职业卫生、放射卫生和环境卫生等领域危险性评价、监测和预警工作；

（六）承担卫生行政部门委托的与卫生监督执法相关的检验检测及技术仲裁工作，承担辖区内职业病诊断鉴定工作；

（七）指导全省健康教育与健康促进和社区卫生服务工作；

（八）开展对设区的市级、县级疾病预防控制机构的业务指导和人员培训；组织实施设区的市级、县级疾病预防控制机构业务考核；规范指导辖区内医疗卫生机构传染病防治工作；

（九）参与开展疾病预防控制应用性科学研究，推广先进技术；参与拟订国家公共卫生相关标准。

第十四条 设区的市级疾病预防控制机构主要职责为：

（一）完成国家、省下达的重大疾病预防控制的指令性任务，实施疾病预防控制规划、方案，组织开展本地疾病暴发调查处理和报告；负责辖区内预防性生物制品管理，组织、实施预防接种工作；

（二）调查突发公共卫生事件的危险因素，实施控制措施；

（三）开展常见病原微生物检验检测和常见毒物、污染物的检验鉴定；

（四）开展疾病监测和食品卫生、职业卫生、放射卫生和环境卫生等领域健康危害因素监测，管理辖区疫情及相关公共卫生信息；

（五）承担卫生行政部门委托的与卫生监督执法相关的检验检测任务；

（六）组织开展健康教育与健康促进；

（七）负责对下级疾病预防控制机构的业务指导、人员培训和业务考核；指导辖区内医疗卫生机构传染病防治工作。

第十五条 县级疾病预防控制机构主要职责为：

（一）完成上级下达的疾病预防控制任务，负责辖区内疾病预防控制具体工作的管理和落实；负责辖区内疫苗使用管理，组织实施免疫、消毒、控制病媒生物的危害；

（二）负责辖区内突发公共卫生事件的监测调查与信息收集、报告，落实具体控制措施；

（三）开展病原微生物常规检验和常见污染物的检验；

（四）承担卫生行政部门委托的与卫生监督执法相关的检验检测任务；

（五）指导辖区内医疗卫生机构、城市社区卫生组织和农村乡（镇）卫生院开展卫生防病工作，负责考核和评价，对从事疾病预防控制相关工作人员进行培训；

（六）负责疫情和公共卫生健康危害因素监测、报告，指导乡、村和有关部门收集、报告疫情；

（七）开展卫生宣传教育与健康促进活动，普及卫生防病知识。

第三章 疾病预防控制机构与人员管理

第十六条 疾病预防控制机构实行以岗位责任制为中心的综合目标管理责任制和自查、抽查与考核相结合的定期考核制度。

第十七条 各级疾病预防控制机构必须严格执行国家关于实验室管理的有关规定，规范实验室建设，建立健全管理制度，确保实验室安全。

第十八条 疾病预防控制机构使用统一的专用标志，专用标志由卫生部制定。

第十九条 各级疾病预防控制机构人员配置，按照编制部门核定的编制数执行。严格执行执业资格、岗位准入以及内部考核制度。改革人事管理制度，实行人员聘用制，逐步实行按需设岗，竞聘上岗，以岗定酬，合同管理。

第二十条 疾病预防控制工作人员要以维护人民身体健康为宗旨，热爱疾病预防控制事业，树立良好的职业道德，恪尽职守、遵纪守法、廉洁奉公、依法办事，不断提高业务技术水平，全心全意为人民服务。

第二十一条 各级疾病预防控制机构应配备能够熟练掌握疾病与健康危害因素监测、流行病学调查、疫情信息管理、消毒和控制病媒生物危害、实验室检验等相关技能的人员，在疫情暴发和突发公共卫生事件发生时，能有效开展现场流行病学调查和应急处置等相关工作。

加强现场流行病学调查和突发公共卫生事件应急处置能力建设，具备现场流行病学调查能力人员数量的比例在规定编制内为：国家级和省级20%～30%、设区的市级30%～40%、县级40%～50%。

第二十二条 加强队伍建设，调整优化疾病预防控制机构人员队伍结构，提高人员素质。疾病预防控制机构的主要领导应由专业人员担任。

第二十三条 建立健全疾病预防控制人员培训机制。加强对业务技术骨干和学科带头人的培养，保证业务技术人员按照规定参加培训。

第四章 保障措施

第二十四条 疾病预防控制机构向社会提供公共卫生服务所需经费，按照财政部、国家计委、卫生部《关于卫生事业补助政策的意见》（财社［2000］17号）和《关于农村卫生事业补助政策的若干意见》（财社［2003］14号）的规定，由同级政府预算和单位上缴的预算外资金统筹安排。

第二十五条 各级财政、计划等部门要按照疾病预防控制机构编制内人数和预算定额落实人员经费，保证其履行职责的必要经费，根据实际工作需要合理安排业务经费，保证突发公共卫生事件处理、重点疫情监测、重大疾病预防控制、计划免疫等项工作的合理需要。

第二十六条 中央和省级财政对困难地区疾病预防控制体系建设、涉及面广和危害严重的重大传染病预防控制、地方病和职业病的预防控制、突发公共卫生事件应急处理、重大灾害防疫等项目给予适当补助。

第二十七条 在建立和完善疾病预防控制体系的同时，卫生部配合有关部门按照完善公共卫生财政经费保障体系的要求，在深入研究疾病预防控制机构经济运行机制的基础上，制定进一步完善疾病预防控制机构财政补助有关政策和办法。

第五章 城乡基层疾病预防控制网络

第二十八条 县级以上地方人民政府卫生行政部门要加强城乡基层预防保健网络的建设，合理安排城市社区、农村基层疾病预防控制经费和建设资金，保证开展疾病预防控制服务所需的基础设施和条件，保障城市社区、农村基层传染病预防工作的开展。

第二十九条 基层疾病预防控制工作可由政府举办的卫生机构提供，并按其服务数量与质量，予以合理经费补助；也可向符合条件的其他医疗机构或者乡村医生和个体开业医生按照服务的数量与质量购买，所需经费列入卫生经费预算。

第三十条 乡（镇）卫生院、城市社区卫生服务中心，在上级疾病预防控制机构的管理指导下，承担基层疾病预防控制工作，坚持预防为主、防治结合的方针，做好以下工作：

（一）实施预防接种工作；

（二）传染病疫情、疾病与公共卫生事件相关信息报告；

（三）指导有关单位和群众开展消毒、杀虫、灭鼠和环境卫生整治工作；

（四）开展健康教育，普及卫生防病知识；

（五）承担乡村（社区）疾病预

防控制的具体工作；

（六）受县级卫生行政部门委托承担公共卫生管理职能。

第三十一条 乡（镇）卫生院、城市社区卫生服务中心设置的预防保健组织，实行人员聘用制度，按照服务人口、工作项目等因素核定预防保健人员。业务、机构建设与发展等经费列入县级财政预算，根据卫生行政部门疾病预防控制工作的任务与绩效考核结果给予补助。

第三十二条 充分发挥村级卫生人员在疾病预防控制工作中的作用，村卫生室承担卫生行政部门交办的预防保健任务，协助开展疾病预防控制工作。

第三十三条 乡村医生和个体开业医生承担预防保健任务的报酬，由县级卫生行政部门或者乡（镇）卫生院等机构根据其承担的工作任务和绩效考核结果给予补助。

第三十四条 提高基层疾病预防控制人员素质，建立健全继续教育制度，加强基层卫生技术人员业务知识和技能培训，鼓励有条件的乡村医生接受相关学历教育。非卫生技术人员要有计划地清退，对达不到执业标准的人员要逐步分流。

第三十五条 各级各类医疗机构应接受疾病预防控制机构的指导和考核，协助疾病预防控制人员开展流行病学调查和标本采集，依法承担职责范围内的传染病疫情和突发公共卫生事件报告、传染病隔离治疗、院内感染控制等疾病预防控制工作。

第三十六条 医疗机构承担疾病预防控制任务所需经费，由交办任务的卫生行政部门或者疾病预防控制机构按照工作任务数量和考核结果给予适当补偿。

第六章 附 则

第三十七条 港口、机场、铁路等疾病预防控制机构的建设管理可依照本规定的相关要求执行。

第三十八条 本规定自发布之日起施行。

医疗机构传染病预检分诊管理办法

中华人民共和国卫生部令第41号

第一条 为规范医疗机构传染病预检、分诊工作，有效控制传染病疫情，防止医疗机构内交叉感染，保障人民群众身体健康和生命安全，根据《中华人民共和国传染病防治法》第五十二条的规定，制定本办法。

第二条 医疗机构应当建立传染病预检、分诊制度。

二级以上综合医院应当设立感染性疾病科，具体负责本医疗机构传染病的分诊工作，并对本医疗机构的传染病预检、分诊工作进行组织管理。

没有设立感染性疾病科的医疗机构应当设立传染病分诊点。

感染性疾病科和分诊点应当标识明确，相对独立，通风良好，流程合理，具有消毒隔离条件和必要的防护用品。

第三条 医疗机构各科室的医师在接诊过程中，应当注意询问病人有关的流行病学史、职业史，结合病人的主诉、病史、症状和体征等对来诊的病人进行传染病的预检。

经预检为传染病病人或者疑似传染病病人的，应当将病人分诊至感染性疾病科或者分诊点就诊，同时对接诊处采取必要的消毒措施。

第四条 医疗机构应当根据传染病的流行季节、周期和流行趋势做好特定传染病的预检、分诊工作。

医疗机构应当在接到卫生部和省、自治区、直辖市人民政府发布特定传染病预警信息后，或者按照当地卫生行政部门的要求，加强特定传染病的预检、分诊工作。必要时，设立相对独立的针对特定传染病的预检处，引导就诊病人首先到预检处检诊，初步排除特定传染病后，再到相应的普通科室就诊。

第五条 对呼吸道等特殊传染病病人或者疑似病人，医疗机构应当依法采取隔离或者控制传播措施，并按照规定对病人的陪同人员和其他密切接触人员采取医学观察和其他必要的预防措施。

第六条 医疗机构不具备传染病救治能力时，应当及时将病人转诊到具备救治能力的医疗机构诊疗，并将病历资料复印件转至相应的医疗机构。

第七条 转诊传染病病人或疑似传染病病人时，应当按照当地卫生行政部门的规定使用专用车辆。

第八条 感染性疾病科和分诊点应当采取标准防护措施，按照规范严格消毒，并按照《医疗废物管理条例》的规定处理医疗废物。

第九条 医疗机构应当定期对医务人员进行传染病防治知识的培训，培训应当包括传染病防治的法律、法规以及传染病流行动态、诊断、治疗、预防、职业暴露的预防和处理等内容。

从事传染病预检、分诊的医务人员应当严格遵守卫生管理法律、法规和有关规定，认真执行临床技术操作规范、常规以及有关工作制度。

第十条 各级卫生行政部门应当加强对医疗机构预检分诊工作的监督管理，对违反《中华人民共和国传染病防治法》等有关法律、法规和本办法的，应当依法查处。

第十一条 本办法自发布之日 起施行。

医师外出会诊管理暂行规定

中华人民共和国卫生部令第42号

第一条 为规范医疗机构之间医师会诊行为，促进医学交流与发展，提高医疗水平，保证医疗质量和医疗安全，方便群众就医，保护患者、医师、医疗机构的合法权益，根据《执业医师法》、《医疗机构管理条例》的规定，制定本规定。

第二条 本规定所称医师外出会诊是指医师经所在医疗机构批准，为其他医疗机构特定的患者开展执业范围内的诊疗活动。医师未经所在医疗机构批准，不得擅自外出会诊。

第三条 各级卫生行政部门应当加强对医师外出会诊的监督管理。

第四条 医疗机构在诊疗过程中，根据患者的病情需要或者患者要求等原因，需要邀请其他医疗机构的医师会诊时，经治科室应当向患者说明会诊、费用等情况，征得患者同意后，报本单位医务管理部门批准；当患者不具备完全民事行为能力时，应征得其近亲属或者监护人同意。

第五条 邀请会诊的医疗机构（以下称邀请医疗机构）拟邀请其他医疗机构（以下称会诊医疗机构）的医师会诊，需向会诊医疗机构发出书面会诊邀请函。内容应当包括拟会诊患者病历摘要、拟邀请医师或者邀请医师的专业及技术职务任职资格、会诊的目的、理由、时间和费用等情况，并加盖邀请医疗机构公章。

用电话或者电子邮件等方式提出会诊邀请的，应当及时补办书面手续。

第六条 有下列情形之一的，医疗机构不得提出会诊邀请：

（一）会诊邀请超出本单位诊疗科目或者本单位不具备相应资质的；

（二）本单位的技术力量、设备、设施不能为会诊提供必要的医疗安全保障的；

（三）会诊邀请超出被邀请医师执业范围的；

（四）省级卫生行政部门规定的其他情形。

第七条 会诊医疗机构接到会诊邀请后，在不影响本单位正常业务工作和医疗安全的前提下，医务管理部门应当及时安排医师外出会诊。会诊影响本单位正常业务工作但存在特殊需要的情况下，应当经会诊医疗机构负责人批准。

第八条 有下列情形之一的，医疗机构不得派出医师外出会诊：

（一）会诊邀请超出本单位诊疗科目或者本单位不具备相应资质的；

（二）会诊邀请超出被邀请医师执业范围的；

（三）邀请医疗机构不具备相应医疗救治条件的；

（四）省级卫生行政部门规定的其他情形。

第九条 会诊医疗机构不能派出会诊医师时，应当及时告知邀请医疗机构。

第十条 医师接受会诊任务后，应当详细了解患者的病情，亲自诊查患者，完成相应的会诊工作，并按照规定书写医疗文书。

第十一条 医师在会诊过程中应当严格执行有关的卫生管理法律、法规、规章和诊疗规范、常规。

第十二条 医师在会诊过程中发现难以胜任会诊工作，应当及时、如实告知邀请医疗机构，并终止会诊。

医师在会诊过程中发现邀请医疗机构的技术力量、设备、设施条件不适宜收治该患者，或者难以保障会诊质量和安全的，应当建议将该患者转往其他具备收治条件的医疗机构诊治。

第十三条 会诊结束后，邀请医疗机构应当将会诊情况通报会诊医疗机构。医师应当在返回本单位2个工作日内将外出会诊的有关情况报告所在科室负责人和医务管理部门。

第十四条 医师在外出会诊过程中发生的医疗事故争议，由邀请医疗机构按照《医疗事故处理条例》的规定进行处理。必要时，会诊医疗机构应当协助处理。

第十五条 会诊中涉及的会诊费用按照邀请医疗机构所在地的规定执行。差旅费按照实际发生额结算，不得重复收费。属医疗机构根据诊疗需要邀请的，差旅费由医疗机构承担；属患者主动要求邀请的，差旅费由患者承担，收费方应向患者提供正式收费票据。会诊中涉及的治疗、手术等收费标准可在当地规定的基础上酌情加收，加收幅度由省级价格主管部门会同同级卫生行政部门确定。

邀请医疗机构支付会诊费用应当统一支付给会诊医疗机构，不得支付给会诊医师本人。会诊医疗机构由于会诊产生的收入，应纳入单位财务部门统一核算。

第十六条 会诊医疗机构应当按照有关规定给付会诊医师合理报酬。医师在国家法定节假日完成会诊任务的，会诊医疗机构应当按照国家有关规定提高会诊医师的报酬标准。

第十七条 医师在外出会诊时

不得违反规定接受邀请医疗机构报酬，不得收受或者索要患者及其家属的钱物，不得牟取其他不正当利益。

第十八条 医疗机构应当加强对本单位医师外出会诊的管理，建立医师外出会诊管理档案，并将医师外出会诊情况与其年度考核相结合。

第十九条 医疗机构违反本规定第六条、第八条、第十五条的，由县级以上卫生行政部门责令改正，给予警告；诊疗活动超出登记范围的，按照《医疗机构管理条例》第四十七条处理。

第二十条 医师违反第二条、第七条规定擅自外出会诊或者在会诊中违反第十七条规定的，由所在医疗机构记入医师考核档案；经教育仍不改正的，依法给予行政处分或者纪律处分。医师外出会诊违反《执业医师法》有关规定的，按照《执业医师法》第三十七条处理。

第二十一条 医疗机构疏于对本单位医师外出会诊管理的，县级以上卫生行政部门应当对医疗机构及其主要负责人和负有责任的主管人员进行通报批评。

第二十二条 医师受卫生行政部门调遣到其他医疗机构开展诊疗活动的，不适用本规定。

第二十三条 本规定自2005年7月1日起施行。

（二）规范文件

卫生部、国家中医药管理局开展“以病人为中心，以提高医疗服务质量为主题”的医院管理年活动的通知

卫医发［2005］139号

为贯彻落实党的十六大、十六届三中、四中全会精神和2005年全国卫生工作会议精神，指导各级各类医院进一步端正办院宗旨和办院方向，努力实践“三个代表”的重要思想，全面树立和落实科学发展观，切实转变服务理念，真正做到“以病人为中心”，加强科学管理，提高医疗服务质量，为人民群众提供优质、安全、满意的医疗服务，卫生部和国家中医药管理局决定，今年在全国各级各类医院开展“以病人为中心，以提高医疗服务质量为主题”的医院管理年活动。

开展“以病人为中心，以提高医疗服务质量为主题”的医院管理年活动，是坚持以人为本，构建和谐社会，用科学发展观指导卫生工作的具体体现，是将保持共产党员先进性教育活动与医院实际工作相结合的有效方式，也是全面提高各级各类医院的管理水平，更好地为人民群众健康服务的重大举措。开展好“医院管理年”活动，对于医院进一步转变服务理念，不断加强各项管理制度建设具有重要的意义。各级卫生、中医行政部门和各级各类医院要以高度的政治责任感和使命感积极投身于“医院管理年”活动，把深入开展“医院管理年”活动作为推动医院建设与长远发展的大事切实抓紧、抓好、抓实。通过加强医院的内部管理，做到“向管理要质量，向管理要秩序，向管理要人才，向管理要纪律，向管理要效率，向管理要效益”。

各省、自治区、直辖市卫生行政部门和中医行政部门要切实加强对“医院管理年”活动的领导和指导，按照《“以病人为中心，以提高医疗服务质量为主题”的医院管理年活动方案》（以下简称“方案”）的要求，结合本地实际对“医院管理年”活动做出安排和部署。要深入动员，广泛发动，精心组织，周密部署，积极做好各项工作，确保活动方案的重点要求得到有效落实，工作目标得以实现，同时，推动《医院管理评价指南（试行）》和《中医医院管理评价指南（试行）》的实施，并建立健全医院管理的长效机制，不断提高我国医院的管理水平。要注意总结先进单位开展“医院管理年”活动的经验，并及时加以推广。对活动中存在的问题要认真分析、进行有针对性的指导。要注意收集信息，及时上报有关情况。卫生部和国家中医药管理局将通过网页或简报等形式及时通报各地“医院管理年”活动的开展情况。

2005年4月8日

附件：关于开展“以病人为中心，以提高医疗服务质量为主题”的医院管理年活动方案

附件

关于开展“以病人为中心，以提高医疗服务质量为主题”的医院管理年活动方案

为贯彻党的十六大和十六届三中、四中全会精神，坚持“以人为本”的科学发展观，促进医院端正办院方向，牢固树立“以病人为中心”的服务理念和为人民服务的宗旨，加强医院管理，改善服务态度，规范医疗行为，提高医疗质量，确保医疗安全，着力解决人民群众反映强烈的热点和难点问题，根据全国卫生工作会议精神，卫生部和国家中医药管理局决定，在全国开展“以病人为中心，以提高医疗服务质量为主题”的医院管理年（以下简称“医院管理年”）活动，以推进医院管理的科学化、规范化和标准化建设。

一、指导思想

以邓小平理论和“三个代表”重要思想为指导，树立和落实科学发展观，“以病人为中心，以提高医疗服务质量为主题”，坚持把追求社会效益，维护群众利益，构建和谐医患关系放在第一位，健全医院的“质量、安全、服务、费用”等项管理制度，探索建立医院科学管理的长效机制，不断提高医疗服务质量和水平，使医疗服务更加贴近群众，贴近社会，不断满足人民群众日益增长的医疗服务需求。

二、活动范围

全国各级各类公立医院按照属地化管理原则，全部参加“医院管理年”活动，同时，指导各类民营医疗机构参加“医院管理年”活动。

三、工作目标和重点要求

（一）提高医疗质量，保障医疗安全，保证和巩固基础医疗和护理质量，提高医疗服务的安全性和有效性。

重点要求：

1. 严格贯彻执行医疗卫生管理法律、法规、规章以及诊疗护理规范、常规，做到依法执业，行为规范。

2. 健全并落实医院规章制度和人员岗位责任制度，特别是医疗质量和医疗安全的核心制度，包括首诊负责制度、三级医师查房制度、分级护理制度、疑难病例讨论制度、会诊制度、危重患者抢救制度、术前讨论制度、死亡病例讨论制度、查对制度、病历书写基本规范与管理制度、交接班制度、技术准入制度等。

3. 严格基础医疗和护理质量管理，强化“三基三严”训练。

4. 合理检查、合理用药、因病施治。重点是贯彻落实《抗菌药物临床应用指导原则》，坚持抗菌药物分级使用，逐步建立药品用量动态监测及超常预警制度。

5. 加强急诊科（室）能力建设，做到专业设置、人员配备合理，抢救设备设施齐备、完好。急诊科（室）医务人员相对固定，值班医师胜任急诊抢救工作。实现急诊会诊迅速到位，急诊科（室）、入院、手术“绿色通道”畅通，提高急危重症患者抢救成功率。

6. 加强临床实验室室内质量控制和室间质量评价工作。

7. 加强科学合理用血，保证血液安全，杜绝非法自采自供血液。

8. 规范消毒、灭菌、隔离与医疗废物管理工作，有效预防和控制医院感染。

9. 医院领导定期专题研究，提高医疗质量和保证医疗安全工作。

（二）改进服务流程，改善就诊环境，方便病人就医。

重点要求：

10. 优化流程，简化环节，布局合理并增加服务窗口，缩短病人等候时间。

11. 科室标识规范、清楚、醒目。

12. 为病人提供清洁、舒适、温馨的就诊环境和便民服务措施，做到有导诊咨询台、有候诊椅，大中型医院要有饮水设施、有轮椅、有电话等。

13. 缩短各种等候和各项检查预约、报告时间。创造条件，开展预约挂号服务。

14. 提供私密性良好的诊疗环境。

（三）提高服务意识，改善服务态度，增进医患沟通，转变服务作风，注重诚信服务，构建和谐的医患关系，为病人提供温馨、细心、爱心、耐心的服务。

重点要求：

15. 自觉维护病人的权利，充分尊重病人的知情权和选择权。

16. 服务态度良好，服务用语规范，杜绝生、冷、硬、顶、推现象。

17. 建立、完善医患沟通制度，主动加强与病人的交流，耐心向病人交代或解释病情，并使用通俗易懂的语言。

18. 建立、完善病人投诉处理制度，公布投诉电话号码，及时受理、处理病人投诉。

19. 定期收集病人对医院服务中的意见，并及时改进。

（四）加强财务管理、依法规范经济活动，完善经济核算与分配办法，提高经济管理水平，控制医疗成本，降低医药费用。

重点要求：

20. 医院财务坚持“统一领导、集中管理”的原则，一切财务收支活动必须纳入财务部门统一管理。

严禁医院的部门、科室设立账外账、“小金库”。

21. 建立规范的经济活动决策机制和程序，实行重大经济事项领导负责制和责任追究制，重大项目集体讨论后按规定程序报批，分清级次，责任到人。

22. 加强药品、材料、设备等物资的管理，严格实行医院内部成本核算制度，加强管理、堵塞漏洞，努力降低医疗服务成本和药品、材料消耗。

23. 完善收入分配办法，既要打破平均主义，又要防止收入过分悬殊。严禁将医疗服务收入直接与个人收入挂钩，严禁科室承包。

（五）严格医药费用管理，杜绝不合理收费。

重点要求：

24. 严格执行国家药品价格政策和医疗服务收费标准，严格执行药品收支两条线。禁止在国家规定之外擅自设立新的收费项目，严禁分解项目、比照项目收费和重复收费。

25. 向社会公开收费项目和标准。完善价格公示制、查询制、费用清单制，提高收费透明度。及时向患者提供费用查询服务，及时处理患者对违规收费的投诉。

26. 主动接受社会和病人对医疗费用的监督，减少医疗收费投诉。

27. 及时向社会公示医疗机构的单病种费用、单病种平均住院日。

（六）大力弘扬白求恩精神，加强职业道德和行业作风建设，树立良好医德医风，发扬救死扶伤，治病救人的优良传统。

重点要求：

28. 树立全心全意为人民服务的宗旨，在工作中坚持发扬救死扶伤的人道主义精神，并在医务人员中开展评优、学习活动。

29. 加强医德医风教育和制度教育，树立忠于职守、爱岗敬业、乐于奉献、文明行医的卫生行业新风尚，并与执业医师考核、护士执业证书再次注册相结合。

30. 严禁医务人员收受、索要病人及其家属的“红包”和其他馈赠；严禁医务人员接受医疗设备、医疗器械、药品、试剂等生产、销售企业或个人以各种名义给予的回扣、提成和其他不正当利益。

31. 严禁对药品、仪器检查、化验报告及其他特殊检查等实行“开单提成”等办法，严禁医院向科室或个人下达创收指标。

32. 严禁医疗机构使用回扣、提成及其他不正当手段从其他医疗机构招揽病人。

33. 严禁发布虚假医疗广告误导患者，欺骗群众。

对违反上述规定者，卫生行政部门和医院要坚决追查严肃处理。

四、实施步骤

（一）动员部署阶段（2005年4月）。

完成“医院管理年”活动的准备、动员和组织发动工作，主要开展以下工作：

1. 下发本方案，对“医院管理年”活动进行全面部署；同时下发《医院管理评价指南（试行）》和《中医医院管理评价指南（试行）》，作为卫生、中医行政部门加强医院管理和评价工作的依据。

2. 召开全国医院管理工作会议，对开展“医院管理年”活动的背景、意义和总体要求进行部署。

（二）组织实施阶段（2005年5～12月）。

1. 医院自查与改进工作。医院要以贯彻方案为重点，根据“医院管理年”工作目标和重点要求，进行全面自查，同时推动《医院管理评价指南（试行）》、《中医医院管理评价指南（试行）》的落实，要结合医院实际，提出各项改进措施，并狠抓落实。医院在自查与改进工作阶段，要注重发挥医务人员的积极性和创造性，学习先进做法和经验，通过自查和改进工作，逐步实现“医院管理年”活动目标。

2. 省级卫生、中医行政部门按照职能进行指导、评价和监督检查。在医院全面自查和改进工作的基础上，省级卫生、中医行政部门要对医院开展“医院管理年”活动进行指导，对工作要求的落实情况进行评价和监督检查。卫生、中医行政部门要注意收集和总结“医院管理年”活动中的好经验、好做法和好典型，及时推广。各级卫生、中医行政部门要建立、完善信息公示制度，定期将社会关注的医院服务信息向社会公示。

各省级卫生、中医行政部门要将本省开展“医院管理年”活动的进展情况和检查结果分别上报卫生部和国家中医药管理局。

3. 卫生部、国家中医药管理局组织抽查。在医院自查和省级卫生、中医行政部门指导、评价、监督检查的基础上，卫生部、国家中医药管理局将围绕“医院管理年”活动的工作目标和重点要求进行抽查，并通报抽查结果。

（三）总结阶段（2006年1～3月）。

召开全国医院管理经验交流会议，交流各地开展“医院管理年”活动、加强医院制度建设、提高医疗质量、保证医疗安全、改进医疗服务的经验。同时，总结和树立一批管理好、服务好、社会反映好、效益好的先进典型，进行宣传报道。同时，研究部署下一年推动医院管理深入开展的有关工作。

五、工作要求

（一）提高认识，加强领导。开展“医院管理年”活动是医疗卫生系统贯彻“以人为本”，坚持科学发展观，切实维护广大人民群众的健康权益的一项重大措施。各级卫生、中医行政部门和各级各类医院要高度重视，统一思想，明确目标，加强组织领导。要切实抓好医院领导班子建设，明确院长为“医院管理年”的第一责任人。要将“医院管理年”活动与保持共产党员先进性教育活动紧密结合起来，充分发挥共产党员的先锋模范作用，坚持先进性教育和“医院管理年”活动两不误，两促进。

（二）地方负责，分级指导。省级卫生、中医行政部门在“医院管理年”活动中要充分发挥对辖区内医院的管理、指导与监督作用，并负责组织实施。按照分级指导的原则，省级卫生、中医行政部门重点负责三级医院的“医院管理年”活动，市、县（区）级卫生、中医行政部门分别负责二级和一级医院的“医院管理年”活动。省级卫生、中医行政部门要加强对下级卫生、中医行政部门工作的指导和监督检查，在“医院管理年”活动中充分发挥中介组织作用。卫生部和国家中医药管理局对全国“医院管理年”活动进行总体部署、指导并进行必要的检查。卫生部部属、部管医院参加所在地省级卫生行政部门组织的“医院管理年”活动；国家中医药管理局局属、局管医院参加所在地省级中医行政部门组织的“医院管理年”活动。

（三）突出重点，结合实际。本方案提出的重点要求是对医院在“医院管理年”活动中的基本要求，各地、各医院要结合实际确定本地、本医院的具体要求和工作措施。工作中要以方案为重点，同时推动《医院管理评价指南（试行)》和《中医医院管理评价指南（试行)》的落实，尽可能制定一些操作性强的量化管理指标。卫生和中医行政部门不仅要抓好对综合医院的指导、监督和检查，还要加强对专科医院的检查指导，促进医院管理水平的整体提高。

（四）深入宣传，广泛动员。要加强舆论宣传，营造注重患者、注重管理、注重质量、注重安全的舆论氛围。《健康报》、《中国中医药报》、《医院报》、《中国医院》等媒体要开辟专栏或专版充分报道，卫生部和国家中医药管理局分别在各自网站开辟专栏，对“医院管理年”活动进行动态报道和评论。卫生部和国家中医药管理局定期协调中央各主要媒体报道各地开展“医院管理年”活动的动态信息，交流各地在“医院管理年”活动中的做法和经验。

（五）发现问题，严肃处理。各级卫生、中医行政部门在“医院管理年”活动中要加强对医疗机构和医务人员的监督管理，对发现的违法违纪行为，要及时严肃处理，并予以通报和曝光。

（六）总结经验，巩固成果。“医院管理年”活动结束后，各级卫生、中医行政部门和各级各类医院要对全年工作进行认真总结，省级卫生行政部门可组织开展医院间的横向交流，医院要进行自身改进情况的总结，建立机制，健全制度，为今后继续加强医院管理奠定基础。

附有关指标：

1. 医疗纠纷、重大医疗过失行为和医疗事故报告率。

2. 临床检验室内质量控制、室间质量评价项目及结果。

3. 院内急会诊到位时间。

4. 急诊留观时间。

5. 急救物品完好率。

6. 急危重症抢救成功率。

7. 医疗事故发生件数、等级、责任程度、赔偿金额。

8. 成分输血率。

9. 挂号、划价、收费、取药、采血等服务窗口等候时间。

10. 辅助检查自预约到出具检查结果时间。

11. 检验、心电图、超声、影像常规检验、检查项目自开始检查到出具结果时间。

12. 术中冰冻病理自送检到出具结果时间。

13. 平均住院日。

14. 危重症病人护理合格率。

15. 药品毛收入、纯收入分别占总收入比例。

16. 每100张处方使用抗菌药物的比例。

17. 医疗器械消毒灭菌合格率。

18. 患者和社会对医疗服务满意度。

19. 门诊病人人均医疗费用中药费所占比例。

20. 出院病人人均医疗费用中药费所占比例。

卫生部、财政部、国家中医药管理局关于实施“万名医师支援农村卫生工程”的通知

卫医发［2005］165号

各省、自治区、直辖市卫生厅局，财政厅局，中医药管理局，新疆生产建设兵团卫生局、财务局：

为贯彻落实党的十六届三中、四中全会精神，进一步加强农村卫生工作，促进农村经济社会的协调发展，根据《中共中央国务院关于进一步加强农村卫生工作的决定》，卫生部、财政部和国家中医药管理局决定实施“万名医师支援农村卫生工程”，计划在3年内选派城市万余名医师到县医院和乡镇卫生院开展医疗卫生服务和技术培训工作，3年后形成一项制度。为了积极稳妥做好这项工作，按照先试点、后总结、再扩大的原则，先在国家级扶贫开发工作重点县和甘肃省部分乡镇卫生院进行试点，逐步向中西部地区和东部贫困地区扩展（甘肃省综合医院支援乡镇卫生院的试点实施方案另发）。

实施“万名医师支援农村卫生工程”是新时期加强城市卫生支援农村卫生的重大决策。实施好这项

工程，有利于提高农村常见病、多发病的诊疗水平，为农村居民就近提供质优、价廉、便捷的医疗卫生服务，缓解农民“看病难”问题；有利于加强农村卫生人才培养，逐步建立一支为农民服务的医疗卫生队伍；也有利于新型农村合作医疗制度的建立；有利于促进城市医疗资源的合理流动，促进城乡卫生事业全面协调可持续发展。各级政府卫生行政部门、中医药管理部门要从认真实践“三个代表”重要思想和落实科学发展观的高度和卫生改革与发展的全局出发，充分认识实施“万名医师支援农村卫生工程”的重要意义和作用。

各省、自治区、直辖市卫生行政部门要加强对实施“万名医师支援农村卫生工程”的领导，科学规划，精心组织，周密部署，按照《“万名医师支援农村卫生工程”实施方案》的要求，结合本地区实际情况，制定具体实施方案和有关的管理办法，积极做好各项准备工作。各省人民政府要与卫生部签订项目责任书。项目结束后要认真组织实施项目绩效考评工作，并将项目总结报告（包括项目执行情况、目标完成情况、资金使用情况等）报卫生部、财政部和国家中医药管理局。各有关部门要明确职责，分工协作，共同努力，切实把这件事办好、办实，确保项目实施效果。特别要抓好起步工作，力争实现项目“开门红”。实施中要注意发现问题，及时改进，总结经验，加以推广，为这项工作的可持续发展奠定基础。要加强对项目实施情况的指导、监督和管理，注意收集工作信息，及时上报有关情况，大力宣传先进典型和成功做法。卫生部将通过网页或简报等形式及时通报工程实施进展情况。在实施过程中如发现重大问题，请及时与卫生部、国家中医药管理局联系。

附件：

1.“万名医师支援农村卫生工程”实施方案。

2.“万名医师支援农村卫生工程”项目责任书。(略)

卫生部、财政部、国家中医药管理局

2005 年 4 月 20 日

附件 1

“万名医师支援农村卫生工程”实施方案

根据《中共中央国务院关于进一步加强农村卫生工作的决定》，为进一步做好城市支援农村卫生工作，提高农村医疗服务水平，方便农村患者就近得到较好的医疗服务，减轻农民经济负担，卫生部、财政部和国家中医药管理局决定实施“万名医师支援农村卫生工程”。

一、项目目标

提高县医院医疗服务能力和水平，加强农村常见病、多发病和重大疾病医疗救治，使农民就近得到较高水平的基本医疗服务，缓解看病难问题；加强农村卫生人才培训，提高基层医院管理水平。努力做到派出一支队伍、带好一所医院、服务一方群众、培训一批人才。在 3 年内，组织城市万余名医师对口支援农村县医院，并逐步形成一项制度。

二、实施原则

（一）中央指导、地方实施。卫生部、财政部、国家中医药管理局负责规划指导，提出工作目标和要求，安排中央财政补助经费。各项目省（区、市）卫生行政部门、中医药管理部门、财政部门具体组织实施并负责管理及落实地方补助经费。

（二）统筹规划、整体安排。将项目实施与对口支援、定点帮扶、卫生下乡工作结合起来，与医务人员职称晋升前下派锻炼和新毕业学生下乡服务结合起来，统一组织，统筹安排。

（三）因地制宜、精心组织。从受援地区农村居民医疗需求和县医院工作需要出发，结合派出医院专业特长，选准学科，派出骨干，专业对口，保证条件，确保派出医生发挥作用。

（四）积极稳妥、注重实效。按照项目实施方案要求，认真准备，稳步推进，保证实现工作目标，杜绝形式主义。对实施过程中出现的新情况、新问题，要及时研究解决，让农民得到实实在在的好处。

三、项目范围与内容

（一）项目范围。

1. 中央财政 2004 年安排资金支持中西部地区 592 个国家扶贫开发工作重点县县医院、西藏自治区 4 所县医院和新疆生产建设兵团 4 所团场医院，共计 600 所县医院（其中含 10% 的县中医院）。

2. 东部各省、直辖市和其他省（区、市）根据本方案要求，结合本地区具体情况，组织三级医院开展对本省、市卫生工作基础较差的县医院的支援工作。

3. 在总结经验的基础上，第 2、3 年逐步扩大到其他县医院。

（二）项目内容。

1. 中西部各项目省省级卫生行政部门、中医药管理部门组织本行政区域内三级医院（综合医院为主）每年向本省国家扶贫开发工作重点县的每个县医院派驻 5 名（中医院派 3 名）副主任医师以上人员或高年资主治医师，根据需要也可以派遣1名护理管理人员。每名派驻人员连续工作1年后可以轮换。

2. 派驻医师条件：思想作风好、业务水平高、管理能力强、身体健康、能够指导县医院医务人员开展工作。

3. 主要工作内容：承担农村常见病、多发病、疑难病症的诊疗服务，提高县医院的技术水平；开展临床教学和技术培训，通过组织查房、手术示教、疑难病例和死亡病例讨论等各种临床带教形式培训县医院医务人员，提高其业务素质；对县医院的管理工作提出建议；充分发挥中医药特色与优势，提高农村中医药服务水平。

四、经费保障与管理

（一）实施“万名医师支援农村卫生工程”所需工作补助经费的标准，由各省级财政、卫生行政部门根据实际需要和当地支出水平以及财力情况等合理核定。所需补助经费由中央、省、市（地）财政共同负担，列入卫生经费预算。中央财政2004年按照每名派驻医师每年2.4万元对中西部地区给予补助，以后年度补助标准，根据实际考评情况核定。东部地区开展工作所需经费由省级财政部门根据本地区情况研究安排。

（二）各级财政安排的补助经费，主要用于补助支援医院为派出医师支付的工资、津贴和适当的工作补贴等。支援医院要保证派出医师原有的工资、津贴福利待遇不变，派出医师不得收取受援医院的任何补贴和奖金。

（三）省级财政、卫生行政部门要制定开展此项工作的项目经费管理办法，包括补助资金来源、标准、使用范围、内容、要求和绩效考评办法等。有关部门和项目单位应严格执行项目方案及有关经费管理办法的规定，不得挤占挪用项目资金。省级卫生、财政部门要加强经费使用情况的监督管理，定期对项目资金使用情况进行检查和绩效考评。

五、组织领导

（一）明确部门职责。卫生部、国家中医药管理局负责项目方案的制定、提出工作目标、项目实施的指导和监督。财政部负责安排中央财政补助经费并对使用情况进行监督。

省级卫生行政部门、中医药管理部门负责制定本省具体执行方案并组织实施。省级财政部门负责安排补助经费并对使用情况进行管理和监督。

（二）卫生部、国家中医药管理局和各项目省（区、市）要建立工作制度，定期讨论项目工作中出现的情况，及时解决存在的问题，检查项目实施情况，确保各项工作及时有效地落实。

（三）制定方案。省级卫生行政部门、中医药管理部门要根据本实施方案的总体要求，结合当地具体情况，统筹安排并制定切实可行的执行方案。明确支援医院及各支援医院派驻地点、任务和目标；明确支援与受援医院双方的责任与义务。做到既确保工程的顺利开展，又不影响支援医院医疗工作的正常进行。各项目省（区、市）制定的执行方案，应报卫生部、国家中医药管理局审核。

（四）签订责任书。各项目省人民政府应与卫生部签订项目责任书。

（五）签订支援协议。支援医院在省级卫生行政部门、中医药管理部门的组织安排下，由院领导带队到受援医院进行考察和调研，在双方共同讨论协商的基础上，提出具体工作任务，并与受援县医院签订支援协议，明确双方的职责与义务。支援医院负责保证派驻人员的各项工资福利待遇，解决交通等费用；受援医院要协助为派驻人员提供生活便利，统一安排派驻人员的业务工作，并对派驻人员的工作进行考核评价。

（六）启动时间。各项目省（区、市）应于2005年6月底前向受援医院派驻人员。

（七）参加对口支援的高年资主治医师在县医院工作时间作为晋升职称时在农村服务时间计算。

（八）支援医院派驻人员应把维护农民群众健康放在首位，发扬优良作风和光荣传统，努力用比较低廉的费用提供比较优质的医疗服务，杜绝大处方、滥检查等行业不正之风。

六、监督管理与总结评估

（一）监督管理。受援医院对派驻医务人员要严格管理。支援医院对拒绝参加支援工作的，要根据有关规定严肃处理。支援工作结束时，受援医院要对派驻人员的工作情况进行考核，考核结果反馈支援医院，作为医务人员年终考核和职称晋升考评的重要内容。对派驻期间违纪的人员，受援医院要通报支援医院，由支援医院严肃处理，并及时上报上级卫生行政部门和中医药管理部门。

省级卫生行政部门、中医药管理部门要加强监督，对协议执行情况进行监督检查。对工作成绩突出的要予以表彰，对问题严重的要及时处理。

卫生部、国家中医药管理局要对各项目省（区、市）的执行情况进行不定期抽查。

（二）考核评估。2005年底，受援医院和支援医院要共同向省级卫生行政部门、中医药管理部门报送书面总结。省级卫生行政部门、中医药管理部门要对全省项目进行年度考核评估。考核评估内容以项目执行情况、实施效果、受援医院的评价和政府、社会及群众的评价反映为重点。考核对象包括支援医院、受援医院和派出医务人员。具体内容包括：派出人员到位情况、职称情况、相关待遇情况、派出人员在受援医院工作时间情况、临床工作开展情况、在受援医院开展培训教学等工作情况、受援医院对派出人员的评价、受援地区患者对派出人员的评价等。各项目省（区、市）卫生行政部门、中医药管理部门在第二年3月底之前将考核结果形成年度评估报告上报卫生部和国家中医药管理局。

（三）卫生部负责汇总各地的年度总结和评估报告，对项目实施情况进行抽查并总体评价。

（四）宣传工作。大力开展宣

传，发现并树立一批城市支援农村卫生工作的先进典型，营造良好的舆论氛围，树立医疗卫生行业的良好形象。

人禽流感诊疗方案（2005版）

卫医发［2005］331号

人禽流行性感冒（以下称人禽流感）是由禽甲型流感病毒某些亚型中的一些毒株引起的急性呼吸道传染病。早在1981年，美国即有禽流感病毒H7N7感染人类引起结膜炎的报道。1997年，我国香港特别行政区发生H5N1型人禽流感，导致6人死亡，在世界范围内引起了广泛关注。近年来，人们又先后获得了H9N2、H7N2、H7N3亚型禽流感病毒感染人类的证据，荷兰、越南、泰国、柬埔寨等国家相继出现了人禽流感病例。尽管目前人禽流感只是呈地区性小规模流行，但是，考虑到人类对禽流感病毒普遍缺乏免疫力以及人类感染H5N1型禽流感病毒后的高病死率，WHO认为该疾病可能是对人类存在潜在威胁最大的疾病之一。

一、病原学

禽流感病毒属正粘病毒科甲型流感病毒属。禽甲型流感病毒呈多形性，其中球形直径80～120nm，有囊膜。基因组为分节段单股负链RNA。依据其外膜血凝素（H）和神经氨酸酶（N）蛋白抗原性的不同，目前可分为16个H亚型（H1～H16）和9个N亚型（N1～N9）。禽甲型流感病毒除感染禽外，还可感染人、猪、马、水貂和海洋哺乳动物。感染人的禽流感病毒亚型为H5N1、H9N2、H7N7、H7N2、H7N3等，其中感染H5N1的患者病情重，病死率高。

禽流感病毒对乙醚、氯仿、丙酮等有机溶剂均敏感。常用消毒剂容易将其灭活，如氧化剂、稀酸、卤素化合物（漂白粉和碘剂）等都能迅速破坏其活性。

禽流感病毒对热比较敏感，但对低温抵抗力较强，65℃加热30分钟或煮沸（100℃）2分钟以上可灭活。病毒在较低温度粪便中可存活1周，在4℃水中可存活1个月，对酸性环境有一定抵抗力，在pH4.0的条件下也具有一定的存活能力。在有甘油存在的情况下可保持活力1年以上。

裸露的病毒在直射阳光下40～48小时即可灭活，如果用紫外线直接照射，可迅速破坏其活性。

二、流行病学

（一）传染源。

主要为患禽流感或携带禽流感病毒的鸡、鸭、鹅等禽类，特别是鸡；野禽在禽流感的自然传播中扮演了重要角色。

（二）传播途径。

经呼吸道传播，也可通过密切接触感染的家禽分泌物和排泄物、受病毒污染的水等被感染，直接接触病毒毒株也可被感染。目前尚无人与人之间传播的确切证据。

（三）易感人群。

一般认为，人类对禽流感病毒并不易感。尽管任何年龄均可被感染，但在已发现的感染病例中，13岁以下儿童所占比例较高，病情较重。

（四）高危人群。

从事家禽养殖业者、在发病前1周内去过家禽饲养、销售及宰杀等场所者以及接触禽流感病毒感染材料的实验室工作人员为高危人群。

三、临床特征

（一）临床表现。

1.潜伏期：根据对H5N1亚型感染病例的调查结果，潜伏期一般为1～3天，通常在7天以内。

2.临床症状：不同亚型的禽流感病毒感染人类后可引起不同的临床症状。感染H9N2亚型的患者通常仅有轻微的上呼吸道感染症状，部分患者甚至没有任何症状，感染H7N7亚型的患者主要表现为结膜炎；重症患者一般均为H5N1亚型病毒感染。患者呈急性起病，早期表现类似普通型流感。主要为发热，体温大多持续在39℃以上，热程1～7天，一般为3～4天，可伴有流涕、鼻塞、咳嗽、咽痛、头痛、肌肉酸痛和全身不适。部分患者可有恶心、腹痛、腹泻、稀水样便等消化道症状。重症患者病情发展迅速，可出现肺炎、急性呼吸窘迫综合征、肺出血、胸腔积液、全血细胞减少、肾功能衰竭、败血症、休克及Reye综合征等多种并发症。

3.体征：重症患者可有肺部实变体征等。

（二）实验室检查。

1.外周血象：白细胞总数一般不高或降低。重症患者多有白细胞总数及淋巴细胞减少，并有血小板降低。

2.病毒抗原及基因检测：取患者呼吸道标本采用免疫荧光法（或酶联免疫法）检测甲型流感病毒核蛋白抗原（NP）、M1蛋白抗原及禽流感病毒H亚型抗原。还可用RT－PCR法检测禽流感病毒亚型特异性H抗原基因。

3.病毒分离：从患者呼吸道标本中（如鼻咽分泌物、口腔含漱液、气管吸出物或呼吸道上皮细胞）分离禽流感病毒。

4.血清学检查：发病初期和恢

复期双份血清抗禽流感病毒抗体滴度4倍或以上升高，有助于回顾性诊断。

（三）胸部影像学检查。

H5N1亚型病毒感染者可出现肺部浸润。胸部影像学检查可表现为肺内片状影。重症患者肺内病变进展迅速，呈大片状毛玻璃样影及肺实变影像，病变后期为双肺弥漫性实变影，可合并胸腔积液。

（四）预后。

人禽流感的预后与感染的病毒亚型有关，感染H9N2、H7N7、H7N2、H7N3者，大多预后良好；而感染H5N1者预后较差，据目前医学资料报告，病死率超过30%。

影响预后的因素还与患者年龄、是否有基础性疾病、治疗是否及时以及是否并发合并症等有关。

四、诊断与鉴别诊断

（一）诊断。

根据流行病学接触史、临床表现及实验室检查结果，可作出人禽流感的诊断。流行病学接触史在诊断中具有重要意义。

1. 流行病学接触史。

（1）发病前1周内曾到过疫点，有感染禽流感病毒的可能。

（2）与被感染的家禽及其分泌物、排泄物等有密切接触史者。

（3）与禽流感患者有密切接触史者有患病的可能。

2. 诊断标准。

（1）医学观察病例：有流行病学接触史，1周内出现流感样临床表现者。

与人禽流感患者有密切接触史，在1周内出现流感样临床表现者。

对于被诊断为医学观察病例者，医疗机构应及时报告当地疾病预防控制机构（按预警病例报告），并对其进行7天医学观察。

（2）疑似病例：有流行病学接触史和临床表现，患者呼吸道分泌物标本甲型流感病毒H亚型抗原检测阳性或核酸检测阳性者。

（3）确诊病例：有流行病学接触史和临床表现，从患者呼吸道分泌物标本中分离出特定病毒或采用RT－PCR法检测到禽流感H亚型病毒基因，且发病初期和恢复期双份血清抗禽流感病毒抗体滴度4倍或以上升高者。

（二）鉴别诊断。

临床上应注意与流感、普通感冒、细菌性肺炎、传染性非典型肺炎（SARS）、传染性单核细胞增多症、巨细胞病毒感染、衣原体肺炎、支原体肺炎、肺炎型流行性出血热等疾病进行鉴别诊断。鉴别诊断主要依靠病原学检查。

五、治疗

（一）对疑似和确诊患者应进行隔离治疗。

（二）对症治疗。

可应用解热药、缓解鼻黏膜充血药、止咳祛痰药等。儿童忌用阿司匹林或含阿司匹林以及其他水杨酸制剂的药物，避免引起儿童Reye综合征。

（三）抗病毒治疗。

应在发病48小时内试用抗流感病毒药物。

1. 神经氨酸酶抑制剂：奥司他韦（Oseltamivir，达菲）为新型抗流感病毒药物，实验室研究表明对禽流感病毒H5N1和H9N2有抑制作用，成人剂量每日150mg，儿童剂量每日3mg/kg，分2次口服，疗程5天。

2. 离子通道M2阻滞剂：金刚烷胺（Amantadine）和金刚乙胺（Rimantadine）可抑制禽流感病毒株的复制，早期应用可能有助于阻止病情发展、减轻病情、改善预后，但某些毒株可能对金刚烷胺和金刚乙胺有耐药性。金刚烷胺成人剂量每日100～200mg，儿童每日5mg/kg，分2次口服，疗程5天。肾功能受损者酌减剂量。治疗过程中应注意中枢神经系统和胃肠道副作用。老年患者及孕妇应慎用，哺乳期妇女、新生儿和1岁以下婴儿禁用。金刚乙胺的毒副作用相对较轻。

（四）中医药治疗。

1. 辨证论治。

（1）轻证：毒犯肺胃。

症状：发热，恶寒，咳嗽，少痰，咽痛，头痛，肌肉关节酸痛，部分患者伴有恶心，呕吐，腹泻，舌苔白、白腻或黄腻，脉浮滑数。

病机：疫毒之邪袭于肺胃，致肺胃蕴邪，肺失宣肃，胃肠失和，湿热壅滞。

治法：清热解毒，宣肺化湿，调和胃肠。

参考处方：桑叶、菊花、炒杏仁、黄连、连翘、知母、生石膏、藿香、佩兰、苍术、姜半夏、芦根。

加减：口干者加沙参；咳嗽甚者加枇杷叶、浙贝母；苔腻甚者加草果；恶心呕吐者加竹茹、苏叶；腹泻者去知母，加马齿苋。

（2）重证：疫毒壅肺，内闭外脱。

症状：高热，寒战，咳嗽，少痰难咯，胸痛，憋气喘促，口唇紫暗，或心悸，四末不温，冷汗淋漓，躁扰不安，甚则神昏谵语，舌暗红，苔黄腻或灰腻，脉细数或脉沉细欲绝。

病机：疫毒之邪壅肺，热毒壅盛，故高热、寒战；肺失宣降，故喘息憋气；痰瘀闭肺，肺气欲绝，故呼吸极度困难，喘息气促，阳气欲脱，可见心悸、心慌、四末发冷、冷汗淋漓等。

治法：清肺解毒，扶正固脱。

参考处方：炙麻黄、生石膏、炒杏仁、知母、川贝母、鱼腥草、黄芩、葶苈子 虎杖、西洋参、山萸肉、炙甘草。

加减：高热、神志恍惚，甚则神昏谵语者，上方送服安宫牛黄丸（或胶囊），也可选用清开灵、醒脑静、鱼腥草注射液。肢冷、汗出淋漓者去川贝母，加桂枝、干姜、炮附子、煅龙骨、煅牡蛎，注射剂可选用生脉注射液、参麦注射液、参附注射液、黄芪注射液等。口唇紫绀加三七、益母草、黄芪、当归尾；苔黄腻甚者加藿香、佩兰、黄连。

2. 中成药应用。应当辨证使用口服中成药或注射剂，可与中药汤剂配合应用。

（1）解表清热类：可选用柴银口服液、银黄颗粒等。

（2）清热解毒类：可选用双黄连口服液、清热解毒口服液（或颗粒）等。

(3) 清热开窍类：可选用安宫牛黄丸（或胶囊）、清开灵口服液（或胶囊）等。

(4) 清热祛湿类：可选用藿香正气丸（或胶囊）、葛根芩连微丸等。

以上4类均可选用清开灵注射剂、醒脑净注射液、鱼腥草注射剂、双黄连粉针剂等。

(5) 扶正固脱类：可选用生脉注射液、参麦注射液、参附注射液、黄芪注射液等；也可配合使用生脉饮口服液、百令胶囊、金水宝胶囊等。

（五）加强支持治疗和预防并发症。

注意休息、多饮水、增加营养，给易于消化的饮食。密切观察，监测并预防并发症。抗菌药物应在明确继发细菌感染时或有充分证据提示继发细菌感染时使用。

（六）重症患者的治疗。

重症患者或发生肺炎的患者应入院治疗，对出现呼吸功能障碍者给予吸氧及其他相应呼吸支持，发生其他并发症的患者应积极采取相应治疗。

六、预防

（一）加强禽类疾病的监测。

动物防疫部门一旦发现禽流感疫情，应立即通报当地疾病预防控制机构，指导职业暴露人员做好防护工作。

（二）加强对密切接触禽类人员的监测。

与家禽或人禽流感患者有密切接触史者，一旦出现流感样症状，应立即进行流行病学调查，采集病人标本并送至指定实验室检测，以进一步明确病原，同时应采取相应的防治措施。有条件者可在48小时以内口服神经氨酸酶抑制剂。

（三）严格规范收治禽流感患者医疗单位的院内感染控制措施。

接触人禽流感患者应戴口罩、戴手套、戴防护镜、穿隔离衣。接触后应洗手。具体的消毒隔离措施和专门病房的设置应参照执行卫生部《传染性非典型肺炎（SARS）诊疗方案》的相关规定。

（四）加强检测标本和实验室禽流感病毒毒株的管理，严格执行操作规范，防止实验室的感染及传播。

（五）注意饮食卫生，不喝生水，不吃未熟的肉类及蛋类等食品；勤洗手，养成良好的个人卫生习惯。

（六）药物预防。

对密切接触者必要时可试用抗流感病毒药物预防，或采用中医药方法辨证施防。

国家中医药管理局办公室
关于做好2005年中医药新闻宣传工作的通知

国中医药办发［2005］12号

各省、自治区、直辖市卫生厅局、中医药管理局，局各直属单位：

为落实《2005年中医药工作要点》，进一步做好2005年的中医药新闻宣传工作，现就有关问题通知如下：

一、提高认识，强化中医药行业新闻宣传意识

中医药新闻宣传是中医药工作的重要组成部分。做好中医药新闻宣传工作，是推动中医药事业不断发展的需要，是促进中医药全面走向世界的需要。各级领导要重视、关心、支持中医药新闻宣传工作，要把中医药新闻宣传工作纳入中医药工作的整体规划，提上重要的议事日程。要加强对中医药新闻宣传工作的领导，加大投入力度，为做好中医药新闻宣传工作提供必要的物质条件。在开展各项中医药工作和组织重大活动时，要同时对新闻宣传工作作出部署。要进一步强化新闻宣传意识，结合本地区、本单位的实际，研究制定切实可行的中医药新闻宣传工作计划并组织实施，做到有目标、有计划、有投入、有措施、有落实。

二、紧紧围绕中心工作，主动做好舆论引导

（一）坚持正确的舆论导向。新闻宣传工作要紧紧围绕中医药的中心工作，主动策划，加强组织，做好舆论引导，为中医药事业发展的大局服务。

以加快中医药应对突发公共卫生事件能力建设为重点，加大对中医药参与公共卫生体系建设工作的宣传报道力度，利用各种宣传手段，结合工作实际，充分展示中医药在疾病防治中可发挥的特色和优势，深入宣传各地在实施中医药应对突发公共卫生事件能力建设中取得的新进展、新经验和新成果。

以加大中医药防治重大疾病工作为重点，加强中医药防治和研究艾滋病、恶性肿瘤、病毒性肝炎、心脑血管疾病、糖尿病等方面进展的报道，特别是社会关注的中医药防治艾滋病工作，要积极、主动、及时地进行宣传报道，努力增进社会对中医药防治艾滋病基地建设、协作网络构架、疗效评价标准等方面的了解，为试点工作的推进创造有利的舆论环境。

以加强农村中医药工作，提高为农民健康服务的水平为重点，宣传各地在新型农村合作医疗试点工作中发挥中医药作用的好做法和好经验，为其他地区提供参考和借鉴；积极报道农村医疗机构在中医特色专科（专病）建设、中医临床技术骨干培训、中医药适宜技术推广方面取得的成绩，让广大农民进一步理解和支持农村中医药工作。

以加强中医医疗机构建设与管理为重点，宣传报道各地开展的社区中医药预防保健、养生康复、健康教育等方面的成绩。及时总结全国示范中医医院和重点专科（专病）建设、老中医专家工作室等经验，为推进中医药服务机构的改革和促进中医药服务网络的构建营造良好的舆论氛围。

（二）继续加大新闻报道力度。

要加强与各新闻媒体间的沟通协调，加强正面宣传力度，把握导向性，增强主动性，注重实效性，及时宣传报道中医药在改革和发展过程中的新思路、新突破、新举措、新成果，要贴近中医药工作的实际，贴近中医药工作重点和重大项目，贴近群众对中医药信息的需求，在全面报道中医药新闻事件的同时，注意挖掘新闻宣传主题，寻找新闻宣传亮点，发现先进事迹，塑造典型人物，写出一批有深度、有影响、有分量的新闻报道。结合以实践“三个代表”重要思想为主要内容的保持共产党员先进性教育活动，我局将组织郭春园同志先进事迹系列宣传活动。

（三）精心策划和组织新闻宣传活动。着力宣传中医药的地位、作用和特色优势，着力宣传中医药防病治病和预防保健知识，着力宣传本地区、本单位有关中医药工作的重大部署、采取的具体措施、取得的初步进展及成效。

继续推进中医药名院、名科、名医品牌战略宣传推广活动，在中央电视台《健康之路》开设专栏，加大对名医、名院、名科的宣传力度。各省可结合本地实际，推出一批管理规范、技术精湛、医德医风高尚的名院、名科和一批群众欢迎的名医，塑造中医医院、特色科室和中医工作者的良好形象，扩大中医药的社会影响。

今年，我局将组织开展“全国中医药行业文艺汇演”、“征集国家中医药管理局徽标”、“全国中医药好新闻评选暨年度十大新闻评选”等活动，同时还将继续组织中央新闻单位的记者深入农村、深入基层、深入实际，进行专题采访和深入报道。

三、建立健全中医药新闻宣传制度和工作机制

一是不断完善中医药新闻宣传工作制度。面对新形势、新任务、新特点和新要求，各地要注意加强新闻宣传工作制度建设，建立健全新闻发布、会议活动报道、新闻采访等制度，不断探索新闻宣传工作的规律，努力创造权威高效、反应快捷、运转协调的中医药新闻宣传新格局。

二是建立新闻发言人制度。省级中医药主管部门要逐步建立和完善新闻发言人制度，确立新闻发言人，主动发布新闻信息，引导舆论。加强与新闻媒体之间的沟通、协调、联络，建立起行政部门、新闻媒体和社会之间的传播渠道，努力做到政务信息公开化、透明化、社会化，满足人民群众的知情权，自觉接受群众和社会的监督。各省级中医药主管部门要将新闻发言人设定情况及时报我局备案。

三是建立新闻宣传中突发事件的应急机制。加强日常舆情收集和分析工作，建立快速反应机制。对突发事件的新闻报道工作要有应急措施和办法，妥善处理，及时上报，适时表明态度，引导舆论，避免事态进一步扩大。

四是建立高效务实的宣传网络。各省中医药新闻宣传工作由省级中医药行政主管部门负责，要明确一位分管领导，同时确立一名具体负责同志，负责组织建立本省（市、区）中医药单位的新闻宣传网络以及与国家中医药管理局的联系。各省级中医药主管部门要将以上分管领导和具体负责同志的姓名、职务、联系方式等资料和信息及时报送我局新闻办公室。同时，各地应筛选确定一批通讯员和信息员，负责收集本单位、本地区的中医药新闻信息，报道基层中医药工作进展，向主管部门提供信息、反映情况。要采取有效措施，逐步建立国家、省、地（市）、县以及各级中医药单位之间高效快捷的中医药新闻宣传网络。

四、加强中医药新闻宣传队伍建设

建立一支政治强、作风硬、业务精、素质高的中医药新闻宣传队伍是做好中医药新闻宣传工作的基础和保证。各级领导都要高度重视中医药新闻宣传队伍建设，要加大培训力度，切实提高新闻宣传人员的政策水平、业务素质和工作能力，要给他们交任务、压担子，加强考核和管理。今年，我局将继续组织全国中医药宣传（信息）骨干培训班，各地也要组织不同范围、不同形式的学习培训活动。

五、继续做好中医药科普宣传工作

中医药科普宣传是加强中医药有效传播的重要手段之一。要从群众最关心、最需要、同群众利益关系最密切的问题着手，找准切入点，利用多种载体、通过多种途径，采取多种形式开展中医药科普宣传活动。今年，我局将与卫生部、中央电视台等单位共同主办《健康之路情系血防区》卫生下乡活动。

各地要结合本地区、本单位实际，组织开展不同形式的中医药科普宣传活动，弘扬中医药文化，传播中医药知识，引导群众提高自我保健和防病治病的能力、意识和水平，为提高全民健康素质和水平，为建设社会主义和谐社会服务。

2005年3月23日

中医医院管理评价指南（试行）

国中医药发［2005］19号

为加强中医医院（含中西医结合医院，下同）管理，科学、客观、准确地评价医院，指导中医医院坚持“以病人为中心”，树立正确的办院宗旨，确立以中医为主的办院方向，把社会效益放在首位，遵循社会主义市场经济和医疗卫生事业发展的内在规律，以不断提高医疗质量、保障医疗安全、改进服务、发挥中医特色优势、尊重和保护病人的合法权益作为医院管理的核心内容，提高医院管理水平，不断满足人民群众日益增长的医疗卫生和中医医疗保健需求，根据党和国家的中医药政策以及卫生、中医药管理法律、法规、规章，制定本指南，以进一步加强中医医院管理和内涵建设。中医药管理部门据此对中医医院管理进行指导、评价、检查和监督。

一、医院管理

认真贯彻执行国家有关法律、法规和规章制度，健全医院各项工作制度，加强科学管理，保障医院正常执业活动，不断提高医疗质量，确保医疗安全，改善医院服务，提高运行绩效，充分发挥中医特色优势，促进医院健康、可持续发展。

【评价指标】

（一）依法执业。

考核内容：

1. 严格执行医疗卫生及中医药管理法律、法规和规章。

2. 建立、健全各项规章制度和岗位责任制。

3. 加强各科室服务能力建设，提供与其功能任务相适应的医疗服务。

4. 按照卫生行政部门、中医药管理部门核准的诊疗科目执业，依法聘任和使用专业技术人员，严禁使用非卫生技术人员从事诊疗活动。

5. 专业技术人员具备相应岗位的任职资格，不得超范围执业。

6. 医务人员严格遵守医疗卫生及中医药管理法律、法规、规章、诊疗护理规范和常规。

（二）组织机构和管理。

考核内容：

1. 医院管理组织机构设置精简、合理，运行高效，并满足医院各项管理工作的需要。

2. 医院实行院长负责制，院级领导应把主要精力用于医院管理工作，积极推进医院管理职业化进程。

3. 院级领导接受设区的市级以上中医药管理部门或卫生行政部门组织的医院管理专业知识培训，了解掌握国家有关卫生及中医药管理法律、法规、规章和有关卫生及中医药政策。

4. 建立院、科两级管理责任制及有效的考核评价机制，落实奖惩制度。

5. 制定年度工作计划和中、长期发展规划以及中医药继承发展与创新的保障措施并组织实施，保证中医医院功能任务的实现。

6. 职工对医院管理组织机构和领导工作满意。

（三）人力资源管理。

考核内容：

1. 人力资源配备应合理并满足需要，不断优化管理人员和专业技术人员的结构，专业技术人员应当具备相应岗位责任的任职资格，聘用的三级医师结构应合理。中医药专业技术人员应达到规定的比例。

2. 各管理部门负责人应当接受相应法律、法规、部门规章、卫生及中医药政策、管理知识培训，并贯彻执行。

3. 按照中医医院建设要求，合理配备中医药专业技术人员，建立专业技术人员梯队建设制度以及中医人才培养、老中医经验继承、西医人员学习中医等继续教育制度，并组织实施。

4. 学科带头人的专业技术水平领先。

5. 护理人员的数量与梯队结构合理，满足保证护理质量的需要。

6. 医技、药事人员的学历和专业技术职务满足业务工作的需要。

7. 实行岗位职务聘任制。

8. 有相应的卫生专业技术人员配置、聘用与实际服务能力评价的制度和程序。

（四）医疗、药事、护理和医技管理。

考核内容：

1. 建立健全医疗护理质量、病案、药事、感染、输血等管理组织及其工作制度，明确职能，履行职责。

2. 医疗管理职能部门应当加强对临床科室、药学部门、医技科室质量管理、评价和监督工作。

3. 建立医疗风险预警机制，增强快速反应和处理能力。

4. 职能部门能够及时、妥善处理医疗纠纷，协调医患关系。

5. 中医特色科室的建设及运行状况良好。

6. 能充分、合理应用中医诊疗技术和中药。

（五）应急管理。

考核内容：

1. 制定突发事件（包括公共卫生事件、灾害事故等）应急预案，并组织演练。

2. 承担突发公共卫生事件和灾害事故的紧急救援任务。

3. 能够及时妥善处理医院内部突发事件。

4. 在应急预案和紧急救援措施

中，应保障中医药的充分参与。

（六）信息系统。

考核内容：

1. 能够系统、及时、准确地收集、整理、分析和反馈有关医疗质量、安全、服务、费用和绩效的信息。

2. 制定信息系统安全保障措施，确保信息系统运行稳定、安全。

3. 信息系统满足医院管理和临床工作需要。

4. 医院信息系统（HIS）应符合《中医医院信息化建设基本规范（试行）》的规定，与其他医疗机构、卫生行政部门、中医药管理部门能够实现信息共享。

（七）财务管理。

考核内容：

1. 只能设置一个财务管理部门，并按工作需要科学设置会计岗位。医院的一切财务收支、核算工作必须纳入财务部门统一管理。

2. 按照《会计法》、《医院会计制度》、《医院财务制度》及国家有关规定，设置会计科目，建立账簿，进行会计核算及债权债务的核算，编制会计报表。

3. 按照《预算法》和财政部门关于预算管理的有关规定，科学、合理、真实、完整的编制医院收支预算，并严格执行预算。

4. 加强中医专项经费筹集、管理与使用。

5. 建立医院内部财务管理和内部稽核、控制制度。加强医院成本核算，降低运行成本。

6. 建立规范的经济活动决策机制和程序，重大项目集体讨论后按规定程序报批。实行重大经济事项领导负责制和责任追究制，责任到人。

7. 建立医院奖金分配综合目标考核制度。

8. 严格执行国家价格政策，严格管理医疗服务收费和药品价格。

（八）建设、设备和后勤保障管理。

考核内容：

1. 医院发展建设应当符合区域卫生规划和医疗机构设置规划。

2. 医院建筑布局应当体现“以病人为中心”的服务理念，满足医疗服务流程需要。

3. 按国家法律、法规、规定组织实施基本建设项目。

4. 对设备实行科学管理，购置大型设备必须经过严格的可行性论证。属于《大型医用设备配置与使用管理办法》规定的甲、乙类品目的大型医用设备，按照规定申请配置许可。

5. 建立健全医疗设备采购、保养、维修与更新制度，设备处于完好状态。

6. 加强大中型医疗设备合理应用情况分析。

7. 后勤保障应满足临床需要。向住院患者提供治疗饮食，其种类、质量能够满足患者治疗需要，能够提供中医食疗服务。

8. 职工对医疗器械、设备维修服务满意；医务人员及患者对后勤服务满意。

二、医疗质量管理与持续改进

医疗质量是医院管理的核心内容，医院应当建立医疗质量管理体系，建立健全医疗质量管理组织，严格执行规章制度、技术操作规范、常规、标准，加强基础质量、环节质量和终末质量管理，建立和完善可追溯制度、监督评价和持续改进机制，提高医疗服务能力，为患者提供优质、安全的医疗服务，将中医特色转化为技术优势，提高医院核心竞争力。

【评价指标】

（一）建立健全院、科两级质量管理组织。

考核内容：

1. 医疗质量管理组织人员结构合理，院、科二级质量管理组织分工明确，协作机制健全。

2. 院长作为医院医疗质量管理第一责任人，领导医疗质量管理工作。

3. 医院医疗质量管理职能部门行使指导、检查、考核、评价和监督职能。

4. 科室主任全面负责本科室医疗质量管理工作。

5. 医疗质量管理实行责任追究制。

（二）实施全程医疗质量管理与持续改进。

考核内容：

1. 制定医疗质量管理和持续改进方案并组织实施。

2. 认真执行医疗质量和医疗安全的核心制度，如首诊负责制度、三级医师查房制度、疑难病例讨论制度、中医病例讨论制度、会诊制度、危重患者抢救制度、手术分级制度、术前讨论制度、死亡病例讨论制度、分级护理制度、查对制度、病历书写基本规范与管理制度、交接班制度、临床用血审核制度等，有效防范、控制医疗风险，及时发现医疗质量和安全隐患。

3. 加强医疗质量关键环节、重点部门和重要岗位的管理。

4. 加强全员质量和安全教育，牢固树立质量和安全意识，提高全员质量管理与改进的意识和参与能力。按照有关要求，严格执行中医、中西医结合等有关医疗技术操作规范和常规。医务人员“基础理论、基本知识、基本技能”必须人人达标。

5. 通过检查、分析、评价、反馈等措施，充分发挥中医特色优势，持续改进医疗质量。

6. 不断提高中医辨证论治水平、理法方药应用水平。

（三）医疗技术管理。

医院的医疗技术服务应与其功能、任务和业务水平相适应。开展的医疗技术应当是其执业诊疗科目内的成熟医疗技术，符合国家有关规定，并且具有相应的专业技术人员、支持系统，能确保技术应用的安全、有效。

考核内容：

1. 医疗技术管理符合国家有关规定。建立健全并贯彻落实医疗技术准入、应用、监督、评价制度，建立完善医疗技术损害处置预案。建立医疗技术风险预警机制，并组织实施。

2. 具有与开展的技术或项目相适应的技术力量、设备与设施，以及确保患者安全的方案。当技术力量、设备和设施发生改变，可能影响到医疗技术的安全和质量时，应当中止该技术。按规定进行评估后，符合规定的方可重新开展。

3. 对新开展的医疗技术的安全、质量、疗效、费用等情况进行全程追踪管理和评价，及时发现医疗技术风险，并采取相应措施，以避免医疗技术风险或将其降到最低限度。

4. 建立新开展的医疗技术档案，以备查。

5. 进行医疗技术科研，必须符合伦理道德规范，按规定审批。在科研过程中，充分尊重患者的知情权和选择权，并注意保护患者安全。同时，不得向患者收取相关费用。

6. 医院应当鼓励对中医药传统疗法的继承与发扬，积极探索临床诊疗新技术，不得应用未经批准或安全性和有效性未经临床实践证明的技术。

（四）重点中医专科质量管理与持续改进。

考核内容：

1. 制定专科建设发展规划、工作计划，并组织实施。

2. 学术（科）带头人及人才梯队应能满足专科中医内涵建设需要。

3. 制定发挥中医特色的具体措施，并组织实施。

4. 制定并不断完善常见病及特色病种诊疗常规，并在临床工作中执行。

5. 提高处理本专科急危重症的能力和诊疗质量，在急危重症救治中积极应用中医药。

6. 提高特色病种的辨证论治水平、诊断与鉴别诊断水平，提高检查与治疗的适宜性以及药物使用的安全性、合理性。

7. 提高重点专科中医治疗率。

8. 发挥重点中医专科的特色优势，积极研发能显著提高临床疗效的医疗机构中药制剂。

（五）主要专业部门质量管理与持续改进。

1. 非手术科室质量管理与持续改进。

考核内容：

（1）制定、完善常见病及特色病种中医、中西医结合诊疗常规并执行。

（2）持续提高诊断、治疗质量，包括：住院患者均有适宜的诊疗计划，诊断及中医辨证论治准确，治疗安全、及时、有效、经济。

（3）加强运行病历的监控与管理，重点检查与医疗质量和患者安全相关的内容。

（4）加强对卫生行政部门、中医药管理部门规定的单病种和本科前三位住院病种的质量管理。

（5）建立健全科室内的质量、安全管理制度及应急机制并执行。

（6）提高特色科室中医治疗率和其他科室中医、中西医结合治疗率。

2. 手术科室质量管理与持续改进。

考核内容：

（1）持续提高诊断、治疗质量，包括：住院患者均有适宜的诊疗计划，诊断及中医辨证论治准确，治疗安全、及时、有效、经济，积极开展特色中医药疗法。

（2）实行手术分级管理，落实重大手术报告、审批制度。

（3）严格执行大中型手术术前讨论制度，重点是术前诊断、手术适应证、术式、麻醉与输血选择、预防性应用抗菌药物等。

（4）围手术期管理措施到位。

术前：诊断、手术适应证明确，术式选择合理，患者准备充分，与患者签署手术和麻醉同意书、输血同意书等。手术查对无误。

术中：意外处理措施果断、合理，术中改变术式等及时告知家属或代理人等。

术后：术前诊断与病理诊断相符，并发症预防措施科学，术后观察及时、严密，早期发现并发症并妥善处理。

围手术期充分发挥中医药作用，以提高临床疗效，促进患者康复。

（5）麻醉安全管理。麻醉工作程序规范，术前麻醉准备充分，麻醉意外处理及时、正确，输血正确，麻醉复苏实施全程观察等。

（6）采取有效措施，缩短择期手术患者术前平均住院日。

（7）制定、完善常见病及特色病种中医、中西医结合诊疗常规并执行。

（8）加强运行病历的监控与管理，重点检查与医疗质量和患者安全相关的内容。

（9）加强卫生行政部门、中医药管理部门规定的单病种和本科前三位住院病种的质量管理。

（10）提高特色病种中医治疗率和其他病种中西医结合治疗率。

3. 门诊工作质量管理与持续改进。

考核内容：

（1）依据工作量及需求，合理安排专业技术人员，提高门诊确诊能力，保证门诊诊疗质量。

（2）规范门诊医疗文书书写。

（3）规范医疗证明文件管理。

（4）建立门诊疑难病例会诊制度，并组织实施。

4. 急诊质量管理与持续改进。

考核内容：

（1）急诊专业设置合理，人员相对固定。值班医师能够胜任急诊抢救工作。

（2）建立急诊、入院、手术“绿色通道”，急诊服务及时、安全、便捷、有效。急诊留观时间平均不超过 72 小时。重点检查急诊检验、放射、输血、药房、会诊、留观、手术、住院、转诊等环节。

（3）急诊抢救工作及时，由上级医师进行指导或主持。急危重症患者抢救成功率较高。

（4）加强运行病历的监控与管理，重点检查与医疗质量和患者安全相关的内容。

（5）急救设备齐备完好，满足急救工作需要，医护人员能够熟练、正确使用。急诊专业医护人员熟练掌握中、西医急诊知识和技能，并能正确应用。

（6）建立并不断完善中医、中西医结合急诊诊疗常规，并加以落实。

（7）提高急诊中医药使用率。

5. 重症监护病房质量管理与持

续改进。

考核内容：

（1）设置符合效率原则，人力资源配置专业化，保证临床工作需要。重点考核专业技术人员的业务水平及运用中医药知识技术的能力。

（2）医务人员坚守岗位，严密观察病情变化。

（3）严格执行患者入、出重症监护病房标准。

（4）加强运行病历的监控与管理，重点检查与医疗质量和患者安全相关的内容。

（5）提高中医药在重症抢救过程中的参与程度。

（6）设备、设施以及相关医技科室的服务能够保证临床工作需要。

6．传染病管理。

（1）严格执行传染病防治的法律、法规、规章和技术操作规范、常规，建立健全规章制度并组织实施，有效预防和控制传染病的传播和医源性感染。

（2）有专门部门或人员负责传染病疫情报告工作，并按照规定报告；具备网络直报条件的医院按照规定进行网络直报。

（3）感染性疾病科或传染病科建设符合规定。

（4）定期对工作人员进行传染病防治知识和技能的培训。

7．临床检验质量管理与持续改进。

考核内容：

（1）贯彻落实《病原微生物实验室生物安全管理条例》等有关规定。

（2）临床检验实验室集中设置，统一管理，资源共享。实验室管理统一标准，统一质控，保证质量。

（3）临床检验实验室布局与流程应当安全、合理，并符合医院感染控制和生物安全要求。

（4）临床检验项目满足临床需要，并能提供临床需要项目的24小时急诊检验服务。

（5）落实全面质量管理与改进制度，建立并执行标本核对制度，按照规定开展室内质控、参加室间质评。没有质控的临床检验项目或科研项目，不得以创收为目的，不得向临床出具检验报告。

（6）检验报告及时、准确、规范，有审核制度。

（7）遵守检验项目和检测仪器操作规程，定期校准检测系统，并及时淘汰经检定不合格的设备与试剂。

（8）患者、医师与护理人员对检验部门服务满意。

8．病理质量管理与持续改进。

考核内容：

（1）病理工作能够满足临床工作需要。

（2）建立并执行标本核对制度。

（3）病理报告及时、规范、准确，有审核制度。

（4）冰冻切片与石蜡切片的诊断符合率较高。

（5）病理切片、蜡块保存符合规定。

（6）患者、医师与护理人员对病理部门服务满意。

9．医学影像质量管理与持续改进。

考核内容：

（1）专业设置及其设备、设施满足临床需要，能提供临床需要项目的24小时急诊检查服务。

（2）执行技术操作规范，实行科学的质量控制标准，开展临床随访，定期进行质量评价。

（3）医学影像资料质量符合临床工作要求。

（4）报告及时、准确、规范，有审核制度。

（5）环境保护与个人防护达到标准。

（6）患者、医师与护理人员对医学影像部门服务满意。

10．药事质量管理与持续改进。

考核内容：

（1）贯彻落实《中华人民共和国药品管理法》、《医疗机构药事管理暂行规定》、《抗菌药物临床应用指导原则》和《处方管理办法（试行）》、《医疗机构中药饮片质量管理办法》等有关规定。

（2）药学部门布局合理，管理规范，具有提供中药服务的设备、设施，能为患者提供安全、及时、人性化的服务。

（3）药品供应满足临床需要。建立突发事件药品供应与药事管理机制。

（4）药学部门要建立“以病人为中心”的药学管理工作模式，开展以合理用药为核心的临床药学工作。制定、落实药事质量管理规范、考核办法并持续改进。

（5）药学专业技术人员负责合理用药的监督、指导、评价，开展药物安全性监测，特别是对用药失误、滥用药物的监测。指导医师开展药物不良反应监测和报告，开展抗菌药物临床应用监测，协助临床做好细菌耐药监测。为患者提供合理用药的咨询服务，积极推广个体化给药方案。

（6）药事部门的人力资源配置合理，能适应中医医院业务需要。禁止非药学专业技术人员从事药学技术工作。

（7）开展临床药学工作，建立临床药师制。临床药师数量合理，负责临床药物遴选、处方审核，参与查房、会诊等。

（8）加强对特殊管理药品的管理，包括毒性药品、麻醉药品、精神药品、放射药品购置、使用与安全保管。

（9）加强中药饮片采购的质量管理；严格中药饮片调剂、煎煮及医疗机构中药制剂的质量控制。

（10）患者与医师、护理人员对药学部门服务满意。

11．输血质量管理与持续改进。

考核内容：

（1）落实《中华人民共和国献血法》有关规定，执行《临床输血管理办法》、《临床输血技术规范》。医院严禁非法擅自采血。

（2）具备为临床提供24小时供血服务的能力，满足临床需要。

（3）建立质量监测、考核和信息反馈制度。

（4）制定、实施控制输血感染的方案，严格执行输血技术操作规范。

（5）落实临床用血申请、登记

制度，履行用血报批手续，执行输血前检验和核对制度。完善输血反应及输血感染疾病的登记、报告和调查处理制度。

(6) 掌握输血适应证，科学、合理用血。

12. 医院感染质量管理与持续改进。

考核内容：

(1) 根据国家有关的法律、法规、规章和规范、常规，制定并落实医院感染管理的各项规章制度。

(2) 医院的布局、设施和工作流程符合医院感染预防与控制的要求。

(3) 落实医院感染的监测、诊断和报告制度。

(4) 加强对医院感染控制重点部门的管理，包括感染性疾病科、口腔科、手术室、重症监护室、新生儿病房、产房、内窥镜室、血液透析室、导管室、临床检验部门和消毒供应室等。

(5) 医务人员严格执行无菌技术操作、消毒隔离工作制度、手卫生规范。

(6) 按规定可以重复使用的医疗器械，应当进行严格的消毒或者灭菌。

(7) 合理使用抗菌药物，开展耐药菌株监测。

13. 病案质量管理与持续改进。

考核内容：

(1) 贯彻落实《医疗事故处理条例》、《医疗机构病历管理规定》、《中医、中西医结合病历书写基本规范（试行）》等有关规定。

(2) 医疗文书书写及时、准确、完整、规范。

(3) 建立、健全病历全程质量监控、评价、反馈制度，提高甲级病历率。

(4) 建立病案管理制度并组织落实。

(5) 为医疗、教学、科研提供相关服务；按规定为患者或其代理人、卫生行政部门、中医药管理部门、医学会、保险机构、公安司法等部门复印或复制病历资料，并按规定保护患者隐私。

（六）护理质量管理与持续改进。

1. 健全护理管理组织体系。

考核内容：

(1) 根据医院的功能任务，建立完善的护理管理组织体系。

(2) 护理管理部门实行目标管理责任制，职责明确。

(3) 护理管理部门结合医院实际情况，制定护理工作制度，并有相应的监督与协调机制。

(4) 设置护理质量管理委员会进行护理质量管理。

(5) 有院内紧急意外事件的应急预案。

2. 护理人力资源管理。

考核内容：

(1) 对各级各类护士的资质、各岗位的技术能力有明确要求。对各护理单元护士人力的配置有明确的原则与标准，确保满足实施等级护理的质量与病人安全的需要。

(2) 有紧急状态下对护理人力资源调配的方案。

(3) 西医院校毕业的护士应接受至少100学时的中医基础知识与技能培训。

(4) 有各级各类护士的在职培训计划。

(5) 实施对护士的绩效考核和工作评价。

3. 建立健全护理管理与业务工作制度。

考核内容：

(1) 有健全的护理工作制度、护理常规、操作规程等文件或手册，并有执行与监督的体制。

(2) 各护理岗位护士明确岗位职责和工作标准。

(3) 落实相关护理工作制度、护理常规、操作规程。

4. 制定并落实护理质量考核标准、考核办法和持续改进方案。

考核内容：

(1) 建立并实施基础护理质量评价标准。

(2) 建立并实施专科护理质量标准。

(3) 建立质量可追溯的机制，定期与不定期对护理质量标准进行效果评价，并能体现在持续改进的过程中。

(4) 按照《病历书写基本规范（试行）》进行护理文件书写，有定期的质量评价。

(5) 有重点护理环节的管理、应急预案与处理程序。

5. 以病人为中心，开展基础护理服务和护理专业技术服务。

考核内容：

(1) 临床护理工作体现人性化服务，体现患者知情同意与隐私保护的责任。

(2) 基础护理与等级护理的措施到位。

(3) 护士对住院患者的临床用药、治疗提供规范服务。

(4) 对围手术期的患者有规范的术前访视和术后支持服务制度与程序。

(5) 提供适宜的康复和健康指导。

(6) 各种医技检查的护理措施到位。

(7) 严格执行医嘱，密切观察病情，根据要求正确记录。

6. 中医护理开展情况及质量管理。

考核内容：

(1) 开展整体护理与辨证施护。

(2) 建立完善专病中医护理常规与中医护理技术操作规程，并加以执行。

(3) 在专科（专病）中开展中医特色护理。

7. 急危重症患者的护理质量。

考核内容：

(1) 对急危重患者有护理常规，措施具体，记录规范完整。

(2) 护理管理部门对急诊科、重症监护病房、手术室、血液净化等部门进行重点管理，定期检查、改进。

(3) 能够保证监护与抢救仪器设备使用中的有效性和消毒与灭菌的可靠性。

(4) 保证对危重患者实施安全的护理操作。

(5) 建立并完善护理查房、护理会诊、护理病例讨论制度。

8. 护理差错报告和管理制度。

考核内容：

(1) 建立与实施护理差错报告和管理制度。

(2) 完善专项护理质量管理制度，如各类导管脱落、病人跌倒、压疮等。

(3) 能够应用对护理差错评价的结果，改进相应的运行机制与工作流程、工作制度。

9. 手术室与中心供应室的管理。

考核内容：

(1) 手术室与中心供应室工作流程合理，符合预防和控制医院感染的要求。

(2) 制定并实施相关的工作制度、程序、操作常规。

(3) 主动配合临床工作，满足临床需要。

三、医疗安全

医院应当采取有效措施，加强医疗服务全程的安全监督管理，保障就诊者、工作人员以及其他来院人员的安全，特别是要有效预防医疗事故以及其他意外事故所造成的人身损害。

【评价指标】

(一) 医疗服务安全。

考核内容：

1. 加强医疗服务安全管理，坚持“严格要求、严密组织、严谨作风”，开展医疗服务安全监督、评价、改进工作。

2. 开展全员医疗服务安全教育，树立医疗服务安全意识。

3. 定期开展医疗质量和医疗服务安全分析，努力减少医疗安全隐患。

4. 研究、分析重大医疗过失行为和医疗事故，改进医疗服务质量、提高医疗服务安全。

5. 有防范非医疗因素引起的意外伤害事件的措施。

6. 有保护医务人员职业安全的措施。

(二) 建筑、设备、设施安全。

考核内容：

1. 医院的建筑应当符合有关规范的规定。

2. 医院设备、设施安全运转，防止漏电、漏气、漏水等。

3. 消防通道畅通，无障碍。消防设备齐全，标志醒目，专人管理，设有消防预警系统。有火灾事故的应急预案并定期演练。遇紧急状态时应有与外界通讯联络的可靠方式和安全畅通的疏散路线。

4. 具有双路供电系统和自备发电配送能力，保证手术室、导管室、产房、重症监护病房、急诊科、血液透析室、输血科（血库）等部门的用电需要。

5. 医疗废物及污水处理符合有关规定。

(三) 危险物品及要害部门安全。

考核内容：

1. 建立医用放射性物质、剧毒试剂等危险物品的安全管理制度并认真落实。

2. 有处理放射事故等意外事件的预案。

3. 加强对放射科、检验科、医用氧舱、同位素室、氧气供应室、危险品仓库、配电室、压力容器及电梯等重要部门的安全管理。

四、医院服务

坚持“以病人为中心”，树立良好的服务理念和意识，加强职业道德和医德医风建设，充分体现尊重患者、关爱患者、方便患者、服务患者的人文精神。要不断改善服务态度，转变服务作风，做到服务形式多样化和规范化，服务流程合理、便捷，医疗收费合理、透明，并持续改进。尊重和维护患者的合法权益，构建和谐的医患关系，不断满足患者的医疗服务需求。

【评价指标】

(一) 维护患者合法权益。

考核内容：

1. 能够提供多层次的医疗护理服务，满足患者不同层次的需求。

2. 尊重和维护患者的知情同意权、隐私权、选择权等权利。按照法律、法规、规章等有关规定，进行临床试验、药品试验、医疗器械试验、手术、麻醉、输血以及特殊检查、特殊治疗等，应当事先获得患者的书面知情同意。进行医患沟通时，应当使用患者及其家属易于接受的方式和理解的语言。在医疗服务过程中，应当保护患者的隐私。

3. 适时发布有关医疗服务信息，如单病种平均住院日、单病种费用等。

4. 建立并落实医患沟通制度。

5. 及时、妥善处理和反馈患者的投诉。

6. 尊重患者的民族风俗习惯及宗教信仰。

(二) 服务行为和医德医风。

考核内容：

1. 贯彻落实法律、法规、规章等有关规定。尊重、关爱患者，主动、热情、周到、文明服务患者。

2. 有医德医风建设的制度、奖惩措施并认真落实。

3. 严禁使用无批号、过期、变质、失效药品，或者擅自生产、销售、使用未经批准的制剂。

4. 不得索要、收受患者红包、物品、有价证券和谋取其他不正当利益。

5. 不得索要、收受医疗器械、药品、试剂等生产、销售企业或人员以各种名义、形式给予的回扣、统方费、开单提成等。

6. 严禁通过介绍患者到其他单位检查、治疗或购买药品、医疗器械等收取回扣或提成。

7. 严禁利用回扣或提成以及其他不正当手段诱使其他医疗机构及其医务人员转诊患者。

8. 严禁推诿、拒诊患者。

9. 患者和社会对医疗服务比较满意。

(三) 服务环境和服务流程。

考核内容：

1. 门诊应当提供就诊咨询、导诊以及其他便民服务。

2. 服务环境和设施清洁、舒适、温馨，服务标识规范、清楚、醒目。

3. 入院与出院、诊断与治疗、转科与转院等连续性服务流程合理、便捷。

4. 优化流程，简化环节。挂号、划价、收费、取药、采血等服务窗口的数量、布局合理，缩短患者等候时间。

5. 采取有效措施，提高医技科室工作效率，缩短出具检验、检查报告时间。

6. 会诊医师按规定及时到位。

（四）严格价格管理，杜绝不合理收费。

1. 因病施治，合理检查，合理用药，合理收费。无自定收费项目、超标收费、重复收费、分解收费和比照项目收费等现象。

2. 不得设立账外账和“小金库”。严禁将医务人员的收入与科室经济效益挂钩。

3. 执行国家有关药品、高值耗材集中招标采购政策规定，对中标药品、高值耗材按照合同采购，合理使用。

4. 不得向患者收取有关临床试验、药品试验、医疗器械试验以及为评价试验效果进行的相关检验、检查费用。

5. 实行医疗服务价格公示制度。向社会公开收费项目和标准，建立完善价格公示制、查询制、费用清单制，提高收费透明度。能够及时答复患者的费用查询。

6. 费用结算方式便捷。

五、医院绩效

医院应当遵循社会主义市场经济和医疗卫生事业发展的内在规律，始终把社会效益放在首位，履行社会责任和义务。加强科学、规范管理，建立良好的激励与约束机制，开源节流，加强成本核算，充分利用现有资源，不断提高医院的效率，保障人民健康。

【评价指标】

（一）社会效益。

考核内容：

1. 在医疗服务过程中，始终把社会效益放在首位，履行相应的社会责任和义务。

2. 认真完成卫生下乡、支农、对口支援贫困地区、组派救灾医疗队等政府指令性任务，积极参加政府组织的社会公益性活动。

3. 承担突发公共卫生事件和重大灾害事故紧急救治任务。

4. 积极开展健康教育、科普宣传，普及防病知识，不断提高公民健康意识。

（二）工作效率。

考核内容：

1. 医院年门诊人次、急诊人次、急诊抢救人次、手术人次、入出院人次。

2. 医师人均每日担负诊疗人次，医师年均出院人次，医师人均每日担负住院床日。

3. 平均住院日、平均开放病床数、实际开放总床日数、实际占用总床日数、出院者占用总床日数、病床使用率、病床周转次数。

4. 门诊患者人均医疗费用、门诊患者人均药品费用、住院患者人均医疗费用、住院患者人均药品费用、住院床日平均费用、门诊处方人均费用与上年度的比较。

（三）经济运行状态。

考核内容：

1. 药品收入及占总收入的百分比，其中中药收入占药品收入比例，中药饮片收入占药品收入比例，院内中药制剂收入占药品收入比例。药品进销差价收入及占总收入的百分比，与上年度的比较。

2. 单价在2000元以上的一次性耗材收入占医疗收入的百分比。

3. 医疗服务收入占业务收入的百分比及与上年度的比较。

4. 百元业务收入的业务支出、每职工平均业务收入、人员经费占业务支出比例。

5. 资产负债率、固定资产净值率、固定资产增长率、净资产增长率、流动资产收益率、固定资产收益率。

6. 流动比率和速动比率。

7. 成本核算。

六、中医医院部分评价指标

（一）一般指标。

1. 卫生技术人员占职工人数的比例。

2. 中医类医师占医师的比例。

3. 中药专业技术人员占药剂人员总数比例。

4. 重点中医专科数量，其门诊量占全院门诊量的比例。

5. 中医特色专病门诊数量，其门诊量占全院门诊量的比例。

6. 开展中医诊疗技术的项目数。

7. 医院感染率。

8. 医院感染漏报率。

9. 无菌物品灭菌率。

10. 消毒物品合格率。

11. 医疗事故发生件数、等级、责任程度。

12. 法定传染病报告率。

13. 重大医疗过失行为和医疗事故报告率。

14. 挂号、划价、收费、取药、采血等服务窗口等候时间。

15. 临床试验、药品试验、医疗器械试验、手术、麻醉、特殊检查、特殊治疗履行患者告知率。

16. 完成政府指令性任务比例。

17. 病人对医院的满意度。

18. 职工对医院管理组织机构和领导工作满意度。

19. 患者、医师与护理人员对检验科服务满意度。

20. 患者、医师与护理人员对医学影像部门服务满意度。

21. 患者与医师、护理人员对药学部门服务满意度。

22. 患者、医务人员对医院后勤服务满意度。

23. 社会对医疗服务满意度。

（二）临床科室质量管理指标。

1. 入出院诊断符合率。

2. 平均住院日。

3. 择期手术患者术前平均住院日。

4. 病床使用率。

5. 病床周转次数。

6. 药品收入占总收入比例。

7. 手术前后诊断符合率。

8. 无菌手术切口甲级愈合率。

9. 无菌手术切口感染率。

10. 麻醉死亡率。

11. 临床主要诊断、病理诊断符合率。

12. 甲级病历率。

13. 辨证论治优良率。

14. 中成药辨证使用率。

15. 中医治疗率。

16. 中西医结合治疗率。

17. 提供24小时急诊服务的二级临床学科。

18. 急诊应用中医诊疗技术项目

数量。

19. 急危重症抢救成功率。

20. 急重症中医治疗率。

21. 急危重症中西医结合治疗率。

22. 急救物品完好率。

23. 普通门诊具有主治医师以上专业技术职务任职资格的本院医师比例。

24. 院内急会诊到位时间。

25. 急诊留观时间。

（三）病案管理指标。

1. 住院病案提取正确率。

2. 病案借阅归还率。

3. 住院病案及时归档率。

（四）护理指标。

1. 护理人员中具备大专及以上学历者占护理人员总数的比例。

2. 西医院校毕业的护理人员系统学习中医的比例。

3. 护理继续教育合格率。

4. 每床护士人数。

5. 基础护理合格率。

6. 危重患者护理合格率。

7. 医疗器械消毒灭菌合格率。

8. 护理技术操作考核合格率。

9. 年压疮发生率。

（五）医技科室指标。

1. 大型X光机检查阳性率。

2.CT检查阳性率。

3.MRI检查阳性率。

4. 辅助检查自预约到出具检查结果时间。

5. 检验、心电图、超声、影像常规检验检查项目自检查开始到出具结果时间。

6. 术中冰冻病理自送检到出具结果时间。

7. 成分输血率。

8. 全血和成分输血适应证合格率。

9. 临床检验室内质控、室间质评项目及结果。

（六）药剂管理指标。

1. 麻醉处方合格率。

2. 门诊处方（西药、中成药、汤药）合格率。

3. 急诊中药调剂煎煮时间。

4. 门诊中药饮片处方数占门诊量的比例。

5. 中药饮片调剂质量。

七、三级中医医院指标参考值（二级中医医院指标参考值由各地自行制定）

（一）一般指标。

1. 卫生技术人员占总人数≥70%。

2. 中医类医师占医师的比例≥70%。

3. 中药专业技术人员占药剂人员总数≥70%。

4. 重点中医专科≥3个。

5. 中医专病门诊≥30个。

6. 开展中医诊疗技术项目数≥22项。

7. 医院感染率≤10%。

8. 医院感染漏报率≤20%。

9. 物品消毒合格率100%。

10. 法定传染病报告率100%。

11. 重大医疗过失行为和医疗事故报告率100%。

12. 挂号、划价、收费、取药、采血等服务窗口等候时间≤10分钟，中药饮片调剂等候时间≤20分钟。

13. 临床试验、药品试验、医疗器械试验、手术、麻醉、特殊检查、特殊治疗履行患者告知率100%。

14. 完成政府指令性任务比例100%。

15. 病人对医院的满意度≥85%。

16. 职工对医院管理组织机构和领导工作满意度≥80%。

17. 患者、医师与护理人员对检验科服务满意度≥90%。

18. 患者、医师与护理人员对医学影像部门服务满意度≥90%。

19. 患者与医师、护理人员对药学部门服务满意度≥90%。

20. 患者、医务人员对医院后勤服务满意度≥90%。

21. 社会对医疗服务满意度≥90%。

（二）临床科室质量管理指标。

1. 入、出院诊断符合率≥90%。

2. 平均住院日≤21天。

3. 择期手术患者术前平均住院日≤3天。

4. 病床使用率≥90%。

5. 病床周转次数≥17次/年。

6. 药品收入占总收入比例≤55%。

7. 手术前后诊断符合率≥95%。

8. 无菌手术切口甲级愈合率≥97%。

9. 无菌手术切口感染率≤0.5%。

10. 麻醉死亡率≤0.02%。

11. 临床主要诊断、病理诊断符合，率≥60%。

12. 甲级病历率≥90%。

13. 辨证论治优良率≥90%。

14. 中成药辨证使用率≥90%。

15. 中医治疗率（各省根据本地情况及不同科室自行制定）。

16. 中西医结合治疗率（各省根据本地情况及不同科室自行制定）。

17. 提供24小时急诊服务的二级临床学科≥4个。

18. 急诊应用中医诊疗技术≥3项。

19. 急危重症抢救成功率≥80%。

20. 急重症中医治疗率（各省根据本地情况及不同科室自行制定）。

21. 急危重症中西医结合治疗率≥30%。

22. 急救物品完好率100%。

23. 普通门诊具有主治医师以上专业技术职务任职资格的本院医师比例≥60%。

24. 院内急会诊到位时间≤10分钟。

25. 急诊留观时间≤48小时。

（三）病案管理指标。

1. 住院病历提取正确率100%。

2. 病案借阅归还率100%。

3. 住院病案及时归档率100%。

（四）护理指标。

1. 护理人员中具备大专及以上学历者占40%。

2. 西医院校毕业的护理人员中系统学习中医护理人员的比例≥95%。

3. 护理继续教育合格率100%/每年。

4. 病房0.4名护士/床，ICU病房1.5～2名护士/床。

5. 基础护理合格率≥90%。

6. 危重患者护理合格率≥90%。

7. 医疗器械消毒灭菌合格率100%。

6. 护理技术操作考核合格率≥95%。

7. 年压疮发生率≤1%。

（五）医技科室指标。

1. 大型X光机检查阳性率≥70%。

2. CT检查阳性率≥70%。

3. MRI检查阳性率≥70%。

4. 检验、心电图、超声、影像常规检验检查项目自检查开始到出具结果时间≤30分钟。

5. 术中冰冻病理自送检到出具结果时间≤30分钟。

6. 成分输血率≥85%。

7. 全血和成分输血适应证合格率≥90%。

8. 临床检验室内质控、室间质评项目及结果。

临床化学室间质评全年平均及格（VIS≤120）。

血液学室间质评全年平均及格（改良偏离指数DI≤2）。

免疫室间质评全年平均成绩在全国平均水平以上。

细菌室间质评全年鉴定正确率≥80%。

9. 大型设备检查项目自开具检查报告申请单到出具检查结果时间≤48小时。

（六）药剂管理指标。

1. 麻醉处方合格率100%。

2. 门诊处方（西药、中成药、汤药）合格率≥95%。

3. 急诊中药调剂煎煮≤2小时。

4. 门诊中药饮片处方占门诊量的比例≥30%。

5. 中药饮片调剂分剂量误差≤±5%。

注：部分统计指标计算方法及说明

1. 病床使用率：是指“实际占用总床日数”与“实际开放总床日数”之比。

2. 病床周转次数：是指“出院人数”与“平均开放床位数”之比。

3. 平均住院日：是指“出院者占用总床日数”与“出院人数”之比。

4. 实际开放总床日数：指年内医院各科每日夜晚12点钟开放病床数之总和，不论该床是否被患者占用，都应计算在内。包括因故（如消毒、小修理等）暂时停用的病床，不包括因医院病房扩建、大修理或粉刷而停用的病床及临时增设的病床。

5. 实际占用总床日数：指医院各科每日夜晚12点钟实际占用病床数（即每日夜晚12点钟的住院人数）之总和。包括实际占用的临时床位，患者入院后于当晚12点钟以前死亡或因故出院所占用的床位。

6. 平均开放病床数：即实际开放总床日数/本年日历日数（365）。

7. 出院者占用总床日数：指出院者（包括正常分娩、未产出院、住院经检查无病出院、未治出院及健康人进行人工流产或绝育手术后正常出院者）住院日数的总和。

8. 急危重症抢救成功率：指急危重患者抢救成功人次数与抢救总人次数之比。

9. 入出院诊断符合率：［诊断符合患者数/（出院患者数－疑诊患者数）］×100%。

10. 手术前后诊断符合率：指手术前后诊断符合人数与手术患者总人数之比。

11. CT检查阳性率：指CT检查中检出阳性的人次数与CT检查总人次数之比。

12. 药品收入占总收入比例：指药品收入与总收入之比。

13. 总收入：指单位为开展业务及其他活动依法取得的非偿还性资金。总收入包括财政补助收入、上级补助收入、医疗收入、药品收入和其他收入等。

14. 药品收入：指医疗机构在开展医疗业务活动中所取得的中、西药品收入。

15. 门诊患者人均医疗费用：又称每诊疗人次医疗费用。即（医疗门诊收入＋药品门诊收入）/总诊疗人次数。

16. 住院患者人均医疗费用：又称出院者人均医疗费用。即（医疗住院收入＋药品住院收入）/出院人数。

17. 医师人均每日担负诊疗人次：即（诊疗人次数/平均医师人数）/251。

18. 医师人均每日担负住院床日：是指（实际占用总床日数/平均医师人数）/365。

19. 法定传染病报告率：指医疗机构在某一时期内法定传染病报告病例数占总病例数（漏报病例数＋已报告病例数）的百分比。

卫生部应对流感大流行准备计划与应急预案（试行）

国中医药办发［2005］38号

流行性感冒（简称流感）是由流感病毒引起的急性呼吸道传染病。流感病毒分为甲、乙、丙三型，其中甲型流感病毒易发生变异，包括亚型内的变异（即抗原漂移）和新亚型的出现或旧亚型的重现（即抗原转变）。流感大流行是指当甲型流感病毒出现新亚型或旧亚型重现，人群普遍缺乏相应免疫力，造成病毒在人群中快速传播，从而引起流感在全球范围的广泛流行。流感大流行具有发病率和病死率高、传播迅速和波及范围广的特点。

流感大流行与两次大流行之间因病毒亚型内的变异所引起的局部

地区流行相比，危害后果明显不同。20世纪人类曾发生过4次流感大流行，即1918～1919年的“西班牙流感”、1957～1958年的“亚洲流感”、1968～1969年的“香港流感”和1977年的“俄罗斯流感”。每次大流行都给人类生命财产和经济发展带来灾难性打击。

中国是发展中国家，幅员辽阔，人口众多、流动性大，历史上曾是流感大流行首先袭击的地区。加之，我国医疗服务和公共卫生基础仍较为薄弱，疾病监测系统尚不完善，疫苗、药品研制生产能力落后。如果在流感大流行前不做好充分准备，一旦发生流感大流行，必然会造成社会和群众的恐慌，使经济活动和社会生活遭受沉重打击，甚至引发社会动荡。为了有效应对流感大流行，充分做好大流行前的准备工作和大流行发生之后的应急反应，在参考世界卫生组织（WHO）的《国家流感大流行计划指南》基础上，卫生部组织制定了《卫生部应对流感大流行准备计划与应急预案》。

一、总则

（一）目的。

为认真做好应对流感大流行监测、疫苗、药物和公共卫生干预等准备工作，有序高效地落实流感大流行发生时的应急处理工作，最大程度地减少流感大流行对公众健康和社会造成的危害，保障公众身心健康和生命安全，维护社会稳定和经济发展，特制定本预案。

（二）工作原则。

预防为主，立足准备　坚持“预防为主”的工作方针，积极组织落实应对流感大流行的各项准备工作。

指挥有力，协调有序　坚持政府的统一领导和指挥，积极协调各级、各部门落实应对流感大流行的准备工作和应急处理工作。

加强能力，立足自身　加强人员、技术和物资准备，主要依靠本国力量做好应对流感大流行的准备工作和应急处理工作。

及时预警，有效应对　加强流感大流行的监测预警能力，依靠科学技术，及时做好应对流感大流行的各项工作。

（三）编制依据。

《中华人民共和国传染病防治法》；

《中华人民共和国国境卫生检疫法》；

《中华人民共和国药品管理法》；

《突发公共卫生事件应急条例》；

《中华人民共和国药品管理法实施条例》；

《疫苗流通和预防接种管理条例》；

《国内交通卫生检疫条例》；

《国家突发公共卫生事件应急预案》；

《世界卫生组织国家流感大流行计划指南》。

（四）适用范围。

本预案适用于应对流感大流行的准备工作及流感大流行发生后的应急处理工作。

其他流感疫情的应急处理工作按照《国家突发公共卫生事件应急预案》和有关防治方案执行。

（五）应对流感大流行阶段划分和应急反应分级。

根据应对流感大流行工作的特点，将应对流感大流行工作划分为3个阶段，即准备阶段、大流行阶段和结束阶段。

依据《国家突发公共卫生事件应急预案》中突发公共卫生事件分级规定，按照新亚型流感病毒疫情发生和流行的性质、危害程度和波及范围，将新亚型流感病毒疫情划分为一般（Ⅳ级）、较大（Ⅲ级）、重大（Ⅱ级）和特别重大（Ⅰ级），依次用蓝色、黄色、橙色和红色进行预警，分别实行Ⅳ级、Ⅲ级、Ⅱ级和Ⅰ级应急反应。

流感大流行各阶段由卫生部组织有关专家判定。新亚型流感病毒疫情的分级、预警和相应的应急反应认定、宣布和终止，按照《国家突发公共卫生事件应急预案》执行。

卫生部就疫区的划定和宣布向国务院提出建议，县以上卫生行政部门就当地疫区的划定和宣布向本级政府提出建议。

1．准备阶段。

准备阶段是指流感大流行发生前的阶段。人类新亚型流感病毒并不一定最终导致流感大流行的发生，但由于其潜在的大流行威胁，必须做出相应的应急反应。因此，应对大流行的准备阶段包括下列几种情况及应急反应级别。

（1）无应急反应阶段：无新亚型流感病毒报告。

（2）蓝色预警，Ⅳ级应急反应阶段：人类标本中分离出新亚型流感病毒，但未产生特异性抗体应答，或虽产生特异性抗体应答却未出现临床症状。

（3）黄色预警，Ⅲ级应急反应阶段：人类感染新亚型流感病毒并发病，但未发生人传人。

（4）橙色预警，Ⅱ级应急反应阶段：新亚型流感病毒在人与人之间传播，但传播范围相对局限。

2．大流行阶段，红色预警，Ⅰ级应急反应阶段。

出现下列两种情况之一，即为大流行阶段。

（1）新亚型流感病毒在人群中持续快速地传播；

（2）世界卫生组织宣布发生流感大流行。

3．结束阶段。

全国流感大流行得到有效控制，由卫生部组织专家，并结合世界卫生组织的有关意见判定大流行结束。

二、组织指挥体系及职责

（一）流感大流行准备工作领导小组。

卫生部成立全国流感大流行准备工作领导小组，卫生部分管领导任组长，成员包括办公厅、应急办、医政司、疾控司、科技司、国际司、中国疾病预防控制中心、中国医学科学院、中华医学会、中华预防医学会等部门和单位主要负责人。领导小组下设办公室，负责大流行准备工作的日常事务。

（二）准备工作领导小组职责。

1．领导、协调全国卫生行政部门、疾病预防控制机构和医疗机构做好流感大流行预防控制和医疗准备工作。

流感大流行阶段划分和应急反应分级简明表

阶段划分	说明	应急反应分级
准备阶段	无新亚型流感病毒报告	无应急反应
	人类标本中分离出新亚型流感病毒，但未产生特异性抗体应答，或虽产生特异性抗体应答却未出现临床症状	蓝色预警，Ⅳ级应急反应
	人类感染新亚型流感病毒并发病，但未发生人传人	黄色预警，Ⅲ级应急反应阶段
	新亚型流感病毒在人与人之间传播，但传播范围相对局限	橙色预警，Ⅱ级应急反应
大流行阶段	国内新亚型流感病毒在人群中持续快速地传播，或WHO宣布发生流感大流行。	红色预警，Ⅰ级应急反应
结束阶段	大流行结束	终止应急反应

流感大流行阶段划分和应急反应分级示意图

大流行阶段划分	准备阶段			大流行阶段	结束阶段
人类新亚型流感病毒	分离出	确定感染	人传人	暴发	
应急反应	Ⅳ级	Ⅲ级	Ⅱ级	Ⅰ级	

(1) 建立有效的工作机制、责任制和责任追究制；

(2) 制定应对流感大流行年度准备工作计划；

(3) 加强流感监测工作和监测系统建设；

(4) 做好医疗救治和公共卫生干预准备工作；

(5) 定期组织卫生部流感防治专家组分析、评估流感疫情，及时鉴定和评估新流感病毒。

(6) 定期对准备工作落实情况进行督导检查。

2. 配合国务院有关部门，建立流感监测信息交流机制和渠道；共同加强疫苗生产能力准备，加强疫苗研发和生产；做好流感大流行药品储备和生产能力准备，加强抗流感病毒药物研发和生产；积极开展流感预防控制技术科学研究；加强与国际组织的技术合作和交流。

3. 及时公布有关流感监测信息，发出预警，提出相关措施建议。

(三) 准备工作领导小组工作机制。

全国流感大流行准备工作领导小组要定期召开会议，及时了解准备工作进展情况，协调解决大流行准备工作中存在的问题，根据科学技术进步和实践经验，及时更新预案，保持预案科学性、实用性和指导性；通过简报等形式，交流准备工作进展情况；通过组织监督检查，督促有关部门落实措施；领导小组各成员单位指定专门部门和人员负责，并确保信息和政令的畅通。

(四) 应急指挥组织。

按照《国家突发公共卫生事件应急预案》的规定，卫生部负责组织、协调应急处理工作，并根据应急处理工作的需要，向国务院提出成立全国突发公共卫生事件应急指挥部的建议。

三、准备

在特定的时间内，不同国家和不同地区会处于应对流感大流行的不同阶段，因此，准备工作是个连续的过程，并贯穿于应对流感大流行工作的始终，其间无明显界限。

(一) 监测。

在卫生部和各级卫生行政部门的统一领导下，国家及各级疾病预防控制中心负责加强流感疫情监测预警系统的建设，提高监测系统质量。

1. 监测系统建设。

国家流感中心要建立符合生物安全要求的实验室（包括高致病性禽流感病毒的实验室）；建立国家流感毒株分子生物学信息库；具备快速分离鉴定新、老毒株及变异株的技术；承担全国流感病毒鉴定、分析、评估和对省级、地市级流感监测的技术咨询和指导；提供足够的标准化检测试剂。

建立流感监测区域性中心，承担邻近省份流感监测技术指导工作，协助国家流感中心开展流感病毒株的抗原性和基因序列分析，协助国家流感中心做好全国流感监测技术培训、指导和研究工作。

各省疾病预防控制中心要建立符合生物安全要求的、专用的流感实验室；配备足够的实验室和流行病学专业人员；提高病毒分离、鉴定及抗原变异的分析能力、现场快速检测能力；加强流感暴发流行病学调查和监测信息综合分析能力。

市、县疾病预防控制中心逐步建立符合生物安全要求的流感实验室，加强现场快速检测和病毒分离能力。

县级以上卫生行政部门指定的医疗机构要按照疾病预防控制机构流感监测工作要求，配备专门人员负责流感监测工作，做好流感样病例（体温≥38℃，伴有咽痛或咳嗽症状之一的病例）的采样、标本的登记和送检工作。

对需要审批认证的实验室（如高致病性禽流感病毒操作所需P3实验室），有关部门要加快审批进度。

2. 监测工作内容。

按照《全国流感、人禽流感监测实施方案》的规定和要求，各级疾病预防控制中心、医疗机构要认真做好流感病原学和流行病学监测、暴发疫情监测、人间禽流感应急监测工作。

医疗机构要按有关要求，采集流感样病人标本，及时送流感实验室进行病毒分离工作；疾病预防控制机构流感实验室接到标本后，及时组织实验室检测和病毒分离，并报告结果。

3. 报告。

按照《传染病防治法》、《突发公共卫生事件应急条例》等有关法律法规和《全国流感、人禽流感监测实施方案》等规范性文件的要求和规定进行报告。

4. 信息交流。

中国疾病预防控制中心负责利用全国传染病疫情网络直报技术平台建立“全国流感、人禽流感监测信息管理系统”，对流感病原学和流行病学监测信息进行综合管理。国家和省疾病预防控制中心要定期分析流感监测信息，建立周报制度，及时报告卫生部和省级卫生行政部门，及时反馈各地疾病预防控制中心和有关医疗机构。

卫生部负责协调与国务院有关部门建立流感监测信息交流和合作机制，及时互通流感监测相关信息。

与世界卫生组织保持信息沟通，及时收集分析全球流感监测信息。

5. 新亚型流感病毒的确认。

国内报告发现人类病例中分离出新亚型流感病毒，需国家流感中心和至少一个流感分中心或一个其他部门流感实验室共同确认。

（二）流感疫苗准备。

1. 疫苗生产能力和潜力评估。

有关部门开展对国内流感疫苗生产能力和潜力的调查和评估工作，为提高国内流感疫苗生产能力提供信息。

2. 疫苗生产能力准备。

有关部门制定流感疫苗生产研制国家扶持的相关政策，以提高生产厂家研制和生产流感疫苗的积极性；向公众普及流感疫苗接种知识，扩大疫苗接种覆盖率；重点支持流感疫苗开发、研制工作，发展多种类型和多种接种途径（适合大面积使用）的疫苗；建立和健全疫苗质量管理体系，提高疫苗质量，降低疫苗生产成本，做好新亚型疫苗研发技术和生产能力的储备。

有关部门完善流感疫苗研发、生产政策，建立有效的工作机制，以保证新型流感病毒疫苗及早供应。

3. 疫苗使用优先人群。

大流行期间的疫苗使用，优先考虑保护为社会提供基本服务的人群和老人、儿童等高危人群，降低流感新亚型的发病率和死亡率。

（三）抗流感病毒药物准备。

1. 药物储备。

卫生部负责拟定药物储备的品种和数量，报送国家有关部门负责储备。药物储备和调用按照国家发改委《国家医药储备应急预案》规定执行。

2. 药物生产能力和潜力的评估。

有关部门开展对国内生产厂家抗流感病毒药物生产能力和潜力的调查和评估，为提高国内药物生产能力提供信息。

3. 药物生产能力准备。

有关部门组织制定抗流感病毒药物生产国家扶持的相关政策，以提高生产厂家药物研制和生产的积极性。开展预防和治疗抗病毒药物、中药的科研工作。

4. 药物使用策略。

抗流感病毒药物优先用于临床患者的治疗，预防用药优先使用人群包括老人、儿童、职业高危人群及患有慢性疾病免疫功能低下的人群等。

药品使用和预防性用药由疾病预防控制中心负责，治疗性用药由乡镇及以上医疗机构负责。药物使用严格按照药物使用说明书。

（四）医疗救治机构准备。

各级卫生行政部门指定定点医疗救治机构，收治新亚型流感病毒感染病例和流感大流行发生后的危重病人，并制定启动临时医疗救治点的工作预案。

（五）人员准备。

各级卫生行政部门负责组建由流行病学、临床医学、实验室检测等专家参加的技术指导组和以临床医学专家为主的医疗救治专家组，负责本辖区流感防治工作业务技术指导和人员培训，指导做好病人诊断、救治和疫情的调查处理工作。

定点医疗救治机构要成立医疗救治专家组负责危重病人的救治。

各级疾病预防控制机构应当组建由素质高、业务精的流行病学、消毒、实验室检测等专业人员参加的疫情应急调查处理小分队。

（六）技术准备。

各级卫生行政部门负责组织对专业技术人员培训，专业人员应当熟悉并掌握诊断标准、鉴别诊断、治疗原则、消毒、隔离、防护措施和技术要求。

国家每年对省级流行病人员和实验室人员至少组织一次技术培训，各级也应举办相应的培训班，培训对象包括各级各类卫生技术人员、卫生管理人员和乡村医生。

各级卫生行政部门应制定应急演练方案，定期组织开展医疗救治、公共卫生干预措施的应急演练，总结提高应急意识和实战能力。

（七）经费和物资准备。

在各级政府的支持下，各级卫生行政部门安排落实防治专业人员培训、宣传教育、疫情监测、病人救治、应急疫情调查处理等工作所需经费，保障各项防治措施得以落实和疫情应急处理工作的顺利开展。

四、应急反应和结束

按照《国家突发公共卫生事件应急预案》的规定，各有关部门要在各自职责范围内组织落实相应的应急反应措施。

（一）Ⅳ级应急反应。

发现地将被分离出新亚型流感病毒株的人员送定点医疗机构，做好医学观察、消毒和院内感染控制工作。

省级卫生行政部门负责组织进行流行病学调查，根据调查情况，采集必要的动物和密切接触人员标本进行病毒分离，调查结果及时报卫生部和国家疾病预防控制中心。

必要时，卫生部派国家级专家赴现场指导调查处理和开展危险性评估工作。

（二）Ⅲ级应急反应。

1．病人救治和接触者处理。

病例收治到定点医院，医务人员做好个人防护和医院感染控制。密切接触者进行预防性服药。国家级、省级医疗救治专家组对病人救治进行技术指导。医疗机构内流感样病例及候诊室其他呼吸道疾病患者均需佩戴口罩。对于其他密切接触者可建议佩戴口罩。

2．流行病学调查。

开展对病例的流行病学和临床特征调查，对病例的可能感染来源、潜伏期、传染期和临床表现进行认真调查，对病例的所有密切接触者进行追踪和调查，对出现症状者要及时进行隔离和医学观察。流调人员应做好个人防护工作。

卫生部应派国家级专家赴现场指导调查处理和开展危险性评估工作。

3．监测和报告。

疫情发生地所有医疗机构要设立流感样病例预检分诊点或指定专人加强预检分诊工作，详细询问流行病学史，对具有流行病史的流感样病例或肺炎病例要立即进行隔离和报告，并采集标本，送当地流感网络实验室进行病毒分离鉴定。

其他地区的医疗机构对来自疫情发生地的流感样病例要详细询问流行病学史，发现可疑病人，要立即采集标本，送流感网络实验室进行流感病毒分离鉴定，做好实验室安全防护措施。

国家及省级卫生、农业、检验检疫机构应及时相互通报流感、禽流感监测信息。

4．卫生部及时向社会公布疫情、监测和防治工作情况。

5．疫苗和药物。

国家流感中心负责尽快选育制备新亚型疫苗所需的毒种，指导疫苗生产厂家开展新疫苗的研制和试验工作，以争取时间和机会。

卫生部组织开展新亚型病毒的药物敏感性研究，根据疫情形势评估并提出调整抗病毒药物储备的意见。

6．其他公共卫生措施。

（1）消毒。

疾病预防控制机构协助和指导做好对可能污染的物品、用具的消毒工作。不需要进行空气和外环境消毒。

（2）健康教育与咨询。

疫情发生地卫生部门要及时组织开展健康教育工作，教育群众出现流感样症状要及时就医，减少外出，外出时佩戴口罩。

各级疾病预防控制中心对外公布咨询电话，接受群众有关流感防治知识的咨询。

（三）Ⅱ级应急反应。

在Ⅲ级应急反应的基础上，增加以下措施：

1．流行病学调查。

疾病预防控制机构要及时组织开展对所有新亚型病毒感染者的流行病学调查，进一步明确疾病的流行病学特征，为疾病监测和预防控制措施提供依据。开展传播链调查，追踪所有密切接触者，进行家庭隔离和医学观察。

2．监测。

疫情发生地卫生机构设立并公布疫情报告专用电话，鼓励群众报病，及时进行排查。

未发生疫情地区的各级各类医疗机构要加强发热呼吸道病例预检分诊工作，配备专业人员，对发热病人进行甄别和鉴别诊断，对可疑病人要及时进行隔离，并采样分离病毒。

3．疫苗、药物。

有关部门加快新亚型流感疫苗的研制和评审。出现疫情的省份及周边省份各级卫生主管部门组织预防接种工作。根据需要，单位医务室可作为应急接种点，但医务人员应先经规范培训，接种点要符合预防接种的基本要求。

根据治疗和预防工作需要，卫生行政部门及时拟定抗流感病毒药物使用计划。

4．其他公共卫生措施。

（1）检疫。

疫情发生地对外出人员实行交通检疫措施，测量体温，对体温≥38℃者进行医学观察。

未发生疫情地对来自疫情发生地的人员实行交通检疫措施，进行详细登记，测量体温，询问有关症状，对体温≥38℃者进行医学观察。对可疑病人，立即送当地医疗机构做一步医学检查，并及时报告当地疾病预防控制机构。

未发生疫情地对来自疫情发生地人员实行健康随访制度，要求每日向当地疾病预防控制机构报告健康状况，出现症状者立即送当地医疗机构做进一步医学检查。

（2）健康教育。

卫生部门要大力开展健康教育和咨询，教育群众做好个人防护，勤洗手，病人就诊时或与他人接触时要戴口罩。

（3）疫情发生地卫生行政部门根据疫情流行情况，就实施疫区封锁、停产、停业、停课等措施向当地政府提出建议。

5．医疗救治。

病例收治到定点医院，转运工作由接诊医疗机构或急救中心承担，转运过程中司机和医护人员要采取预防措施。

（四）Ⅰ级应急反应。

大流行期间，对卫生资源实施统一管理和调度。

1．医疗救治。

县级以上卫生行政部门根据流感流行情况，调动一切医疗资源，加强危重病人的救治，在必要时，建立和启用临时医疗救治点。

医疗机构就诊的所有呼吸道疾病患者均须佩戴口罩。

2. 监测策略调整。

流感监测重点为收集和报告流感样病例就诊数、住院病例数和严重病例、死亡病例情况，病人药品使用和耐药情况、疫苗和其他物品的使用情况，为掌握疫情进展、疾病严重程度以及医疗救治、疫苗和药物合理使用提供决策信息和依据。

3. 疫苗、药物。

应急指挥机构及时组织评估、预测疫苗和药物需求量，组织生产厂家扩大生产规模，最大程度地满足药物、疫苗的需求。

4. 卫生部每日向社会公布疫情、监测和防治工作情况。

5. 其他公共卫生措施。

各级人民政府要组织制定宣传方案，运用广播、电视和报纸等媒体及宣传画、传单等多种形式开展健康教育，向群众普及防治知识，劝阻群众取消或推迟赴疫区国家非必要的旅行，劝阻疫区群众取消或推迟赴非疫区的旅行。

各地卫生行政部门根据疫情流行情况，就实施疫区封锁、交通检疫、停产、停业、停课等措施向当地政府提出建议。

各级卫生行政部门设立统一的咨询热线电话，24 小时解答群众有关流感防治的咨询、举报和投诉。

（五）流感大流行结束。

1. 评估。

流感大流结束后，各级卫生行政部门组织对流感大流行处理情况进行评估。评估内容包括流感大流行的危害、现场调查处理情况、疫苗和药物使用情况、病人救治情况、措施效果评价、应急处理过程中存在的问题和取得的经验及改进建议。评估报告上报本级人民政府和上一级人民政府卫生行政部门。

2. 善后处理。

根据有关法律、法规和国家有关规定，认真做好对流感大流行应急处理作出贡献的集体和人员的表彰和奖励，对因参与应急处理工作致病、致残、死亡人员给予相应的补助和抚恤，对应急处理期间紧急调集、征用有关单位、企业的物资和劳务进行合理补偿。

五、督导

（一）准备工作的督导。

卫生部全国流感大流行准备工作领导小组负责组织对应对流感大流行准备工作情况的监督检查。各级流感大流行准备领导小组均要定期或不定期的组织监督检查。各级监督检查工作原则上每年不少于一次。监督检查内容包括实施方案的制定，组织的建立和行动机制，监测系统建立和运行，疫苗、药物准备，医疗救治准备，培训及演练，健康教育等。监督检查组成员包括卫生行政领导、疾病控制、卫生监督和医疗专业技术人员，采用明察暗访的形式，调查真实的准备工作情况，并做到调查与指导相结合。监督检查评估结果应及时反馈和通报，对需要整改的，进行动态跟踪督办。

（二）应急工作的督导。

在各级政府的领导下，各级卫生行政部门要及时组织对辖区各部门流感大流行应急工作的全面监督检查，按照相关行政和技术规范要求，逐项进行监督检查、督办。监督检查内容包括监测系统，药物、疫苗管理和接种工作，医疗救治，健康教育和咨询等。监督检查中发现的问题要在现场解决。监督检查结果要及时向社会公布。

六、附则

本预案由卫生部负责解释，自公布之日起施行。

各省、市、县（市、区）卫生行政部门要根据本预案，结合本地实际，制定本地、本单位预案和实施方案。

卫生部、国家中医药管理局
关于中医推拿按摩等活动管理中有关问题的通知

国中医药发［2005］45 号

各省、自治区、直辖市卫生厅局、中医药管理局，新疆生产建设兵团卫生局：

目前，一些非医疗机构以“中医推拿”、“中医按摩”、“中医保健”、“中医足底按摩”、“刮痧”、“拔罐”等名义开展经营活动并宣传治疗作用，误导消费者，损害了中医的声誉，社会各界对此反应强烈。为加强对中医推拿、按摩、刮痧、拔罐等活动的管理，保障人民群众的身体健康，依据《执业医师法》、《医疗机构管理条例》、《中医药条例》等有关规定，现就有关问题通知如下：

一、以治疗疾病为目的，在疾病诊断的基础上，按照中医理论和诊疗规范等实施中医推拿、按摩、刮痧、拔罐等方法，属于医疗活动，必须在医疗机构内进行，非医疗机构不得开展。

二、医疗机构开展推拿、按摩、刮痧、拔罐等活动，应当由在本机构执业的卫生技术人员实施，不得

聘用非卫生技术人员开展此类活动。

三、非医疗机构开展推拿、按摩、刮痧、拔罐等活动，在机构名称、经营项目名称和项目介绍中不得使用“中医”、“医疗”、“治疗”及疾病名称等医疗专门术语，不得宣传治疗作用。

2005年9月5日

国家中医药管理局直属单位法定代表人任期经济责任审计暂行规定（试行）

国中医药发［2005］48号

第一章 总 则

第一条 为了加强对局直属单位法定代表人的管理和监督，正确评价其任职期间的经济责任，促进各单位不断提高经济管理水平，根据《中华人民共和国审计法》、《中央纪委、中央组织部、监察部、人事部、审计署关于进一步做好经济责任审计工作的意见》等有关法律、法规的规定，结合干部管理实际情况，制定本规定。

第二条 本规定所称单位法定代表人，是指国家中医药管理局直属单位及其下属单位的法定代表人。

第三条 法定代表人任期经济责任，是指法定代表人任职期间对其所在事业单位的财务收支，对其所在企业单位的资产、负债、损益的真实性、合法性和效益性以及有关经济活动应当负有的责任，包括主管责任和直接责任。

第四条 国家中医药管理局直属单位法定代表人任期内、任（聘）期届满，或任（聘）期内办理调任、转任、免职、辞职、退休等事项，应当接受任期经济责任审计。

第五条 法定代表人任期经济责任审计工作由国家中医药管理局及局直属单位内部审计部门负责组织实施。必要时，经领导批准后可以委托社会中介审计机构进行审计。

第六条 内部审计部门和审计人员进行经济责任审计，要遵守国家有关法律、法规和规章，坚持原则，实事求是，客观公正，廉洁奉公，保守秘密，并遵守审计回避制度。

第七条 审计人员依法履行职责，受法律保护。任何组织和个人不得拒绝、阻碍审计人员执行审计任务。被审计单位和有关人员应当如实反映情况，提供有关材料和工作条件，协助审计部门和审计人员工作。

第二章 审计权限

第八条 法定代表人任期经济责任审计工作，依据干部管理权限，实行分级负责和分工审计制度。

第九条 国家中医药管理局内部审计部门负责实施对直属单位法定代表人任期经济责任审计工作；执行局党组交办的其他任期经济责任审计事项；负责指导和监督直属单位开展法定代表人任期经济责任审计工作；接受审计署的指导和监督。

第十条 局直属单位内部审计部门负责对下属企事业单位和其他经营机构法定代表人任期经济责任的审计；接受国家中医药管理局内部审计部门的指导和监督。

第三章 审计内容

第十一条 实施单位法定代表人任期经济责任审计时，应当通过对其所在的事业单位财务收支，对其所在的企业单位的资产、负债、损益的真实、合法、效益情况审计，分清法定代表人应当负有的直接责任和主管责任。

第十二条 法定代表人应当负有的直接责任是指在其职权范围内的有关经济活动，因直接决策、直接经手或认同所造成的失误或损失所形成的责任，包括：

（一）直接违反国家财经法规的行为；

（二）授意、指使、强令、纵容、包庇下属人员违反国家财经法规的行为；

（三）失职、渎职的行为；

（四）其他违反国家财经纪律的行为。

法定代表人应当负有的主管责任是指在其职权范围内有关经济活动，但又不是法定代表人直接决策或直接经营所造成的失误或损失所形成的责任，包括法定代表人对其所在事业单位的财务收支或对其所在企业单位的资产、负债、损益的真实性、合法性、效益性以及有关经济业务活动应负有的直接责任以外的领导和管理责任。

第十三条 事业单位法定代表人任期经济责任审计的主要内容是：

（一）预算的执行情况和决算；

（二）财务收支计划的执行情况和决算；

（三）预算外资金的收支和管理情况；

（四）专项资金的管理和使用情况；

（五）国有资产的管理、使用及保值增值情况；

（六）对外投资和重大经济决策、实施和效益情况；

（七）内部控制制度及其执行情况；

（八）其他需要审计的事项。

第十四条 企业单位法定代表人任期经济责任审计的主要内容是：

（一）企业资产、负债、损益的真实性；

（二）国有资产的安全、完整和保值增值；

（三）企业对外投资和资产处置情况；

（四）企业收益分配情况；

（五）内部控制制度及其执行情况；

（六）重大经济决策、实施和效益情况；

（七）其他需要审计的事项。

第十五条 在审计的基础上，查清法定代表人在任职期间与目标责任制有关的各项经济指标的完成情况，查清法定代表人个人遵守国家财经法规情况，有无侵占国有资产、违反廉政规定和其他违法违纪的问题。

第四章 审计程序

第十六条 法定代表人任期经济责任审计由内部审计部门与组织人事部门共同协商，提出下年度经济责任审计的工作计划，报请领导批准后，内部审计部门组织实施。

第十七条 内部审计部门在实施审计前，应根据业务量的大小、审计时间的要求，组成审计组，就审计内容、范围、重点及人员分工等提出审计方案。

第十八条 被审计的法定代表人和所在单位在收到审计通知书后，应当按照要求做好准备工作，如实提供下列资料：

（一）被审计法定代表人的述职报告。主要包括：职责范围，任期内的主要业绩、财务收支各项工作目标、任务完成情况，任职期间有关重大经济决策制定与实施情况，本人负有主管责任和直接责任的经济事项，遵守国家财经法规和领导干部廉政规定的情况及其他需要说明的情况；

（二）任期内的全部财务会计资料；

（三）任期内主管部门下达的考核经济指标和历年资产经营情况及经济指标完成情况的相关资料；

（四）财产物资清单、盘点表和债权债务明细表；

（五）任期内重大经济事项决策资料及相关会议纪要；

（六）任期内重大投资项目及实施结果，对外投资明细表及有关协议、合同等；

（七）任期前后有关经济遗留问题的专门材料；

（八）有关的财务管理制度和内部控制制度；

（九）任期内审计、财务检查或其他经济监督部门的审计、检查处理意见和处罚决定；

（十）需要提供的其他资料。

第十九条 被审计单位和法定代表人应对其提供的会计资料及其他资料的真实性、完整性，是否有账外账、重大关联交易事项以及未决诉讼事项等方面作出书面承诺，并承担相关责任。

第二十条 审计组在实施审计过程中，可以采取书面、座谈等形式，向有关单位和个人就法定代表人任期经济责任审计内容的有关问题，进行审计调查，听取他们对被审计法定代表人的意见和评价，进一步了解、掌握被审计法定代表人以及被审计单位的有关情况。

第二十一条 审计组向内部审计部门提交审计报告之前，应当征求被审计法定代表人所在单位和本人对审计报告的意见，并签署认证。

第二十二条 根据审计组提交的审计报告，内部审计部门应向主管领导提交对法定代表人任期经济责任审计结果报告，并抄送组织人事部门及其他有关部门。

第二十三条 内部审计部门对被审计单位违反财经法规以及其他需要给予处理的问题，在报请领导批准后作出审计结论。

第二十四条 被审计单位接到审计结论后，必须认真执行，并将执行情况按规定的时间书面反馈给内部审计部门。

第二十五条 内部审计部门在审计中发现的需要移交纪检监察部门处理的问题，可依照法定程序移交纪检、监察等有关部门调查核实和立案处理。

第五章 审计结果的利用

第二十六条 内部审计部门提交的法定代表人任期经济责任审计结果报告，作为组织人事部门考核、评价、使用、奖励、处罚干部的参考依据。

第二十七条 内部审计部门应将审计结果进行整理归档，其内容包括：

（一）审计组的审计报告或中介机构的审计报告。

（二）被审计的法定代表人所在单位及本人对审计组或中介机构审计报告的意见。

（三）内部审计部门向领导提交的对法定代表人任期经济责任的审计结果报告。

（四）内部审计部门下达的对被审计的法定代表人任期经济责任的审计意见。

（五）被审计的法定代表人所在单位执行审计意见的反馈情况。

第二十八条 内部审计部门应及时总结任期经济责任审计情况，研究、解决任期经济责任审计中出现的新问题。

第六章 附 则

第二十九条 本规定适用于国家中医药管理局直属单位。

第三十条 国家中医药管理局直属单位可根据实际情况，制定实施细则。

第三十一条 对国家中医药管理局直属单位其他负有经济责任的领导干部任期经济责任审计，可参照本规定执行。

第三十二条 本规定由国家中医药管理局负责解释。

第三十三条 本规定自下发之日起施行。

卫生部、国家中医药管理局
关于在新型农村合作医疗试点工作中充分发挥中医药作用的意见

国中医药发［2005］54号

各省、自治区、直辖市、计划单列市卫生厅局、中医药管理局，新疆生产建设兵团卫生局：

2002年10月，全国农村卫生工作会议召开以来，各地积极组织开展新型农村合作医疗试点工作，取得了阶段性成果。在试点工作中如何发挥中医药作用，许多地方探索了一些好的做法，积累了有益的经验，同时也出现了一些问题。为了更好地贯彻落实《中共中央、国务院关于进一步加强农村卫生工作的决定》、《国务院办公厅转发卫生部等部门关于进一步做好新型农村合作医疗试点工作指导意见的通知》和吴仪副总理的讲话精神，对在新型农村合作医疗试点工作中充分发挥中医药（含民族医药，下同）作用，现提出以下意见。

一、充分认识发挥中医药作用的重要性

建立新型农村合作医疗制度，是新形势下党中央、国务院为切实解决“三农”问题，提高农民健康保障水平，减轻农民医疗负担，解决因病致贫、因病返贫的重大举措。中医药是我国卫生工作的重要组成部分，具有简、便、效、廉的特点，在农村有着广泛的群众基础，深受广大农民的欢迎。充分发挥中医药在新型农村合作医疗试点工作中的作用，有利于更好地保障农民健康和减轻农民医疗负担，有利于更好地促进新型农村合作医疗制度的建立和健康持续发展，有利于更好地满足参加新型农村合作医疗的农民对中医药服务的需求。因此，各级卫生、中医药行政管理部门要充分认识在新型农村合作医疗试点工作中发挥中医药作用的重要性，把充分发挥中医药作用作为完善试点工作的重要措施，精心组织，扎实工作，务求实效。

二、切实加强组织领导和管理

各级卫生、中医药行政管理部门要在各级新型农村合作医疗协调领导小组的统一领导下，根据各地农村中医药工作的不同情况，认真研究探索在本地区新型农村合作医疗试点工作中充分发挥中医药作用的政策措施、途径和模式。

各省（自治区、直辖市）以及各市（地）农村合作医疗领导协调小组和各县（市、区）农村合作医疗管理委员会中应有中医药管理部门领导或中医药人员参加。

各级中医药管理部门要加强对新型农村合作医疗试点地区发挥中医药作用工作的组织、指导，并结合本地区实际情况制定工作方案。在工作中，既要注重工作的广度，也要注重工作质量和实际效果，及时发现和总结典型经验，以点带面，逐步推广，充分发挥典型示范带动作用。

各地在组织推动试点工作中充分发挥中医药作用时，要切实加强农村中医医疗机构建设和农村中医药适宜技术的推广，进一步提高农村中医药的服务能力和服务水平，确保在所有试点地区都能提供安全、有效、便捷、经济的中医药服务，不断满足广大参合农民对中医药服务的需求。要积极向农民宣传中医药防病治病知识，并通过给参合农民提供真正实惠的中医药服务，使广大农民乐于接受中医药服务。在试点工作中，要严格执行中医诊疗规范并合理使用中成药和中草药（包括民族药，下同），规范管理乡村医生自采、自种、自用中草药。要结合实施卫生部和国家中医药管理局印发的《乡镇卫生院中医药服务管理基本规范》，将乡镇卫生院提供中医药服务的情况纳入乡镇卫生院综合目标考核内容。开展乡村公共卫生服务管理一体化的地区，村卫生室中医药业务的开展也要纳入乡镇卫生院综合目标考核内容，促进乡镇卫生院和村卫生室中医药业务的广泛开展和水平提高。在开展新型农村合作医疗基线调查和进行相关数据统计分析时，要将中医药的相关内容纳入。

三、提供必要的政策保障

各级卫生、中医药行政管理部门要制定在试点工作中充分发挥中医药作用的政策措施，保障各项中医药政策措施落实到位。

（一）应将符合条件的县级中医医院列为新型农村合作医疗定点医疗服务机构；将适宜的中医药服务项目纳入补偿范围；将必需的中成药和中草药纳入《新型农村合作医疗基本用药目录》。

（二）研究制定新型农村合作医疗中中医药服务的补偿政策，引导农民选择运用中医药诊疗疾病，特别是中医药在费用和疗效上具有明显优势的常见病、多发病和慢性病。有条件的地方可以探索适当提高运用中医药诊疗疾病的补偿标准，充分发挥中医药诊疗成本相对低廉的优势。

（三）与有关部门协调，积极探索将乡村医生自采、自种、自用的中草药纳入新型农村合作医疗补偿范围，并合理确定纳入的品种、价格以及补偿标准。

（四）在中医专项资金中，要考

虑设立中医药参与试点工作资金，用于政策措施制定、工作方案实施以及经验总结推广。向农村中医药工作投入的资金，也要考虑向新型农村合作医疗试点地区倾斜。

四、提高农村中医药服务能力

各地要把加强农村中医药服务能力建设作为中医药参与试点工作的重要内容，以农村中医药人才培养为重点，以中医药服务网络建设为基础，以发挥中医药特色优势为核心，不断提高农村中医药服务能力。县级中医医院、乡镇卫生院和村卫生室要根据本地区疾病谱、中医药专业技术条件等情况，积极开展中医特色专科（专病）建设。鼓励各级医疗机构之间开展中医药技术服务纵向合作，使城市中医医疗机构的中医药技术服务向农村延伸。要加大农村中医药适宜技术推广力度。采取多种形式，有计划地对乡村医生中医药知识与技能开展培训。通过不断提高农村中医药服务能力，充分发挥中医药的作用，为农民提供合理、有效、质优、价廉的中医药服务。

2005 年 9 月 29 日

2005 年度局直属直管医院支援西部地区中医医院人才培养工作实施方案

国中医药发［2005］55 号

为加强西部地区中医医院（包括中西医结合、民族医医院，下同）建设，提高西部地区中医医院的诊疗水平，使西部地区的群众得到水平较高的中医诊疗服务，国家中医药管理局决定开展 2005 年度局直属直管医院支援西部地区中医院人才培养工作。

一、项目目标

通过接受进修生、举办专业培训班和组派医疗队，提高西部地区县级和地（市）级中医医院的诊疗水平，促进当地中医药事业的发展。

二、项目范围

（一）局直属直管医院中国中医研究院广安门医院、中国中医研究院西苑医院、中国中医研究院眼科医院、中国中医研究院望京医院、北京中医药大学东直门医院、北京中医药大学东方医院为支援医院。

（二）受援医院为西部地区 9 个省（区、市）和中部 3 个享受西部政策的自治州的地（市）级和县级中医医院，重点为县级中医医院。

三、项目内容及要求

（一）组派医疗队。局各直属直管医院每院组派医疗队（可同时组派，也可先后组派），前往西部地区中医医院进行医疗、临床带教、教学查房等活动。所派人员应具有高级职称或是高年资主治医师，每支医疗队人数为 3 人，在受援地区工作至少 1 个月。支援单位应与受援单位共同协商，选派受援单位急需的专业人才，鼓励适宜技术的推广。具体安排如下：

1. 中国中医研究院广安门医院组派 2 支医疗队赴甘肃省、内蒙古自治区。

2. 中国中医研究院西苑医院组派 2 支医疗队赴宁夏回族自治区、广西壮族自治区。

3. 中国中医研究院望京医院组派 2 支医疗队赴云南省、湖南省湘西土家族苗族自治州。

4. 北京中医药大学东直门医院组派 2 支医疗队赴湖北恩施土家族苗族自治州、陕西省。

5. 北京中医药大学东方医院组派 2 支医疗队赴吉林省延边朝鲜族自治州、贵州省。

（二）接受进修生。结合实施“万名医师支援农村卫生工程”，按照对口关系，共接受进修生 36 名。各有关受援省中医药管理部门要做好进修生的选拔工作，一般应为科室骨干并具有中级以上职称，以县级中医医院医务人员为主。进修时间为 1 年。

1. 中国中医研究院广安门医院接受甘肃省 3 人、内蒙古自治区 3 人共 6 名进修生。

2. 中国中医研究院西苑医院接受广西壮族自治区 3 人、宁夏回族自治区 3 人共 6 名进修生。

3. 中国中医研究院望京医院接受云南省 3 人、湖南省湘西土家族苗族自治州 3 人共 6 名进修生。

4. 中国中医研究院眼科医院接受青海省 3 人、重庆市 3 人共 6 名进修生。

5. 北京中医药大学东直门医院接受陕西省 3 人、湖北恩施土家族苗族自治州 3 人共 6 名进修生。

6. 北京中医药大学东方医院接受吉林省延边朝鲜族自治州 3 人、贵州省 3 人共 6 名进修生。

（三）举办专业培训班。每班招收学员 20 名，重点培训县级中医医院医务人员。培训时间为 1 个月，在 2005 年 12 月底前结束。

1. 由中国中医研究院广安门医院牵头举办肿瘤培训班。招生名额分配为：内蒙古自治区 4 人、青海省 3 人、甘肃省 3 人、宁夏回族自治区 3 人、陕西省 4 人、湖南省湘西土家族苗族自治州 3 人。

2. 由北京中医药大学东直门医院牵头举办内科（重点为心血管、脑病、肾病等）培训班。招生名额分配为：重庆市3人、云南省4人、贵州省3人、广西壮族自治区4人、湖北恩施土家族苗族自治州3人、吉林省延边朝鲜族自治州3人。

五、经费管理

（一）国家中医药管理局拨专项资金用于项目实施，其中医疗队每人补贴5000元，进修人员每人每年补贴5000元，培训人员每人每次补贴5000元。

（二）医疗队专家补贴主要用于专家的交通补贴和适当的工作补贴等，受援单位为医疗队专家提供必要的食宿条件。各派出医院要保证派出专家原有的工资、福利待遇不变，派出专家不得收受西部医院的任何补贴和奖金。根据支援单位实际派出的人员数，该项补贴将直接拨付到支援单位。

（三）进修人员的补贴主要用于进修费和住宿费，培训班补贴主要用于培训费、住宿费等，不足部分由进修和培训人员的派出单位补齐，受训人员的交通费自理。西部地区各医院要保证受训人员原有的工资、福利待遇不变。进修人员的补贴将根据人数直接拨付给接受进修的单位，培训补贴将在每次培训班结束后拨付给承办单位。

六、组织管理与总结评估

（一）组织领导。

1. 国家中医药管理局负责项目方案的制定、提出工作目标、项目实施的监督和指导以及经费的保障，并对工作中出现的问题及时解决。

2. 有关省（区、市）中医药管理部门负责本省受援单位的确定、进修和培训人员的选拔，并为医疗队专家提供生活和工作上的便利。

3. 局各直属直管医院要召开有关部门参加的会议，专门研究相关问题，并指定专人负责具体工作。派出专家要求思想作风好、业务水平高、身体健康。派出专家要把维护群众健康放在首位，努力用比较低廉的费用提供比较优质的中医药服务，坚决杜绝大处方、滥检查等不正之风，并可根据实际情况在当地开展培训讲座等活动。各直属直管医院要为进修及培训人员提供生活上的便利，并保证带教和培训的质量。

（二）监督管理。

项目实施过程中，国家中医药管理局将对局各直属直管医院和有关各省（区、市）的工作进行监督检查，对工作成绩突出的予以表彰，发现问题及时处理。

（三）总结评估。

1. 局直属直管医院组派的医疗队应在出发前1周将医疗队队员名单和工作方案报送我局医政司。活动结束后1个月内，各派出单位将医疗队书面总结报送我局医政司；各受援地区中医药管理部门协调有关受援单位将医疗队工作情况和受援情况报送我局医政司。

2. 局各直属直管医院应在进修生入院后2周内将进修生登记表（复印件）报送我局医政司，进修结束后2周内将进修生鉴定表（复印件）报送我局医政司。

3. 广安门医院、东直门医院应在培训班开班前1周将有关培训方案和培训教材报送我局医政司，培训结束后2周内将培训班总结（包括学员名单、课程安排、学员对课程评价调查问卷结果等）报送我局医政司。

2005年10月12日

全国中医药系统应对突发公共卫生事件工作方案

国中医药发［2005］57号

突发公共卫生事件（以下简称突发事件）是指突然发生的，造成或者可能造成社会公众健康严重损害的重大传染病疫情、群体性不明原因疾病、重大食物和职业中毒以及其他严重影响公众健康的事件。根据突发事件性质、危害程度、涉及范围，国家将突发事件划分为特别重大（Ⅰ级）、重大（Ⅱ级）、较大（Ⅲ级）和一般（Ⅳ级）四级。为加强中医药系统应对突发事件能力建设，提高中医药救治能力和水平，指导和规范中医药系统应对各类突发事件应急处置工作，依据《突发公共卫生事件应急条例》、《国家突发公共卫生事件应急预案》、《国家突发公共事件医疗卫生救援应急预案》、《突发公共卫生事件与传染病疫情监测信息报告管理办法》、《突发公共卫生事件医疗救治体系建设规划》、《关于建立应急卫生救治队伍的意见》等有关规定，制定本方案。

一、指导原则和目标

以党的十六大精神和科学发展观为指导，贯彻新时期卫生工作方针，坚持统一领导，重视中医药（含中西医结合、民族医药）在应对突发事件中的作用，充分利用现有中医药资源，积极发挥中医药特色和优势，坚持中西医结合、医疗科研结合、基础条件建设与完善运行机制相结合，通过3年左右时间建设，使中医药系统应急救治基础条件与国家应对突发事件基本要求相适应，中医药应急机制基本完善，中医药应急救治能力得到显著提高，从而保证中医药在应对突发事件中发挥重要作用，成为保护人民群众健康和生命安全的一道重要的屏障。

二、中医医疗救治机构

突发事件中医医疗救治机构是突发事件医疗救治体系的重要组成部分，包括急救机构、传染病救治机构和后备医院等。

（一）急救机构。

1. 紧急救援机构。

已成为本地区紧急救援机构（120）的各级中医医院，要加强建设，进一步提高应急救治能力。其他中医医院要积极创造条件，在各地中医药管理部门的协调指导下，争取纳入当地紧急救援网络。

设区的市级及以上中医医院急诊科，应纳入当地应对突发事件急救网络建设中加以建设。

2. 医院急诊科。

县级及以上中医医院要高度重视急诊科建设，按照有关标准，对急诊科（含输液室）、重症监护病房、检验科等相关科室进行改造，补充必要的诊疗设备，储备相关的药品和防护物资，配备高素质的医护人员，提高诊断救治能力。力争通过2～3年左右的时间，使全国中医医院普遍具有对包括常见传染病在内的突发事件进行快速诊断、治疗、隔离和转诊的能力，并能够承担本地区突发事件的应急救治任务。

（二）传染病救治机构。

1. 传染病专科医院。

国家中医药管理局计划在华北、东北、华东、中南、西南、西北等6个区域，分别选择1所具备收治传染病条件的医疗机构，将其建设成集临床、科研、培训为一体的中西医结合传染病专科医院。同时与总后卫生部密切配合，将中国人民解放军第302医院建设成为全军第一所中西医结合传染病专科医院。

在有条件的其他地区，鼓励、倡导建立中西医结合传染病专科医院。

2. 传染病病区。

直辖市、省会城市和地级市应选择具备传染病收治条件的中医医院，建立中医（中西医结合）传染病病区；全国地级以上传染病医院中，设立中医（中西医结合）科和中医（中西医结合）病区；在县级医疗机构传染病病区的建设中，鼓励、倡导建立中医（中西医结合）传染病病区。

3. 传染病门诊。

有条件的中医医院，要设立符合要求的传染病门诊和隔离留观室，对传染病可疑病人实施隔离观察和转诊。

三、应急救治队伍

组建一支常备不懈、技术过硬、年富力强的应急卫生救治队伍，对于应对突发事件，提高救治水平，具有十分重要的意义。

（一）应急救治队伍的组成。

1. 应急救治队伍。

县级及以上中医医疗机构要按照中西医结合、发挥中医优势、平战结合、加强培训的要求，根据当地实际情况，组建本单位的应急救治队伍，随时应对突发事件的发生。

省、市（地）中医药管理部门，要积极与有关部门协调，从当地中医医疗机构抽调高水平的专业技术人员，加入到省、市（地）的应急卫生救治队伍当中，接受卫生行政部门统一调度，承担紧急医疗救援任务。

2. 应急救治中医药专家库（组）。

省、市（地）中医药管理部门要组建本地区的应急救治中医药专家组，成员由学有所长、经验丰富、年富力强的相关专业专家组成，省级专家组一般不少于30人，地级专家组一般不少于15人，其部分成员纳入当地的应急救治队伍和救治专家组。

国家中医药管理局建立国家应急救治中医药专家库，成员包括具有不同专业特长的专家，其部分成员纳入国家应急救治专家库。发生突发事件时，国家中医药管理局根据不同情况选择专家，有针对性地指导中医药救治工作。

（二）应急救治队伍的培训与演练。

省、市（地）中医药管理部门争取在2～3年内，负责组织开展并完成中医医疗机构应急救治队伍的全员培训，并将培训工作经常化、规范化、制度化。中医药应急救治队伍的组成人员在学习应急卫生救治队伍全国统编教材的基础上，还要进一步加强中医急救、中医药预防传染病等相关知识和技能的学习，更好地发挥中医药的特色和优势。

省、市（地）中医药管理部门要制定中医药应急救治队伍的演练计划，定期组织对应急救治队伍的演练，当地中医医疗机构要密切配合，保证演练的顺利进行。

各地应急卫生救治队伍的中医药组成人员平时在各自的医疗机构从事专业技术工作，并定期参加当地卫生行政部门统一组织的培训与演练。

（三）应急救治队伍的管理。

各级中医药管理部门监督指导所属中医医疗机构应急救治队伍的组建，负责当地中医药应急救治队伍的日常管理工作。

省、市（地）中医药管理部门要参与当地应急卫生救治队伍的组建及管理，确保救治队伍中有一定比例的中医药专业技术人员，并落实卫生救治队伍的中医药知识、技能的学习与考核。

突发事件发生后，中医药管理部门应配合当地卫生行政部门做好中医药后备力量的动员等工作。

四、科研工作

（一）建立科研协作网络。

国家中医药管理局统一协调，充分利用现有的中医药科技资源，平战结合，积极开展中医药应对突发事件的科研工作。国家中医药管理局在全国六大区分别建立科研协作网络，确定牵头省市中医药管理部门组织成立中医药应对突发事件科研协作领导小组。一旦突发事件发生并影响所在大区2个以上省（自治区、直辖市）时，科研协作领导小组按照一定程序迅速启动，协调所在大区的科研工作。

省、市（地）中医药管理部门分别建立中医药应对突发事件科研领导小组，负责开展所在区域的科研工作。突发事件发生后，在当地突发事件应急处理指挥部（以下简称指挥部）有关部门的统一指挥下，相互配合，集中力量开展相关的科学研究。

（二）建立临床研究基地。

国家中医药管理局在六大区分别建立科研基地，重点针对以病毒为主的传染性疾病和群体性不明原因疾病加强科学研究。省、市（地）中医药管理部门以依托实力较强的综合性中医医院或中西医结合医院建立相关病区，根据当地的特殊情况和中医药发展状况，建立有针对性的临床研究基地，开展科学研究。

各级临床研究基地要积极和当地指挥部协调，纳入当地应急救治机构。突发事件发生后，迅速开展临床救治和科学研究。要加强研究基地的科研条件建设，配置临床研究的必要条件，做好科研药品的储备，确保科研用药的质量，保证临床研究的顺利实施。

（三）加强科学研究。

国家中医药管理局和省级中医药管理部门平时在各级科研基地设立专项开展科学研究。针对各种可能引发突发事件的疾病，适时开展小样本临床研究，科学、准确地评价中医、中西医结合疗效，制定中医药应急研究预案；系统总结中医药应急防治经验，遴选相对固定的有效方药进行安全性评价和药效学研究；根据实验条件开展实验研究，为中医药预防干预提供依据，并在人群中开展预防干预的效果评价。开展突发事件科研方法学及中医学对突发事件的预测等方面的软科学研究。密切关注并收集国内外有关研究进展和信息，加强信息交流，为科学研究提供参考。

突发事件发生后，中医药管理部门根据实际需要，组织开展临床研究，实施中医药应急研究预案，坚持统一设计方案、统一分析数据的原则，加强质量控制，总结临床救治经验，及时修订、推广安全有效的临床治疗方案，尤其是适宜的中医临床诊疗技术。

（四）加强组织培训。

国家中医药管理局在六大区，省、市（地）中医药管理部门在当地，分别组建一线及二线科研专家队伍，确定首席专家；并积极协调一线专家纳入当地应急救治队伍。一线队伍由临床能力较强、科研素质较高、具备组织管理能力的中青年学科带头人或学术带头人牵头，医生、护士、临床信息采集及统计分析等方面人员组成，负责实施临床研究方案；二线队伍以所在区域临床经验丰富的名老中医为主组成，负责指导临床研究工作。

国家中医药管理局组织专家编写相关的科研培训教材，并开展各大区或省级科研骨干培训工作。省级中医药管理部门负责组织本省应急科研队伍的培训，并组织有关科研人员开展应急科研设计、方案实施等工作。

五、应急反应

（一）突发事件的报告。

各级各类中医医疗机构、发生突发事件的中医药机构，以及执行职务的中医医疗机构医务人员、个体开业中医医生为突发事件的责任报告单位和责任报告人。一旦发现突发事件，应当在2小时内向所在地县级人民政府卫生行政部门报告。

任何中医药机构和人员有权向各级人民政府及其有关部门报告突发事件及其隐患，有权向上级政府部门举报不履行或者不按照规定履行突发事件应急处理职责的部门、单位及个人。

（二）应急反应措施。

1. 中医药管理部门。

（1）根据需要，组织中医医疗机构开展突发事件的调查与处理。

（2）应急控制措施：根据需要组织开展预防服药。

（3）督导检查：根据需要，国家中医药管理局参与对全国或重点地区的突发事件应急处理进行督导和检查；地方各级中医药管理部门参与对本行政区域内的应急处理工作进行督察和指导。

（4）制定技术标准和规范：根据需要，国家中医药管理局对新发现的突发传染病、不明原因的群体性疾病，组织力量制定技术标准和规范，及时组织全国培训；地方各级中医药管理部门开展相应的培训工作。

（5）普及中医药知识：针对事件性质，有针对性地开展中医药知识宣教，提高公众健康意识和自我防护能力。

2. 中医医疗机构。

（1）开展病人接诊、收治和转运工作，实行重症和普通病人分开管理，对疑似病人及时排除或确诊。

（2）协助疾控机构人员开展标本的采集、流行病学调查工作。

（3）做好医院内现场控制、消毒隔离、个人防护、医疗垃圾和污水处理工作，防止院内交叉感染和污染。

（4）做好传染病和中毒病人的报告。对因突发公共事件而引起身体伤害的病人，任何中医医疗机构不得拒绝接诊。

（5）对群体性不明原因疾病和新发传染病做好病例分析与总结，积累诊断治疗的经验。重大中毒事件，按照现场救援、病人转运、后续治疗相结合的原则进行处置。

（6）开展科研工作：开展与突发事件相关的诊断试剂、药品、防护用品等方面的研究。

（三）特别重大突发公共卫生事件（Ⅰ级）的应急反应。

国家中医药管理局应急反应。

1. 密切关注国家对突发事件的监测与报告、分析与预警，认真做好中医药防治突发事件的准备工作。

2. 在全国指挥部的统一领导和指挥下，认真完成指挥部布置的各项工作。

3. 协调、调动全国的中医药力量，积极开展突发事件防治工作。

4. 向各地通报突发事件中医药防治工作情况。

（四）重大突发公共卫生事件（Ⅱ级）的应急反应。

1. 省级中医药管理部门应急反应。

（1）认真做好突发事件中医药防治可行性分析和建议，对发生地中医医疗救治机构防治工作给予指导和支持。

（2）在省级指挥部的统一指挥

下，配合相关部门完成指挥部布置的各项工作。

2．国家中医药管理局应急反应。

（1）及时了解突发事件有关情况，掌握突发事件动态，根据突发事件类别、性质、严重程度，做好中医药参与防治工作的有关准备。

（2）积极配合卫生部做好突发事件处理工作，包括参与制定控制措施，指导地方制定或修订突发事件处理有关中医药的技术标准和规范，指导督促当地开展突发事件应急处理工作，组织中医药有关的应急救治队伍或技术人员到达现场等。

（3）向未发生但可能波及的省份的中医药管理部门及时通报情况，要求中医药管理部门做好本省突发事件有关中医药防范和准备工作。

（五）较大突发公共卫生事件（Ⅲ级）的应急反应。

1．省以下中医药部门应急反应。

（1）较大突发事件发生后，对中医医疗机构参与医疗救治处理工作的，地方中医药管理部门要及时收集有关信息，向省级中医药管理部门和国家中医药管理局报告，并加强对中医医疗救治机构应对突发事件工作的指导和支持。

（2）发生地中医医疗救治机构按照卫生行政部门和人民政府的统一部署和安排，认真做好突发事件的防治以及各项准备工作。中医医疗救治机构在防治过程中，应尽可能发挥中医药作用。

2．省级中医药管理部门应急反应。

（1）及时了解突发事件有关情况，掌握突发事件动态，根据突发事件类别、性质、严重程度，适时做好中医药参与防治工作的有关准备。

（2）积极配合同级卫生行政管理部门，做好突发事件处理工作，包括参与制定控制措施，指导督促当地开展突发事件的中医药应急处理工作，组织有关中医药应急救治队伍或技术人员到达现场等。

（3）及时将本省情况上报国家中医药管理局，必要时提出技术支持和指导请求。

3．国家中医药管理局应急反应。

国家中医药管理局可根据突发事件发生地的省级中医药管理部门请求，予以技术支持和指导。

（六）一般突发公共卫生事件（Ⅳ级）的应急反应。

发生地中医医疗救治机构按照卫生行政部门和人民政府的统一部署和安排，认真做好突发事件的防治工作。中医医疗救治机构在防治过程中，应尽可能发挥中医药作用。

市（地）和县级中医药管理部门应加强对中医医疗救治机构应对突发事件工作的指导和支持。

六、保障措施

（一）加强领导。

统一、完善的中医药应对突发事件领导指挥系统，是突发事件中中医药发挥重要作用的前提。国家中医药管理局突发事件应急处理中医药领导小组在全国指挥部的统一领导下，负责组织、协调全国中医药系统突发事件应急处理工作；在全国指挥部有关部门内设立中医药工作组，同时国家中医药管理局派专人参加指挥部有关部门的工作。

省级中医药管理部门的主要负责同志参加当地的指挥部工作，成立本省（自治区、直辖市）突发事件应急处理中医药工作小组，并将该工作小组纳入本地的指挥部中，成为其组成单位之一，负责指挥、协调本地区的突发事件中医药防治工作以及相关信息的收集、汇总和上报。省级以下负责中医药管理的部门，要参照以上精神，建立相应的工作机制。

（二）资金安排。

国家和地方财政的支持是完成中医药应对突发事件建设任务的关键。已纳入国家突发事件应急机制建设规划统一加以建设的，应按国家有关规定统一落实建设经费。未纳入国家建设规划，由国家中医药管理局统一规划、组织开展的项目，具体包括中医医疗救治机构建设、中医药应急人才培训和队伍演练、突发事件中医药科研工作等，国家中医药管理局安排一定的经费予以补助，地方也要加大对中医药防治工作的支持力度，配套相应经费，共同完成建设任务。

（三）信息管理。

建立起突发事件中医药信息管理制度，是完善中医药应急反应机制的重要保障。中医医疗救治机构要严格按照《突发公共卫生事件与传染病疫情监测信息报告管理办法》规定执行突发事件报告制度，并及时将本单位参与防治突发事件有关信息上报当地中医药管理部门。省级中医药管理部门应当及时将有关信息上报国家中医药管理局。国家中医药管理局负责各地相关信息的收集、汇总、整理、分析工作，并根据有关规定，及时通报中医药防治突发事件工作情况。

（四）宣传教育。

加强突发事件中医药防治工作的宣传，为中医药系统应对突发事件创造良好的工作氛围。县级以上中医药管理部门要利用电视、广播、报纸、互联网、手册等多种形式对社会公众广泛开展中医药参与突发事件处理工作的宣传教育。宣传工作要突出中医药特色和优势，积极开展中医药科普知识教育，重视中医药在预防、康复方面的作用；要及时报道中医药系统在突发事件处理工作中的先进典型和先进事迹。

（五）监督检查。

各级中医药管理部门要依据有关法律法规和规章制度，对所辖的中医药管理部门以及中医医疗救治机构工作情况进行监督检查。并会同公安、工商、药监等部门，对社会上应用中医药方法防治突发事件的行为进行监督检查，对以中医药防治突发事件名义从事违反法律法规的行为进行严厉查处。

2005年10月17日

国家中医药管理局科技项目管理办法（试行）

国中医药发［2005］81号

第一章 总 则

第一条 为规范和加强国家中医药管理局科技项目管理，提高科技项目管理效率和实施质量，促进中医药科学技术进步，根据《中华人民共和国科学技术进步法》、《中华人民共和国中医药条例》和《国家科技计划项目管理暂行办法》，制定本办法。

第二条 国家中医药管理局科技项目是指依据中医药事业发展规划安排实施，由单位或个人承担，在一定时间周期内进行的中医药科学技术研究开发活动。

第三条 国家中医药管理局遵循依法管理、明确职责、科学规范、公开、公平、公正的原则对项目实施管理。

第四条 本办法适用于国家中医药管理局立项并组织实施的科技项目（以下简称“项目”）。

第二章 职 责

第五条 国家中医药管理局负责项目管理工作，可以授权或委托省级中医药管理部门负责本地区项目的实施管理工作。

第六条 国家中医药管理局的职责：

（一）建立专家库，组织专家参与项目管理；

（二）建立项目建议库，组织专家对项目建议进行论证；

（三）发布项目申报指南，组织专家对申报的项目进行评审，确定项目及其承担单位，与项目承担单位签订《国家中医药管理局科技项目任务书》（以下简称《任务书》）；

（四）划拨《任务书》确定的经费，审核项目经费使用情况；

（五）组织项目执行情况的检查、评估，协调解决项目实施中的重大问题；

（六）审定项目的调整和撤销；

（七）组织项目验收或鉴定。

第七条 省级中医药管理部门的职责：

（一）负责本地区项目的实施管理；

（二）协同国家中医药管理局检查或评估项目执行情况；

（三）按项目经费管理的相关规定，监督经费的使用；

（四）协调、处理项目实施中出现的问题，随时报告相关重大事项，提出项目调整、撤销的建议；

（五）协助国家中医药管理局进行项目的验收或鉴定。

第八条 项目承担单位的职责：

（一）负责项目的日常管理；

（二）提供项目实施所需的科研条件及约定的匹配经费，负责项目经费的管理；

（三）建立项目档案，检查并报告项目实施情况；

（四）建立知识产权管理制度，对研究成果及时采取知识产权保护措施，并予以有效管理和充分使用。

第九条 项目负责人的职责：

（一）严格执行项目《任务书》，完成约定的目标任务；

（二）负责经费的合理使用；

（三）按规定报告项目年度执行情况；

（四）及时报告项目执行中出现的重大事项和知识产权管理情况；

（五）验收时提供完整准确的研究报告和数据资料。

第三章 专家咨询

第十条 国家中医药管理局设立专家库，根据需要遴选专家参与项目管理的咨询、评审、评估工作。专家意见作为项目管理决策的重要参考依据。

第十一条 国家中医药管理局负责科技的职能部门在组织项目咨询、评审、评估工作时，应当与专家签署保密协议，对专家的具体意见负有保密责任。

第十二条 专家在参与项目咨询、评审、评估活动时应当遵守以下规范：

（一）坚持实事求是原则，客观、公正地提出意见；

（二）坚持保密原则，妥善保存相关材料，不复制、不扩散相关内容；

（三）坚持回避原则，在涉及自身（或所在单位）利益时，必须主动向组织者申明并回避；

（四）不接触、不收取、不参加可能影响公正性的人员、财物和活动。

第十三条 建立专家信誉评估制度。组织者对专家在项目咨询、评审、评估等活动中的信誉进行评估，作为遴选专家的依据。

第四章 立 项

第十四条 立项一般包括申请（建议）、评审（论证）、审批、签约4个基本程序。

第十五条 国家中医药管理局建立项目建议库。单位、个人可以根据中医药发展规划，结合中医药学术发展的需要，向国家中医药管理局提出项目建议，经筛选纳入项目建议库。国家中医药管理局组织专家对在库项目进行可行性论证，通过后适时组织实施。

第十六条 立项项目一般通过发布申报指南，公开申报，公平竞争，择优立项；国家中医药管理局也可以根据需要直接委托有关单位承担项目。

第十七条 项目申请者（包括单位或个人）应当符合以下基本条

件：

（一）符合项目对申请者的主体资格（包括法人性质、经济性质）等方面的要求；

（二）具有完成项目所必备的人才、技术、设备等基本条件以及健全的科技管理、财务管理制度；

（三）具有完成项目所需的组织管理和协调能力；

（四）具有与项目相关的研究经历和研究基础。

第十八条 申请项目应当符合下列要求：

（一）符合国家中医药管理局发布的项目申报指南所确定的支持方向和要求；

（二）有明确的研究目标，合理的研究方案；

（三）立项依据充分，研究方法和技术路线合理可行；

（四）具有一定的前期研究基础，在规定的研究周期内预期可取得研究结果；

（五）知识产权归属明确；

（六）研究经费预算合理。

第十九条 申请者应填写《国家中医药管理局科技项目申请书》（以下简称《申请书》）。《申请书》由项目申请单位经所在地省级中医药主管部门审核后，报送国家中医药管理局。

第二十条 由国家中医药管理局负责科技管理的职能部门负责组织或委托相关机构聘请专家，依据“综合评价、公正合理、择优支持”的原则，对申请项目进行评审和推荐。

第二十一条 根据专家评审意见，经国家中医药管理局审定，确定立项项目。项目可以下设课题，课题管理等同于项目管理。

第二十二条 项目承担单位和项目负责人应当制定项目实施方案，明确目标、任务、组织管理和运行机制，并与国家中医药管理局负责科技管理的职能部门签订《任务书》。

第五章 实 施

第二十三条 实行年度执行情况报告制度。

（一）项目承担单位应当向省级中医药管理部门提交年度执行情况报告，填写《国家中医药管理局科技项目执行情况报告表》；省级中医药管理部门审核、汇总后报送国家中医药管理局。

（二）国家中医药管理局组织专家对年度执行情况进行评估，并根据情况进行实地检查，结果作为拨付下一年度经费或调整、撤销项目的依据。

第二十四条 项目实行科技档案管理制度。项目承担单位对项目形成的档案材料进行整理、立卷、归案，确保档案的真实、准确、完整、系统。

第二十五条 项目实施过程中，凡重大变更，如研究计划变更、项目负责人变更等，必须由承担单位提出书面意见，经省级中医药管理部门审核，报国家中医药管理局批准后执行。

第二十六条 项目负责人应当保持稳定，如有变更，按下列规定报批或备案：

（一）项目负责人工作调动，经调出、调入单位协商同意的，可以继续担任项目负责人，由项目负责人提出申请，经省级中医药管理部门同意，报国家中医药管理局备案。

（二）项目负责人遇有特殊情况（如病休、出国等）离开研究岗位半年以上 1 年以下的，所在单位必须及时安排合适人选代理，并报省级中医药管理部门备案；离岗超过 1 年以上，必须及时更换合适的项目负责人，由承担单位报省级中医药管理部门审核，并报国家中医药管理局审批。

第二十七条 有下列情况之一的，国家中医药管理局有权决定终止或撤销项目：

（一）研究技术路线已不可行；

（二）不能按期完成研究任务；

（三）研究内容已落后于国内外同类研究成果水平；

（四）匹配经费、自筹经费或其他保障条件不能落实，或违反规定使用科研经费，影响项目正常实施；

（五）由于组织管理不力或其他原因，致使研究工作不能正常进行。

第二十八条 决定终止或撤销的项目，由国家中医药管理局发文确认。项目承担单位应就终止或撤销项目对已做工作、经费使用、阶段性成果、知识产权等情况做出书面总结，由省级中医药管理部门核查后，报国家中医药管理局备案。

第六章 验 收

第二十九条 项目承担单位应在《任务书》规定期限内完成研究任务，通过省级中医药管理部门向国家中医药管理局提出验收申请。项目申请验收时应当提供以下资料：

（一）《国家中医药管理局科技项目完成情况报告表》；

（二）《国家中医药管理局科技项目验收信息表》；

（三）项目研究技术资料及反映项目进展的典型照片、图片、图例等。

第三十条 国家中医药管理局在收到验收申请的 3 个月内组织验收工作。项目验收包括会议、现场考察、书面审核等形式。

第三十一条 项目的验收由国家中医药管理局负责科技管理的职能部门组织或主持，也可以委托省级中医药管理部门或有关单位主持。主持验收部门应当在验收工作开始 15 日前通知项目承担单位。

第三十二条 项目验收应当成立验收专家组，专家组由 5～11 位专家组成，由国家中医药管理局负责科技管理的职能部门聘任。验收专家组应当在书面验收意见中明确做出“通过验收”、“需要复议”或“不通过验收”的结论。

第三十三条 目标和任务已按要求完成，经费使用合理，为通过验收。

第三十四条 验收项目有下列情况之一，需要复议：

（一）目标和任务完成不足 90% 的；

（二）提供的资料不详，难以判断的；

（三）经费使用不符合有关规定

的。

第三十五条 验收项目有下列情况之一者，不通过验收：

（一）完成任务不到85%的；

（二）提供的资料、数据不真实的；

（三）擅自修改《任务书》考核目标、内容的；

（四）存在知识产权纠纷的；

（五）超过《任务书》约定的执行年限半年以上未完成任务，事先未得到审批的；

（六）经费使用中存在严重问题的。

第三十六条 需要复议的和未通过验收的项目，由承担单位针对存在的问题进行整改，在半年内再次提出验收申请，如仍未通过验收，由国家中医药管理局对项目承担单位和项目负责人给予通报批评，项目负责人3年内不得申请国家中医药管理局设立的任何项目。

第三十七条 因不可抗力造成项目研究工作无法继续开展的，项目承担单位经所在地省级中医药管理部门审核，报国家中医药管理局批准后结题。

第三十八条 通过验收并符合科技部《科学技术成果鉴定规程》规定的项目，由国家中医药管理局组织、主持或委托省级中医药管理部门主持进行科技成果鉴定。

第三十九条 项目研究所产生的成果及其形成的知识产权，原则归项目承担单位所有。涉及国家安全、国家重大利益和重大社会公共利益的，国家中医药管理局有权组织保护、开发和应用。

第四十条 项目研究成果在发表论文、出版专著、申报奖励时，均应当标明“国家中医药管理局科技项目”。

第七章 经 费

第四十一条 项目经费由国家中医药管理局科技专项经费拨款、地方和承担单位配套等多渠道构成，鼓励引导社会资金投入。

第四十二条 项目经费的管理与使用应当严格遵守国家科技经费使用与管理的有关规定。主要用于下列开支：

（一）科研业务费；

（二）消耗性实验材料费；

（三）消耗性临床材料费；

（四）仪器设备使用费；

（五）科研协作费。

第四十三条 国家中医药管理局根据项目《任务书》及年度执行情况评估结果拨付专项经费。

第四十四条 项目经费由承担单位财务部门统一管理，严格按照《任务书》的经费预算使用，专款专用，不得挪用、截留或挤占。项目完成后，需进行经费决算。

第四十五条 对违反经费使用规定的，国家中医药管理局有权停止拨款、撤销项目直至追回已拨经费。

第四十六条 撤销项目的承担单位应及时清理账目，上报经费决算情况和审计报告，同时退回剩余经费。

第八章 附 则

第四十七条 本办法中涉及的项目《申请书》、《任务书》、《国家中医药管理局科技项目验收信息表》、《国家中医药管理局科技项目执行情况报告表》、《国家中医药管理局科技项目完成情况报告表》另行制定。

第四十八条 本办法由国家中医药管理局负责解释。

第四十九条 本办法自发布之日起施行，1999年10月8日发布的《国家中医药管理局中医药科学技术研究基金管理办法》同时废止。

中医药科研实验室管理办法（修订）

国中医药发［2005］82号

第一条 为加强中医药科研实验室的规范化和科学化管理，提高中医药科学实验的质量和水平，制定本办法。

第二条 中医药科研实验室是中医药科学实验的场所，为中医药研究提供科学、规范的专项实验技术服务。

第三条 中医药科研实验室根据实验环境、专业实验技术水平、仪器设备和管理能力，实行一级实验室、二级实验室和三级实验室的分级管理，具体标准另行制定。

第四条 国家中医药管理局负责全国中医药科研实验室的监督管理，对专家委员会工作进行督导。全国中医药科研实验室专家委员会负责全国三级实验室和直属单位各级实验室的评估。

第五条 省级中医药主管部门负责行政区域内中医药科研实验室监督管理。省级中医药科研实验室专家委员会负责本辖区内三级实验室申报资料的初审和一、二级实验室的评估。

第六条 中医药科研实验室应当建立符合专项实验技术要求的技术梯队、实验环境以及实验操作规程、管理制度和质量保证制度。

第七条 中医药科研实验室评估面向全国，定期组织申报，分别由各级专家委员会根据《中医药科研实验室分级标准》对申报的实验室进行相应评估。

第八条 一级、二级、三级实验室的评估采取自愿申请的方式，按行政隶属关系将申报材料报送所在地省级专家委员会。

第九条 各级专家委员会建立专家库，根据所申报实验室的技术特点组织专家组。评估工作由专家组负责，采取审阅资料、听取汇报、现场考核与汇总讨论的评审步骤，并实行回避制度。

第十条 全国中医药科研实验室专家委员会对三级实验室评估结果进行公示，听取意见，公示期20天；公示无异议者，正式公布名单，并颁发相关证明文件。

第十一条 省级专家委员会对一、二级实验室的评估结果正式公布名单，并报送全国中医药科研实验室专家委员会备案。

第十二条 申报单位对评估结果有异议者，可向相关专家委员会提出复评申请；对于公示实验室有异议者需以文字署名方式提出异议内容。专家委员会针对复审要求、理由或异议内容进行材料复评，必要时进行实地考核，提出最终评估意见。

第十三条 正式公布的三级实验室，建立实验室工作进展报告制度，应每3年向国家中医药管理局提交书面报告，并由专家委员会重新评估。

第十四条 国家中医药管理局对中医药科研实验室进行动态管理，建立抽查和举报制度，反馈检查结果；对优秀者给予表彰奖励，对不合格者提出限期整改意见或进行通报。

第十五条 申报评估或正式公布的中医药科研实验室，如有隐瞒真实情况、弄虚作假行为者，由主管部门提出限期整改意见；情节严重者，进行通报；被通报的实验室自通报之日起3年内，不得提出评估申请。

第十六条 本办法自发布之日起实施。原《中医药科研实验室分级登记管理办法（试行）》同时废止。

中医药科研实验室分级标准

国中医药发［2005］82号

中医药科研实验室是中医药科学实验的场所，为中医药研究提供科学、规范的专项实验技术服务。为加强中医药科研实验室的规范化和科学化管理，提高中医药科学实验的质量和水平，根据《中医药科研实验室管理办法（修订）》，制定本标准。

中医药科研实验室根据实验环境、专业实验技术水平、仪器设备和管理能力，实行一级实验室、二级实验室和三级实验室的分级管理。

具体标准如下：

【实验室应具备的基本条件】

1. 组织机构体系完善，有独立的机构建制，配备合格的实验室负责人和相应专职技术人员。

2. 有固定的工作场所和适宜的实验环境条件，有独立的实验室区域，实验区与办公区应严格分开，实验区中的功能布局合理。

3. 实验室仪器设备的种类、数量、精度应能满足实验工作需要，并达到较高的使用率。

4. 建立相应的实验室管理制度并有效实施过程管理。

5. 建立包括主要技术方法和实验项目单元的标准操作规程（SOP）并遵照执行。

6. 正式科研实验应使用与研究工作需要相匹配的合格实验动物，建立与实验动物相匹配的环境条件。

7. 技术资料档案有专人负责，保存完整。

【一级实验室】

一、组织机构与环境

1. 实验室负责人具备相关专业本科以上学历、中级以上职称，实验室工作人员掌握有关标准操作规程。

2. 实验室面积不少于80平方米。

二、专业技术水平与仪器设备

1. 建立了基本的实验技术。

2. 具备基本的实验仪器设备，有较高的使用率。

3. 目前承担一般科研项目基本实验工作，近三年来，有完成的经济效益显著的自选课题。

三、管理水平

1. 单位对实验室有建设规划或工作计划。

2. 制定并有效实施机构设置及各级人员职责、环境保护及安全管理及各级岗位人员的培训考核等管理制度。

3. 建立并严格遵照执行主要技术方法及主要实验项目单元等的标准操作规程（SOP）。

4. 有实验室年度工作总结和重大事件记录。

【二级实验室】

一、组织机构与环境

1. 实验室负责人具备相关专业本科以上学历、副高以上职称，有3年以上同类实验室工作经历，实验室工作人员熟练掌握有关标准操作规程。

2. 实验室面积不少于150平方米，能满足不同实验室对环境条件的要求，如恒温、恒湿及相应净化设施。

二、专业技术水平与仪器设备

1. 建立了稳定、规范、有特色的实验技术，具有一定的先进水平(技术平台)，初步确立了实验室技术研究方向，主要关键性技术工作在本室完成。

2. 目前承担以本实验室主要技术为基础的省（部）级项目课题，近三年来有完成的厅局级课题或有显著经济效益的自选课题。

3. 近三年来以本实验室主要技术为基础的科研项目获得省（部）级成果，每年有在国内专业核心期刊上发表以本实验室主要技术为基础的学术论文。

4. 与国内相关实验室建立技术合作与交流，参加全国性学术会议并作大会发言交流，国内曾引用本室研究成果或论文。

5. 在本科生或研究生论文的技术工作中，发挥了重要指导作用。

6. 本室核心骨干技术所需仪器设备可保障稳定技术研究方向工作的顺利开展，体现技术水平的骨干仪器应具有先进性。

三、管理水平

1. 单位对实验室有建设规划或工作计划，实验室有近期和远期计划。

2. 制定并有效实施机构设置及各级人员职责、环境保护及安全管理、科研项目管理以及标准操作规程（SOP）制度和管理等制度。

3. 建立并严格遵照执行主要技术方法及主要实验项目单元等标准操作规程（SOP）。

【三级实验室】

一、组织机构与环境

1. 实验室负责人具备相关专业本科以上学历、副高以上职称，有5年以上同类实验室工作经历。实验室工作人员结构合理，有较好的技术梯队。

2. 设立质量保证体系（QAU），QAU能独立开展质量保证工作，配备与规模相适应的负责人及监督检查员，符合质量保证要求。

3. 实验室面积不少于300平方米，能满足不同功能实验室对环境条件要求，如恒温、恒湿及相应净化设施。

二、专业技术水平与仪器设备

1. 建立了稳定、规范、有特色的实验技术，具有一定的先进性(技术平台）及稳定的技术研究方向，主要关键性技术工作在本室完成。

2. 目前承担以本实验室主要技术为基础的国家级科研项目或省（部）级项目课题，形成较为稳定的重点研究方向，具有较高学术水平，体现中医药特色和规律。

3. 近三年有以本实验室主要技术为基础的科研项目获得省（部）级成果，发表被SCI等著名检索系统收录以本实验室主要技术为基础的学术论文或发明专利。

4. 向国内开放，每年有多项实验（或人次）在实验室进行，与国内外相关实验室建立技术合作与交流。

5. 本室核心骨干技术所需仪器设备可保障稳定技术研究方向及开放工作顺利开展，体现技术水平的骨干仪器具有先进性，可达到智能化数据处理和质量监测，满足现代定量分析的要求。

三、管理水平

1. 单位对实验室有建设规划或工作计划，实验室建设有保障措施和依托单位的投入。

2. 制定并有效实施开放制度、标准操作规程（SOP）管理制度、环境保护及安全管理制度以及科研项目管理等制度。

3. 制定并有效实施质保监督检查员职责、定期评估和监督、科研项目实验的质量保证以及质量工作汇报和举报等质量管理制度。

4. 建立并严格遵照执行主要技术方法及主要实验项目单元等标准操作规程（SOP）。

2005年重点工作

2005 年重点工作

（一）农村中医药

【卫生部、国家中医药管理局、国家发改委三部门编制完成《农村卫生服务体系建设与发展规划》】 2005年7月，卫生部、国家中医药管理局、国家发改委三部门联合编制完成《农村卫生服务体系建设与发展规划》(以下简称《规划》)。《规划》包括前言，现状分析，发展目标和建设原则，农村卫生服务体系，建设任务、建设标准、资金筹集和中央投资安排，相关政策措施，预期建设成效等7个部分。《规划》明确了农村卫生服务体系建设与发展规划建设的主要任务：依据统一的建设标准和规范，按照填平补齐、改扩建为主的原则，对政府举办的乡镇卫生院、县医院、县妇幼保健机构、县中医院以及村卫生室的业务用房进行改扩建，配置基本医疗设备，使其达到预防保健和基本医疗服务条件，完善服务功能，提高服务能力。其中，中央重点支持中西部地区的乡镇卫生院以及贫困县、民族自治县、边境县中的部分县医院、县中医（民族医）医院和县级妇幼保健机构的基础设施建设，同时安排少量引导资金兼顾东部部分困难地区。《规划》预计中央重点支持的建设项目总投资200多亿元，其中75%由中央专项安排（对中部地区补助70%，西部地区补助80%)，其余部分由地方安排解决。对县中医院主要支持业务用房改扩建及设备配置，总投资18亿元，中央投入10亿元。《规划》已提请国务院审议，预计2006年年初正式颁发执行。（武 东、刘群峰）

【中医药的优势和作用在新型农村合作医疗试点工作中得到初步显现】 为了充分发挥中医药在新型农村合作医疗试点工作中的作用，国家中医药管理局和卫生部2005年联合下发了《关于在新型农村合作医疗试点工作中充分发挥中医药作用的意见》，对在新型农村合作医疗中发挥中医药作用提出了具体要求。各地对在新型农村合作医疗中如何充分发挥中医药的作用，做了许多积极有益的探索。有的试点县将开设中医科、开展中医服务项目作为综合医疗机构和乡镇卫生院确定为定点医疗机构的准入条件之一；有的试点县将乡村医生自种、自采、自用的中草药、藏药纳入新型农村合作医疗药品报销目录，将院内中药制剂纳入报销范围；不少试点县制定了鼓励中医药技术人员积极运用中医药、引导农民选择中医药服务的政策，如提高新型农村合作医疗中使用中医药服务的报销比例，降低使用中医药服务的报销起付线，对中医药治疗具有优势的慢性病门诊中医药费用在统筹基金中给予一定的补助；部分试点县还对使用中医药诊疗技术的乡村医生按月或处方量进行了补助。中医药以其价格低廉、疗效稳定、安全可靠的特点，有效地降低了参加新型农村合作医疗农民的医疗费用，在缓解农民因病致贫、因病返贫方面发挥了积极的作用，深受广大农民的欢迎。截止到2005年9月，全国671个试点县有县级中医院510所，509所被确定为定点医疗机构；所有的试点县均将适宜的中医药诊疗项目纳入报销范围，均将中药纳入新型农村合作医疗药品目录。（严华国）

【落实新型农村合作医疗试点工作暨农村中医药工作会议召开】 2005年11月中旬，国家中医药管理局在北京市大兴区组织召开了落实新型农村合作医疗试点工作暨农村中医药工作会议，总结交流了中医药在新型农村合作医疗试点工作中发挥的作用及农村中医药工作的经验，分析了面临的形势和存在的问题，部署了当前和今后一个时期的农村中医药工作。卫生部副部长兼国家中医药管理局局长佘靖同志在会上发表了讲话，15个单位分别从在新型农村合作医疗试点中充分发挥中医药作用以及制定农村中医药政策、加强中医药服务网络建设、加强农村中医药人才培养等方面交流了经验。通过会议，进一步提高了中医药行业对如何发挥中医药在新型农村合作医疗中的作用及发展农村中医药工作的认识，明确了以建立新型农村合作医疗制度为契机，全面推进农村中医药工作，提高中医药为农民健康服务的水平和质量的工作任务和目标。（严华国）

【财政部、国家中医药管理局继续组织实施农村中医药服务能力建设项目】 2004年，在财政部大力支持下，从中央补助地方卫生事业专项资金中安排1亿元用于实施农村中医药服务能力建设项目进展顺利，反应良好，对提高农村中医药服务能力，促进中医药在农村的发展，推进新型农村合作医疗试点工作，起到了很好的示范带动作用。2005年，国家中医药管理局和财政部联合，安排专项资金1.5亿元继续组织开展农村中医药服务能力建设项目，其中安排农村医疗机构中医特色专科（专病）建设项目125个，县级中医医院急诊急救能力建设项目165个，县级中医医院感染性疾病科建设项目65个，乡村医生中医专业中专学历教育14700名，培训乡镇卫生院中医临床技术骨干6000名。通过项目持续实施，引导地方政府更加重视加强农村中医药工作，各地县级中医医院专科（专病）建设及急诊急救能力普遍得到了加强，不少地区对县级中医医院急诊设施进行了改造，县级中医医院应对突发公共卫生事件的能力不断提高，农村中医药人才的培养进入有计划、分层次的阶段，整体促进了中医药在新型农村合作医疗试点工作以及农村卫生服务中发挥积极和应有的作用。（武　东、刘群峰）

【农村卫生服务体系县中医医院建设专项试点实施】 2005年，国家发改委、卫生部、国家中医药管理局联合制定了《农村卫生服务体系建设与发展规划》(以下简称《规划》)，《规划》强调了县级中医医院是农村卫生服务体系的重要组成部分，并将县级中医医院建设纳入中央重点投资范围，明确了总体投资规模。根据《规划》总体部署，国家发改委社会司、国家中医药管理局办公室印发了《关于组织申报2005年农村卫生基础设施建设（中医医院专项）项目中央预算内专项资金投资计划的补充通知》，中央财政在2005年农村卫生基础设施建设项目中安排专项补助资金1亿元，先后在河北、吉林、福建、湖北、云南、甘肃、新疆等7个中西部省（区）国贫县、省贫县、少数民族自治县、边境县四类地区进行试点建设，资助50余所县级中医医院完成业务用房改扩建任务。（武　东、刘群峰）

【农村中医药服务能力建设取得新的进展】 为加强中西部地区农村中医医疗机构建设，提高农村中医药服务能力，国家中医药管理局与财政部共同组织实施了农村中医药服务能力建设项目，并印发了《农村中医药服务能力建设项目管理方案》(以下简称《项目管理方案》)。按照《项目管理方案》的要求，国家中医药管理局对中西部地区县级中医医院急诊急救能力建设、感染性疾病科以及农村中医特色专科（专病）建设项目单位所报材料进行了审核，并确定了项目建设单位，分别有113家和114家县（区）级中医院被确定为急诊急救能力建设单位和感染性疾病科建设单位，47个中医、民族医专科（专病）被确定为农村中医特色专科（专病）建设单位。目前，各地建设工作进展顺利。

（严华国）

【乡村医生中等中医专业学历教育和乡镇卫生院中医临床技术骨干培训全面实施】 为落实《中共中央、国务院关于进一步加强农村卫生工作的决定》和卫生部、教育部等五部委《关于加强农村卫生人才培养和队伍建设的意见》，切实加强农村中医药队伍建设和人才培养工作，不断提高农村中医药人员学历层次和业务水平，充分发挥中医药在农村医疗保健服务中的作用，中央财政安排专项资金，与国家中医药管理局共同实施了乡村医生中医专业中专学历教育项目和乡镇卫生院中医临床技术骨干培训项目。学历教育项目实施的目标是：在全国对一万名在岗无学历、45岁以下、具有乡村医生执业资格的以中医药（民族医药）知识与技能为主及应用中西医两法的乡村医生，实施中医专业中专学历教育，使他们系统掌握中医药的基本理论、基本知识和临床技能，提高中医药服务能力和水平，取得普通中专学历，获得参加执业助理医师考试资格，最终通过考试，获得执业资格，实现《进一步加强农村卫生工作的决定》中提出的到2010年全国大多数乡村医生具备执业资格的工作目标。国家中医药管理局负责该项目的总体实施和宏观管理，并与教育部共同制定了《乡村医生中等中医专业教学指导方案》，要求各省教育行政部门负责配合做好“乡村医生中医专业学历教育”的学籍注册、学员毕业后颁发普通中专学历证书、实行弹性学制等政策保障工作。各省中医药管理部门负责组织项目具体实施，确定招生学校，负责学员报名资格审查，组织招生。乡镇卫生院中医临床技术骨干培训项目实施的目标是：对全国4000名乡镇卫生院中医临床技术人员进行系统的中医药知识和临床业务技能培训，培训时间为半年，理论学习和临床进修各3个月。国家按每人2500元标准予以补助。省级中医药管理部门负责项目的具体实施与日常管理，包括确定培训基地、制定培训大纲、遴选培养对象等。通过培训，提高他们的中医临床诊疗水平，使其成为乡镇卫生院中医临床技术骨干，带动乡镇卫生院中医科室建设，全面提高农村地区中医药服务水平。截至2005年底，乡村医生中医专业中专学历教育项目全国共招生17000人，乡镇卫生院中医临床技术骨干培训项目共完成3940人的培训。

（徐金香）

【开展农村基层优秀中医成才规律与临床经验总结与推广】 中医药学是我国劳动人民与疾病长期作斗争的经验总结，广大农村是中医药的主要发祥地和中医药人才成长的摇篮。新中国建立以来，大批的中医药工作者扎根农村基层，勤奋学习，努力工作，其中，涌现了一批医德高尚、医术精良、深受农民群众信赖的优秀中医人才。为了总结、推广他们的成才规律与临床经验，加强农村中医药队伍建设，国家中医药管理局组织实施了“农村基层优秀中医成才规律与临床经验总结及推广项目”，即在全国遴选300名长期工作在农村基层、医德医风高尚、中医基础理论扎实、临床经验丰富、诊疗效果突出的优秀中医，全面总结、推广他们的成才规律与临床经验，通过他们的示范作用和经验推广，带动农村中医药人员学习和钻研中医业务，不断提高中医药诊疗水平，以提高农村中医药队伍整体素质，巩固和扩大农村中医药阵地，促进农村中医药事业发展。经地方各级卫生和中医药管理部门的审核、遴选、推荐，国家中医药管理局组织评审和公示后，确定了郭宗辉等310人为全国农村基层优秀中医，并颁发了荣誉证书。目前，正在总结归纳和推广他们的成才规律、临床经验和突出事迹。 （徐金香）

【万名医师支援农村卫生工程启动】

2005年6月24日，卫生部、财政部、国家中医药管理局在北京举行了“万名医师支援农村卫生工程”项目责任书签字仪式。卫生部部长高强、副部长马晓伟、国家中医药管理局副局长吴刚等有关领导和22个项目省卫生厅局有关领导参加了签字仪式。

实施“万名医师支援农村卫生工程”是加强农村卫生工作，逐步改善农民医疗保障条件，解决群众看病难、看病贵问题的一项重要措施，签字仪式的举行标志着该项工程进入了全面实施阶段。中央财政专门拨出经费，按每派出一名医师补助2.4万元支援医院。目前，已经下派了3000多名医务人员到国家扶贫开发工作重点县工作，甘肃省还有1050名医务人员到乡镇卫生院开展支援工作。今后项目要逐步向中西部地区和东部贫困地区扩展，3年后形成一种制度。 （厉秀昀）

【全国农村基层优秀中医人选名单】

北京市（2人）：郭宗辉、管淑珍

天津市（2人）：张树山、冯有国

河北省（17人）：崔永昌、丁彩文、刘宗明、薛保玉、赵智林、刘莽、魏玉锁、王文志、马殿信、陈相忠、石福恒、韩贵立、武明忠、杨海平、王礼堂、贾太平、刘海振

山西省（10人）：李　纲、左廷梅、白贵栋、曾玉宝、崔扣狮、张惠经、武淑秀、王公义、张雨田、李　峰

内蒙古自治区（6人）：冀启瑞、乌兰夫、恩　和、王立春、李建新、宝日那

辽宁省（9人）：王国廉、刘恩德、康国军、王振廷、程万祥、胡尔天、史金会、丛德昌、肖　平

吉林省（6人）：郝国范、兰书田、白恩全、梁有余、汤荣轩、李志忠

黑龙江省（7人）：朴长春、王辉、武文学、张子彪、隋广仁、王安印、敖印堂

上海市（2人）：吴秀娟、何耀明

江苏省（21人）：李厚平、丁有刚、谢永泉、王兆凯、薛振声、张际礼、汤乃康、邹逸天、钱鹏程、窦立忠、孙网保、陈贵斌、邹伯和、罗　忠、唐　龙、孔熙春、陶关兴、沈兆熊、蒯伟勇、苗少伯、谈　华

浙江省（11人）：周幸来、贝新法、徐昌永、沈允浩、施大木、任仕洪、方林福、沈绍英、张祖联、刘文桂、陈亚军

安徽省（14人）：房学民、伍柏林、杨家庆、叶良生、王锡荣、李焕、梁永胜、赵佃武、吴延义、高良才、胡建中、唐华龙、周世胜、王德连

福建省（9人）：关玉林、晋星南、黄友土、洪天启、戴义龙、余天洪、黄联桂、黄传思、王志豪

江西省（12人）：邹和平、尚孟华、金玉婉、钟庐生、黄　龙、赵云长、江进远、董春发、俞希彬、黄啸华、郭春云、余能三

山东省（25人）：范培元、万长华、毕元兑、于治信、王洪才、侯念仁、蒋广侠、逯业荣、王伯龄、谭　波、王增贵、马建国、钱道乾、郇义才、石树华、孙　东、汪照余、张修胜、邢如峰、刘化恩、满恒光、张念山、焦基洪、岳西中、张明亚

河南省（25人）：卢明仁、刘玉峰、杨学源、孙传庆、李计海、陈秀保、李青春、陈维杰、赵会文、李福星、卢海涛、石国卿、郭世卫、姬元璋、贾明德、雷新中、梁靠山、郑新安、钱德保、牛凤景、付志顺、李建文、员文锁、何保山、曹明昆

湖北省（14人）：刘桂庭、缪少坤、杜子辉、韩玉莲、陈声慧、贾金国、易才法、叶碧青、柯亭武、陈耀龙、赵逢春、钟初荣、潘洪荣、石习功

湖南省（16人）：古　勇、曹汉金、石海澄、张　道、谢云桂、黎礼、任开益、王本茂、王永思、杜季方、罗国和、陈振岩、全永平、熊毛生、谢光治、谢康明

广东省（16人）：蔡树杰、李贤和、张赞中、卢威世、李少驰、卓临江、张国熙、林传松、何钜楠、黄齐豪、崔锡祥、陈恒泰、陈护林、谭子燕、刘瑞铧、刘怡谋

广西壮族自治区（11人）：李玉中、郭子明、吴振东、庞俊群、谭恩广、陈治英、邵熙炯、甘志球、方建佳、陈基国、易文惠

海南省（2人）：王槐裕、邝观权

重庆市（7人）：张广宗、杨大义、李义勤、盛　刚、蓝达昌、陈德君、傅德元

四川省（22人）：蔡光正、杨光信、陈德所、雷月斌、吴发元、李忠倍、李怀安、李建奎、谢富书、姜贻富、梁义平、李新文、陈永朴、杜光华、罗绍清、黄宁康、王明俊、王正华、陈其剑、杨家顺、荣求辉、谢俊光

贵州省（9人）：李荣林、李仁德、叶　隽、王祥华、张运忠、余庭学、胡安银、王祥义、田贵金

云南省（9人）：李开蕘、徐金富、罗九洲、赵凤翔、龙子华、尚兰芬、朱兴串、赵庆云、杨炳洪

西藏自治区（2人）：曲　英、章　松

陕西省（9人）：王贯中、张洪卿、贺力坤、康巨春、万松源、师建军、刘吉才、赵润黎、高　莹

甘肃省（7人）：刘学元、周文福、杨报庆、张惠国、王志平、杨丕清、王　鉴

青海省（2人）：李毓德、玛玛

宁夏回族自治区（2人）：窦红升、马廷学

新疆维吾尔自治区（4人）：张思源、罗洪河、阿布力米提、依买尔尼牙孜

（国家中医药管理局）

【在新型农村合作医疗试点工作中充分发挥中医药作用建设项目单位名单】 吉林省敦化市、浙江省开化县、福建省安溪县、江西省吉安县、山东省荣成市、湖北省公安县、四川省都江堰市、云南省弥渡县。

（严华国）

【2005年全国农村中医药适宜技术推广示范地区（试点）名单】 河北省承德市、吉林省公主岭市、黑龙江省大庆市、江西省抚州市、山东省烟台市、河南省南阳市、重庆市江津市。（严华国）

（二）中医药应对公共卫生突发事件

【国家中医药管理局成立中医药防控人感染高致病性禽流感工作领导小组，积极组织中医药防控人感染高致病性禽流感有关工作】 自2005年10月我国部分地区出现高致病性禽流感疫情以来，国家中医药管理局高度重视，严密部署，成立了中医药防控人感染高致病性禽流感工作领导小组，认真按照全国防控高致病性禽流感指挥部和卫生部有关工作部署和要求，结合中医药特点和优势，积极组织中医药防控人感染高致病性禽流感有关工作。

国家中医药管理局召开多次会议，布置相关防控工作，并启动了综合组、防控组、技术支持组、宣传与对外联络组等相关工作小组。

组织专家研究制定了人禽流感防治中药储备目录，供有关部委在开展药物储备工作时参考使用。

组织专家拟定了禽流感密切接触者预防用处方，并已推荐在辽宁省的禽流感疫点使用，同时组织开展安全性评价和药效学研究。

了解各地中医药防控人禽流感情况，并调整充实了国家中医药管理局及各地中医药防控人禽流感专家组名单。

组织各地中医药管理部门相关负责同志召开了专题会议，传达国务院和卫生部相关会议精神，布置下一步中医药防控工作。

积极组织开展中医药防控人禽流感其他相关科研工作。启动了基于名老中医防治疫病经验基础上的“中医药防控人禽流感专项研究”科研课题，以集成中医专家群体治疗疫病的学术经验，提出针对人禽流感的预防和辨治方案，并为药物筛选、临床研究提供依据和指导。组织并启动了“防治人禽流感中成药和中药饮片的筛选研究”、“人禽流感中医药预防方案的研究”、“流感的中医辨治与疗效评价的研究”等研究项目。启动了国家中医药管理局防控人禽流感新药开发专项。

（闫　冰）

【国家中医药管理局开展人禽流感中医药防控工作】 为有效做好中医药防控人感染高致病性禽流感工作，国家中医药管理局积极开展工作，成立了中医药防控人感染高致病性禽流感专家组，对《人禽流感诊疗方案（2005版修订版）》的中医治疗部分作了进一步修订，举办了人感染高致病性禽流感防控知识培训班，来自全国30个省（区、市）和5家局直属管医院的200多名学员接受了为期两天的关于人感染高致病性禽流感防控知识的强化培训。同时要求各地中医药管理部门积极行动，做好中医药防控人感染高致病性禽流感的准备工作。各地中医药管理部门对中医药防控人感染高致病性禽流感工作高度重视，分别成立了中医药防治人感染高致病性禽流感专家组，积极开展中医药防治人感染高致病性禽流感的技术指导和各项准备工作。（严华国）

【中医药防控人禽流感研究特别专项启动实施】 根据国家中医药管理局防控人禽流感工作领导小组的部署，为在防控人禽流感的过程中，紧密结合临床防控加强科学研究，更好地发挥中医药的特色和优势，国家中医药管理局于2005年11月紧急启动了中医药防控人禽流感研究特别专项。专项计划重点围绕中医药防治人禽流感综合方案的制定、有效中药筛选、临床药物研发、推荐用药的安全性评价以及中医药防治流感疗效评价等内容组织研究工作，及时为临床防控提供科学依据和技术支撑。专项实施由国家中医药管理局防控人感染高致病性禽流感工作领导小组直接指挥，同时成立了由10位全国名老中医组成的国家中医药管理局防控人禽流感科研协作指导组，邓铁涛教授担任组长，王永炎院士担任秘书长，下设包括临床一线专家在内的办公室和工作组，组织开展临床科学研究工作。2005年11月19日，国家中医药管理局防控人禽流感工作领导小组召开了专项启动会。国家中医药管理局防控人禽流感工作领导小组副组长、副局长吴刚和国家中医药管理局副局长于文明出席了会议。吴刚副局长就中医药防控人禽流感的严峻形势和国家中医药管理局防控领导小组的总体部署进行了介绍，指出人禽流感的中医药防控工作要依法有序开展，预防为主，常备不懈，充分借鉴中医药抗击SARS取得的宝贵经验，特别是科研工作要立足当前，放眼长远。于文明副局长对中医药防控人禽流感科技工作及该专项的实施明确提出了5点意见和3个阶段目标。其具体要求为：第一，学术上要博采众长，工作上要团结协作；第二，要体现科学研究为临床防控服务；第三，要尊重中医规律，进行顶层设计；第四，方法上要突出中医特色，尽快为临床防控提供中医理论和科技支撑；第五，要体现中医队伍整体素质，开展大联合、大协作，共同攻关。专项的实施要达到3个阶段目标：第一，防控阶段要为临床救治提供科学依据；第二，如果疫情发生，要根据疫情迅速充实完善防治方案，提高临床治疗和预防能力；第三，疫情结束后，争取形成中医药防治疫病的新理论、新方法和新的治疗药物。

（杨龙会、王思成）

【中医药治疗艾滋病项目取得阶段性成果】 截至2005年6月，首批开展中医药治疗艾滋病项目试点的河南、河北、安徽、湖北、广东5个省接受过中医药治疗的病例总数为2700名，2005年在5省的基础上新增了北京、江西、湖南、广西、云南和陕西6个省（区、市），计划对4500名艾滋病患者和感染者进行中医药治疗。目前，工作正在逐步开展。国家中医药管理局对《5省中医药治疗艾滋病项目临床技术方案》进行了修订并印发各项目省，指导项目的顺利开展。在河南等地建立了9个中医药治疗艾滋病临床基地，举办了2期中医药治疗艾滋病临床技术骨干培训班，培训了470多名中医药管理和技术人员，同时还举办了2期中医药治疗艾滋病临床资料软件录入培训班，为项目实施提供了人员和技术支持。

中医药治疗艾滋病项目取得了较好的临床效果，提高了病人的生活质量，受到病人、病人家属和当地政府的欢迎，促进了当地的社会稳定。通过项目实施，组建了一支中医药治疗艾滋病的队伍，构建起了一个较为完备的中医药救治网络，社会对中医药治疗艾滋病的认识也在不断提高，中医药治疗艾滋病取得了阶段性成果。（严华国）

【开展中医药应对突发公共卫生事件能力建设人员培训】 为进一步提高中医药应对突发公共卫生事件的能力，加强中医医院急诊急救能力和传染病防治能力等方面的建设，国家中医药管理局组织实施了中医药应对突发公共卫生事件能力建设人员培训项目，制定了《中医药应对突发公共卫生事件能力建设人员培训项目管理方案》。截至2005年12月31日，各省（区、市）政府举办的各级各类中医医院中具有高年资住院医师以上职称的相关专业、管理人员共计13570人参加了培训。此次培训通过对《突发公共卫生事件应急条例》等法律法规、常见传染病的防治知识、中医（中西医结合）急诊急救、医院感染管理等课程的学习，使学员们进一步明确了执业医师应承担的公共卫生的职责，初步掌握了有关专业知识与技能，对各地中医医院提高应对突发公共卫生事件的能力起到了一定作用，也进一步加强了中医医院急诊急救能力和传染病防治能力建设。

（严华国）

【“863”重大专项课题中医治疗SARS通过鉴定】 国家高科技研究发展计划（“863”计划）重大专项课题“中医学关于SARS发病、证候演变规律与治疗方案研究”，2005年4月通过了科技部专家组的验收鉴定。该课题通过回顾性的研究及科学的统计与实验方法，对SARS证候因素、演变规律、治疗方案、药物作用、后遗症等进行了全面研究，为发挥中医药的优势和应对突发性公共卫生事件的积极作用提供了依据。

该课题由中国中医研究院承担，负责人为中国中医研究院院长曹洪欣教授。该课题2003年8月启动以来，在来自中国中医研究院望京医院、基础理论研究所、中药研究所、院评价中心以及湖南中医学院、黑龙江中医药大学、广州中医药大学、湖南中医学院和中国人民大学的近30位专家，通过对1356例SARS病例181项近300万个数据及880例一线医护人员问卷的分析整理与综合评价，提出SARS的毒、热、瘀、湿、虚5个主要常见证候因素，构成了SARS三期十证的证候特征，证实了SARS以病毒侵袭肺脏为中心，多脏腑罹患、由实致虚、虚实错杂的证候演变规律；认为Ⅰ号、Ⅳ号和Ⅲ号治疗方案的疗效较好，提出透热解毒、泻火解毒、燥湿解毒、化瘀解毒、扶正解毒是SARS的主要治法；证实了“安替威胶囊”具有抑制SARS冠状病毒、广谱抗病毒以及调节免疫力、减轻肺部急性炎症、退热等作用；揭示了SARS后骨坏死的早期证候特点，提出“痰瘀互结”是其主要病机，优化早期的治疗方案，证实了中医治疗SARS后骨坏死的有效性。

专家组认为，该课题设计合理，研究思路清晰，首次将决策树、神经网络、概率转移矩阵数据挖掘和统计方法应用到SARS证候因素、证候特征及其演变规律的研究中。用非线性加权综合法评价了全国5个省市的中西医结合治疗SARS主要方案的总体疗效，资料翔实，数据可靠。其研究成果居国内领先水平，部分达到国际先进水平，其研究突出了中医辨证论治的理论特色和中医治疗突发灾害性疾病的临床优势。（秦　秋）

（三）医院管理年活动

【《中医医院管理评价指南（试行）》制定】 为加强中医医院管理，科学、客观、准确地评价中医医院，国家中医药管理局组织制定了《中医医院管理评价指南（试行）》，并于2005年4月4日印发各地。《中医医院管理评价指南（试行）》从医院管理、医疗质量管理与持续改进、医疗安全、医院服务等几个方面作出了具体的规定，设计了评价的指标。《中医医院管理评价指南（试行）》特别强调要突出中医药特色、发挥中医药优势，涉及的相关指标共有52条。《中医医院管理评价指南（试行）》的制定对于指导中医院树立正确的办院宗旨，坚持以中医为主的办院方向，促使中医院不断提高医疗质量、保障医疗安全、发挥中医特色优势，不断满足人民群众日益增长的医疗卫生和中医医疗保健需求有重要意义。（严华国）

（四）保持共产党员先进性教育活动

【国家中医药管理局先进性教育活动集中学习教育工作总结报告】

同志们：

经中央先进性教育活动第42督导组同意，中央先进性教育活动办公室批准，我们今天在这里隆重集会，举行局保持共产党员先进性教育活动集中学习教育工作总结大会。现在，我代表党组作先进性教育活动集中学习教育工作总结。

我局保持共产党员先进性教育活动在去年扎实做好准备工作的基础上，从今年1月17日开始正式启动。党组对先进性教育活动高度重视，统筹安排，周密计划，精心组织，认真贯彻落实中央关于开展先进性教育活动的指导思想、目标要求、指导原则、总体安排、方法步骤和各项工作要求，在中央督导组的指导和帮助下，切实加强组织领导，经过局机关和直属单位各级党组织和全体党员五个月的共同努力，以及广大群众的支持、参与和监督，顺利完成了集中学习教育的各项工作任务。

一、基本情况

《中共中央关于在全党开展以实践“三个代表”重要思想为主要内容的保持共产党员先进性教育活动的意见》（中发20号文件）印发后，党组组织了多次学习讨论，专题研究在局机关和直属单位开展先进性教育活动的有关工作，并进行了部署。为切实加强对先进性教育活动的领导，党组成立了局先进性教育活动领导小组，并从各司办抽调了20名政治强、素质高、作风硬的同志组建了局先进性教育活动领导小组办公室和3个局先进性教育活动督导组，明确了局先进办的工作职责和局督导组的工作守则，建立了定期工作例会制度，加强协调指导，推动工作开展。经过反复讨论，党组精心研究制定了《国家中医药管理局开展以实践“三个代表”重要思想为主要内容的保持共产党员先进性教育活动实施方案》和《国家中医药管理局党组成员参加先进性教育活动工作方案》，建立了党组成员联系点制度。各直属单位也都成立了先进性教育活动领导机构和工作机构，制定了工作方案，中国中医研究院还组建了5个院督导组，指导、督察二级单位的先进性教育活动。这些工作，为开展好先进性教育活动提供了坚强的组织保证。1月13日，以刘文杰同志为组长的中央先进性教育活动第42督导组正式进驻我局，督察、指导我局先进性教育活动。1月17日，全局召开先进性教育活动动员大会，局先进性教育活动正式启动。

在学习动员阶段，机关各支部和直属单位各级党组织都于全局动员大会之后，先后召开了本司办、本单位的动员大会，向全体党员和群众代表讲清这次先进性教育活动的重要意义、中央的基本要求和本司办、本单位的具体工作部署。集中学习期间，党组率先带头认真学习，分别于1月23日、1月31日和3月3日，先后3次召开中心组学习会议，进行集体学习讨论；党组成员分别参加了所在党支部组织的集体学习讨论。各司办、各单位结合自身实际情况，采取自学和集体学习相结合的方式，认真学习《保持共产党员先进性教育读本》、《江泽民论加强和改进执政党建设（专题摘编）》、《纪念白求恩》和胡锦涛同志在新时期保持共产党员先进性专题报告会上的重要讲话等一系列中央规定的学习文献，重点学习了《党章》。2月18日，召开了局机关保持共产党员先进性教育活动学习交流会，检阅一个月来的学习成绩，机关有7个党支部推选的13名同志作了重点发言，其中有领导干部也有普通党员，有离退休老领导也有工作不久的青年党员，大家交流了对这次先进性教育活动重大意义的认识，交流了学习收获和体会，还交流了对党员先进性的思考等。在认真学习提高、努力把握新时期共产党员保持先进性基本要求的基础上，党组和各司办、各单位都结合实际讨论、提出了党员保持先进性的具体要求。深入系统的学习和具体要求的提出，为分析评议和整改提高阶段的工作奠定了坚实的基础。

3月11日，我局先进性教育活动转入分析评议阶段。在这一阶段，党组重点抓好进一步征求意见和广泛开展谈心、撰写好党性分析材料、开好两个生活会、提出评议意见等环节的工作，采取发放征求意见函、召开座谈会、设置意见箱、向人大代表政协委员征求意见、到联系单位听取意见、广泛开展谈心活动等6种形式，征求到意见和建议共280条，整理归纳为发挥中医药特色与优势的工作、加强与有关部委局工作的协调与沟通、加大舆论宣传和正面引导工作、加强机关建设、对直属单位工作的指导和管理等5个方面48条。在谈心活动中，5名党组成员共谈心77人次，平均每人谈心超过15人次。机关各支部和直属单位各级党组织也都采取多种形式，向党员、群众、民主党派和无党派人士、服务对象征求对领导班子和领导班子成员的意见。据统计，全系统共征得党内外群众意见1000余条，谈心近7000人次。广大党员对照新时期共产党员保持先进性的基本要求和具体要求，采取“自己找、群众提、领导点、组织帮”的办法，找准了自身存在的主要问题，撰写了党性分析材料，从世界观、人生观、价值观上深入剖析了问题的思想根源，党员领导干部还从坚持科学发展观、正确政绩观和权力观、地位观、利益观等方面进行了深入分析，提出了整改努力方向。在此基础上，党组于4月14日召开了党组保持共产党员先进性教育活动专题民主生活会，大家对照共产党员保持先进性的基本要求和具体要求，联系思想实际和工作实际，认真检查自己存在的问题，深入剖析思想根源，明确整改努力方向；党组成员之间相互开展评议，充分肯定成绩，坦诚指出不足，提出希望建议；会议还明确了5个方面23条整改初步意见，会后又专门研究了党组“六条努力方向”。各级党组织都认真召开了专题民主生活会，各基层党支部还认真召开了专题组织生活会。局办公室的两个生活会从早上八点半一直开到晚上七点，局人事与政策法规司的专题组织生活会开了4个半天，与会同志开展了积极的批评与自我批评，按照“两个务必”和“八个坚持、八个反对”的要求，全面总结自己近年来思想、工作和作风等方面的情况，重点检查存在的问题，看到自身差距，客观分析原因，党员之间进行了坦诚的相互评议。各基层党支部还认真负责地对每个党员提出了评议意见，充分肯定了党员自身的成绩，也明确提出了存在的不足和进一步提高的诚恳希望，真正做到了评出团结、评出干劲、评出努力方向，较好地体现了正面教育、自我教育为主的原则。

5 月 11 日，我局先进性教育活动转入整改提高阶段。各级党组织在本阶段认真组织制定领导班子整改方案和党员个人整改措施，并抓紧落实。党组在广泛征求各方面意见的基础上，两次召开党组会议集中讨论修改《国家中医药管理局党组先进性教育活动整改方案》，经过三下三上，八易其稿，提出 5 个方面 20 条整改措施。由于党组整改方案是从群众中来的，而且又反复征求了各方面的意见，所以在党组整改方案向党员群众通报后，得到大家的好评。很多同志表示，党组整改方案较好地吸收和表达了大家的意见和愿望，如果能扎扎实实地落到实处，必将对促进中医药工作的全面协调、稳步发展起到重要作用。各级党组织都认真研究制定了整改方案，如中国中医研究院党委多次召开专门工作会议，研究做好整改提高阶段各项工作。局传统医药国际交流中心党支部、局人事与政策法规司党支部、局国际合作司党支部的整改方案都认真征求了多方面的意见，并根据群众意见反复进行了修订。

目前，我局全部基层党组织的 9 个党委、4 个党总支、141 个党支部和全部 2209 名党员中按规定必须参加的 2136 名党员，已基本完成先进性教育活动集中学习教育的各项工作任务（有 73 名长期出境未归和重病卧床不起的党员未参加这次活动）。受党组委托，局先进办于 6 月 14 日组织了群众满意度测评工作，局机关全体党员、群众、民主党派、离退休干部代表和各直属单位党政领导干部 98 人参加了群众满意度测评，测评结果：对局先进性教育活动总体评价的满意率为 87.8%、基本满意率为 12.2%；对党组先进性教育活动整改方案总体评价的满意率为 81.6%、基本满意率为 18.4%；两项总满意率均为 100%，说明这次先进性教育活动集中学习教育工作得到了广大党员群众的认可，基本达到了预期的目标要求。

这里要特别指出，在整个先进性教育活动过程中，中央第 42 督导组的全体成员为我局先进性教育活动的顺利开展付出了辛勤的劳动。督导组组长刘文杰同志多次带队来局指导工作，并深入到中国中医研究院了解情况。分工负责我局的督导组成员邓晨明、蒋媛媛同志，坚持在局里办公，经常主动与局先进性教育活动领导小组和先进办的同志沟通情况、交换意见，对中央先进办的工作部署和工作要求做到及时转达不过夜。他们多次召开不同范围的座谈会，出席局机关和直属单位的一些党总支、党支部的两个生活会，广泛和深入地了解、掌握先进性教育活动的情况，并就主要工作环节和重点工作，提出许多宝贵的意见和建议，帮助我局准确把握先进性教育活动的工作进程。邓晨明同志还应邀为我局先进性教育活动骨干培训班、广安门医院党员干部作辅导报告，受到大家普遍好评。中央督导组的及时指导和明确要求，为我局开展好先进性教育活动的各项工作提供了有力的保证。

二、主要成效

经过先进性教育活动的具体实践，我们深刻认识到这次先进性教育活动的重要性和必要性，同时深切感受到这次先进性教育活动在我局取得的实效。对照这次先进性教育活动“提高党员素质，加强基层组织，服务人民群众，促进各项工作”的目标要求，我局先进性教育活动集中学习教育工作主要取得了以下 6 个方面的成效。

1. 增强了党员干部学习实践“三个代表”重要思想的自觉性和坚定性，进一步深化了对“三个代表”重要思想的认识。集中学习教育一开始，各司办、各单位就都按照“规定动作”和“自选动作”相结合的要求，制定了翔实的学习计划和日程，通过分解学时、分解学习内容，将 40 学时的集中学习任务认真落实到每一天。学习中各司办、各单位党组织普遍采取集体自学、播放辅导报告、讲党课、召开讨论会等多种形式开展学习。局科技教育司党支部组织到焦庄户、局医政司党支部组织到卢沟桥、中国中医药出版社党总支和中华中医药学会党支部组织到西柏坡，现场学习，接受教育，努力提高学习效果。局机关服务中心党支部开展了重温誓词活动。局科技教育司党支部还举办了别开生面的《党章》知识竞赛，活跃学习气氛。为了不影响工作，局办公室、局机关服务中心等部门利用休息日组织学习。局先进办统一印发了《党员学习手册》和《党支部工作手册》，其中印有党员誓词、新时期党员先进性要求、先进性教育活动分阶段工作安排和要求等内容，便于党员把握，还结合中医药工作特点，收录了《纪念白求恩》，供党员学习，也使党支部督促、检查学习有载体和抓手。长期借调的党员同志都在借调司办参加了所在党支部的活动。离退休干部党支部主动为一些年老体弱的同志送书上门，离退休党员在这次活动中也表现出很高的学习热情，一些身患重病的离退休老党员坚持在家学习。春节期间，各司办、各单位的学习没有放松和中断，很多党员带着《读本》，在旅途中、长假中抓紧学习，撰写心得体会，表现出很高的学习积极性和主动性。局办公室参加值班的党员边值班边学习，利用假期通读了《读本》。节后各支部都及时检查了党员的《学习手册》。据统计，全局参加先进性教育活动的党员均超额完成了 40 学时的学习任务，很多同志达到 50 学时以上。

通过多种形式的学习提高，广大党员干部在思想认识上有很大提高，对开展先进性教育活动的重要性和必要性有了较为深刻的认识，普遍认为开展先进性教育是新时期加强党的执政能力建设和先进性建设的一项重大举措；对“三个代表”重要思想的时代背景、实践基础、科学内涵、精神实质和历史地位的认识进一步深化；切身感受到开展先进性教育活动对于指导和推动中医药工作的重要作用，从而增强了党员干部学习实践“三个代表”重要思想的自觉性和坚定性。

2．结合岗位实际明确了新时期共产党员保持先进性的具体要求，坚定了理想信念，明确了奋斗方向，确立了工作生活的行为准则。学习中，广大党员坚持马克思主义理论联系实际的学风，学以致用，在认真把握新时期共产党员保持先进性的基本要求的基础上，组织党员认真讨论本司办、本单位共产党员保持先进性的具体要求。党组经过三上三下，五易其稿，集中机关全体党员的意见，提炼概括出了国家中医药管理局共产党员保持先进性“六个坚持，六个模范”的具体要求。中国中医药出版社党总支召开全体党员会议，以“我如何保持党员先进性”为题，对出版社党员保持先进性的具体要求进行热烈讨论。局对台港澳交流合作中心党支部结合组织学习《反分裂国家法》，围绕党和国家的重大决策和党组的中心工作，结合台港澳中心的工作实际，明确了台港澳中心党员保持先进性的6条具体要求。中国中医药科技开发交流中心党支部提出的党员保持先进性的具体要求，近日被中央国家机关先进办收入中央国家机关党员保持先进性具体要求汇编。据统计，全系统各单位组织了近百次讨论，共形成14个不同单位、不同岗位党员保持先进性的具体要求。

新时期共产党员保持先进性具体要求的形成过程，也是广大党员自我教育、自我提高的过程。通过共产党员保持先进性具体要求的大讨论，进一步坚定了广大党员的理想信念，强化了政治意识、大局意识、责任意识和党员意识，加深了对党员先进性内涵的认识，理解了新形势、新任务对党员提出的更高要求和奋斗方向，巩固了立足本职、全心全意为人民服务的思想。共产党员保持先进性的具体要求，不仅成为各单位分析评议时的具体标尺、整改提高时的明确方向，也为广大党员今后更长时期的发展指明了方向，确立了日常工作生活中的行为准则。

3．积极探索和实践正面教育、自我教育的有效形式，党的组织建设得到进一步加强。这次先进性教育活动紧紧把握正面教育、自我教育为主的原则，广大党员通过广泛征求群众意见、深入开展谈心活动、认真进行自我分析、积极参加民主评议，全过程地经受了一次严格的党内生活锻炼，受到了一次深刻的党性教育。党组在思想、组织和作风建设上都有新的提高，凝聚力和战斗力进一步加强；每位党组成员都增强了责任意识，决心不辱使命，做好工作。各级基层党组织在先进性教育活动中进一步加强了组织建设，如局机关离退休干部党支部根据工作需要增加了支部委员和副书记，中国中医药报社成立了党总支办公室，以切实加强党的工作。各级党组织还积极探索实现正面教育、自我教育的好办法、好措施，如对每个阶段的工作，做到开始有日程计划、结束有“回头看”；强调要教育活动与业务工作两不误、两促进；强调党员领导干部要发挥带头表率作用等。中国中医研究院中医门诊部、望京医院在先进性教育活动中，分别组织党员开展“学雷锋，为社区居民献爱心”、“学雷锋，健康送万家”等主题实践活动，努力为广大党员加强党性锻炼、发挥先锋模范作用创造条件。今年，无论是领导班子专题民主生活会，还是党支部的专题组织生活会，都给广大党员留下了深刻的印象，生活会上大家对自己的思想、工作进行了深入思考，提出了更高的目标要求，很多党员说，这样的组织生活会近年来少有，真正恢复了党的批评与自我批评的优良传统，希望今后每年的生活会都能像今年这样，经过充分准备，开得同样好。

先进性教育活动给大多数基层党组织的精神面貌带来了新的变化。通过先进性教育活动，对各级党组织进行了一次全面整顿；一些基层党组织恢复了与长期失散党员的联系；促进了支部书记党建工作责任制的落实；基层党组织的工作方式、活动形式进一步趋于自主化、多样化，党支部进一步发挥战斗堡垒作用，努力使自己成为贯彻实践“三个代表”重要思想的组织者、推动者和实践者。

4．坚持求真务实，把整改工作贯穿于先进性教育活动的始终，在用科学发展观指导落实整改方案工作方面，取得了初步成效。先进性教育活动开展以来，我局始终坚持把整改工作贯穿始终，第一阶段通过边学边改，落实了开展先进性教育活动的网上宣传、帮助党员少的单位组织好集体学习等整改措施；第二阶段继续边议边改，为推动中医药法制建设成立了传统医药立法工作小组，为加强干部队伍建设出台了若干干部管理制度文件；第三阶段在边整边改中，成立了“十一五”中医药事业发展规划工作小组，组织完成了“十一五”中医药事业发展专题研究报告、出台了《国家中医药管理局工作规则》、印发2001～2004年《中医药工作文件汇编》，还在加紧研究落实关系机关干部职工工作、生活的整改措施，如班车改革方案已经出台、职工体检新办法正在落实等。

党组以“三个代表”重要思想指导中医药改革与发展，始终把实现好、维护好、发展好最广大人民的根本利益作为一切工作的出发点和落脚点。针对群众反映的中医药特色与优势发挥不够等热点问题，认真组织对中医药重大理论与实践问题研究，局领导带队深入各地开展调查研究，总结发现典型，组织制定进一步发挥中医药特色与优势的指导意见，筹备召开发挥中医药特色与优势经验交流会等，此外在落实中医药参与防治重大疾病及探讨建立中医药临床研究基地等方面工作进展顺利。在改进工作作风、更好地为基层服务方面，修订了

《国家中医药管理局局领导接待日和局领导信箱制度》，制定了《国家中医药管理局局领导联系直属单位制度（试行）》、清理了久拖未决的基层报文并加大了催办工作力度，基层普遍反映局机关作风有改进。在加强制度建设方面，制定和实行了《国家中医药管理局工作规则》，出台了加强干部管理工作的《国家中医药管理局局机关公务员赴基层锻炼暂行办法》、《国家中医药管理局直属单位领导干部年度考核暂行办法》等，还认真贯彻《党政领导干部选拔任用工作条例》，出台了《国家中医药管理局领导干部任职试用期暂行办法》、《国家中医药管理局党政领导干部任前公示制度实施意见》等。

5. 加强舆论宣传，发掘先进典型，为先进性教育活动营造了良好的舆论氛围，使广大党员群众切实感受到共产党员的先进性。局先进性教育活动办公室重视发挥简报、网络和报刊媒体的作用，加强对先进性教育活动的宣传引导。局先进办共编发简报 172 期、内情简报 3 期，起到了上传下达、沟通情况，交流经验、相互借鉴，宣传先进、推动后进等作用。还充分发挥互联网的作用，对局机关内网、政府网都及时调整了网页版面，突出活动专题，及时更新内容。先进性教育活动开展以来，工委“紫光阁”网站已经选刊我局 32 篇稿件，先锋网选刊了 7 篇稿件。《中国中医药报》加大了宣传力度，开辟了《先进性教育活动进行时》专栏，基本做到期期有先进性教育活动的声音，当前正在以主题征文活动为主要内容进行集中报导。各级党组织充分运用简报的形式，积极宣传本司办、本单位开展先进性教育活动的情况、做法和成效，为先进性教育活动营造良好的舆论氛围，如中国中医研究院先进办的简报已达 58 期。我局坚持典型引路，充分运用典型人物的先进事迹激励广大党员，弘扬正气。从党组到各级党组织都非常重视树立和宣传先进典型的重要作用，集中学习教育期间，我局先后宣传表彰了广东省中医院党委和林琳、郭春园等同志的先进事迹。中国中医研究院党委作出决定，在全院范围内开展向荣获 2005 年全国先进工作者称号的王永炎同志学习的活动。局先进办组织党员开展了“我心目中的共产党员”主题征文活动，受到了局机关和直属单位各级党组织的高度重视，广大党员热烈响应，踊跃参加，积极投稿，共收到征文作品 431 篇。参加征文活动的有党员，也有入党积极分子、普通群众；有在职干部职工，也有离退休老干部。这些征文作品以生动的文笔和感人的语言，讴歌了一批我们行业和身边先进典型的优秀事迹，充分展现了共产党员的优秀品质和高尚品格，从不同角度全方位地展示了新时期共产党员的崇高形象，树立了学习的榜样。

榜样的力量是无穷的。特别是在先进性教育活动中，这些先进人物和先进事迹使广大党员群众真正感受到了共产党员的先进性，这对于鼓舞党员不断增强党性观念，自觉改进思想与工作作风，积极参加党的知识与理论学习，真正以共产党员的标准严格要求自己，以饱满的热情和精神风貌投身于中医药改革与发展、投身于建设中国特色社会主义实践，起到了重要的激励作用。

6. 坚持两不误、两促进，推动业务工作发展，使广大党员群众实实在在地看到了先进性教育活动对业务工作的促进作用。在这次先进性教育活动中，许多司办和直属单位统筹安排工作，努力做到教育活动和业务工作两不误、两促进，取得了比较明显的成效。如局各有关司办加强配合，共同研究提出了中医药“十一五”发展规划的基本思路、任务、目标和重点项目。局办公室加大了向国家有关部门申报事业发展项目的工作力度，与有关部委局的协调工作取得较大进展。成立了局传统医药法工作领导小组及办公室，《传统医药法》立法工作正在稳步推进。局国际合作司边开展先进性教育活动，边组织全司干部讨论修改和完善了 10 项为局机关、局直属单位服务的工作制度，整理汇编了政府间中医药合作项目书，提出了加强政府间合作、提高合作效益的方案等。中国中医研究院在先进性教育活动中，统一干部职工思想认识，院科技体制改革全面启动。局中医师资格认证中心统筹兼顾，合理安排时间，正确处理教育活动和业务工作的关系，以饱满的政治热情保质保量完成了命题工作，等等。

经过局机关与直属单位各级党组织和广大党员的共同努力，这次先进性教育活动取得了显著的成效。同时，我们也要清醒地看到，我们的工作中还存在一些问题有待进一步加强。在这次集中学习教育过程中，一些单位的工作进展还不平衡，一些因出国等各种原因未参加活动的党员还要以不同形式“补课”，使集中学习教育活动善始善终地取得实效。要想真正按照科学发展观的要求扎扎实实地把整改措施与目标落到实处，把集中学习教育的成果转化为推进中医药改革与发展的动力，还需要我们做艰苦的努力，如组织中医药理论与实践重大问题的研究和探索、充分发挥中医药特色与优势、提高中医药对社会贡献率等，这些都是长期艰巨的任务，要锲而不舍地常抓不懈，群众满意度测评中反映了党员群众在这方面的期待与要求，我们要把整改落实在实际行动上。先进性教育活动是建立党员管理和党组织建设长效机制的良好契机，如何把先进性教育活动的成果转化为党员“长期受教育、永葆先进性”的长效机制，需要我们继续努力实践与探索，在群众满意度测评中，大家对加强基层党组织建设、党组织生活多样化方面，满意度只有 67.4%，并有一个百分点的不满意度，说明加强和改进党的工作仍然是我们面临的一项重要任务。这些问题，都需要我们在今后的工作中进一步加以改进或加强。

三、工作体会

在这次先进性教育活动集中学习教育工作中，我们主要有以下 4

点工作体会。

1. 认真贯彻执行中央精神是根本。中央通过先进性教育活动试点工作，探索了许多有益的经验。这次先进性教育活动一开始，中央就明确提出了以下几个方面的基本原则和工作要求：(1) 贯穿指导思想的“四个一”总体要求，即一是要抓住学习实践“三个代表”重要思想这条主线，二是要把握保持共产党员先进性这个主题，三是要明确提高党的执政能力这个着眼点，四是要坚持党要管党、从严治党这个方针；(2) 开展先进性教育活动“五个坚持”的基本原则，即一是必须坚持理论联系实际，务求实效，二是必须坚持正面教育，认真开展批评与自我批评，三是必须坚持发扬党内民主，走群众路线，四是必须坚持领导干部带头，发挥表率作用，五是必须坚持区别情况，分类指导；(3) 开展先进性教育活动“六个贯穿始终”的工作要求，即一是把学习实践“三个代表”重要思想作为主线贯穿始终，二是把学习贯彻《党章》、党的十六大和十六届三中、四中全会精神贯穿始终，三是把不断提高党员的思想认识贯穿始终，四是把进一步调动党员的积极性贯穿始终，五是把抓落实、求实效贯穿始终，六是把加强领导贯穿始终；(4) 加强组织领导要建立的“四项制度”，一是领导责任制，二是党员领导干部联系点制度，三是督察制度，四是群众监督评价制度。实践证明，中央的这些要求对于我们牢牢把握工作的正确方向和工作主动权，保证先进性教育活动不出偏差、不走过场，具有十分重要的指导意义。我们对中央的这些规定和要求，必须不折不扣地坚决认真贯彻执行，做到不变通、不走样，这是圆满完成这次先进性教育活动、确保实现目标要求的根本保证。

2. 各级领导干部带头是关键。这次先进性教育活动特别强调领导干部带头，发挥表率作用。活动中党组和各级党员领导干部都能按照要求，坚持在各项工作中率先垂范，做到带头学习讨论，带头落实党员领导干部联系点制度，带头讲党课作报告，带头听取群众意见，带头谈心交心，带头写好党性分析材料，带头过好双重组织生活，带头开展批评与自我批评，带头制定整改措施并认真加以整改。在这次先进性教育活动中，党组领导同志一边认真加强对先进性教育活动的组织领导工作，一边以普通党员的身份带头参加所在党支部的各项活动，在所在党支部和所联系单位讲党课，及时了解和指导所联系单位的先进性教育活动。各级党员领导干部特别是党委、党总支、党支部书记，在认真抓好本司办、本单位先进性教育活动的全面组织领导工作的同时，积极参加所在党支部的组织活动，与党支部的同志们一起讨论心得体会，讨论党员保持先进性的具体要求，讨论整改方案，深入调研，正视问题，带头整改。领导干部的模范带头作用，有效地带动了各司办、各单位先进性教育活动扎扎实实的开展，这是这次先进性教育活动得以扎实推进的关键。

3. 党员群众积极参与是基础。这次先进性教育活动从一开始，就坚持发扬党内民主，广泛发动群众，坚持开门搞教育，把先进性教育活动的全过程始终置于群众的监督之下。每个阶段开始，党组都坚持做好对广大党员的思想再发动工作，坚持用中央对当前国际国内形势的精辟分析、对党员队伍状况的客观评价、对适应新时期新形势要求提出的我们党肩负的光荣历史使命和重大任务，教育引导广大党员切实把思想认识统一到中央精神的高度上来，努力做到动员部署深入人心、文件学习吃透精神、工作落实一丝不苟、对照检查精益求精、工作总结承前启后。同时，要求各级党组织紧密结合中医药工作实际，充分认识各阶段工作的重大意义和工作要求，通过每个阶段思想再发动、层层动员、广泛征求意见、干部与群众谈心、组织无记名民主测评、无记名民主评估，确保广大党员以饱满的政治热情和良好的精神状态，积极投身到先进性教育活动中来。没有群众的参与，离开了群众的支持和监督，先进性教育活动不可能取得实效，群众也不会满意。广泛发动群众对于各级党组织和广大党员来说，也是一次极好的群众观点和群众路线的再教育。深入的思想发动，对于提高大家对开展先进性教育活动重要性的认识，明确中央关于开展先进性教育活动的各项基本要求和我局的具体要求，充分调动各级党组织和广大共产党员参与先进性教育活动的积极性，激发大家搞好先进性教育活动的决心和信心，起到了至关重要的作用，并使这次先进性教育活动有了坚实的群众基础和思想基础。

4. 加强组织领导工作是保证。党组对这次先进性教育活动高度重视，党组书记认真履行第一责任人的职责，党组成员分工明确，各负其责，通力合作，切实加强对先进性教育活动的组织领导。先进性教育活动的每一个阶段，党组都坚持在深刻领会和全面把握中央精神的基础上，认真研究提出明确的工作指导意见。先进性教育活动以来，党组共召开主要研究先进性教育活动的有关工作会议达 25 次，以局先进性教育活动领导小组的名义印发工作文件 34 个。党组成员还按照分工深入联系单位指导工作，认真审阅分管司办和联系单位的工作方案、动员讲话、整改方案和党员领导干部的党性分析材料、整改措施等重要材料，严格把关，提出明确要求，保证了各司办、各单位乃至全局的先进性教育活动按照中央的规定和要求扎实推进。在党组的领导下，局先进办严格按照党组的工作部署，统筹协调局机关和直属单位的先进性教育活动。先进性教育活动过程中，局先进办共召开 36 次工作例会，其中多次工作例会还扩大为局先进办、局督导组和局机关各支部书记及直属单位书记共同参加的联席会议，以会代训，培训工作骨干，认真学习中央文件，加强工作指导，提出明确的工作要求，做到正确把握政策，确保各项工作不出偏差，不走过场。各局督导组工作认真负责，首先自己吃透中央文件精神，同时加强与所去单位党组织的工作配合，尽心尽力，尽职尽责，作风深入，督导到位，很好地完成了党组交给的任务，为直属单位先进性教育活动按照规定有序推进，发挥了十分重要的作用。各直属单位的领导机构、工作机构和各基层党支部更是认真负责、精心组织、全力工作，为局机关和直属单位先进性教育活动的顺利开展提供了坚强可靠的保证。

四、认真做好巩固和扩大整改成果的工作，使先进性教育活动真正成为群众满意工程

近半年来的先进性教育活动在大家的共同努力下收到了很好的成效，达到了预期目的。最近，胡锦涛同志提出“开展先进性教育活动，关键是要取得实效”、“要确保先进性教育活动成为群众满意工程”。随着我局先进性教育活动集中学习教育工作临近结束，近期广大群众越来越关心党员、干部的良好精神状态能否继续保持，先进性教育活动中一些行之有效的做法能否继续坚持，先进性教育活动的积极成果能否继续得到巩固和扩大。这些群众关心的问题，应当引起我们的重视，并通过积极探索和建立长效机制认真加以解决。党组在整改方案中明确提出，要进一步以先进性教育活动为契机，努力探索建立党员管理和党组织建设的长效机制，将保持共产党员先进性教育活动的成果转化为推进中医药改革与发展的动力。

关于如何做好下一步的工作，我想再强调以下4点意见：

1. 善始善终地完成好集中学习教育的各项后期工作。一些“压茬”进行的单位要继续努力，务必将先进性教育活动集中学习教育的后期工作，尤其是整改方案的制定、通报和落实工作，善始善终地认真做好。要在群众满意度测评的基础上，集中精力认真搞好本单位的集中学习教育工作总结。还要按照中央关于先进性教育活动的有关文件精神，认真做好先进性教育活动文件材料的归档工作。

2. 一如既往地坚持领导带头，真正把各项整改措施落实到行动上来。先进性教育活动集中学习教育工作就要结束了。集中学习教育结束后，还要用两到三个月的时间完成巩固和扩大整改成果的工作，有很多整改措施的落实工作还需要我们认真组织完成，整改方案中不少内容也还需要今后较长的一段时间去落实。各级党组织要继续发扬求真务实的精神，认真检查梳理整改情况，对应当解决而没有解决的问题，要集中力量切实解决；暂时解决不了的问题，要向群众作出说明；整改效果不好、多数群众不满意的，要重新进行整改；对已经解决了的问题要做好巩固工作，防止出现反复。各级党组织要积极想办法探索有效的督促机制，坚持领导带头，全体党员共同努力，一鼓作气抓紧落实好各项整改内容，不能出现麻痹和松懈情绪。如果不能抓紧抓实各项整改工作，先进性教育活动的成果就难以巩固，甚至仍有可能前功尽弃。我们一定要防止和克服“厌战”情绪、“松口气”的思想和盲目乐观的心理，务必保持清醒的头脑和不骄不躁的作风，保持和发扬集中学习教育活动的饱满政治热情和良好精神状态，进一步增强工作的责任感和自觉性，用实际行动全力以赴地抓好各项整改工作的落实，努力使这次先进性教育活动真正落在取得实效上。

3. 继续坚持和发挥先进性教育活动中好的做法、经验和体会，积极探索形成长效机制。要切实按照胡锦涛同志提出的“努力探索使广大党员长期受教育、永葆先进性的长效机制”的要求，在进一步加强党建工作的过程中，从学习机制、党员教育机制、党员管理机制、党员联系群众机制、党内民主参与机制等方面，积极探索建立“党员受教育、群众得利益”的长效机制。要坚持党要管党、从严治党的方针，努力实践科学执政、民主执政、依法执政的有效形式。要以创建学习型党组织为载体，进一步加强理论武装，促进理论对于实践的指导作用。要准确把握和适应新的形势与任务，重视加强思想政治工作，促进机关文化建设。要规范党建工作基本程序，加强组织领导，进一步促进基层党组织建设。

4. 运用集中学习教育工作中的成功经验，全面推进局机关和直属单位党的先进性建设。先进性教育活动是在新的历史条件下，加强党的执政能力建设和先进性建设的创造性实践。先进性教育活动开展以来，各司办、各单位创造出很多加强党建工作的新鲜经验，收到了良好的实际效果。这充分说明，只要积极探索、勇于创新，就一定能够不断开创党建工作的新局面。保持共产党员先进性是一项长期而艰巨的任务，既要靠集中教育，又要靠常抓不懈；既要靠个人自觉，又要靠严格管理；既要靠思想教育，又要靠制度保证。局机关和直属单位各级党组织要继续坚持发挥和学习借鉴集中学习教育工作中的好做法、好经验，在巩固和扩大整改成果工作中，坚持边整改、边思考、边总结，按照中央关于加强党的执政能力建设和先进性建设的总体部署，深入研究如何把集中学习教育的成功经验运用于经常性教育之中；如何建立充满活力、有效管用的党员教育管理监督长效机制；如何创新活动内容和方式，不断提高基层党组织的创造力、凝聚力和战斗力；如何建立健全党建工作责任制和考核制度；如何把党的思想、组织、作风和制度建设更加有机地结合起来，更好地发挥党建工作的政治保障作用。要充分尊重广大党员的首创精神，集中党员的智慧和力量，共同研究解决党的建设中的热点、难点问题，全面提高局机关和直属单位党建工作水平。

我们坚信，在党中央的坚强领导下，在党组的精心组织和广大党员群众的共同努力下，我局在先进性教育活动集中学习教育工作结束之后，一定能够继续按照中央的目标要求，进一步紧紧围绕加强党的执政能力建设和先进性建设的全新课题，围绕局机关和直属单位党组织建设和党员队伍建设的迫切问题，围绕行业改革发展稳定的重大问题，围绕关系群众切身利益的实际问题，继续发扬求真务实的精神，扎扎实实地做好每一项整改工作，使先进性教育活动在巩固和扩大整改成果工作中进一步取得更大的实际成效，真正成为群众满意工程。

（2005年6月17日，卫生部副部长、国家中医药管理局局党组书记、局长、局先进性教育活动领导小组组长佘靖讲话）

【中央先进性教育活动督导组进驻国家中医药管理局】　2005年1月13日，国家中医药管理局召开中央先进性教育活动督导组与国家中医药管理局党组见面会。由海关总署副署长刘文杰同志担任组长的中央保持共产党员先进性教育活动督导组第42组一行6人，自即日起正式进驻国家中医药管理局。中央先进性教育活动督导组成员有汤建平、邓晨明、郭建军、蒋媛媛、吕肖力等同志。

根据中央先进性教育活动领导小组的规定，中央督导组的主要职责和任务有4项：一是了解掌握先进性教育活动的进展情况，向所去地方、部门和单位提出意见和工作建议；二是总结、推广先进性教育活动的经验，用典型指导工作；三是及时发现先进性教育活动中存在的问题，并督促解决；四是及时向中央先进性教育活动领导小组反映情况，当好参谋。（金二澄）

【国家中医药管理局举行先进性教育活动报告会】　2005年2月17日，国家中医药管理局举行保持共产党员先进性教育活动报告会。国家中医药管理局领导和党组成员、中央先进性教育活动督导组第42组成员邓晨明、局机关和直属单位党员及部分要求入党的积极分子，共计400余人参加了报告会。广东省中医院党委书记、院长吕玉波，广东省中医院呼吸科主任、共产党员林琳分别作了专题报告。（厉秀昀）

【“我心目中的共产党员”征文活动】　为了更好地把国家中医药管理局机关和直属单位先进性教育活动推向深入，同时也为发现、宣传、表彰局机关和直属单位在改革发展中涌现出来的能够较好地体现共产党员先进性的优秀事迹做好基础工作，由国家中医药管理局先进性教育活动办公室主办、中国中医药报社协办的“我心目中的共产党员”主题征文活动2005年2月启动。

此次征文活动主要面向局机关及直属单位全体党员，围绕不同单位、不同职业、不同岗位在保持共产党员先进性的具体要求方面所表现出来的不同特点，谈“我心目中的共产党员”。题材以写实性内容为主，记叙的先进党员不限于本人和本支部，结合工作实际，谈本单位乃至本岗位应该造就什么样的先进党员形象。

此次活动共收到稿件431篇，最终评出了一等奖3名、二等奖5名、三等奖8名、纪念奖20名，特别组织奖1名、优秀组织奖11名。

“我心目中的共产党员”主题征文活动获奖作者和党组织名单

一等奖（3名）

张静茹　广安门医院药剂科
《我们支部的共产党员——姜在旸》

赵金娥　西苑医院院办
《一位身残志不残的共产党员》

杨　锐　局直属机关党委
《谈谈我心目中的共产党员》

二等奖（5名）

金祝颐　中国中医研究院退休第一支部
《我心目中的共产党员》

武晓冬　中国中医研究院针灸所
《把科学研究当作生命的火焰》

荣培晶　中国中医研究院针灸所
《走在针灸科学前沿的共产党员》

赵文华　局机关新闻办
《重实际　务实事　求实效》

曹艳霞　望京医院
《我心目中的共产党员》

三等奖（8名）

王勤明　中国中医研究院基础所
《做个“五官”端正的共产党员》

谭余庆　中国中医研究院中药所
《我心目中的共产党员》

李秀媛　中国中医研究院院直第五支部
《他让人从心底感到是最优秀的》

邢思邵　中国中医药报社
《党员中医专家董建华同志》

郭丽芳　中国中医研究院实验动物中心
《我身边的共产党员》

莫用元　局科技交流中心
《我心目中的共产党员》

常　珍　眼科医院
《一条红丝线》

侯小兵　望京医院
《我身边的共产党员——夏玉卿》

纪念奖（20名）

夏海萍　西苑医院党办
《我心目中的共产党员》

吉苏华　中国中医研究院老干部服务中心
《我身边的共产党员》

王京文　望京医院外科
《望京外科一面旗》

王少玲　西苑医院妇科
《我身边的共产党员》

陈梦生　局机关科教司
《敬业　爱岗　开拓　创新》

王海隆　西苑医院检验科
《我心目中的共产党员》

王　晨　望京医院检验科
《党旗下成长的白求恩式新青年》

张旭丽　西苑医院呼吸科
《我心中的共产党员》

杨　威　中国中医研究院基础所
《两次建功立业的优秀共产党员——郭凤莲》

刘　嘉　中国中医药出版社
《我心目中的共产党员》
石　洁　广安门医院内三科
《我身边的优秀党员》
鲍天冬　中国中医研究院研究生部
《我心目中的共产党员》
郎燕丽　望京医院
《我心目中的共产党员》
潘立敏　广安门医院
《我心目中的共产党员》
颜彪华　西苑医院药剂科
《我心目中的共产党员》
吴　彦　中国中医研究院院直机关
《针锋相对——我身边的共产党员》
张文江　西苑医院呼吸科
《我心中的共产党员》
回　瑾　望京医院放射科
《我心目中的共产党员》
赵晓威　西苑医院肝病科
《我心目中的共产党员》
郑　蓉　中医古籍出版社
《新时代最可爱的人》

特别组织奖（1 名）

中国中医研究院望京医院党委

优秀组织奖（11 名）

中国中医研究院基础所第五党支部
中国中医研究院基础所第四党支部
中国中医研究院广安门医院药剂科党支部
中国中医研究院基础所第三党支部
中国中医研究院长城医院党支部
中国中医研究院基础所第一党支部
中国中医研究院药厂党支部
中国中医研究院西苑医院药剂科党支部
中国中医研究院研究生部党支部
中国中医药科技开发交流中心党支部
中国中医研究院院直第六党支部

（厉秀昀）

【国家中医药管理局召开先进性教育活动学习交流会】　2005 年 2 月 18 日，国家中医药管理局召开保持共产党员先进性教育活动学习交流会。局党组全体领导、中央督导组领导和局机关全体共产党员、机关离退休党员代表及要求入党的积极分子，共计 65 人参加了学习交流会。

会上由局机关 7 个党支部推选的 13 名同志作了重点发言，大家交流了一个月来的学习心得体会，交流的内容有深度、有广度，表明机关各支部都能按照党组的要求精心组织，狠抓落实；全体党员能够做到高度重视，认真参加。（新　文）

【中央第 42 督导组在国家中医药管理局召开书记座谈会】　2005 年 3 月 16 日，中央先进性教育活动第 42 督导组组长刘文杰来到国家中医药管理局，召开局机关各部门、各直属单位党委（总支、支部）书记座谈会，指导先进性教育活动分析评议阶段工作。中央督导组成员汤建平、邓晨明、蒋媛媛和局先进性教育活动办公室副主任杨锐以及来自各部门各单位的 13 位党委（总支、支部）书记等参加了座谈会。

座谈会上，局机关各部门书记汇报了各支部开展先进性教育活动的主要情况和做法。各部门书记在全局先进性教育活动分析评议阶段动员会后，都在本支部进行了再动员，讲明开展好分析评议阶段工作的重要意义，提出了明确要求。直属单位各位书记汇报了正在进行的“回头看”和学习动员阶段总结工作的情况，还结合分析评议阶段的各项准备工作，汇报了做好分析评议阶段工作的思路、想法和计划安排。

刘文杰强调做好分析评议阶段工作，要进一步树立 4 个观念：一是要树立全局观念；二是要树立政策观念；三是要树立群众观念；四是要树立责任观念。（先　文）

【国家中医药管理局党组通报先进性教育活动整改方案】　2005 年 6 月 6 日，国家中医药管理局党组召开党员群众大会，通报党组先进性教育活动整改方案。卫生部副部长、局党组书记、局长佘靖主持大会并代表党组通报了党组整改方案。党组全体成员及局领导、中央督导组成员，局机关全体党员、群众，民主党派、离退休干部代表和直属单位党政负责人近 70 人参加了大会。

佘靖局长指出，整改提高阶段是整个先进性教育活动的关键阶段，教育活动能否取得实效，查找出来的问题能否得到解决，都要体现在制定和落实整改方案上。党组对制定整改方案高度重视，坚持把学习实践“三个代表”重要思想贯穿始终，坚持树立和落实科学发展观，坚持立党为公、执政为民，按照“提高党员素质、加强基层组织、服务人民群众、促进各项工作”的目标要求，紧密结合中医药工作实际和党员队伍的实际状况，针对存在的突出问题，制定党组整改方案。党组于 2005 年 5 月 18 日、6 月 1 日两次召开党组会议专题研究党组整改方案。还于 2005 年 5 月 23 日、5 月 26 日两次召开专题座谈会，专门听取机关党员、群众、民主党派、离退休干部代表和直属单位党政主要负责同志的意见。经过两下两上，八易其稿，形成党组先进性教育活动整改方案（第九稿）。

佘靖局长逐条通报党组整改方案后指出，下一步党组将在吸收大家意见的基础上，进一步修订完善党组整改方案。对已经解决了的问题，要继续巩固成果；对具备条件解决的问题，要立即着手解决。一定要紧紧抓住取得实效这个关键，确保局先进性教育活动真正成为群众满意工程。

佘靖局长最后强调，局机关和直属单位各级党组织要以先进性教育活动为契机，努力把集中教育的成果转化为推动中医药事业发展的内在动力，在统一思想认识、转变观念作风的基础上，进一步理清中医药改革思路，明确发展方向，以饱满的政治热情、良好的精神状态和求真务实的工作作风，把近期整改同中长期整改结合起来，突出重点，力争在解决影响改革发展稳定、涉及群众切身利益的实际问题上不断取得新的进展，开创中医药改革与发展的新局面。（杨　锐）

【中央督导组联合局先进办召开综合座谈会，听取群众意见】　2005 年 6 月 8 日，中央第 42 督导组联合国家中医药管理局先进性教育活动办公室，召开局机关党支部书记、党员领导干部、普通党员、民主党派、非党群众、离退休干部和直属单位书记等各方面代表参加的综合座谈会，听取大家对党组先进性教育活动整改方案和局里开展先进性教育活动的意见。中央督导组成员汤建平、邓晨明、蒋媛媛和局先进性教育活动办公室副主任杨锐等出席了座谈会。（先 文）

【国家中医药管理局召开大会全面总结先进性教育活动】 2005年6月17日，国家中医药管理局召开保持共产党员先进性教育活动集中学习教育总结大会。卫生部副部长、国家中医药管理局党组书记、局长佘靖作了总结报告，中央先进性教育第42督导组组长刘文杰作了重要讲话，国家中医药管理局副局长房书亭主持会议，中央第42督导组全体人员、局领导全体人员、局机关全体党员、民主党派和直属单位的有关负责人参加了会议。

佘靖局长全面总结了保持共产党员先进性教育活动集中学习教育阶段的工作。佘靖局长指出，国家中医药管理局从2005年1月17日开始启动保持共产党员先进性教育活动，局党组高度重视，统筹安排，周密计划，精心组织，顺利完成了集中学习教育阶段的各项工作任务。国家中医药管理局先进性教育活动办公室6月14日组织了群众满意度测评工作，测评结果显示，对局先进性教育活动总体评价的满意率为87.8%，基本满意率为12.2%；对党组先进性教育活动整改方案总体评价的满意率为81.6%，基本满意率为18.4%。两项总满意率均为100%，说明这次先进性教育活动得到了广大党员群众的认可，基本达到了预期的目标要求。

对于先进性教育活动取得的具体成效，佘靖局长从6个方面进行了概括：一是增强了党员干部学习实践“三个代表”重要思想的自觉性和坚定性，进一步深化了对“三个代表”重要思想的认识；二是结合岗位实际明确了新时期共产党员保持先进性的具体要求，坚定了理想信念，明确了奋斗方向，确立了工作生活的行为准则；三是积极探索和实践正面教育、自我教育的有效形式，党的组织建设得到进一步加强，充分发挥了基层党支部的战斗堡垒作用；四是坚持求真务实，把整改工作贯穿于先进性教育活动的始终，在用科学发展观指导落实整改方案工作方面，取得了初步成效；五是加强舆论宣传，发掘先进典型，为先进性教育活动营造了良好的舆论氛围，使广大党员群众切实感受到共产党员的先进性：六是坚持两不误、两促进，推动业务工作发展，使广大党员群众实实在在地看到了先进性教育活动对业务工作的促进作用。

对于如何做好下一步工作，佘靖局长提出了4点意见：善始善终地完成好集中学习教育的各项工作；一如既往地坚持领导带头，真正把各项整改措施落实到行动上来；继续坚持和发挥先进性教育活动中的好做法、经验和体会，积极探索形成长效机制；运用成功经验，全面推进局机关和直属单位党的先进性建设。

督导组组长刘文杰指出，国家中医药管理局党组在开展先进性教育活动中，认真贯彻执行党中央的指示，紧密联系本单位实际，始终把取得实效和群众满意作为衡量标准，体现了单位特色和行业特色。能够做到坚持形式多样，保证学习效果；广泛征求意见，深入进行谈心；加强舆论宣传，树立身边典型；党组高度重视，加强组织领导；整改贯彻始终，促进业务工作。总之，国家中医药管理局开展的以实践“三个代表”重要思想为主要内容的保持共产党员先进性教育活动，完全符合党中央的要求，取得了明显的成效。相信通过这次集中教育活动，必将对本单位、本系统的党建工作和其他各项工作起到强大的推动作用和产生深远的影响。

（厉秀昀）

（五）传统中医药立法工作

【传统医药立法工作正式启动】 近年来，尤其是自2003年4月《中华人民共和国中医药条例》颁布实施以来，行业内外一直有传统医药专门立法的呼声，在2005年年初全国人大十届三次会议和政协十届三次会议上，全国人大代表和政协委员从不同角度纷纷呼吁制定传统医药法，国务院法制办的领导也对传统医药立法作出多次指示和指导。2005年3月，国家中医药管理局成立了传统医药立法工作领导小组和承担起草工作的立法工作办公室，正式启动传统医药立法工作。

立法工作办公室充分做好起草准备工作，拟定了立法工作计划和立法进度安排，向全国人大教科文卫委员会、全国人大法制工作委员会、国务院法制办、卫生部政策法规司等部门进行了汇报，得到了有关部门领导的重视和具体指导。

在起草传统医药法草案前，国家中医药管理局召开了多次研讨会，听取了中医药界老领导、老专家及法律专家、中医药行政管理、中医临床、中药、科研、教育等各个方面的意见，理清了起草工作思路，并通过网上征集意见、查阅报刊资料和调研等方式，梳理总结了各个方面影响传统医药发展的问题，同时开展了对现有与传统医药有关的法律法规和政策的研究，分析与研究了国内与传统医药有关的法律法规及规范性文件249部，分析与研究与传统医药有关的国外法律法规54部。立法工作人员积极开展调研工作，尽可能听取多方面的意见，分别赴江苏、湖南、湖北、黑龙江、四川等7个省、市进行了立法调研，并组织召开了国务院部委座谈会，邀请国家发展改革委、财政部、科技部、教育部、卫生部、国家食品药品监督管理局等10个部委局有关同志进行立法研讨。

在梳理问题、国内外资料分析

与研究、调研与研讨的基础上，立法工作办公室于2005年5月确定了《传统医药法》的基本框架结构、基本制度和涉及的主要问题。之后，组织有关司局对《传统医药法》基本框架结构、基本制度和涉及的主要问题进行了论证。2005年7月，邀请了部分省级中医药管理部门的同志和有关专家对基本框架结构、基本制度和涉及的主要问题进行了论证。此后，开始着手征求意见稿具体法条的起草，并多次召开工作会议，反复讨论，认真修改，初步形成了草案初稿。下一步立法工作将从不同层面广泛征求意见，就重点问题召开若干个专题论证会，并根据反馈意见对征求意见稿进行修改。（李钟军）

【中医药标准化工作进程加快】 中医药标准化建设进程加快，基本完成了《中医药标准化建设规划（2006～2010）》的编制工作。自2003年开始，为了做好中医药标准化建设工作，国家中医药管理局组织开展了《中医药标准化建设规划》的编制工作，以指导“十一五”期间的中医药标准化工作，并分别委托湖北中医学院、上海中医药大学、广州中医药大学开展相关子课题的研究。项目组召开多次工作会议，实地访问了全国二十多所医疗科研教育机构，广泛征求了行业内外专家意见，并对中医药标准化的现状进行了深入研究，对草案框架进行了论证，形成草案初稿。2005年年初召开有关论证会，邀请国家标准委、中国标准化研究院及行业内科研院所、大专院校、行业组织的专家进行论证。6月，组织中华中医药学会、针灸学会等行业组织专家对规划草案的重点项目进行论证。在湖北武汉组织召开项目组工作会议，集合各子课题研究成果，共同修改规划草案。10月，组织中华中医药学会、中国针灸学会、中国中西医结合学会、中国民族医药学会的权威专家，共同对规划草案进行修改，10月底，将规划编制工作向局领导进行了汇报，规划正在进一步修改中，2005年底前可报送审批。

组织开展多项中医药标准起草修订工作。2005年，在国家标准委的统一部署下，在清理国家标准工作的基础上，国家中医药管理局加大了对现行有效国家标准的修订和已确定的国家标准计划项目的完成。在2005年的工作计划中，有5项涉及中医药国家标准的制定和修订工作，包括中医基础理论术语、经穴主治2项国家标准制定项目和经穴部位、中医病证分类与代码、中医临床诊疗术语等5项国家标准修订项目，同时启动了中医、中西医结合内科疾病治疗指南、针灸技术操作规范、中医骨伤科名词术语规范、中医药学主题词表、中医临床疗效评价标准等重点领域项目，目前各项国家标准制修订工作正在按照计划进行，并已完成起草和征求意见工作，其中《国家标准——腧穴定位》等标准通过了专家审查。其余项目待通过专家验收审查后，争取尽早报送国家标准委，按照规定程序报送发布。

一批国家标准项目正式立项。2005年，在国家标准化管理委员会和全国服务标准化技术委员会的大力支持下，中医内外妇儿临床各科名词术语、针灸临床技术操作规范等43项中医药标准列入《全国服务标准2005～2008年发展规划》，并于2008年前分年度组织制定，为“十一五”期间全面开展的中医药标准化建设规划实施工作奠定了一个良好的基础。（李钟军）

工作进展

工　作　进　展

（一）医政管理

【概述】 2005年中医医政管理工作以重大疾病防治和农村中医药工作为重点，开展人感染高致病性禽流感和艾滋病的中医药防治工作，加强中医药应对突发公共卫生事件能力建设，加强农村中医药服务能力建设，强化对中医医疗机构的日常监管和内涵建设，推动在城市社区卫生服务中进一步发挥中医药的优势和作用，中西医结合与民族医药等工作取得了新的进展。（严华国）

【2005年医院管理年活动中国家中医药管理局对20家中医医院进行了督导】 根据卫生部、国家中医药管理局召开的“以病人为中心，以提高医疗服务质量为主题”的医院管理年工作会议精神和有关部署，为推动医院管理年活动深入开展，及时掌握各地活动的进展情况，确保取得实效，卫生部、国家中医药管理局于2005年8月和10月分两批对各地医院管理年活动开展情况进行了督导。在两批督导中，对20个省、自治区、直辖市的20家省级中医、中西医结合、民族医医院进行了实地检查。

大多数被督导的中医医院对医院管理年活动能够高度重视，成立了专门的领导组织和工作小组，制定了具体的实施方案，多次召开专门会议进行层层宣传和具体部署，根据医院管理年活动的工作目标和主要任务，结合《中医医院管理评价指南（试行）》的要求，积极开展自查自纠，取得了一定成效，医院管理的法制化、制度化、科学化得到加强，医疗质量和基础医疗得到进一步改善，服务流程、就诊环境得到改进，努力构建和谐医患关系，中医医院内涵建设得到加强，中医药特色优势得到进一步发挥。

督导中发现个别中医医院还存在规章制度不够完善、“三基三严”训练的组织管理工作不够规范、中医特色建设力度不够等问题，国家中医药管理局要求各地中医医院要对照督导中发现的问题，继续加强医院管理，在实际工作中认真加以改进。（董云龙）

【国家中医药管理局在新型农村合作医疗试点工作中充分发挥中医药作用专项督导】 为了充分发挥中医药在新型农村合作医疗中的作用，深入贯彻国务院全国新型农村合作医疗试点工作会议精神，进一步督促指导各地工作，国家中医药管理局2005年组织10个督导组，分赴全国30个省（自治区、直辖市）开展以在新型农村合作医疗中充分发挥中医药作用为主要内容的专项督导检查活动，对其他农村中医药工作也进行了督导检查。督导活动发现，2005年，设有县级中医医院的试点县均将中医医院纳入了新型农村合作医疗定点医疗机构；所有的试点县均将适宜的中医药诊疗项目纳入新型农村合作医疗报销范围；各地制定的新型农村合作医疗药品目录均将中药纳入其中。各地对在新型农村合作医疗中如何充分发挥中医药的优势和作用，也做了许多积极有益的探索，研究总结有关政策措施，提出了不少值得借鉴的思路。通过督导活动也进一步了解了农村中医药工作的情况，找出了工作中存在的问题，提出了发展的思路和工作措施，同时也进一步提高了各地对在新型农村合作医疗中充分发挥中医药必要性和重要性的认识。督导活动进一步提高了卫生、中医药行政管理部门对在新型农村合作医疗中充分发挥中医药作用必要性和重要性的认识，促进了工作的进一步开展。（严华国）

【保持发挥中医药特色优势工作经验交流会议召开】 国家中医药管理局于2005年12月8～9日，在北京召开了“保持发挥中医药特色优势工作经验交流会”。各省（区、市）中医药管理部门、部分中医医院、高等中医药院校和科研院所的负责同志出席了会议，部分中医药界的全国人大代表、全国政协委员及老中医药专家也应邀出席了会议。

会议以党的十六大和十六届五中全会精神为指导，坚持科学发展观，结合中医药事业发展的实际情况，研究探讨了在新形势下保持发挥中医药特色优势的问题。会议期间，共有42个单位进行了工作经验交流，上海市卫生局等20个中医药管理部门、中医医院、高等院校、科研机构，围绕保持发挥中医药特色优势这一主题，以实施吴仪副总理提出的“名医、名科、名院”战略为重点，分别从中医药人才培养、老中医药专家学术经验继承、特色科室建设、特色诊疗技术研究、医院建设与管理、政策支持与引导等方面，在会上介绍了他们在各自领域的工作思路、具体做法和取得的成效。卫生部副部长兼国家中医药管理局局长佘靖同志在会上发表了讲话，系统回顾了近年来中医药行业在保持发挥中医药特色优势方面所做的大量工作和取得的主要成绩，对当前存在的问题和原因进行了深入分析，全面阐述了中医药特色优势的内涵及其对中医药事业发展的重要意义，并对下一步工作的开展进行了部署。（严华国）

【继续深入开展有中医药特色全国社区卫生服务示范区创建活动】 与卫生部、民政部联合开展的全国社区卫生服务示范区创建活动稳步推进。2005年，河北省保定市新市区、内蒙古自治区呼和浩特市新城区、吉林省四平市公主岭市、江苏省徐州市云龙区、安徽省亳州市谯城区、福建省福州市仓山区、湖南省长沙市岳麓区、广西壮族自治区北海市海城区、海南省海口市美兰区、重庆市北碚区、云南省丽江市古城区、宁夏回族自治区银川市兴庆区、新疆维吾尔自治区昌吉州米泉市共12个有中医药特色全国社区卫生服务候选示范区通过国家级复核评估。示范区创建活动的开展，提高了地方政府对中医药社区卫生服务的认识，有力地促进了中医药社区卫生服务的发展。12个有中医药特色全国社区卫生服务候选示范区的社区卫生服务发展总体情况良好，社区卫生服务在纳入社会发展规划、健全服务网络、完善服务功能、提高队伍水平、落实预防保健任务、满足居民需求等方面均取得了较大的进展，对于方便群众就医和减轻医疗负担起到了积极作用；中医药在社区卫生服务中的优势和作用得到了较大的发挥，不仅在医疗方面，而且在预防、保健、康复、健康教育以及计划生育等方面也得到较好的体现，逐步成为社区卫生服务的特色和亮点。（严华国）

【加强对中医推拿按摩等活动的管理】 一直以来，一些非医疗机构以“中医推拿”、“中医按摩”、“中医保健”、“中医足底按摩”、“刮痧”、“拔罐”等名义开展经营活动，并宣传其治疗作用，误导消费者，损害了中医的声誉，社会各界对此反应强烈。为加强对中医推拿、按摩、刮痧、拔罐等活动的管理，保障人民群众的身体健康，卫生部、国家中医药管理局于2005年9月5日下发了《卫生部、国家中医药管理局关于中医推拿按摩等活动管理中有关问题的通知》，对医疗机构和非医疗机构开展推拿按摩活动都作出了明确的规定，医疗机构开展推拿、按摩、刮痧、拔罐等活动，应当由在本机构执业的卫生技术人员实施；非医疗机构开展推拿、按摩、刮痧、拔罐等活动，在机构名称、经营项目名称和项目介绍中不得使用“中医”、“医疗”、“治疗”及疾病名称等医疗专门术语，不得宣传治疗作用。根据文件精神，福建省、重庆市等省（区、市）的卫生和中医药管理部门迅速采取行动，开展专项检查，加强对中医推拿按摩等活动的管理。福建省各市、县卫生局共出动457人次，突击检查了医疗（含计生）机构167家，非医疗机构145家，检查中发现在个别中医门诊部中存在着尚未取得医师资格的卫校或理疗专业毕业的中专生从事中医推拿、按摩等活动；在非医疗机构中有36家推拿、按摩等休闲场所使用“中医”、“医疗”等术语进行宣传，对于存在上述问题的单位均责令其立即整改；对两家从事以治疗疾病为目的，按照中医理论和诊疗规范开展中医推拿、按摩、刮痧等活动的非医疗机构，已立案处理；对12个违规医疗广告进行了清理、拆除。（严华国）

【举办第8期全国名老中医临床经验高级讲习班】 为总结推广名老中医专家学术思想和临床治疗经验，继承和发扬中医学特色优势，国家中医药管理局委托宁夏卫生厅中医药管理局于2005年9月25～29日在银川举办了“第8期全国名老中医专家临床经验高级讲习班”。来自全国各地的中医药工作者代表约200人参加了学习。全国著名老中医药专家吉良晨、金世元、张学文、李曰庆等以饱满的工作热情、严谨的治学态度，从不同的专业领域向学员们毫无保留地传授了他们数十年来积累的临床经验。讲习班组织安排周密，会场秩序井然，学习氛围浓厚。通过学习，进一步丰富了学员的中医理论知识，提高了他们的中医临床诊疗水平，坚定了中医药工作者振兴中医药事业的信心和决心。（严华国）

（二）科研管理

【概述】 2005年，中医药科技工作继续围绕提高中医临床疗效和防病治病能力这一核心开展工作。继续开展对相关战略问题的研究，加强对中医药科研的宏观指导，加强对影响中医临床诊疗、理论继承与创新、中药产业发展等一些关键和基本问题的解决，加强对名老中医的学术思想、临证经验的总结和民族医药文献整理研究，继续推动中医药科技体制改革，一批重点科研项目取得阶段性成果，各项工作得到进一步推动。

完成了“十五”攻关项目重大疾病防治全部19个课题的验收和总结工作。“十五”国家科技攻关计划重大项目（前3年）“中医药现代化研究与产业化开发”通过验收。启动“十五”攻关后期项目“中医药治疗艾滋病疗效评价研究”。

“中医药基础理论研究”首次列为国家重点基础研究发展计划项目（“973”）专项。2005年启动了3个项目。

国家中医药管理局重点科研专项“中医临床诊疗技术整理研究项目”进展顺利，其中2002年度启动的35个课题通过验收。

“国家标准经穴主治研究”、“国

家标准经穴部位修订研究”通过验收。

启动实施国家中医药管理局中医药防控人禽流感特别专项。

“中医药传统知识保护研究”通过验收。

完成并印发了《国家中医药管理局科技项目管理办法（试行）》、《中医药科研实验室管理办法（修订）》、《中医药科研实验室分级标准》、《国家中医药管理局受理中医药无偿捐献管理办法（试行）》。

5项科技成果获国家科技进步奖。

【“973”计划首次设立专项，支持中医理论基础研究】 从2005年开始，国家重点基础研究发展计划（“973”计划）专门设立了中医理论基础研究专项，以加强对中医理论基础研究的支持力度。“973”计划即国家重点基础研究发展计划，由科技部组织实施，旨在加强原始性创新，解决国家经济与社会发展中的重大科学问题，以提高我国自主创新和解决重大问题的能力，为国家未来发展提供科学支撑。我国中医药事业的发展关系到十多亿人民的健康医疗保障，必须从战略高度认识加强中医理论研究的重要意义和紧迫性。因此，国家科技部首次在“973”计划中设立专项，组织开展中医理论基础研究。2005年，该专项经评审设立了3个项目，计划投入5200万元，成为此前中医基础理论研究领域所得到的国家资助中数额最大的一次。2005年7月15日，科技部和国家中医药管理局共同召开了“973”计划中医理论基础研究专项2005年项目启动会，部署专项的实施工作。科技部程津培副部长在讲话中进一步阐述了科技部设立中医理论基础研究专项的战略考虑，认为中医药对我国人民的健康，特别是构建和谐社会具有极其重要的意义，具有良好的发展前景。“973”计划中设立中医理论基础研究专项，是科技部在重大科技计划中支持中医药研究方面先走的一步，虽然经费力度有限，但却表达出国家对中医药研究的重视和支持，预示着中医药发展又一个春天即将来临。程津培副部长建议，该专项应进一步加强中医理论精髓的挖掘、整理和中医理论的创新研究，以及中医独特诊疗思维及评价方法研究。希望项目组本着节约的原则，高效地使用宝贵的经费，同时希望科研人员相互尊重，增进团结，加强协调，通过扎实的工作引来多方的共识和更大的投入。国家中医药管理局于文明副局长在讲话中指出，“973”计划中设立中医理论基础研究专项来之不易，意义重大，是国家重视中医理论基础研究的良好开端，是中医药界的一件大事，反映了科技界和社会对中医药的期望，体现了建设和谐社会对中医药的需求；希望科研人员在项目首席及专家组的领导下，相互支持理解，团结协作，不辜负科技部和社会的希望；并相信有科技部的理解和重视，有老中医药专家的关心和参与，有项目专家组的支持和指导，通过广大科研人员的努力，中医理论基础研究专项一定能开好头，收好果。“973”计划中医理论基础研究专项在科技部的领导下，按照“973”计划管理的总体要求组织实施。国家中医药管理局受科技部委托组织专项实施的具体事务。同时，科技部还聘请邓铁涛、李振吉等专家组成专项专家组，负责开展中医发展战略研究，加强对该专项的宏观指导，研究提出专项研究重点方向和任务，协助管理部门开展专项的评审、评估等工作。“973”计划中医理论基础研究专项的设立，是科技部多年来对中医药科技发展理解支持的结果，也是落实吴仪副总理关于加强中医药理论研究重要讲话精神的具体行动，从国家层面上重视我国传统医学研究的体现。这一专项的设立，必将对我国中医基础理论研究，对中医药的学术、事业乃至产业的发展，产生深远的影响。

（杨龙会、王思成）

【“十五”国家科技攻关计划“名老中医学术思想、经验传承研究”启动】 “十五”国家科技攻关计划“名老中医学术思想、经验传承研究”课题，是“十五”后期国家科技攻关计划项目“中医药疗效及安全性基本问题研究”中最为重要的课题。课题以百名有独到学术思想、临床疗效突出的名老中医为对象，研究提炼他们创新的学术见解和临床经验；运用现代信息技术手段，全面采集名老中医临床诊疗信息，收集名老中医专家诊治的典型病历，研究其辨证思维特点，分析挖掘其取得疗效的共性规律；探索研究建立个体化诊疗的疗效评价方法和中医临床经验的传承方法。课题由以名老中医学术思想、临床经验为内容的纵向研究和综合集成的横向研究组成，是全新的研究型继承工作，体现了传统方法和现代方法的结合、回顾性研究和前瞻性研究的结合、个体经验的总结和群体规律探索的结合。2005年4月27日，科技部、国家中医药管理局联合在北京人民大会堂召开了课题启动仪式。卫生部副部长兼国家中医药管理局局长佘靖同志、科技部农村与社会发展司副司长孙洪同志出席课题启动仪式并发表讲话。国家中医药管理局副局长吴刚同志、科技部有关司处领导同志、课题专家顾问组专家及北京名老中医代表，各课题负责人，各省、自治区、直辖市和相关单位管理部门负责人及北京部分新闻媒体记者近200人参加了会议。启动仪式由国家中医药管理局副局长于文明同志主持。启动仪式上，佘靖副部长兼局长发表了重要讲话，强调要求立足长远，着眼大局，充分认识开展名老中医学术思想、经验传承研究的意义。佘靖副部长指出名老中医是将中医药学基本理论、前人经验与当今实践相结合，解决临床疑难问题的典范，代表着当前中医学术和临床发展的最高水平，是当代中医药学术发展的杰出代表，他们的学术思想和临证经验是中医药学术特点、理论特质的集中体现，与浩如烟海的中医古籍文献相比，它更加鲜活，更具可视性；名老中医的学术思想和经验是中医药学这个伟大宝库中的一笔宝贵财富，必须要让其得以继承，并发扬光大。佘靖副部长兼局长在会上指出，名老中医学术思想、临证经验研究是中医继承工作最重要的组成部分，中医药学术的继承、创新始终是中医药事业发展的核心任务，继承是为了更好地创新，继承是创新的基础和前提。本次研究是在系统总结回顾以往继承工作的基础上，运用现代科学特别是信息科学和思维科学的理论和技术手段，一方面继续加强对名老中医专家学术思想和宝贵经验的抢救、保留和整理研究，另一方面则要研究如何传承他们的宝贵经验，使他们的经验能被更多的后学者所学所用，使后学者从他们的成功经验中迅速提高诊疗能力和水平，更快地成为名医。其次，名老中医学术思想、经验传承研究是实施名医战略，培养造就新一代名医的有效措施。为贯彻吴仪副总理要求中医药行业实施以“名医、名科、名院”为核心的“三名工程”，为了满足人民群众对中医药医疗保健的需求，必须培养合格的中医药人才，特别是中医基础理论功底比较深厚、中医实践能力比较强的新一代中医。再次，名老中医学术思想、经验传承研究还具有较强的科研示范意义。本次课题既是中医药继承工作的重要组成部分，更是一项科技攻关课题，它不是一般的经验整理，而是从老中医个体研究和群体研究角度对他们的学术思想、临床经验、临床成就全面回顾总结，并在此基础上开展一定的验证和评价研究，通过研究，争取回答名老中医的学术思想临床经验是什么，如何学习和掌握名老中医学术经验，如何提高名老中医学术经验的可重复性、可学习性、可推广性。通过这个课题的研究，还将为中医药的其他研究提供思路借鉴。最后，佘靖副部长兼局长就课题的组织管理提出了具体要求：第一，要充分重视发挥名老中医专家的作用。在研究过程中，要充分尊重老中医药专家的意见，课题的研究设计和技术路线应得到他们的理解，研究结论要得到他们的认可。并根据每位老中医专家的特点，研究他们独到的学术见解和临床辨证思维，使名老中医的学术思想真正成为中医药学术发展的重要源泉。要研究制定可靠可行的措施，加强研究成果的知识产权保护。第二，要坚持科学严谨的态度，讲求科技诚信，保证研究质量。要从提高临床能力的实际需求出发，扎实开展研究，力戒浮躁。研究中要注意突出重点，一是要在全方位总结研究的同时，突出传承方法的研究；二是要突出和加强对中医临证思维的研究。第三，要切实加强组织领导，采取有效措施，保证课题顺利实施。国家中医药管理局专门成立了专家顾问组，负责对课题研究方向和重要技术环节进行把关，对课题的研究实施提出咨询指导，对课题的研究成果进行审定；同时还专门成立了项目管理办公室，负责课题的日常管理，加强对有关工作的协调，特别是对横向课题和纵向课题的研究内容和配合工作的协调，协助管理部门和课题负责人进行课题进度的督促和检查，负责对课题研究进展的信息、成果的宣传，制定管理规范和相关工作机制，为课题顺利进行提供组织管理保障。各地中医药管理部门，要认真做好本地区课题的组织管理，定期检查，及时协调解决问题，加大研究投入，促进中医药继承工作的进一步发展。各课题承担单位要根据课题任务要求，加强领导和管理，配备人员，匹配经费，提供条件和设施，保证这项工作顺利开展。参与研究的各课题组，要认真领会课题研究的精神。各课题组长应切实负起责任，按照总课题方案和各自分课题确定的任务和要求，准确把握课题目标，既要重视对老专家既往经验的回顾性总结，更要注重前瞻性的设计和研究，努力探索符合中医药特点和规律的研究方法。科技部农村与社会发展司副司长孙洪受科技部副部长刘燕华同志委托代表科技部也在会上讲了话，指出发展和提高中医药学术水平，实现中医药现代化，是时代赋予中医药界、科技界的光荣任务，只要发展思路正确、措施有力，中医药必然会有大的发展，科技部设立“名老中医学术思想、经验传承研究”课题，是为能够有效解决中医药继承和学术发展问题，找出一套解决问题的好方法，希望参与课题的同志要按照国家科技攻关要求，认真做好研究工作。名老中医代表颜德馨教授、研究者代表杨志敏教授在启动仪式上先后发言，表达了愿意按照课题总体要求，做好课题研究的决心和信心。在随后的启动会上，科技部农社司、国家中医药管理局科教司有关领导同志介绍了课题立项背景、课题研究要求，课题组副组长翁维良教授详细介绍了整个课题的实施方案，各个横向课题组组长介绍了各自承担的横向课题的研究方案和技术要求。

（陈梦生）

【完成“十五”国家科技攻关计划“中医药现代化与产业化开发”项目验收报告】 “十五”中医药科技攻关项目包括4个方面，即中药生产关键技术及优质高效中药品种示范研究、重大难治疾病的中医药诊疗研究、创新中药研究开发能力建设和中医药知识产权保护及国际化战略研究。项目下设35个课题，共124个子课题。参加本项目研究的单位（包括科研院所、大学、临床医院和制药企业等）共401家，攻关人员共计3646人。完成项目总投资50470.57万元（其中落实国拨经费5001万元，自筹经费32217.98万元）。该项目总体执行情况良好，90%以上的子课题完成了合同计划书任务，形成了一批高水平的研究成果，部分成果已经实现了产业化，产生了显著的社会效益和经济效益。至2005年底，项目中所有课题验收完毕时，项目共获得专利58项，培养博士71名，硕士136名，发表论文761篇，获得直接经济效益近3亿元。现已完成项目验收报告，并报送科技部。（陆建伟）

【《国家中医药管理局科技项目管理办法（试行）》印发施行】 为规范和加强国家中医药管理局科技项目管理，提高科技项目管理效率和实施质量，促进中医药科学技术进步，根据《中华人民共和国科学技术进步法》、《中华人民共和国中医药条例》和《国家科技计划项目管理暂行办法》，国家中医药管理局制定了《国家中医药管理局科技项目管理办法（试行）》。本办法分为总则、职责、专家咨询、立项、实施、验收、经费和附则等八章共49条。本管理办法突出了以下特点：①体现了依法行政；②突出了项目监管；③对评估专家提出了明确要求；④强化了制度和机制建设的要求；⑤对知识产权管理和保护作出明确要求。本管理办法已于2005年12月30日印发施行。（陆建伟）

【启动2004年局专项“有毒中药质量控制及有毒成分限量示范研究”、“我国名贵珍稀动物药的基础研究”、“中药材种子（种苗）质量标准规范化示范研究”】 2004年底设立的局专项“有毒中药质量控制及有毒成分限量示范研究”于2005年初启动，由中国中医研究院中药所牵头承担，下达研究经费200万元。课题研究目标是：基本摸清本底资料并建立数据库；总结出符合中药特点的安全性评价方法；完成大黄、千里光、柴胡、青木香、附片、益母草中的3～5种较高水平的示范性研究和临床用药指南。

2004年底设立的局专项“我国名贵珍稀动物药的基础研究”于2005年初启动，由长春中医学院牵头，黑龙江中医药大学、江苏省中医药研究院参加，下达研究经费180万元。课题研究目标是：基本摸清动物药本底资料并建立数据库；提出5年规划；完成鹿茸、蛤蟆油、熊胆粉、羚羊角4种较高水平的示范性研究。

2004年底设立的局专项“中药材种子（种苗）质量标准规范化示范研究”于2005年初启动，由重庆市中药研究院牵头，中国中医研究院中药所、中国医学科学院药用植物研究所参加，下达研究经费200万元。课题研究目标是：基本摸清人工种植类180种种子（种苗）本底资料并建立数据库；提出5年规划；完成川党参、大黄、青蒿、黄连、太子参、荆芥、三叶木通、白花前胡、北柴胡、丹参、川贝中的6～7种较高水平的示范性研究。（林超岱）

【完成2004年局专项“中医药传统知识保护研究”】 2004年底，国家中医药管理局设立“中医药传统知识保护研究”专项，2005年7月，该专项通过国家中医药管理局组织的课题验收。该研究从传统知识保护的角度，将中医药传统知识保护纳入传统知识保护的范畴，通过客观分析国际国内背景，对中医药传统知识保护的宗旨、内容与方法等进行了全面深入的研究，有利于跟踪国际传统知识保护研究的动态，对加强国内传统知识和中医药文化遗产保护具有重要意义。该研究提出“中医院传统知识的保护与可持续发展”的战略目标，深入透彻地阐释了现有知识产权制度对于中医药传统知识保护的不足所引发的现实问题。该研究在以下方面有所创新：对中医药传统知识、中医药传统知识保护、概念的界定与定义。将中医药传统知识进行分类，揭示中医药传统知识的科学内涵与中医药传统知识的内核。对中医药传统知识进行分类、编码。研究了中医药传统知识的权利主体和客体，探讨了中医药传统知识专门保护的有关问题。验收专家认为“中医药传统知识保护研究”是在国际传统知识保护问题的背景下，开展的关于如何保护中医药传统知识的新课题，是一项开创性的基础研究工作。该研究课题所取得的成果对于对抗传统知识的不合理使用，从根本上维护国家利益和其他权利的利益，促进保护人类健康，具有重要的意义。（邱　岳）

【举办两期中医药知识产权保护培训班】 遵照国务院办公厅《关于印发保护知识产权专项行动方案的通知》的精神和要求，国家中医药管理局制定了《贯彻落实国务院保护知识产权专项行动具体方案》。依据开展保护知识产权专项行动具体方案，国家中医药管理局于2005年4月、5月举办了两期中医药知识产权保护培训班，分别对各省、自治区、直辖市卫生厅、中医药管理局及国家中医药管理局直属单位、中药企业、中医药院校、中医药科研院所、科研课题负责人等共219人进行了培训。培训班邀请中国社会科学院法学研究所李顺德研究员、北京高级法院程永顺法官、国家环保总局南京环境科学研究所薛达元博士、科技部知识产权事务中心杨林村副主任、国家知识产权局张伟波处长、中国专利保护协会郑永峰副会长、北京中医药大学张韬副教授、隆德成铭国际知识产权研究中心刘芳副主任等单位的专家讲解了知识产权法与知识制度；药品与知识产权；《生物多样性公约》与遗传资源及传统知识保护；行业知识产权管理现状与保护问题；中医药专利保护现状分析；中药专利保护的客体及其权利保护范围分析；专利申请文件撰写的相关法律问题；标准战略与专利战略等内容。国家中医药管理局还通过“中国中医药卫星电视传媒网”对培训班情况进行了实况转播，各地组织相关人员进行了收看。（孙丽英）

【确定2005年中医药科技成果推广项目】 2005年，国家中医药管理局继续实施中医药科技成果推广项目工作。该项目由国家中医药管理局委托中国中医药科技开发交流中心组织并实施。经专家评议，确定7个项目为2005年度国家中医药科技成果推广项目。

编号	项目名称	推荐单位
1	平衡针灸技术	北京军区总医院分院全军平衡针灸治疗培训中心
2	孙氏颈椎病系列治疗方案	中国中医研究院骨伤科研究所、望京医院
3	天灸治疗预防支气管哮喘技术	广州中医药大学第二附属医院
4	腹针疗法治疗骨关节疾病	北京薄氏腹针研究院
5	中西医结合治疗股骨头坏死系列保髋新技术	广州中医药大学第一附属医院
6	三维正脊技术	华夏康桥三维正脊科技有限公司
7	益肾蠲痹法治疗风湿病	南通市良春中医药临床研究所

（邱　岳）

【贯彻落实国务院保护知识产权专项行动总结】 遵照国务院办公厅《关于印发保护知识产权专项行动方案的通知》（国办发［2004］67号）的精神和要求，2004年12月，国家中医药管理局制定了《贯彻落实国务院保护知识产权专项行动具体方案》（国中医药发［2004］60号），并下发各省、自治区、直辖市卫生厅局、中医药管理局，要求按具体方案积极开展工作。专项行动指导思想是：以科学发展观和正确的政绩观，正确认识WTO环境下中医药知识产权保护的意义和作用，坚持“履行承诺、适应国情、完善制度、积极保护”的工作方针，坚持传承和创新，促进科技进步，努力增创中医药知识产权新优势。专项行动工作目标是：提高保护知识产权的意识，增强知识产权保护和创新能力。专项行动工作重点是：宣传普及知识产权相关知识，提高知识产权保护意识，开展分类培训，提高中医药医、教、研等机构领导和从业人员的知识产权保护水平，深入开展中医药传统知识保护研究，进一步提出与知识产权相互配合、切实可行的保护措施，增强中医药知识产权保护的能力。专项行动开展了以下主要活动：①知识产权保护意识及法规知识的宣传、普及、教育活动。专项行动期间，利用国家中医药管理局政府网站、板报宣传栏等方式，面向中医药从业人员定期进行了宣传、普及与中医药知识产权保护相关的法规，中医药知识产权保护的主要范围和内容，中医药知识产权保护策略，中医药专利保护务实等有关中医药知识产权知识；在《中国中医药报》上开辟专栏，连载中医药知识产权专家系列访谈十余篇，就中医药知识产权保护的若干焦点问题进行了宣传和解答，展开中医药知识产权保护问题的讲解和讨论，引起了热烈的反响，中医药界人士积极参与，在报刊、杂志上发表相关文章30余篇。②知识产权保护法规和相关知识培训活动。国家中医药管理局于2005年4月、5月举办了两期中医药知识产权保护培训班，对各省、自治区、直辖市卫生厅、中医药管理局及局直属单位、中药企业、中医药院校、科研院所、科研课题负责人等219人进行了培训。培训班邀请相关专家讲解了知识产权等相关知识，并通过“中国中医药卫星电视传媒网”对培训班情况进行了实况转播，各地组织相关人员进行了收看，还通过国家中医药管理局宣传栏对培训班情况进行了宣传。③开展中医药传统知识保护政策措施的研究。启动并开展国家中医药管理局重点专项“中医药传统知识保护研究”。该研究通过调查分析中医药传统知识资源以及现有知识产权制度对中医药传统知识保护的现状与相关法律问题，研究构成中医药传统知识的内容与范围，首次定义了中医药传统知识及中医药传统知识保护的概念，为国家知识产权战略的制定提供决策支持，为世界知识产权组织制定相关策略提供借鉴。该研究于2005年7月通过专家验收。④加强科技项目知识产权管理。对由国家中医药管理局组织管理的应验收的国家科技计划项目、局专项和局课题，分地区进行现场考察，了解中医药科技项目知识产权保护情况；邀请从事知识产权保护工作的专家，重点对以工艺、技术研发、质控方法、质量标准研究相关技术为目的的课题进行了知识产权方面的指导和服务；组织课题组及承担单位就课题执行过程中的知识产权的问题、做法及经验进行交流。通过贯彻落实国家知识产权专项行动，提高了管理部门、科研人员以及企业对中医药法规知识产权保护的意识和水平，对加强中医药知识产权保护起到了推动作用。

（孙丽英）

【5项中医药成果获2004年度国家科技进步二等奖】 2005年3月28日，“2004年度国家科学技术奖励大会”在北京隆重召开，胡锦涛、温

家宝等党和国家领导人亲自为科技功臣颁奖。共有300项科技成果荣获2004年度国家科技奖励。33项医药卫生成果荣获国家科技奖励，其中，由国家中医药管理局推荐的5项中医药科技成果获国家科学技术进步二等奖。这5项科技成果为：

1. 复方丹参方药效物质及作用机理研究。

主要完成人：张伯礼、高秀梅、商洪才、孙有富、王义明、李　梢、胡利民、潘桂湘、王　怡、郭利平。

主要完成单位：天津中医学院、中国中医研究院中药研究所、清华大学。

2. 中西医结合早期治疗手部大范围多元组织毁损的研究。

主要完成人：丛海波、谭远超、隋海明、李金晟、王祝民、杨庆民、王晨霖、翟建国、乔永平、程玉静。

主要完成单位：山东省文登整骨医院、山东文登骨伤研究所。

3. 中药质量计算分析技术及其在参麦注射液工业生产中的应用。

主要完成人：程翼宇、黎豫杭、吴永江、许正宇、瞿海斌、田燕华、范骁辉、马珠凤、陈闽军、张善飞。

主要完成单位：浙江大学、正大青春宝药业有限公司。

4. 针刺项颈部腧穴治疗真性延髓麻痹的临床应用研究。

主要完成人：高维滨、唐　强、孟庆刚、李同军、高金立、孙申田、李亚东、盛国滨、孙忠人、李　军。

主要完成单位：黑龙江中医药大学。

5. 蚕砂提取物研制中药Ⅱ类新药生血宁片。

主要完成人：魏克民、刘朝胜、浦锦宝、裘维焰、祝永强、陈云亮、应栩华、金建中、刘雪莉。

主要完成单位：浙江省中医药研究院、杭州天龙蚕业资源科技开发公司、红桃开集团股份有限公司。

（陆建伟）

（三）教育管理

【概述】

一、工作思路

认真贯彻党的十六大和十六届四中全会精神，以邓小平理论和“三个代表”重要思想为指导，贯彻落实科学发展观，以提高中医药队伍整体素质、增强继承与创新能力为出发点，积极推动中医药教育改革与发展。

二、工作重点

继续开展老中医药专家学术经验继承工作和优秀中医临床人才研修项目，加强中医药继续教育项目监管，全面做好中医药继续教育工作。

指导中医药院校专业设置，深化教学内容与课程体系改革，协调、推进中医药院校更名，做好中医药院校教育工作。

继续扩大中医药重点学科示范、辐射作用，开展中期检查工作，积极推进学科建设，提高中医药学术水平。

重点加强农村在职、在岗中医药人员培训，实施乡村医生中医专业中专学历教育项目、乡卫生院中医临床技术骨干培训项目和农村基层优秀中医成才规律与临床经验总结及推广项目，提高农村中医药队伍的整体素质和服务水平。

组织制定中医药专业设置标准和人才培养标准，完善中医药教学制度，建立健全中医药教育标准化体系。

【开展第三批师承中期总结工作，启动第一、二批师承回顾总结调研】　为了加强对第三批全国老中医药专家学术经验继承工作（以下简称“三批师承”）的监督管理，确保三批师承工作保质保量地完成，国家中医药管理局提出了《第三批全国老中医药专家学术经验继承工作中期检查方案》，并以中南地区（六省区）为试点，自2005年5月30日～6月25日进行了三批师承工作中期检查。通过检查可以看出，各地区对此项工作十分重视，设立专门机构，指定专人负责，健全规章制度，建立管理档案；指导老师认真履行职责，保证带教质量；继承人跟师学习热情高，学习刻苦，涌现了一批典型事迹；三批师承进展顺利，考核达标，成效显著。为了全面总结第一、二批师承工作的成功经验，推动今后继承工作的深入开展，2005年11月，国家中医药管理局启动了第一、二批师承回顾总结调研工作，制定了《第一、二批全国老中医药专家及各省（市）老中医药专家学术经验继承工作回顾总结工作方案》，建立了“全国老中医药专家学术经验继承工作数据库”。通过总结调研，探索继承工作的教学模式与管理机制、中医临床人才和中药技术人才的成才规律与培养模式。

（赵　明）

【完成中医药重点学科中期检查，建设成效显著】　中医药重点学科是整个中医药学科群的龙头，通过重点学科的建设，发挥示范、辐射作用，带动整个学科群的建设，使中医药教学、科研、医疗工作有机组合，形成整体，资源共享，协调发展，使之发挥更大效益。为了继承发扬中医药学科的优势与特色，加速中医药学术发展，提高中医临床疗效，形成一批具有较高水平的中医药教育、科研和医疗基地，推动知识创新、技术创新，培养高层次中医药专门人才，国家中医药管理局在总结第一轮重点学科建设经验的基础上，2002年3月启动了新一批的局级中医药重点学科建设工作。本次重点学科建设拓展到24个中医药学科，共遴选了19个省（区、市）42个中医药医教研机构的78个学科点作为建设点。2004年12月和2005年6月，国家中医药管理局严格按照《国家中医药管理局中医药重点学科建设检查指标体系》要求，本着“公平、公正、公开，相互交流、相互促进”的原则，分别对这78个中医药重点学科建设点进行了中期检查。中医药重点学科中期检查表明，各学科经过几年的建设，以继承和发展中医药特色与优势为基础，在学术建设水平、学科队伍、人才培养、科学研究、条件建设和管理水平等方面取得了显著成效。

（周　杰）

【优秀中医临床人才研修项目第一研修年度顺利完成】 旨在培养高层次中医临床人才的“优秀中医临床人才研修项目”到2005年3月已实施一年。2005年6月，国家中医药管理局完成了第一研修年度考核。在第一研修年度中，各级管理部门加强监管与服务，200多名全国名老中医积极认真指导，广大学员刻苦学习，使第一研修年度顺利完成，研修效果显著。经年度考核统计：学员研读经典，撰写了1953篇365万字的心得体会，泛读内容涉及数十部专科医籍；77名学员全部参加了国家中医药管理局组织的前5期培训班，172名学员作为主讲人，在所在地区授课654次；累计临床实践时间48644个工作日，181名学员到重点学科或专科专病临床实践19893个工作日；188名学员跟师学习7310个工作日，并撰写了689篇跟师体会，整理临床病案6636份；发表相关论文400余篇；学员日均门诊量和区域外患者就诊数大幅度增加；多人次受到各级政府及单位表彰和奖励，得到社会认可。研修项目专家指导委员会的专家审查部分学员的学习材料后认为：广大学员态度认真，学习刻苦；中医经典学习的认识多，基本正确；临证辨证思维清晰，中医理念正确，跟师学习后做的大量总结工作有一定的水平。（周景玉）

【中医药教育标准化建设初见成效】

高等中医药教育是我国高等教育独具特色的重要组成部分，高等中医药教育必须遵循中医药教育自身发展规律。但至今，我国尚无统一的高等中医药专业设置、临床教学基地建设等有关中医药教育标准，中医药专业的设置、中医药人才的培养等还不能遵循中医药教育自身发展的规律，还不能培养出能够满足社会对中医药人员要求的人才。为此，根据《中华人民共和国中医药条例》的有关规定和国家中医药管理局标准化建设计划，国家中医药管理局科技司开展了《高等教育本科中医学专业设置标准》、《高等教育本科中药学专业设置标准》、《高等教育专科中医学专业设置标准》、《高职高专教育中药专业设置标准》、《高等院校中医临床教学基地标准》、《中医学专业本科生中医药理论知识与技能基本标准》的制定工作。6个标准已经制定完成，并通过了专家组审查。（周景玉）

【部分中医药院校开展师承式教育试点】 新中国成立50多年来，中医药教育由传统师承教育为主的方式转变为现代院校教育方式，形成了以院校教育为主体，中专、大专、大本、硕士、博士各层次中医药人才培养体系，中医药院校已成为中医药人才培养的主要渠道。随着中医药院校教育的发展，一些院校积极探索中医人才的培养模式，进行了回归传统的教学改革，开展了师承（导师制）式人才培养模式试点项目，即在总结师承教育、老中医工作室、少年班中医临床人才培养工作基础上，将师承教育的培养模式纳入院校教育中，用师承方式进行中医药传统特色知识与技术的教育，以积极探索出适用于现代中医院校教育的高等院校师承（导师制）的中医临床人才培养新途径。其中，福建中医学院在二年级中医学本科专业学生中遴选出20名热爱中医事业的优秀学生，组成了中医学专业师承班；山东中医药大学开展了传统型中医药人才培养试点工作，培养对象主要定位在七年制传统型中医药人才；长春中医学院从中医学临床医学硕士研究生中遴选出20人，组成了首届“中医特色研究生师承班”；陕西中医学院也开办“中医高徒实验班”。（周景玉）

【开展中医药院校更名工作，引导中医药院校办学方向】 为传承和弘扬中医药学这一祖国优秀传统文化，进一步体现中医药院校办学规律，提升中医药院校办学水平、竞争力和国际影响力，加快中医药院校的发展步伐。2003年8月以来，国家中医药管理局科教司与教育部发展规划司就中医学院更名大学问题进行了多次接触沟通，并于2005年3月1日与教育部取得一致意见。在遴选推荐名单工作中，国家中医药管理局本着公开、公平、公正的原则，组建了以贺兴东司长为组长的专家组，制定了《中医学院更名大学评选指标》，对10所申报学院的申报材料进行了严格的审核、评分和排序工作，并经专家组评议，确定了推荐名单，正式上报教育部。在《中医学院更名大学评选指标》中，国家中医药管理局强调了中医药类专业设置的齐全和中医药专任教师队伍的职称、结构、所占比例等内容，强调了中医药院校应以中医药专业为主，突出中医药教育的特色与优势。这些要求必将对中医药院校的发展起到积极的引导作用。

（周景玉）

【新增军队系统国家中医药管理局重点学科建设单位名单】 根据《国家中医药管理局局级重点学科管理办法》的要求，国家中医药管理局和解放军总后勤部卫生部联合组织专家对首批军队系统国家中医药管理局重点学科建设进行了中期检查。鉴于首批军队系统中医药重点学科建设取得了明显成效，为了进一步加强和推动军队系统中医药学科建设，充分发挥中医药的特色和优势，加大高层次中医药人才培养力度，扩大专业覆盖面，探索中西医结合临床重点学科建设的形式，在各单位申报的基础上，经国家中医药管理局和解放军总后勤部卫生部联合组织评审，确定了新增军队系统国家中医药管理局重点学科建设单位。新增重点学科建设单位建设周期为2005年12月～2008年12月。军队系统重点学科建设的日常管理工作由解放军总后勤部卫生部医疗管理局负责。

附：新增军队系统国家中医药管理局重点学科建设单位名单。

（国家中医药管理局）

附　　新增军队系统国家中医药管理局重点学科建设单位名单

序号	学科名称	建设单位
1	中医内科消化学科	沈阳军区总医院
2	中药制药学科	
3	中医内科风湿病学科	北京军区白求恩国际和平医院
4	临床中药学科	兰州军区兰州总医院
5	中西医结合临床肿瘤学科	南京军区福州总医院
6	中西医结合临床皮肤病学科	空军总医院
7	中西医结合临床肛肠学科	第二军医大学长海医院
8	中西医结合临床心血管学科	第二军医大学长征医院
9	中医内科风湿病学科	第三军医大学西南医院
10	中药药理学科	军事医学科学院放射与辐射医学研究所
11	中医内科老年病学科	解放军总医院

（四）规划财务管理

【概述】 组织开展《中医药事业发展“十一五”规划》、《重点中医医院建设与发展规划》和《中医药事业发展2005～2010年重点建设项目》编制工作。与卫生部、发改委联合编制《农村卫生服务体系建设与发展规划》、《在京部（局）属医院总体发展建设规划》，配合实施2005年农村卫生基础建设设施建设(县中医院专项)。会同财政部编制并实施2005年农村中医药服务能力建设项目。

认真完成模拟预算编制试点和模拟预算执行试点工作。继续做好2005年国库集中拨付试点工作。批复国家中医药管理局各直属单位2005年预算，并下达各类经费。汇总编制2006年部门预算，认真做好2005年中医专款预算工作，配合财政部印发2005年中医专款（地方部分）分配方案。完成2004年部门决算、国有建设单位决算及企业单位决算的编制、汇总、上报工作。完成2004年购房补贴决算、2006年购房补贴预算工作。细化国家中医药管理局基本支出预算和项目支出预算，深化预算的专家咨询、项目论证工作，建成项目预算评估专家库。对2004年专项资金预算执行情况进行追踪问效，逐步建立专项资金管理、使用效果的评审规范制度。制定国家中医药管理局机关经费支付和报销管理办法、国家中医药管理局直属（管）单位固有资本监管办法。组织编制《中医医院建设标准》。组织开展财会队伍的业务培训和继续教育工作。做好2004年基础建设项目结算和2005年基础建设工作，加强基建的项目管理、资金使用效益和工程质量管理。做好国家中医药管理局和局直属（管）单位的人防工作，建立局人防数据库。开通地下室平时使用与安全情况调查摸底工作。

开展全国民族医药情况调研和全国地市级以上中医医院基本情况调查，做好2005年全国中医药统计摘编编制工作，配合国家统计局做好部门统计工作管理。继续做好定点扶贫五寨和对口支援西藏、三峡库区工作。

【完成《中医医院建设标准》（征求意见稿）】 近年来，我国社会经济的快速发展促进了中医药事业的发展。新形势下，中医药在防病治病方面特色优势不断显现，特别是在应对“非典”等突发公共卫生事件中，中医药发挥了积极的作用，但也暴露出了中医医院应对突发公共卫生事件能力上的不足。主要原因是中医医院的建设不能适应形势和救治任务的要求，特别是在内部结构设计和房屋使用功能等方面存在诸多不相适应的问题，中医医院相关技术指标和建设指标也对中医医院建设标准提出了新的要求。

为使中医医院的建设决策走上科学化、规范化和标准化的轨道，国家中医药管理局高度重视《中医医院建设标准》的研究制定工作，委托五洲工程设计研究院主编《中医医院建设标准》。通过进行大量调研、论证及专家评审，力争使该标准能够合理确定中医医院建设规模，使各项建设标准既能满足医院功能要求，又能促进中医医院的可持续发展。《中医医院建设标准》的研究制定工作得到建设部同意，列入年度计划并上报发改委。

工作情况：根据工作计划安排，国家中医药管理局成立了《中医医院建设标准》课题组，开展了大量工作。根据建设标准内容，广泛听取各有关方面的意见，收集相关的基础资料并进行研究分析；组织问卷调查工作，向全国各大地区有代表性的中医医院、中西医结合医院及民族医医院发出问卷调查表70余份；邀请京内外重点中医医院等领导和专家，多次召开专家评议会；为获得科学和可靠的调研资料数据，课题组与有关专家积极开展实地调研工作；利用局网络及邮件，广泛征求全国部分省、市、自治区中医药主管部门、不同类型的中医院及有关专家的书面反馈意见并进行修订。通过各方努力，已完成《中医医院建设标准》(征求意见稿)。

（王建中、王振宇）

【制定《国家中医药管理局直属（管）单位国有资本和财务监管办法》（试行）】　近年来，针对国有资本流失严重这一现象，财政部、国资委等部门出台了一系列管理办法，对企业国有资本的监管提出了规范性要求，并明确了相关各方的责任，以规范和确保国有企业的国有资本“流动而不流失”。但各部门所属（管）事业单位（包括自收自支事业单位）占有和使用的国有资本仍然存在一定程度的管理漏洞，出现了部分事业单位对本单位国有资本的营运、处置随意，程序较不规范，财务状况有失监控的现象，从而造成国有资本流失风险增大。因此，加强对投入到直属（管）事业单位的资本的营运和处置状况进行监督、控制和管理，形成制度约束和保障，是当前国有资本管理的一项重要工作。

国家中医药管理局对直属（管）单位国有资本监管的目的是：加强国有资本管理，维护国有资本的合法权益，节约、有效地使用各类资本，促进局直属（管）单位提高国有资本营运效益，防止国有资本流失。

工作情况：为适应目前国家中医药管理局对直属（管）单位占有和使用的国有资本监督管理的需要，根据财政部《行政事业单位国有资产管理办法》、《企业公司制改建有关国有资本管理与财务处理的暂行规定》以及国务院机关事务管理局颁发的《中央国家机关国有资产管理办法》等国家有关财经法规，参考国资委制定的《企业国有资本监管办法》，结合国家中医药管理局实际情况，制定了《国家中医药管理局直属（管）单位国有资本和财务监管办法》(试行)，并已经2005年12月29日局务会议审议通过。该办法共有七章二十条。

（王建中、王振宇）

【制定《国家中医药管理局局机关经费支付和报销管理办法》（试行）】　为了加强对国家中医药管理局局机关财务、资金的内部控制和管理，进一步建立健全规范的经费支付、报销和会计工作秩序，根据《中华人民共和国会计法》、财政部发布的《内部会计控制规范——基本规范》等法律法规，结合国家中医药管理局局机关业务特点和管理要求，制定了《国家中医药管理局局机关经费支付和报销管理办法》（试行)。该办法共六章十二条。

（王建中、王振宇）

【在深化财政部预算管理改革、国库集中支付改革的基础上，国家中医药管理局实行政府收支科目分类改革试点】　政府收支分类改革模拟试点是一项非常重要的基础性财政管理工作，与旧的政府收支分类科目相比，改革后的新科目更加细化，也更清晰地反映了财政资金的去向和用途，因此可以更加全面、准确地反映政府职能活动情况，进一步提高政府管理的科学性、规范性和透明度。财政部高度重视并为此专门成立了政府收支分类改革小组，楼继伟副部长任组长。

国家中医药管理局一直走在财政改革的前列，作为财政部预算管理改革、国库集中支付改革的试点部门，圆满完成各项改革试点的工作任务。在此基础上，国家中医药管理局被确定为财政部政府收支科目分类改革试点部门。

工作情况：国家中医药管理局按照财政部统一组织和要求，采取有效措施，精心组织，周密安排，积极推动并顺利完成政府收支分类改革模拟试点工作。所有直属（管）预算单位全部纳入模拟预算编制试点和模拟预算执行试点范围，克服了人员少、设备不齐全等困难，对新旧数据口径的对接和转换做到力求准确，模拟试点过程中按程序将整个预算执行过程扎扎实实“走”了一遍，按时确保工作的完成；同时深入研究新旧政府收支分类科目的使用情况，在资金的分类、归并，预算和财务报表编制，以及具体的资金支付程序上进行研究分析，重点对新旧科目数据转换的可行性、准确性以及对日常工作的影响进行比较分析。

通过认真总结，国家中医药管理局所提建议被财政部采纳并获得好评。尤其是提出了在210类“医疗卫生”下增设“中医药”及其子科目“中医（含民族医）药专项”的建议，更好地体现了《中华人民共和国中医药条例》确定的“国家保护、扶持、发展中医药事业”的精神和政府在中医药事业方面的投入支持。　（王建中、王振宇）

【按照中央国家机关人防办的要求，建立国家中医药管理局人防数据库】　根据中央国家机关人防办公室

《关于建立中央国家机关各部门、各在京中央企业人民防空数据库系统的通知》(国管办人防［2005］43号)文件精神，人防数据库建设是中央国家机关各部门人防工作的一项重要内容。

工作情况：根据中央国家机关人防办要求，国家中医药管理局领导高度重视，局人防办积极做好各项宣传和准备工作。召开了工作动员部署会议，要求各单位依据文件要求采集各类基础数据，并指定专人负责；积极开展人防数据库相关制度的建设、技术的研究；国家中医药管理局人防办配备了人防数据库的专用计算机。

（王建中、王振宇）

【中医药系统开始新一轮三峡库区对口支援工作】 2005年8月，国务院三峡工程建设委员会办公室（以下简称“三峡办”）在北京召开“国家有关部委对口支援三峡库区座谈会”。会议贯彻落实国务院曾培炎副总理在“2004年三峡库区经济发展暨对口支援工作会议”的重要讲话精神，要求各部门在职责范围内，研究提出有关支持库区经济发展、解决移民搬迁安置和稳定突出问题的具体意见和政策建议，进一步加大支援三峡库区的工作力度，促进三峡库区移民稳定和社会经济持续发展。根据会议要求，国家中医药管理局调整三峡对口支援工作领导小组和办公室，由房书亭副局长担任领导小组组长，局办公室徐皖生副主任担任办公室主任，并进一步明确了工作职责。与此同时，国家中医药管理局对三峡库区（涉及2个省19个县市）的中医药情况进行了初步调查了解，提出了对口支援三峡库区工作方案。2005年12月，房书亭副局长带队参加了在重庆召开的全国卫生系统三峡对口支援工作会议，就中医药系统如何参与对口支援三峡库区工作与卫生部达成一致意见，并将采取积极有效措施，推动三峡库区中医药工作健康持续发展，为三峡库区人民健康和经济社会发展作出应有的贡献。

（武　东、刘群峰）

【盘点“十五”，中医药事业发展呈现良好态势】 “十五”计划是我国在新世纪实施的第一个五年计划，也是我国进入全面建设小康社会的第一个五年计划。在各级党委和政府的正确领导和支持下，中医药事业在各个方面都取得了较大的发展，为我国人民健康和社会主义现代化建设作出了应有的贡献，也为中医药事业在新的历史时期的全面、协调和可持续发展奠定了比较坚实的基础。

一、中医药机构建设得到加强，服务能力和水平有较大的提高

“十五”期间，中医药事业发展规模进一步扩大，内涵建设不断增强。截至2004年底，在医疗方面，全国有中医医院（包括中西医结合医院、民族医医院）2973所，有中医类执业资格的医师45万，90%以上的综合医院设立了中医科，约75%的县建有中医院。在教育方面，全国有高等中医药院校32所，新建校区占地面积1.3万亩，经费投入70多亿元；中等中医药学校45所；52所综合院校和184所卫生学校开设了中医专业。在科研方面，政府举办的中医药科研机构达100余所，其他各类中医药科研机构蓬勃发展。2004年与“九五”期末（2000年）相比，中医医院床均固定资产由8.7万元上升为13.5万元，病床使用率由50.7%上升为62.7%，平均每一职工全年负担的住院床日数由115日上升为141日，中医医院门急诊人次数由1.89亿人次上升为2.12亿人次，占全国医院总门急诊人次数的比例由16%上升为17%。

二、中医药应对突发公共卫生事件、防治重大疾病取得明显进展

2003年，我国部分地区SARS暴发流行，据不完全统计，内地“非典”确诊病例中，中医药参与治疗的占58.3%，取得了明显效果，为抗击“非典”斗争的重大胜利作出了贡献，得到了世界卫生组织的认可，显示了中医药抗击重大疫病的能力。2005年，根据国务院的统一部署，积极开展了中医药防控人禽流感工作。根据国家提出的建立和完善突发公共卫生事件医疗救治体系的要求，加强了中医药应对突发公共卫生事件的能力建设。截至2005年底，已有12915名中医药人员接受了应对突发公共卫生事件能力的培训；在全国开展了16家中医、中西医结合传染病临床基地建设，安排县级中医医院急诊急救能力建设项目278个，县级中医医院感染性疾病科建设项目179个，累计投资1亿多元。2003年，开始实施的中医中药治疗艾滋病试点项目已对5个省的2700名艾滋病患者进行了中医药治疗，取得了较为满意的效果，2005年已扩大到11个省。同时，针对脑中风、糖尿病、老年性痴呆等重大疾病、疑难疾病的中医药优化诊疗方案和规范初步形成。国家中医药管理局在“十五”期间实施的160个重点专科建设成效显著，与2002年建设初期相比，专科床位数增长了5.8%，门诊量增长了17.77%，收治病人数增长26.63%。14个民族医特色专科（专病）基本完成建设任务。172个农村医疗机构中医特色专科（专病）建设项目投资5000余万元，目前进展顺利。11所重点中西医结合医院建设已完成中期评估。

三、农村中医药工作成效显著

“十五”期间，县级中医医院发展较快，服务能力和服务水平都有明显提高，2004年与“九五”期末相比，全国县级中医医院由1395所发展到1488所，床位数由101405张发展到109207张，县级中医医院诊疗病种的范围不断扩大，专科建设普遍开展，一批中医专科已经成为当地农民就医的首选。目前，全国70%的乡镇卫生院设立了中医科，40%的乡村医生采用中医或中西医两种方法为患者治病。村卫生室基本都配备了中成药，有些还配有中药饮片，并开展了针灸、推拿等中医非药物疗法。截至目前，已经建成全国农村中医工作先进县和先进市（地级）137个，正在建设的有106个；24个省（区、市）还开展了省级农村中医工作先进县建设工作，建设数量达310个。中医药西部大开发技术支持项目为西部地区县中医医院培养了600余名中医专科技术骨干人才，并支持了130余所中医医院的技术条件改造。100余项规范的中医临床诊疗技术在农村和基层推广应用。"十五"期间，国家实施了乡村医生中医专业中专学历教育项目，在全国28个省招收了以中医药知识与技能为主的在岗乡村医生1万人；实施乡镇卫生院中医临床技术骨干培训项目，对全国4000名乡镇卫生院中医临床技术人员进行了系统的中医药知识和临床业务技能培训。开展了农村基层优秀中医成才规律与临床经验总结及推广项目，对310名长期工作在农村基层、中医基础理论扎实、临床经验丰富、诊疗效果突出的优秀中医的成才规律和临床经验进行总结、推广。各地贯彻落实《关于农村中医药人才培养和队伍建设的实施意见》，结合当地实际，采取多形式、多渠道开展农村中医药人才培养工作，取得了成绩，积累了经验。

四、中医药在社区和新型农村合作医疗中发挥越来越重要的作用

"十五"期间，中医药在社区和新型农村合作医疗试点工作中的优势和作用得到体现，并发挥着越来越重要的作用。已有80%的社区卫生服务中心和超过50%的社区卫生服务站能够提供中医药服务，中医药的适宜技术得到了较好的应用。25个有中医药特色的全国社区卫生服务示范区的建设，对全国中医药社区卫生服务工作产生了积极的示范带动作用。在新型农村合作医疗试点工作中，设有县级中医医院的试点县均将中医医院纳入了新型农村合作医疗定点医疗机构，所有的试点县均将适宜的中医药诊疗项目纳入新型农村合作医疗报销范围，各地制定的新型农村合作医疗药品目录均将中药纳入其中。

五、中医药科技取得重大进展

围绕中医药现代化，开展了中医现代化发展、中医药传统知识保护、中药现代化产业推进、中药产业国际化等一系列战略研究，为国家制定政策及规划提供依据。2002年《中药现代化发展纲要》发布，明确了我国中药产业作为战略性产业的发展目标和重点任务。中医药科技投入加大。国家有关部门在中医药科学研究、技术开发和产业化方面实施系列专项，国家发改委、财政部、科技部、自然基金委和国家中医药管理局共投入研究开发资金14亿元，有力地促进了科技与临床、生产相结合，推动了学术发展和技术创新。18项科技成果获得国家科技进步奖，其中"血瘀证与活血化瘀研究"获得一等奖，"通里攻下法在腹部外科疾病中的应用与基础研究"等获得二等奖。中医药继承和理论研究得到加强。"973"计划首次设立"中医理论基础研究专项"，启动研究型继承工作，开展对名老中医学术思想和临证经验的传承研究。建立中医古籍数据加工平台与知识库管理系统及相应的技术规范，200余种中医药古籍文献收入数据库。《中华本草》藏、蒙、维、傣医药卷出版发行。涉及19个民族的83部民族医药文献整理完成。中医药创新能力不断提高。中医药科技队伍在突发公共卫生事件中发挥了积极作用，中医临床研究和药物筛选研究在防治"非典"中取得明显效果，得到世界卫生组织肯定。符合中医药特点的方法学研究不断深入，防治疾病的技术、手段进一步规范和丰富。中医药技术标准研究取得成果并得到应用。科技推动中药产业快速发展。14个省建立了中药现代化科技产业基地，中药科技平台和国家中药研究工程中心在集成创新中发挥作用，一批中药工业生产与质量控制关键共性技术得到熟化，并在生产中广泛应用。一批濒危和道地药材繁育及规范化种植技术得到推广。中药标准规范研究取得成效。创制了一批具有自主知识产权的中药新药。

六、中医药人才培养力度进一步加大

"十五"期间，中医药教育以提高中医药队伍的整体素质为目标，积极探索中医药人才的培养模式，加大培养力度，中医药教育得到较快发展。中医药院校教育有较大发展，改革初见成效。2004年与"九五"期末相比，全国高等中医药类在校生人数由7.7万人增加到22.7万人，中等中医药类在校生由5.6万人增加到22.9万人。研究生教育蓬勃发展，现有一级学科博士授权单位14个，新增临床医学专业学位试点单位12个，在校硕士研究生8953人、博士研究生2090人，开展了非医学类专业本科毕业生攻读中医博士学位研究生试点工作和七年制教育。中医药学科和课程体系进一步完善，国家中医药管理局与教育部联合开展了中医药院校更名工作，促成了6所中等中医药学校独立升格为中医药高等专科（高职）学校，制定了高等中医药教育机构设置标准、专业设置标准等7个标准。中医药教材建设工作进一步规范，编写、出版了"新世纪高等中医药院校规划教材"46门课程，其中有34门被确定为"十五"国家级规划教材，编写出版中等职业教育国家规划教材15门、中等中医药教育规划教材24门。我国第一套藏医药本科规划教材已编写、出版25门课程，蒙、维、傣医药本科规划教材正在编写中。中医药继续教育得到较大发展。2002年，召开了"全国中医药继续教育工作会议"，制定了《中医药继续教育规定》等相关文件，为中医药继续教育在"十五"期间的大力发展提供了保障。2001年，第二批全国老中医药专家学术经验继承工作顺利完成，有710名继承人出师。2002年，启动了第三批师承工作，遴选出指导老师586名，继承人942名。2004年，实施了优秀中医临床人才研修项目，对在全国选拔的215名中青年中医主任医师进行重点培养。国家级中医药继续教育项目全面展开，中医药远程教育进展顺利，2001年以来，共举办国家级中医药继续教育项目1245项。加强了中医药重点学科建设。启动了24个学科78个建设点的局级中医药重点学科建设工作和12个西部地区中医药重点学科建设。各学科建设点以提高中医临床疗效为核心，不断继承和发扬中医药的特色与优势，在梳理本学科历史文献、研究本学科内涵与外延的基础上，指明了本学科的学科研究方向，明确了本学科学术发展的目标，构建了一批稳定的、具有创新意识的学科队伍，探索和研究了制约中医药发展的关键科学问题，促进了中医药的学术进步。

七、中医药法制化与标准化建设取得新的成就

中医药立法工作取得显著成效。2003年10月1日正式实施的《中华人民共和国中医药条例》，是我国第一部专门的中医药行政法规，标志着中医药法制化建设步入了新的阶段。全国各地广泛开展了学习宣传活动，积极贯彻落实《中华人民共和国中医药条例》。在全国15个省出台中医药地方性法规基础上，“十五”期间，又有内蒙古、山西、北京、安徽、湖北、宁夏、青海、陕西、贵州等9个省颁布了地方性法规。目前，正在开展《传统医药法》的立法工作。大力加强依法行政。单独制定及联合制定了50多项规范性文件；积极推进行政审批制度改革，有72项行政审批项目取消或改变管理方式，保留行政审批项目5项；加强中医医疗机构的设置和从业人员资格的准入管理，“十五”时期，66900人通过了中医类执业医师资格考试，70700人通过了中医类执业助理医师资格考试；严格中医医疗广告审批（或出证）工作，严厉打击非法行医，严肃查处违法违规行为，维护了中医医疗服务秩序。中医药标准化建设稳步推进。“十五”期间，开展了中医药标准化建设规划的编制，在基础标准、技术标准和管理标准方面，启动了40多项中医药标准化项目，开展了6项国家标准的修订工作。积极开展重大政策研究。通过组织开展《中医现代化发展战略研究》、《十省市中医医疗需求与服务调查》、《中医医疗服务模式的研究》等30余项政策研究项目，积极探索中医药发展的理论与实践问题，为中医药行政管理部门科学决策服务。

八、中医药国际化进程加快

“十五”期间，中医药对外交流与合作取得新进展，水平和效益不断提高，中医药的国际传播更为广泛。中医药对外交流与合作的渠道和领域进一步拓宽，初步形成了多形式、多渠道、多层次的交流与合作格局。与世界卫生组织、世界贸易组织、联合国教科文组织等国际组织开展了在传统医药战略制定和实施方面的合作。“十五”期间，国家中医药管理局与16个国家和地区签订了专门的中医药双边合作协议，截至目前，我国已与世界上70多个国家和地区的政府卫生部门签订了包含中医药合作内容的合作协议。巩固和发展了与世界各国中医药学术团体的交流与合作，促成了世界中医药学会联合会的建立，发展了世界针灸学会联合会。积极以多种形式向世界各国传播了中医药科学与文化。中医药国际医疗服务合作与科技研发合作项目明显增加。国际中医药本科学历教育合作有了新的进展，研究生教育合作也正在兴起。我国中药产品已出口到五大洲135个国家，出口总额年均增长12%，出口产品结构进一步优化。我国派驻发展中国家援外医疗队中的中医药工作得到加强。内地与香港特区和澳门特区间的中医药合作促进了三地中医药的共同发展。海峡两岸在中医药管理、中药产品质量标准方面加强了交流与合作。

（武 东、刘群峰）

【开展《中医药事业发展“十一五”规划》编制工作】 2005年是“十五”最后一年，也是编制“十一五”规划的关键一年。根据国家统一部署和要求，在各地的有力配合和有关部门的积极支持下，国家中医药管理局认真做好《中医药事业发展“十一五”规划》的编制工作。

一是按照国家部署和要求，认真做好有关工作。在完成《“十一五”中医药发展规划思路》和中医药改革与发展有关重大问题研究材料的基础上，2005年5月，根据国家发改委《关于做好“十一五”总体规划纲要社会事业有关行业专题研究工作的通知》，国家中医药管理局编制完成了《“十一五”中医药事业发展专题研究报告》。2005年10月，按照国务院办公厅《关于抓紧做好〈国民经济和社会发展第十一个五年规划纲要（草案）〉编制有关工作的通知》要求，国家中医药管理局编制完成《关于国民经济和社会发展第十一个五年规划纲要（草案）中医药事业发展专题报告》。在此基础上，着手进行《中医药事业发展“十一五”规划（草案）》编制工作，于11月底完成初稿。在征求部分全国人大代表、政协委员以及行业内外专家意见的基础上，形成了《中医药事业发展“十一五”规划》征求意见稿（以下简称《规划》），之后提交2006年全国中医药工作会议，与会代表进行了充分的审议。期间许多省市向国家中医药管理局提供了本省“十五”计划执行情况总结和“十一五”中医药事业发展规划思路，国家发改委、卫生部、财政部等有关部门提出了一些很好的指导性意见和建议，这些为编制好《规划》提供了重要帮助。

二是积极做好“十五”计划执行情况总结，开展重大战略研究和调查，为编制《规划》奠定思想和理论基础。2004年7月，国家中医药管理局组织人员对“十五”计划执行情况进行中期总结。2005年10月，国家中医药管理局印发通知，要求全国各省、自治区、直辖市认真开展“十五”计划执行情况总结，并上报本地“十一五”规划编制情况，从中发现了一些好的典型和做法。为进一步理清思路、统一思想，国家中医药管理局组织开展了中医药特色与优势研究、中医现代化战略研究、全国民族医药基本情况调研等，并召开了一些重大会议，如“保持发挥中医药特色优势工作经验交流会”、“农村中医药工作会议”等，力争“十一五”时期有所突破，有所创新。

三是充分发扬民主，广泛征求行业内外的意见。在规划思路、专题研究报告以及草案的形成阶段，国家中医药管理局采取召开论证会、信函、单独汇报等多种形式，充分征求了行业内外专家以及有关部门领导和负责人的意见，从规划思路到形成草案，国家中医药管理局集中修改材料近15次，力争使《规划》反映行业共同的意愿，成为大家共同的奋斗目标。

（武　东、刘群峰）

【国家中医药管理局加紧政务信息化步伐，制定《中医药政务信息报送管理办法》】 中医药政务信息收集报送工作是中医药行政决策的基础和依据，是促进中医药行政管理工作科学化、规范化的重要保证。为了加强中医药政务信息收集的报送工作，充分发挥政务信息在辅助决策、指导工作、交流情况等方面的重要作用，及时反映中医药事业发展的新情况、新问题，不断研究新对策，切实提高中医药科学管理水平，根据中共中央办公厅《关于进一步加强信息工作的意见》（中办发［1999］7号）、国务院办公厅关于《全国政府系统政务信息化建设2001～2005年规划纲要》的精神，自2005年8月，国家中医药管理局负责组织，在地方有关单位的具体参与下，对中医药信息报送工作开展了认真调查研究和广泛征求意见，组织起草了《中医药政务信息报送管理暂行办法（征求意见稿）》。目前，已形成《中医药政务信息报送管理暂行办法（送审稿）》。

（陈　伟）

【国家中医药管理局表彰2003年度行政事业单位决算、国有建设单位决算、企业财务会计决算优秀单位】

在国家中医药管理局各有关直属（管）单位的积极配合和共同努力下，国家中医药管理局2003年度行政事业单位决算、国有建设单位决算和企业财务会计决算工作已经完成。在对2003年度决算工作进行总结的基础上，按照组织工作得力、协调配合好、决算报表“真实、准确、完整、及时”、财务分析深刻全面等标准，国家中医药管理局评比出15个2003年度决算工作做得比较好的单位。

1．行政事业单位决算优秀单位：

二级单位（5个）：中国中医研究院（院本级）、北京中医药大学东方医院、中国中医研究院望京医院、中国中医药科技开发交流中心、中国传统医药国际交流中心。

三级单位（5个）：中国中医研究院广安门医院、中国中医研究院西苑医院、中国中医研究院中药研究所、中国中医研究院针灸研究所、中国中医研究院基础理论研究所。

2．国有建设单位决算优秀单位：

中国中医研究院西苑医院、中国中医研究院广安门医院。

3．企业财务会计决算优秀单位：

中国中医研究院、中国中医药报社、中国中医药出版社。

（国家中医药管理局）

（五）国际交流

【概述】 2005年，中医药对外交流合作在加强政府间合作、对台港澳工作和宏观管理等方面都有很大进展。①接待了秘鲁、新加坡、意大利、冰岛、挪威、马达加斯加和越南等国家的部长代表团，安排国家中医药管理局领导出访蒙古、韩国、丹麦、巴基斯坦、埃及、葡萄牙等国家和地区。②研究、落实了我国与国外政府所签订的合作协议。③进一步加强了国家中医药管理局国际合作司与WHO、WTO的合作。④落实中医药对外宣传项目。⑤做好在新形势下的对台港澳中医药交流合作工作。⑥加强全国外事工作的宏观管理和协调工作，建立联络人制度。⑦加强对外交流合作制度建设，提高管理服务水平。

【《中华人民共和国国家中医药管理局与蒙古国健康部关于传统医药合作协议》签订并正式生效】 根据中华人民共和国卫生部和蒙古国健康部2004年签署的2004～2008年卫生合作执行计划的内容，并经过友好协商，国家中医药管理局与蒙古国健康部于2005年5月在乌兰巴托签署了《中华人民共和国国家中医药管理局与蒙古共和国健康部关于传统医药合作协议》，协议于签署之日（2005年5月24日）起生效。

根据该协议，双方同意在蒙古共和国乌兰巴托建立中医蒙医医院，并先期建立中医蒙医诊所。诊所将主要进行中医蒙医临床治疗、培训工作。其中，中方负责挑选在诊所工作的中方专家，并支付其工资、往返旅费、当地住宿、交通费用以及部分医疗设备和基本用药；同时还负责房屋的修缮、改造工作。蒙方负责提供必要的医疗工作场所及部分医疗仪器、药品；同时为中方专家提供相关医疗工作许可、医疗事故保险及使用药品的审批手续，并为专家安排住房以及正常的休假提供方便。合作项目管理工作组由中华人民共和国国家中医药管理局、内蒙古自治区和蒙古国健康部组成。中方执行单位为内蒙古自治区卫生厅，蒙方执行单位为蒙古国国立第一医院。

（朱海东）

【《中华人民共和国国家中医药管理局和秘鲁共和国卫生部传统医学合作备忘录》签订并正式生效】 为进一步加强两国在传统医药领域的密切合作，促进双方传统医学科学技术水平的不断提高，国家中医药管理局和秘鲁共和国卫生部于2005年6月在北京签署了《中华人民共和国国家中医药管理局和秘鲁共和国卫生部传统医学合作备忘录》，该备忘录于签署之日（2005年6月2日）起正式生效。根据本备忘录的协定，双方同意合作制定、执行、跟踪和评估有关传统医学的政策制定、信息传播、医疗服务、教育培训、科学研究等方面的研究及实践的计划；并通过专业技术人员的交流、传统医学人员的培训以及举办学术活动、开办培训班、交换学术资料及出版物、开展实物及样品交换或以其他方式进行合作。在执行双方协议的合作项目中，实行费用分担，双方各自支付自己的费用，其中，派遣方支付机票、接待方负责当地费用；如需要共同赞助，双方可向各自国家的社会及私营单位寻求资金支持，并可联合呼吁请求国际组织、社会各界及有关机构的参与和资金支持。本备忘录的中方执行机构为国家中医药管理局国际合作司，秘方为秘鲁国家卫生文化中心的全国卫生研究所。本备忘录旨在根据双方各自国家的法律和法规，推动双方在传统医学领域的合作，同时还为双方有兴趣发展传统医学的有关管理部门、学术机构及企业界参与有关技术合作计划的制定和执行提供法律框架和基础。

（朱海东）

【《中华人民共和国国家中医药管理局与新加坡共和国卫生部中医药合作计划书》签订并正式生效】 根据新加坡卫生部代表的新加坡共和国政府与国家中医药管理局代表的中华人民共和国政府于1999年7月22日在北京签署的谅解备忘录之第1～3条的有关规定，新加坡卫生部和国家中医药管理局于2005年6月在北京签署了《中华人民共和国国家中医药管理局与新加坡共和国卫生部中医药合作计划书》，该协议于签署之日（2005年6月21日）起正式生效。根据该计划书，中新中医药合作委员会将继续作为双方在中医药（含针灸）领域进行协调、联络与合作的机构。委员会负责制定合作计划，研究合作项目与活动的落实，在卫生部与国家中医药管理局的批准下，协助各项计划的执行，以及推动信息的交流。委员会将由6～8名成员组成，双方分别派出相等的代表人数，包括政府官员和专家，双方的首席代表必须是其国内负责中医药管理的官员。会议每年举行一次，由新加坡卫生部和国家中医药管理局轮流主办。双方承诺，委员会不应介入任何直接与中医药有关的私人商业活动与事项。派员国将支付其成员出席年度会议的机票，接待国则按有关经费规定为与会成员提供官方活动期间的酒店住宿、膳食和当地交通。在技术方面，国家中医药管理局负责在新加坡提高和发展中医药方面（含针灸、中药）提供咨询、协助落实，并推荐专家协助开展包括新加坡中医师注册资格考试等工作。新加坡卫生部负责提供在中医药法规方面的最新内容以及传统中医药在新加坡的发展、科研等方面的情况，并为国家中医药管理局培训卫生行政管理人员。专家的国际机票、住宿以及津贴等费用由双方共同负责。（朱海东）

【国家中医药管理局等6个部委及四川省人民政府共同主办“第二届中医药现代化国际科技大会”和“中医药国际科技博览会”】 2005年9月25～27日，“第二届中医药现代化国际科技大会”在四川省成都国际会展中心召开。此次大会由科技部、农业部、卫生部、国家食品药品监督管理局、国家中医药管理局、中国科学院、中国工程院和四川省人民政府共同主办。

本次大会的主题是：中医药发展与现代科学技术。大会旨在汇聚国际国内中医药界名流，交流国际国内中医药领域研究成果，共谋中医药更好地服务于人类健康之大业，推动中医药事业发展。大会设8个分会，包括：中医药现代化高峰会议、高新技术与中医药发展、中医药理论的继承与创新、中医药资源可持续发展与利用、现代中药与健康产品的研究开发、中药安全性与有效性的临床前研究、中医药临床评价研究、民族医药的研究与发展。其中，“中医药现代化高峰会议”是国内首次举办的中医药高峰论坛，汇聚了各国政要、国内外权威专家、国内外大型药业CEO。

大会议程包括：主题报告、特邀演讲、大会报告、分会报告、专题研讨、卫星会议、参观考察等。国家科技部领导作大会主题报告；农业部、卫生部、国家食品药品监督管理局、国家中医药管理局、中国科学院、中国工程院等国家有关部门、单位领导分别就国家“十一五”期间在中药材规范化种植、中医药科技创新、中医药标准体系建立、现代中药制药、药品电子商务及现代物流、政策环境（物价、税收、医疗、社保）等方面推进中医药现代化发展的相关举措作了大会报告；中国科学院院士陈竺、中国工程院院士王永炎、美国麻省比弗利新英格兰生物实验室 Richard J.Roberts教授、英国剑桥大学 Tom Blundell教授等就中医药理论的继承与创新、高新技术与中医药发展、现代中药与健康产品开发、中医药临床评价研究、民族医药的研究与发展等作了大会特邀演讲或专题报告。

（朱海东）

【“2006年传统医药政府论坛会”预备会在成都召开】 2005年9月24日，“2006年传统医药政府论坛会”预备会在成都召开。与会人员来自26个国家，其中包括WHO的几位代表。卫生部副部长兼国家中医药管理局局长佘静和四川省省长刘晓峰对各位来宾表示了热烈欢迎。印度尼西亚的 H Sampurno 博士作为会议主席，新加坡的 Chris Cheah 博士作为发言人出席了此次会议。会议主席邀请沈志祥教授简要介绍了“2006 年传统医药政府论坛”预备会。WHO 的张晓瑞博士认为，目前许多国家政府已经意识到了自身在传统医药方面经验和专家的缺乏，这是一个很好的现象。香港的 PY Lam 博士和加拿大的 Aaron Leung 也认为此举能够促进各国之间的传统医学经验的交流。丹麦的 Jan Boye 也从欧洲各国政府的角度赞同了此项观点。经过会议讨论，WHO 的张晓瑞博士、日本的 Satake 教授、意大利的 Minelli 教授建议在论坛中修改和增加一些内容。在最后的总结发言中，沈志祥教授对各与会代表给予 2006 年 10 月即将在北京举行的“2006 年传统医药政府论坛”的大力支持以及提出的意见和建议表示了感谢。 （朱海东）

【佘靖副部长率团赴韩国参加“第十三届东方医学学术大会”和“第八次中韩传统医学协调会”，并签署了《第八次中韩传统医学协调委员会备忘录》】 2005 年 10 月 20～25 日，卫生部副部长兼国家中医药管理局局长佘靖率代表团一行 6 人，赴韩国参加了在大邱市举办的“第十三届东方医学学术大会”和在首尔举行的“第八次中韩传统医学协调委员会会议”。佘靖副部长率团参加了“第十三届东方医学学术大会”开幕式，并代表我国政府在大会举办的“第二届传统医学发展政府论坛”上，发表了题为“依法促进和保障中医药事业健康持续发展”的主题演讲。佘靖副部长在演讲中详细介绍了中医药的法律框架和我国中医药事业所取得的发展。佘靖副部长的发言受到了与会各国代表的热烈欢迎。会议期间，佘靖副部长还与参加会议的来自 20 余个国家的卫生部门的部长或副部长、高级决策官员以及 WHO 西太区办事处主任尾身茂先生，共同就传统医药的研究发展战略广泛地交换意见，并初步达成了一致意见。

受韩国保健福祉部的邀请，2005 年 10 月 24 日，佘靖副部长率团访问了韩国保健福祉部，并会晤了韩国保健福祉部金槿泰长官。佘靖副部长和韩国保健福祉部次官宋在圣共同作为团长主持了“第八次中韩传统医学协调会”。会议中，双方就中韩在传统医学领域今后的合作交流事项达成了一致的意见，佘靖副部长和宋在圣次官分别代表中韩两国签署了《第八次中韩传统医学协调委员会备忘录》。中国中医研究院曹洪星院长一行参加了会议，并与参加会议的韩国韩医学研究院李亨柱一行，就两院的合作事宜进行了友好地磋商，并达成了合作协议。此次签署的备忘录，较以往所签署的合作协议有了新的进展，在合作交流的深度以及高度上都有所拓展。该备忘录于 2005 年 10 月 24 日在韩国首尔签署，并于签署之日起正式实施。双方首先回顾了“第七次中韩传统医学协调委员会”以来的具体合作。双方对世界卫生组织西太地区制定传统医学名词术语和针灸穴位标准化方面的工作给予了鼎力支持，并分别派遣有关专家参与相关领域的学术研讨会；2005 年 3 月，中国中医研究院与韩国韩医学研究院就“抗癌新药的开发”达成协议；2005 年 10 月，韩国大韩韩医师协会与中国中华医药学会在韩国大邱市举办了学术研讨会；2005 年 10 月，中国代表团出席了在韩国大邱市由韩国保健福祉部主办的以“发展传统医学研究开发战略”为主题的政府论坛会议。双方同意在以下方面开展交流合作：双方就建立“世界传统医药日”，共同向世界卫生组织西太区提出议案；进一步加强在传统医药中长期发展计划及有关的法律法规资料等方面的信息交流；共同参与世界卫生组织西太区的传统医学标准建设，名词术语和针灸穴位标准化及医疗信息临床诊疗指南的工作；两国政府将按协议积极支持中国中医研究院与韩国韩医学研究院之间的实质性合作。双方还同意于 2006 年下半年在中国召开“第九次中韩传统医学协调委员会”。 （朱海东）

【国家中医药管理局与丹麦王国国家中医药委员会签署了《中华人民共和国国家中医药管理局与丹麦王国国家中医药委员会中医药领域合作谅解备忘录》】 为加强中丹两国政府在中医药领域的合作，2005 年 1 月，丹麦菲英省省长简博业率团来访国家中医药管理局，并签署了《中华人民共和国国家中医药管理局与丹麦王国国家中医药委员会中医药领域合作谅解备忘录》。双方各自成立了中医药合作委员会，并在此框架下开展具体合作。2005 年 10 月 16～19 日，国家中医药管理局传统医药国际交流中心与丹麦中医药委员会在丹麦菲英省首府奥登塞市合办“中丹中医药国际会议”，国家中医药管理局率政府代表团参会。 （马宁慧）

【冰岛卫生与社会保障部长克里斯蒂杨松部长一行访问国家中医药管理局】 应卫生部邀请，冰岛卫生与社会保障部部长克里斯蒂杨松一行 6 人于 2005 年 4 月 2～8 日访华，访问内容包括进一步了解中国传统医学。国家中医药管理局李振吉副局长于 2005 年 4 月 4 日宴请代表团，并与对方进行了工作会谈。会谈中应对方要求，中方详细介绍了国家中医药管理局职能及我国中医药现状，双方希望能继续加深了解，开展深入具体的合作。 （马宁慧）

【国家中医药管理局国际合作司与俄罗斯联邦亚库特共和国卫生部签署了《中华人民共和国国家中医药管理局国际合作司与俄罗斯联邦亚库特共和国卫生部关于传统医药领域合作的谅解备忘录》】 根据中俄教育文化卫生体育合作委员会卫生合

作分委会历次会议精神，基于国家中医药管理局与俄罗斯联邦亚库特共和国卫生部在传统医药尤其是民族医药领域加强合作的共同愿望，双方经过近两年的交往和磋商，于2005年4月25日在俄罗斯雅库特共和国卫生部第一副部长纳扎洛娃访华期间签订合作谅解备忘录。根据备忘录规定，双方将支持在雅库特共和国建立一个藏医药中心。目前，中方主要负责该条款实施的中国民族医药学会正与对方落实相关事宜。

（马宁慧）

【国家中医药管理局在北京举行“第二届中医药走向世界高级培训班”】 为适应国际国内新形势下中医药对外交流与合作工作的需要，与时俱进，不断提高中医药外事管理干部的业务素质和管理水平，培养一支力量过硬的中医药国际交流与合作队伍，国家中医药管理局于2005年6月24～25日在北京举办“第二届中医药走向世界高级培训班”。该培训班由国家中医药管理局主办，世界中医药学会联合会承办，主要面向各省、自治区、直辖市卫生厅中医处、中医药管理局、中医（药）研究院、中医药大学及学院主管外事的处级以上领导，有关部委和机构领导、专家分别讲授了国际形势、海峡两岸形势及中医药国际合作。来自全国各地的40多名代表参加了培训班。 （马宁慧）

【中奥签署《中华人民共和国国家中医药管理局与奥地利共和国联邦卫生和妇女部中医药领域合作谅解备忘录》】 经国务院批准，卫生部副部长兼国家中医药管理局局长佘靖率中国卫生代表团于2005年7月11～20日赴奥地利和欧盟总部进行了工作访问。期间，佘靖副部长兼局长与奥地利卫生和妇女部部长签署了《中华人民共和国国家中医药管理局与奥地利共和国联邦卫生和妇女部中医药领域合作谅解备忘录》。双方愿在开展中医药专业和管理人员的交流与培训、共同举办有关传统医药方面的学术会议、药用植物的研究与开发、支持在奥地利进行中医药临床及科研交流以及其他共同感兴趣的方面进一步开展合作。这是中奥政府间关于中医药领域的第一个专门协议。 （肇　红）

【中澳签署《中华人民共和国国家中医药管理局与澳大利亚维多利亚卫生部及维多利亚中医药注册委员会谅解备忘录》】 应澳大利亚皇家墨尔本理工大学和维多利亚中医药注册委员会的邀请，佘靖局长代表团一行于2005年12月11～15日赴澳大利亚墨尔本参加了“传统医学与现代医学协调发展国际研讨会”。期间与澳大利亚维多利亚卫生部及维州中医药注册委员会共同签署了《中国国家中医药管理局与澳大利亚维多利亚卫生部及维多利亚中医药注册委员会谅解备忘录》。签约各方共同表示希望能借此契机，进一步在中澳两国之间开展务实合作，以推动中医药在维省及澳洲的发展。

（肇　红）

（六）新闻出版

【概述】 2005年的中医药新闻宣传工作以宣传党的中医药方针政策为指导，紧紧围绕中医药工作的中心，大力宣传中医药的科学性以及在保障人民群众健康方面的地位、作用和优势特色，组织开展了多种形式的新闻宣传活动。

（赵文华、欧阳波）

【国家中医药管理局首次组织全国中医药行业文艺汇演活动】 为了深入宣传党和国家的中医药方针政策，歌颂党、歌颂祖国，全面反映中医药事业取得的成就，热情讴歌中医药战线上涌现出的先进人物和先进事迹，大力弘扬极端负责、满腔热忱、精益求精、救死扶伤的白求恩精神，集中展现中医药行业广大干部职工爱岗敬业、恪尽职守、无私奉献、勇于攀登的精神风貌，振奋精神，鼓舞斗志，激励士气，增强行业凝聚力和向心力，谱写与时俱进、大胆实践、敢于创新、开拓进取的时代乐章，国家中医药管理局组织开展了以“继承发展，再创辉煌”为主题的全国中医药行业文艺汇演活动。2005年在北京、吉林、江苏、广东、四川、陕西分6个片区组织了文艺汇演活动。这次活动得到了各地中医药管理部门及广大中医药工作者的积极支持和热情参与。参演单位周密部署、精心组织、积极创作，参演人员精神饱满、热情高涨，充分显示了中医药人的风采，谱写了一曲曲时代凯歌。四川、江苏等省电视台对文艺汇演活动进行了录制、播出。据不完全统计，全国共有500余家中医药单位的近千个节目参加了演出活动。

（赵文华、欧阳波）

【国家中医药管理局开展徽标征集活动】 为了进一步扩大中医药的社会影响，确立中医药的形象标志，促进中医药走向世界，2005年，国家中医药管理局在全国范围内开展了徽标征集活动，共收到589位作者设计的793件作品。国家中医药管理局组织有关领导和专家组成评委会，本着公平、公开、公正的原则，对参赛作品进行了评选。由辽宁省大连市刘新安设计的作品最终中标。徽标图案将中国传统的吉祥图案“回纹”与代表医药的“十”字结合，构成“中”字形。回纹象征着生生不息、延绵不断、源远流长、吉祥如意、幸福安康的含义；切合中医药学历史悠久、与祖国优秀传统文化一脉相承、对中华民族繁衍昌盛作出巨大贡献的特点。“中”字，有“中华”、“中国”、“中医药”的含义。徽标底部的橄榄枝代表和平、友谊，同时橄榄枝也喻示绿色植物和中草药。

（赵文华、欧阳波）

【启动中医药文化宣传教育基地建设工作】 为了更好地传承中医药文化，繁荣中医药学术，促进中医药的国际传播，国家中医药管理局组织开展了“中医药文化宣传教育基地建设”工作，此项目于2005年正式启动。在全国范围内遴选已有较好基础、历史上对中医药学术与文化发展有较大影响的名人遗迹、历史古迹或有规模、特色的中医药文化展示场所，建设一批有古迹、有展馆（或陈列室）、有文物（或文献）、有讲解、有活动的中医药文化宣传教育基地，使中医药优秀文化得以传承和发扬。文化基地的功能(作用)：一是作为中医药工作者、院校学生接受中医药传统文化和医德医风教育的基地；二是作为全国中医药文化宣传阵地；三是作为向社会大众进行中医药科普知识宣传的场所；四是作为中医药接待外宾参观、交流的窗口。截至2005年底，共收到15个省、市、自治区的48份申报材料。国家中医药管理局已组织专家对第一批申报单位进行了实地考察。 （赵文华、欧阳波）

【举办“以岭杯”第七届全国中医药好新闻评选活动】 为进一步调动广大新闻工作者宣传报道中医药工作的积极性，鼓励和表彰在中医药新闻工作中作出突出贡献的优秀新闻工作者，进一步提高中医药新闻报道质量，国家中医药管理局于2005年7～12月举办了“以岭杯”第七届全国中医药好新闻评选活动。此次评选活动得到了中央有关新闻单位和各地中医药管理部门及局直属单位的大力支持，得到了广大中医药新闻工作者的积极响应。各有关单位高度重视这次评选活动，认真组织初评，积极进行推荐，圆满完成了初评、推荐工作，共收到参评作品155件。参评作品主题突出，观点鲜明，新闻性、时效性强，传播作用明显，社会效果良好，受到了评委的一致好评。经过评委会的认真评选，最终共有58件作品获奖，其中特等奖1名，一等奖7名，二等奖15名，三等奖30名，“非典”特别报道奖5名。另有5个单位荣获优秀组织奖。

（赵文华、欧阳波）

【开展2005年中医药十大新闻评选活动】 为集中反映中医药行业一年来发生的重大事件，充分展示中医药工作取得的最新成就，坚持正确的舆论导向，弘扬主旋律，振奋行业精神，促进精神文明建设，国家中医药管理局新闻办与中国中医药报社共同举办了“2005年中医药十大新闻”评选活动。此项活动于2005年12月正式启动，由行业领导和传媒专家组成的评委会本着“公开、公平、公正”的原则，对全国推荐的100多条新闻条目进行了认真评议，经过初筛、初评、终评，最终评出2005年中医药十大新闻。

（一）国家“973”计划首次设立中医理论基础研究专项。

国家重点基础研究发展计划（“973”计划）中首次设立中医理论基础研究专项，为中医药基础研究建立了良好的支持渠道，显示了国家对中医药事业的高度重视。该专项于2005年7月正式启动。

（二）中国中医研究院更名为中国中医科学院。

2005年11月19日，中国中医研究院在成立50周年时更名为“中国中医科学院”，进一步确立了中医药的科学地位。吴仪副总理出席更名庆典并发表重要讲话，强调要努力加强中医药创新体系建设，充分发挥其在疾病防治中的独特作用。

（三）中医药行业全面实施“三名”战略。

国家中医药管理局组织实施了“中医药品牌战略宣传推广活动”。2005年11月，世界中医药学会联合会开通“中国中医名院名科名医信息服务网”。2005年4月，邓铁涛、颜德馨、焦树德、路志正、任继学、朱良春等6位全国著名老中医将凝结自己毕生心血的宝贵处方无偿捐献给了国家，充分体现了我国名老中医的高尚情操。

（四）郭春园被授予“人民健康好卫士”称号。

2005年3月2日，卫生部、国家中医药管理局授予优秀中国共产党员、著名骨伤科专家、深圳平乐骨伤科医院名誉院长郭春园同志“人民健康好卫士”称号。郭春园同志生命不息、奉献不止的顽强拼搏精神，成为卫生行业精神文明和医德医风建设的典范。

（五）中医药法制建设进程加快。

2005年4月，国家中医药管理局传统医药立法工作办公室成立，《中华人民共和国传统医药法》着手起草。截至2005年底，全国已有24个省（自治区、直辖市）出台了地方《中医药条例》。

（六）开展在新型农村合作医疗中发挥中医药作用的专项督察，表彰基层优秀中医。

2005年9月，国家中医药管理局组织10个督导组对全国30个省（区、市）开展以在新型农村合作医疗中充分发挥中医药作用为主要内容的专项监督检查活动，进一步推动了各地农村中医药工作的开展。2005年11月10日，组织召开了“落实新型农村合作医疗试点工作暨农村中医药工作会议”，郭宗辉等310名全国农村基层优秀中医受到表彰。

（七）中医药国际合作取得重要进展。

2005年，我国与奥地利等6个国家和地区签署了中医药合作协议，这是改革开放以来，我国对外签订中医药国际合作协议最多的一年。以“中医药发展与现代科学技术”为主题的“第二届中医药现代化国际科技大会”2005年9月25～27日在四川省召开，大会通过了《关于建立传统医药国际科技合作协调机制的倡议》。

（八）中医药防治重大疾病取得新成绩。

我国开展的中医药治疗艾滋病试点项目由5个省扩大到11个省，中医药治疗艾滋病在改善部分症状、体征方面取得初步成效。2005年10月，国家中医药管理局紧急启动中医药防控人感染高致病性禽流感专项研究，中医药参与重大疾病研究翻开新的一页。

（九）首届中国中医药十大杰出青年评出。

由中华中医药学会、中国青年科技工作者协会等单位主办的“中国中医药十大杰出青年评选”2005年11月揭晓，王喜军、吴久鸿、张允岭、张涛、李澎涛、杨志敏、肖小河、高秀梅、黄璐琦、詹红生等10人被评为“首届中国中医药十大杰出青年”，成为广大青年中医药工作者学习的榜样。

（十）医院管理年活动推动全国各地中医院医疗服务质量迈上新台阶。

在2005年4月卫生部和国家中医药管理局开展的“以病人为中心，提高医疗服务质量为主题”的医院管理年活动中，国家中医药管理局印发了《中医医院管理评价指南（试行）》，并在监督检查活动中对20个省（自治区、直辖市）的中医医院管理进行了检查，有力地促进了各地中医医院管理水平的提高。

（赵文华、欧阳波）

【国家中医药管理局新闻办公室组织中央新闻单位记者赴广东、四川开展新闻调研活动】 国家中医药管理局新闻办公室组织新华社、人民日报、光明日报、经济日报、中新社、中央电视台、中央人民广播电台、中国国际广播电台、法制日报、中国日报、中国改革报、健康报、新京报、中国中医药报、中国中医药卫星电视传媒网等15家新闻单位的记者深入到四川、广东两省，以“保持和发扬中医药优势特色”、“中医药在新型农村合作医疗试点工作中的重要作用”、“建设中医药强省”等主题开展新闻调研活动。通过实地考察、集体采访、个人访谈、召开座谈会等形式深入了解当地中医药事业发展的状况、取得的成绩和特色优势等，采发了一批有深度、有广度、有分量的新闻报道，为中医药工作的开展创造了良好的舆论环境。 （赵文华、欧阳波）

【“国家中医药管理局直属机关职工与五寨县贫困学生一对一助学活动”启动】 2005年6月18日，“国家中医药管理局直属机关职工与五寨县贫困学生一对一助学活动”启动仪式在山西省五寨县举行。

此前，国家中医药管理局直属机关工会、团委、妇工委联合向局直属单位发出倡议，号召局直属机关职工向五寨县贫困学生捐资助学，标准为小学生每年300元，初中生每年500元，高中生每年800元，连续资助3年。倡议发出后，各单位职工积极响应，共收到捐款30多万元，资助学生106名。

在启动仪式上，国家中医药管理局直属机关团委书记陆建伟对贫困学生表示了慰问。国家中医药管理局副局长房书亭将捐助贫困学生的第一年费用136500元亲手交给五寨县教育局局长郭秉政，并勉励学生勤奋学习，将来报效祖国。

（高新军）

【“2004年度中医药出版物集中审读工作总结会”召开】 “2004年度中医药出版物集中审读工作总结会”2005年7月在北京召开，国家中医药管理局办公室副主任兼新闻办主任蒋健、中华中医药学会副秘书长曹正逵在会上作了讲话。国家中医药管理局新闻办公室赵文华、中华中医药学会办公室主任兼编辑出版分会秘书长朱桂以及来自中华医学会、北京中医药大学、光明日报、经济日报、健康报、人民卫生出版社的14位专家和在京送审单位的负责人参加了会议。

2004年度集中审读范围包括国家中医药管理局主管的25种期刊、两家出版社和中国中医药报社的出版物，按照期刊、报纸、图书分为三类，聘请资深专家担任审读员。与会的各位审读员一致对国家中医药管理局长期以来坚持开展中医药出版物集中审读工作表示了认可，并充分肯定了审读工作在加强宏观引导、提高中医药出版物质量、及时发现出版问题并采取措施等方面发挥的重要作用。 （新　文）

【《中华本草》民族药卷出版】 由国家中医药管理局组织编写、上海科学技术出版社出版的《中华本草》是迄今为止所收药物种类最多的一部本草专著，总计2400万字，共34卷，共收入中药8980味，代表了我国当代中医药研究最高和最新水平，出版发行后在全国乃至全世界产生了巨大的影响。其中“藏药卷”、“蒙药卷”、“维吾尔药卷”和“傣药卷”的4卷民族药本于2005年底出版发行。至此，34卷本的《中华本草》全部出齐。《中华本草》民族药卷部分也是由国家中医药管理局分别组织全国藏、蒙、维吾尔和傣族广大医药工作者历经数年编纂，并经南京中医药大学总审定而成，共计567万字，分为“藏药卷”、“蒙药卷”、“维吾尔药卷”和“傣药卷”4卷，分别收载临床上常用、疗效确切的民族传统药材396味、422味、423味和400味，并配置了相应的插图。为确保全书的科学性、规范性与权威性，在编纂过程中，各卷的编纂人员不仅参阅了大量古代民族医药学的经典专著，并对各个历史时期民族医药文献著作进行了充分的分析，从各个方面对药物作了较系统的整理研究，同时还参阅了现代民族药学著作，体现出了民族药学的现代研究成果。 （陈梦生）

（七）行风建设

【概述】 2005年，国家中医药管理局局机关和各直属直管单位认真贯彻落实中央纪委第五次全会和国务院第三次廉政工作会议的部署和要求，把党风廉政建设和纠风工作纳入本单位的整体工作之中，摆上重要议事日程，抓反腐倡廉工作的主动性和自觉性进一步增强。纪检监察部门充分发挥职能作用，积极协助各级党组织抓好反腐倡廉工作任务的分解，加大监督检查和组织协调力度，把中央的决策部署、上级的工作要求与本单位的实际紧密结合起来，党风廉政建设和行风建设取得了新成效。

一、加强教育和监督，促进党员干部廉洁自律

按照中央的统一部署和安排，局机关及直属单位深入开展了以实践"三个代表"重要思想为主要内容的保持共产党员先进性教育活动，把反腐倡廉教育纳入保持共产党员先进性教育活动之中，组织广大党员干部认真学习《建立健全教育、制度、监督并重的惩治和预防腐败体系实施纲要》（以下简称《实施纲要》）和《"三个代表"重要思想反腐倡廉理论学习纲要》。组织开展了"两个纲要"知识竞答活动，局机关及各直属单位全体党员及科处级以上非党员领导干部参加了知识竞答，局机关纪委荣获中央国家机关纪工委优秀组织奖。

积极开展形式多样的反腐倡廉宣传教育，利用中心组学习、专题学习、辅导报告会、音像报告会、橱窗宣传等形式对党员干部进行党风廉政教育。大力宣传先进典型，组织向广东省中医院、吴登云、李素芝、郭春园等先进单位、先进医务工作者学习的活动。各医院还利用院刊等形式，宣传本院医务人员中拒收红包、廉洁行医的先进事迹。加强医院文化建设，组织群众性的文娱活动，开展文明礼仪、文明礼貌、文明用语教育，开展"文明礼貌服务，争创百日零投诉"活动。为构建和谐社会献爱心，利用周六、周日深入远郊区农村、城市社区开展"健康送万家"、"助残日"等活动，组织社会公益性捐款、捐物，为特困患者捐款或减免医疗费用，救治残疾儿童等。深入开展警示教育，组织观看《医德医风警示录》，组织党员干部参观北京市反腐倡廉警示教育展览，组织预防职务犯罪专题报告会，播放廉政教育片等，进一步增强了广大党员干部的廉洁自律意识。

按照领导干部廉洁从政的各项规定，重点治理党风方面的5个突出问题，自查自纠。各级领导干部通过民主生活会、述职述廉、开展批评和自我批评，虚心接受班子成员、上下级党组织及干部群众的批评和监督。有的单位制定"医院全员廉洁自律责任书"，明确不同岗位的自律规范和违纪违规的处理办法。按照财政部、监察部《关于清理用公款为个人购买商业保险和清缴领导干部拖欠公款工作》的文件要求，在国家中医药管理局机关和直属单位开展了清理工作。经清查，国家中医药管理局有4个局直属单位存在用公款为个人购买商业保险的情况，目前已全部完成清退工作。

二、加强行风建设，认真纠正损害群众利益的不正之风

各直属（管）医院，按照国务院和中央纪委的部署要求，认真贯彻落实卫生系统纠正医药购销和医疗服务中的不正之风工作的各项任务。各医院加强对行风工作的组织领导，进一步强化医院各部门责任，落实纠风工作责任制，推动纠风工作深入开展。适应新形势、新任务的要求，各医院把开展纠风工作和完善医院的各项管理制度相结合。针对不正之风发生和变化的实际情况，及时修订完善已有的管理制度。各医院认真实行医疗服务信息公开制度，把患者最关心、最需要了解的问题予以公开。实行医疗收费和药品价格公示制和查询制度，推行计算机价格管理系统。坚持和完善住院费用一日清单制度，增加医药收费的透明度，尊重患者的知情权和选择权。

认真贯彻落实卫生部、国家中医药管理局《"以病人为中心，以提高医疗服务质量为主题"的医院管理年活动方案》，围绕"质量、安全、服务、费用"4个方面，加强医院管理监督。开展创建"人民满意中医医院"、"医德医风示范医院"、"中央国家机关文明单位"、"首都公共卫生文明单位"活动，实施"万名医师支援农村卫生工程"，组织医疗队赴内蒙、甘肃、新疆等西部地区对口支援。狠抓医务人员行为规范，医疗服务价格项目规范，临床诊疗技术规范。各医院还积极推进人事、分配、财务管理制度改革，努力提高医疗服务质量。

各医院积极开展优质规范化服务和群众性创建文明行业的活动，真心实意地为群众排忧解难，多办实事、好事。实行便民服务卡、办事指南、信息手册等更加简便、灵活地向基层和群众服务。定期召开医患沟通座谈会、医院与医保患者单位沟通座谈会，坚持院领导患者接待日，坚持患者对医疗服务满意度的调查。在医务处、门诊部、咨询台等处设置"患者及家属投诉记录"，病房设置"意见箱"，对各种渠道反映的问题，及时给予答复和解决。在所在地区成立由企事业单位、社区居委会参加的社会监督员组织等。

各医院认真贯彻执行国务院六部门《关于进一步规范医疗机构药品集中招标采购的若干规定》，进一步完善和规范药品集中招标采购程序，纪检监察部门强化监督管理，加大对违规行为的查处力度，保证集中招标采购的公开、公正、公平和中标合同的认真履行，努力降低群众医药费用负担。东方医院制定了《东方医院关于招标采购工作的若干规定》，对药品、医用耗材、医疗设备、物资、基建修缮等项目的招标范围进行界定。注意医院药品的销售动态，对有些药品销量有异常走高的趋势，在院周会上警示，对举报有回扣问题的药品，立即停止进药。广安门医院在门诊大厅用电子显示屏向患者公开已选定的中标药品的通用名、商品名、规格、单位、生产厂家及零售价格等，加强对高值医用耗材管理，做到统一采购，统一管理，杜绝科室自行采购行为。东直门医院纪委、监察、党办、工会、人事、财务、医务处组成监督检查组，重点围绕医疗收费，药品、医疗设备、高值耗材购销等容易发生问题的关键环节加大监督检查力度，发现问题及时纠正，尽快整改。西苑医院为规范化学试剂管理工作，堵塞漏洞，成立了由纪监审、经管科、检验科有关人员参加的工作小组，对医院化学试剂管理、采购、使用情况进行清理整顿，制定了《西苑医院化学试剂管理、使用、采购制度》，不仅节省支出，也解决了过去管理上存在的混乱情况。

三、建立完善监督制约机制，从源头上预防和治理腐败

国家中医药管理局认真贯彻实施《行政许可法》，进一步规范行政审批行为，根据批准保留的行政审批项目的性质、特点，完善审批方式，提高办事效率和透明度。局纪委与人事与政策法规司、机关党委密切配合，加强对干部工作的监督，定期交流干部廉洁自律情况。参加局直属单位领导班子民主生活会，加强对局属单位领导班子执行民主集中制、选拔任用干部、廉洁自律情况的监督检查，认真执行领导干部离任经济责任审计制度。

（国家中医药管理局监察审计室）

国家中医药管理局直属机构

国家中医药管理局直属机构

【中国中医研究院2005年工作概况】

一、科技体制改革

根据科技部、财政部、中编办《关于质检总局、中医药局科研机构改革方案的批复》，中国中医研究院的科技体制改革进入全面实施阶段。2005年7月，该院对部分研究所的所长进行了全国范围的公开招聘。8月底，研究所的领导班子全部到位。到目前，5个研究所的学科结构、组织结构和人员结构调整基本完成。

按照科技体制改革方案，中国中医研究院对全院的科技力量布局进行了战略调整，组建了中医临床医学基础研究所、医学实验中心和信息管理中心；启动了中药新药研发中心和针灸医院的筹建工作，以形成基础研究、临床研究和应用开发研究相结合的中医药科学研究中心。

二、科研工作

（一）科研立项。

2005年，全院共组织申报各级各类科研课题总计311项，组织撰写重大项目建议书59项。课题共中标88项，其中国家级课题54项，国家中医药管理局课题11项，其他省部局级和北京市等课题23项。

（二）在研课题。

2005年，全院共承担各级各类课题473项，其中国家级课题205项，国家中医药管理局课题172项，其他省部委课题14项，北京市课题58项，WHO项目8项，院级课题16项。

（三）科技奖励情况。

2005年，共组织申报、推荐、评审院级以上科技奖励项目67项，有56项获奖，其中，国家科技进步奖二等奖2项；北京市科学技术奖4项（二等奖2项，三等奖2项）；中华医学科技奖三等奖3项；中华中医药学会科学技术奖6项（一等奖1项，二等奖4项，三等奖1项）；中国中西医结合学会科学技术奖3项（一等奖1项，二等奖2项）；中华中医药学会科学技术奖（著作）18项（一等奖1部，二等奖1部，三等奖9部，优秀奖7部）；中国中医研究院科技进步奖20项（一等奖2项，二等奖9项，三等奖9项）。

三、医疗工作

（一）医疗机构建设。

院属各医疗机构以开展医院质量管理年和创建人民满意中医医院为契机，强化以病人为中心的服务理念，加强内涵建设，进一步提高了管理水平和医疗服务质量。西苑医院、广安门医院、望京医院均通过了“北京市人民满意中医医院”评审。望京医院晋升为三级甲等中医医院；眼科医院也为进入三级医院做好了充分准备。

（二）中医优势病种临床研究项目进展。

开展中医治疗优势病种的临床研究是中国中医研究院2005年的一项重点工程。全院第一批38个中医治疗优势病种临床研究项目现已全面开展工作，配套经费全部到位。通过对本院中医临床治疗有优势的疾病进行系统的临床研究，用2～3年的时间，形成该病种的中医诊疗方案、规范和疗效评价方法，从而整体增强医院的中医特色，创建符合中医特点的临床研究方法，提高中医临床疗效。

（三）积极应对突发公共卫生事件。

为贯彻落实《卫生部应对流感大流行准备计划与应急预案（试行)》和国家中医药管理局的《全国中医药系统应对突发公共卫生事件工作方案》，充分发挥中医药防治重大疾病、疫病的作用，中国中医研究院成立了防治人禽流感工作领导小组，设置了专家组、医疗协调组和科研协调组；制定了应对人禽流感大流行应急预案；启动了中医药干预人禽流感研究工作，全院形成了统一协调的应急系统和工作流程。

四、教育工作

（一）研究生教育。

2005年共招收研究生161人，其中硕士研究生103人，博士研究生58人，生源质量较往年有明显提高。共授予学位155人，其中硕士106人，博士49人。授予临床医学专业学位53人，其中硕士41人，博士12人。现共有在校研究生463人，其中硕士研究生297人，博士研究生166人；有在职申请临床医学专业学位人员122名。

（二）研究生院建设。

根据研究生教育发展的需要，2005年中国中医研究院成立了研究生院。改造基础设施，完善教学条件，为在校研究生创造了良好的学习条件和生活环境。加强师资队伍建设，提高研究生培养质量。中国中医研究院现有博士生导师136名，硕士生导师391名。为进一步提高研究生的培养质量，2005年以培养学生的创新能力为重点调整了课程体系，强化了学位授予质量。

（三）博士后流动站建设。

近年来，中国中医研究院不断加强博士后流动站的建设，采取多种形式，扩大博士后人员的招收规模。2005年共进站24人，出站7人。全院现有50名博士后科研人员在站工作。

五、国际交流与合作

（一）加强高层次的对外交流与合作。

2005年，全院共接待国外、境外来宾5062人次，其中有23个部长以上的代表团，共264人次。这些代表团与中国中医研究院就传统医药的发展、传统医学立法以及共同开展中医药科研、医疗、教学等多方面的合作进行了广泛交流与咨询。

积极开展了与世界卫生组织和国际知名研究机构、大学的合作。

认真执行我国政府间的科技合作协议。

（二）建立高水平、多途径、宽领域的国际合作关系。

2005年，中国中医研究院与国外政府和科研、医疗机构及企业新签订合作项目10项，现共有国际合作项目32项。仅在院庆期间，就与俄罗斯联邦卫生与社会发展署、美国可口可乐公司、美国赠与亚洲基金会和日本景星株式会社等签署了6项国际合作协议，涉及中医药文化传播、发展战略研究、研究机构设置、人才培养等多方面的合作。

六、50周年院庆工作

为庆祝中国中医研究院建院50周年，以院庆为契机，开创科技体制改革和事业发展的新局面，该院确立了认真总结50年的成就和经验，进一步明确发展方向，坚持振奋精神、凝聚力量、抓住机遇、开拓创新的指导思想和隆重、热烈、节俭、务实的工作原则，坚持学术搭台、发展唱戏、构建国内外交流与合作新平台的理念，组织开展了院庆系列活动。

全面总结该院50年发展的历史和成果，编辑出版了《中国中医研究院院史》、《中国中医研究院大事记》、《中国中医研究院人物志》、《中国中医研究院科研成果》、《中国中医研究院科技产业及成果产业化成就》5部著作。

成功举办了“中国中医研究院首届中医药发展国际论坛”、“中医药防治艾滋病国际研讨会”和“第四届全国中医药科研院所长联谊会”，由中医古籍出版社正式出版了论文集。有24个国家、1500余名专家学者参加了会议。同时举办了“2005海峡两岸及港澳地区中医药学术研讨会”。

对在中国中医研究院工作40年以上老专家、老同志进行了表彰，并号召全院职工向他们学习，进一步调动了全院职工的积极性，弘扬了爱岗敬业、无私奉献的精神。颁发了首届中国中医研究院唐氏中药发展奖，2名获奖人员每人奖励20万元。

举行了“中国中医研究院成立50周年暨更名中国中医科学院庆典大会”。会上，卫生部副部长兼国家中医药管理局局长佘靖宣读了中编办关于该院更名为中国中医科学院的批复；全国人大常委会副委员长许嘉璐为大会致辞；国务院副总理吴仪发表重要讲话，充分肯定了中国中医研究院50年所取得的成绩，并对该院的建设和中医药事业的发展提出了5方面的希望和要求。

七、认真贯彻落实吴仪副总理讲话精神

为了贯彻落实吴仪副总理讲话精神，2005年11月21日，院领导班子在深刻学习领会吴仪副总理讲话精神的基础上，就贯彻落实吴仪副总理讲话精神做了工作部署，提出了7个方面、20项措施与要求。要求全院职工认真学习、全面落实吴仪副总理讲话精神，进一步明确中国中医研究院的定位、目标与发展方向，为在2006年即“十一五”的开局之年开好头、起好步奠定了坚实的基础。（曹　云）

【中国中医药报社2005年工作概况】

一、以开展先进性教育为契机，加强党建工作，增强党组织的凝聚力和战斗力，全社上下形成求真务实的良好工作作风

2005年1月28日～6月24日，按照党中央和国家中医药管理局的部署，中国中医药报社全体党员开展了保持共产党员先进性教育活动。报社全体党员共26人按照先进性教育的各项要求完成了学习动员阶段、分析评议阶段和整改提高阶段的各项任务。在群众满意度测评中，对党总支先进性教育活动整改方案总体评价的满意率达到了100%，对报社先进性教育活动总体评价的满意率为96.77%。

在先进性教育活动和增强团员意识主题教育活动的推动下，报社各级党团组织建设进一步完善，报社上下形成了求真务实的良好工作作风。2005年，社长陈贵廷获得2004年度享受国务院政府特殊津贴这一殊荣；报社党总支被评为国家中医药管理局先进基层党组织；何春生荣获国家中医药管理局优秀党务工作者称号；陆静、宋连均荣获国家中医药管理局优秀共产党员称号。

二、以规范管理、提高效能为目标，狠抓制度建设，注重监督落实，有力推动报社各项工作顺利开展

2005年伊始，报社就以充分发挥职能部门的作用为目的，通过部门结构调整和规章制度的完善来深化报社的改革发展。年初，报社成立了党总支办公室，对办公室和通联发行部的人员及职能也进行了相应的调整，进一步加强了报社的党政管理工作，建立和完善了报社的各项规章制度，有效地促进了报社日常工作的顺利进行。

上半年，报社建立两会制度和社领导接待日制度，使工作中出现的问题可以及时解决，有利于各部门的协调沟通，顺利地开展工作。另一方面，报社各项决策的实施，职工都有权力进行监督，并通过社领导接待日制度得以反馈。

此外，在报社内部管理方面也加强了制度建设。年初，办公室重点整理完善了内部的各项规章制度，使报社行政管理工作更加系统化。规范各种文件的管理制度，分门别类归档保存，通过电子检索完成文件信息及内容的查找；比照学习了《国家行政机关公文处理办法》，对报社公文进一步规范，印制了新的上行文件、函、便函等格式纸张，使报社的公文处理更加及时、规范、安全。对报社职工人事档案进行了电子化管理，以有利于各项人事指标的统计与计算。

三、以提升报纸质量为核心，完善采编管理机制，加强服务意识，使报纸内容和面貌有了较大改观

2005年，报社继续以提升报纸采编质量为核心，从管理和采编意识两方面进行完善和提高。

上半年，报社进一步完善了三审制度和责任编辑、值班主任和执行总编三级负责制。随后又对稿件及版面评选进行改革，制定了稿件和版面的A、B、C级评选制度，通过评选和奖惩制度，有效调动了编辑记者的工作积极性，及时找出采编中存在的问题，让高质量的报纸呈现在广大读者面前。2005年，共出版报纸196期、1568个版面，全国范围来稿共计15344篇，见报稿件6438篇，稿件采用率为41.96%，其中，该报记者采写稿件共1113篇，约占见报稿件的17.29%。2005年3～11月，该报记者采写稿件中A稿111篇，占其见报稿件的9.97%。编辑版面中，A版324个，占总版面的20.66%。

2005年，报社紧紧围绕中医药发展中的热点、难点和焦点问题，提高记者采写意识，加强编辑选题策划，认真抓好重点报道和深度报道。报社对“全国中医药工作会议”、“中医药行业先进性教育活动”、“医院管理年活动”、“第二届中国中医药发展大会”、“中医药防治禽流感问题”、“中国中医研究院成立50周年”等事件都进行了重点和有针对性的采访报道。国家中医药管理局在2005年初发出了向著名中医专家郭春园同志学习的号召，报社制定了相应的采访宣传计划，多名记者不辞辛苦，克服困难，赴郭春园故乡和工作地深入采访，写成了郭春园事迹的系列报道。在此基础上，报社编辑人员又加班加点编辑校对，整理并印制了郭春园宣传手册，收录了报道郭春园先进事迹的文章20余篇，在全行业产生了广泛的影响，使该报充分发挥了行业信息大平台的作用。

为了使报道内容更具专业性、学术性、权威性，该报开辟了《视点》版，编辑积极发现线索，主动策划，发表了很多具有不同学术见解和观点的文章，并对行业内的热点话题展开了丰富而有深度的讨论。其中，对传统中医药立法等选题的讨论较好地体现了“百家争鸣、百花齐放”的方针，受到了业内人士的广泛关注。此外，2005年还扩大了科普版，编辑了以宣传中医药文化为主的杏苑版，大力传播中医药文化和中医药科普知识。

从2005年11月起，中国中医药报1、8版开始彩色印刷，美术编辑努力探索独具特色的版面风格，版面生动活泼、图文并茂，增强了报纸的可读性。

四、以贯彻实施“三名”战略为主题，认真组织，精心筹备，全社齐心协力，成功举办“第二届中国中医药发展大会”

2005年11月中旬，报社主办的“第二届中国中医药发展大会”胜利召开并取得了圆满成功。出席本次会议的代表及嘉宾500多人，收到论文500余篇，经专家学术组审核有300多篇论文入选大会会刊，并从中评选出优秀论文38篇。大会特邀了20多位中医药和相关学科专家作了特别演讲或专题报告，50多位专家分别在“发展战略论坛”、“良春名医学术论坛”、“名院、名科论坛”和“名厂、名药、名店论坛”进行了专题演讲。20多家中医药企事业单位在会议期间展览了他们的新成果、新技术、新产品和事业发展的新成就。大会期间还成立了中国中医药报药品信息编辑指导委员会。

五、严格内部管理，加强广告策划工作，围绕重点活动开展广告经营工作，为报社建设提供经济保障

2005年，报社广告部主要以“第二届中国中医药发展大会”和中国中医药报社理事会换届改选为工作重点开展招商招展工作。

一年中，先后制定了“中国中医药报社理事会换届招商”、“第二届中国中医药发展大会博览会招商”、“组建中国中医药报社药品信息编辑指导委员会”、“中医药名牌徽标、商标展示”、“各大型药交会招商广告”等大量文案，使广告招商工作走向规范。

六、完善驻地记者和通讯员管理，继续加强通联网络建设，采取多种方法，努力提高报纸的发行量

2005年，完成了部分省区的记者证申报工作和向中国中医药报各地通讯员发放中国中医药报通讯员证工作。截至2005年11月底，共收到记者站来稿2470篇，见报稿件804篇；编辑出版了《中国中医药报通讯》；与全国30家中医期刊和相关报纸进行了互换发行广告工作；2005年8月，在吉林省延吉市组织召开了“2005年通联工作会暨编委会会议”和“第三期全国中医药新闻宣传骨干培训班”。

七、以“都市家庭的健康百科”作为新的办刊方向，《中外健康文摘》杂志编辑出版工作逐步走上正轨

创刊于2004年1月1日的《中外健康文摘》杂志社，在完成创刊和外部市场推广的工作基础上，2005年，杂志社根据市场需求，修正办刊方向，努力朝着“都市家庭的健康百科”这个方向发展。

编辑部在坚持实用的基础上尽量多摘录一些国内外的新观点、新理念、新技术、新成果，同时试行了读者荐稿制度，并选聘特约读者随时了解读者反应。将读者的需求作为办刊的导向，努力为读者服务好。2006年将刊物由大八开调整为十六开，以满足广大读者方便保存刊物的需要。

在编辑管理上，杂志社实行了编校一体的管理制度，每个编辑从组稿、定稿、文字校对、版式校对、清样三校等负责到底，出现问题自己负全部责任。专门在办公室楼道显著位置开设了“评报栏”，接受大家的批评与监督。把质量问题与编辑人员的工资收益直接挂钩，赏罚分明。经过一段时间的努力，差错率明显下降，刊物的质量有了显著提高，受到读者的肯定和好评。

（陆　静）

【中国中医药出版社2005年工作概况】 2005年，中国中医药出版社基本完成了年初制定的各项任务计划，实现发稿8000多万字，出版新书283种，重印书306种，发行码洋7140万元，回款3589万元。

一、以保持共产党员先进性教育活动统一思想，构建稳定、和谐出版社

（一）精心组织，周密安排，认真搞好先进性教育活动。

出版社党总支经过反复讨论，精心研究制定了活动实施方案和总支工作方案，并于2005年1月28日正式启动了该社先进性教育活动。在活动过程中，对中央要求的“规定动作”严格遵照执行，对“自选动作”则结合该社自身工作特点进行安排。组织社员参观西柏坡进行理想信念教育；参观保定第一监狱进行警示教育；对青海革命老区以及西藏地方政府和驻军进行文化扶贫，分别无偿捐赠25万元科普图书，让老区人民切实感受到该社先进性教育活动的成效等。

（二）团结和谐的领导班子，是出版社稳定发展的可靠保证。

新年伊始，在国家中医药管理局领导的关怀下，该社新的领导班子产生了。王国辰任出版社新一届社长；张年顺副社长以稳重认真严谨著称，分管出版发行；范吉平副社长分管编辑工作；吴少祯副总编分管公司经营。

（三）结合实际，坚持民主生活会制度。

出版社2005年的领导班子民主生活会是在党员先进性教育活动的背景下召开的专题民主生活会。在梳理征求群众意见的基础上，确定了民主生活会的主题：围绕新时期保持共产党员先进性，对照党章对党员的要求、对照学习实践“三个代表”重要思想和工作实际，深入进行党性分析。国家中医药管理局房书亭副局长、纪检室王先锋同志、党办金二澄主任及先进性教育督导组徐金香、赵文华同志出席了民主生活会。

（四）认真学习贯彻党的十六届五中全会精神，用科学发展观统领一切工作。

围绕党的十六届五中全会制定的《中共中央关于制定国民经济和社会发展第十一个五年规划的建议》，在出版社年初的政策会上，最终确定了较为科学合理的方案。

（五）把关心群众利益作为我们工作的出发点和落脚点。

通过学习整改，出版社解决了多年未能明确的编辑兑现政策和编校费不能及时发放的问题，使编辑的积极性得到了极大的调动。而且，出版社班子全体成员在春节前集体走访了退休老职工，为他们送去了新年慰问品，也带去了全体职工对老同志的关心和问候。同时还结合社里工作实际，安排全社职工在京郊度假村进行了集体休假。

（六）完成国家中医药管理局部署的其他工作。

社会治安综合治理、安全保卫、保密、计划生育、献血、植树等工作也是国家中医药管理局常抓不懈的工作内容，出版社对此也是高度重视，各项工作都做到了有领导、有组织、有措施、有落实。在国家中医药管理局组织的先进性教育档案抽查、综合治理文档检查、财务统计工作等方面得到了国家中医药管理局的表扬。

二、狠抓主业不放松，求真务实促发展

做好做强主业是出版社始终不变的中心工作，2005年该社重点做了以下几项工作：

（一）以教材建设为核心，继续完善产品结构。

经过几年产品结构的调整，教材已真正成为该社产品的核心，而且继续向着“中医药教材最全”的目标迈进。该社出版的新世纪系列教材覆盖了七年制、本科、大专、高职高专等多个层次，横跨16个专业，涉及200余门课程。

2005年新年伊始，出版社就正式启动了高职高专教材编写工作，召开了88门课程的高职高专教材主编会议。会后，各门课程教材编写迅速展开，该社编辑参加各种编写会议百余次。到年底，已有近一半课程交稿，预计在2006年秋季出版使用。而且16种中西医结合专业教材、21种护理本科专业教材基本出齐。另外，该社调研论证了计算机课程教材以及中西医结合基础课程教材的编写工作，2006年上半年将启动正式编写，还出版了教学参考书32种，教辅用书9种。

出版社还依托设在该社的教材建设研究会秘书处，为了更好地探讨教材建设的规律，及时反馈教材使用过程中的信息，免费编印发行了4期《中医药教材建设通讯》。

2005年11月，出版社组织申报

了教育部“十一五”国家级教材规划。在很短时间内发放并收回申报材料近400种，在各部门的通力协助下，整理出320种符合条件的材料，并在规定时间内报出。出版社还积极组织召开了“全国高等中医药教材建设研究会年会”及“专家指导委员会会议”，为今后的教材建设工作进行了全方位的谋划，奠定了发展基础。

（二）狠抓制度建设，树立形象工程。

为了突出教材工作的核心地位，加强教材建设，该社对原总编室机构进行了调整，教材办公室主抓教材的相关工作，总编室突出管理职能，综合室负责图书的编辑加工工作。经过各部门协调，研究制定了该社《稿费发放的有关规定》、《出版合同的签定及管理的规定》，并对以前存在的超过合同规定时间未付稿酬的情况进行了清查和解决，并再次明确今后一定严格按图书出版合同执行。这一举措收到了良好的效果。出版社还制定了《有关编辑加工、校对等费用发放及奖惩的规定》，并且按规定进行了兑现，这也得到了广大编辑的好评。

2005年，该社编辑加工新书283种，发稿8394万字，应该说自身潜力的挖掘空间已不是很大，而明年该社的图书加工编辑任务依然十分繁重，为了破解这一难题，建立社外编辑队伍就成为必须。因此，在社领导的督促下，总编室制定了《关于社内编辑和特约编辑加工书稿的有关规定》，第一批已培训了18名社外编辑，同时安排了18种图书进行社外加工。而且，为了提高新接收毕业生的业务能力，在任务繁重的情况下，出版社依然安排新编辑参加了新闻出版总署举办的新编辑培训班。

（三）继续围绕国家中医药管理局中心任务，做好中医药继承工作。

2005年，出版社还是秉承该社在学术继承上的指导思想，就是从历代名医学术著作入手，在已出版的《明清名医全书大成》基础上，又出版了5种《唐宋金元名医全书大成》。而且，《秦汉魏晋隋名著集成》已作为“十一五”国家重点图书出版规划进行了申报。出版社在已完成的有较大影响的20世纪《百年百名中医临床家丛书》后，又提出了《现代百名中医临床家丛书》的出版计划，目前这一工作正在落实之中。

（四）牢固树立质量意识，多出精品图书。

通过加强图书生产流程环节的管理，建立24小时样书制等措施，全方位强化质量意识，使图书印制没有出现大的差错，在设计、装帧、印制等方面也有较大改革和提高。2005年，出版社着力改善资金使用结构，加大了对生产环节的付款力度，共计付款1800万元，比上年增加44%，这为提高出版社信誉，使图书按时出版提供了有力的保障。

（五）充分发挥发行的龙头作用，保证年度任务的完成。

在年初任务制定以后，发行部迅速进行了细化，分解到地区、到人，而且提出了严格的进度要求和考核指标。为了做好教材推广工作，发行部加大了教材宣传力度，加强了与各院校的信息沟通，与编辑部密切配合，举办了30多次专题教材研讨会、教材座谈会，并首次成功举办了全国中医药教材科长参加的“2005年教材发行工作会议”。在参考书的发行上，通过编制常备图书目录，提高该社图书上架率；编印特价书目、开设降价书超市，减少了退书的损失；加强主渠道及民营渠道的联系，举办“北京地区及全国新华书店代表联谊会”和“民营书店发行工作会”等。通过这些努力，使出版社全年实现了发货7140万码洋，回款3589万元。其中回款超额完成了年度任务，发货指标离年初制定的8000万码洋目标有一定差距。

（六）做好《中国中医药年鉴》等出版工作。

《中国中医药年鉴》是国家中医药管理局交办的重要工作之一。为了做好年鉴出版工作，出版社专门接收了两名具有硕士学位的研究生从事年鉴的资料收集和稿件的编辑加工。在局领导的高度重视下，编辑部人员积极与局各司室及各省市中医药行政部门沟通和采集信息，保证了年鉴的按时出版。2005年，出版社还接受了国家中医药管理局《中医药文件汇编》和《中医药法规汇编》的出版任务。另外，出版社还积极配合中医师资格认证中心，编辑出版中医师资格考试复习指南和习题集、中医药行业执业资格考试大纲与指南。

三、以实事求是的精神坚持多元化发展道路

2004年，出版社成立了4个公司，分别从事广告、中药材贸易、医疗器械的经营等业务。2005年，出版社在对公司政策充分论证的基础上进行了较大调整，主动放弃那些不切合该社实际的高效益、高投入、高风险的“三高”项目，坚持有所为有所不为，坚持经济效益第一的原则。而且对年投入70多万元，没有任何效益的《中药信息周刊》采取了停刊措施，对公司人员也根据需要进行了裁减。因此，尽管出版社大幅度减少了投入，但公司在吴少祯副总编的带领下，在各位经理及公司员工的努力下，每个公司均实现了一定的效益。

（李秀明）

【中华中医药学会2005年工作概况】

（见本书263页）

【中国中医药科技开发交流中心2005年工作概况】

一、继续深化改革，促进中心工作

2005年上半年，根据局党组的部署，在机关党委和督导组的领导下，中心全体党员参加了党员保持先进性教育活动。经过5个月的共同努力，支部具体组织落实各个阶段的学习、讨论、听报告、参观和写征文等活动，并及时上报每个阶段的简报、总结和统计报表，顺利完成了先进性教育活动3个阶段的各项工作任务。

2005年，中心领导带领大家大胆摸索以适应市场经济发展规律的发展机制，形成一套适合中心全面发展的管理体制和运营模式，提高中心自身驾驭市场经济变化的能力。对内继续放宽搞活，不断深化中心内部的部门体制改革，根据实际情况新设置了所需的相关部门，并继续坚持在部门开展部门法人化负责制，全面实行独立核算、自负盈亏，面向部门、责任到人。部门内部进一步完善现代企业的相关管理制度，激发每个人充分认识自己的优势和特长，找准能发挥自己特长的工作位置。

二、打造团队建设

2005年，中心加大力度，通过各种方式积极引进各类人才，包括2名博士、4名研究生和8名本科生到中心工作（2005年调出1名研究生、1名本科生）。

中心注意了对内部人员的教育培训，各部门有计划的派出多名职工外出参加培训，一些部门还坚持定期组织学习活动，形成了参加外训的人员回单位传达的制度。中心还鼓励员工尤其是年轻的同志继续学习深造，积极营造出了浓厚的企业文化和团结向上的氛围。

三、不断拓展业务工作

2005年，中心继续承担了国家中医药管理局新药开发专项工作的组织实施、国家中医药管理局科技成果推广项目的组织实施、国家中医药管理局"十五"重点专科（专病）建设项目的日常管理等多项工作。

（一）中医药科技成果推广。

在继续开展技术培训、以医带药等推广方式的同时，尝试技术交易、技术合作等新的推广形式。中心先后在北京、广东、云南、南京等地组织了"三维正脊疗法"、"平衡针灸技术"培训班；对"中西医结合治疗股骨头坏死系列保髋技术"采取与浙江海正药业进行合作推广的模式。在进行成果推广的同时，还进行了推广项目示范单位的建设，为下一步开展"加盟连锁"的方式进行探索和准备；为使成果推广的手段和方法更加多样化，该中心进行了科技成果推广网络平台建设，正在开始建立网上申报、交易、培训、远程专家支持等推广网络支持系统。

（二）中华名医名方基金会的筹备。

2005年4月27日，国家中医药管理局在人民大会堂组织了"全国首批名老中医献方大会"。佘靖副部长接受了邓铁涛、颜德馨、焦树德、路志正、任继学、朱良春6位名老中医所献药方。借此契机，为保护、挖掘、继承、发展中医药精华，中心还策划实施了"中华名医名方基金会(筹)"项目，由中心负责组织实施，社会企业出资参与，成立专项基金，专门支持名老中医经验方的挖掘、整理、开发，并将为中医药开发、推广、人才培养等工作开展资金的支持。目前"中华名医名方基金会"的筹备工作正在有序进行。

（三）承担了国家中医药管理局各方面的工作和各种课题研究。

承担了"十五"科技攻关计划"中医农村适宜技术筛选研究"、"中医诊疗技术推广长效机制的研究"和"中医诊疗技术示范基地建设的研究"的研究工作，目前已落实了课题设计、项目的筛选，并已组织全国医疗机构开展示范单位的申报工作；在科教司、医政司的共同支持下，对已通过验收、鉴定的40余项诊疗技术进行了推广；该中心根据项目特点制定了面向基层的推广策略，确定了以省市为中心辐射区县乡村的网络推广模式，开展农村、基层的适宜技术推广工作。2005年，已有全国各地100余家基层医疗机构报名参与推广诊疗技术的示范单位建设，对40余项诊疗技术累计选择次数达1000余项次，显示出进行诊疗技术推广的良好势头。在新药开发专项中，该中心在国家中医药管理局领导的支持下，开展中医药防控人禽流感研究特别专项课题研究工作，正在试图沟通联络P3试验室。该中心承担了"中药现代化战略研究"课题的一些管理、组织工作和其中的子课题即若干政策问题建议研究的软课题研究；参与了国家知识产权战略研究课题；参与了民间验方收集整理管理办法的研究课题；承担了国家中医药管理局"供高通量筛选用中药分离组分资源库"的建设，建立了供高通量筛选用中药的标本库，并对其维护管理，所采集药材的组分分离工作已经完成70多种，针对100种中药分离组分样品的进一步筛选和管理，提出了整体的具体方案；组织了局科教司中医处的"名老中医学术思想、经验传承研究"课题的启动会和开题会；组织了局科教司中药处的两期"中医药知识产权保护培训班"；与贵州省中医局、龙里地区科技开发区合作开发民族医药已签订相关合作协议，成立了西南地区苗药研究中心，为推动当地的中医药事业开展贡献力量。

在局医政司的领导下，继续开展"全国重点中医专科专病建设项目"的日常管理工作，进行了中期评估的实施和总结；组织参与了全国中西医结合医院的中期评估工作、农村中医特色专科（专病）评审工作；组织了宁夏第八期"全国名老中医临床经验高级讲习班"；该中心配合组织、开展了全国重点中医专科专病建设项目的脑病、肾病、肝病、妇科、皮肤病、肿瘤等重点专科（专病）全国协作组在各地开展的日常业务活动。

在局国际合作司的领导下，中心组织了"中澳传统医药发展研讨会"、"中美传统医药学术研讨会"；继续开展与香港赛马会中药研究院有关中医药的交流与合作；接触并初步设计在摩洛哥、阿尔巴尼亚开展中医药工作；接待了新西兰、英国、新加坡、美国等地的客户，探索了今后合作的可能性。

在人事与政策法规司的领导和支持下，坚定了中心人事制度的改革方向，参与、负责了临床卫生人员技术职称评定标准制定的一些工作。（刘　穗）

【中国传统医药国际交流中心2005年工作概况】

一、支部工作

充分发挥党支部的领导核心作用，认真扎实地开展先进性教育活动。

中心党支部召开了“先进性教育活动领导班子专题民主生活会暨全体党员专题组织生活会”，对每位党员都进行了认真评议，肯定成绩，指出不足，提出了要求和希望，达到了会议预期的效果和目的。

中心党支部重视自身建设和全体党员素质的不断提高，组织全体党员干部群众观看先进人物的影视录像，参观焦庄户抗日战争地道战遗址，参加局机关党委、纪委组织的各种答题活动。要求全体党员和干部拒不参与任何形式的赌博活动，并签订了保证责任书。

支部书记沈毓龙荣获国家中医药管理局直属机关优秀党员称号。

二、行政管理

中心制定了《关于重大事项、决策及大额资金使用的有关规定》。修订了中心保密工作制度。制定了中心办公器材及办公消耗品保管使用办法。建立了中心会议制度，提高了会议质量和效率。完善文档管理工作，理顺了文件审阅存档备查程序。进一步加强对涉密文件收发、保管、清退等环节的管理。中心主任与全体职工签订了治安、保卫、消防责任书，将“谁主管、谁负责”的原则落到综合治理安全保卫工作实处。2005年，中心的安保工作在局安保工作会上得到肯定并予以表彰，中心主任助理兼合作处处长黄琳被授予国家中医药管理局先进保卫工作者称号。中心领导班子强调人性化管理，并为每个办公室配备完善了办公通讯器材；在每位同志生日时送上“生日祝福”；组织大家每天做广播体操；组织中心工作人员秋季去采摘；中心领导在职工患病住院或职工亲属生老病故时及时送上关爱；逢年过节请回退休的老同志共度佳节。中心全体人员资助山西五台县的孩子，通过多种方式送去爱心和希望。在中央号召的送温暖活动中全体职工踊跃捐献御寒衣物。

三、中心人事制度改革

2005年，中心在局人事司大力支持和指导下，基本完成了人事制度改革，完善了领导班子，聘用了中层干部，实现了职工全员招聘制。补充了2名大学本科生，1名专科生，调整了人员结构，进一步调动了全中心新老职工的积极性。

四、业务工作

（一）境外医疗合作。

2005年，在瑞士又新建一所中医诊所，至此，中心与瑞方合作9年，分别在8个城市开设了中医诊所，目前有19名中医专家在瑞士工作。中心共从全国16个省市选派了101名中医专家赴瑞士工作。

俄罗斯诊所至今已开办4年。经过中心的努力和俄方的配合，俄罗斯中医药学会已于2005年底正式成立。

中心与马来西亚有关医院就合作办医事宜进行了探讨，希望通过此项目探索中医药国际医疗合作的新模式。

与印度PHARMACHEM TRADERS PVT.LTD.就合作建立中医医疗中心达成共识。

（二）学术交流。

以中心主任为团长的中医药代表团一行20人赴瑞士，参加了中心与瑞士中医药基金会共同举办的“2005欧洲中医药学术研讨会”，代表团随后赴德国，就中医治疗肿瘤等疾病进行了交流与研讨。

中心与美国休斯敦大学、大学医学院和美国ASM CHINA CORP.在美共同举办了“中西医治疗常见病研讨会”。

应加拿大威廉·诺博曼医疗技术中心和美国基诺市政府的邀请，中心组织中医药专家一行12人赴加、美，对传统医学在加拿大和美国的现状、前景及市场发展状况进行了研讨和座谈。

中心与澳大利亚悉尼中药保健品进出口公司及新西兰WAITEMATA DISTRICT HEALTH医院集团合作，组织国内相关人员一行14人赴澳、新参加“2005澳大利亚、新西兰中西医学术交流及医药保健品研讨会”。

应国际交流医科大学主办的“第43届世界传统医学大会”组委会的邀请，中心作为大会支持单位，推荐国内中医专家赴斯里兰卡参加此次学术活动。

（三）扩大合作领域。

与德国有关单位合作，筹办“中医药及保健品展示中心”。该展示中心将于2006年上半年在德国汉诺威市正式开业并长期举办。

与中稷实业投资有限公司、广州粤亨信息科技有限公司、卫生部国际交流与合作中心、国家食品药品监督管理局中国医药国际交流中心合作成立“广州国际医药博览交汇中心”，已签署合作协议书。

与泰国协和贸易公司合作，组织中药产品和保健品出口，为生产企业申办泰国FDA认证。

与波兰SPECJALISTA CHOROB WEWNETRZNYCH,PNEUMONOLOGII ALERGOLOGII公司就中药产品出口波兰一事进行了商谈。

与澳大利亚悉尼中药保健品进出口公司合作，组织国内中药产品及保健品生产企业申办澳大利亚GMP认证。

与加拿大麦吉尔大学进行商谈，探讨双方在中医临床、研究等方面的合作及GERREC（医疗机构、医护人员数据管理平台）在中国、加拿大两地数据共享的可行性。

与有关部委合作，申请国家专

项资金用以举办国际培训班。

承担局有关司室交办的任务，举办外向型人才培训班及各国中医药法规的部分编译、整理、印刷工作。

（四）接待工作。

2005年，中心接待了丹麦、德国、瑞士、加拿大、印度、奥地利、日本、波兰、泰国等国外宾及代表团，就共同开展中医药学术交流、医疗合作及贸易、培训等事宜进行了商谈。

（五）国内项目。

主办了“第二期微型锋针刀在痔疮中的应用特色疗法培训班”（国家中医药管理局继续教育项目），得到当地卫生主管部门的支持并获得学员的一致好评。国家中医药管理局科教司、国合司派人参加了培训班。日本有关方面已就推广此技术进行了合作洽谈。

作为国家中医药管理局继续教育项目，80多家医疗单位参加了“HD整合疗法治疗脂肪肝代谢综合征培训”，取得了较好的社会效益。

与河北香河气管炎哮喘病医院继续合作，为其在国际上进行宣传推广。

与云南黄家医圈科技有限公司建立合作关系，为其在欧洲开展业务合作提供支持。

在北京举办了“中药在北美市场的发展机会与进入策略国际研讨会”。会议邀请了加拿大卫生部以及美国FDA有关官员，国家发改委及国家中医药管理局有关司局领导到会并作了专题报告。

作为“第三十六届樟树全国药材（药品）交易会”的支持单位，协助樟树市人民政府确立了“变追求经济效益为注重社会效益”的大会指导思想。

与金融界合作，开拓新的业务领域，扩大中心合作范围。

（郭静华）

【国家中医药管理局对台港澳交流合作中心2005年工作概况】

一、发挥党支部核心作用，全面推动中心工作

通过共产党员先进性教育活动，增强党员模范带头作用意识，团结大家，共同努力；通过党内民主生活会和组织生活会，开展批评和自我批评，营造民主和谐的气氛，让员工集思广益，献计献策。

党支部召集中心全体职工学习《反国家分裂法》，认真研究新形势下如何进行对台港澳地区中医药学术交流的新思路。如今，国家鼓励和推动两岸教育、科技、文化、卫生、体育交流，共同弘扬中华文化的优秀传统。

二、加强学习，深化改革

针对台港澳地区中医药交流的特殊性，该中心一贯坚持员工的政策理论学习，增强工作的责任感和使命感。该中心组织员工认真学习党中央、国务院和国家中医药管理局有关政策文件，积极贯彻执行，在办理手续、出境考察、接待来访、洽谈业务中，加强法律和外事教育，提高政策水平。

根据交流服务的特殊需要，中心还开展道德和礼仪教育，注重员工素质培养，用良好的服务和规范的言行促进交流工作。随着服务质量的提高，该中心在台港澳地区中医药界具有一定知名度和影响，交往层次逐步提高，建立了自己的客户群，为开展合作奠定了坚实基础。

2005年，该中心更加明确了改革发展思路，建立“一主四体”基本框架，即以对台港澳地区中医药交流合作为主，发展和培育北京顺天德中医医院、北京圭明药业有限责任公司、北京广安中医门诊部、北京广安医药联合中心4个经济实体。围绕中心的职能开展多元化、多渠道的业务，夯实中心生存和发展的基础。以中医药交流合作，扩大中心对外影响，赢得良好的社会效益；以经济实体创收，获得一定经济效益，为交流合作提供经济支持和保障。

三、有计划开展中医药境内外交流，扩大对台港澳地区的影响

2005年，该中心支持参与了多项境内外的中医药会议：①中心与中国国际贸易促进委员会厦门分会于2005年3月30日～4月1日在福建省厦门市国际会展中心联合举办了“第四届中国（厦门）国际医药保健品博览会”，参展厂商300余家。②该中心与世界中医药学会联合会于2005年7月8～10日在广东省东莞市主办了“中国国际中医药原材料/提取物（广东）交易会”及“中医药产业发展市长论坛”。国内10余家地方政府的领导以及来自我国香港、台湾和美国、阿根廷等地区的行业协会和业内人士出席了会议。③王承德主任出席了在香港召开的“2005（香港）国际东方食疗学术研讨会”。④郭育兰副主任2005年9月代表中心参加了由北京市台办举办的“2005年京台中医药发展论坛”。⑤2005年10月28日，郭育兰副主任出席了澳门经济局举办的、该中心为支持单位的“2005中医药产业区域发展研讨会”，并在大会发言。⑥该中心举办了“2005中国南京全球健康颐年高峰会”，参会代表来自于美国、日本、新加坡、泰国和我国香港、澳门、台湾等14个国家和地区约300人。

按照国务院台办的指示精神和局国际合作司的部署，该中心原计划2005年与厦门卫生局共同召开“首届海峡两岸中医药发展高峰论坛”，邀请台湾中医药界知名人士和专家出席，会议一直在筹备之中，由于特殊原因，改在2006年上半年举行。

四、做好来访接待工作，加深同胞情谊

随着中心交流业务拓宽，来访活动日趋频繁。2005年先后接待台湾李国鼎科技发展基金会、立夫文化基金会等10个团体，共计118人来访。

通过交往，沟通了感情，加深了友谊。同时，中心也承担了一定的经济压力。该中心在工作中坚持以利于两岸关系为原则。2005年，台湾立夫基金会董事长陈泽宠先生于2005年9月21日因病在北京武警总医院病逝，根据国务院台湾事务办公室、中央统战部以及国家中医药管理局的指示，该中心全力协助家属料理陈泽宠先生的后事，提供了人、财、物的支持，期间得到北京市台湾事务办公室、北京市公证处、八宝山革命公墓、航空托运中心等多家单位的帮助与支持，在处理完相关手续后于2005年9月底在北京首都国际机场送别陈泽宠先生的遗体及其家属。

五、努力建设经济实体，增强经济实力

该中心牢记国家中医药管理局领导提出“台港澳中心首先解决的是生存问题”的指示，脚踏实地做落实中心亟待解决的事情。实体的建立使中心的未来具有了可持续发展的动力，成为中心新的经济增长点。

北京顺天德中医医院运行两年以来，全方位地完善内部管理，提高医疗服务质量水平，医院以中医药治疗风湿病为主，开设了中医专科（肾病、心血管、肛肠等），吸引众多患者慕名而来。医院全年门诊量6241人次，住院人次达65人次。通过电视媒体宣传，医院知名度逐步扩大，经济状况逐渐改善。

北京圭明药业有限责任公司进行微米中药剂型改革的研究，确保医院和门诊的药材供应。现在，工厂搬迁新址，按照GMP标准正在进行厂房修建，争取2006年下半年完成。2005年，企业利润达5万元。

北京广安医药联合中心改制尚未全部完成，原中国中医研究院广安门医院西单门诊部更名为北京广安中医门诊部，这两个实体经营运行正常，门诊部和药品经营部门已经开始盈利。（穆利华）

【国家中医药管理局中医师资格认证中心2005年工作概况】

一、思想作风建设方面取得了新的进展

根据中央和国家中医药管理局的统一部署和安排，上半年该中心党支部认真组织了保持共产党员先进性教育活动。在整个活动中，该中心坚持以解决关系群众利益的问题为中心，坚持正面教育，坚持领导带头，妥善处理工学矛盾，严格按照3个阶段所规定的内容组织实施，在实践中取得了较好的效果，达到了预期的目的。

二、考试工作取得了新成绩

（一）改革创新，命审题管理力度明显加大。

该中心在实事求是地总结前几年工作、肯定成绩、找出主要问题的基础上，经过深入研究与充分论证，确立了“两个全程”的改革思路，即全程质量控制，确保试题质量；全程保密管理，确保试题安全。

为了提高命题工作的质量，该中心从为国家执法考试负责的大局出发，积极扩大了命审题专家的院校覆盖面，体现了专家的合理分布；对新到会专家，均进行了命审题规则培训。

在保密管理方面，2005年首次提出了“全程保密管理”的要求，在会议管理、存储器管理、专家管理、审卷管理等环节都采取了一些切实可行的管理办法，取得了较好的工作成效。从试卷的质量来看，也得到了各考区、考点及中医药和卫生行政部门的好评。

（二）健全功能，研究统计工作初见成效。

1.根据局领导关于加强医考信息统计工作的指示，2005年该中心在信息统计与研究方面投入了大量的精力，对近几年的考试信息数据和2005年的相关考试资料，进行了专题统计分析研究。

2.制定了《全国中医中西医结合民族医医师资格考试信息统计管理制度》、《2005年中医类别实践技能考试信息统计表》、填表说明及信息统计代码表、《2005年中医类别实践技能考试情况调查表》及填表说明等有关文件，并制作相应的光盘资料，一并下发各考区执行。

2005年，全国医师资格考试已顺利结束，全国共有662940人报名参加医师资格考试，其中，中医类别（含中医、中西医结合、民族医，下同）112700人，西医类别（含临床、口腔、公共卫生，下同）550240人；符合报名条件并参加实践技能考试的人数为638441人，其中，中医类别108244人，西医类别530197人；实践技能考试通过人数为488866，其中，中医类别80663人，西医类别408203人；参加综合笔试人数481021人（通过2005年部发文，二次资格审核），其中，中医类别79595人，西医类别401426人。

2005年，全国综合笔试总通过人数为190239人，笔试通过率为39.55%，总体通过率为29.80%。其中，中医类别笔试通过人数为33233人，笔试通过率为41.75%，总体通过率为30.70%；西医类别笔试通过人数为157006人，笔试通过率为39.11%，总体通过率为29.61%。

2005年，境外人员（含台港澳）共有530人报名参加中医类别医师资格考试，其中实践技能考试人数为525人，通过率为69.9%；综合笔试人数为367人，通过率为54.77%。

与2004年相比，全国报考医师资格考试的人数呈明显上升趋势，报名人数总体增加115262人，其中，中医类别增加26455人，西医类别增加88807人。

3.根据国家医学考试中心提供的2005年数据，适时提出《中医实践技能考试统计分析报告》、《中医类别笔试统计分析报告》，重点对中西医结合助理类别考生数量增幅过大的态势，尤其是河北考区同类别考生构成作了详细的调查与分析，并据此提出相应建议，为领导机关的决策和对中医药行业准入人员的有效管理提供了技术层面支持。

4. 依照2004年西医类别考试采用的Angoff法（基于考试内容的专家判断法），首次对2005年具有规定学历的中医、中西医结合等4个类别的试题进行逐题判断，共有68位专家通过培训后参加判断，估计和判断“边界组考生”正确回答每道试题的概率，并将数据录入计算机，通过计算形成合格中位数和高端中位数，作为专家建议提交考试委员会作为划定合格分数线的依据。

完成了中医类别综合笔试合格分数线确定前的数据统计分析工作，并及时提交局领导，为卫生部医师资格考试委员会划定分数线提供依据。

（三）完成了3个大纲的修订工作。

完成了中医、中西医结合医师资格考试笔试、实践技能考试及专业技术资格考试3个大纲的修订工作。

（四）完成了专业技术资格考试的命题、组卷、审卷任务。

在两个“全程管理”的指导下，圆满地成了2005年专业技术资格考试的命题、组卷、审卷任务。从卫生部组织的巡考和考试值班反馈的信息表明，2005年的试卷质量与2004年相比有所提高。

（五）完成了专业技术资格考试用书编撰工作。

根据局人政司的要求，该中心组织全国30多个单位具有副高以上职称的专家，共计205人次编撰了专业技术资格考试用书。该书以《新世纪全国高等医药院校中医、中西医结合专业规划教材》为主要框架，集多版本教材、资料的综合优势编撰而成。2005年12月1日已交付中国中医药出版社，进入出版程序。

（六）协助云南省卫生厅完成了傣医医师资格考试技术支持工作。

在尚不具备开考的软、硬件基本条件的情况下，遵照局医政司的指示，该中心派人深入傣医地区，边调查，边整理，撰写了考试大纲及实施方案，从而为2006年顺利实施傣医医师资格考试奠定了基础。

该中心还协助局医政司组织召开了民族医的全国会议，对大家所关注的藏医命题专家构成、民族医医师资格考试大纲的修订、民族医考试中非民族医（西医）试题统一命题的过渡、民族医考试信息的汇总分析、民族医经费等问题达成了基本共识。

为了传承少数民族医药，该中心对全国的少数民族医的情况进行了收集整理，做了相关的基础性工作。为决策部门制定少数民族医开考提供相应资料。

（七）配合中医外事工作，做好中医药专业外语水平考试前期准备。

该中心对开展中医药专业外语水平考试做了大量前期性准备工作。目前已经完成论证材料及考试大纲的撰写工作。

为推动中医在国际上的合法化，认证中心参与了中俄文教卫体合作中“中医师在俄行医许可以及中药在俄注册问题研讨”，并已完成《国际中医针灸师注册考试技术支持基本框架》。

此外，还完成了新加坡执业中医师考试的命题组卷及其他技术支持工作，受到了新加坡卫生部中医管理委员会的好评。

三、科学管理，基础建设性工作稳步推进

落实了组织机构，调整了人员，完善了专家库建设。根据局人政司批准的国家中医药管理局中医师资格认证中心的工作职责及机构设置，落实了组织机构和人员，明确了职责，责任到人；加强了研究统计工作，配备了专职人员。继续加强和完善了“专家库”建设。2005年，在考试类别增加的基础之上，该中心适时的增加了相应的专家，在专家队伍管理上形成了优胜劣汰的动态管理机制。

健全、完善了各项工作制度。2005年，中心进一步加强了各项规章制度的建设。根据几年来中医药专业人员各类考试实践经验的总结，制定了一系列管理制度，对以前的11项工作制度重新进行了修订，在此基础上又新制定了如《认证中心管理工作规范》、《关于重大决策、重要干部任免、重要项目安排和大额度资金使用必须经集体讨论决定的规定》、《年度命题组卷基本流程与要求》、《考务工作流程》、《全国中医、中西医结合、民族医医师资格考试信息统计管理制度》等17项工作制度。从日常行政管理到业务管理基本上都有章可循。通过这些制度进而建立起约束机制，规范了管理，堵塞了可能出现的各种漏洞，管理水平得到进一步提升。

基地建设稳步推进。基地是考试命、审题工作的基础，基地建设的好坏，将在很大程度上影响试题的质量，因此对基地的管理、监督及必要的投入是搞好考试的一项十分重要的工作。2005年，该中心在上海、山东、南京、长春4个命审题工作基地的基础上，恢复了浙江作为新的命、审题工作基地，进一步扩大了专家的覆盖面。通过《国家中医药考试工作基地管理办法》的贯彻和实施，合理利用了各院校的专家资源，充分发挥了全国中医药院校在我国医师资格、技术资格等相关考试工作中的作用，进而为由集中命题向日常分散命、审题的机制转化奠定了初步基础，保障了考试工作的顺利进行。

现代化题库建设积极启动。建设中医药标准化题库，是中医药事业的一项重要的基础性标准化工作，对于规范中医药专业考试，提高考试质量和水平，促进中医药事业的发展，实现中医药现代化具有重要的意义。2005 年，该中心启动了《中医药标准化题库及信息化管理系统》建设工作。目前已经召开了 6 次专家论证会议，形成了需求方案初稿。

（张治强）

地方中医药

地 方 中 医 药

1. 北京市

【北京市2005年中医药工作概况】

一、加强中医药参与突发公共卫生体系建设，提高中医药应对突发公共卫生事件的能力

北京市中医管理局完成了北京地区27家中医医院300名临床医务人员“应对突发公共卫生事件能力建设中医药人员培训”。紧密联系临床实际需求，从“法律法规”、“传染病防治”、“急诊急救”及“医院感染管理”4个方面对学员进行了全面考核。

北京市中医管理局确定北京地坛医院、北京佑安医院2所传染病医院为全国中医、中西医结合传染病临床基地建设单位。确定北京佑安医院、北京地坛医院、中国中医研究院广安门医院3所三级甲等医院作为中医药免费治疗艾滋病定点医院。

为加强今冬明春流感及人禽流感防控工作，北京市中医管理局成立了北京市中医药防控流感（人禽流感）工作领导小组及中医药专家小组，研究制定了北京地区预防流行性感冒中医药技术方案和北京市中医药治疗人禽流感方案，编制了流感、人禽流感中医药用药参考目录。编发了《中医药预防流行性感冒》和《中医中药与健康》等科普宣传材料。

二、转变政府职能，全面推进依法行政

北京市中医管理局开展了《北京地区中医病证诊疗常规》的制定工作，进一步加强中医医疗机构的内涵建设，使中医辨证论治的要求规范化，更好地提高中医学术与诊疗水平。编印了《北京市中医、中西医结合病历书写指南（试行）》，促进本市中医病历标准化、规范化建设。

认真组织完成了2005年度北京市中医类别医师资格考试工作，完成了1184名中医类别考生报名资格审核、实践技能考试和医学综合笔试，无违规违纪现象发生。认真完成了中医类别人员注册、变更注册工作，未出现差错。

加强了中医医疗广告许可的管理，进一步规范了流程，对中医医疗广告的内容和形式提出了明确要求。2005年北京市中医管理局出证中医医疗广告证明650件。

针对大型医院周边“医托”肆虐的状况，北京市中医管理局给予高度重视，在全市范围内开展了打击“医托”不法行为的专项行动，规范了中医医疗服务秩序。

三、认真做好农村中医工作，为广大农民服务

北京市中医管理局启动了第三期北京市乡村医生中医药适宜技术培训项目；举办了乡村医生中医师资培训班；编印了乡村医生中医药知识培训大纲及农村中医适宜技术手册等教学资料，完成了70%乡村医生的中医药知识培训工作，印制了《农村中医保健知识手册》2万册，受到广大农村医务人员及群众的好评。

切实落实卫生部“万名医师支援农村卫生工程”，确定了北京地区7家三级中医医院对9个郊区县14个县中医院及乡镇卫生院的对口支援工作。

认真总结、推广北京市顺义区“全国农村中医工作先进区”的经验，加强了对房山区、大兴区2个“全国农村中医工作先进区”建设单位的管理和指导，房山区如期完成了各项建设任务，通过了国家中医药管理局的验收，成为北京市第二家“全国农村中医工作先进区”。

四、积极促进社区中医药工作的开展

积极推广西城区“全国社区卫生服务示范区（中医药特色）”建设经验，规范了中医药社区卫生服务中心（站）的建设标准，完成了22个中医特色社区卫生服务中心和49个中医特色社区卫生服务站的规范建设。

五、开展创建人民满意中医医院活动，推动首都中医“医院管理年”活动

北京市中医管理局制定了“以病人为中心，提高中医医疗服务质量，创建人民满意中医医院”活动方案和《北京市中医医院管理评价指南实施细则》，围绕“安全、质量、服务、持续改进、费用”等重点内容，开展对北京市二级以上中医医院“创建人民满意中医医院”活动的全面督察。

六、落实“三名”战略，推进中医医院专科特色建设

北京市中医管理局完成了对北京地区16个国家级重点专科（专病）建设项目的中期评估。组织召开了“北京市中医专科专病工作会议”，对“十五”期间北京市中医专科专病建设工作进行了总结，并提出了“十一五”期间的工作思路及要求。

七、维护广大人民群众的健康权益和就医安全，推进北京地区中医就医服务系统建设

北京市中医管理局启动了“北京地区中医就医服务系统”建设项目，通过计算机、网络和通讯技术，构建高效、快速、通畅的中医医疗服务平台，对准入的医疗机构的资质、科室设置、开展的诊疗项目、人员资质、医疗服务情况等资料予以公示，使首都人民群众享有优质的中医医疗服务。

八、围绕提高中医药服务能力和学术水平做好科研工作

北京市中医管理局制定了《北京市重点学科建设评估标准》；在学科建设中引入竞争机制，在滚动和新建的单位之间，公开竞争，起到了较好的效果。目前，中医药重点学科增加到8个。

围绕公共卫生体系建设发挥中医药作用，提高中医药科研攻关水平。在2005年局基金和首都医学发展基金招标工作中，加强对科研项目立项的宏观指导，启动了科技攻关框架设计项目，为推动科技成果转化、支持基层科研起到积极的作用。

为解决农村居民“看病难、看病贵”的问题，启动了区县中医医院院内制剂开发项目，目标是在周密的规划下，政府部门牵头投入，发挥北京中药研究所的作用，争取用3年的时间，开发出适合郊区县使用的系列中医药院内制剂。

九、建立良好的工作机制，加强中医人才队伍建设

进一步推进全市中医药人才队伍建设，树立中青年名中医的良好形象，更好地宣传中医药优秀传统文化，北京市中医管理局与北京中医学会、北京中西医结合学会、北京针灸学会及部分新闻媒体联合举办北京地区2004～2005年度群众喜爱的中青年名中医评选工作。2005年度启动了第二批北京中医药人才培养计划（“125”人才培养）。

在防范季节性流感、人禽流感的工作中更好地发挥了中医药的重要作用，通过科学、规范的中医药预防保健知识的传播，在全社会弘扬中医药优秀传统文化，北京市中医管理局在全市开展“北京百名专家中医药预防保健科学传播活动”，活动分为“媒体宣传”、“健康课堂”、“志愿者行动”、“编撰科学传播中医药预防保健宣传资料”等主题行动。

十、认真办理提案、建议，抓好落实

为了把北京市人大建议、政协提案落到实处，北京市中医管理局严格按照北京市卫生局《2005年办理人大代表建议政协委员提案工作细则》的要求，对每一个建议提案的内容都进行了认真研究，并组织相关部门的专家与人大代表、政协委员们进行座谈，找出问题、找准问题，并认真给予解决。

十一、完成了编制《北京市中医事业发展十一五规划》

（张晓丹）

2. 天津市

【天津市2005年中医药工作概况】

一、发挥中医药在突发公共卫生事件中的作用

贯彻落实国家中医药管理局要求，制定了《天津市中医药应对突发公共卫生事件应急处理预案》，聘请天津市8位专家对中医、中西医结合医院技术骨干近200人进行了中医药应对突发公共卫生事件能力建设的培训。组织专家结合SARS的经验，下发了《关于印发人感染高致病性禽流感中医药诊治指导方案》，邀请天津中医学院2位专家为全市卫生医疗机构的81名相关人员进行了集中培训，全市各中医机构对全员进行了强化培训，并组织考核，将考核纳入继续教育学分，建立了一支能够应对突发公共卫生事件的中医药专业技术队伍。根据“中医药应对突发公共卫生事件能力建设项目”完成了天津市传染病医院为全国中西医结合防治传染病临床基地建设单位。

二、制定医院管理标准，加强医疗质量

依照卫生部、国家中医药管理局的要求，天津市卫生局对医疗机构进行了“医院管理年”的全面部署，制定了《天津市中医医院管理评价指南实施细则（试行）》，督促各医疗机构认真做好自查和被查的准备工作，不断健全和完善医疗管理制度，提高医疗质量，改进服务水平，管理年工作将持续不断。依据《天津市中医医院管理评价指南实施细则（试行）》，制定了天津市中医、中西医结合相关指标评价考核细则，对三级中医、中西医结合医疗机构进行了等级复审。同时根据国家中医药管理局《中医中西医结合书写基本规范（试行）》的要求，修订了《天津市中医中西医结合病历书写细则》，制定了《天津市中医、中西医结合运行病历评分标准及归档病历评分标准》。

在总结全国重点专科（专病）和天津市第一批16个市级重点专科（专病）基础上，开展了第二批天津市重点专科（专病）建设遴选工作，共有23个医疗单位进行申报，组织专家组进行实地考察、论证，为创建中医特色优势显著、技术创新能力强的“名科”奠定了基础。

充分发挥各中医质控中心的作用，组织专家对23所中医、中西医结合医院的医疗机构进行全面校验工作，此次校验以诊疗项目、执业医师资格和出租、合作情况为重点，以查促改，积极引导中医医疗机构加强、规范急诊科室建设，做到合理、规范、有效，无医疗差错和事故。建立了中医医疗机构信息公布制度，及时发布本地区中医医疗机构服务功能、价格、费用、质量和管理等信息。

对全市23所中医、中西医结合医院143名拟注册医师进行了卫生法律法规知识培训，并邀请市医师协会法律顾问就医疗安全进行讲解。同时完成了2004年度中医、中西医结合医疗机构的医师注册工作。共有126人注册，其中执业医师109人，助理执业医师17人，另为48名医师进行了执业地点的变更。

三、注重培养中医药临床人才

重视学科带头人培养，打造新一代名医。通过加强全国优秀中医临床人才研修项目的管理，利用网络的管理，实时监控研修进度，严格把关学习质量，在第一研修年度的阶段考核中，10名研修人员均取得了好成绩。同时强化第三批师承工作的日常管理，注重教与学的质量，对参加第三批全国老中医药专家学术经验继承工作的学术继承人按时进行了阶段考核，28名学术继承人均获得通过。

以中医临床为指导，以提高临床疗效为核心，举办各级各类培训班，培养了大批中医药临床技术骨干。与中西医结合学会联合举办中西医结合医学影像诊疗技术学习班、中医中西医结合诊疗技术培训班、中医中西医结合科研设计培训研讨班，共计培训中医药技术骨干近150人次。与中医学院联合招收中医临床、中西医结合临床硕士研究生，共30人，其中中医临床专业12人，中西医结合专业18人。为提高中医医院急诊科人员的业务水平，加强急救专业知识培训，组织了第三期急诊骨干培训。经过理论学习和一年临床实习，8名学员已经圆满完成培训任务。组织全市23家中医、中西医结合医疗机构146人观看国家科技进步一等奖“血瘀证与活血化瘀”项目推广的卫星视频讲座。

加强中医药继续教育工作。完成了2006年中医药继续教育项目的申报及审批。共审批省市级中医药继续教育项目17项，报送国家级中医药继续教育项目17项。完成中医药综述评审1416份，涉及20个专业，其中优秀综述70份、良641份、中607份、差75份、否23份。

四、中西医结合工作取得新进展

认真贯彻《关于进一步加强中西医结合工作指导意见》，加强中西医结合基地建设，促进了中西医结合医疗机构和中西医结合科室的建设，完成了南开医院全国重点中西医结合医院项目建设的中期评估。同时，加强对中西医结合医院质量与绩效评估，强化监督管理。加强交流与协作，推进单病种中西医结合临床诊疗规范研究。

五、加强农村中医药工作，全面提升乡村医疗水平

在农村中医药工作中，努力发挥各区县中医医院在农村中医药服务网络中的龙头作用，充分利用技术优势，加强农村中医药人员基础理论和适宜技术的培训和推广。推动乡镇卫生院中医科的建设，提高临床中医药人员对常见病、多发病的诊断、鉴别诊断能力，提高了中医药的临床疗效和服务水平，完善农村中医药服务，为广大农民提供了简便廉验的中医药服务。国家中医药管理局专项监督检查组对天津市东丽区、北辰区在“新型农村合作医疗试点”和“农村初级卫生保健中如何发挥中医药作用、保持和发挥中医药特色优势”进行了监督检查，对该市取得的成绩给予了充分的肯定。

全国农村中医工作先进区建设单位北辰区经过3年的创建工作，按照国家中医药管理局的要求，天津市卫生局组织专家依据《全国农村中医工作先进区建设标准与评审细则》及评审程序，对北辰区农村中医工作进行市级验收，达到了“全国农村中医工作先进区”建设标准，报送国家中医药管理局申请验收。

根据卫生部、国家中医药管理局要求，启动了“万名医师支援农村卫生工程”，完成了为期一年的天津中医学院第一附属医院、第二附属医院和南开医院、长征医院、天津市中医医院、天津市中医药研究院附属医院6个市级中医机构，涉及15名中医、中西医结合副主任医师以上专家对武清、宝坻、宁河、静海、蓟县5个县的援农工作。发挥了市级三级中医医院中医专科专病优势，推动了县级中医医院建设。

按照国家中医药管理局《农村基层优秀中医成才规律与临床经验总结及推广项目实施方案》的要求，经过单位推荐、审核，全市有2名农村基层医生被国家中医药管理局确定为农村基层优秀中医人才。

六、突出中医特色，进一步强化专科专病建设

建立了天津市社区卫生服务中医药技术指导专家咨询委员会，鼓励二、三级中医医疗机构中医药人员参与社区卫生服务工作，充分发挥区属中医医院（区县社区卫生服务中医药技术指导中心）的技术指导作用，加强社区卫生服务中心（站）人员的中医药知识和技能的培训，在社区卫生服务中积极推广中医药适宜技术。进一步加强中医药特色社区卫生服务示范区建设，和平区率先通过了卫生部和国家中医药管理局组织的全国具有中医药特色社区卫生服务示范区的评审（有效期为5年）。推广和平区中医药社区卫生服务经验，积极探索中医药在社区卫生工作服务标准、质量控制标准，规范中医药社区卫生服务，为群众提供优质的中医药社区卫生服务。

七、实施科技创新，促进中医药科技进步

组织全市中医、中西医结合医疗机构积极申报“十五”攻关课题“老中医药专家学术经验继承整理研究”，经全市参与竞标人员的努力，最终中标5项，获国家资助经费50万元。

制定了2005～2006年度天津市卫生局中医科研招标指南，开展了2005～2006年度天津市卫生局中医科研招标工作，2005年共收到申报项目203项，经专家函审和质疑答辩，确定95项作为2005～2006年度天津市卫生局中西医结合基金项目，其中获资助课题55项，立项不资助课题40项。由南开医院吴咸中院士主持的“多脏器功能障碍综合征发病机理及中西医结合治疗的深入研究”和天津市中医学院张伯礼院士承担的“中药对脑神经保护作用的临床与实验研究”分别获得中国中西医结合学会科技进步二等奖。由天津中医学院李慧吉教授主持的“心身疾病心身相关的神经内分泌免疫网络机制及复方中药干预的研究”、长征医院张玉环主持的“中药调控皮肤病代谢免疫失衡与协调阴阳机制研究”、一中心医院曹书华主持的“活血化瘀法对多脏器功能障碍综合征防治作用机制研究”、长征医院杨洪蒲主持的“阴虚阳亢型斑片状银屑病的中药治疗与实验研究”、天津中医学院一附院李新民主持的“中西医结合治疗小儿难治性肾病及减少肾病复发的临床及实验研究”分别获得中国中西医结合学会科技进步三等奖。

完成了国家中医药管理局专家组对全国重点学科天津中医学院第一附属医院针灸科、天津中医学院第二附属医院妇科的中期评估，2个重点学科在本周期建设过程中成绩优异，受到专家好评，获得奖励资助20万元。

完成了对天津市已登记的10个单位共计22个一、二级中医药科研实验室的换证检查评估，对天津医科大学和中医一附院的2个三级中医药实验室也进行了检查评估。各实验室研究方向稳定，人才已形成梯队，共有15篇学术论文被SCI收载。

八、加强信息宣传，促进中医药对外交流与合作

为了促进中医药在世界各地的传播，根据国家中医药管理局要求，组织天津中医学院以及各中医机构完成了天津市名院、名科、名医相关信息为境外服务网项目工作的申报工作。将中医学院、天津市三级中医、中西医结合医疗机构和全国重点学科、重点专科以及各中医机构229名中医主任医师的相关资料，按照要求完成网络上报工作。建立中医药专家数据库。完成了中国中医药报编委会、药品信息编辑指导委员会的推荐工作，天津市推荐8名中医药专家。

成功举办了华北地区中医药管理论坛，华北五省市中医药管理部门从不同角度对本单位组织和开展医院管理年活动的经验进行了总结，并就如何以医院管理年为契机创办人民满意医院、优化管理路径、全面提高医疗服务质量等进行了广泛交流。论坛收到论文34篇，出版论文集1册，国家中医药管理局孙塑伦司长为论文集作序。

配合国务院侨办，组织天津市4名中医专家赴越南、缅甸、柬埔寨参加义诊咨询。通过义诊交流活动，宣传天津，扩大天津中医药在东南亚地区的影响，为天津中医药走向世界开辟道路。（王福菊）

3. 河北省

【河北省2005年中医药工作概况】

一、农村中医工作

行唐县作为全国农村中医工作先进县建设单位，进一步加大对中医药工作的政策倾斜和资金投入，完善中医药服务网络，农村中医药整体服务能力得到加强，顺利通过国家中医药管理局评审验收，成为全省第7个“全国农村中医工作先进县”。承德市政府加大了对农村中医工作的领导力度，将全国农村中医工作先进市创建工作列入政府为民所做十件实事之一，创建工作扎实推进，并通过了中期评估。涉县、易县、阜平县、饶阳、万全县等5个县通过了“河北省农村中医工作先进县”评审验收，从而使全省农村中医工作先进县达到了24个。

河北省中医药管理局组织编写出版了全省中医药适宜技术培训教材《实用中医简效疗法》，制定了实施方案，举办了省级师资培训班，在29个全国和全省农村中医工作先进县中正式启动中医药适宜技术试点推广工作。

二、中医医疗机构建设和管理

医院管理年活动。按照卫生部和国家中医药管理局的统一部署，河北省中医药管理局制定了《中医药系统医院管理年活动实施方案》和《河北省中医医院管理评价指南实施细则及评价考核评分办法》，制定下发《河北省中医医院中医特色考评办法》，建立完善了全省中医医院中医特色评价标准。全省各级中医医院医院管理年活动的检查评价与中医特色检查考评结合在一起开展，通过各级卫生行政部门的指导和监管，各级中医医院的自查和整改，提高了医院管理水平和综合服务能力。经过综合考评，全省命名了10个“河北省示范中医医院”和1个“河北省示范中西医结合医院”，对不能突出中医特色、考评得分排名靠后的11所中医院，给予了“黄牌警告”，并限期整改。

中医专科（专病）建设。河北省中医药管理局对8个国家“十五”重点中医专科（专病）建设项目进行了中期评估，提出了整改要求。根据《河北省中医名医、名科、名院建设方案》及其评审标准，河北省中医院肛肠科等16个专科被确定为第三批“河北省重点中医专科”，使全省省级重点中医专科达到了56个。

全国重点中西医结合医院建设项目。河北省沧州中西医结合医院按照“全国重点中西医结合医院建设项目”计划书和项目建设目标要求，通过加强人才培养、重点专科建设和单病种管理等，各项任务指标已经取得阶段性成果，项目建设顺利通过了中期评估。

中医医疗市场整顿。根据打击非法行医专项治理工作的统一部署，各级卫生行政部门采取拉网式与重点检查相结合、定期检查与不定期检查相结合的方法，对中医医疗市场进行执法检查，对衡水市中医院、石家庄市中医院、雄县中医院等中医医疗机构聘用非卫生技术人员、出租科室等违法、违规行为依法进行了查处，并对雄县中医院等典型案例进行了全省通报，打击和震慑了非法行医行为和不法分子，使中医医疗市场得到了进一步净化。

三、中医药人才培养

河北省中医药管理局分别对全国第三批和省级第二批师承工作进行了中期检查，对国家优秀中医临床人才研修项目培养对象进行了年度考核，对河北省优秀中医临床人才培养项目学员进行了5次集中培训。全省启动了“河北省中医人才3515项目”，省、市、县三级中医医院分别遴选15、5、3名青年中医，进行重点培养，并完成项目学员的首批结业考试。河北省中医药管理局组织开展了全省中医人员业务知识水平考试，全省5245人参加了考试，对成绩排前的50名人员颁发了《河北省中医业务知识水平考试成绩优秀证书》。全省开展省级中医药继续教育项目近40项，培训近2万人次。全省中医住院医师规范化培训工作完成了首次《中医基础综合》科目的统考工作。河北省中医药管理局组织专家对提出申请的5所中等卫生学校的7个中医药专业进行实地评估，共认定合格专业6个，不合格专业1个。

四、中医科研工作

经过积极争取，“络病学说与针灸理论基础研究”项目列入国家“973”计划，获资助经费1800万元，吴以岭为该项目首席科学家。石家庄糖尿病医院在“疏肝调气法防治糖尿病”理论指导下自行研制的治疗糖尿病周围神经病变的新药“麻疼消颗粒”列入国家“863”计划创新药物与中药现代化专项。有3项课题列入国家“十五”攻关计划“名老中医学术思想、经验传承研究”项目。全省确定了217项2005年度河北省中医药、中西医结合科研计划课题，全省中医药科研成果获省科技进步一等奖1项、三等奖16项。

五、中医药应对突发公共卫生事件能力建设和重大疾病防治等方面工作

河北省中医药管理局组织举办了4期培训班，对全省县级以上中医院传染科、急诊科和感染科近1000名技术人员进行了应对突发公共卫生事件相关知识培训，提高了中医队伍的应急意识和应急能力。组建了全省应对突发公共卫生事件中医药专家组，确定了石家庄市传染病院为全省中医、中西医结合防治传染病临床基地，成立了河北省中医药防治人禽流感专家组，并制定了《河北省人禽流感中医药防治方案》。

永清县等5个中医药治疗艾滋病试点项目县进一步健全组织领导机构，强化专业医疗队伍建设，积极宣传中医药治疗艾滋病的相关政策和优势作用，使自愿接受中医药治疗的病人达到152人，比2004年增加了46人。河北省中医药管理局充分发挥专家作用，组织省级防治专家对病人较集中的项目县进行了两轮现场指导，提高了中医药治疗效果。

保定市新市区政府进一步加强对中医药社区卫生服务工作的领导，加大资金投入，加强社区卫生服务，组织中药饮片、针灸理疗设施配置，充实中医药人员，加强卫生技术人员中医药知识与技能培训，丰富中医药服务项目，提高了中医药的服务能力，该区顺利通过了省级综合评估和国家级现场复核评估。

（姜建明）

4．山西省

【山西省2005年中医药工作概况】

一、以提高中药饮片使用质量为切入点，全面开展医院质量管理年活动

开展全省医疗机构中药饮片质量交叉检查。

根据国家中医药管理局《医疗机构中药饮片质量管理办法》和《山西省发展中医条例》的规定，制定了《山西省医疗机构“中药饮片质量管理”检查标准及评分方法》。5月下旬，召开了“全省医疗机构中药饮片使用质量交叉检查培训会议”，全省县级以上医疗机构的主管院长、中药房主任及中药饮片质检人员245人参加培训。学员集中学习了《医疗机构中药饮片质量管理办法（试行）》和《山西省医疗机构“中药饮片质量管理”检查标准及评分方法》。认真听取了“当前中药饮片存在的质量问题”专题讲座，现场学习了中药饮片识别鉴定方面的知识，参观了山西省中药材学校和万民大药房标本室，观看了中药饮片质量鉴定方面的影像资料。会议上，省中药鉴定专家就代表提出的有关问题进行了现场答疑。各单位将对照标准，7月底完成自查工作。2005年8月18日～9月12日，共抽调检查人员38人，组成12个检查工作组，分赴各市对全省274所县级以上医疗机构进行检查。检查中发现的主要问题：一是医院中药房管理不完善，管理人员水平有待提高；二是基层中医、中药专业人才尚很欠缺，水平参差不齐；三是中药饮片质量把关不严。通过检查，有效地促进了中药饮片的管理，使中医院的管理水平得到了提升。

召开中医院管理经验现场交流会，认真总结中医院管理经验。按照卫生部、国家中医药管理局2005年在全国各级各类医疗机构中开展“以病人为中心，以提高医疗质量为主题”的医院管理年活动的工作部署，结合全省卫生工作会议上提出的“各级卫生行政部门要注意及时总结推广先进单位的管理经验”的具体要求，针对山西省中医院管理水平亟待提高的现状，于2005年10月18～20日在晋中市召开“山西省中医院管理经验现场交流会”。

二、以落实“农村中医药服务能力建设项目”为重点，总结经验，积极编制发展中医药事业的有关规划

按照国家中医药管理局、财政部《关于印发农村中医药服务能力建设项目管理方案的通知》的精神，要求全省11个市制定本地区中医院急诊急救能力建设项目、感染性疾病科建设项目和农村医疗机构中医特色专科（专病）建设项目规划。根据各市上报规划情况，结合国家的要求和山西省的实际，制定了《山西省农村中医药服务能力建设项目实施方案》，确定了广灵县中医院等12个项目建设单位，并召开了项目建设单位工作会议，明确了建设目标及具体任务。按照省卫生厅、财政厅下发的实施方案，积极配合财政部门组织了设备集中招标采购工作。严格按照国家方案中提出的项目设备品目，结合各项目单位实际情况，根据中央补助“县级中医院感染疾病科项目60万元”、“县级中医院急诊急救能力建设项目231万元”、“农村中医特色专科建设项目40万元”的设备款额，共招标设备23种，直接下拨到项目单位。省财政通过市、县财政，将项目人员培训经费及时予以拨付，项目单位按照要求，完成了10名急诊急救技术骨干、10名感染性疾病技术骨干的培训任务。

在做好国家项目的基础上，紧密结合当前全省中医药事业发展的现状，对“十五”期间中医药事业取得的成绩和存在的问题进行了认真的分析总结，提出了“十一五”期间中医药事业发展规划草案，有针对性地完成了《山西省县级中医院基本建设规划》、《山西省中医院应对突发公共卫生事件所需设备规划》、《山西省中医重点专科建设规划》、《山西省卫生厅中医管理局行政许可项目》的编制工作。今后，将积极与有关部门沟通协调，进一步完善规划内容，争取立项，推动中医药事业再上新台阶。

三、实施乡镇卫生院中医临床技术骨干培训项目，推动农村中医药人才培养工作

为了充分发挥中医药在农村卫生工作中的特色与优势，针对农村中医药人员素质偏低的现状，2005年财政安排专项资金，组织完成“乡镇卫生院中医临床技术骨干培训项目”，提高了人员整体素质，进一步推动乡镇卫生院中医科的建设。按照国家实施方案的要求，下发了《关于实施全省乡镇卫生院中医临床技术骨干培训项目的通知》。根据各市上报的学员推荐名单，确定了培训对象。组织培训基地（山西省针灸研究所）制定了教学计划、教学内容，召开师资座谈会，进一步明确了教学形式和教学目标。采取理论学习和临床进修的形式，分2期进行，共有119名来自全省乡镇卫生院的中医师参加了培训，经考核培训合格后，颁发了“全省乡镇卫生院中医技术骨干证书”。

四、加强管理，国家级中医药人才培养项目进展顺利

组织完成了优秀中医临床人才研修项目的年度考核工作。自项目启动以来，组织山西省学员参加了5次全国性的培训，组织3次省内学术讲座，多次举办院内各类型学术讲座，并根据方案的要求，认真做好日常管理工作。完成年度内学习信息的录入和单位信息审核上报等工作。并对经过单位审核后的128条学习信息逐一复审后，通过网络管理系统直接提交上报。

完成三批师承中期检查任务。为切实加强“第三批全国老中医药专家学术经验继承工作”的管理与指导，强化过程管理，充分发挥管理部门及带教单位的监督、检查作用，进一步推进该项工作的顺利开展，根据国家中医药管理局的要求，组织带教单位对继承工作进行了中期检查。通过一年半的继承学习，继承人按照协议书中制定的计划，达到了规定要求。期间，共整理、编写能够反映指导老师临床经验的病案1260份，人均60份，甲级率达80%以上。整理30万字的中药鉴定炮制资料，对15种中成药和6种中药饮片有效成分的含量进行了测定。撰写学习心得体会逾百万字，跟师笔记110篇以上，省中医院11名继承人的跟师笔记均在120篇以上，月记达到了每月不少于1篇的要求，并且在内容上有体会、有分析，基本反映出指导老师的学术思想和临证经验。继承学习期间，人均跟师实践天数117天，人均独立实践天数184天，并承担国家科技部“十五”重大科技专项课题1项，获省科技进步二等奖1项，共发表论文28篇。在做好三批师承中期检查工作基础上，根据国家中医药管理局的部署，以软课题的形式，对该省“第一、二批全国老中医药专家学术经验继承工作”进行了回顾性研究，总结了经验，提出了建议。

五、组织完成了山西省“国家重点中医专科（专病）建设”中期评估工作

按照国家中医药管理局统一安排，2005年2月下旬，组织国内专家对山西省中医药研究院消化科和太原市类风湿病医院类风湿病建设情况，进行了中期评估。评估工作主要采取集中评估与实地察看相结合的形式。按照听取汇报、提问、现场察看、专家组讨论、反馈和形成中期评估意见的程序进行。专家组依据项目建设计划书年度建设目标，对2个项目单位的专科（专病）建设方向是否明确、临床疗效指标、单病种质量管理情况、科研成果及学术交流情况、人才队伍建设情况、信息化建设等方面进行了评估。2个单位自列入建设计划以来，积极开展创建工作，能够按照项目建设计划书中提出的建设目标、建设计划执行，在医疗质量管理、人才培养、临床科学研究及信息化建设方面取得一定进展，基本按要求完成了中期建设任务。

六、严格把关，继续做好中医类执业医师实践技能考试工作

医师资格考试是贯彻《中华人民共和国执业医师法》，实施医师准入制度的国家统一考试。按照“2005年全国医师考试工作会议”精神，根据“联合组织，单独管理”的原则，对全省4532名报考中医类执业医师的人员进行了审核。组织专家参加了“2005年全国中医、中西医结合医师资格实践技能考官培训会议”，根据会议要求，对中医类别医师资格考试的组织、安排、实施做了周密细致的部署、协调和管理工作。严格按照卫生部医师资格考试委员会和国家医学考试中心的工作部署和要求，共设置考点12个，按照各考点报名人数及工作安排，将中医类别实践技能试题及考官评分册分发至12个考点。2005年6月下旬，组织完成了实践技能考试，2005年9月底全省中医类执业医师考试工作顺利结束。

七、以点带面，继续推动中医医疗机构内涵建设

完成全省优秀中医病历评选工作。为了认真贯彻执行卫生部、国家中医药管理局制定的《中医、中西医结合病历书写基本规范（试行）》，在2005年完成全省中医、中西医结合病历交叉检查工作的基础上，组织专家对全省推荐的237份优秀病历进行了评选。评选结果：一等奖7名，二等奖10名，三等奖13名。

完成8所中医医疗机构等级评审工作。为了推动中医医疗机构内涵建设，强化中医医疗机构的规范化管理，有效地提高中医医疗机构的医疗质量和服务水平，依照《山西省中医医院分级管理办法与标准》，对山西省中西医结合妇科医院等8所中医医院进行了等级评审，通过专家组实地检查、考评，经评审委员会讨论，7所医院达到二级甲等，1所医院达到二级乙等。

确定山西省中医药研究院为全国中医、中西医结合传染病临床基地建设单位。为了进一步提高中医对传染病的诊疗水平，在传染病防治工作中充分发挥中医药作用，按照国家中医药管理局《中医药应对突发公共卫生事件能力建设中医、中西医结合传染病临床基地建设项目管理方案》（以下简称《项目管理方案》）的要求，经初选确定候选单位后报国家中医药管理局评审。最终，山西省中医药研究院被确定为“全国中医、中西医结合传染病临床基地建设单位”，建设周期为4年。建设单位要根据评审专家组提出的意见，认真修改、补充、完善建设计划，严格按照项目建设计划书的指标要求，积极开展建设工作。建设期间，管理部门将按照《项目管理方案》的要求，切实加强对项目建设单位的组织领导和日常管理工作。

八、加强学术交流，畅通信息渠道

组织召开全省中医药学术年会。2005年12月17日，“2005年全省中医药学术年会”在太原隆重召开。全省中医药学会、中西医结合学会、针灸学会的理事和会员等200多名代表参加了本次会议。本次学术年会共收到来自省内外的学术论文50余篇。

定期编发《山西中医工作简报》，积极向《中国中医药报》投稿，加大对山西省中医药工作进展情况的宣传力度。同时认真做好文件归档工作，将2004年文件分类装订成册，方便查阅，保证了工作的延续性。（刘　浚）

5. 内蒙古自治区

【内蒙古自治区2005年中蒙医工作概况】

一、全面加强中蒙医工作，实行中蒙医工作全行业归口管理

为了积极贯彻落实吴仪副总理在全国中医工作会上的讲话精神，拟定了《进一步加强中蒙医工作的意见》。

为贯彻落实全国民族工作会议精神，起草了《进一步加强蒙医药工作的实施意见》报自治区政府及有关部门。

鉴于中蒙医药在自治区卫生事业所占的重要位置和独具的特色，为理顺与国家中医药管理局相关部门的职能对接，自治区卫生厅研究决定，在自治区实行中蒙医工作全行业管理，全区中蒙医各项业务工作由中蒙医处归口管理。归口管理后，除原有的中蒙医管理业务外，已将中蒙医机构准入（包括机构审批、注册等）、中蒙医药人员准入（包括医师资格考试、医师注册、护士注册以及乡村医生培训、考试和注册等）、中蒙医机构管理（包括医院评价、医疗质量监督管理、信息统计等）、中蒙医药人员管理（包括专业技术资格评审、考试等）和其他有关中蒙医的业务工作归由中蒙医处管理。

2005年6月，卫生部副部长兼国家中医药管理局局长佘靖及国家中医药管理局办公厅主任王志勇、科教司司长高思华、人事与政策法规司副司长桑滨生、医政司副司长查德忠、办公室秘书宋树立一行6人，在内蒙古自治区调研中蒙医药工作，并召开了座谈会。自治区卫生厅向调研组汇报了内蒙古自治区中蒙医工作情况，佘靖副部长和乌兰副主席都对中蒙医工作作了重要指示。

根据归口管理的有关精神，首次独立完成了对全区中蒙医药高级专业技术资格的评审工作，共有252人参评，通过192人，通过率76%。

二、加大对《中华人民共和国中医药条例》和《内蒙古自治区蒙医中医条例》的调研督察力度，促进中蒙医事业依法健康发展

由自治区人大常委会常委张树逊、自治区卫生厅乌兰副厅长带队，组成执法调研组赴12个盟市，对贯彻《中华人民共和国中医药条例》及《内蒙古自治区蒙医中医条例》进行了执法跟踪调研、监督检查，有力地促进了中蒙医事业的健康发展。特别是结合先进性教育征求意见，起草了调研报告，提交人大。

三、发挥中蒙医药在农村牧区和社区深厚的群众基础优势，加强农村牧区和社区中蒙医药工作

认真总结中蒙医药在农村牧区的作用，并拟定了“发挥蒙医药特色，为农牧区人民群众健康服务”的材料，在全国农村中医药工作会议上进行交流。

为进一步在农村卫生初级保健和新型农村牧区合作医疗试点中发挥中蒙医药作用，充分保持和发挥中蒙医药的特色，推动中蒙医药事业的全面发展，中蒙医积极参与新型农村合作医疗试点工作，12个试点旗县中有4个旗县为全国农村牧区中蒙医工作先进旗县建设单位，并在国家中医药管理局对在新型合作医疗中发挥中医药作用的调研、监督、检查中受到好评。

按照国家中医药管理局《全国农村中医工作先进县建设标准与评审细则》，对正在开展建设的9个旗县进行了检查，并已接受国家中医药管理局组织的检查验收工作。

加强建设有中蒙医特色的社区卫生服务示范点建设，呼和浩特市新城区建设工作通过了国家验收。

四、加强中蒙医药应对突发公共卫生事件能力建设

在全面总结“非典”防治工作经验的基础上，组织制定了《中蒙医药应对突发公共卫生事件能力建设实施方案》及工作预案。

为进一步提高中蒙医药应对突发公共卫生事件的能力，建立一支能够随时应对各类突发公共卫生事件的中蒙医药专业技术队伍。2005年4月，开始启动了该内容人员培训项目，对全区90所中蒙医医院急诊急救、传染病防治、医院感染管理以及相关法律法规知识与技能开展在职培训。首先，2005 年 4 月下旬，在呼和浩特市集中完成了各盟市骨干师资的培训，各盟市培训工作于 2005 年 5 月底前也全部结束，全区培训近 800 人。

争取到 1 所中医院——巴彦淖尔市中医院，列入国家 15 所中医药应对突发公共卫生事件能力建设临床基地建设项目。

为了提高全区中蒙医护理队伍防治传染病的能力，利用赠款举办了一期“全区中蒙医药防治传染病护理培训班”。开展了医院感染及其防护知识以及中蒙医护理质量管理及提高有关知识，全区各级中蒙医机构 150 余人参加培训。

五、加强医院管理，重点突出专科专病建设，全面提高中蒙医服务能力

结合卫生部、国家中医药管理局开展医院管理年活动，并根据国家中医药管理局《中医医院管理评价指南（试行）》，拟定了《内蒙古自治区中蒙医医院管理评价实施细则及评价考核方法（草案）》，安排部署在全区各级中蒙医机构开展管理年活动，并通过了卫生部、国家中医药管理局的监督检查、验收。

加强对国家级重点专科专病建设和检查监督，列为国家中医药管理局重点专科的内蒙古中蒙医院中医心病科、蒙医五疗科在 2005 年 4 月通过国家中医药管理局组织的专家验收。

16 个自治区国贫县中蒙医专科专病建设项目作为国家中医药管理局实施的西部扶持项目，建设经费已到位。2005 年的专科专病人员培训已开始实施。

六、加强人才培养，提高中蒙医临床人员素质

积极组织实施与北京中医管理局对口支援人才培训计划，在第一批完成半年培训任务的基础上。2005 年又送出去 34 人在北京中医管理局所属的三级中医医院进行培训。

第三批名老中蒙医药专家学术经验继承工作进展顺利，并总结了第一、二批继承工作情况以及取得的成效。

为加强农村中蒙医人才培养，提高基层中蒙医人员素质，实施了“乡村医生中蒙医专业中专学历教育”，分东、西两片在鄂尔多斯市卫校、呼伦贝尔市蒙医学校开展学历教育，两年在校，一年在医院实习，共有 309 人报名参加学习。

为了提高苏木乡镇卫生院中蒙医技术骨干应用中蒙医技术能力，实施了“苏木乡镇卫生院中蒙医临床技术骨干培训”项目，全区培训 120 人，分东、西两片在鄂尔多斯市卫校、呼伦贝尔市蒙医学校开展。

加强中蒙医继续教育工作，组织中蒙医学会编写并出版了 2005 年《内蒙古自治区中医药继续教育读本》、《内蒙古自治区蒙医药继续教育读本》，并组织了一年一度的全区中蒙医药继续教育统考工作，3000 余人参加考试。

七、组织制定国家蒙医规范化、标准化建设工作

为全面、系统、科学地规范蒙医药临床及研发工作，在由乌兰副主席亲自主持成立的蒙医药标准化领导小组领导下，拟定了蒙医药研究开发规划和实施方案，现已组织实施《蒙医病证诊断与疗效标准》的制定工作。

为全面规范蒙医临床工作，组织专家修订了《蒙医病案书写规范》，并上报了国家中医药管理局。

为使蒙医执业医师考试与中西医同步，并适应蒙医专业技术资格考试的需要，组织建立了蒙医执业医师标准化考试题库。

根据国家中医药管理局中医师资格认证中心统一安排，自治区圆满完成了全国医师资格考试蒙医考试的组卷，并组织完成了对全区 2598 名中蒙医考生的实践技能考试工作。国家中医药管理局中医师资格认证中心副主任郑耀先在检查中蒙医医师资格实践技能考试中，对组织工作及考试试卷的运送、交接、保管、分发等给予了好评。特别是对蒙医实践技能考试工作提出表扬，蒙医实践技能考试在参照中、西医全国统一命题试卷的情况下，由内蒙古自治区自行命题、组题、印卷，促进了蒙医医师资格考试的标准化、规范化，给全国的民族医考试带了一个好头。

八、加强调查研究，提高科学决策能力

多次组织调研，特别是配合国家中医药管理局完成了中医药参与新型农村合作医疗试点工作的调研、并进行了发挥中蒙医药特色优势的调研以及全区中医药队伍基本情况、全区盟市级以上中蒙医机构基本情况调查，形成了全区农村牧区中蒙医工作总结报告、全区中蒙医参与新型农村合作医疗工作报告、全区中蒙医参与城市社区卫生服务工作报告等，为下一步制定中蒙医工作的科学决策提供了依据。

九、加强合作，积极开展对外交流工作

根据自治区政府关于蒙医药“走出去”战略要求，组织拟定了《援建乌兰巴托蒙医院的项目建议书》及《关于援建中蒙友好五疗中心的报告》，并上报了自治区政府。为吴仪副总理出访蒙古国做前期准备，参加了国家中医药管理局赴蒙古国工作组。配合国家中医药管理局，与蒙古国健康部拟定了与蒙古国合作建立中蒙医医院的意向书。

根据自治区政府和新疆维吾尔自治区博尔塔拉蒙古族自治州达成的由自治区卫生厅支援博州蒙医药事业协议，内蒙古中蒙医院对博州蒙医院的蒙医药技术支援工作开始实施，内蒙古中蒙医院已派出 2 名副高以上蒙医药专家抵达博州蒙医院，开设蒙医专家门诊，并进行蒙医临床指导和人员培训。

根据国家中医药管理局开展的西部支援工作要求，由中国中医研究院广安门医院对口支援五原县中医院，已开展前期人才培养工作。

在赤峰市与北京中医管理局及所属各大中医院召开了对口支援人才培养交流会，总结了近年来对内蒙古中蒙医专科专病人才的培养情况，并研讨了下一步对口支援合作计划。 （石海燕）

6. 辽宁省

【辽宁省2005年中医药工作概况】

2005年，全省各级中医医疗机构通过深化改革，加强管理，使各项业务工作指标都有了较大的提升，平均床位使用率由2004年的47.02%上升到57.88%，近几年来首次超过了全国平均水平。人均业务收入由5.96万元上升到7.34万元；人均业务收入10万元以上的中医医疗机构有13所，占全省的1.13%；5万元以上的有41所，占44.56%；3万元以上的有63所，占68.48%；3万元以下的有29所，占31.52%；中医医疗机构平均每床装备费由4.18万元上升到了5.07万元。以上数字表明，70%的中医医疗机构已经达到温饱水平，有近一半的中医医疗机构已经达到了富裕或比较富裕的水平。且辽宁省目前有3所中医院年总收入超过了1亿元，它们是辽宁中医学院附属医院、沈阳市中西医结合医院、沈阳市苏家屯区中医院。

一、以医院管理年活动为契机，抓内涵建设，强化中医医院内部的科学管理

认真贯彻落实卫生部、国家中医药管理局开展“以病人为中心，以提高医疗服务质量为主题”的医院管理年活动的指示精神，按照国家中医药管理局的要求，结合辽宁省实际情况制定了《辽宁省中医医院管理评价指南（试行）实施细则》，制定过程中辽宁省组织召开了三级中医院院长座谈会，广泛听取了他们对细则的修改意见。以提高医疗服务质量为主题的医院管理年活动启动后，辽宁省各级中医院认真贯彻落实《辽宁省中医院管理评价指南（试行）实施细则》，将医院管理年活动与保持共产党员先进性教育活动紧密结合，成立了院长为组长、职能部门负责人及科主任为成员的领导小组，层层落实责任、任务和目标。

2005年8月，为了解各单位开展医院管理年活动的情况，辽宁省组织了对辽宁中医学院附属医院、第二附属医院、肛肠医院及沈阳市中医院、沈阳市中西医结合医院的暗访，暗访的重点是门诊、急诊等窗口部门。通过暗访发现这5家医疗机构窗口部门的服务水平较以前有明显的提升，医院管理水平、服务质量有了进一步改善，管理年活动取得了一定的效果。

2005年底，按照省卫生厅《关于进一步推动辽宁省医院管理年活动的通知》（辽卫传［2005］48号）的统一部署，为检验一年来开展医院管理年活动的成效，辽宁省中医药管理局定于2005年12月～2006年2月对辽宁省二级以上中医院按照《辽宁省中医医院管理评价指南（试行）实施细则》的要求进行评估。目前，该局已组织专家202人次，完成了对辽宁中医学院附属医院等18家三级医院和国家级示范中医院的评估。管理年活动取得了较好的效果，特别是辽宁中医学院附属医院、沈阳市中西医结合医院、大连市中西医结合医院成绩显著。

二、稳步推进“名院、名科、名医”发展战略

到2004年底，辽宁省共有国家级示范中医院6所，国家级重点专科（专病）建设项目9个，省级示范中医院4所，省级重点专科（专病）项目26个，省级名中医65名。

2005年，辽宁省中医药管理局继续稳步实施“三名”战略。首先，对国家级、省级示范中医院实行动态管理，加大了督促检查的力度，不定期组织专家检查指导工作，针对存在的问题提出指导意见。积极组织条件成熟的单位申报省级示范中医院。2005年9月，辽宁省中医药管理局组织专家对海城市中医院创建省级示范中医院工作进行了检查验收，批准其成为辽宁省示范中医医院。其次，按照《国家中医药管理局关于开展“十五”重点专科（专病）项目建设中期评估的通知》要求，按照《国家中医药管理局“十五”重点专科（专病）中期评估标准》，对辽宁省9个建设项目进行了中期评估，经过两年多的建设，有些重点专科（专病）项目中医特色尤为特出，取得了较好的社会效益和经济效益。沈阳市中西医结合医院皮肤科，全年门诊量达到了37.1万人次，占全院的75.1%；年业务收入6200万元，占全院的58.7%，其中中药制剂和饮片的收入达1600万元，居全国同类医院之首。辽宁中医学院附属医院在重点专科建设中注重经验的积累和总结，小儿肺炎等12个专病已经建立了较完善的诊疗规范，并系统应用于临床，社会效益和经济效益获得双赢。2005年，全院业务收入超千万元的科室共有11个，其中省级以上重点专科（专病）项目8个，占73%。沈阳市苏家屯区中医院血栓病专科全年门诊量达到了14.5万人次，年业务收入达到了7656万元，门诊量和业务收入分别占全院的61.9%和75.9 %。2005年，辽宁中医学院附属医院、沈阳市中西医结合医院、沈阳市苏家屯区中医院分别承办了全国老年病、中西医结合皮肤病和中西医结合脑病等方面的全国性学术会议，奠定了专业领域的学术地位。第三，以优秀中医临床人才研修项目和第三批全国老中医药专家学术经验继承工作为载体，着力培养辽宁省新一代名中医。2005年3月，辽宁省中医药管理局组织了“辽宁省优秀中医临床人才研修项目专家指导委员会拜师暨第一次指导活动”，全体学员同李玉奇等6名省内知名专家确立了师徒关系。2005年7月，按照国家中医药管理局的有关要求，对辽宁省优秀中医临床人才研修项目学员2004～2005年度研修工作进行了年度考核，经考核，90分以上13人，80分以上2人，70分以上1人，辽宁省优秀中医临床人才培养工作进展顺利。目前，辽宁省“三批师承”项目除4名指导老师、7名继承人由国家中医药管理局同意解除师徒关系外，其余指导老师、继承人工作进展顺利，即将进入出师考核工作。

三、提高中医药应对突发公共卫生事件的能力，进一步加强急诊急救工作

为提高基层中医药人员应对突发公共卫生事件的能力，按照国家中医药管理局的要求，辽宁省卫生厅制定了《辽宁省中医药应对突发公共卫生事件能力建设人员培训项目实施方案》，于2005年3～4月分3期举办了“辽宁省中医药应对突发公共卫生事件能力建设人员培训班”，省内县级以上中医医院（含中西医结合医院、民族医医院）人间禽流感预防和控制相关专业技术人员及行政管理人员共192人参加了培训。组织8名临床、影像、检验专家和行政管理人员参加了国家中医药管理局组织的“高致病性人间禽流感预防和控制工作培训班”。2005年，辽宁省发生禽流感疫情，辽宁省中医药管理局成立了中医药组，其主要任务是负责组织、协调、指导全省中医药救治专家组和专业救治队伍中的中医药专业技术人员参与救治工作。在黑山县突发禽流感疫情中，辽宁省中医药管理局共投入预防人禽流感中药近1200人份。

2005年，按照加强突发公共卫生事件救治体系建设的要求，全省县级以上中医医疗机构继续加强急诊、急救工作。辽宁中医学院附属医院、大连市中西医结合医院、鞍山市中医院、丹东市中医院、沈阳市苏家屯区中医院等单位为方便人民群众就医，建立了急诊绿色通道。金州、海城、台安、清原、凤城、东港、凌源等县级中医院也把急诊、急救能力建设当成医院建设中的大事来抓，加大了人力、物力、财力等方面的投入，优先解决急诊科存在的问题。通过加强公共卫生医疗急救体系的建设，辽宁省县级以上中医院全部建立了急诊科（室），并实行24小时应诊制度，提高了中医院的急诊急救能力，提高了中医院应对突发公共卫生事件的能力。

四、加强农村中医工作和中医药参与社区卫生服务工作

2005年，鞍山市岫岩满族自治县、抚顺市清原满族自治县、朝阳凌源市开展了创建省级农村中医工作达标县活动。在创建过程中3个县（市）分别制定了中医工作达标县创建规划和具体实施方案，为确保创建工作得到落实，县（市）政府与乡镇政府，乡镇政府与村委会还层层签订了责任状。同时，县（市）政府认真落实对中医药事业的倾斜政策，加大对中医药事业的投入。通过开展创建农村中医工作达标县活动，岫岩县、清原县、凌源市的中医事业有了很大的发展。广大干部群众对中医工作的认识有了很大提高，群众对中医药在防病治病方面的作用也有了新的认识，利用中医药防病治病的人越来越多。经专家组考核验收，认为岫岩县、清原县、凌源市达到了《辽宁省农村中医工作达标县（市、区）验收标准》。岫岩满族自治县、清原满族自治县、凌源市成为辽宁省首批农村中医工作达标县（市）。2005年12月，受国家中医药管理局委托，辽宁省中医药管理局组织专家对沈阳市苏家屯区创建全国农村中医工作先进县（区）工作进行检查验收，经专家组考核验收，认为苏家屯区已达到全国农村中医工作先进区标准，被国家中医药管理局批准为全国农村中医工作先进区。

认真贯彻落实《国家中医药管理局、财政部关于印发农村中医药服务能力建设项目管理方案的通知》精神，加强对农村中医药人员的培养。印发了《辽宁省乡镇卫生院中医临床技术骨干培训项目实施方案》和《辽宁省乡村医生中医专业中专学历教育项目实施方案》。在乡镇卫生院中医临床技术骨干培训项目实施过程中，中央财政和省财政厅对项目的实施给予了大力支持，为项目1:1匹配经费48万元。辽宁省共招收“乡镇卫生院中医临床技术骨干培训项目”学员94人。经3个月的理论学习和3个月临床进修及考核，有69人成绩合格，获得了结业证书。在乡村医生中医专业中专学历教育项目实施过程中，经与省教育厅协商后，决定委托辽宁中医学院负责该项目的具体实施。按照有关文件的要求制定了详细的教学计划，并会同省教育厅、省招考办联合印发了《关于实施辽宁省乡村医生中医专业中专学历教育项目有关事项的通知》，在全省农村开始招生工作。现乡村医生中医专业中专学历教育项目招生工作已结束，经考试共招收学员376名。

中医药在社区卫生服务中有着极为广阔的前景，中医药价格低廉、诊疗方法简便，针灸、推拿、拔罐等治疗方法疗效确切，更贴近群众，在防治常见病、多发病、慢性病方面有着独特的优势，群众易于接受。沈阳市大东区不断探索中医药特色社区卫生服务工作的新思路、新方法、新机制，为推进中医药特色社区卫生服务工作作出了较大贡献，并积极创建中医药特色社区卫生服务示范区。2005年9月，辽宁省卫生厅组织专家组按照《辽宁省社区卫生服务示范区中医药特色补充评估参考标准评分细则》对大东区创建中医药特色社区卫生服务示范区工作进行了严格的检查评审，专家组认为大东区已经达到全省中医药社区卫生服务示范区的标准。根据评审结果，省卫生厅批准沈阳市大东区为“全省中医药特色社区卫生服务示范区”，这是辽宁省继沈阳市沈河区之后第2个获此殊荣的城区。

五、中医药科研工作取得了丰硕的成果

2005年是辽宁省中医药科研工作的丰收之年。辽宁中医学院中医基础理论、中药生药、中医儿科、中医外科肛肠4个国家中医药管理局全国中医重点学科，经过3年的建设，在学科的内涵建设上取得了长足的进步和很好的成效。2005年7月，在国家中医药管理局组织的中期检查验收过程中，受到了专家组的一致好评，顺利通过了中期检查验收。

在2005年辽宁省科技进步奖的评选中，辽宁中医学院附属医院周学文教授主持的“中药新药临床试验关键技术平台建设”获一等奖，在辽宁省中医药行业实现了零的突破；辽宁中医学院附属医院王雪峰主持的“小儿肺炎中医证治规律研究”课题、王文萍主持的“肿瘤转移‘痰毒流注’病机假说实质的研究”等5项课题获二等奖；辽宁中医学院附属医院田维柱主持的“彭氏眼针治疗急性缺血性中风的研究”等12项课题获三等奖。

在2005年11月召开的中华中医药学会理事大会上，辽宁中医学院“小柴胡汤防治柯萨奇B3病毒感染及免疫损伤机理研究”等2项课题获2005年度中华中医药学会科学技术奖三等奖；辽宁中医学院附属医院王文萍同志荣获“无限极中国中医药十大杰出青年”提名奖。

辽宁中医学院肛肠医院被国家食品药品监督管理局确定为“国家SFDA药物临床实验基地”；被中华中医药学会确定为国内唯一的“全国中医肛肠疾病临床技术继续教育基地”。

六、其他工作有序进行

为深入宣传党和国家的中医药方针政策，振奋行业精神，按照国家中医药管理局的要求组织了全省中医药行业文艺汇演。辽宁中医学院附属医院及沈阳、鞍山、本溪、丹东等市卫生局精心策划，认真组织本地区的优秀节目参加全省汇演。在各市推荐的汇演节目中，辽宁中医学院附属医院“推拿情”等6个节目获一等奖；抚顺市中医院“同谱爱心曲”等5个节目获二等奖，并推荐5个节目参加东北片区文艺汇演。在东北片区文艺汇演中，辽宁省选派的5个节目共获一等奖2项、二等奖2项、三等奖1项。

2005年，全省共有2507人参加中医类执业医师综合笔试考试，其中1013人参加执业医师考试，通过率为45.17%；1494人参加执业助理医师考试，通过率为23.08%。

做好卫生系列中医高级专业技术资格评审工作。2005年是实行新的《辽宁省卫生系列高级专业技术资格评审等级标准与办法》的第一年，在报卷、审卷和答辩过程中都遇到了许多新问题。面对这些困难，辽宁省中医药管理局严格把握政策，严格执行标准，公开、公正、公平地处理评审中遇到的问题，确保了评审工作的顺利进行。2005年，共有287人报名参加中医高级专业技术资格评审，经专家评审有243人取得了高级专业技术资格，另有44人被淘汰。

为规范辽宁省部分非中等中医药专业学校设置的中医类专业，2005年6月辽宁省中医药管理局起草了《关于非中等中医药学校设置中医类专业若干问题的通知》，经过对11所非中等中医药专业学校提出的设置中专层次中医类专业的办学申请的审核，确定对其中9所学校的办学资质进行审核评估。经实地考察评估，批准6所学校设置中专层次中医类专业的办学申请。

做好中医药继续教育工作。2005年，全省共申报中医药继续教育项目72项，经专家评审批准实施64项中医药继续教育项目。

做好信访工作。2005年，共处理信访案件22件，其中不予受理5件，出具信访事项处理意见书1份，复核意见书1份，其余15件分别转至沈阳市皇姑区、铁西区卫生局及锦州市卫生局、铁岭市卫生局、开原市卫生局及省卫生监督所等单位调查处理。（徐东年）

7. 吉林省

【吉林省2005年中医药工作概况】

一、农村和社区中医药工作

启动实施“万名医师支援农村卫生工程”。与吉林省卫生厅联合制定《吉林省“万名医师支援农村卫生工程”工作方案》，指导省中医院、省中西医结合医院对口支援大安市、镇赉县中医院。通过援派高年资医生送知识、送技术、送理念、送服务，加大检查督导力度，城市中医药支援农村卫生工作初见成效。

加强县中医院急诊急救和感染性疾病防治能力建设。大安、蛟河、抚松3家县中医院被国家中医药管理局确定为急诊急救科建设项目单位，榆树、双阳、洮南3家县中医院被确定为感染性疾病科建设项目单位。项目建设工作已经启动，按照《项目单位医疗设备招标采购方案》要求，设备采购工作正在积极筹备。

促进中医药有效参与新农合工作。加大对敦化市中医药参与新农合工作的督导力度，不断总结推广经验，指导其他试点县（市）中医院有效参与新农合工作，得到国家中医药管理局的充分肯定。2005年11月10日，作为中医药有效参与新农合工作经验交流单位，吉林省中医药管理局在“全国落实新农合试点工作暨农村中医药工作会议”上作了重点发言。

强化农村中医工作先进县建设工作。推进全国农村中医工作先进县创建工作。受国家中医药管理局委托，组织有关专家开展评估，督导桦甸、敦化顺利通过国家中医药管理局评审验收。研究制定《吉林省农村中医工作先进县（市）建设标准与评审细则》，拟于2006年启动省级农村中医工作先进县建设项目。

推进社区中医药卫生服务工作。按照《创建全国社区卫生服务示范区活动实施方案》要求，针对公主岭地方财政紧张、分管领导更换频繁的现状，加强与相关部门的沟通协调，强化国家中医药管理局和省局两级检查督导，组织参加国家级和省级社区建设培训，推动公主岭市“有中医药特色全国社区卫生服务示范区”创建工作通过了卫生部、国家中医药管理局的评审验收。

二、中医医疗机构建设与管理

调查全省中医医疗机构基本情况。举办全省中医医疗机构信息统计培训班，组织开展全省中医医疗机构情况调查。截至2004年12月31日，全省县以上中医医疗机构共有65所，建筑面积412721.35平方米，固定资产66124.85万元，万元以上设备2653台件，编制床位数9325张，职工总数15049人，其中卫生技术人员11137人。

结合开展医院管理年活动评价中医医疗机构。与卫生厅研究制定《全省医院管理年活动实施方案》，组织督导组深入省中医院、省中西医结合医院和9个市（州）部分卫生局、中医院，督导全面落实“以病人为中心，以提高医疗服务质量为主题”的医院管理年工作会议精神，取得初步成效，得到卫生部、国家中医药管理局医院管理年督导组的充分肯定。依据国家中医药管理局《中医医院管理评价指南（试行）》，制定了比较科学、规范、可操作性较强的《吉林省中医医院管理评价实施细则》。组织评估专家组，对9市（州）23所中医院行政管理、医疗、护理、财会、感染、药事、法律法规、行风等情况进行了综合评价。

加强重点中医专科（专病）建设。按照《国家重点中医专科（专病）建设标准和管理办法》，对5个国家重点中医专科（专病）项目开展检查评估，推动国家重点中医专科（专病）的规范化建设。组织省级重点中医专科建设项目申报工作，加大对省级重点中医专科（专病）项目建设督导力度。2005年，国家中医药管理局确定前郭县中医院骨伤科、敦化市中医院妇产科为中西部地区农村医疗机构中医特色专科（专病）建设项目。

整顿和净化中医医疗市场环境与秩序。结合卫生部、国家中医药管理局开展的打击非法行医督导活动，严厉打击长春、农安、延吉、图们、安图等地中医医疗市场的非法行医行为。会同工商、药监、卫生、广电、新闻出版等部门，积极参与打击虚假违法药品、医疗广告专项整治活动。对省内重要媒体在刊、在播的中医医疗广告进行帮查帮纠，推动建立中医医疗广告审批绿色通道，全省中医医疗广告市场秩序明显改善，得到了国务院监督检查组的肯定。

推进全国重点中西医结合医院创建工作。督导吉林中西医结合医院推进“全国重点中西医结合医院”创建工作，并通过国家中医药管理局中期评估。在国家重点中西医结合医院建设经验交流会上，吉林省作了重点发言。

三、中医药应对突发公卫事件和防治重大疾病能力建设

加强中医药应对公共卫生事件能力培训。举办了首期全省中医药应对突发公卫事件能力建设培训班，组织省内中医药专家开展18个专题讲座，培训全省中医医疗机构相关业务骨干和管理干部200余人，取得较好的效果。

强化中医药防治艾滋病工作。研究制定《吉林省中医药防治艾滋病实施方案》，成立中医药防治艾滋病工作领导小组和医疗救治专家组，制定比较周密的中医药防治艾滋病工作预案，有效指导了中医药防治艾滋病工作的开展。

有效防控高致病性禽流感和流感。成立中医药防控工作领导小组，组建中医药防治专家组和医疗救治组，制定《吉林省中医药管理局防控人感染高致病性禽流感工作方案》，举办全省中医药防治人感染高致病性禽流感、流感培训班。

四、中医药科研工作

申报国家中医药管理局中医药科研课题。组织申报10项“十五”国家科技攻关计划“名老中医学术思想、经验传承研究”课题，获准立项3项，对任继学、刘柏龄、杨宗孟等名老中医学术思想和临床经验进行系统整理研究。对全省近4年来留学回国人员承担的中医药科研课题完成情况进行检查，吉林大学、长春中医学院、吉林省中医中药研究院的5项课题获准申报国家中医药管理局2005年度中医药留学人员科技活动项目。组织申报国家中医药管理局中医药防治禽流感项目课题2项、民族医药文献整理课题4项。

强化中医药科研课题管理。检查吉林大学等单位承担的国家中医药管理局中医药在研课题、中医临床诊疗技术课题、吉林省中医药管理局2004～2005年度立项课题执行情况，受检的199项课题，大部分能够按计划完成或执行，部分课题研究工作超前进行。对1990～2002年吉林省中医药管理局建局以来立项课题的研究情况及课题转化情况进行调研，调研结果统计分析工作正在有序开展。

加强中医药科研实验室、研究室规范化建设。对吉林省11个国家中医药管理局三级实验室、71个省中医药管理局二级实验室、54个中医药研究室建设情况开展调查研究，掌握了实验室、研究室科研现状和存在问题，提出了规范化建设与管理的意见和建议。依据国家中医药管理局《中医药科研实验室分级登记管理办法（试行）》有关规定，对2001年登记的56个中医药二级实验室开展换证工作，49个实验室达到标准准予换证，7个实验室建议按要求重新组织申报。开展2005年中医药三级、二级实验室登记申请工作。长春中医学院、吉林大学、吉林农业大学、延边大学等8个单位，有20个实验室申请二级实验室登记，其中16个通过评定；有15个实验室申请三级实验室登记，经组织省内预审，已申请国家中医药管理局检查评估。

推进吉林省中医药管理局中医药重点学科建设。研究制定《吉林省中医药管理局中医药重点学科建设方案》，指导中医药重点学科建设规范、科学、有序开展。组织省内高等院校、研究院所、医疗单位申报吉林省中医药管理局中医药重点学科，收到申报材料27份，评估审定工作正在积极筹备。

启动吉林省名老中医学术经验研究工作室建设项目。研究制定《吉林省名老中医学术经验研究工作室建设方案》，启动省名老中医学术经验研究工作室建设项目，推动做好省名老中医学术经验总结和传承工作。首批确定的任继学、刘柏龄、杨宗孟3个省名老中医学术经验研究工作室正在按要求有序开展研究工作。

推进中医药农村适宜技术推广。实施国家“十五”科技攻关“农村中医药适宜技术推广示范研究”项目。启动吉林省农村中医药适宜技术推广和整理研究项目，编发《农村中医药适宜技术手册》。制定《吉林省农村中医药适宜技术整理研究和推广工作方案》，在白山、四平、吉林、长春等地区举办技术推广培训班，培训学员500多人，推广中医临床诊疗技术项目20项。示范县（市）农安、蛟河两县的县中医院、县医院（中医科）、乡镇卫生院中医药适宜技术推广网络初步建立。

开展民族医药文献整理工作。作为全国朝鲜民族医药文献整理工作牵头省，完成6项国家中医药管理局“朝鲜民族医药文献整理”项目，出版《乡药集成方》等6部朝医药专著，填补了朝医药学文献整理空白。加强民族医药文献整理研究督导工作，全省3项国家中医药管理局2004年立项课题按计划开展。

组织申报省科技进步奖。按照科办字［2005］10号文件要求，对中医药科研单位申报省科技进步奖的19项课题材料进行严格审查，统一报送。12项获得省科技进步奖，其中二等奖5项，三等奖7项，11项完成中医药科研成果预审鉴定。

五、中医药教育工作

强化农村中医药人才培养。开展农村中医药人员基本情况及培训需求调查，为制定“十一五”农村中医药人才培养规划提供了依据。在全省乡镇卫生院、村卫生室4247名45岁以下中医药临床技术人员中，无学历人员1135人，占26.72%。制定《吉林省农村乡镇卫生院中医临床技术骨干培训项目实施方案》，遴选68名乡村中医骨干开展中医药基本知识和临床实践技能培训，实施农村乡镇卫生院中医临床技术骨干培训项目。多渠道吸纳社会资金，与省农工民主党在白城市通榆县举办“农村中医药技术人员培训班”，140余名基层中医药技术人员免费参加了培训。

总结推广农村基层优秀中医成才规律与临床经验。启动吉林省农村基层优秀中医成才规律与临床经验总结推广项目，制定《吉林省农村基层优秀中医成才规律与临床经验总结推广项目实施方案》，在全省遴选34名农村基层优秀中医，6名被国家中医药管理局确定为全国农村基层优秀中医人选，20名被省中医药管理局确定为省农村基层优秀中医人选。编发《吉林省农村基层优秀中医临床经验专集》，推广全省农村基层优秀中医成才规律与临床经验。

开展乡村医生中医专业中专学历教育。加强乡村医生中医专业中专学历教育管理，按照国家中医药管理局《乡村医生中医专业中专学历教育项目管理方案》要求，研究制定倾斜政策，为学员免费提供教材，减免学费500元，鼓励农村乡村医生参加中医专业中专学历教育。长春、四平、辽源、白城等地区7所学校300名学员的学历教育工作已经启动，超出国家中医药管理局计划，在吉林省招生数额近两倍。

推进中医药师承教育工作。加强中医药师承教育项目管理，检查吉林省全国第三批老中医药专家学术经验继承工作。36名继承人发表师承学习论文103篇，编著学术著作11部，立项课题21项（省部级18项，地市级3项），科研成果获奖13项（省部级11项，地市级2项），基本完成学业。开展吉林省第一、二批全国名老中医药专家学术经验继承工作回顾总结，申请国家中医药管理局全国中医药教育研究项目获得批准。总结3批师承经验，建立吉林省全国老中医药专家学术经验继承工作数据库，研究师承工作培养模式与管理机制，指导开展“十一五”期间中医药师承工作。

加强中医药继续教育工作。完善中医药继续教育管理制度，与卫生厅共同提出加强继续医学教育管理的意见，研究制定《吉林省中医药继续教育学分授予办法》，规定从2005年起将继续医学教育考核成绩作为卫生技术人员专业技术职务评审、聘任、执业再注册的必备条件。实施中医药继续教育现代化远程教学管理，组织申报2006年国家级、省级中医药继续教育项目。加强中医药优秀临床人才研修项目管理，推进国家中医药管理局“优秀临床人才研修项目”实施，筹备举办6名培养对象研修经验及学习心得讲座，申请2006年全国中医药继续教育项目。

六、中医药法制和行风建设

推进《中华人民共和国中医药条例》宣传与实施。组织印制《中华人民共和国中医药条例》宣传画3000套，在全省中医医疗机构张贴宣传。在全省中医药业务骨干、管理干部培训班上积极宣讲《中华人民共和国中医药条例》，推进条例贯彻实施。

扎实开展中医药“放权”工作。按照省政府的统一部署，将省中医药管理局管理的4个审批项目全部下放到县（市），对全省中医药行政性许可项目、事业性收费项目进行全面清理，得到省软环境办公室通报表扬。

抓好中医系统纠风工作。根据省卫生纠风工作领导小组任务分工，研究提出加大中医市场监管意见，制定《行医“十不准”》，在全省中医医疗系统广泛宣传；结合医院诚信服务体系建设、医院管理年和百家医院联评活动，组织督导组到9个市（州）进行督导检查，推进全省中医医疗机构行风建设明显好转，国家中医药管理局给予了充分肯定。

推进中医药行业依法执业。会同监察厅、卫生厅对全省20家医疗机构（含4家中医医疗机构）贯彻落实《中华人民共和国执业医师法》、《医疗机构管理条例》等卫生法律法规情况开展联合执法检查，推动各级中医医疗机构加强法制化、规范化建设。结合国家有关部委检查督导工作，对国家投资改造与扩建的四平、辽源地区的45个乡镇卫生院相关项目情况进行检查验收。

七、中医药项目规划和财务管理

加强中医药项目规划与经费管理。会同省发改委、财政厅、卫生厅等部门，做好国家关于少数民族、贫困、边疆地区中医医院基础建设国债项目的调研论证、汇总上报和规划分配工作，按要求划拨1200万元国债资金，用于大安、洮南、抚松、珲春等7所县中医院的基础建设。加强项目经费使用管理，确保专项资金安全有效运行。

组织年度中医药财务决算和部门预算。完成2004年度中医财务决算。2004年，吉林省中医药管理局共下拨各项资金2827.73万元，按可比口径比上年增长5.9%；财政投入中医事业费1.31亿元，比上年增长9.1%；全省中医药机构固定资产总值6.51亿元，比上年增长8.3%。组织2005年度省中医药管理局部门预算。针对机构升格、职能增强、人员增多等实际情况，财政厅确定吉林省中医药管理局2005年度部门预算指标为305.58万元，其中专项经费270万元。

实行机关人员经费计划单列。按照卫生厅党组意见，局机关人员经费从2005年开始实行计划单列。通过协调财政、卫生、地税等部门，认真履行经费单列后相关手续，做到应缴税费及时缴纳，应提取公积金足额提取，可减免基金力争减免。

推动机关财务工作科学化管理。作为财政厅国库集中支付试点单位，严格执行财务会计制度，按规定规范财务审批程序，与财务管理有关部门和单位积极协调，确保了中医药财务管理的规范化运作，确保了零余额帐户的正常运转，确保了中医药财政补助经费的及时到位。

八、中医药宣传工作

提出加强中医药宣传工作意见。明确新时期全省中医药宣传工作指导思想和根本任务，明确省中医药管理局归口管理中医药宣传工作的职能作用，建立中医药宣传工作考评等制度，督促各地、各单位强化中医药宣传工作领导和队伍建设。以上做法得到国家中医药管理局的肯定，并在全国宣传学习。

加强中医药宣传工作制度化建设。将各地、各单位和机关处室宣传工作纳入目标管理考核体系，推动逐步建立中医药宣传工作长效机制。制定全省中医药新闻宣传通讯员管理暂行规定，明确通讯员工作职责、学习培训制度和考核奖惩制度，并对其宣传任务实行量化指标管理，强化中医药宣传意识。2005年，全省中医药新闻宣传通讯员向省中医药管理局报送宣传稿件180余件。

加强全省中医药宣传队伍培训。举办全省中医药宣传骨干培训班，邀请资深专家就新闻写作、新闻编辑、新闻评论、新闻采访等进行讲座，对50多名宣传骨干的新闻作品进行点评，交流了各地、各单位中医药宣传工作经验。选派16名中医药宣传骨干参加了第三期全国中医药新闻宣传骨干培训。为中医药宣传骨干订购新闻写作辅导教材。

加强中医药常态宣传工作。一是围绕年度中医药中心工作，利用《中国中医药报》、《吉林中医药信息》等做好中医药工作日常宣传报道；二是指导各地、各单位制定和落实年度中医药宣传工作计划，利用电视、广播、报刊等宣传媒介做好特色优势宣传工作；三是大力实施中医药品牌宣传，创立“三名”专栏，有计划宣传吉林省中医药名院、名科和名医；四是按照卫生部、国家中医药管理局和省委、省政府的部署，组织做好郭春园、郭新等同志的先进事迹学习宣传活动。

举办第三期全国中医药宣传骨干培训班。与中国中医药报社共同举办了第三期全国中医药新闻宣传骨干培训班、中国中医药报通联工作暨编委会年度会议。全国中医药新闻宣传骨干和中国中医药报社各驻地记者、通讯员近100人参加了会议。国家中医药管理局房书亭副局长到会作了重要讲话。吉林省记者站因一年来的出色工作被评为中国中医药报社2004年度全国先进记者站。

举行全国中医药行业吉林片区文艺汇演。按照国家中医药管理局的部署，作为全国中医药行业吉林片区文艺汇演活动牵头省，经与辽宁、黑龙江、大连中医药管理部门积极沟通协调，片区汇演取得圆满成功。国家中医药管理局新闻办公室给予了充分肯定。经片区组委会评定，吉林省3个节目获一等奖，3个节目获二等奖，7个节目获三等奖，4个单位获优秀组织奖。

九、中医药综合协调工作

一是与卫生、教育、科技、财政、编制、劳动、食品药品监管部门共同研究提出《关于加快全省中医药事业发展的意见》，由省政府办公厅转发各市州及县（市、区）人民政府、省政府各厅委及各直属机构，并要求各地、各部门认真学习，狠抓落实，形成合力，共同推进全省中医药事业全面、协调、可持续发展。

二是提出中医药部门落实《中华人民共和国民族区域自治法》的具体措施和中医药支持县域经济发展的意见，提出加强服务型政府机关建设的实施意见和工作方案，并在中医药行政管理工作中狠抓落实。

三是按照省政府的统一部署，圆满完成新加坡中国医药保健品商会代表团（21人）参加第一届中国吉林·东北亚投资贸易博览会期间的对口接待任务。

四是根据省委八届八次会议精神和省政府提出的“支持中医药事业发展”的总体要求，初步确定了“十一五”期间吉林省中医药事业发展的基本目标、重点任务、主要措施及项目需求。

五是认真学习宣传国务院《信访条例》，进一步明确中医药信访工作责任、办事程序和处理原则，加强中医药信访工作规范化管理。积极协调各市（州）卫生局和有关单位，及时妥善处理80多例来信来访。

十、中医药外事工作

2005年6月，组织吉林省中医药赴澳洲学习考察团赴澳大利亚、新西兰进行了考察。

组织填报中医药名院、名科、名医境外传播项目信息。2005年国家中医药管理局全面启动“中医药名院、名科、名医境外传播”项目，为落实项目要求，及时组织召开会议进行全面部署，填报相关信息，保证吉林省中医药境外传播项目信息质量。（孟庆彬）

8. 黑龙江省

【黑龙江省2005年中医药工作概况】

一、中医药参与两个体系建设取得初步成效

组织申报、遴选和确定了绥滨、同江、庆安、方正4所县级中医院为急诊急救能力项目建设单位，勃利、讷河、北安、穆棱、密山5所县级中医院为感染性疾病科项目建设单位，牡丹江市中医院为市级中西医结合感染性疾病基地建设单位得到国家中医药管理局正式批准。

为提高全省中医医疗机构应对突发公共卫生事件能力，共举办了4期培训班，来自全省85所中医医疗机构的650余名业务骨干，接受了为期5天的培训。

完成了黑龙江省开展中医药防治艾滋病的调研工作并上报国家中医药管理局。确立了以黑龙江省中医研究院为牵头单位的中医药防治艾滋病科研协作组，制定了有关中医药防治艾滋病研究工作的规划与设想，并申报了中医药防治艾滋病研究项目。

二、农村中医工作得到了加强

（一）农村人才培养。

完成了国家中医药管理局乡镇卫生院中医临床技术骨干培训项目。为统一提高培训质量，黑龙江省委托黑龙江中医药大学进行了师资培训，培训内容以该局编写的《黑龙江省农村医生中西医结合培训教材》、《黑龙江省农村中医药适宜技术手册》为主，结合乡镇卫生院医生的工作特点和能力水平进行了针对性的讲解。培训对象为哈尔滨、齐齐哈尔、牡丹江、大庆、黑河、绥化6个地市中医医院人员，集中授课时间为3个月或不少于360学时。

开展了农村中医专业中专学历教育项目。根据黑龙江省农村中医工作的实际情况，通过对黑龙江省哈尔滨、齐齐哈尔、牡丹江、大庆、绥化、黑河6个市调查摸底，确定2005年在上述6个市按照国家中医药管理局确定的招生标准，招收1000名学员，并将招生和教学全部委托给黑龙江中医药大学进行。

农村优秀中医临床人才成才经验总结推广项目实施情况。黑龙江省中医管理局于2005年1月按照国家中医药管理局的要求面向全省征集该项目对象，要求各地市只要符合国家中医药管理局关于该项目的基本条件的候选人全部上报省局，没有名额限制。2005年3月，经过县卫生局推荐及市卫生局审查，根据国家中医药管理局分配给黑龙江省的名额，从中优选出7人上报。目前7人已全部通过国家中医药管理局审查，其成才经验已总结上报。

制定了黑龙江省《农村中医药适宜技术推广实施方案》，2005年在完成40名中医药适宜技术师资培训的基础上，各地采取集中授课、流动授课、分散自学、师徒互动等方式，分层次、分批次完成了600名乡卫生院、村卫生所业务骨干的培训。

（二）城市中医院对口支援农村工作。

根据卫生部、国家中医药管理局关于实施万名医师支援农村卫生工作要求及黑龙江省统一部署，已落实佳木斯市中医院对口支援桦川县中医院，对支援工作的项目目标、实施原则、组织领导、监督管理、经费保障及总结评估均提出了具体要求。

（三）积极推进中医药参与新型农村合作医疗试点工作及城市社区卫生服务，发挥中医药特色及优势。

对中医药在全省14个新型农村合作医疗试点县中发挥特色与优势现状进行了调研。呼兰区（县）在新农合试点工作中推广和应用中医药适宜技术，为参合农民患者提供简、便、验、廉中医药服务的经验，在全省试点工作经验总结会议上推广，林口、林甸、海伦等试点县落实中医药在医药费补偿，报销中的优惠政策，积极培训和推广中医药适宜技术，使参合农民接受中医药服务的患者呈上升趋势，中医药参与新农合的程度和范围逐渐扩大，大多数试点县已收到“三加强四上升”的效果，即中医药防病知识普及率上升，中医药治疗率上升，中草药使用率上升，10元以下处方率上升；中医药队伍建设得到加强，中医网络建设得到了加强，农村中医工作得到加强。国家中医药管理局专项督导组对黑龙江省农村中医药工作给予了好评。

哈尔滨市南岗区获得全国具有中医药特色城市社区卫生服务示范区称号。

（四）黑龙江省新增1个国家级农村中医工作先进县和1个建设单位。

林甸县作为国家级农村中医工作先进县建设单位，经过3年的创建工作，2005年已通过国家中医药管理局专家组验收，被国家中医药管理局正式批准为全国农村中医工作先进县。杜蒙自治县被国家中医药管理局批准为全国农村中医工作先进县建设单位。

三、深入开展了高级人才培养工作

组织参与国家高级人才研修项目人员参加国家中医药管理局组织的培训4次。组织上述人员召开座谈会2次，为其解决研修中遇到的各种问题。对上述人员的研修情况进行了网上考核。

继续开展黑龙江省高级人才研修项目，组织了1期经典理论研修班、1期老中医药专家学术经验讲座、1期科研方法讲座。

老中医药专家学术经验继承工作。据实际情况向国家中医药管理局申请调整第三批老中医药专家学术经验继承工作的指导教师和继承人。组织各带教单位对全国第三批老中医药专家学术经验继承工作进行了中期检查并形成总结材料上报国家中医药管理局。召开了2次继承人座谈会，及时解决了他们在继承学习中遇到的问题。目前，各继承人均已完成了3万字的跟师经验总结，每人在国家级专业杂志上至少发表论文2篇，而且人人均有在研科研课题或已经取得了科研成果。配合中国中医研究院完成了第三批老中医药专家风采的采编工作。完成了对第一、二批老中医药专家学术经验继承工作的总结回顾，完成了总结报告，并上报国家中医药管理局。参加了2次国家中医药管理局组织的研讨会，探讨今后如何开展此项工作。

四、以医院管理年为契机，加强了中医院内涵建设

制定并印发了《黑龙江省中医管理局“医院管理年”活动实施方案》、《黑龙江省中医医院管理评价实施细则（试行）》，并根据医院管理年活动实施方案的要求，对哈尔滨的三级中医医疗机构进行了检查与督导。

继续实施名院、名科、名医战略，加强中医院内涵建设。根据国家中医药管理局“十五”期间中医药重点专科建设项目要求，制定和完善了重点专科中期评估评分细则，在自查的基础上，迎接国家中医药管理局中期评估专家组对黑龙江省中医研究院肾病专科、心脑血管病科，黑龙江中医药大学附属一院妇产科、周围血管病科，黑龙江中医药大学附属二院脑病科，齐齐哈尔市中医院儿科6个重点专科（专病）进行了阶段性验收。此外，呼兰中医院、宁安中医院被国家中药管理局确定为县级中医院特色专科建设单位。

完成了全省“中医名院、名科、名医相关信息境外服务网项目”的申报工作。符合条件的人员共232人，科室4个（国家级重点专科建设单位），医疗、教学、科研机构12个，并上报国家中医药管理局。

五、净化医疗服务市场，加大行政执法力度。

按照省工商局等7个部门联合部署，对无医疗机构执业许可证、无行医资格人员擅自开展诊疗活动行为的查处工作进行了布置和督导。

进一步规范了中医医疗广告管理和审批。针对当前仍存在的医疗广告过多过滥、假广告、变相广告现象，与省委宣传部、省工商局、省广电厅等单位汇签并转发了《关于开展食品药品医疗虚假违法广告专项整治行动的通知》，并对全省中医医疗广告进行了全面清查，对违法广告进行了处理。

落实卫生部、国家中医药管理局关于中医推拿、按摩等活动管理中有关文件的精神，下发了《关于进一步加强中医推拿、按摩等活动管理的通知》，与有关部门积极配合，齐抓共管，建立了全省举报受理制度。

联合省科技厅对黑龙江省省级民营中医药科研院所进行了检查，并明确规定：不得以科研院所的名义发布中医药医疗服务广告。

六、执业医师考试

对2004年全省中医类执业医师考试工作进行了分析和总结，2004年黑龙江省参加中医类执业医师考试人员3176人。实践技能考试通过率为76.6%，比全国平均通过率78%低1.4个百分点。有1045人通过了综合笔试，其中执业医师考试通过率55%，执业助理医师通过率37%，平均通过率46%，比全国平均通过率41%高出5个百分点。

完成了2005～2006年中医类实践技能考试考官的申报、审核、批准工作，重新批准224名同志为2005～2006年全省中医实践技能考试考官，并完成了2005年实践技能考试考官培训工作。完成了2005年医师资格考试的报考工作。根据全省统一部署，从2005年4月10～25日，全省13个地、市共有3809人报名参加中医类执业医师考试，其中执业医师1389人，助理医师2420人，比2004年报考人数增加633人，提高了16个百分点。2005年实践技能考试通过率为77.15%，有3760人参加了全国医师资格综合考试。

七、黑龙江省中医药科研工作取得长足进展

在获奖方面，全年共评选省中医药科技进步奖31项，其中一等奖9项，二等奖13项，三等奖9项。获省科技进步奖12项，其中一等奖1项，二等奖5项，三等奖6项。获中华医学会科技奖4项，其中一等奖1项，三等奖3项。黑龙江省高维滨教授获国家科技进步奖二等奖1项。在科研立项方面，黑龙江省有9项国家中医药管理局临床诊疗技术整理与研究项目结题，其中5项通过验收，4项通过验收鉴定。有3个项目被列为国家“十五”攻关项目。有1个项目被国家中医药管理局列为重点项目，获资助50万元。有1个项目被科技部列为“973”项目，获资助300万元。黑龙江省王喜军教授被评为首届中华中医药十大杰出青年。

八、科研环境得到极大改善

黑龙江省6个国家中医药管理局三级中医药科研实验室通过国家中医药管理局中期检查。新申报国家中医药管理局三级中医药科研实验室10个。黑龙江省5个学科被批准为省级重点学科，4个国家中医药管理局重点学科全部通过国家中医药管理局中期评估。

九、省直中医事业费有较大幅度增长，发展中医事业专项经费得到落实并有所增加，中医医疗机构固定资产总值明显上升

配合国家计委落实中医2004年中央预算内基建投资资金100万元，并下发了文件，要求受益单位做好资金配套工作。

配合省计委落实中医2005年基本建设投资资金390万元（比2004年增加50万元），用于省中医研究院、哈尔滨市中医院、讷河市中医院等省、市、县7所中医院的病房、门诊及制药车间的新建、改扩建项目，共计22946平方米，自筹资金3456万元。

会同省发改委开展了对全省县级中医院基础设施情况的调研，争取国家发改委在“十一五”期间尽可能多地投资来改善黑龙江省部分县级中医院基础设施状况，并形成书面材料上报省发改委、国家中医药管理局、国家发改委。

协调省发改委、省财政厅对省中医药大学附属第二医院医疗大楼项目建设的软贷款3900万元，进行争取和落实，同时，向省财政厅争取落实翻建资金800万元。

会同国家中医药管理局完成了2004年度全省财务决算汇总工作，并向全省中医单位下发通报，结果表明，全省中医机构固定资产总值99553万元，比上年增加11775万元，增长13%。

十、其他工作

黑龙江中医管理局承担了中国中医师培养模式课题城市中医师继续教育和毕业后教育的研究工作。2005年，共参加国家中医药管理局组织召开的课题协调会3次，课题中期汇报会1次。黑龙江省召开子课题论证会1次，课题协调会3次。向全国6个省市发放了调查问卷。目前正在进行调研数据的分析工作。

会同省人大对全省13个地市执行《中华人民共和国中医药条例》的情况进行执法检查。配合国家中医药管理局对传统医药立法专题进行调研。（韩缚鹏）

9．上海市

【上海市2005年中医药工作概况】

一、条件管理

召开2005年中医工作会议。曙光医院浦东传染病分院被国家中医药管理局确定为中西医结合传染病临床基地建设单位。组织有关专家根据近年来传染病变化特点，结合上海市中医药防治经验制定《中医疫病证治通则参考》。在全市中医医疗机构中开展急诊、急救、传染病临床诊疗、防治使用和医院感染管理以及相关法律和技能培训，2期共275人参加培训。

召开了“上海第二届中医药发展战略研讨会”和首次“上海市中医系统宣传工作会议”。成立“上海市中医药社区卫生服务研究中心”。2005年4月21～23日，卫生部副部长、国家中医药管理局局长佘靖率领医政司孙塑伦司长、科教司苏钢强副司长等一行5人来沪调研。组织专家对国家中医药管理局全国重点中西医结合医院建设项目进行中期评估。承办全国师承及优秀临床人才管理工作会议。开展全国名老中医学术思想、经验传承研究。首次在区县中医医疗机构中开展中医临床诊疗技术专项课题招标工作。

二、中医教育

继续加强高级人才培养工作。“全国优秀中医临床人才研修项目”在完成第一年工作考核的基础上顺利进入第二年研修，并完成全年4期国家培训及各项学习计划；“第三届全国老中医药专家学术经验继承班”完成全部工作，准备接受国家中医药管理局结业考核；“上海市2004年高级西学中研修班”完成第一年中医药基础理论课程学习，培养工作进展良好；启动“上海市高层次针推伤临床人才”培养工作，从全市97名申报者中遴选确定27名培养对象，并正式进入培养程序。

2005年中医教育专项工作。承担国家中医药管理局关于“第三届全国老中医药专家学术经验继承班”结业考核方案的制定及三届师承总结工作数据库的制作等；承办国家中医药管理局“全国师承工作和优秀中医临床人才研修项目管理工作会议”。

中医药继续教育项目。经申报审批，共有42项国家级项目和4项上海市级项目立项。

三、制定上海市中医药事业发展“十一五”规划

2005年，上海市卫生局审议通过《上海市中医药事业发展“十一五”规划》（以下简称《规划》），《规划》以党的十六大和十六届五中全会精神为指导，进一步贯彻吴仪副总理在2004年全国中医药工作会议上的讲话要求，以科学发展观统领中医药事业改革与发展，重点围绕如何切实继承和发挥中医药的科学内涵、学术本质和特色优势，推动中医药的理论创新和中医药现代化、市场化、国际化；大力实施一项重点（突出中医药特色优势，创优质服务）、二大目标（逐步建成全国一流的中医医疗、教育、科研基地和对外交流的窗口）、三个坚持（坚持科教兴中医的发展观，坚持继承创新，坚持用法制化、规范化、标准化管理中医药工作）、八项任务的名牌战略，把“名医、名科、名院”文章做实、做精、做细，走出一条中医药健康快速发展的路子来。

四、开展医院管理年中医质量监督检查活动

2005年9月，上海市对84家二级以上医院（其中，三级中医医院4所，二级中医医院15所）进行了监督检查。

五、成立上海市中医药社区卫生服务研究中心

经2005年12月26日市卫生局第18次局务会讨论通过，同意成立“上海市中医药社区卫生服务研究中心”（以下称中心）。

2006年2月28日，召开“2006年上海市中医工作会议”，杨晓渡副市长授牌，该中心正式成立，于2006年3月16日在闸北区宝山社区卫生服务中心召开的“2006年上海市中医药服务社区工作会议”上挂牌运作。该中心将下设3个研究室和1个专家委员会。

六、推广中医药适宜技术

遴选3项适合在社区中推广运用的和确有疗效的中医药适宜技术，市卫生局下达专项经费形成3个市局级中医药适宜技术推广运用项目，分别有上海市第六人民医院的“中医电针治疗腰突症”、上海中医药大学附属岳阳中西医结合医院的“中医电针治疗急迫性尿失禁”和复旦大学附属妇产科医院的“中医水针穴位注射治疗痛经”，并且要求3家医院落实专人负责，制定详细的推广运用计划加以实施。召开全市中医药适宜技术推广运用工作会议，布置和落实这项工作。通过和徐汇、虹口、闸北和奉贤区的卫生局、区卫生协会和区中医医院合作，在这些区域分别举办了4次培训班，对全市33家中医药社区卫生服务示范点建设单位和所属区域中的社区卫生服务中心的中医药人员进行培训，据统计有60家社区卫生服务中心的383人参加了培训班。

七、开展中医药知识竞赛

2005年，开展“上海市雷氏杏灵杯中医药服务社区知识、技能竞赛”。参赛单位有全市33家中医药服务社区（郊区）示范点建设单位。

八、对国家10个重点专科（专病）项目进行中期评估

根据国家中医药管理局统一部署，2005年2月，上海市卫生局邀请以济南市中医医院迟景勋主任医师为组长的7人专家组，对该市10个国家中医药管理局“十五”重点专科（专病）建设项目进行了中期评估。

经过两年的建设，专科医师总数达211人，高级职称92人，占

43.6%，硕博士比例达52.6%。2002～2004年业务收入增长18.28%。10个建设项目紧紧抓住主攻方向，注意总结和研究专科（专病）诊治规律。共承担国家自然科学基金项目等国家级课题23项、省部级课题88项、局级课题52项，省部级以上成果奖24项，发表论文531篇，出版专著65部，承担重大与疑难病中医药防治研究任务的能力有了长足的进步。10个建设项目学科带头人均列为上海市首批名老中医工作室建设项目，培养硕、博士生267名。

九、对综合性医院“示范中医科”进行第二周期考核验收

2005年6～7月，上海市卫生局组织有关专家按照综合性医院示范中医科建设标准各项规定，分别对21家建设单位逐项审核建设任务完成情况，共有19家建设单位达到建设标准，顺利通过验收。其中8家建设单位达到优秀，占38.10%，良级12个，占57.14%，中级1个，占4.76%，2家建设单位需限期整改后复审。

经过2个周期建设，取得的成效如下：

一是调动了各方面的积极性。如普陀区、浦东新区、徐汇区卫生局，除医院在资金上以1∶1匹配外，区卫生行政部门另拨专款支持创建工作。徐汇区卫生局连续多年召开了区中医工作大会，总结该区中医工作，并要求全区综合性医院中医科都要按照《上海市综合性医院示范中医科建设方案》进行建设，力争使创建示范中医科工作在全区开花结果。

二是中医科的地位明显提高。创建单位均把中医科作为医院重点科室之一，在人、财、物、仪器设备上优先考虑中医科的建设需要，全市21家示范中医科总计较建设前全年投入平均增加1098万元，中医科主任在医院职称评审委员会、药事委员会、医疗事故鉴定委员会等都有一席之地。

三是促进了人才梯队建设。全市创建单位积极通过各种渠道和方法共培养高层次中医人才61人，培养博士生12人，硕士生46人，接收外省市进修生137人。

四是带动了临床科研工作。公利医院中医科原来科研基础条件较差，在创建工作中改变了以往无科研项目的历史。建设中，创建单位共有区县级以上各级别的中医、中西医结合科研项目121项（大学及区县级36项，市局级50项，省部级18项，国家级17项），通过鉴定的成果30项，获奖19项，出版专著36部，发表论文290篇。

五是促进了专科（专病）建设。入选医院及区县级以上的和上海市中医特色专科及全国中医重点专科等共74个，开展中医特色疗法61项，新技术项目引进37项，技术成果推广19项，自制中医新制剂12种，病房中医药治疗率由原来的69.14%上升到78.37%。

六是促进了两个效益的提高。开展“以病人为中心”活动，努力提高医疗质量，改善服务态度，降低医疗成本，处处方便病人，建立和健全各项规章制度，简化工作程序，建立管理负责制和基本用药规范，坚持合理检查、合理用药、合理住院。创建期间，年门诊量占12.69%，收治的急危重、疑难杂病患者较建设前增加了5.4%，来自区域外患者上升8.2%。

十、对国家中医药管理局全国重点中西医结合岳阳医院建设项目进行中期评估

受国家中医药管理局委托，上海市卫生局聘请中国中西医结合学会副会长兼秘书长陈士奎教授和严世芸、王灵台、陈汉平、王文健教授等7人组成专家组于2005年10月21日实地考察，听取建设单位汇报，现场提问质询和查阅原始资料等工作，对该院综合情况、医疗工作、重点中西医结合专科专病项目、科技进步和继续教育、医院管理等5方面进行中期评估。经专家组评估，该院通过中期评估。

十一、启动高层次针、推、伤临床人才培养

为了解决高层次针推伤临床人才后继乏人问题，上海市卫生局制定印发了《关于开展上海市高层次针推伤临床人才培养工作实施办法》（以下简称《办法》）。《办法》要求培养对象是在国家主办的医疗机构中从事中医针灸、推拿、伤科等临床工作的医务人员，年龄在40岁以下（部分基层医疗单位视实际情况需要放宽至45岁以下），具有大学本科以上学历，从事临床工作8年以上，取得主治医师资格3年以上或以上技术职称；具有扎实的临床功底，包括较强的辨证论治能力及实践操作能力，同时具有一定的外语交流能力；热爱祖国，热爱中医事业，热爱本职工作，有良好的医德医风和奉献精神。凡符合以上条件者，由本人提出申请，单位推荐，报上级主管部门及市卫生局组织考核。最终有97人参加笔试，49人进入面试，最后27人合格，列为培养对象。

十二、开展“名老中医学术思想、经验传承研究”

为加强名老中医学术思想、经验传承工作，承担了国家“十五”攻关项目“名老中医学术思想、经验传承研究”的组织申报工作，本市共获得5项纵向课题和2项横向课题，9名老中医列入传承研究项目。

十三、全国师承及优秀临床人才管理工作会议在上海召开

2005年11月，由国家中医药管理局科教司主办，上海市卫生局承办，在上海召开了“全国师承工作和优秀临床人才研修项目管理工作会议”。会议通报了优秀中医临床人才研修项目2004年度考核情况及优秀临床人才研修项目网络管理系统修改情况等有关管理工作，并对全国老中医药专家学术经验继承工作情况作了研讨。讨论了“第一、二批全国老中医药专家学术经验继承工作总结”，研究“第三批全国老中医药专家学术经验继承工作出师考核方案”、“师承工作数据调查建设方案”等，同时对将要开展的第四批全国老中医药专家学术经验继承工作进行了初步研究。

十五、开展全国第三批老中医药专家学术经验继承班中期考核评估工作

根据国家中医药管理局统一部署，对全国第三批老中医药专家学术经验传承班45名继承人实施了每半年一次的阶段性考核工作。检查结果：继承人每周平均跟师3个半天，每周独立临床实践时间达2天以上，中期评估分数平均达到85.76分，共完成心得体会755篇，跟师及读书笔记3302份，发表论文54篇，待发表论文19篇，主持或参与科研课题48项，顺利通过国家中医药管理局专家组中期评估工作。

十六、课题与计划

2005年度科研工作主要着重课题的过程管理。

上半年为国家“十五”攻关项目“名老中医学术思想、经验传承研究”做好组织协调工作。经评审，上海市最终承担5个纵向课题、2个横向课题。下半年工作主要是在研项目中期管理，对在研的19项国家中医药管理局课题、62项市卫生局普通课题、4项新药研发课题、2项重点课题开展跟踪管理和中期检查。根据课题实施情况及专家意见，通过设置红、黄、绿3种级别，对课题实行分类分级管理。此外，还对2002年度立项课题进行了验收鉴定。其中国家中医药管理局项目23项，市卫生局项目31项。

在成果推广及新药开发方面，主要对历年新药研发项目开展调研，分别就一批历史课题召开了2次研讨会，其中已完成但尚未转化项目14项，已转化项目7项。在此基础上国家一类中药新药槐果碱注射液成功转让上医集团。

十七、首次开展区县医疗机构中医药临床诊疗技术专项课题招标

上海市卫生局在各区县医疗机构中开展了中医药临床诊疗技术专项课题招标工作。此次招标共受理全市51家单位（其中一级医院18家，二级医院33家）的119项课题（其中一级医院23项，二级医院93项，其他3项）。经专家评审，最终立项34项。

十八、开展中医药实验室复核换证及第二批申报评估登记工作

2005年6月，对上海市第一批中医药科研实验室开展中期换证检查工作。共有55个各级中医药科研实验室递交了自查报告，专家对其中部分实验室进行实地抽查。通过中期检查，除三级实验室继续由国家中医药管理局认定以外，共31个一级、二级中医药科研实验室复核合格，换发证书。

2005年10月，对上海市申报的第二批中医药科研实验室进行等级评估检查，共有8个实验室通过专家评审，其中二级中医药科研实验室7个，一级中医药科研实验室1个。

目前，上海市共有各级中医药科研实验室63个，其中三级实验室24个，二级实验室27个，一级实验室12个。（刘文选）

10．江苏省

【江苏省2005年中医药工作概况】

一、中医药应对突发公共卫生事件能力逐步增强

全省中医机构认真贯彻《全国中医药系统应对突发公共卫生事件工作方案》，全面实施中医药应对突发公共卫生事件能力建设项目。举办了全省应对突发公共卫生事件能力建设人员培训班，开展了有关传染病防治、医院感染诊断、医院感染管理、急诊急救以及相关法律法规知识与技能培训。全省87家县级以上中医、中西医结合医院的260多名相关专业技术人员及管理人员参加了培训。在国家中医药管理局和科技部的统一要求和部署下，对全省中医药治疗艾滋病的现状进行了调研，成立了中医药防治人感染高致病性禽流感专家组，组织相关专家参与中医药防治的技术指导。组织有关专业技术人员参加了国家中医药管理局组织的强化训练，使全省中医药应对突发公共卫生事件能力得到加强。

二、中医医疗机构改革稳步推进

进一步明确县级以上中医院继续由政府举办，不少地方试行将资产所有权与经营管理权分离，将经营管理权下放给医院管理者，逐步建立起产权清晰、权责明确、政事分开的公立中医医疗机构管理新体制。无锡市按照政事分开的思路，进行了管办分离的探索，无锡市中医院、无锡市中西医结合医院纳入管理中心的管理。苏州市中医院管理中心运营近一年来，在实现国有资产增值的同时，医院也得到了发展。各中医机构以人事分配制度改革为重点，完善全员聘用制，推行人事代理制，逐步实现由身份管理向岗位管理转变。实行档案工资与实际收入相分离，在核定的工资总额内合理拉开分配档次，激发中医药工作者的积极性与创造性。苏州市重视调动和利用民资、外资的积极性，新建了吴江中医院和张家港广和中西医结合医院。其他市也积极创造条件，创办和建立了一批民营中医机构。

三、农村中医药工作成效显著

认真贯彻落实全国新型农村合作医疗试点工作会议精神和国家中医药管理局下发的《关于在新型农村合作医疗试点工作中充分发挥中医药作用的意见》精神，配合国家中医药管理局开展了专项调研，对全省中医药参与新型农村合作医疗、农村初级卫生保健和全省中医机构特色优势发挥情况进行调研。各地能认真贯彻国家和省中医药管理部门在新型农村合作医疗试点工作中充分发挥中医药作用的要求，将适宜的中医药服务项目纳入报销补偿范围，将必要的中成药和中草药纳入《新型农村合作医疗基本用药目录》，全省97个试点县（市、区）的64所县级中医院，均被列为新型农村合作医疗定点医疗服务机构。各地还对中医药在新型农村合作医疗试点中如何发挥作用进行了积极探索，高邮、赣榆等市（县）出台了提高中医药在合作医疗中的报销比例的倾斜政策，支持合作医疗的发展。

按照国家中医药管理局的要求，组织实施了乡镇卫生院中医临床技术骨干培训项目，遴选了104名乡镇卫生院中医或中西医结合执业或执业助理医师进行为期半年的脱产培训，理论培训已于年底完成。启动“农村基层优秀中医成才规律与临床经验总结及推广”项目，推荐的21名基层优秀中医人员通过国家中医药管理局的审核，已进入全面总结阶段。

农村中医工作先进县（市）创建活动不断拓展。姜堰市通过全国农村中医工作先进县（市）的省级复审，东台市、丹阳市通过全省中医工作先进县（市）的评审验收，东台市成为全国农村中医工作先进县（市）创建单位。目前，全省已拥有省级农村中医工作先进县（市）28家（其中全国农村中医工作先进县（市）9家，建设单位2家）和全国农村中医工作先进市建设单位1家。镇江、泰州等市还开展农村中医工作先进乡镇建设。

积极组织推广农村中医药适宜技术。常州市组织开展市级农村中医药适宜技术的筛选与推广，同时组织对乡村医生进行针灸、拔罐、推拿等中医药适宜技术的培训，取得了一定成效。

薄弱中医院第二轮帮扶计划进展顺利，薄弱中医院基础设施、技术装备、人才培养等工作进一步得到加强。结合保持共产党员先进性教育的开展，从省中医院、省中西医结合医院、省第二中医院、南京市中医院等几家单位抽调了5名专家组成中医医疗小分队，重点对涟水县中医院进行为期一年的重点帮扶，并对该县农村乡镇、村中医药工作进行指导帮助，使该县的中医药工作得到了发展。

四、中医药社区卫生服务工作进展顺利

认真落实《社区卫生服务中心中医药服务管理基本规范》，大力开展社区中医药预防保健、养生康复、健康教育等方面的服务。积极探索，提供优质、方便、价格合理的中医药服务措施和途径，全省所有社区卫生服务中心及70%以上的社区卫生服务站能够提供中医药服务，社区卫生服务中心设立中医科室和中药房。徐州市建立了鼓励大中型中医医疗机构在职及退休中医人员到社区卫生服务中心兼职服务的制度，并开展了临床执业医师相关中医药知识与技能培训。南通市明确规定社区卫生服务中心必须配备1名主治中医师以上的中医药人员，中草药品种不得少于300种。无锡市组织专家编写了《社区医生培训教程——中医实用技术培训学》，并对100名社区医生进行了培训。徐州市云龙区作为全国有中医药特色社区卫生服务示范区创建单位，通过省级评估和国家的复核。南京等市组织开展了中医药特色卫生服务示范社区的建设。

五、中医药人才培养和科技创新得到加强

认真实施第三批老中医药专家学术经验继承工作和优秀中医临床人才研修项目。组织开展名老中医学术思想和诊疗经验的整理研究，重点总结名老中医学术思想、临床经验和传承方法。根据国家中医药管理局有关全国老中医药专家学术经验继承工作回顾调研要求，完成对一、二批学术经验继承工作的总结。完成对16名优秀中医临床人才的年度考核工作。继续开展住院医师规范化培训，102人参加了理论考试。常州市组织开展乡镇卫生院中医师带徒工作，制定下发乡镇卫生院中医继承工作实施办法。江阴市卫生局制定了《关于江阴市中医师承教育工作管理暂行规定》，鼓励省、市名中医、老中医带徒传艺。

泰州、南通等市组织开展了市级乡村优秀中医（乡镇名中医）的评选，以表彰和鼓励在乡镇卫生院、村卫生室为农村群众提供中医药服务的优秀基层中医药工作者。

重视中医药基础理论研究和应用研究，结合临床实践加强中医药技术开发，采取省与地方联动的方式，重点扶持和加快发展全省的国家级和省级重点中医药学科建设，建设一批学科研究方向稳定、学术水平较高、队伍结构合理、管理水平居前的中医药重点学科。2005年是江苏省中医药局两年一度的科研立项年，114项科研课题获得立项资助，69项课题被列入指导性计划。

六、中医药服务能力进一步提升

各中医院以创建基本现代化中医院为目标，积极筹措资金，加大基础设施建设力度，新建成一批现代化的门诊楼和病房楼，添置一批先进的仪器设备，使医院的服务条件和环境明显改善。省中医院在完成门诊楼改造的同时，门急诊人次和出院人次继续增长，分别达到了163.3万和2.35万，南扩工程进入拆迁阶段。省中西医结合医院通过了全国重点中西医结合医院中期建设评估。省第二中医院3万平方米病房楼施工前期准备工作进展顺利。盐城市、泰州市中医院、无锡市中西医结合医院和江苏省中西医结合医院通过江苏省中医医疗机构评审委员会评审，成为三级甲等中医院（中西医结合医院）。连云港市中医院通过三级医院的评审，使全省三级中医院（中西医结合医院）达到了14家。在国家中医药管理局组织的重点中医临床专科中期评审中，全省8个重点专科创建单位全部通过评审。第三批16个省级中医重点临床专科建设工作已基本完成。中医药整体服务能力得到改善和提升，全省中医机构年门急诊人次超过1500万，年入院病人超过40万人次。

七、中医药监督管理水平有所提高

继续认真贯彻《中华人民共和国中医药条例》和《江苏省发展中医条例》，通过深入学习、宣传、贯彻，进一步强化各级政府依法发展中医药的责任。无锡市和下辖的两市都设立了中医发展专项资金，促进本地区中医药事业的发展。配合省人大，对两个条例的贯彻情况进行了执法检查，转发了省人大常委会教科文卫委员会《关于依法强化政府对发展中医事业的责任的意见》的通知，要求全省各地要按照党的中医药政策和《中华人民共和国中医药条例》依法发展中医药。按照法律法规规定的条件和标准，严格审批中医医疗机构的设置和中医从业人员的资格准入，加强中医执业医师的注册管理。淮安、宿迁等市配合有关部门，进一步加强中医医疗市场监管，严厉打击非法行医和违法医疗广告，严肃查处违法违规行为，整顿中医医疗市场秩序。规范中医医疗广告的审批，定期在网上公布审批情况，全年审批中医医疗广告243项，对违规情况及时协助工商部门进行清理。

按照医院管理年活动的要求，转发了卫生部、国家中医药管理局《中医医院管理评价指南》，制定下发了全省医院管理年的考核细则。要求各地各单位加强组织领导，明确活动思路，突出工作重点，制定措施方案，扎扎实实抓好医院管理年各项活动的落实。在各市对二级以上医疗机构进行医院管理年活动监督检查的基础上，江苏省制定了全省三级中医院医院管理年监督检查方案，组织有关管理人员和专家对全省三级医院进行了专项监督检查。各中医医疗机构认真进行自查自纠，健全管理制度，规范执业行为，提高医疗服务质量和水平，医院的法律意识、服务意识、安全意识和管理理念得到加强，各项医疗核心制度得到重视，医务人员“三基三严”得到加强，管理水平得到提高，社会效益和经济效益进一步提升。

八、其他中医工作顺利开展

结合保持共产党员先进性教育活动，组织全省中医药工作者开展了向郭春园同志学习和“弘扬白求恩精神，为人民健康服务”的主题教育活动。切实加强中医药从业人员的职业道德建设，努力构建和谐医患关系。不少中医医院在精神文明建设方面取得了成绩，昆山市中医院等单位荣获“全国文明单位”、“卫生系统先进集体”等光荣称号。成功组织以“继承发展、再创辉煌”为主题的全国中医药行业（华东片区）文艺汇演，得到国家中医药管理局领导和兄弟省市的一致好评。

（李　郁）

11．浙江省

【浙江省2005年中医药工作概况】

一、加强先进性教育学习，制定规划与方案，切实提高中医药宏观决策能力与水平

以“三个代表”重要思想为指导，根据先进性教育活动的目标和要求，全体党员坚持边学习边对照，边学习边整改，边学习边提高，积极开展批评与自我批评，认真听取基层单位和同志的意见和建议，及时解决群众和基层同志反映比较集中的问题。

与此同时，把加强党的先进性建设真正落实到发展中医药事业的具体工作中去，对影响中医药事业发展的全面性、战略性问题进行了深入的思考与研究。在调查研究的基础上，制定浙江省中医药事业“十一五”规划。加强与有关部门的配合与协作，把中医药发展规划的内容列入《卫生专项规划纲要》及相关卫生子规划，使中医药事业在“十一五”期间的发展项目得到充分体现。

同时，根据浙江省委十一届八次全会精神，“中医药攀登工程”被列为“卫生强省”建设的六大工程之一。编写了《中医药攀登工程实施方案》。

二、依法行政，规范管理，全面提升中医药科学管理水平

加强中医执业医师规范化管理是浙江省中医药管理局依法行政工作的重要内容。首先，认真组织了执业医师考试工作。举办了浙江省执业医师资格考试实践技能考试考官培训和2005年执业医师考试报名资格终审。在全省顺利开展了中医类别执业医师资格考试实践技能考试。组织了全国统一开考的综合笔试。共3324名中医类别的考生参加了实践技能考试，比2004年增加了28%，其中2544人通过了实践技能考试，通过率为76.5%。共有2544名中医类别的考生参加了综合笔试考试。认真做好省级中医医院执业医师注册工作。

根据《中华人民共和国中医药条例》的规定，严格按照医疗广告管理的规范与要求，认真做好中医医疗广告的审批工作，全年共审批广告188件。

根据《医疗机构管理条例》的规定，共规范、审核、批准中医医院增加床位数1700张，促进了中医医疗机构规模与效益的协调发展。

三、依托医院管理年活动，开展机构等级评审工作，全面促进中医医院的规范化、科学化建设

以医院管理年活动为契机，全面提升医疗质量管理意识。组织召开了“2005年全省中医医院院长工作会议”。其次，根据厅统一部署，组织专家对省中医院、省立同德医院、省新华医院和省针推医院4家省级中医医院开展医院管理年活动的情况进行了专项检查。

以等级评审为手段，提高医院科学管理水平。首先，制定了《浙江省中医骨伤医院评审标准》和《浙江省二级中医医院评审指导手册》。组织举办了二级中医医院评审标准学习班，共有200多名代表参加了培训。其次，于9月中下旬组织专家对全省32所中医医院进行了二级甲等评审验收。

以举办培训班为途径，提高全省中医医院应对突发公共卫生事件的能力。举办全省中医医院应对突发公共卫生事件能力建设人员培训班。

以信息化建设为突破口，进一步丰富中医药诊疗手段和服务模式。浙江省第一批12家中医院进入中医医院医学远程会诊网络，并开始正常运行。经过申请、推荐、审核，浙江省中医药管理局又确定了15家县级以上中医医院为浙江省第二批进入中医医院医学远程会诊网络的建设单位，并对运行过程实行全程管理。

四、增强重点学科与专科的自主发展能力，启动重点实验室建设，不断促进中医药学术水平的提高与发展

浙江省共拥有2个国家级中医药重点学科和52个省级中医药（中西医结合）重点学科建设项目。首先，浙江省中医药管理局配合国家中医药管理局专家组对浙江中医学院和浙江省中医院承担的中医临床基础和消化2个国家级中医药重点学科进行中期评估。其次，对省级中医药（中西医结合）重点学科建设项目进行了年度评估工作。此外，全省各市也积极开展了中医重点学科建设工作。

全省已拥有10个国家级重点专科和59个省级中医重点专科及112个市县级中医重点专科建设项目。浙江省中医药管理局对10个国家级、39个省级中医重点专科建设项目进行了年度考核评估工作。经评估，各重点专科都按任务书的要求开展建设，进展较为顺利。

该局启动了中医药重点实验室建设工作，并制定出台了《浙江省中医药重点实验室建设管理暂行办法》。通过评审，共有25个中医药重点实验室被列入第一批建设计划，建设周期为3年，建设内容涉及中医基础、针灸、骨伤、呼吸、肾病、血液、中药等10余个研究方向，进一步凸显了浙江省中医药基础研究领域的优势与特色。

五、创新有效载体，探索服务模式，不断加强农村和社区中医药工作

绍兴市被确定为全国农村中医工作先进市建设单位，成为全国第8个列入创建的单位，也是浙江省第1个以市为单位的建设项目。其次，浙江省中医药管理局组织专家分别对长兴县、平阳县全国农村中医工作先进县建设情况进行省级预评审，并通过国家中医药管理局评审验收，已正式批准长兴、平阳两县为全国农村中医工作先进县。至此，该省共有全国农村中医工作先进县数达到15个，其中在建全国农村中医工作先进市1个，全国农村中医工作先进县6个。

同时，为掌握与了解中医药在新型农村合作医疗试点工作和农村卫生初级保健中的参与情况，国家中医药管理局专项监督检查组对该省进行了专项监督检查。监督检查组充分肯定了该省中医药在新型农村合作医疗试点工作和农村卫生初级保健中所发挥的作用及取得的有益经验。

中医药参与社区卫生服务工作是浙江省农村中医药工作的一项重要内容。桐乡市作为该省唯一一家有中医药特色全国社区卫生服务示范区，顺利通过公示期。桐乡市被卫生部、民政部、国家中医药管理局正式命名为“全国社区卫生服务示范区”，并同时被国家中医药管理局正式命名为“全国中医药特色社区卫生服务示范区”，成为全国首批46个“全国社区卫生服务示范区”之一和全国13个中医药特色社区卫生服务示范区之一。为促进该省23家中医药参与社区卫生服务试点单位的顺利验收，浙江省中医药管理局制定了《浙江省中医药参与社区卫生服务试点单位评估验收评分表》和《浙江省中医药参与社区卫生服务试点单位评估验收方案》，并对部分试点单位进行了预评审。经过评审验收，20家试点单位达到验收标准，被省厅正式命名为“浙江省中医药参与社区卫生服务示范单位”。

六、促进科技创新，加强重大项目研究，大力推进中医药现代化进程

加强重点项目的研究与管理是中医药科技工作的重点。首先，加强对国家级重大项目的管理工作。浙江省共有5个项目被列入“十五”国家科技攻关计划，其中有3个项目被列入“基于信息挖掘技术的名老中医临床经验研究（名老中医学术思想、经验传承研究）”分课题计划，2个项目被列入“中医药疗效及安全性基本问题研究”分课题计划。该省主持或参与国家“863”计划研究项目4项，承担国家自然科学基金项目11项，国家中医药管理局2004～2005年度计划课题10项，省科技厅课题计划23项，各项目按计划正在进行当中。其次，浙江省中医药管理局还组织专家对中医药重点研究项目进展情况进行监督检查。该省共有在研重点开发项目48项，50%的项目已基本完成研究工作，准备递交产品研究申报资料。第三，为进一步规范诊疗行为，提高临床技术水平，加强全省中医医院内涵建设和规范化建设，浙江省中医药管理局启动了浙江省中医（中西医）单病种诊疗标准研究工作，开展了常见病、多发病等50个病种中西医结合诊疗指南的研究制定工作。

近年来，浙江省中医药科研工作得到持续加强。2005年下达中医药科技各类计划279项，其中科研基金研究计划项目207项，青年基金研究计划项目46项，软科学研究计划项目14项，重点研究开发项目13项。其次，还完成了2006年度浙江省中医药科研各类计划课题评审工作，共收到申报项目706项，比2005年度增加209项。

成果推广与转化一直都是中医药科技工作的重要环节。首先，浙江省中医药管理局积极参与了由科技部、卫生部、国家中医药管理局、国家人口和计划生育委员会联合实施的“农村卫生适宜技术推广示范研究”“十五”科技攻关计划，并确定余杭区、诸暨市为试点县，已完成实施方案的制定和推荐项目筛选工作，并已分别开展了3项中医药适宜技术的推广培训工作，共有200余名来自乡镇卫生院、县级医疗机构的医务人员参加了培训。其次，确定“经皮穴位电刺激治疗肩关节周围炎”等12项中医药科技创新成果为2005年度中医药科技成果推广项目，并会同浙江省中医药科技成果推广中心在全省积极组织实施。还组织了10项重大科技成果的推广与转化，较好地推进了中医药产业的发展和临床诊疗水平的提高。

此外，浙江省中医药管理局还十分注重成果奖励工作。有90个项目申报2005年度中医药科技创新奖，比2004年增加28项。经评审，共有69项中医药科技成果获奖，一等奖项目7个、二等奖项目18个、三等奖项目44个，其中市县单位获奖数达到35项，占获奖总数的51%。

七、优化人才结构，提升人员素质，扎实推进中医药人才培养工作

农村中医药人才是中医药人才队伍的薄弱环节，其培养工作是今后一段时期中医药工作的重点。首先，为提高农村中医药服务能力和水平，根据卫生部等五部委《关于加强农村卫生人才培养和队伍建设的意见》的精神，浙江省于2003年启动了农村中医骨干培养计划，共拥有农村中医骨干培养对象150人，其中共有94位来自农村基层的中医师参加了培养。其次，浙江省中医药管理局启动了基层名中医培养计划。经各市卫生局选拔推荐及专家评审，共确定了浙江省基层名中医培养对象107人，并下发了《浙江省基层名中医培养方案》，培养周期为3年。第三，浙江省中医药管理局在全省首次开展乡村医生中医大专学历教育项目。第四，根据国家中医药管理局《农村基层优秀中医成才规律与临床经验总结及推广项目实施方案》的要求，浙江省中医药管理局选拔了11名农村基层的优秀中医，组织专家对他们的成才规律与临床经验进行认真的分类整理和归纳总结，形成《浙江省农村基层优秀中医成才规律研究》，报送国家中医药管理局，以宣传推广他们的经验。

加强优秀临床中医药人员的培养是中医药人才工作的重要内容。首先，浙江省中医药管理局启动了“中青年临床名中医培养”项目，来自省级11家医疗单位的27位具有中医学（中西医结合）博士学位或取得硕士学位3年以上并具有副主任中医（中西医结合）师以上专业技术职务的中青年临床技术骨干成为首批培养对象。并下发了《浙江省中青年临床名中医培养方案》，并专门成立了由省内知名中医药专家组成的专家指导委员会，以指导培养对象的学习。入选的27位培养对象，平均年龄为40.8岁，其中具有正高职称的占37%，有博士学历的占14.8%。其次，浙江省进一步加强了国家优秀中医临床人才研修项目的管理工作，召开专题会议，并成立专家指导组和管理工作组，下达了《关于印发优秀中医临床人才研修项目年度考核表》，增强了考核的可操作性。组织学员参加国家中医药管理局和省级高层次的继续教育项目学习。研修人员经过集中学习、临床进修与实践、跟师研修，理论及临床水平有了长足的进步，有2项课题列入省级中医药科研计划，1项列为地市级科技课题，2个项目列入浙江省中医药继续教育项目。第三，浙江省中医院和宁波、台州、嘉兴、衢州、丽水、绍兴县、东阳、浦江、安吉等地在当地卫生行政部门的组织下，与浙江中医学院共同合作，相继举办了多期西医学人才培训班。

此外，浙江省中医药管理局还十分重视中医药继续教育及学术交流工作。全年共举办国家级继续教育项目9项，省级继续教育项目44项，共有4575名临床医务工作者参加了学习。

八、促进行风建设，加强职业道德教育，不断提高中医医院整体服务质量

浙江省中医药管理局在全省各级中医院积极开展“白求恩式”医务工作者评选。同时，针对“富阳人民医院收受药品回扣事件”，加强廉洁自律工作。强化院长一手抓医院管理，一手抓医德医风的“一岗双责”制度。建立和完善卫生医务人员考核、激励、惩戒等管理制度。树立“以病人为中心”的服务理念，体现“以人为本”的观点。各地也采取了一系列的措施，以响应“合理用药，合理检查，合理收费”的规定，逐步杜绝人情方、大处方和套餐方。积极有效地采取了各种旨在提高医疗质量和医疗服务水平的措施。（王　颖）

12．安徽省

【安徽省2005年中医药工作概况】

一、安徽省中医药服务能力建设项目顺利实施

中医药应对突发公共卫生事件能力建设项目。根据国家中医药管理局关于印发中医药应对突发公共卫生事件能力建设项目实施方案的要求，会同安徽省财政厅制定了实施方案并下发各地。确定安徽中医学院第一附属医院为该省中医、中西医结合传染病防治临床基地，中医药应对突发公共卫生事件能力建设人员培训项目由安徽中医学院第一附属医院承担，并于2005年6月先后举办了两期培训班，全省各级各类中医医院600余人参加了培训。

农村中医药服务能力建设项目。会同省财政厅制定并印发了《2004年中央补助安徽省农村中医药服务能力建设实施方案》，确定了各项目的具体实施单位。县级中医医院急诊急救能力建设项目、县级中医医院感染性疾病科建设项目、农村医疗机构中医特色专科（专病）建设项目医疗设备招标采购工作已经完成，人员培训基本结束，其他各项建设工作有序进行；全省乡镇卫生院中医临床技术骨干培训工作于6月15日在安徽中医学院成人教育学院开始进行理论培训，9月12日～12月9日在各二级甲等以上中医医院进行临床培训，165人参加了培训。乡村医生中医专业中专学历教育工作顺利开展，会同安徽省教育厅印发了《关于开展乡村医生中医专业中专学历教育工作的通知》，组织了报名、考试和录取工作，354名乡村医生被录取入学，12月1日正式开学。

中医药治疗艾滋病试点项目。根据国家下发的《2004年中央补助地方公共卫生专项资金项目管理方案的通知》，2005年安徽省继续组织中医药治疗艾滋病试点项目工作，为全国11个试点省之一，继续在阜阳市的界首市、临泉县、阜南县、颍州区和亳州市的利辛县5个县进行中医药治疗艾滋病试点项目工作，制定了《2004年中央补助地方公共卫生专项资金中医药治疗艾滋病试点项目实施方案》，举办了2005年中医药治疗艾滋病试点项目学习班。该省自2004年10月开始，5个项目县同时开展了中医药治疗艾滋病工作，截止到2005年12月底，全省已治疗493例艾滋病病人，发放中药102829袋，并将病人观察表全部录入计算机，病人治疗情况上报国家中医药管理局艾滋病中心，超额完成了安徽省2005年度中医药治疗艾滋病项目任务。

二、中医特色建设成效明显

安徽省的国家中医药管理局

“十五”重点中医学科和重点中医专科（专病）通过中期评估。安徽中医学院附属医院中医呼吸内科2002年被国家中医药管理局确定为国家级中医药重点学科建设点。2005年6月，国家中医药管理局组织专家组对该学科进行了中期评估。通过评估，专家组认为呼吸学科有肺气虚等4个稳定的研究方向，学科队伍结构合理，出版了《现代中医呼吸病学》、《中医肺系名词术语手册》等著作，主持省、部级科研课题8项，医院有国家中医药管理局批准的三级实验室，有经费和硬件方面支撑，能较好地满足呼吸学科建设需求。该省国家中医药管理局“十五”重点中医专科（专病）中期评估工作于2005年2月开展，按照国家中医药管理局的要求，先后对安徽中医学院第一附属医院的老年病科、肾内科、肝豆病专病和安徽中医学院附属针灸医院的针灸科进行了评估。评估组一致认为肾内科、针灸科、肝豆病专病达标，老年病科基本达标。

安徽省特色中医院及重点专科（专病）第一周期建设任务圆满完成。该项工作自2002年起开始建设，至2005年9月结束，其间，省卫生厅中医管理局从省中医事业专项经费中投入了800万元资金，并多次组织检查评估。2005年11月，安徽省卫生厅中医管理局组织有关临床和管理专家对全省55个特色中医院、重点专科（专病）进行了评估验收。

亳州市谯城区创建全国中医药特色社区卫生服务示范区工作通过国家复核。2003年，亳州市谯城区被国家中医药管理局列为全国中医药特色社区卫生服务示范区创建单位。2005年7月，安徽省卫生厅、民政厅组织专家组进行了省级评估并向国家创建活动联合领导小组推荐申请复核。9月中旬，国家创建活动联合领导小组派专家组对亳州市谯城区创建全国中医药特色社区卫生服务示范区工作进行了复核，已经公示待批。

全国农村中医工作先进县创建工作进展顺利。泾县创建全国农村中医工作先进县领导组12月组织了创建工作的自查，并通过省级初评，等待国家验收；祁门、庐江、阜南3县的创建工作正在按计划实施，2006年申请国家验收。

三、中医药人才培养步伐加快

第二周期中医临床学术和技术带头人培养对象选拔工作圆满完成，“江淮名中医”培养计划启动。为加快培养高层次中医临床学术和技术人才，2005年在全省选拔100名左右具有扎实中医专业基础理论、较高辨证施治能力、临床疗效显著、在当地享有较高知名度、有培养前途和发展潜力的中医临床学术和技术骨干进行重点培养。全省共有178人申报，经组织专家对申报第一层次培养对象进行面试和上报所有人员进行评审，确定了93名具有培养前途和发展潜力的中医临床学术和技术骨干进行重点培养（其中第一层次10人、第二层次27人、第三层次56人），安徽省卫生厅中医管理局每年拿出20万元专项经费资助该项工作。

组织安徽省第三批老中医药专家学术继承工作中期评估。国家中医药管理局2003年确认该省第三批老中医药专家学术经验继承工作指导老师15名，继承人18名，分布在全省4个市和4个省级医疗机构的9个单位中，继承工作主要涉及中医内科、妇科、针灸等学科。2005年，安徽省卫生厅中医管理局对继承工作进行了中期评估。经过跟师学习，继承人撰写心得体会188篇，共23.5万字，跟师笔记1683篇，总结指导老师资料538份，撰写论文20篇，申报科研课题4项。继承人平均跟师学习157天，独立临床275天，基本完成了学习任务。

实施农村基层优秀中医成才规律与临床经验总结及推广项目。国家中医药管理局2005年在全国遴选300名长期工作在农村基层、医德医风高尚、中医基础理论扎实、临床经验丰富、诊疗效果突出的优秀中医，全面总结、推广他们的成才规律与临床经验。安徽省卫生厅中医管理局在全省乡镇卫生院、村卫生室（含个体诊所）中医临床人员中，选拔了14名优秀中医人员，对他们的学术经验进行总结并且推广运用。国家中医药管理局已批准这14名同志为优秀基层中医，他们的成才规律和临床经验总结工作正在进行之中。

继续实施优秀中医临床人才研修项目。该省3名优秀中医临床人才培养对象已参加国家中医药管理局举办的5期专题学习班，已按计划完成本年度各项学习任务。

四、中医药科研工作稳步推进

科技部开展“十五”国家科技攻关计划重点项目“基于信息挖掘技术的名老中医学术思想、临床经验总结和传承方法研究”，安徽中医学院第一附属医院和安徽医科大学第一附属医院各承担1项，目前课题研究正在进行之中。安徽中医学院和安徽省中医研究所申报国家中医药管理局2005年度中医药留学人员科技活动项目各1项。组织对2000年以来承担的国家中医药管理局17项科研课题进行检查，其中完成课题6项（其中1项课题负责人生病暂缓结题，2项为中药开发研究），中止1项，按计划继续研究10项。安徽中医药高等专科学校承担的国家中医药管理局课题“农村中医人才需求模式及培养方案的研究”课题，通过3年的农村调研、综合分析，拟定培养方案，并于2004年对部分专业课程开始调整，完成了课题研究任务，现已结题，并得到国家中医药管理局专家的好评。

五、中医类别执业（助理）医师资格考试考核及认定工作顺利完成

2005年4月，安徽省卫生厅中医管理局组织了全省中医师承和确有专长人员的医师资格的考核工作，全省共113名参加了考核，97名确有专长人员获得了参加全国执业（助理）医师考试的资格。6月，中医类别执业医师资格考试实践技能考试在全省各地展开，3800余人参加了考试。12月，安徽省中医管理局组织了对师承和确有专长人员的执业（助理）医师资格认定工作，全省共申报38人，经审查符合参加考试考核条件的有25人，该局组织专家对他们进行了考试考核，16人合格，直接认定为执业（助理）医师资格。

六、中医医疗机构规范化建设进一步加强

认真组织开展医院管理年活动。卫生部、国家中医药管理局关于开展医院管理年活动文件下发以后，省卫生厅中医管理局立即转发了国家中医药管理局关于开展中医医院管理年活动的文件、中医医院管理评价指南、中医医院管理评价指南实施细则及评价考核方法，并在全省中医院院长座谈会上进一步进行强调，要求与创建诚信中医院工作相结合，同时与省卫生厅医政处配合开展了多次专项监督检查。

等级中医医院评审工作有序开展。2005年下半年，安徽省卫生厅中医管理局委托安徽省医院管理协会中医院管理专业委员会分别对安徽中医学院附属针灸医院、肥西县中医院和阜南县中医院进行了等级评审。安徽省卫生厅根据评审专家组的意见，批准安徽中医学院附属针灸医院为三级甲等中医专科医院、肥西县中医院为二级甲等中医医院；阜南县中医院的现场评审工作已经完成，资料正在进行汇总。

清理整顿中医医疗市场，净化中医医疗环境。按照卫生部、国家中医药管理局的要求，在安徽省卫生厅统一部署下，开展打击非法行医专项治理，严格医疗广告审批，参与医疗广告专项整治，依法查处了安徽省中医文献所门诊部等中医医疗机构的违规行为。（王继学）

13. 福建省

【福建省2005年中医药工作概况】

一、加大行业监管力度，提高中医医疗机构服务质量

制定《福建省三级综合性中医医院管理评价实施细则》。开展中医医疗机构病历质量检查工作，组织专家对全省64所中医、中西医结合医院进行病历质量检查，共抽取归档病历266份，现病历172份。协同相关部门开展医疗质量监督检查活动。共开展医疗机构执法检查2425次，出动执法人员11490人次，检查医疗机构10963家次，查处非法医疗机构1269家次，查处非法行医人员1588人次，吊销医疗机构执业许可证10家，停业整顿医疗机构54家，罚款金额159.8万元，有力地遏制了非法行医的势头。加强医疗质量信访工作，全年共受理人民来信89件，答复省政协、省人大提案8件。

认真做好2005年度中医类别医师资格考核考试工作，一是组织171名考生参加2005年传统医学师承和确有专长人员医师资格考试，其中参加执业医师资格考核的考生68人，合格推荐率为41.2%，参加执业助理医师资格考核的考生88人，合格推荐率为61.4%。二是组织人员对2005年度报考中医类别医师资格考试的近2300名考生的报名资格进行审核，审核不合格人员70多人，查出提供虚假毕业证书者3人，严把考试报名审核关。三是加强考官培训，对承担2005年中医类别医师资格实践技能考试的232名考官进行培训，培训结束后颁发考官聘书，考官执证上岗。四是组织中医类别实践技能考试，全省报考人数2218人，合格率为75.13%。

二、加强农村和社区中医药工作，充分发挥中医药在基层卫生工作中的作用

2005年5月，安溪县被国家中医药管理局确定为“在新型农村合作医疗试点工作中充分发挥中医药作用”项目建设单位。为加强对项目建设单位的组织领导，该局派人前往项目建设单位调研，指导项目建设单位制定工作实施方案，配合国家中医药管理局督导组对安溪县的工作实施方案落实情况进行督导。

组织专家对沙县、福鼎市创建省级农村中医先进县建设工作进行评估验收，对安溪县创建全国农村中医工作先进县工作进行省级预评估。评估结果表明，建设单位加强了农村中医三级服务网络建设，重视人才培养，积极推广中医药适宜技术，创先工作取得明显成效。沙县、福鼎市达到省级农村中医工作先进县建设标准，确定为“福建省农村中医工作先进县”。

组织专家对首批有中医药特色省级示范社区卫生服务中心建设项目和“全国有中医药特色社区卫生服务示范区”活动进行评估验收和省级预评。评估结果表明，福州市台江区茶亭、苍霞和厦门市思明区思明、鼓浪屿4个社区卫生服务中心更新服务观念，把中医药优势与特色融入到社区卫生服务中，中医药服务能力明显提高，确定为“福建省有中医药特色社区卫生服务示范中心”。台江区示范区建设工作取得明显成效，10月中旬，通过全国社区卫生服务示范区专家组复核评估，成为全国有中医药特色社区卫生服务示范区。

三、加强中医院内涵建设，增强中医院综合实力

组织开展3个国家中医药管理局“十五”重点专科（专病）建设项目中期评估和13个省级第二批中医重点专科（专病）评估验收工作。评估结果显示，国家级建设项目基本上能按建设计划完成建设任务。有11个省级专科（专病）项目达到建设标准，被确定为福建省中医重点专科（专病）。组织开展第三批省级重点中医专科（专病）遴选工作，各地申报建设项目共计15项，经组织专家论证，确定了9项列入第三批省级中医重点专科建设与管理。

组织专家对福州中西医结合医院创建国家中医药管理局重点中西医结合医院项目建设工作进行了中期评估，福州中西医结合医院自定点工作开展以来，医院挖掘百年医院的历史底蕴，提出“找准切入点，发展中西医结合专科”的发展思路，筛选出一批专科申报国家、省、市级重点专科建设项目，遴选了45种院内中药制剂配合专科发展，突出了中医内涵，丰富了医疗服务内容。基本上能按照项目建设计划完成建设任务。

在全省范围内筛选并推荐9名

中医药专家作为中医药防治人感染高致病性禽流感专家组候选人报送国家中医药管理局。推荐南平市人民医院的“感冒宁合剂防治病毒性流行性感冒的研究”申报国家中医药管理局防治人感染高致病性禽流感新药开发项目。

组织福建省各有关单位完成“名院”、“名科”、“名医”上网信息的输入工作，共上报名院5个，名科3个，名医87人。

四、加大人才培养力度，增强中医队伍服务能力

举办中医药应对突发公共卫生事件能力培训班，内容包括政策法规、急诊急救、传染病防治知识等，全省共有77家中医院313名院长、医务科长、护理部主任、急诊科医护人员参加了培训班学习。

组织开展全省70名乡镇卫生院中医临床技术骨干脱产培训工作，委托福建中医学院成教院完成3个月中医基础理论培训，依托10所中医院开展3个月临床实践，全部工作于2005年11月26日完成。开展乡村医生中医专业中专学历教育项目。通过公开报名、资格审查、入学考试等程序，确定录取45岁以下的在岗乡村医生301名，参加3年以函授为主的中医专业学习。继续委托省立医院急救中心培训11名急诊医疗技术骨干，培训期6个月。选派25名护理人员到省急救中心和协和医院接受临床急救护理培训，培训期3个月。选送县级中医院医疗骨干前往省级和设区市级中医院专科进修培训，投入经费19万元，培训骨干109名。举办“中医药进社区骨干培训班”，全省社区卫生服务机构40余名骨干接受中医药知识和中医药适宜技术培训。

组织专家对第三批全国老中医药专家学术经验继承项目建设工作进行全面评估。评估结果：8个带教单位中2个优秀、1个良好、5个一般；19名继承人中10人优秀、1人良好、8人不合格。组织召开“三批师承”中期评估总结会，通报中期检查结果。做好全国第三批中医药师带徒专家资料图片收集工作，组织拍摄老专家个人特写照片。开展第一、二批全国及老中医药专家学术经验继承工作回顾总结，老中医药专家学术经验继承工作自开展以来，全省共有60名老中医药专家担任指导老师，94名中青年中医骨干作为继承人跟师学习。

承办“全国优秀中医临床人才研修项目第五期培训班和管理系统培训会”，来自全国30多个省、自治区、直辖市的266名中医临床骨干、各省相关管理人员29人参加了培训。组织召开“优秀中医临床人才研修项目网络管理系统管理人员培训会议”，对单位管理人员进行专门培训，做好全国优秀人才研修项目年度考核工作，福建省9个研修对象全部通过考核。

8个列入2005年度国家级中医药继续教育的项目，目前已完成6个。继续组织申报2006年国家级继续教育工作，申报5个单位6个项目。加强省级中医药继续教育管理工作，全省共申报中医药继续教育项目24个。

在各地推荐上报17名候选人的基础上，组织专家进行同行评议和实地考察，经严格筛选，推荐上报9名项目人选。这9名人选已被国家中医药管理局确定为“农村基层优秀中医”，并受到表彰。总结撰写《农村基层优秀中医成才规律浅谈》，并报国家中医药管理局。目前正在整理9名项目人选的临床经验，准备编印成册，作为基层中医药人员培训补充教材。

全省中医医疗机构外送培训进修人员1201人，其中国外生1人，投入培训费409.5万元。接收培训进修人员750人，其中国外生79人。

五、加快中医药科技进步，提升中医药学术水平

组织开展全国科技项目的申报工作。共组织申报课题、成果5项，有2个课题列入“十五”国家科技攻关计划“基于信息挖掘技术的名老中医临床诊疗经验研究”课题计划。推荐国家科学技术奖励项目2个。组织推荐上报2005年度国家科学技术进步奖科普项目1项、中医药留学人员科技活动项目2项。

组织开展重点课题结题评估工作。邀请省内外35位专家对2000～2002年度7个中医药重点项目的34个课题进行结题评估，30个课题通过结题评估，通过率为88.23%。

全省中医医疗机构中标科研项目64项，其中国家级2项，省级19项。获奖科研项目17项，其中国家级1项，省级3项。发表论文133篇，其中国家级245篇，省级699篇。出版专著5本。引进新技术、新成果156项，治疗人次91211人，增加业务收入776.3万元。

（林秀明）

14. 江西省

【江西省2005年中医药工作概况】

一、积极开展保持共产党员先进性教育活动，理清思路，规范管理，制定全省中医药“十一五”发展计划

积极开展参与保持共产党员先进性教育活动。通过学习党章等重要文献，对照剖析自己的思想，发放征求意见表100多份，召开座谈会20多次，全面总结江西省中医管理局在近年来的思想、工作和作风等方面的情况。

2005年3月，召开了江西省中医工作会议，会议传达贯彻了2005年全国中医药工作会议精神，总结2004年全省中医工作，交流了全省中医工作经验，部署布置了2005年全省中医工作。确立了“发展是主题、改革是动力、特色是方向、质量是主线、满意是前提、效益是根本”的基本思路。

加强了中医系统行风建设和局机关作风建设。认真落实有关文件精神，清理整顿了中医系统出租承包科室和不正当的合作。将中医医疗广告的审核职能下放，严格审核和监管。对群众来信来访及时进行了处理，全年处理群众来信近100件，基本做到件件有回音，能解决的都得到落实。学习行政许可法，根据省评议办的部署和卫生厅的统一安排，对2005年政务环境工作进行评议、评价和总结，进一步理顺了中医行政审批工作程序，对群众反映的意见和建议予以答复和办理，提出了下一步整改措施。

制定了江西省中医药“十一五”发展规划。明确了“十一五”期间全省中医药发展的指导思想是全面贯彻落实科学发展观，促进中医药事业全面发展；总体目标是全面提高中医药服务能力，提高中医药对社会经济发展的贡献率；并提出7项重点任务和7项重点建设工程。

加强了中医药宣传工作。积极组织参加全国中医药行业文艺汇演，上报的6个节目中有5个参加了华东片区汇演。同时组织星子县杏林遗址等有关单位申报了全国中医药文化宣传教育基地。

二、进一步加强内涵建设，开展医院管理年活动

组织中医系统积极开展医院管理年活动。对全省中医院2004年创建群众满意医院情况进行了摸底调研。2004年，全省96所中医院有57所达到满意医院标准，其中省级7所、市级50所。协助江西省卫生厅医政处制定了管理年活动方案，下发了《中医医院管理评价指南》，举办了全省中医院院长参加的管理年活动培训班，有120余名院长参加学习，重点学习管理活动方案和《中医医院管理评价指南》中的各项要求，要求中医院积极开展医院管理年活动。2005年全省要争取有70所中医院达到群众满意医院标准，已达满意医院标准的要进一步完善。与此同时，组织全省中医院对开展医院管理年活动进行了研讨，并将研讨文章汇编成册，以便指导交流。2005年10月，配合卫生部、国家中医药管理局医院管理年活动督导组对江西省进行督导检查，根据检查反馈的意见及时制定了整改方案和具体措施。

全省中医院社会经济效益不断增长。据统计，全省中医医疗机构门诊量为630万人次，住院病人22万人次，病床使用率达66%，业务收入达10.5亿元，人均业务收入8万元。江西省中医院门诊量45万人次，住院病人1.2万人次，业务收入1.4亿，人均业务收入16万元。

抓好23个国家级中医专科、中西医急诊科和60个省级重点专科建设。一是受国家中医药管理局委托，组织省内外专家对江西省中医院肺病专科、针灸专科、毒蛇咬伤专病、九江市中医院肾病专科和鹰潭市中医院泪道病等5个江西省国家中医药管理局“十五”重点专科（专病）项目建设计划执行情况，进行了中期评估，并形成评估报告上报国家中医药管理局。二是对63个省级重点专科进行了督促抽查，制定了评审验收标准，于2005年11月底组织专家对63个建设单位进行验收，预计有50多个建设单位达到建设标准，将成为省级重点专科（专病）。

举办了应对突发公共卫生事件能力建设培训班。根据国家中医药管理局要求，结合江西省中医工作实际，制定下发了《江西省农村中医药服务能力建设项目实施方案》、《江西省中医药应对突发公共卫生事件能力建设人员培训项目实施方案》及《关于加强中医医院急诊科建设的意见》。召开了全省农村中医药服务能力建设项目启动会，部署了各建设项目的实施工作，提出了项目建设要求。组织举办了江西省中医药应对突发公共卫生事件能力建设培训班。积极组织中医药系统参与对禽流感的防控工作。

开展了中医药治疗艾滋病工作。会同江西省科技厅对江西省中医药治疗艾滋病现状进行了调研。会同江西省财政厅制定下发了《江西省中医药治疗艾滋病试点项目实施方案》。确定了南昌市中西医结合医院为江西省中医药治疗艾滋病临床基地，先后组织有关中医药治疗艾滋病试点项目管理人员和专家，参加了国家中医药管理局举办的现场会和技术培训班。在南昌组织举办了全省中医药治疗艾滋病临床技术培训班。国家下达及省里配套的中医药治疗艾滋病治疗经费和基地建设经费均已按时下达，并发挥作用。艾滋病毒感染者的中医药治疗项目已于2005年6月启动，进展顺利，南昌、萍乡两地已有70余人接受治疗。

组织了对急诊科等437万元建设经费的设备招标采购。江西省中医管理局及时研究并报江西省卫生厅批准，确定了都昌县等16个建设单位，并在2005年6月召开了项目启动会，征询建设单位需采购的设备品种和规格，同时委托卫生厅贷款办和江西省机电设备招标公司进行公开招标，已落实招标采购计划，正在安装调试。

举办了中医科主任学习班，并组建国医堂。

组织了对“十五”期间建设的示范中医院的评审验收。对已上报的12个省级示范中医院，将组织专家进行评审验收。下发了《关于评审“十五”期间中医先进集体和个人的通知》，按文件要求，已上报先进集体30多个、先进个人100多名，经初评论证后报厅党组研究决定后进行表彰。

加强了重点中西医结合医院建设。对南昌市中西医结合医院的国家重点建设项目多次进行监督检查协调。

三、农村中医工作得到进一步加强

在乡村医生中推广50项简便易行的农村中医药适宜技术。学习山东经验，添置了2000多个适宜技术光盘，免费赠送给全省各乡、镇卫生院和中医院。2005年1月，下达了推广适宜技术的工作方案，3月举办了各中医院技术骨干150多人参加的师资培训班，4月开始由各县市中医院和卫生局负责办班推广。江西省中医管理局还组织编印了《农村常见病中医简便疗法与防治》手册5万册，免费发送给农民。科技部下达的新建县、南丰县适宜技术推广项目取得了进展，已制定实施方案，顺利启动。国家中医药管理局在抚州农村适宜技术推广试点工作已顺利开展，制定完善了工作方案，筛选出13项中医药适宜技术，启动了培训，共办培训班2期，培训200余人。

积极开展创建农村中医工作先

进县工作。2005年，婺源、宜丰、樟树3个县（市）通过国家中医药管理局验收，成为全国农村中医工作先进县市，江西省先进县市达到15个。对省级13个创建县进行了督导检查。宜春市（地级市）列为全国农村中医工作先进市建设队伍。江西省创建农村中医工作先进县做法被推选在2005年全国农村中医工作会议上作典型发言。组织起草了《乡村中医药人员自种、自采、自用中草药管理办法》。

积极鼓励在新农合中采用中医药防治疾病。吉安县被列为国家在新农合试点工作中充分发挥中医药作用的建设项目县，现已制定工作方案并正在实施中，同时还向国家中医药管理局申报，将修水县列为国家在新农合试点工作中充分发挥中医药作用建设项目县。

四、积极开展中医药科教工作

开展了乡镇卫生院中医临床技术骨干培训。根据国家中医药管理局、财政部的项目要求，结合江西省实际，制定了3年培训规划和具体实施方案，通过3～5年时间，免费为全省1573个乡镇卫生院培训1名中医临床技术骨干。委托江西中医学院联合制定了教学计划和培训大纲，聘请省内知名教授和专家讲课。2005年已培训260人，其中第一期培训班于2005年4月26日开班，110人参加了培训；第二期培训班于2005年10月开班，有150余人参加学习。

开展乡村医生中医专业中专学历教育。根据国家中医药管理局、财政部项目要求，结合江西省实际，制定了3年学历教育规划和具体实施方案，与江西省教育厅联合制定下发了乡村医生中医专业教学计划，落实了补助经费、承办学校和师资力量。组织符合条件的乡村医生报名，对2146名以中医药知识结构为主的乡村医生进行了资格审查，将1861名报名人员分3期进行学历教育，分别在江西中医药高等专科学校和江西省护理职业技术学院学习，2005年第一期有500余人学习。

遴选推荐“全国农村基层优秀中医”。确定推荐了邹和平等12名人选，国家中医药管理局于2005年9月正式批准。

抓好老中医药专家学术经验继承工作和“优秀中医临床人才”研修项目。对第一、二批全国老中医药专家学术经验继承工作和省级第一批老中医药专家学术经验继承工作进行了回顾性调查和总结，总结报告上报国家中医药管理局。对第三批全国老中医药专家学术经验工作的23对师徒进行了中期检查，落实省级财政配套经费18万元。对省级第二批师承工作的第二批师徒进行了督促检查，2005年底进行出师验收。对6名全国优秀中医临床研修人员进行了系统的年度考核，成立了研修项目专家指导组，为每一位研修人员配备了知名专家，共落实省级财政配套经费18万元。配合国家中医药管理局对江西省中医院的国家重点学科呼吸科进行了中期评估检查，对存在的问题进行了整改。

积极推进中医药科研工作。一是对18项国家中医药管理局科研项目进行认真督促检查，重点对2002年立项的2个诊疗技术项目和1个科技专项进行监督检查指导，于2005年底验收或鉴定。积极组织申报“十五”国家科技攻关计划“基于信息挖掘技术的名老中医临床诊疗经验及传承方法研究”项目，获得3个纵向课题和1个横向课题，获科研经费50万元，为5位名老中医配备了科研方面的助手，建立名老中医工作室，为他们创造良好的临床科研条件。为鼓励和支持高层次中医药科研项目的申报和实施，为近年立项的13个省部级以上的中医药科研课题配套资助。为提高基层中医药人员的科研素质，举办了全省基层中医药人员科研方法学习班，有60多人参加了学习。二是认真组织2005年度厅级中医药科研课题招标，有28个单位的137人申报了137项科研课题，经组织专家评审，批注审定了91项厅级中医药课题。组织专家评审通过了5项厅级中医药科研成果鉴定。

（张欣霞）

15. 山东省

【山东省2005年中医药工作概况】

一、中医药在农村卫生工作和社区卫生服务中发挥了重要作用

充分发挥中医药在新农合中的作用与优势，积极开展在新农合中发挥中医药作用的试点工作，拿出专项资金选择了平阴、宁阳、嘉祥3个县开展试点，取得了很好的效果。蓬莱、费县2个全国农村中医工作先进县（市）通过了国家中医药管理局的验收。遴选确定了9个县作为第三批省级农村中医工作先进县建设单位。在2005年全国中医药工作会议和全国农村中医药工作会议上，山东省分别就农村中医药人才培养、适宜技术推广和充分发挥中医药在新农合中的作用作了大会典型发言。中医药社区卫生服务工作日益规范，呈现出良好的发展态势。青岛、潍坊、威海等市将中医药社区服务纳入了城镇职工基本医疗保险范围；济南、泰安等市制定了《中医药社区卫生服务基本标准》。济南市历下区被确定为有中医药特色的全国社区卫生服务示范区。

二、中医医政管理稳步推进

深入开展“医疗质量管理效益年”活动，各级中医医疗机构加强医疗质量管理和提高医疗服务质量的意识明显增强。2005年，对全省中医医院的医疗质量情况进行了2次检查和公示，医疗收费价格有所下降，医疗质量明显提高。山东中医药大学附属医院狠抓医疗质量，控制医疗成本，该院全年平均每门诊病人收费比上年同期下降了5%，门急诊人次数为72.69万人次，较上年增加10.3%。突出中医药特色，发挥专科优势，加强了重点专科建设的分类指导和管理，完成了对文登整骨医院等6个国家级重点专科的中期评估和对省级重点专科（专病）的检查和督导，同时对不同专业、不同层次和不同发展水平的重点专科进行了分类指导，重点中医专科建设工作呈现出良好的发展势头。目前，山东省重点中医专科达到201个，其中国家级重点专科6个，省级58个，市级137个。依照

《医疗机构管理条例》等法律法规，加强了对中医医疗机构和人员、技术、设备的准入管理，规范了中医医疗机构设置、变更、执业登记和注销。审核确定了19所中医医院作为属地中医执业医师年度考核基地；审查中医执业医师考试报考资格5989人，组织实践技能考试5826人。德州、菏泽、聊城等市新批、变更、校验了一批中医医院分支机构与民营中医专科机构，使中医医疗机构的建设逐步向多元化投资和服务的方向发展。会同公安、工商等部门开展了以严厉打击非法行医、治理虚假医疗广告为重点的医疗市场治理整顿工作，全省取缔非法行医中医医疗机构232个，查处非法中医行医人员822人，全省医疗市场秩序明显好转。

三、中医药科研工作取得新进展

坚持继承发展，立足自主创新，加快对中医药科研工作的宏观引导，努力改善科研支撑条件，中医药科研工作取得新的成绩。加强中医药基础理论和临床研究，重点开展了心脑血管病、肝病和恶性肿瘤等疑难病的协作科技攻关。确定了6项山东省“十一五”中医药科技攻关项目及234项2005～2006年度中医药科技发展计划项目，并开展了项目开题论证工作，完善了顶层设计，保证项目完成质量。年内争取到6个科技部、5个国家自然基金和17个省级科技立项项目，科技立项的层次和数量取得突破性进展。中医药科技成果丰硕，有47项中医药科技成果分获省科技进步奖和山东中医药科技进步奖。中医药科技成果转化工作有新的进展，转让中药新药3项，转让资金达200万元。加强科技创新平台建设，重点学科、重点实验室建设不断完善，山东中医药大学经科技厅批准成立了“山东省中医经方工程技术研究中心”。

四、中医药人才培养再上新台阶

高中等中医药院校2005年招收新生6439人，培养本科以上毕业生1293人，较上年分别增加了15.4%和25.5%。在继续做好国家中医药管理局“全国优秀中医临床研修项目”的基础上，山东省启动了百名优秀中医临床人才培养计划，遴选出了10名优秀学科带头人和30名优秀学科骨干，争取省财政200万元投入，进行了重点培养。委托山东中医药大学举办了“西医学习中医研究生班”和“乡镇卫生院中医临床技术骨干培训班”。组织了山东省第三批全国老中医药专家学术经验继承工作中期评估，对305名国家级、省级指导老师和继承人开展了学术经验继承工作的回顾性调研。举办中医药继续教育项目30项，近4000人参加了学习。通过自学考试，又有1085人获得中医专科毕业证书。威海市投入30万元，实施了威海市优秀中医临床人才培养计划，济南市实施了“名医传承工程”，潍坊市、临沂市开展了市级老中医药专家学术经验继承工作。2005年，山东省已形成了院校教育、师承教育和继续教育相结合，多层次、多形式培养中医药人才的格局，中医药人才数量、质量不断提高。

五、中医药应对突发公共卫生事件能力逐步增强

认真贯彻《全国中医药系统应对突发公共卫生事件工作方案》，全面加强中医药应对突发公共卫生事件能力建设，举办了全省应对突发公共卫生事件能力培训班，对127家中医院的1200名技术人员开展了急诊急救、传染病防治、医院感染管理、高致病性禽流感防治以及相关法律法规知识与技能的培训，建立了山东省中医药应对突发公共卫生事件应急队伍，使中医药应对突发公共卫生事件能力得到加强。在人禽流感防治工作中，注重发挥中医药作用，成立了防治专家队伍，制定了防治预案，在全国率先向社会推荐了预防人感染禽流感中药处方。

六、行风建设和新闻宣传工作水平有了新提高

重视和加强各级中医医疗机构、中医药从业人员的职业道德和精神文明建设，广泛开展以“一满意、四规范”（“满意在卫生”，“规范检查、规范用药、规范收费、规范行为”）为主要内容的文明行业、文明单位创建活动。积极开展向广东省中医院、郭春园等先进单位和先进模范人物的学习活动。树立中医药工作者爱岗敬业、精益求精、乐于奉献、文明行医的良好形象，努力构建和谐医患关系。有2名中医药专家还被评为全省卫生系统廉洁行医标兵。

注重和加强中医药新闻宣传工作。举办了全省中医药宣传骨干培训班，确定了强化一个意识、坚持一个导向、建立一个机制、形成一个网络、培养一支队伍、争创一流业绩的“六个一”的宣传工作思路。充分利用《中国中医药报》、《山东卫生》、《大众日报》、山东电视台等新闻媒体以及网络等各种传播媒介和途径，广泛宣传党的中医药政策、山东中医药事业发展成就、中医药科普知识以及在保障人民群众健康方面的地位、作用和优势，为中医药发展营造良好的舆论环境。另外，还组织山东省中医药机构参加了全国中医药系统华东片区文艺汇演，取得1个一等奖、2个二等奖的优异成绩。（乞蔚国）

16. 河南省

【河南省2005年中医药工作概况】

一、全省中医机构有了较大发展

随着河南省经济社会的快速进步，全省中医机构在深化改革中得到了长足发展。截至2005年底，全省共有中医医院242所，其中有80张床位以上的医院138所，国有科研院所4个，高等院校1所，中等中医药学校5所。全省中医医院共开放病床25937张，建筑面积262万平方米，固定资产总值30.7亿元，医疗设备总值9.7亿元，万元以上大型设备7018台（件），床均固定资产11.83万元，床均医疗设备总值3.75万元。与2000年底相比，中医医院增加45所，床位增加37%，固定资产总值增加58.54%，床均增加5.1万元，医疗设备总值增加59.54%，床均增加1.67万元，万元以上设备数量增加99%。

河南中医学院第一附属医院病房楼建筑面积近4万平方米，投资1.6亿元，已于2003年底建成投入使用，成为“十五”期间中医院基础设施建设的标志性工程。洛阳正骨医院高级病房楼列入省重点建设项目，建筑面积2.9万平方米，计划2006年下半年竣工。郑州市中医院、信阳市中医院病房楼、安阳市中医院新院区等一批大型建设项目建成投入使用，周口市中医院门诊综合楼、漯河市中医院、郑州市骨科医院病房楼等一批新建工程正在建设中。

二、中医队伍不断壮大，素质不断提高

2005年底，全省中医、中西医结合执业医师总数9212人，执业助理医师2579人，分别比2000年底增加20.2%和55.3%。5年内，全省共有1917名中医药人员晋升高级职称，高级职称人员比2000年增长34%。全省中医医院中硕士以上学历人员总数283人，比2000年底增长1.78倍。

第一，院校教育快速发展，办学水平不断提高。2005年，河南中医学院设置本科专业17个，硕士点21个，拥有博士生导师15人，硕士生导师189人，在校生总规模11939人，其中硕士研究生623人。“十五”期间，培养毕业生8688人，自学考试毕业6335人，增设了洛阳中医药学校。全省中等中医药学校在校生总数超过10000人，“十五”期间共培养毕业生12842人。

第二，初步构建起中医药继续教育体系。重点实施了“四类人才”培养计划，开展了中医管理人才培养，优秀中医临床人才研修项目和第三批全国老中医药专家学术经验继承工作进展顺利，高层次中医临床专家培养取得了阶段性成果。共培养中医“四类人才”500余人，中医管理人才85人。河南省有25名老专家被确定为第三批全国老中医药专家学术经验继承工作指导老师，40名中青年临床骨干被确定为学术继承人，19名主任中医师入选全国优秀中医临床人才研修项目。

第三，各地各单位积极开展优秀临床专家的选拔和培养工作。洛阳正骨医院、安阳市中医院、周口市中医院与高校联合开展研究生培养工作，提高业务骨干理论素养和学历层次；河南中医学院一附院开展院内老中医学术经验继承；南阳市开展市级名老中医评选及学术继承工作；焦作市开展青年名中医评选活动。

三、医疗机构服务能力明显增强，管理水平进一步提高

全省中医医院在不断完善服务功能的同时，把专科建设放到突出位置，建成了一批重点专科。河南中医学院儿科等3个学科通过国家中医药管理局重点学科建设评估，由立项不资助单位升级为资助建设单位。洛阳正骨医院骨伤科等8个国家级重点专科建设单位和28个省级重点专科建设单位大部分通过中期评估。截至2005年底，全省中医医院共有各级重点专科（专病）280个，重点专科收入占医院业务收入比例达到23.5%。在专科建设带动下，中医医院整体综合实力和服务功能明显增强。2005年，全省中医医院门急诊总量1327.29万人，出院病人44.22万人，完成各项手术近10万台，抢救危重病人3万余人次，抢救成功率90%以上。中医医院业务总收入22.96亿元，比2000年增长52.3%。平均床位使用率61.7%，比2000年增长10.21%。

2005年，全省中医医院积极开展医院管理年活动，并进行了首次管理评价。通过管理年活动的开展，中医医院依法执业意识明显增强，基础管理得到加强，医疗服务行为趋于规范，中医特色优势得到较好发挥，医疗费用结构趋于合理，诊疗环境进一步改善，服务流程得到改进，财务物价制度得到进一步落实，社会群众满意度明显上升。据统计，2005年，26家市级以上中医院床位使用率平均为75.5%，全年病床周转次数19.8次，高于2004年全省平均水平；平均住院日17.21天，低于城市医院平均住院21天的控制指标；药品收入占总收入比例平均为49%，低于控制指标（55%）6个百分点，低于2004年全省平均水平3个百分点；中药收入占药品收入比例的44.54%，其中15家医院超过50%，中药饮片收入占中药收入比例的41.08%，中药使用率有所提高。

四、农村中医工作得到发展

第一，出台了一系列有利于农村中医工作的政策措施。《河南省农村初级卫生保健发展规划（2001～2010年）》明确提出了中医药服务相关指标。《乡镇卫生院中医药服务基本规范》得到较好的落实，中医科及中药房建设列入《全省中心乡镇卫生院建设标准》。新型农村合作医疗试点县中医院全部被确定为定点医院，常用中药和中医诊疗项目列入了基本用药目录和报销范围。这些政策的出台，为农村中医工作的发展提供了基本保证。

第二，开展全国农村中医工作先进县（市）创建工作。截至2005年底，全省共建成全国农村中医工作先进县6个，现有全国农村中医工作先进市建设单位2个，先进县建设单位4个。其中南阳市已通过省级验收。中牟、伊川等5个县建成全省农村中医工作重点县。中医药在社区卫生服务中发挥了积极作用，焦作市解放区被命名为全国有中医特色的社区卫生服务示范区。

第三，启动农村中医药服务能力建设项目。建设县级中医院急诊科9个、感染性疾病科12个、特色中医专科3个。培养乡镇卫生院中医临床骨干200名，农村无学历中医药人员中专学历教育招生近8000人。表彰奖励特色专科16个。

第四，推广农村中医药适宜技术。实施了“农村卫生适宜技术推广示范研究”中医分课题。全省各地先后举办适宜技术推广培训班100多期，南阳市被确定为农村中医药适宜技术推广示范区建设单位。

第五，开展了乡村中医培训。商丘、焦作、安阳等地培训合格率在80%以上。洛阳市政府拨出专款，对乡村中医培训进行补助。组织实施了“农村基层优秀中医成才规律及临床经验总结推广项目”，评选表彰河南省优秀农村中医85名，其中25名被国家中医药管理局命名为全国农村基层优秀中医。

截至2005年底，全省90%以上的乡镇卫生院设置有中医科或中医管理科，24%的村卫生室以提供中医、中西医结合服务为主，50%以上的村卫生室可以提供中医药服务。全省注册中医（中西医结合）乡村医生27799人。

五、中医药在“非典”、艾滋病等重大疾病防治中发挥了积极作用

通过对全省中医药参与“非典”防治工作进行全面总结，完成了“从中医药学对‘非典’的临床研究探讨其理论基础和证治规律”的科研总结，并获河南省科技进步二等奖。

全省中医系统以“非典”防治为契机，加大中医药防治传染病工作力度。一是加强培训。各级中医医院均开展了传染病防治知识全员培训。实施全省中医医院应对突发公共卫生事件培训项目，培训业务骨干1200人。二是加强医院感染管理。中医医院成立了感染管理专门机构，设立感染性疾病科，逐步完善了医院感染管理工作机制。三是开展相关疾病的前瞻性研究，组织专家对中医药防治人感染高致病性禽流感、流感等问题进行探讨，制定相关工作预案。四是加强中医药防治知识科普宣传。

从2004年10月开始，根据卫生部、财政部、国家中医药管理局的部署，河南省实施了中医中药治疗艾滋病试点项目，目前共为1792名病人提供免费治疗。临床资料总结表明，中医药治疗能够有效改善艾滋病病人的临床症状，提高生活质量，提高免疫功能，降低抗病毒药物的毒副反应，减少机会性感染发生，不同程度地恢复劳动能力。同时，项目的实施增加了艾滋病临床治疗手段，提高了病人对抗病毒治疗的依从性，在一定程度上降低了治疗费用，扩大了救治范围。2005年11月28日，在国务院艾防办召开的“全国艾滋病防治工作电视电话会议”上，吴仪副总理对河南中医药治疗艾滋病取得的成效给予了高度评价。

六、中医药科研水平有了较大提高

加强中医药科研实验室建设，实施分级登记管理。河南省中医药研究院中药药理实验室、中药分析实验室和洛阳正骨医院骨质量与分析实验室被批准为国家三级中医药科研实验室，河南中医学院一附院中药药理实验室、中药制剂实验室被批准为二级实验室。

据统计，“十五”期间，河南省中医系统省部级以上科研立项240余项，其中国家“十五”科技攻关项目（含分课题）16项，“863”计划1项，国家自然科学基金项目6项，省杰出人才创新基金项目8项，杰出青年科学基金7项，国家中医药管理局科技专项基金45项，科研经费总金额4000余万元。2005年获省部级科技进步奖85项，局级科技成果奖111项。

七、行风建设取得明显成效

河南省中医系统高度重视行业作风建设，切实加强思想道德教育、医院文化建设和医德医风建设，积极参与“廉医、诚信、为民”医院的创建活动。涌现出了以全国卫生系统先进集体河南省洛阳正骨医院为代表的一批先进单位和以“人民健康好卫士”郭春园为代表的一批先进人物。河南省中医院等一批中医机构获得省级文明单位称号。举办了郭春园先进事迹巡回报告会和全省中医系统文艺汇演，筹资拍摄了反映郭春园同志先进事迹的电影《苍生大医》，在社会上树立了中医系统的良好形象。（樊英戈）

17. 湖北省

【湖北省2005年中医药工作概况】

一、中医医政工作

（一）扎实做好中医药治疗艾滋病工作。

认真组织实施中医药治疗艾滋病试点项目，进一步完善实施方案。2005年4月13日，召开了湖北省中医药治疗艾滋病项目工作会议。会议总结了前一阶段中医药治疗艾滋病的工作情况，布置了2005年工作任务，要求各项目市县补齐脱落的病例，做好2005年中医药治疗艾滋病工作。2005年治疗计划调整为随州市85例、大冶市15例、浠水县30例、巴东县20例。

2005年3月21～23日，11个省的中医药治疗艾滋病项目现场会在湖北召开。国家中医药管理局医政司领导、中国中医研究院艾滋病中医药防治中心成员、11个省的中医管理部门领导和有关专家参加了会议。

随州市中医院被国家中医药管理局确定为中医药治疗艾滋病基地，湖北省加强了督导和支持力度。

（二）发挥中医药在公共卫生服务中的作用。

实施国家中医药管理局“中医药应对突发公共卫生事件能力建设项目”，2005年3月21日～2005年4月5日，分3期举办了“湖北省中医药应对突发公共卫生事件能力建设培训班”，对县级以上中医医院的490多名专业技术人员进行了急诊急救、传染病防治和医院感染管理及相关法律法规知识与技能培训，共35学时。

（三）中医重点专科（专病）建设。

开展了省级中医专科建设工作，确定了武汉市中西医结合医院心血管内科等20个专科作为省级中医重点专科（专病）建设单位，建设周期3年（2005年1月～2008年1月）。根据国家中医药管理局（国中医药发［2004］67号）文件精神，于2005年1月27～28日对湖北省10个“十五”国家重点专科（专病）进行了中期评估。评估结论：7个重点专科（专病）达标，分别为湖北省中医院的肝病专科、武汉市中西医结合医院的皮肤病专科和肾病专科、荆州市中医院的妇科、襄樊市中医院的骨伤科、鄂州市中医院的脑病科、宜昌市中医院的烧伤专病；3个重点专科（专病）基本达标，分别为黄石市中医院的推拿科、十堰市中医院的精神病、洪湖市中医院的类风湿关节炎专病。此次中期评估总结了10个重点专科（专病）建设的成效及取得的经验，对存在的问题进行了分析，明确了改进措施及下一步工作思路。

（四）继续做好社区卫生服务。

进一步落实国家十部委《关于发展城市社区卫生服务的若干意见》的有关精神，充分发挥中医药诊疗技术的特色和优势，充实社区卫生服务的内涵，提高中医药对促进人民健康的贡献。按照2005年的中医工作计划，完成了2004年黄石市西塞山区、咸宁市咸安区2个省级中医药服务示范区的验收工作。在继续做好黄石、宜昌、荆州、十堰等城市中医药社区卫生服务示范区建设的基础上，开展了2005年创建工作，武汉市洪山区、荆州市荆州区、黄石市铁山区被确定为建设单位。

（五）加强农村中医工作。

农村中医工作先进县建设取得进展，10个省级农村中医工作先进县按照建设方案逐步落实各项工作指标，县级中医院及乡镇卫生院中医科建设得到加强，农村中医药服务功能不断完善；鄂州、保康2个国家级农村中医工作先进县已通过国家中医药管理局专家组验收，并批准为全国农村中医工作先进市、县。积极参与新型农村合作医疗制度的试点工作，国家中医药管理局将湖北省公安县作为中医药参与新型农村合作医疗试点工作县，湖北省就有关中医药工作进行了深入调研，积极探索在新型农村合作医疗制度中充分发挥中医药作用的途径和方式。

（六）中医护理工作。

为了进一步提高全省中医机构及人员应对突发公共卫生事件和防治重大疾病的能力与水平，湖北省卫生厅于2005年12月在武昌举办了“湖北省中医药防治艾滋病与禽流感护理人员培训班”。来自省内各级中医医院、中西医结合医院和民族医院的106名护理部负责人参加了培训。培训内容涉及《医务人员艾滋病感染的危险与预防》、《艾滋病与禽流感的中医药防治》、《湖北省中医院管理评价实施细则和护理质量管理与持续改进》、《护理文书书写中潜在的法律问题及管理对策》和《中医辨证施护及临床应用》。湖北省卫生厅黄利鸣副厅长参加了开班仪式并作了重要讲话。

（七）认真执行国家中医药项目。

根据国家中医药管理局《农村中医药服务能力建设项目管理方案》的精神，湖北省拟定了《湖北省2004年农村中医药服务能力建设项目实施方案》，并与湖北省财政厅会签下发，内容包括湖北省2004年县级中医医院急诊急救能力建设项目实施方案、湖北省2004年县级中医医院感染性疾病科建设项目实施方案、湖北省2004年农村医疗机构中医特色专科（专病）建设实施方案、湖北省2004年乡镇卫生院中医临床技术骨干培训项目实施方案。实施了乡村医生中医专业中专学历教育项目。

（八）依法行政，加强中医医疗全行业管理。

继续认真贯彻实施《中华人民共和国中医药条例》和《湖北省发展中医条例》，依法管理各项中医工作，争取各级政府对中医事业的投入，保障和扶持中医事业的发展。开展了“以病人为中心，以提高医疗服务质量为主题”的医院管理年活动，制定了《医院管理年活动方案》、《中医医院督导检查方案》和《湖北省中医医院管理评价指南实施细则》，组织开展了对全省中医医院的评估。各中医医院按照医院管理年活动的主要目标和工作任务，认真进行自查自纠，健全管理制度，规范执业行为，提高医疗服务质量，加强行风建设。

二、中医科研

中医药科研实验室建设。根据国家中医药管理局《中医药科研实验室分级登记管理办法〈试行〉》和《湖北省中医药科研实验室分级登记管理实施办法》的有关规定，湖北省卫生厅组织专家对三峡大学申请登记的中药药理实验室，武汉市中西医结合医院申请登记的中药药剂学实验室、分子生物学实验室、肾病实验室、心脑血管病实验室进行了实地考察，专家认为上述5所实验室达到中医药科研二级实验室的标准，经研究，确定三峡大学中药药理实验室，武汉市中西医结合医院中药药剂学实验室、分子生物学实验室、肾病实验室、心脑血管病实验室为中医药科研二级实验室。

积极参加国家“十五”科技攻关项目。根据国家中医药管理局关于“‘十五’国家科技攻关计划‘名老中医学术思想经验传承研究’课题”的要求，湖北省积极按要求组织申报纵向、横向课题4项，其中入围3项，资助经费达30余万元。

积极开展艾滋病科研工作。积极开展艾滋病的中医药科研工作，湖北省财政下达专项资金70万元用于中医药治疗艾滋病的科研工作。湖北省中医院承担的“扶正抗艾胶囊”治疗艾滋病的临床应用研究进展顺利，蕲春县19例艾滋病患者已经观察6个月，南漳县21例病人已开始服药。

科研活动及科技奖励。根据国家中医药管理局《关于组织申报2005年度中医药留学人员科技活动项目工作的通知》（国中医药办发［2005］6号）和国家中医药管理局《关于征集2005年度国家科学技术奖励项目》的精神，湖北省积极推荐回国留学科研项目2项，推荐参加评选科技进步奖候选项目2项。2005年下达湖北省中医药、中西医结合科研课题34项，组织鉴定中医药科研成果9项，其中1项达到世界先进水平，8项达到国内领先水平。

三、中医教育

（一）第三批全国中医药专家学术经验继承工作和全国优秀中医临床人才研修项目工作。

2005年6月16～18日，由国家中医药管理局组织的第三批全国老中医药专家学术经验继承工作（以下简称继承工作）评估组对湖北省继承工作进行了全面的评估。

加强对21名全国优秀中医临床人才的管理，制定了《湖北省优秀中医临床人才研修项目临床医案质量评价标准》、《湖北省优秀中医临床人才研修项目跟师学习笔记质量评价标准》，并按照国家中医药管理局的要求，组织专家审查学员的读书笔记、论文及相关资料，完成了学员全年的信息审查、上传工作。

为保证第三批全国老中医药专家学术经验继承工作和全国优秀中医临床人才研修项目工作的顺利开展，2005 年 12 月 20 日积极筹备召开了“第三批全国老中医药专家学术经验继承工作和全国优秀中医临床人才研修项目年度工作总结会议”。

（二）重点学科建设。

国家中医药管理局于 2005 年 6 月正式启动第二批局级重点学科中期评估工作，专家组于 6 月 15 日对湖北省中医院中医肾病学科的建设工作进行了评估和验收。专家组对该学科取得的成绩给予了充分的肯定。

（三）中医学历教育和中医药继续教育。

根据国家中医药管理局、财政部《关于印发农村中医药服务能力建设项目管理方案的通知》和有关文件精神，湖北省正式启动了“乡镇卫生院中医临床技术骨干培训项目”、“乡村医生中医专业中专学历教育项目”、“农村基层优秀中医成才规律与临床经验总结及推广项目”，同时制定了相应的培训方案和管理方案，目前以上 3 个项目已正式启动。2005 年，湖北省实施国家级中医药继续教育项目 7 项，省级中医药继续教育项目 26 项，此项工作进展顺利。

（四）中医宣传工作。

2005 年 12 月 25 日，国家中医药管理局新闻办组织中医药文化基地建设工作专家考察组对湖北省蕲春县李时珍故里中医药文化基地建设工作进行了实地考察。（张志由）

18. 湖南省

【湖南省 2005 年中医药工作概况】

一、农村中医工作再上新台阶

2005 年，重点加强了农村中医工作。一是组织实施了农村中医药服务能力建设，按照国家中医药管理局的要求，制定了湖南省农村中医药服务能力建设项目实施方案，将项目任务落实到 23 个项目单位，完成了急诊急救能力、感染性疾病科建设项目的人员培训，项目医院的设备已基本到位。农村医疗机构中医特色专科（专病）建设项目人员培训及设备安置工作正在按计划进行；二是继续开展了农村示范中医院和乡镇卫生院中医兴院创建工作，15 个农村示范中医院创建单位进展顺利，乡镇卫生院中医兴院创建工作纳入了湖南省卫生厅与各市州卫生局签订的工作责任状中，全省 48 个乡镇卫生院中医兴院示范单位已基本达标；三是评选表彰了首批 79 名湖南省农村名中医；四是继续开展了农村中医药人员学历教育。制定了农村中医药人员学历教育中专层次的教学计划，对 2003 年度和 2004 年度的培养对象进行集中培训，同时，新招农村中医药人员学历教育培养对象 1797 人。在全国农村中医工作会议上，湖南省以《加强队伍建设，提高服务能力，全面推进农村中医事业发展》为题作了大会典型发言。

2005 年，湖南省有县级中医医院 96 所，开放床位 12455 张，年门急诊人次占同级医院总人次的 30% 以上；90% 以上的乡镇卫生院开设中医门诊和中药房；70% 以上的村卫生室能够提供中医药服务，30% 以上的乡村医生以中医药服务为主；95% 以上的综合医院开设了中医科和中医病床。较好地发挥了中医药在农村医疗卫生中的作用，为保障农民群众身体健康作出了重要贡献。

二、中医医院内涵建设获得新发展

2005 年，以开展医院管理年活动为契机，狠抓了中医医院内涵建设。一是组织制定了《湖南省实施〈中医医院管理评价指南（试行）〉考核评分方法》，召开了全省第八届中医医院管理研讨会。湖南省中医管理局还对 17 家省、市级中医医院进行了全面监督检查，各市（州）卫生局也对所辖中医医院管理年工作进行了认真监督检查；二是加强了中医医院应对突发公共卫生事件能力建设，制定了湖南省中医药应对突发公共卫生事件能力建设工作实施方案，组织举办了 3 期应对突发公共卫生事件和防控人感染高致病性禽流感知识培训班，全省各级中医医院的 600 多人参加了培训；三是加强了重点中医专科（专病）建设，组织专家对湖南中医学院第一附属医院的肝病科和眼底病、湖南中医学院第二附属医院肛肠科和皮肤疮疡科、湘潭市中医医院小儿先天性马蹄内翻足专病等 6 个国家重点中医专科和国家中医药西部大开发技术支持项目的 5 个专科建设项目进行了中期评估，对 6 个正在建设的省级重点中医专科项目进行了检查；四是加强了中医医院重点急诊科建设。全省县以上政府举办的中医医院都设立了急诊科，确定了 14 个中医医院急诊科为省重点中医急诊科建设单位，已有 8 家建设单位达标。浏阳、醴陵、汨罗、湘潭县（市）等一批中医医院加强了急诊科的配套建设，成立了区域性急诊急救中心，全省有 30 余家中医医院开通了“120”急救电话。中医医院急诊诊疗人次有所上升。

三、中医教育工作取得好成绩

一是湖南中医学院被教育部批准为湖南中医药大学；二是湖南中医药高等专科学校顺利接收株洲市中医医院为附属医院；三是较好地完成了第三批全国老中医药专家学术经验继承工作年度任务，通过了国家中医药管理局组织的中期评估，被评为优秀；四是组织实施了 6 个国家级中医药继续教育项目和 58 个省级中医药继续教育项目；五是组织完成了 2005 年度全省中医医院住院医师规范化培训对象的理论考试，共有 1800 多人参加了考试，及格率达 95% 以上；六是加强了重点中医专科人才的培养，根据国家中医药管理局的统一安排，组织对湖南省“优秀中医临床人才研修项目”的培养对象进行了培训和中期考核，遴选了 66 名重点中医专科（专病）技术骨干作为培养对象，进入了省、内外相关医院的重点专科进行临床进修学习。

四、中医药科技工作取得新成果

一是重点加强了卫生厅中医药科研基金重大项目“常见疾病中医药诊疗方案研究”，部分项目取得了阶段成果，有的课题还取得重大进展；二是组织实施了国家“十五”科技攻关项目“湖南省农村卫生与计划生育适宜技术推广示范研究”的中医类技术推广研究工作，分别在2个试点县组织推广了8项中医药适宜技术；三是组织了2000～2003年各单位承担的国家中医药管理局科研课题和湖南省卫生厅中医药科研课题执行情况检查；四是取得了20余项中医药科技新成果。

此外，按照国家中医药管理局的统一安排，组织开展了中医药治疗艾滋病项目工作。成立了中医药治疗艾滋病工作领导小组和专家组。组织省中医药专家到湖北、河南等兄弟省进行考察学习，在认真调研基础上，组织制定了《湖南省中医药治疗艾滋病项目实施方案》和《湖南省中医药治疗艾滋病补充方案》，编印了中医药治疗艾滋病的临床技术培训资料。召开了湖南省中医药治疗艾滋病项目启动会议，与承担中医药治疗艾滋病项目的6个市的卫生局签订了责任书。组织专家先后到衡阳、常德、张家界、怀化、岳阳等试点地区进行调查和现场指导，解决中医药治疗艾滋病的相关问题。目前，全省已经完成200余例病人的收治工作。　（熊士敏）

19. 广东省

【广东省2005年中医药工作概况】

一、积极响应，贯彻落实强省建设部署

广东省中医药局积极贯彻落实省委、省政府关于建设中医药强省的部署。一是组织本部门和行业认真学习，统一思想，提高认识，增强发展中医药事业的责任感和紧迫感，认真贯彻落实领导批示精神和省中医药振兴计划领导小组会议精神。印发领导小组会议纪要，组织传达学习会议精神，整体推进面上工作，号召全省中医药工作者以饱满的工作状态和高度的工作热情，迎接建设中医药强省大会召开。二是加强调查研究，分别在佛山、惠州、汕头、茂名组织分片调研座谈会，深入了解中医药基层工作；陪同省领导对农村中医药、中医药社区卫生服务等工作进行重点调研；积极参与和协助有关文件起草。三是集思广益，广纳良策。多次召开专题研讨会，邀请国家发改委、科技部、国家中医药管理局等有关领导、知名专家、学者及全国名老中医代表，围绕加强中医药建设与发展的主题，从中医机构建设、中医特色和优势的发挥、中医中药协同发展、提高中医药管理效能等问题开展研讨，提出建设性的意见和建议，同时为省委、省政府出台有关政策文件发挥重要的参谋作用。四是深入研究中医行业问题，不断完善工作思路。领导小组第一次会议后，迅速成立《省委省政府关于建设现代化中医药强省的决定》、《广东省中医药现代化实施纲要》、《广东省中医药现代化“十一五”规划》研究起草小组，由主要领导挂帅，各副局长分工负责，由有关行政管理人员、医院管理人员、中医药专家构成，研究发展中医药的中长期和“十一五”期间的政策措施。

二、采取措施，解决“看病难、看病贵”问题

做强做实农村中医药服务基础。深入贯彻全省农村中医药工作会议精神，加强农村中医药工作。坚持以民为本，城乡统筹互动，发挥特色和优势，以农村为重点，以创建农村中医工作先进县为抓手，突出专科建设和人才培养，注重体制、管理、技术创新，推动农村中医药工作大发展、大提高、上台阶。在实践中，形成并完善了“依托农村卫生三级网，抓龙头、强枢纽、促网底”的总体思路和“县抓龙头、乡抓科室、村抓两法”的具体措施。在阳春、罗定、连州、高要、花都等5个县（区）已创建成为国家农村中医工作先进县（区）的基础上，确定阳江市、云浮市为创建农村中医工作先进市示范单位，博罗、紫金、五华、德庆、新兴、郁南、揭西、翁源等8个县为省农村中医工作先进县建设单位；加强全省50所乡镇中心卫生院中医科、中药房建设；总结20项临床诊疗技术的推广应用情况，研究建立长效工作机制；启动乡镇卫生院中医临床技术骨干培训、中医乡村医生中专学历教育、农村基层优秀中医成才规律与临床经验总结及推广项目，大力培养农村中医药适用人才，提高农村中医药服务能力；按照广东省卫生厅统一部署，组织落实城市医院对口帮扶乡镇卫生院工作；结合“十百千万”干部下基层驻农村工作，积极扶持驻点乡镇卫生院中医科的改造建设；进一步加强珠江三角洲经济发达市与山区市县中医机构对口帮扶工作。

促进与规范中医药社区卫生服务工作。组织了60多位临床经验丰富的专家编写《社区中医诊疗实用教程》，促进社区中医全科医师培训工作的开展。广州市荔湾区创建有中医药特色社区卫生服务示范区工作顺利通过了国家中医药管理局组织的复核评估，成为广东省首个创建有中医药特色的全国社区卫生服务示范区。

认真履行职责，积极推进药品集中招标采购工作。根据广东省纪委制定的《〈广东省建立健全教育、制度、监督并重的惩治和预防腐败体系实施意见〉的分工方案》，广东省中医药局是负责“落实和完善药品集中招标采购制度”的7个单位之一。他们结合落实振兴中医药计划，采取多项措施，使医疗机构药品集中招标采购工作进一步规范，“两个100%”（县及县以上非营利性机构100%实行药品集中招标采购、纳入采购目录中的药品100%要实行集中招标）及“两个统一”（统一的药品招标采购信息平台、统一招标文件）的要求进一步得到全面贯彻落实，使群众逐步感受到医疗机构实行药品集中招标采购带来的实惠；

进一步发挥中医药“简、便、验、廉”的优势，使群众看病的费用进一步下降，使群众看病难、看病贵的问题得到缓解。

三、以医院管理年活动为契机，推动中医医院的全面、科学、规范发展

积极贯彻落实卫生部和国家中医药管理局的部署，与广东省卫生厅联合召开会议，部署全省医院管理年活动有关工作。组织专家研究制定《广东省中医医院管理评价指南（试行）实施细则及评价考核评分方法（草案）》，在开展现代化综合性中医院建设的基础上，探索办好中医医院的模式和方法，逐步在社会上形成一批影响广泛、中医特色突出、技术能力强、服务质量好、管理水平高的“名院”；以急症和重点专科专病建设为发展的突破口，结合《中医医院管理评价指南（试行）》的要求，加强对重点专科（专病）的建设，打造一批中医特色优势显著、技术创新能力较强的“名科”；在实施“广东省中医临床诊疗技术整理研究与推广计划”的基础上，继续遴选临床疗效确切、技术成熟简便、效益明显的中医药临床诊疗技术，向山区农村部分县级中医医院推广，以技术带动专病专科的发展，开展中医药服务，增强县级中医医院“造血”功能。不断拓宽中医药服务领域，实施国家中医药管理局中医药应对突发公共卫生事件能力建设项目，组织了900多名县级以上中医医院专业技术人员参加急诊急救、传染病防治和医院感染管理以及相关法律法规知识与技能的培训。经国家有关专家评估，江门市五邑中医院成为广东省首个国家中西医结合传染病临床基地建设单位。开展中医药防治重大疾病工作，在国家中医药管理局的统一部署下，认真实施中医药防治艾滋病项目。

四、加强创新，推动中医药科技工作发展

一是加强中医药基础研究。积极配合国家开展中医药重大基础理论研究，组织重大中医药基础科研项目攻关。二是加强疗效确切的中药和代表性古名方的药性理论、药效物质基础及作用原理、方剂配伍规律的研究。三是加强临床研究。对中医药治疗具有明显优势和特色的重大难治性疾病、常见病进行系统研究和联合攻关，充分发挥邓铁涛等一代中医大师的指导作用，开展防治规律和作用机制的系统研究，力争在病毒性传染性疾病（肝炎、艾滋病）及心脑血管疾病（中风、老年痴呆、冠心病）、肾病、恶性肿瘤及系统性红斑狼疮、不孕症等方面有所突破。四是加强中药研发能力和中医药研发基础设施和条件建设。以高等院校及研究机构为依托，充分吸纳和整合各方面力量，多学科交叉渗透，提高中药新药研究开发能力，推动全省中医药产业迅速发展。现在广东省的中医药科技水平总体达到全国的先进行列，有一批项目已处于国内外领先水平，如王建华教授主持的“脾虚证辨证论治的系列研究”与袁浩教授主持的“中西医结合治疗股骨头坏死及其相关疾病的临床研究”获得国家科技进步二等奖；李国桥教授主持的“青蒿素及其衍生物抗疟疾的临床与推广应用”获国家科技进步三等奖。

五、培引并举，造就中医药优秀人才

一方面，加强与高等医学院校的合作，充分利用以广州中医药大学为重点的高等医学院校在培养高级中医药人才方面的重要资源；继续为农村培养实用型人才，面对新的教育形势，改善中等中医药学校办学条件，新兴、湛江、江门等中医药学校顺利通过国家中医药管理局局级重点中医药学校的评估。另一方面，加大高层次人才的引进力度，吸引更多的全国中医名家、高级人才、急需专业人才和海外优秀专家学者投身广东中医药强省建设。在此基础上，倾力培育名医。全面实施国家和省“优秀中医临床人才研修项目”，抓好第三批全国老中医药专家学术继承工作，培养一批具有中医专家特质的优秀中青年高级中医临床人才，造就一支精干、高效、创新的高水平中医学科带头人。

六、依法行政，提高中医药行业科学管理水平

依法行政，保障和扶持中医药事业持续稳定发展，加强管理，规范中医药从业人员的行为，大力推进中医法制建设。依照《中华人民共和国执业医师法》、《医疗机构管理条例》等，认真组织中医执业医师的考试，严格依法进行中医医疗机构登记注册、审核发证工作。同时，坚持从严把好中医医疗广告出证关，配合有关部门加强对中医医疗广告和医疗市场秩序的整顿。打击非法行医，并积极探索加强民营医疗机构的规范化管理。

七、中医药对外交流与合作不断扩大

积极发挥地域优势，在中医药医疗、科研、教学等多个领域开展粤港澳中医药交流与合作。广东省中医院与香港医院管理局、香港中文大学、仁济医院合作的中医门诊及科研中心工作进展顺利，为粤港两地中医医疗合作健康、有序发展提供了平台，为中医纳入香港医疗保健体系发挥了重要作用。应澳门特区政府的邀请，会同省港澳办、省科技厅赴澳门开展粤澳中医药产业合作调研，寻求双方合作切入点，积极开展粤澳中医药产业合作的相关工作。（肖纹绮）

20. 广西壮族自治区

【广西壮族自治区2005年中医药工作概况】

一、概况

2005年，广西壮族自治区共有中医机构95所（其中，中医医疗机构88所，科研机构4所，教学机构3所）；中医床位数10570张；中医医院业务用房建筑面积67.9万平方米；医疗设备总值14.86亿元；完成门诊949万人次，年出院总人次22.62万。

二、中医药应对突发公共卫生事件能力建设

为加强中医院急诊急救能力建设，根据国家中医药管理局印发的《全国中医药系统应对突发公共卫生事件工作方案》制定了《我区中医药系统应对突发公共卫生事件工作方案》，配合国家中医药管理局实施中医药应对突发公共卫生事件能力建设项目。制定了《广西壮族自治区二级中医医院急诊科建设指南》，对县级中医医院（含中西医结合、民族医医院）的263名专业技术人员开展急诊急救、传染病防治和医院感染管理以及相关法律法规知识与技能的培训，建立了一支应对突发公共卫生事件的中医药专业技术队伍。

为了贯彻落实国家中医药管理局2004年中医中药治疗艾滋病试点项目管理方案，在广西壮族自治区卫生厅艾滋病防治领导小组的基础上成立了自治区卫生厅艾滋病防治项目中医中药治疗试点工作办公室和专家组，制定自治区中医药治疗艾滋病试点工作实施细则，并在南宁、柳州、百色等地、市开展了中医药治疗艾滋病的临床工作，基本达到预期目的。

三、农村中医药工作

继续落实中共中央、国务院《关于进一步加强农村卫生工作的决定》和自治区党委、自治区人民政府《关于进一步加强农村卫生工作，全面提高农民健康水平的决定》，加强对桂平市、合浦县两县市开展全国农村中医工作先进县（市）创建工作的指导。

根据自治区实际，制定并印发了《广西壮族自治区二级中医医院急诊科建设指南》和《广西壮族自治区二级中医医院感染疾病科建设指南》，要求全区县级以上的中医院按标准加强能力建设。根据国家中医药管理局、财政部下发的《中西部地区县级中医医院急诊急救能力建设项目》，自治区选择了宾阳县、荔浦县、龙州县、桂平市、钟山县和宜州市6所中医医院进行急诊急救能力建设，完善县级中医医院综合服务功能，充分发挥中医药在急诊急救方面的作用；选择了岑溪市、南丹县、北流市和防城区4所中医医院，进行感染性疾病科建设，以提高县级中医医院应对突发公共卫生事件的能力。

按照国家中医药管理局和财政部下发的《中西部地区农村医疗机构中医特色专科（专病）建设项目管理方案》的要求，选择邕宁县中医医院脑病科、合浦县中医医院骨伤科2个县级中医医院进行中医特色专科（专病）建设，从设备、人才培养、临床经验整理和规范以及医疗质量管理等方面给予财政支持。

按照国家中医药管理局和财政部下发的《乡村医生中医专业学历教育项目管理方案》的要求，与自治区教育厅联合制定自治区的实施方案，从2005年起，利用3年时间举办乡村医生中医专业学历教育班，培训乡村医生461名。承担培训任务的4所中等卫生职业学校即南宁地区卫生学校、桂林市卫生学校、河池市卫生学校、合浦县卫生学校，完成招生工作后顺利开学。

按照国家中医药管理局和财政部下发的《乡镇卫生院中医临床技术骨干培训项目管理方案》的要求，为乡镇培训中医临床技术骨干118人，进行系统的中医药知识和临床业务技能培训，巩固农村中医药队伍，带动乡镇卫生院中医科室建设，提高农村地区中医药服务水平，与卫生厅基妇处等处室共同完成了广西1310所乡镇卫生院院长培训班，主讲乡镇卫生院中医药管理等课程。为落实中共中央、国务院《关于进一步加强农村卫生工作的决定》，继续加强对桂平市、合浦县开展全国农村中医工作先进县（市）创建工作的指导。

积极配合新农合工作，自治区制定了《在我区农村合作医疗试点工作中充分发挥中医药作用的工作方案》，在14个县的新农合试点方案中，中医药人员参加领导小组、中医药列入报销方案、适宜技术应用于诊疗之中等方案取得了良好的效果，开展了农村中医药人员的普查工作，2005年，自治区农村中医药人员情况为：乡镇卫生院有中医医师1826人，中药人员1802人；村卫生室有中医药知识结构为主的人员3112人，中西医结合人员4336人，中药人员3173人。

按照卫生部、财政部、国家中医药管理局《“万名医师支援农村卫生工程”实施方案》的要求和卫生厅的统一部署，自治区中医机构主动参与，并结合第三周期乡镇卫生院对口支援工作积极开展工作。广西中医学院一附院、柳州市中医院、桂林市中医院分别对口支援了龙州、三江、龙胜3个县级中医院，全区有各级中医院53所对口支援55所乡镇卫生院。

四、社区卫生服务

在全区积极开展中医药服务进社区工作，根据建设标准，参与对南宁市青秀区、桂林市七星区、北海市海城区的社区卫生服务示范区的建设指导工作，特别是对北海市海城区开展创建中医药特色全国社区卫生服务示范区进行检查指导。2005年9月，经卫生部、国家中医药管理局的检查验收，通过了国家级示范区的现场重点复核。

五、中医医院学科建设

在学科建设方面，自治区有6个国家中医药管理局批建的重点中医专科（专病）项目、3个卫生厅的重点学科建设单位和29个自治区级中医重点专科（专病）项目。2005年，分别组织专家对5个国家中医药管理局“十五”重点专科和29个自治区中医专科（专病）项目进行中期评估。

六、医院管理年

根据国家的部署，结合自治区实际，及时制定了“以病人为中心，以提高医疗服务质量为主题”的医院管理年活动实施方案，并组织有关专家，研究制定了《广西壮族自治区开展“以病人为中心，以提高医疗服务质量为主题”的中医、中西医结合医院管理年活动评价办法与评价标准（试行）》。活动实施以来，组织了一次监督检查，广西中医学院第一附属医院接受了卫生部、国家中医药管理局的专项监督检查。

七、学术经验继承与优秀中医临床人才研修

积极开展学术交流工作，自治区卫生厅与广西中医学院联合举办了首届泛中医论坛，举办了学术活动共36次。继续抓好第三批全国老中医药专家学术经验继承工作，组织专家对继承工作进行中期检查，做好第三批师承中南片区中期检查的迎检工作。经检查，第三批师承工作有8名指导老师和15名学术继承人，基本按照教学计划完成跟师工作，第三批师承中南片区中期评估为优秀。做好全国优秀中医临床人才研修项目工作，组织学员和有关人员参加国家中医药管理局举办的全国优秀中医临床人才高级讲习班，为了加强项目的过程管理，参加了优秀中医临床人才研修项目管理系统班，组织相关人员对研修项目的有关数据进行录入和汇总。

八、医政工作

2005年8月，首次由广西壮族自治区人民政府主持召开了全区中医工作会议，会议总结了近年自治区中医工作的情况，对今后一个时期的中医工作进行了部署，刘新文副主席出席了会议并作了重要讲话。

成立了《广西壮族自治区发展中医条例》筹备组，草拟了《广西壮族自治区发展中医条例（草案）》并印发给各级卫生行政部门、有关厅局和医疗机构征求意见。

制定了一系列中医药管理标准、规范与意见，如《广西壮族自治区二级中医医院急诊科建设指南》等。

中医医师资格考试工作。2005年5月，进行中医、中西医结合实践技能考试的考官培训。6月初，组织考生培训。2005年，参加医学综合笔试的中医、中西医结合人员共1902人，考试合格人数为868人，合格率为45.63%。

积极参与保持共产党员先进性教育活动，认真阅读有关领导讲话和学习资料，撰写读书笔记和心得体会。在开展相关工作的同时，对部分市县中医工作进行调研，广泛听取部分市、县卫生局和中医医院对发展广西中医事业的意见和建议。不断地改进工作作风，转变职能，提高工作效率，为群众办实事。

九、民族医药

广西中医学院成立了壮医药学院。人事厅、卫生厅联合开展了“全区壮医理论及特色诊疗技术高级研修班”。卫生厅批准建立了“广西壮医特色诊疗中心”。广西民族医药研究所在建所20周年的同时，承办了“全国首届壮医药学术会议暨全国民族医药经验交流会”，举办了“广西民族医药协会第四次会员代表大会”。《中国壮医内科学》、《中国壮药学》的出版以及《壮医内科学的发掘整理研究》项目获广西科技进步二等奖。

（李　方）

21. 海南省

【海南省2005年中医药工作概况】

一、农村、社区中医工作稳步开展

以创建“农村中医工作先进市”为龙头，带动农村中医工作的开展，继续抓好三亚市、文昌市“全国农村中医工作先进市”的创建工作。三亚市中医院新建住院大楼主体工程完工，新建门诊大楼近期开工。琼中县中医院综合门诊住院大楼建成开张。三亚、文昌市根据工作方案稳步开展创建工作。

开展城市中医医疗机构对口支援农村中医工作，下发了《海南省卫生厅关于开展城市中医医疗机构对口支援农村中医工作的通知》，明确了对口支援工作的对象和任务。确定并组织海南省中医院对口支援琼中县中医院，落实“万名医师支援农村卫生工程”的行动。

实施国家“农村基层优秀中医成才规律与临床经验总结及推广项目”，对各市县报送的农村基层优秀中医材料进行审核和遴选，并经实地考察，推荐澄迈县加乐镇中心卫生院邝观权同志和洋浦经济开发区干冲医院王槐裕同志为全国农村基层优秀中医候选人。两位同志经国家中医药管理局确认为“全国农村基层优秀中医”，并颁发荣誉证书。

海口市美兰区被卫生部、民政部、国家中医药管理局命名为“全国中医药特色社区卫生服务示范区”。

完成了中医药参与新型农村合作医疗试点工作调查，试点市县的中医院已全部纳入定点医疗机构服务体系，部分必需的中成药、中草药和中药饮片纳入基本医疗补偿范围。2005年10月，国家中医药管理局监督检查组对海南省新型农村合作医疗试点中医药参与情况进行调研，听取了关于海南省中医药工作及中医药参与新型农村合作医疗试点汇报，并进行了实地考察。

二、加强中医医院急诊急救能力建设

海南省中医院承担的国家中医药管理局“十五”重点专科项目中医骨伤专科通过两年多的建设，基本达到国家中医药管理局“十五”重点专科建设的目标和要求，通过了中期评估。海南省积极发挥中医药的特色优势和县级中医医院在区域公共卫生服务中的作用，制定了《海南省县级中医医院急诊急救能力建设项目实施方案》，琼海市、乐东县中医院在加强急救能力建设中提高了对急危重症的诊疗水平和应对突发公共卫生事件的能力。制定了《海南省县级中医医院感染性疾病科建设项目实施方案》，加强东方市中医院感染性疾病科建设，有效地提高了中医医院对传染病的筛查、预警和防控能力及对感染性疾病的诊疗水平。开展了中医药治疗艾滋病现状调研，为下一步中医药参与治疗艾滋病打下了基础。

三、认真开展医院管理年活动

转发了国家中医药管理局《中医医院评价指南（试行）》，组织制定并下发了《海南省中医医院管理评价标准（试行）》，供各级中医医疗机构组织中医药人员学习及贯彻执行。各级中医医院认真开展“以病人为中心，以提高医疗服务质量为主题”的医院管理年活动。如琼海市中医院提高基础医疗质量，保证医疗安全。加强基础医疗和护理质量，强化“三基、三严”训练，组织“三基”学习，定期考核，要求人人达标；采取综合措施，优化服务流程，简化服务环节，缩短病人候诊和报告时间，改善就医环境，为病人提供清洁、温馨的就诊环境和人性化服务；建立公示制度，拓宽监督渠道。对医疗项目、收费标准、药品收费目录、单病种收费等向社会公示，接受社会监督，为病人提供日清单和免费咨询服务；对群众看病难、看病贵问题采取了整改措施。对门诊病人、住院病人医疗费用下降5%，大型医疗器械收费标准下调10%，挂号费下调20%。三亚市中医院进一步完善医院各项规章制度。重新制定并完善行政、医疗、护理、后勤工作管理制度及有关医院经济核算方案的补充规定，对医院新购进医疗设备等建立了新的管理规定。严格控制门诊及住院费用的增长，控制药品费用，尤其是高价药品和抗生素的使用等，控制检查费用、住院时间等，每个住院病人医疗费用降低5个百分点；控制大处方，处方控制指标较以前下降5%。医院还推出包括妇产科、外科、骨伤科等在内的10余种单病种限价收费项目，对这些病种的治疗费、检查费、手术费、住院费以及麻醉费进行限价。临高县中医院完善了医院的各项规章制度，加强财务工作管理，严格执行医疗卫生管理法律法规，取消了2名无《执业医师证》医生的处方权，对3名无《执业护士证》的护士进行换岗处理。强化"三基、三严"训练，定期组织科主任、护士长研究提高医疗质量和确保医疗安全问题的专题会议，并制定了医院医疗差错管理规定。

海南省中医院认真开展医院管理年活动，认真听取督导组的反馈意见，针对监督检查存在的问题深入挖掘、全面剖析，提出了具体的整改措施。一是大力改善就医环境，彻底改变"土、小、穷"面貌；二是严格管理，明确责任，落实岗位责任制；三是加强业务学习，强化"三基、三严"训练；四是加强学科建设，发挥中医药特色优势；五是狠抓病案质量管理，切实提高医疗服务水平；六是严格奖惩制度，规范医疗行为，确保医疗安全；七是完善护理管理体系，促进护理质量持续改进；八是防患于未然，强化药事质量管理；九是杜绝不合理收费，依法理财，提高经济管理水平；十是优化服务，端正行风，加强医德医风教育。

四、抓好中医药继续教育和科研工作

继续实施国家"中医药继续教育'十五'计划"，加强优秀中医临床人才培养。国家中医药管理局派出的专家组对海南省第三批全国老中医药专家学术经验继承工作进行了中期检查，跟师时间均达到规定要求，对海南省首次开展的师承工作表示满意。继续实施全国优秀中医临床人才研修项目，制定《海南省优秀中医临床人才研修项目实施方案》，进一步明确所在单位与研修人员的职责，完成研修人员2004年年度考核，保证了研修项目顺利进行。组织实施中医药应对突发公共卫生事件能力建设人员培训项目，举办了"中医药应对突发公共卫生事件能力建设人员培训班"，全省17家中医医疗机构共108名医务人员参加了培训，使全省中医医院运用中医药技术防治传染病和急诊急救能力进一步提高。加强农村中医药人才培养工作，开展乡村医生的中医药学历教育，制定《乡村医生中医专业中专学历教育项目实施方案》、《乡镇卫生院中医临床技术骨干培训项目实施方案》，举办海南省第二届西医学习中医班、乡镇卫生院中医临床技术骨干培训班和乡村医生中医专业中专学历班。继续组织实施《海南省市县中医医院专科（专病）技术骨干培训项目》，市县中医医院分别派出技术骨干到全国中医专科（专病）、重点专科学习，收到了很好的效果。全年完成各类培训人数达418人，还完成了对全省农村中医药人员情况的摸底调查工作。

组织申报国家中医药管理局中医药科学技术研究专项2005～2006年度课题。协助国家中医药管理局开展2004～2005年度课题"海南黎族药用民族植物学研究"的调研工作。

五、依法加强对医疗市场的监管

贯彻实施《中华人民共和国执业医师法》，完成中医类2005年度执业医师的注册工作。开展了2005年中医、中西医结合医师临床实践技能考试工作，举办省考官培训班和考生培训班，完成463名中医类执业医师、执业助理医师的临床技能考试工作。

打击非法行医，整顿医疗市场。规范医疗服务市场秩序，严厉打击盗用中医名义的非法行医活动。受理、处理医疗纠纷、群众举报3起，并参与有关处室开展打击非法行医活动15次。根据《卫生部、国家中医药管理局关于中医推拿、按摩等活动管理中有关问题的通知》精神，针对一些非医疗机构以"中医推拿"、"中医按摩"、"中医保健"、"中医足底按摩"、"刮痧"、"拔罐"等名义开展经营活动并宣传治疗作用，误导消费者，损害了中医声誉的现象，加强对中医推拿、按摩、刮痧、拔罐等活动的管理，组织全省18个市县卫生局和洋浦社会发展局依据《中华人民共和国执业医师法》、《中华人民共和国医疗机构管理条例》、《中华人民共和国中医药条例》等有关法规，开展了中医推拿按摩等活动集中清理整顿工作。据统计，全省18个市县卫生局和洋浦社会发展局共出动48辆车次，出动133人次，检查了224家单位，取缔了59家违法违规单位，限期纠正整改60家，清理、拆除违规医疗广告牌32件，查封、没收违规器械3件，罚款200元。经过治理整顿，进一步规范了医疗秩序，保障了人民健康安全。为加强中医推拿按摩等活动的管理，将此项工作纳入日常卫生监督执法工作。

六、其他工作

根据《国家中医药管理局关于开展全国中医药行业（片区）文艺汇演活动的通知》安排，组织了男声独唱《举杯吧朋友》（海南省中医院选送）、三人舞《椿米谣》（海南省中医院选送）、萨克斯独奏《鸽子》（海口市中医药学校选送）3个节目参加广东片区的演出活动，展示了海南省中医药行业人的风采。

此外，还组织了《海南省中医

药“十一五”规划》的编制工作。

（刑伯茹）

22. 重庆市

【重庆市2005年中医药工作概况】

一、以“医院管理年活动”为重要契机，以“中医三项建设”为核心工作，推动重庆市中医事业和中医机构的全面发展

农村中医工作先进县工作。2005年，重庆市忠县、江津市创建全国农村中医工作先进县工作和垫江县、璧山县创建重庆市农村中医工作先进县工作通过了专家组的评审验收，农村中医工作走上良性发展的道路。

示范中医院建设工作。涪陵区、渝北区和彭水县中医院在创建示范中医院的过程中均通过了“重庆市示范中医院”评审验收，医院服务功能和服务质量得以提高，两个效益明显增强，在周边地区起到了辐射和示范带头作用。

中医药特色专科建设工作。启动国家中医药管理局农村医疗机构中医特色专科建设项目，永川市中医院承担了针灸推拿特色专科建设任务，并将于2006年10月完成。璧山县中医院肿瘤科在工作中充分发挥中医药特色优势，采用中西医结合的方法，积极开展新技术、新项目，该科2005年创建成为重庆市中医特色专科。同时，綦江县中医院中医消化科等15个中医科室也在2005年提出创建重庆市中医特色专科的申请。垫江县人民医院中医科于2005年被评为“综合性医院示范中医科”，这也是重庆市首个通过该项目评审的单位。

“以病人为中心，以提高医疗服务质量为主题”的医院管理年活动。重庆市中医药管理局转发了国家中医药管理局制定的《中医医院管理评价指南（试行）》，要求全市中医机构认真贯彻执行。从提高医疗质量、保障医疗安全，改进服务流程、改善就诊环境，提高服务意识、增进医患沟通，加强财务管理、严格医药费用管理，加强职业道德，行业作风建设等方面，对各级中医机构提出了新的要求。2005年8月，重庆市中西医结合医院作为重庆市3家受检医院之一，接受了国家医院管理年督导专家组的检查。按照国家中医药管理局的要求和重庆市的统一部署，重庆市中医药管理局还组织专家对全市各中医机构医院管理年活动开展情况进行了抽查，高标准，严要求，帮助各中医机构找准问题和差距，指导其改进工作，为2006年全国医院管理年检查工作打好基础。

规范化建设工作。2005年，丰都县、忠县和大足县中医院的急诊科通过评审验收成为“标准急诊科”，丰都县、忠县、彭水县和大足县中医院的药房被评为“放心药房”。继续开展中医医疗机构校验工作，对由该局下发医疗机构执业许可证的民营医疗机构进行年度校验，向校验合格的单位换发新的医疗机构执业许可证。

中医医疗机构基础设施建设工作。依据重庆市人民政府《关于进一步发展中医事业的决定》精神，重庆市中医院迁建工程被列为市政府“‘十五’后期抓紧抓好的100项重大前期项目”和2004年、2005年重庆市八大“民心工程”之一，2005年6月经市发改委正式批准立项。2005年，市政府第20次市长办公会做出决定：新建的重庆市中医院占地面积将达到149.39亩，病床600张，总建筑面积9万余平方米，一期工程总投资达2.6亿元，预计2006年底建成，2007年投入使用，将建设400张病床和包括门诊部、医技、科研、教学在内的业务用房约5万平方米。按照市政府的决议，新中医院的修建已于2005年9月破土动工。

重庆市中西医结合医院完成了住院部大楼改造工程。北碚区中医院城南新院区正式对外开放，江北区中医院对门诊大楼进行了改造和装修，重庆市中医骨科医院、涪陵区、丰都县、梁平县、忠县中医院新院和綦江县中医院开发区分院建设完工并投入使用，这些举措大大提升了重庆市中医院的整体形象，为增强中医机构的医疗服务能力、提高医疗服务质量提供了强有力的支撑。

二、严把人员准入关，重视人才培养，总结评选优秀，构建中医药事业坚实的人才保障基础

（一）严把中医药从业人员准入关。

2005年，全市共有3753名中医类考生报名参加考试，重庆市卫生局从考生的学历、试用期合格证明等方面严格审核其报名资格，有近40名报考人员因持假学历报考等原因被取消报考资格，对276名符合注册条件的中医机构从业人员进行了医师执业注册。对申请变更执业范围的人员，要求其必须在二级以上医疗机构中进修或培训3～6个月，并经考核合格。2005年，共有169名中医医疗机构从业人员办理了执业医师变更注册。

（二）加强中医药人员培训工作。

继续开展名老中医药专家师带徒工作，完成了全国第三批和重庆市首批师带徒工作中期评估。

注重基层中医药人员的培训。开展乡村医生临床技术骨干培训，共有111名临床技术骨干参加培训。面向在职乡村医生进行中医专业中专学历教育，对符合条件的154名学员采取分段式和集中授课相结合的方式，计划自2005年8月中旬开始，将于2008年完成，目前此项工作正稳步进行。

加强中医药人员应对突发公共卫生事件能力建设培训工作。按照国家中医药管理局的要求，重庆市卫生局制定下发了《重庆市中医药应对突发公共卫生事件能力建设人员培训项目实施方案》，成立了由方明金副局长任组长的培训工作领导小组，下设办公室。根据该实施方案的安排，于2005年5月和6月分别开办了两期中医药应对突发公共卫生事件能力建设培训班。严格按照国家对该培训项目的内容要求设置课程，接受培训人员共360人。

抓好中医继续教育工作。在重庆市中医药学会、重庆市骨科医院、重庆市中医研究院等单位的支持和配合下，完成国家中医药管理局2005年下达的继续教育项目4个，参加继续教育人数近400人，为广大中医药人员提供了在职学习和提高的机会。

（三）积极开展优秀中医人才评选和成才经验推广工作。

2005年，开展了“重庆市名中医”评选活动。由重庆市卫生局、人事局及中医行业的专家共同组成的重庆市名中医评选工作领导小组（下设办公室）和评选委员会，负责名中医的评选和日常管理工作。制定下发了《重庆市名中医评选管理办法（试行）》，要求各区县卫生局在评选出区县级名中医的基础上，推荐申报市级名中医。此次评选共收到101份推荐申报材料。通过两轮评选委员会专家的集中、民主评议，评选出36名“重庆市名中医”候选人，最终评选出了27名新一代“重庆市名中医”，为全市中医界人士树立了学习的榜样。

开展农村基层优秀中医成才规律与临床经验总结及推广工作，对由国家中医药管理局批准的7名农村基层优秀中医，将其成才和临床经验心得编印成册，下发至各中医医疗机构和乡镇医疗单位。

三、大力加强中医药临床与科研工作，为中医事业发展提供学术和政策支持

2005年，共有83项中医药科研申报项目，经专家评审，确定立项课题47个。

开展中医药参与初级卫生法规制定研究。通过该课题的研究，将提出中医药参与初级卫生保健政策法规制定问题的建议报告、中医药参与初级卫生保健的现状和对策建议报告、中医药参与初级卫生保健有关政策和法规的具体建议。2005年11月，已完成《中医药参与初级卫生保健立法和政策制定课题研究报告（初稿）》，得到国家中医药管理局的肯定。

四、发挥中医药特色优势，积极参与各项卫生工作，为中医药开拓新的服务领域

（一）参与初级卫生保健，为构建和谐社会作贡献。

《重庆市农村初级卫生保健实施纲要（2001～2010）》提出：充分利用重庆市丰富的中医药资源优势，大力发展农村中医药事业，不断提高农村中医药服务水平。同时规定提供中医药服务的乡镇卫生院的比例要达到70%。经对江北区等8个达标区县的检查，能提供中医药服务的乡镇卫生院已达97.5%，各乡镇卫生院使用中医处方的比例在30%左右。

（二）中医药积极参与新型农村合作医疗工作。

全市7个新型农村合作医疗试点区县的中医医疗机构均为新农合定点医疗机构。在2004年下发的《重庆市卫生局关于印发重庆市乡村医疗卫生机构基本用药目录的通知》中，规定乡镇卫生院基本用药为453种，其中中成药153种，占33.8%，村卫生室基本用药225种，其中中成药100种，占44.4%。重庆市还专门制定了《重庆市乡村医疗卫生机构中药基本用药目录（暂行）》，规定新农合医疗基金可支付绝大部分临床常用的中药饮片。

（三）继续开展中医药进社区工作。

重庆市北碚区将中医药服务与社区卫生“六位一体”服务功能有机结合起来，积极探索中医药进社区的途径和方式。其创建全国有中医药特色社区卫生服务示范区工作于2005年7月通过了市级验收，9月通过了国家中医药管理局专家组的复核评审，达到了创建标准。

（四）大力推广农村中医药适宜技术，提高农村中医药服务水平。

江津市被国家中医药管理局确定为“全国农村中医药适宜技术推广地区”，于2005年8月启动该项工作。忠县在开展农村适宜技术推广工作中，选择了包括针灸防治哮喘、小儿泄泻推拿手法临床规范等10种中医药类的适宜技术，提高了乡镇村中医药防病治病的能力。

（五）积极参与应对突发公共卫生事件工作。

重庆市卫生局转发了国家中医药管理局制定的《全国中医药系统应对突发公共卫生事件工作方案》。要求各区县卫生局和中医医疗机构加强组织领导，建立健全中医药应急保障机制；加强中医医疗救治机构和有关科室的建设；加强中医院急救救治队伍建设和中医药急救救治科研工作；提高中医医疗机构的应急反应能力。

启动中西部地区县级中医医院急诊急救能力建设工作，由北碚区中医院和垫江县中医院承担此项建设任务。

启动中西部地区县级中医院感染性疾病科建设工作，由忠县、丰都县和荣昌县中医院承担建设任务。

积极参与预防流感大流行和人禽流感工作。成立了“重庆市中医药防治流感大流行技术专家组”和“重庆市中医药防治人感染高致病性禽流感、流感专家组”，由重庆市中医院、重庆医科大学和第三军医大学等单位的中医药专家组成，负责流感防治工作中医药业务技术指导和人员培训，指导各中医医疗机构做好中医诊疗、抢救和有关工作。

五、认真制定“十一五”发展规划，提出重庆市中医事业“十一五”期间的发展目标和工作任务

（唐丽灵）

23. 四川省

【四川省2005年中医药工作概况】

一、认真贯彻全省卫生改革与发展现场会议精神

四川省卫生改革与发展现场会议召开以后，全省中医药行业认真贯彻落实省委、省政府《关于加快建立和完善城乡卫生体系的决定》，以继承和发展为重点，全面实施“名院、名科、名医”战略，充分发挥中医药在防病治病和新型农村合作医疗中的“简、便、验、廉”作用，并根据四川省中医药工作实际，确立并启动了“精品中医医院”、“农村中医药服务三级服务网络体系建设”、“三名战略”等多个工作项目，有效地推动了中医药事业快速发展。

二、积极推动农村和社区中医药服务体系建设

加强了在新型农村合作医疗中充分发挥中医药优势的指导工作。在21个省级新型农村合作试点县中启动农村中医工作先进县建设项目，充分发挥中医药“简、便、廉、验”的作用。在都江堰市召开了全省新型农村合作医疗制度试点县充分发挥中医药作用现场会，制定下发了《关于在新型农村合作医疗试点工作中充分发挥中医药作用的意见》，并新确定了“四川省农村中医工作先进县建设单位”15个，其中12个为新型农村合作医疗制度试点县。

切实抓好国家中医药管理局和四川省农村中医工作先进县建设项目。经国家中医药管理局审定，达县、安县、大竹县已被确定为“全国农村中医工作先进县建设单位”。经组织专家对茂县、朝天区创建“四川省农村中医工作先进县”建设工作进行了评审验收，两县被确定为四川省农村中医工作先进县。

四川省中医药管理局与四川省卫生厅、财政厅等部门共同制定了《四川省“万名医师支援农村卫生工程”执行方案》等配套文件，组织成都中医药大学附属医院等10所三级中医医疗机构开展下乡支农工作，共派出26名医务人员支援县级医疗单位。仪陇县中医院、壤塘县藏医院等5所老少边穷和民族地区的县级中藏医医院成为受援单位。

在城市卫生服务体系建设中，健全中医三级服务网络，引导和指导有条件的二级及以下中医医疗机构向社区卫生服务转化。确定了四川省在21个市、州中，每市、州建设1个具有中医药特色服务的社区卫生服务中心作为示范区。拟定了社区中医药特色服务示范机构建设方案，并会同四川省卫生厅召开了全省标准化示范机构动员会。南充顺庆区已建设成为“全国有中医药特色社区的卫生服务示范区”。

抓好社区卫生服务中医药资源的配置。拟订了四川省社区卫生服务中心（站）中医药服务工作细则，明确了中医药在社区卫生服务六位一体功能的作用。要求社区卫生中心设置中医科，中医药专业人员的比例不少于20%，社区卫生服务站至少配备一名中医专业技术人员，开展中医药服务。加强基础设施建设和中医药技术运用。设置中药房，中药饮片不少于250种，中成药品种不少于80种，并能按照国家有关标准开展规范的针灸、推拿、火罐、敷贴、刮痧、熏洗等中医药服务，充分发挥中医药在医疗、预防、保健、康复、健康教育和计划生育中的优势和作用。

三、实施“三名战略”，推进中医医疗机构特色建设

抓好精品中医医院建设项目。在继续推进“十五”计划中医发展三级中心建设的基础上，遴选了23所医院规模、中医药人员结构、学科建设和技术水平基础较好、平台较高的中医医疗机构，开展四川省精品中医医院建设。召开了“精品中医医院建设计划审定会议”，各建设单位的建设计划经专家修改后正式审核下发。拟通过3～5年的建设，在四川省建成一批中医特色突出、技术精湛、环境优美、功能完善、管理科学、服务一流的中医名院。

抓好重点中医专科（专病）建设。加大了对各级重点中医专科建设的检查和督促。要求各地、各单位加强对已建成和在建的各级中医重点专科建设单位进行检查和督促，各建设单位要按照《四川省重点中医专科（专病）建设工作管理办法》和《四川省重点专科（专病）建设及验收标准》切实加强重点中医专科建设，发挥中医优势与特色。按照《四川省重点中医专科（专病）建设工作管理办法》，对2005年的省重点专科（专病）申报单位进行了审定，新增四川省中医药研究院中医医院中医老年病科等7个省重点中医专科（专病）建设单位。

加强中医医疗机构中医药优势与特色建设。在全省启动或组织实施了“中医特色病区”、“中医专家查房制度”、“名中医工作室或诊疗室”、“中医单病种诊疗护理常规”和“标准化中药房建设”等项目，全面加强了中医医疗机构中医优势与特色建设，提高中医治疗率和中药使用率。

深入开展医疗机构管理年活动。结合卫生部和国家中医药管理局关于《“以病人为中心，以提高医疗服务质量为主题”的医院管理年活动方案》精神，提出了全省中医系统贯彻落实措施和工作步骤。结合国家中医药管理局下发的《中医医院管理评价指南（试行）》，组织相关人员制定了《四川省中医医疗机构管理年活动检查细则》和相关配套文件。组织了70多名专家分成8个组对全省34所二级甲等和三级中医医疗机构进行了管理年活动的检查。

四、强化了中医药应对公共卫生突发事件的能力

2005年7月中旬，资阳、内江、自贡等地发现人感染猪链球菌病疫情。按照四川省委、省政府及指挥部的统一部署，为加强人感染猪链球菌病的中医药防治工作，四川中医药管理局及时成立了由中医、中西医结合专家组成的人感染猪链球菌病中医药防治工作专家组，下发了《四川省中医药管理局关于成立人感染猪链球菌病中医药防治工作专家组的通知》。两次派出中医药专家深入疫区调研，掌握了第一手资料，制定了《〈四川省人－猪链球菌病治疗方案（试行）〉中的中医辨证治疗初步方案》和《人感染猪链球菌病中医药防治方案（试行）》，要求各市州中医局、卫生局、各级各类医疗机构在整个医疗救治人感染猪链球菌病患者过程中，根据病人病情，结合中医药特点参与治疗。

其中《人感染猪链球菌病中医药防治方案（试行）》报四川省人感染猪链球菌病卫生应急指挥中心后，由四川省人感染猪链球菌病卫生应急指挥中心及时印发给全省各市、州卫生局、中医局，供各地开展中医药防治人感染猪链球菌病参考使用。

成立了防控禽流感工作机构和专家组，制定了《四川省中医药管理局防控人感染高致病性禽流感工作方案》，向全省中医系统下发了《四川省中医药管理局关于切实加强人感染高致病性禽流感防治工作的通知》，要求各级中医行政管理部门和各级中医机构切实按照防控人禽流感的措施和要求，积极做好防控工作。

组织实施了中医药应对公共卫生突发事件能力的人员培训。在四川大学华西卫生管理干部培训中心开展了四川省中医医院人员培训工作，全省中医医疗机构736名医务人员参加了培训，中医医疗机构应对公共突发卫生事件能力有了提高。组织实施了中医药应对公共突发卫生事件能力建设和中医、中西医结合传染病临床基地建设。经过专家组的审定，成都中医药大学附属医院通过了全国中医、中西医结合传染病临床基地建设的审定，成为全国14家建设基地之一。

五、构建科研平台，进一步推进了中医药科技工作发展

加强中医药基础和临床研究。着重加强了中医药基础理论研究。重点对中医脏腑经络理论、辨证论治、方剂配伍等基本规律进行深入研究和中医古籍文献整理，推进中医药理论创新和技术创新。继续开展了川产道地和主流中药材品质标准研究，打造川产道地中药材品牌。重点开展了艾滋病、肝炎以及糖尿病、肿瘤、心血管病等重大疾病研究，总结规范中医治疗方案，提升疗效。同时，加强了对中医临床优势单病种诊疗规范研究，促进中医医疗实践能力与水平的进步和发展，不断提高中医临床诊疗水平，带动专科专病发展。

制定了四川省联合攻关项目“中医药为奥运争光”工作方案，组织四川省骨科医院、四川省中药研究所、成都中医药大学、四川省中医药研究院等单位联合开展中药“奥运星”运动饮料研究，组织协调四川省骨科医院承担的科技部“十五”攻关奥运课题的顺利实施。

发挥四川省中医药科教集团平台的作用，提升中医药科技创新能力。按照科技部《2004～2005年国家科技基础条件平台建设纲要》精神和国家中医药管理局开展的重点研究室建设工作，全面推进四川省中医药资源共享与整合工作。制定了《四川省中医药科教集团2005年度工作要点》，并按计划开展了相关工作。组织专家对已建成的《四川省中医医院院内制剂库》和《四川省中医民间单、验方库》进行深入研究，已建立可供开发的疗效确切、有市场前景的中药新药筛选评价体系。督促、指导已认证实验室按照建设目标，进一步加强内涵建设，建立规范化工作程序和操作规程，对到期的11个认证实验室组织专家进行了检查和换证工作。

六、拓展中医药人才培育的新途径

重点抓好继续教育工作。开办了“四川省中医药临床学术带头人培训班”，培训学员50名；在四川大学华西医学中心成教学院开办了“全省三级中医院精品医院院长培训班”；在成都中医药大学成教学院和临床医学院举办了“中医骨科骨干培训班”和“中医急症骨干培训班”，分别培训学员35名、29名；实施了“名中医绝招绝技培训”项目，开办张世明主任医师、钟以泽主任医师学术经验研修班。举办了“四川省首批中医药学术和科学技术带头人培训班”，培训人员40名。开展了名中医师承县、乡中医带徒授业的试点工作。在全省组织实施了中医在岗临床人员温习中医四部经典著作终身学习制度，在全省进行首次在岗临床人员温习中医四部经典著作统考工作。完成了全国优秀中医临床骨干人员的年度培训计划和22名全国农村基层优秀中医成才规律及临床经验总结与推广工作。

做好师承教育工作。按计划实施了国家级第三批和省级第二批名老中医学术经验的继承工作，严格按照师承工作的培训要求，加强管理和督促。组织开展了国家级第三批、省级第二批名老中医药专家继承工作的中期抽查考评工作。完成了国家中医药管理局对国家级第一、二批师承工作回顾性总结调研工作。完成了国家中医药管理局第三批师承工作的中期工作自查总结上报工作。

认真实施乡村医生中医人才培养项目。继续开展了“乡村医生中医学专业学历教育项目”工作，到2005年底，实际在校注册学员11373名。召开了全省乡村医生中医学中等学历教育工作会议，组织专家对南充、遂宁等地进行了教学质量和教学水平的评估。组织2005年乡村医生中医学专业中等学历教育《方剂学》和《妇科学》全省统考的命题、制卷、考试、考评卷等工作，严把教学质量关。

启动了“乡镇卫生院中医临床骨干培训”项目。在全省21个“新农合试点县”和“老区四县”组织推选了700名临床骨干参加培训，制定了统一的培训方案，培训时间为半年，理论临床各3个月，并组织专家制定了《乡镇医生中医学临床骨干培训教学指导大纲》。

七、加强了部省联系，做好四县革命老区中医药工作

认真落实国务院、卫生部和四川省委、省政府领导关于在四川省开展“全国中医药工作试点省”工作的指示精神，加大与卫生部和国家中医药管理局的工作联系，组织规划好“精品中医医院”、“中医院重点专科（专病）建设”、“三名战略”和“名中医传承工程”等项目，在经费、人力、物力上加以落实，做到有计划、有安排、有结果。

按照张中伟省长的指示精神，2005年5月，四川省中医药管理局组织调研组对仪陇、乐至、广安、通江4个县区医疗卫生状况和中医药资源基本情况进行摸底调查，启动了“革命老区加强中医药建设项目”，并制定了一揽子计划，加强对仪陇、乐至、广安、通江的中医药工作的指导，加大了扶持力度，并将4个县区列入农村中医工作先进县建设项目，对乡镇卫生院和村卫生站的规范建设进行策划和论证，加大了工作的指导力度；“乡镇卫生院业务骨干培训项目”向4个县区投放100个培训名额，同时组织农村适宜技术培训班，侧重于普及型中医技能的培训；在县区级中医医院建立“名医诊疗室”，指导中医重点专科专病的建设等工作，让老区人民看得起病，看得好病，让人民群众得到中医药服务的实惠。

开展“革命老区行”帮扶活动。四川省中医药管理局组织四川省中医医院、四川省中医研究院附属医院、泸州医学院附属中医院和四川省骨科医院分别与4个县区结对帮扶。

八、加强了中医药对外合作与交流工作

积极组织开展了对境外及港、澳地区的交流活动，谋求合作机会，争取对外交流与合作项目，促进四川中医药对外发展。与新加坡义安医学中心和仁慈医院达成了中医药意向性交流合作。协助四川省侨办组成的中医药咨询团赴印度尼西亚为当地华人、华侨义诊。参加了“第二届中医药现代化国际科技大会”的筹备组织工作。进一步加大了与香港东华三院友好交流合作，扩大了影响，增进了友谊。

九、加强了法制建设和行业作风建设工作

进一步加强了对《中华人民共和国执业医师法》、《中华人民共和国医疗机构管理条例》、《中华人民共和国中医药条例》和《四川省中医药管理办法》等法律法规的学习和宣传，提高认识，切实履行法律法规赋予的责任和义务，依法行政，依法治业。

认真贯彻落实《国务院办公厅关于开展商业欺诈专项行动的通知》和“全国打击非法行医专项行动动员部署会议”精神，会同四川省卫生厅等9部门联合制定了《四川省打击非法行医专项行动实施方案》，并由省政府办公厅转发各地执行。同时对全省中医系统认真贯彻落实《四川省打击非法行医专项行动实施方案》提出了具体要求，认真开展了清理和整顿中医医疗市场工作。加强了对局注册医疗机构的监督管理，清理了各注册医疗机构的技术、人员准入和医疗服务项目准入，加强对服务质量、医疗行为的管理。按照省打击非法行医专项行动领导小组的安排，先后到8个市、州进行打击非法行医专项督察。

为认真践行“三个代表”重要思想，有效缓解人民群众“看病难”、“寻名医难”的问题，四川省中医药管理局会同省人才办、省人事厅、省卫生厅共同编撰了《四川省中医名医录》，并在全省中医工作会议上举行了首发赠书仪式。《四川省中医名医录》分为上下两编，共收录了649名省级和市州级中医名医，其中，上编收录了健在的四川省名中医和全国继承老中医药专家学术经验指导老师及省、厅、局评选的中医临床学术和技术带头人242人；下编收录了各市州遴选的名中医407人。该书简要介绍了名医名家的专业特长、擅治病种、应诊机构和就医电话。

2005年12月13日，由四川省中医药管理局承办的全国中医药行业西南片区文艺汇演在成都举行。

（罗　建）

24. 贵州省

【贵州省2005年中医药工作概况】

一、积极开展了保持共产党员先进性教育活动

贵州省中医药行业全体共产党员积极参加了保持共产党员先进性教育活动，在活动中严格按照要求参加集中学习和自学，认真学习规定篇目，撰写读书笔记和学习心得，圆满完成了教育活动，在思想上、理论上、党性锻炼上均有所收获，提高了党员素质，增强了服务人民群众的意识，促进了全省中医药工作的开展。

二、加强了中医药法制建设

2005年，贵州省颁布了《贵州省发展中医药条例》，使贵州省中医药事业有了强有力的法制保障。

加强中医医疗机构和中医人员准入的监管，在中医医疗机构管理、医师资格认定、医疗广告审批等工作中严格执行相关的法律法规。配合有关部门开展了严厉打击虚假、违法广告和违法行医专项行动，维护了法律的尊严，有效保护了人民群众的合法权益。

三、编制了《贵州省“十一五”中医药事业发展专项规划》

在对“十五”规划完成情况进行大量调研的基础上，根据国家中医药管理局“十一五”中医药发展规划思路、贵州省“十一五”经济和社会发展规划思路及贵州省“十一五”卫生事业发展规划思路，贵州省编制了《贵州省“十一五”中医药事业发展专项规划》，明确了“十一五”期间贵州省中医药事业的发展思路和奋斗目标，规划了“十一五”贵州省中医药事业发展的重点工作。

四、组织开展了医院管理年活动

根据卫生部、国家中医药管理局的统一部署，组织全省中医系统开展了“以病人为中心、以提高医疗服务质量为主题”的医院管理年活动。为推动医院管理年活动深入扎实地开展，围绕质量、安全、服务、费用等医院管理的核心内容，贵州省制定了《贵州省医院管理年活动实施方案》，明确了医院管理年活动的重点内容、实施步骤和工作措施，组织制定《中医医院管理评价指南（试行）》实施细则和检查评估方案，并进行了督导检查。各级中医院都认真按照医院管理年活动实施方案和《中医医院管理评价指南（试行）》积极开展活动，加强了医院制度建设和各种医疗法律法规的贯彻执行，加强了医疗质量管理，规范了各种医疗服务行为和医疗收费。中医医院的管理正朝着更加规范化、制度化、科学化的方向发展。

五、加强中医药应对突发公共卫生事件能力建设

重点支持了4个县级中医院急诊科和2个县级中医院感染科建设，配备了必需的医疗设备。举办了“全省中医药应对突发公共卫生事件能力培训班”，提高中医药应对突发公共卫生事件应急救治能力。充分发挥中医药优势，积极开展禽流感等重大疾病防治工作，下发了中医药防治禽流感工作方案，组织全省中医药机构积极参与禽流感的防控工作。成立了中医药防治禽流感领导小组和省级专家组，制定了中医药防治禽流感治疗、预防方案和中药协定处方。省级中医院均按要求组织了禽流感防控知识和预防院内感染知识的培训，重点学习掌握《禽流感职业暴露人员的防护指导原则》，进一步加强发热门诊和预防院内感染工作，有的医院还成立了“医院感染紧急事故救治小组”，为处理院内感染的紧急情况做好人员、技术保证。

六、组织开展了全省中医药行业文艺汇演

根据国家中医药管理局的要求，制定下发了举行全省中医药行业文艺汇演的通知，各地卫生行政部门和中医机构积极响应，认真组织排练了28个节目，经过精心筛选，从中选择了15个节目举办了“传承中医瑰宝，促进全民健康”为主题的演出晚会。

七、加强了农村中医工作

重点实施了农村中医工作先进县建设，完成了遵义县农村中医工作先进县建设的终期评审验收，遵义县获得了国家中医药管理局“农村中医药工作先进县”授牌。另有独山、仁怀等6个全国农村中医工作先进县建设县正努力开展建设工作。

加强了农村中医药服务能力建设。制定了全省9个县级中医医院的4个急诊科、3个感染科、2个中医特色专科建设项目的实施方案。已基本完成设备的招标采购工作，大部分设备已安装完毕并投入使用，人员进修培训即将结束。各项目单位加强了软件建设和管理，项目建设工作稳步推进。

积极开展城市中医医疗机构对口支援县及县以下医疗机构，2005年，在原对口支援方案的基础上，贵州省增加了城市支援农村中医院的数量，为了使帮扶取得实效，援、受双方共同拟订支援帮扶计划，签定了帮扶协议书。目前，3所省级中医医院贵阳中医学院一、二附院和贵州省中西医结合医院，共对口支援5所县级中医医院和一所乡镇卫生院，各单位均按计划开展帮扶工作。

八、加强了中医药人才培养

组织全省中医药应对突发公共卫生能力培训项目。统一拟定培训内容，统一制定培训方案，以相关法律法规和流感、肺结核、“非典”、人禽流感等法定传染病为主要内容，分期分批的对528名中医医院中医药人员进行应对突发公共卫生事件能力的培训。

完成了乡村医生中医中专学历教育项目的实施方案、制定了经费使用办法和招生办法，在全省范围开展招生工作，已招学生300多名，2005年12月19日正式开学。

举办了全省乡镇卫生院中医药骨干培训班。完成了132名乡镇卫生院中医药业务骨干200学时的中医理论培训，重点培训了中医四大经典和内、外、妇、骨伤、肛肠等中医临床学科理论知识，并全部完成了为期3个月的临床进修。

举办了全省中医治疗呼吸系统疾病新进展培训班，除介绍本学科国内外取得的新进展外，重点推广了贵阳中医学院二附院“肺病科”在国家级重点专科建设中研究取得的新方法、新药物、新成果。来自全省各级中医院的40多名医生参加了培训学习。

九、组织完成了2005年全省中医执业医师实践技能考试和综合笔试的考试工作

十、加强重点专科建设项目的管理

完成了贵阳中医学院一、二附院“甲状腺病”、“肺病科”2个国家中医药管理局重点专科（专病）建设项目和黔南州中医院民族医药重点专科建设项目的中期评审。对国家中医药管理局西部大开发技术支持项目的11个国家级贫困县中医专科建设情况进行了督导检查。

十一、加强了中医药科研工作

完成了2005年贵州省中医药、民族药科研项目的招标立项工作，通过形式审查、专家评审，共立项40个项目；对贵州省承担的国家中医药管理局项目进行了有效的督促和检查验收，有效地促进了贵州省中医药科研工作。（周　茜）

25. 云南省

【云南省2005年中医药工作概况】

一、进一步加强农村中医药工作，提高云南省农村中医药服务水平，加快中医药应对突发公共卫生事件的能力建设

一是为认真贯彻落实卫生工作“以农村为重点”的方针，加快农村中医药工作步伐，积极推广应用中医药适宜技术，加快农村中医药实用型人才的培养，云南省卫生厅组织有关专家编写出版了15万字的《乡村医生中医药适宜技术手册》，举办了两期共208人参加的全省农村中医药适宜技术师资培训班，为全省各县培训1～2名技术人员，以加快加大农村中医药适宜技术的推广应用工作。

二是按照国家中医药管理局要求，组织启动实施了4所县级中医院的急诊急救能力建设，3所中医院的感染性疾病科建设，3所中医院的中医特色专科（专病）建设等10项国债项目。

三是启动实施以云南省中医院为基地的应对突发公共卫生事件能力建设，中西医结合传染病临床基地建设国债项目；组织举办了以中医药为特色应对突发公共卫生事件能力建设培训班4期，对全省106所中医院的648人进行了系统的中医院应对突发公共卫生事件防治能力培训。

四是为进一步加强乡村医疗卫生机构中医药服务能力建设，拓宽乡村医疗卫生服务领域，推动乡镇卫生院的建设和发展，云南省卫生厅下发了《云南省农村中医工作先进乡镇评选办法》及其建设标准，开展了申报工作。

五是在继续做好国家级、省级农村中医工作先进县的建设、完善、巩固的基础上，2005年，云南省宣威市、弥渡县、腾冲县3个市（县）被国家中医药管理局确定为全国农村中医工作先进县（市）建设单位。

二、认真贯彻落实中医名院、名科、名医品牌战略，突出中医药服务的特色和优势

为发挥中医优势，树立中医品牌和良好形象，促进和提高医疗机构综合服务能力，为社会提供优质的中医服务，云南省卫生厅下发了《云南省中医名院、名科、名医评选办法（试行）》及《云南省名中医、荣誉名中医评选实施细则》，启动了名中医、荣誉名中医的申报、评选工作。

中医专科专病建设工作方面：

一是2005年7月在昆明召开“全省中医专科专病建设工作会议”，云南省卫生厅杜克琳副厅长作了《提高认识　加强领导　突出优势　加快发展》的专题报告。来自全省17个州、市的卫生局分管领导、中医（医政）科长，省、州、市、县级中医医院院长及省市新闻媒体记者共170余人参加了会议。

二是组织33名州、市卫生局分管领导和中医院院长赴广东考察学习中医专科专病建设工作经验。

三是2005年新确定了32个省级中医重点专科专病建设项目，结合第一批33个已达标的省级重点中医专科专病项目，云南在全省范围内逐步形成了一批具有一定水平、疗效显著、特色优势明显的重点中医专科专病，为打造云南省中医品牌战略奠定了坚实的基础。

三、积极开展中医药治疗艾滋病试点项目工作，发挥中医药参与防治重大疾病的作用

为认真贯彻落实中央确定的“四免一关怀”和云南省确定的“一办法六工程”政策，按照国家中医药管理局要求，积极做好中医药治疗艾滋病试点项目工作，以云南省中医中药研究所为业务技术牵头单位，选择云南省关爱中心为省级治疗基地；选择昆明市、德宏州、红河州、大理州、文山州5个州市中医医院为定点门诊治疗基地。在6个基地的吸毒、暗娼等人群中选择1000例HIV感染者和病人开展中医药关怀救治。6月下旬，项目工作正式启动。目前，5个州市项目基地都开展了治疗工作，治疗人数为400多人。

四、积极探索医疗体制改革试点经验，稳步推进中医医疗体制改革工作

一是协助云南省中医院在昆明滇池片区新建云南省中医医院滇池医院，探索“一院两址、一院两制”的医院管理新模式。二是继续关注曲靖市中医院进行的股份制改造，帮助和指导曲靖国立中医院及时总结改革试点经验和存在问题，不断加以完善和发展。

五、进一步挖掘、整理、完善民族医药古籍文献，继承和发展云南省民族医药

一是继承和发展民族医药工作。2005年，申报的国家中医药管理局民族医药古籍文献整理项目中，2项傣医药项目中标，项目研究周期为1～2年，完成后将填补云南省傣医药高等教育无教材的空白。

二是继续做好民族医药院内制剂等级达标工作的同时，2005年又解决了一批民族医药院内制剂，为云南民族医药尤其是傣医、藏医、彝医的发展奠定了一定基础。

三是为推进傣医药事业发展，实现2006年全国傣医执业医师考试试点开考，积极与国家中医药管理局和考试中心、版纳州卫生局、州傣医院做了大量协调、准备工作，目前，工作正在运作当中。

四是为了促进傣医药的国际交流与合作，积极参与组织在景洪举办的“2005年国际傣医药学术大会”。会议收到来自全国各地论文98篇，有190余名国内外从事民族医药工作、研究、产业开发的专家学者参加了会议。

六、加强中医药人才培养和科研工作，增强云南省中医药事业发展后劲

在中医药科研工作方面：2005年重点在中医药治疗艾滋病试点项目方面开展工作；其次是启动中医药科研基金课题项目，已有49个课题中标立项。

在中医药人才队伍建设方面：一是全面做好中医药继续教育工作，省级中医药继续教育项目共立项29项，参加培训人员2043人。二是按国家中医药管理局的要求，做好国家级第三批老中医药专家学术经验继承工作的阶段考核和中期评估。三是做好优秀中医临床人才研修项目日常管理工作。四是加强乡村中医药人才培养工作，实施了“乡村医生中医专业中专学历教育国债项目”，全省有236人参加；实施“乡镇卫生院中医临床技术骨干培训国债项目”，全省有109人参加；实施“农村基层优秀中医成才规律与临床经验总结推广项目”，全省有9人入选，成为全国农村基层优秀中医临床人才。目前，培训项目已全部启动，在1～3年内完成，项目总投资87.3万元。

七、认真做好“十一五”规划

2005年是“十五”规划的最后一年，为认真做好“十一五”规划的调查摸底工作，2005年5月，对全省中医机构的现状进行了全面的调查，摸清了家底，积极拟定了全省卫生“十一五”规划中的中医药部分的规划。（张旭芳）

26. 西藏自治区

【西藏自治区2005年藏医药工作概况】

一、农牧区藏医药工作

根据国家中医药管理局和财政部的项目安排，经向自治区教育厅申请，同意举办农牧区藏医专业中专学历班。经过筛选、推荐，已完成了招生工作，90名农牧区在岗无学历藏医医生，于2006年1月3日起在西藏藏医学院接受为期3年的藏医药函授学历教育。

为进一步实施“农牧区藏医药适宜技术推广项目”，投入14万元订制的100套藏医传统医疗器械，包括金针、火罐、烧灼、放血器具等，已分配给全区县级藏医院及乡镇卫生院。

为进一步提高藏医药技术人员的基础理论水平和操作技能，2005年，西藏藏医药管理局组织部分藏医药专家编写了《藏医药三基辅导教材》和《农牧区藏医医生手册》。其中《藏医药三基教材》已正式出版发行，《农牧区藏医医生手册》正在编写当中。

根据国家中医药管理局和财政部的项目安排，“乡镇卫生院藏医临床技术骨干培训项目”与“自治区藏医药适宜技术推广骨干培训项目”一并实施，全区共100名乡镇卫生院藏医技术人员进行培训。此次培训项目国家和卫生厅共同投入资金30万元。

二、各级藏医院的工作

加强各级藏医院的内涵建设，狠抓创建等级医院工作。一是狠抓了自治区藏医院创建“三级甲等藏医医院”的工作。自治区藏医院于1998年正式拉开了创建“三级甲等藏医院”的帷幕。2004年10月，正式向西藏自治区卫生厅提出了等级评审申请。西藏自治区藏医药管理局于2005年4～5月组织“西藏自治区藏医医疗机构评审委员会”部分专家对自治区藏医院创建“三级甲等藏医医院”工作先后进行了两次检查督导。2005年5月30～31日，自治区卫生厅组织的评审组，对照《西藏自治区三级藏医医院分等标准》对自治区藏医院进行实地检查和评审。2005年8月20日举行“三甲”挂牌仪式，自治区藏医院成为全国首家“三级甲等藏医院”。二是推行山南地区藏医院的“创甲”经验，切实加强了昌都、那曲地区藏医院创建“二级甲等医院”工作。2005年10月31日批准昌都、那曲地区藏医院为“二级甲等藏医院”。三是通过昌都、那曲地区藏医院的等级评审，日喀则地区和林芝地区藏医院也及时动员职工，进一步统一认识，加大软、硬件建设投人，加强学习医院管理标准，确定各项目标，制定创建等级医院实施方案，拉开了创建等级医院的帷幕。

根据国家中医药管理局的部署，组织专家对自治区藏医院国家中医药管理局“十五”重点专科建设项目进行中期评估。

根据国家中医药管理局项目安排，2005年在拉萨举办“藏医药应对突发公共卫生事件能力建设人才培训班”，全区各级藏医医院的53名藏医药技术骨干参加了培训。此次培训以藏西医结合方式主要讲授了藏医医院急诊急救、传染病防治、医院感染管理以及相关卫生法律、法规等知识，取得了较好的效果。

根据国家中医药管理局和财政部的项目安排，经与自治区财政厅协商，对昌都、那曲地区藏医院分别下拨33万元，进行藏医药急诊急救能力建设，对山南地区藏医院下拨30万元进行藏医特色专科建设，对阿里地区藏医院下拨20万元进行感染性疾病科建设，各项目正在实施当中。

各级藏医院认真实践“三个代表”重要思想，结合创建“医德医风示范医院”活动，继续开展职业道德、职业责任、职业作风教育和精神文明建设，不断增强职工的政治思想觉悟和职业道德意识。结合“以病人为中心，以提高医疗服务质量为主题”的医院管理年活动和“万名医师支援农村卫生工程”，坚持本着“为人民服务、请人民监督、让人民满意”的服务宗旨和原则，为病人提供价格低廉、服务优质、文明便捷的藏医医疗服务。

各级藏医医院以创建等级医院为目标，全面提高医疗服务质量和医院管理水平，紧紧围绕医院中心工作，积极完成了年初制定的工作任务与目标。据1～11月统计，全区7所地区级以上藏医医院的总床位数达到550张，门、急诊量达到41.8万人次（不包括门诊挂号以外的专家接诊、出诊、三下乡接诊、接诊外宾等），收治住院病人6179人次，出院病人5912人次，治愈率达到54.5%，好转率达到41.3%，年总收入8460.5万元，免费接诊、免费送药价值达75.9万元，制剂产量达到107.5吨。

自治区藏医院进一步加大投入，积极创造条件，组建了西藏自治区藏药不良反应监测站并进行挂牌；药品临床试验基地建设正在进行当中。藏药浴中心及附属工程建设资金700万元已得到落实，正在组织项目实施。

三、认真编制“十一五”规划，明确今后一段时间的工作目标和任务

根据自治区卫生厅的统一部署，完成了卫生事业“十一五”规划藏医药部分的编写工作。

按照自治区政府的统一部署，完成了“十一五”藏医药综合建设项目以及“十一五”西藏藏医药重点科学研究计划项目；综合建设项目包括地区级以上藏医医院的扩建和20个重点县藏医医院的建设，总建筑面积为近11万平方米，投资估算为19855万元；重点科学研究项目有16个研究领域，投资估算8250万元。

根据自治区政府领导的指示精神和自治区发改委的部署，完成了《西藏藏医药特色产业“十一五”发展规划》编制工作，送审稿已上报自治区发改委。

林芝、山南、昌都和拉萨等地市制定了藏医药“十一五”发展规划，林芝地区还初步制定了全地区药材保护规划等。

四、藏医药科研和产业

根据2004年12月自治区政府藏医药特色产业发展专题会议精神和2005年1月杨传堂书记视察自治区藏药厂时指出的“处理好四个关系”的重要指示精神，把藏医药产业发展作为重要工作来抓。自治区藏医药管理局和自治区藏医院在原有的基础上根据实际情况，修改制定了《西藏自治区藏医药研究院机构、编制方案》，并经卫生厅党组同意，已上报自治区编委审批，藏医药研究院机构问题正在研究办理当中。研究院设施、设备购置经费496万元已得到落实。

在自治区党委、政府的高度重视和各有关部门的大力支持下，自治区藏医院天文历算研究所经费短缺、办公设施条件差的问题得到了解决。

按照国家中医药管理局民族医药文献整理工作的具体要求和部署，2005年完成了《诀窍金升》等5部文献的整理、出版工作，并向国家中医药管理局申报了《秘诀红色经函》等4部文献的整理计划，同时将自治区实施文献整理项目以来的总结及“十一五”文献整理计划上报国家中医药管理局。

自治区藏医院研究开发的2种新药已获得国家新药临床试验批件，医院贷款400万元在北京等地四大医院进行临床试验。

各藏药生产企业取得了一定的成效。2004年，各藏药生产企业根据国家有关部门的统一部署对企业进行GMP改造后，产品质量和产量产值等有了一定的提高。据2005年1～11月统计，全区13家藏药生产企业完成工业总产值58366.56万元，销售收入40697.17万元，上缴税费6804.12万元。 （德　吉）

27. 陕西省

【陕西省2005年中医药工作概况】

2005年，陕西中医事业取得了新的发展。截至2005年底，全省有中医、中西医结合、民族医医疗机构154所；中医、中西医结合门诊部42所；中医药研究院（所）5所，中医药院校2所；中医、中西医结合医院、民族医床位数10858张。中医、中西医结合医院全年财政补助7339.8万元、上级补助374.8万元；万元以上医疗设备3294台（件）；房屋总建筑面积907888（其中业务用房面积593229）。总资产1288523万元，业务收入819398万元；全年诊疗491.14万人次，床位使用率55.54%。

一、调整、加强了陕西省中医管理局组织机构

2005年7月，陕西省机构编制委员会《关于省卫生厅机关机构编制调整的批复》（陕编发［2005］10号）批准成立了陕西省中医管理局，下设2个处（医疗科研处、综合处），编制11人，明确了工作职责范围。为建立健全陕西省中医管理体系奠定了坚实基础，标志着陕西省中医药事业发展进入了新时期。

二、扎实开展中医医院管理年活动

2005年5月，陕西省中医管理局和陕西省卫生厅联合召开了陕西省“以病人为中心，以提高医疗服务质量为主题”的医院管理年活动启动电视电话会议。组织制定了《医院管理年活动的实施方案》，并根据国家中医药管理局下发的《中医医院管理评价指南》组织制定了《陕西省中医医院管理评价指南实施细则及评价考核评分方法（试行）》，为陕西省开展中医医院管理年工作提供了量化考核指标。2005年9月又召开了“医院管理年工作会议”。2005年11月下旬，组织50多名专家对全省省市级中医医院和部分县级中医医院医院管理年活动的开展情况进行了检查和现场督导。对全省4个中医工作先进县和11个中医农村工作达标县和35个急诊科建设单位进行了检查。

陕西省中医管理局与陕西省卫生厅、科技厅、公安厅、检察厅、陕西省人口和计生委、陕西省军区后勤部成立了专项行动领导小组及办公室，并制定了下发了《陕西省打击非法行医专项行动实施方案》，同时在全省中医医院开展了“打击非法行医”自查自纠活动，以洛川县中医院外聘医生造成患者死亡投诉案为切入点，检查中医药部门234人次，净化了中医医疗市场。

2005年，审批中医医疗广告33个，并向国家中医药管理局报送了2004年中医医疗广告审批情况。

三、积极组织开展农村中医药服务能力建设

2005年，国家中医药管理局和财政部共同启动了《农村中医药服务能力建设项目管理方案》，陕西省争取到480万元的补助经费，主要用在设备配置和人员培训。将农村中医药服务能力建设作为全年中医工作的重点，主要开展实施了县级中医医院急诊急救能力建设、县级中医医院感染性疾病科建设、农村医疗机构中医特色专科（专病）建设、县级重点专科建设、中医药应对突发公共卫生事件能力建设、“先进县”和“达标县”建设、中医药参与新农合等建设项目。根据项目建设单位的实际需求，通过政府采购中心统一招标，设备已落实到位，并为急诊科和感染科培训人员800余名。

根据项目的要求，争取中央财政补助133万元，确定并建设泾阳、旬阳、山阳、绥德中医医院等4个国家中西部地区县级中医医院急诊科；争取中央财政补助163万元用于岐山、洛南、礼泉、靖边、蒲城、石泉、蓝田县及汉中市汉台区中医医院等8个“西部地区县级中医医院感染性疾病科建设项目”单位的建设；建设17个省级急诊科，并与建设单位签订了项目合同书；为在建的8个中医特色专科（专病）争取中央财政补助经费240万元，并向国家中医药管理局申报了扶风县中医院骨伤科、大荔县中医院针灸科、西乡县中医医院骨伤科等3个特色专科（专病）；投入170万元建设17个国贫县中医医院的重点专科；推荐陕西中医学院附院为陕西省中医（中西医结合）传染病临床基地；在第一批12个农村中医工作达标县建设工作的基础上，开展了第二批项目申报工作；在西安、宝鸡、安康、汉中等地开展了中医药参与新农村合作医疗试点工作，并陪同国家中医药管理局检查组对宝鸡、安康、汉中等地中医药参与新农村合作医疗试点工作进行了检查。

四、中医药防治艾滋病工作

国家中医药管理局开展了中医药防治艾滋病项目，作为国家中医药管理局确定的项目试点省份之一，陕西省争取中医药防治艾滋病补助经费25万元，先后4次参加了国家中医药管理局组织的培训会议，派专人学习了管理统计软件，制定了《陕西省中医药治疗艾滋病项目实施方案》，成立了陕西省中医药治疗艾滋病领导小组和专家组，并选派指导专家前往发病区，指导基层医疗机构正确使用中药治疗患者。经过对14例感染者的中西药不间断治疗，感染者反映良好，临床表现和生活质量均有不同程度的改善，中医药治疗艾滋病工作受到了患者的欢迎，起到了良好的效果。

五、中医教育工作

全国第三批和全省第二批老中医药专家学术经验继承工作已于2005年9月结束。为给继承人和省内中医药医疗、科研人员创造良好的学术氛围和交流平台，积极与《陕西中医》、《现代中医药》和《陕西中医学院学报》杂志社联系，在3个杂志上开辟了名老中医药专家经验继承与整理专栏。

优秀中医临床人才研修方面。下拨了学习补助经费共计15万元，组织学员参加国家中医药管理局培训5次。2005年5月，组织培训了项目承担单位管理人员软件学习班，组织学员参加了第8期学习班。

继续教育基地建设方面。根据年初继续教育项目申报情况和陕西省继续教育基地管理办法，投入30万元建设经费，加强了6个省级继续教育基地的建设。

乡村医生中医专业中专学历教育方面。争取补助项目经费52万元。根据国家中医药管理局和教育部联合下发的《乡村医生中等中医专业教学指导方案》，与陕西省教育厅协商，制定并下发了《陕西省乡村医生中医专业中专学历教育项目实施方案》。积极探索符合乡村医生实际情况的教育方式，由陕西省中医学校和宝鸡中医药学校共同承担此次教学工作，并将教学地点设在华县和蒲城等便利乡村医生就学的地点。

乡镇卫生院中医临床技术骨干培训方面。争取中央财政补助42万元，用于开展乡镇卫生院中医临床技术骨干培训。制定了项目实施方案，并确定由陕西中医学院承担此次培训任务，培训全省94名中医临床技术人员，提高了学员的理论和临床实践水平。

按照国家中医药管理局关于中医药应对突发公共卫生事件能力建设项目要求，在全省10个地市开展了中医药应对突发公共卫生事件能力建设项目人员培训工作。下拨25万元资金，利用半年时间举办11期培训班，全省所有县级以上中医医院的400余名人员参加了培训。

六、中医科研工作

老中医药专家经验整理工作和中医科研课题招标。陕西省有1项国家中医药管理局临床专科诊疗技术通过了国家中医药管理局的验收、评估和鉴定。陕西省承担科技部和国家中医药管理局开展的“十五”攻关项目“老中医药专家经验整理工作”科研课题2项。向国家中医药管理局上报农村基层优秀中医药人才成才规律及学术专长项目总结，组织8人申报。组织出版了第6期《陕西名老中医药专家经验荟萃》。

在对2002年的招标课题进行中期检查的基础上，对部分科研课题进行了验收。与省科技厅协调，上报省级中医药科研项目，并开展了陕西省中医管理局2005年度中医药科研招标工作，共受理中医药科研课题申请155项，有103项科研课题中标，为了加强中医药科研课题的管理，还同科研课题所在单位签订了课题任务书。

完成国家级重点专科、学科建设中期评估工作。按照国家中医药管理局关于重点专科（专病）建设项目中期评估检查指标的要求，陕西省中医管理局在各建设单位自查的基础上组织专家对在建单位进行预评估。2005年4月，国家中医药管理局组织专家对陕西省的4个重点专科（专病）建设单位进行了中期评估检查，为陕西省的建设单位顺利完成项目建设任务打下了良好的基础。2个国家中医药管理局重点学科中期验收评估通过，1个西部地区重点学科按照建设标准要求进行了自查并顺利通过。

七、承办全国中医药行业（西北区）文艺汇演

根据《国家中医药管理局关于开展全国中医药行业（片区）文艺汇演活动的通知》（国中医药发［2005］11号）的安排部署，陕西省中医管理局承办了全国中医药行业（西北区）文艺汇演活动。及时成立了中医药行业文艺汇演西北片区领导小组。2005年12月11日，在西安举办了以“继承发展　再创辉煌”为主题的全国中医药行业（西北区）

文艺汇演。

八、加强财务管理工作

认真汇总上报了2004年省级部门财务决算报表及卫生部财务报表，及时下达直属单位2005年财务预算，上报直属单位政府采购预算，拨付直属单位离退休经费。

（刘远霸）

28. 甘肃省

【甘肃省2005年中医药工作概况】

一、中医事业发展势头良好

2005年，全省各地通过学习贯彻省政府《关于加快中医事业改革与发展的决定》和全省中医工作会议精神，增强了发展中医事业的责任感和使命感，通过制定和实施具体的政策及措施，加大了对中医事业的领导与扶持力度。2005年，在中央和省级财政的支持下，有8家中医医院被列为农村卫生体系重点项目进行立项建设。省级中医专项经费由200万增加到300万。庆阳、陇南、武威、定西等市政府或卫生行政部门相继出台了关于加快中医事业改革与发展的决定或贯彻省政府决定的意见。陇南等地的市卫生局恢复了中医科，配备了专职管理人员。金昌等地的市政府设立了中医事业专项补助经费。甘南州财政部门从2004年起每年安排专项资金用于藏药研究开发。临夏州加大财政倾斜力度，将州中医医院的财政补助经费比例由57%提高到75%。许多中医医院以自筹资金为主进行了改扩建，全省2005年投资2700余万元，新增业务用房2.8万平方米。

二、中医药服务质量不断提高

在认真调查研究和充分准备的基础上，召开了全省中医医政工作会议，对提高中医药服务质量进行了全面的安排部署。各级中医医院积极开展医院管理年活动，通过认真实施《中医医院管理评价指南（试行）》和《甘肃省中医医院管理评价指南实施细则及考核方法（试行）》，有效提升了医院管理和服务水平。全省验收命名了23个第二批省级重点中医药专科，确定了15个第三批省级重点中医药专科建设单位，中医药专科专病优势得到体现。陇南市武都区等8家中医医院实施了国家农村中医药服务能力建设项目，提高了中医医院的急诊急救、防治感染性疾病能力和中医药特色专科疗效。通过省、市中医医院和外省中医医院对口帮扶甘肃省县级中医医院活动，全省中医药整体服务水平得到提高。

三、基层中医药工作得到加强

2005年，全省各地通过认真贯彻执行国家有关加强农村及社区中医药工作的要求，采取有效措施，加强中医药服务体系建设，充分发挥了中医药在新型农村合作医疗和社区卫生服务中的作用。全省约有76%的乡（镇）卫生院和50%的村卫生室建立了中医科或能够提供中医药服务，有一半以上的乡村医生不同程度地接受过中医药知识与技能的培训，农村中医药服务网进一步建立和完善。各县中医医院被纳入新型农村合作医疗和城镇职工医保的定点医疗机构，中药饮片和部分中成药被列入基本用药目录。武威市凉州区和白银市白银区被国家中医药管理局命名为全国农村中医工作先进区，敦煌市、宁县和华亭县被国家中医药管理局确定为农村中医工作先进县建设单位。武威市凉州区被卫生部、民政部、国家中医药管理局命名为“首批全国有中医药特色社区卫生服务示范区”。中医药“简、便、廉、验”的优势在农村和社区得到发挥。

四、中医药科研教育工作成效显著

2005年，甘肃省卫生厅立项中医药科研课题28项，评选出2005年度甘肃省皇甫谧中医药科技奖17项，向中华中医药学会推荐科学技术（著作）奖3部并全部获奖。承办全国性中医药学术会议3次。全省有357人参加了乡村医生中医专业中专学历教育，培训中医医院急诊急救骨干468名，乡镇卫生院中医临床技术骨干132名。实施中医药继续教育项目31项，4472人次参加学习，完成了第三批全国和全省老中医药专家学术经验继承工作的中期检查和年度考核，总结了第一、二批国家级和省级师带徒工作经验。乡村医生刘学元等7人被国家中医药管理局确定为“全国农村基层优秀中医”。

（张红伟）

29. 青海省

【青海省2005年中藏蒙医药工作概况】

一、加强处室自身建设，开展医院管理年活动，实施“万名医师支援农村卫生工程”

为更好地履行卫生行政管理职能，根据厅党组统一安排，积极开展创建“五型”处室活动。青海省中藏医药管理局注重加强自身学习，提高工作效率，转变工作作风。坚持以农牧区为重点，开展了各项农牧区中藏医药工作，完成了厅领导部署的各项任务和工作。

按照厅党组的统一安排，在全省中藏医院开展了“以病人为中心，以提高医疗服务质量为主题”的医院管理年活动，制定了《关于认真开展医院管理年活动的通知》，并以此为契机，加强中藏医药专科专病建设、人才培养及中藏医院特色建设，积极配合医政处对医院管理年活动进行了督导检查。卫生部医院管理年督导组来青海省检查，省中医院管理工作受到中医专家组的肯定。积极组织省中医院、省藏医院实施“万名医师支援农村卫生工程”项目及对口支援工作，安排州（县）级中藏医医院支援农牧区中藏医药工作。制定了《关于开展州县级中藏医院支援农牧区中藏医药工作的通知》。通过项目的实施，州（县）级中藏医院中藏医科建设进一步加强，乡卫生院的中藏医药服务能力进一步提高。

二、参与新型农村合作医疗工作，开展中藏医药特色建设和能力

建设

为进一步发挥中藏医药的特色和优势，青海省中藏医药局与相关部门联合制定印发了《充分发挥中藏医药在新型农村合作医疗工作中的作用》的文件，将符合要求的中藏医医疗机构全部纳入定点医疗机构，将符合要求的中藏药及所有中藏医药服务项目全部纳入补偿范围，同时将中藏药及所有中藏医药服务项目补偿比例较西医及西药提高了5个百分点。修改并印发了《青海省农牧区新型合作医疗基本用药目录》，增补民族药87种，并制定了《青海省农牧区新型合作医疗中草药（藏药）基本用药目录》，增加了农牧民常用的自制制剂。

目前，青海省共有在建国家级、省级重点专科19个，其中国家中医药管理局局级重点建设专科3个、国家中医药管理局西部大开发技术支持项目重点建设专科5个、省级重点中藏医专科建设单位11个。

三、加大中藏医药人才培养力度，积极开展中藏医药科研工作

确定“农村基层优秀中医成才规律与临床经验总结及推广项目”乡村中藏医人员2名。“陆长清学术思想及临证经验研究”被列为“十五”国家科技攻关计划“基于信息挖掘技术的名老中医临床诊疗经验研究”课题。

青海省藏医药古籍文献整理工作会议的召开，系统总结了近年来全省藏医药古籍文献整理工作，确定了“十一五”期间藏医药古籍文献整理书目及时间进度。对2005年古籍文献整理工作进展情况进行了督导，确保了藏医药古籍文献整理工作按计划进行。

积极开展中藏医药科研与人才培养工作。与中国中医研究院协商，为青海省培养中藏医药人才项目签订教学协议书，确定了培养人员及专业。委托西宁卫校举办全省乡村医生中专学历教育。截止到目前，西宁市卫校已招收注册互助、湟中、民和、乐都等地乡村中医药人员561名。举办了“乡镇卫生院临床技术骨干培训班”，培训西宁、海东等地卫生院中医临床技术骨干33名。

四、组织开展了全省第二批名院、名医、名科评选活动

评选出公保才旦等30名名医和省人民医院泌尿科等10个名科。其中中医名医1名，藏医名医5名，中藏医名科3个。申报国家中医药管理局“中医名院、名科、名医相关信息为境外服务网项目”，共申报中藏医名院7个，中藏医名科3个，中藏医名医20余名。

五、加强中藏医医院急诊能力建设、感染性疾病科建设

青海省民和县中医院等7家中藏医院、互助县中医院等7家中藏医院被国家中医药管理局确定为急诊急救能力、感染科疾病建设项目单位。按国家中医药管理局要求，配备了所需设备。组织安排各建设单位的18名相关人员在省级医院相关科室进行3个月的临床进修学习。委托省中医学会对全省县级中藏医院60名相关人员举办为期5天的“急诊急救能力、感染性疾病培训班”。制定了《青海省县级中藏医院感染性疾病科建设管理方案》、《青海省县级中藏医院急诊急救能力建设管理方案》、《青海省中医药应对突发公共卫生事件能力建设管理方案》、《青海省乡镇卫生院临床技术骨干培训项目管理方案》，配合省财政厅完成了国家中医药管理局补助青海省农村中医药服务能力建设项目180万元的设备采购工作，并配发到各建设单位。委托青海省医学会检验学会对配置设备的使用、调试、维修等知识进行了培训。

六、大力开展农牧区中藏医药工作

为提高乡村中藏医药人员的服务能力，结合全省农牧区常见病、多发病及乡村中藏医药人员现状，组织编写并印发了《青海省农牧区中医药适宜技术》和《青海省农牧区藏医药适宜技术》，分别向农牧区推广中、藏医药适宜技术15项和20项。各地县中藏医医院分别举办了多期适宜技术培训班或学习班，使中藏医药适宜技术在农牧区得到了广泛使用。为充分发挥中藏医药在农牧卫生工作中的特色优势作用，组织编写印发了《青海省乡村中医手册》和《青海省乡村藏医手册》。

对全省中藏医工作示范县及全省示范中藏医医院建设工作建设单位进行了一次全面的调研和督导。各示范县均成立了以县政府牵头的中藏医工作领导小组，并将建设内容纳入县卫生局目标责任考核之中，制定了全县中藏医工作长期规划和年度计划。各乡镇卫生院均设立了中藏医科，配备了中藏医药人员和药品。各示范医院建设单位按照《全省示范中藏医医院建设标准》的要求，在加强规范化管理、医疗设备配置、发挥中藏医药特色、培养中藏医药人才等方面做了大量卓有成效的工作。

在全省二级以上中藏医医院内开展了医疗质量监测工作，并对部分监测数据进行了调整。针对中藏医药医疗质量及中藏医药服务能力下降存在的主要问题，对部分二级以上中藏医医院医疗质量及经济运行情况进行统计、汇总、分析，并在全省中藏医医院院长学习班上进行了通报，提出了改进意见和措施。

七、继续开展中藏医医院分级管理工作

对未达到医院分级管理评审的中藏医医院进行了督导，并要求在2006年将全省所有中藏医医院通过分级管理达标验收。截至2005年底，全省共有25所中藏医医院通过分级管理评审，占中藏医医院总数的70%。同时对《藏（蒙）医医院分级管理与办法》进行了重新修订。

（华旦诺尔桑）

30. 宁夏回族自治区

【宁夏回族自治区2005年中医药工作概况】

一、以“医院管理年活动”为契机，促进中医医疗机构健康发展

（一）认真做好“以病人为中心，以提高医疗质量为主题”的医院管理年活动。

一是与卫生厅医政处共同组织召开了“全区打击非法行医专项行动及医院管理年工作会议”，对医院管理年活动和整顿医疗市场工作进行安排部署，提出具体要求。二是对全区民营中医医疗机构的《医疗机构执业许可证》、医师和护士的上岗资格等方面进行了检查，提出限期整改要求和指导意见。三是组织有关领导及专家结合自治区中医医院及中医工作的实际，制定了《宁夏中医医院管理评价指南及评价考核评分方法实施细则（试行）》。四是指导全区中医系统开展了形式多样的医院管理年活动，促进了医院作风的转变，提高了服务质量。自治区中医医院制定了《自治区中医医院行风建设有关规定及处罚措施》。银川市中医医院将医院管理年的各项工作目标分别细化，加强考核落实。灵武、吴忠等市中医医院加大对管理年活动的宣传，制作专题宣传园地。中卫市中医医院开展了“学先进、争先进”等内容的“四个争”服务竞赛。中宁县中医医院举办了规范服务礼仪培训。海原县中医医院开展了“抗大旱，防病患，我为乡亲出一趟诊、查一次病、送一疗程药”活动，共诊治患者300余人，发放药品30余种，价值11000余元。石嘴山市中医医院开展了“医疗服务质量月”活动、“星级服务”及“星级护士”评选活动。平罗县中医医院成立了健康教育中心，开展向灾区捐款、捐物活动等。同心县中医医院把开展保持共产党员先进性教育和医院管理年活动结合起来，开展送医、送药、送温暖活动。活动中共诊治患者115人，接受咨询136人，免费发放价值3000余元的药品。华夏、张宝玉、同济、秦扬、古方等民营中医院严格执业资格准入管理，及时办理聘用医务人员的执业注册，没有执业资格的人员一律不用。五是组织有关专家对银川地区非营利性和营利性中医医疗机构医院管理年活动进行了检查。

（二）认真贯彻两个“条例”，加强行业管理，中医机构建设得到快速发展。

一是召开“全区中医工作会议”，传达2005年全国中医药工作会议精神，对全年中医工作做出安排部署，提出具体奋斗目标和措施。二是加强卫生行政部门中医管理机构建设，吴忠市卫生局成立了中医管理科。三是自治区中医医院、银川市中医医院经教育厅、卫生厅同意，专家评审，批准为宁夏医学院中医学院附属医院。四是加强了对中医、中西医结合医疗广告的管理，严把医疗广告审批关。五是加强对中医医师资格考试报名资格的审核工作。六是继续加强中医医院信息化建设，充分利用电子邮箱进行有关文件及信息的传输，大大提高了工作效率。继自治区中医医院之后，2005年银川市中医医院也开通了中国中医药卫星电视网，并开通了银川中医网站。七是各中医医院积极参加社区卫生服务工作，注重发挥中医药特色优势，为社区居民提供“简、便、验、廉”的中医药服务。

（三）加强专科、专病建设。

一是国家重点中医专病——自治区中医医院中西医结合治疗肾病专科建设，通过国家中医药管理局专家中期评估验收检查，评估结论为达标。二是全区10所重点中医专科（专病）建设进一步发展和提高。三是全区中医医院加强管理，规范服务，严格质量控制，不断提高医疗服务质量，社会效益和经济效益都得到显著提高。

二、积极争取项目，以项目建设推动中医事业的快速发展

一是由国家中医药管理局资助的自治区6所国家级贫困县“中医院西部扶贫项目”进展顺利，已培训专科骨干12名，专科建设取得一定成效。二是自治区中医医院“全国优秀临床人才培训项目”顺利进行。三是国家“十五”西部地区中医药重点学科建设单位——宁夏医学院中医学院内科消化病学科建设进展顺利。四是国家中医药管理局“农村中医药服务能力建设项目”、“中医医院急诊急救能力建设项目”、“感染性疾病科建设项目”和“农村县级中医医院中医特色专科建设项目”正在实施。自治区卫生厅中医药管理局制定了《宁夏回族自治区县（市）级中医医院急诊急救能力、感染性疾病科、中医特色专科建设项目实施方案》。“乡村医生中医专业中专学历教育项目”、“乡镇卫生院中医临床技术骨干培训项目”和“农村基层优秀中医成才规律与临床经验总结及推广项目”，分别确定了45名和26名培训人员，并确定了2名农村名中医人选。与自治区教育厅、财政厅、宁夏医学院协调制定下发了《农村中医药人员学历教育项目计划的通知》，制定下发了《宁夏乡镇卫生院中医临床技术骨干培训项目实施方案》、《宁夏农村中医专业中专学历教育实施方案》，现项目正在顺利实施；五是完成了“中医名院、名科、名医相关信息为境外服务网项目”的数据库录入工作。

三、进一步加强农村中医三级网络建设和人才培养，农村中医工作不断加强

一是积极参加新型农村合作医疗试点工作，充分发挥中医药的作用，将中医药服务项目和中成药及饮片纳入报销范围，为群众提供优质低廉的中医药服务。二是组织开展了全区中医基本情况调查工作，对自治区各级各类医疗机构中，中医药人员及中医药服务情况进行了摸底调查。三是农村中医工作先进县建设稳步发展。四是农村中医药适宜技术推广工作取得成效。2005年共举办培训班3期，推广适宜技术10项。五是国家中医药管理局专项监督检查组洪净副司长一行，对自治区在农村初级卫生保健和新型农村合作医疗试点中中医药作用的发挥及发挥中医药特色优势等情况进行了监督检查。监督检查组对自治区农村中医工作及中医药积极参与新型合作医疗工作、中医医疗及教学工作取得的成绩给予了充分肯定。

四、加强培训和管理，中医药应对突发公共卫生事件能力不断提高

一是及时转发了国家中医药管理局《二级以上综合医院感染科疾病科工作制度和工作人员职责》和《感染性疾病病人就诊流程》，加强对中医医疗机构感染控制工作的管理。二是制定了《中医药应对突发公共卫生事件能力建设人员培训项目管理方案》，组织举办了为期5天的“中医药应对突发公共卫生事件培训班”，增强医疗救治和应对突发公共卫生事件的能力。

五、注重继续医学教育，中医药人才培养和科研工作不断加强

一是宁夏回族自治区中医药管理局在中医药科技交流中心和卫生厅有关处室、有关中医医院、中医学院的支持协助下，成功举办了“全国第8期名老中医临床经验高级讲习班”，全国著名老中医药专家金世元、吉良晨、张学文、李曰庆、盖国忠、朱健平和自治区3名老中医专家分别进行了理论联系实际的高水平、高层次的讲授。二是继续做好第三批全国老中医药专家学术经验继承工作。三是组织了自治区第一批老中医药专家学术经验继承工作，初步完成了指导老师和继承人的遴选工作。四是银川市卫生局加大对中医药人才的培训工作，确定银川市中医医院为银川市中医药人才培训基地，各县级中医医院为银川市乡村中医药人员培训基地，制定了培训基地建设、教学水平、教学设备和科研工作的具体要求。五是加强在职医务人员继续医学教育工作。六是银川市中医医院“卢化平学术思想及临证经验研究”科研课题入选国家“十五”科技攻关计划项目，项目正在顺利实施。七是由宁夏回族自治区中医药管理局、宁夏中医学院联合承担的国家中医药管理局软课题“宁夏中医药在西部大开发中的作用研究”，通过自治区科技厅科技成果鉴定。八是在宁夏回族自治区中医药管理局的组织协调下，银川市中医医院与中国中医研究院西苑医院、天津中医学院附属医院等单位建立了友好合作关系，启动了医疗业务对接工程。

六、规范医疗服务行为，加强行业作风建设，做好中医药宣传工作

一是结合开展保持共产党员先进性教育活动和医院管理年活动，在全区中医系统开展了向“人民健康好卫士”郭春园同志学习的活动。自治区中医医院开展了“患者最满意的医生”和“窗口服务标兵”评选活动；石嘴山市中医医院开展了“医疗服务质量月”活动和“护理星级服务”活动。二是为自治区党委、政府、人大、政协及有关部门和卫生厅领导赠送《中国中医药报》，争取理解和支持。三是积极向《中国中医药报》、宁夏卫生信息网、《卫生厅简报》、《卫生厅信息》投稿，拓宽中医药宣传渠道。2005年共在《中国中医药报》发表稿件17篇，出版《卫生厅简报》5期，《卫生厅信息》2期，在卫生网刊登信息19篇，编发《宁夏中医信息》8期。四是组织编排了4个反映自治区中医事业发展和体现回族风情的节目，参加由国家中医药管理局组织的西北片区中医药行业文艺汇演，并取得了1个一等奖、1个三等奖、2个优秀奖和1个优秀组织奖。五是参加了宁夏新闻出版局组织的新闻采编人员资格培训工作，全体驻地记者均以较好的成绩取得了资格证书。

七、回族医药文献整理和研究工作有了新的进展

《回族医药方粹》、《回医发微》和《大拱北医术》3部回医药文献申报了国家中医药管理局课题。

固原中医研究所和上海联合投资5000万元建设的回医药基地正在建设之中。（黄　萍）

31. 新疆维吾尔自治区

【新疆维吾尔自治区2005年中医药工作概况】

一、医政工作

根据卫生部、国家中医药管理局关于开展医疗质量管理年活动的通知，依据自治区卫生厅的活动安排，自治区卫生厅中医民族医药管理处积极督导检查部分中医民族医医疗机构和5所民营医院，通过检查、督导、整改等狠抓医疗质量，使管理年活动落到实处，取得成效。

卫生部医院管理年督导组于2005年10月到自治区进行督导，自治区卫生厅中医药民族医药管理处积极配合并协同中医督导组对自治区中医医院、乌鲁木齐市中医医院进行检查。

受国家中医药管理局委托，自治区卫生厅中医民族医药管理处组织区内外专家对全国中医民族医专病专科建设单位——自治区中医医院心血管科、自治区维吾尔医医院白癜风科和昌吉州中医医院针灸科进行了中期评估，经过评估检查，以上3个全国中医民族医专病专科建设单位均顺利通过中期评估。

根据国家中医药管理局和财政部《关于印发农村中医药服务能力建设项目管理方案的通知》要求，结合自治区实际，通过实地调研，制定了5个具体项目的实施方案，目前项目正在实施中。

2005年，调整了自治区维吾尔医医师资格考试领导小组，并将2005年执业医师实践技能考试全区中医（含中西医结合）14个分散考点集中合并为4个考点，民族医14个分散考点集中合并为5个考点；成功承办了2005年执业医师考试考务工作培训班，并顺利完成了2005年中医民族医执业医师实践技能考试和综合笔试的巡考工作。

受国家中医药管理局委托，按时完成了2005年度维吾尔医执业医师实践技能考试大纲编写、实施方案、命审题、组卷、命题等工作。

为进一步提高自治区中医民族

医药应对突发公共卫生事件的能力，加强中医民族医医院的急诊急救能力、传染病防治能力方面的建设，提高相关专业技术人员的诊断治疗水平和管理水平，举办了两期中医民族医药应对突发公共卫生事件能力建设人员培训班，共培训全疆各地州53家中医民族医医院209名专业技术人员和管理人员。

完成了《中华人民共和国执业医师法》颁布前自治区未取得医学专业技术职称、无学历中医（民族医）从业医师资格认定工作，共认定209人，下发《执业医师资格证》209本。

根据国家中医药管理局医政司、科学技术部农村与社会发展司联合下发的《关于开展全国中医药治疗艾滋病现状调研》（国中医药医函［2004］64号）的通知，根据自治区实际情况，将开展治疗艾滋病的有关情况进行汇报。

自治区卫生厅中医民族医药管理处2人参加了在上海举办的“全疆医政管理干部培训班”。

2005年4月23日，自治区卫生厅在新疆医科大学护理学院举办了自治区级医疗机构护理技术操作竞赛，自治区卫生厅中医民族医药管理处积极配合、组织实施此项工作，使活动顺利完成。

根据国家中医药管理局医政司《关于上报2004年中医医疗广告审批有关情况的通知》，如实上报自治区近几年来审批中医、民族医医疗广告的有关情况，并提出合理化建议。

二、中医民族医药农村和社区工作

受国家中医药管理局委托，自治区卫生厅中医民族医药管理处组织区内外专家对米泉市全国农村中医工作先进市建设单位进行了验收，经评审，米泉市顺利通过验收，获得国家级“全国农村中医工作先进市”称号。

受国家社区卫生领导小组的委托，中华医院管理学会组织专家组于2005年9月对自治区中医药特色社区卫生服务示范区创建单位米泉市进行了评估。

配合国家中医药管理局督导组对自治区中医民族医药参与新型农村合作医疗试点工作有关情况进行督导。

对全国农村中医药工作先进县建设单位伊宁县进行了督导。

三、科研工作

国家中医药管理局组织有关专家对自治区维吾尔医研究所三级实验室进行验收，经过评审，维吾尔医研究所三级实验室通过验收并挂牌。

成立自治区维吾尔医药文献整理领导小组。

组织参加全国民族医药文献整理工作座谈会。

经自治区卫生厅研究决定资助编写和出版《维吾尔医药学》维、汉、英文版和《维汉英维吾尔医药词典》4本书。为保证上述书籍的按时出版发行，经研究决定成立临时编委会。

维吾尔医学第二版大专教材共有7本已出版，剩余20多本正在编写修订中。

国家食品药品监督管理局组织专家对自治区维吾尔医研究所“药品非临床安全性评价中心（GLP中心）”进行了认证。

国家中医药管理局资助科研项目《阿孜克（治疗手册）》已出版，《中国医学百科全书——维吾尔医学分卷》已出版。

四、教育工作

认真实施“农村基层优秀中医成才规律与临床经验总结及推广项目”，经过筛选、评定，自治区确定4名中医、维吾尔医为项目对象。

为了进一步落实国家中医药管理局“关于实施西部大开发技术支持项目”的“专科业务骨干人才培养”计划的要求，经自治区卫生厅统一安排，25名专业技术骨干被列入培养计划，另外共安排县级中医民族医医疗机构40余人次进修学习。

根据国家教委、卫生部、国家中医药管理局关于印发《普通高等医学院校临床教学基地管理暂行规定》的通知，对自治区中医民族医教学医院进行评估。

认真督导各项继续医学教育项目的实施。

五、国际交流与合作

为加强中医药的对外宣传，加强中医药的国际交流与合作，国家中医药管理局开展了“名医、名院、名科境外宣传项目”，自治区卫生厅中医民族医药管理处认真组织自治区省级中医民族医医疗、教育、科研机构汇总上报有关信息，共有7所单位、3个国家级重点专病（专科）和25名中医民族医专家进入项目宣传网。

联合国教科文组织文化干事布什纳基先生携女儿应自治区人民政府的邀请，来自治区参观考察。

六、其他工作

答复人大代表及政协委员的各项提案，并建议加强自治区中医民族医药管理机构建设和基础设施等方面建设。

中共中央委员、原卫生部部长张文康一行到自治区视察中医民族医医药工作，积极配合自治区人民政府做好调研工作。

协助新疆中医药学会圆满完成第六次会员代表大会。

协助自治区人民政府西部大开发办公室，提供自治区维吾尔医药发展优势产业相关材料。

协助落实15个县级中医民族医医疗机构国债项目。

卫生部部长高强来自治区进行卫生工作调研，积极配合卫生厅办做好接待工作。

认真做好甘肃、广东、四川等兄弟省区中医药考察团来新疆考察工作。（赵新建）

32．大连市

【大连市2005年中医药工作概况】

一、推进中医依法治业

以全面贯彻实施《中华人民共

和国中医药条例》为核心，加强中医药法制化建设，依法行政，严格中医医疗机构、人员、技术准入管理，加强中医药行业日常执法监督。在第三季度重点监督检查中医医疗市场，突出人员资质和机构资质的检查，推进安全医疗。

二、加强中医医疗机构的内涵建设

为配合医院管理年活动，进一步加强中医医疗机构的内涵建设，提高医疗服务质量，规范中医病案书写，提高中医师病历书写水平。大连市卫生局中医处于2005年8月31日，在大连市中医医院举行了“大连市第三届中医病案书写竞赛”，全市有21家医疗机构，派出36名选手参加了比赛。比赛分市内组和县区组，分别评出集体前3名、个人前6名予以表彰。第四季度，进行了中医病案书写和中医处方书写等中医医疗质量相关方面工作进行了检查。对各单位工作起到了督促作用。

加强中医护理工作管理。继续在县级以上中医医疗机构贯彻落实国家中医药管理局《中医护理常规、技术操作规程》，加强护理人员的基本功训练，促进护理工作标准化、规范化建设，开展中医辨证施护和整体护理工作。

加强专科（专病）建设。加强了对国家中医药管理局“十五”重点专科（专病）建设单位（大连中医医院脑病专科）和辽宁省中医重点专科项目单位（大连中医医院心血管病、糖尿病专科，大连市中西医结合医院骨科、心血管病专科，大连皮肤病医院皮肤科）的监督检查管理。2005年是国家和省重点专科项目实施的第三年，大连市卫生局中医处对各项目建设单位加强管理，促其在项目建设有效期内按时完成上一年的工作总结及当年的工作方案，随时准备接受国家及省厅对建设单位工作的评估检查。

根据《辽宁省中医医院管理评价指南（试行）实施细则》的要求，结合等级医院的复核评价工作，加强中医医疗机构的医疗质量、医疗安全、服务质量的管理，提高医院整体水平，做到持续改进。

三、积极发展中医药社区服务

加强社区中医工作，扶持沙河口区“辽宁省社区卫生服务示范区中医药特色社区”的申报工作，抽查了沙河口区多个社区卫生服务中心的中医科设置、中医药使用情况，对沙河口区的社区中医总体情况有了全面了解。

四、加强农村中医药工作

为了进一步加强大连市农村中医工作，带动全市农村中医药发展，加强农村卫生工作中对中医工作的重视，加强农村对中医药资源的调整和充分利用，发挥中医药“简、便、验、廉”的特点，发挥中医药在农村三级医疗卫生网络中的优势特色，积极扶持金州区“辽宁省农村中医工作达标县”的申报工作。由大连市卫生局梁英政副局长带队，到金州区了解中医工作具体情况，安排部署申报工作总体方案，组织金州区卫生局、中医院到海城市学习、观摩全国中医先进市的中医建设情况和申报经验。

结合金州区的农村中医工作达标县的申报工作，为推动乡镇卫生院中医科室和中药房的建设，以点带面，以期充分发挥其在农村中医工作中的“枢纽”作用，积极利用当地中医药资源，切实降低医疗成本，提高医疗水平，最大限度满足广大农民的医疗健康要求，让广大农民受益，大连市卫生局中医处于2005年6月10日在金州区亮甲店中心卫生院举行了“中医名医送医下乡活动”，共有9位大连市知名中医专家参加了此次活动。

五、加强中医药人才培养

为加强农村中医药队伍建设，巩固农村中医药阵地，国家中医管理局组织实施了“农村基层优秀中医成才规律与临床经验总结及推广项目”，在全国选出310名长期工作在农村基层、医德医风高尚、中医基础理论扎实、临床经验丰富、诊疗效果突出的优秀中医，全面推广总结他们的成才规律与临床经验，通过他们的示范作用和经验推广，带动农村中医药队伍整体素质的提高，促进农村中医药事业的发展。辽宁省有9人入选该项目，其中大连市有2人入选。全市有41人，分两批参加了“辽宁省乡村医生中医专业中专学历教育项目”的入学考试，39人被录取。

对已入选国家中医药管理局优秀中医临床人才研修项目的人员做好日常管理，协调好各方面的工作。

对全国第三批老中医药专家学术经验继承工作，按照国家的要求，认真做好日常管理和年度考核。

利用大连市中医医院、中西医结合医院的中医、中西医结合硕士培训基地，培养了更多高层次中医药人才。

六、加强中医科研工作

积极做好中医科研课题的管理和中医适宜诊疗技术的整理与研究工作。许元平的“耳穴浮络法治疗哮喘病”课题作为国家中医药管理局中医临床诊疗技术整理与研究项目课题，现已进入临床观察总结阶段。

加强大连市中医研究所的建设，使之成为大连市中医科研基地。

七、其他工作

2005年初，大连市卫生局中医处副处长李春梅带队走访了5位全国名老中医药专家，关心了解他们的工作生活情况，带去节日问候。

执业医师考试、注册工作。组织了全市2005年全国中医执业医师考试报名、审核、送审工作和实践技能考试、全国综合笔试的组织实施工作，共受理考生581人。受理执业医师注册136人，受理执业医师变更注册173人。制发2004年医师资格证书118人。

大连市中西医结合医院与辽宁中医学院签约，正式成为该学院的教学医院。医院5位专家受聘为研究生导师。

大连市中心医院解建国教授编著的《疑难顽怪病论治》一书，由市政府资助正式出版发行。

根据中华中医药学会的文件精神，做好“无限极中国中医药十大杰出青年”候选人的推荐工作，从全市推选了1名中医药骨干作为候选人。（王金玉）

33.青岛市

【青岛市2005年中医药工作概况】

一、在全国率先推出“大众医疗”中医药特色治疗控费病种（项目）

为切实解决社会广泛关注的“看病难、看病贵”问题，充分发挥中医药优势特色，青岛市组织部分医疗机构联合推出了首批16种中医药（中西医结合）特色治疗控费病种（项目），设定了这些病种（项目）中医治疗的收费上限，共有18个单位参加，并推行医疗机构间及门诊与病房间辅助检查的互相认可。

二、加强基层中医药工作

启动基层优秀中医成才规律与临床经验总结推广工作，青岛市2名中医入选国家级基层优秀中医人才，6名中医入选省级基层优秀中医人才；启动了中医特色乡镇卫生院和中医特色社区卫生服务站（中心）建设工作，与入选的8个中医特色乡镇卫生院和5个中医特色社区卫生服务中心（站）签定了建设任务书，进行为期3年的重点建设；启动乡镇卫生院中医临床技术骨干培训项目，有11名骨干接受省厅组织的统一培训；大力实施乡村医生中医药知识与技能培训工作，已有6000余名乡医参加培训，占乡医的80%；大力开展乡医中医专业中专学历教育工作，166名乡医参加了入学考试，100余名乡医被山东高等中医药专科学校录取；大力推广中医药适宜技术，在全市乡村医生中推广了“简、便、廉、验”的农村常见病中医适宜技术50项，受到广大乡医的欢迎。筛选了50项城镇居民适宜技术，并拟在社区推广；即墨市被推荐为全省农村中医工作先进市（县）建设单位。启动并实施了“万名老人养生保健指导行动”，开展了“冬季养生保健宣传月”活动，举办了“老年养生保健专题讲座”，在市北、四方、李沧、城阳、黄岛、即墨、莱西等区（市）和25个养生保健指导门诊开展养生保健指导，听课人数达22000人次，免费发放《青岛市居民养生保健指南》4000册，受到广大老年朋友的欢迎；充分发挥中医药在新型农村合作医疗中的作用，将中医诊疗技术、中药饮片、中药制剂和中成药纳入合作医疗补偿范围，提高10%以上的补偿比例，将针灸、推拿、拔罐等非药物疗法和中医适宜技术应用纳入合作医疗补偿范围，提高20%以上的补偿比例。

三、加强中医医疗质量监管

全面推动“以病人为中心，以提高医疗服务质量为主题”的医院管理年活动的开展，启动了执业医师年度考核工作，遴选公布了8个承担执业医师年度考核工作的中医（中西医结合）医疗机构；对2004年和2005年全市中医（中西医结合）医院医疗质量检查情况进行了通报，并将质量信息进行了公示，指导市民就医；组织全市中医（中西医结合）医院认真学习国家中医药管理局《中医医院管理评价指南（试行）》，并以此为依据，结合青岛实际，对《青岛市中医（中西医结合）医院医疗质量监测考评标准》进行了修订，进一步完善了中医（中西医结合）医疗质量监测控制网，以加强中医医院的中医药优势和特色，增强医院“以人为本”意识，提高医院质量水平。

四、加大科教兴业力度

制定下发了“2005年度青岛市中医药人才培养计划”；组织了省、市中医药课题的申报、评审及市科技进步奖中医药项目评审；对中医（中西医结合）优秀人才进行了换届调整；组织省优秀学科带头人和临床骨干申报、考试工作，分别有1人和2人被遴选为省级优秀学科带头人、省级优秀临床技术骨干培养对象。开展了新一周期市级中医重点学科、特色专科、特色医疗项目的申报评审工作，5个学科、16个专科分别被确定为新一周期市级中医重点学科和中医特色专科，开展了新一周期的国医示范门诊的申报评选工作。开展了优秀中医病案、优秀中医护理文书和中医护理示范病区的申报评选活动。启动了2002～2004年度优秀中医药学术论文评选活动，共评出一等奖1名，二等奖9名，三等奖22名。召开了全市“第二届中医药学术交流大会”；召开“中医护理学术研讨会”2次；举办“名师论坛”学术活动11期。成立了青岛市中医管理局学会办公室，协调统筹青岛市中医药学会、青岛市中西医结合学会、青岛市针灸学会、青岛市药膳研究会的有关工作；指导青岛市中医药学会召开了第七届会员代表大会，进行了改选换届；指导青岛市中西医结合学会成立了影像专业委员会、耳鼻咽喉科专业委员会和儿科专业委员会。与山东中医药大学就联合建立青岛中医药国际教育基地达成了合作意向，开创了青岛市中医药对外交流的新局面。

五、加强机构硬件建设

安排中医专项资金200万元，调动配套资金2823万元。各中医医院年度基本建设任务基本完成。青岛市黄岛区中医医院新建的6000m^{2}内科病房大楼、即墨市中医医院扩建的门诊楼（扩建1700m^2）、市按摩康复医院扩建的门诊病房综合楼（扩建1000m^2）已竣工并投入使用；鼓励社会资金兴办的青岛新安中医医院7000m^{2}的门诊病房综合大楼业已竣工；莱西市中医医院12000m^{2}的医疗康复综合大楼现已封顶，2005年10月底完成土建任务；全年各中医医院累计增加业务用房面积27700m^2。全年各中医、中西医结合医院增置或更新医疗设备3500万元，中医特色乡镇卫生院和社区卫生服务中心（站）增置中医药特色设备104万元。所有公立中医、中西医结合医院业务收入明显提高，全市8所公立中医医院（不含第五人民医院）均次费用基本处于“0增长”状态，即墨市中医医院等单位门诊均次费用明显下降，但8所公立中医医院业务收入均以15%～25%的速度增长。

六、其他工作

在“2005年度中华中医药学会秘书长会议”上，青岛市作了题为“改革创新，发挥优势，推动学会工作健康发展”的大会主发言，受到与会者的欢迎。带领海慈医疗集团新任领导班子赴广东、江苏、上海、浙江、河北等地学习考察，帮助集团制定了发展规划。组织中医药人员参加“全省中医医院药学发展论坛”。加强信息宣传工作，印发《青岛市中医药动态》2期，各级报刊刊发新闻文章26篇，电视、电台宣传播报32次。（汪运富）

34．宁波市

【宁波市2005年中医药工作概况】

一、医院管理年活动全面开展

宁波市各中医医院深入开展“以病人为中心，以提高医疗服务质量为主题”的医院管理年活动，结合《中医医院管理评价指南（试行）》，加强医院管理建设，充分发挥中医特色优势，努力为群众提供优质、安全、满意的中医医疗服务。各中医医院从提高医疗服务质量，保障医疗安全，改进服务流程等方面入手，开展了“一站式”服务，增设便民服务项目，缩短各项检查预约、报告时间，加强医患沟通，完善出院病人电话回访制度等，大力营造舒适、温馨的就诊环境，构建和谐的医患关系。

二、等级中医医院评审促进规范管理

继2004年宁波市中医医院通过三级乙等中医医院复评之后，其他中医医院坚持以全省等级中医医院评审为契机，“以评促改、以评促建、评建结合、重在建设”，将日常医院建设管理和创评工作有机结合起来，除1家中医医院未设病房外，其余6家县（市、区）中医医院均参加了2005年二级中医医院的评审，创建中做到“上下联动、人人参与”，在行政科研、医疗质量、中医特色、医技管理、后勤服务等各个环节上扎扎实实下工夫，各项工作得到明显提高，4家中医院被评审为二级甲等中医医院，2家中医院被评审为二级乙等中医医院。

三、中医重点专科建设取得新进展

宁波市中医医院的针灸腰腿痛专科和中医眼底病专科、余姚市中医医院的中医胃病专科和奉化市中医医院的中医中风病专科，在原市级中医重点专科基础上加强建设，2005年被列入省级中医重点专科建设项目。宁波市中医医院的中医糖尿病专科、奉化市中医医院的中西医结合萎缩性胃炎专科，经3年建设通过验收，获“浙江省中医重点专科”称号。

宁波市各中医医院在建设和发展中注重扬长避短，以中医特色为依托，加强重点科室建设，如奉化市中医医院新开设康复科病房，采用中医药、针灸、推拿等疗法，开展神经系统和运动系统疾病康复治疗，受到病人的青睐；海曙区中医医院投入数万元资金，购置儿童脑病康复训练设备，开设儿童脑病康复训练科目，同时配合传统针灸疗法，提高儿童脑病治疗效果。

四、中医科研水平继续提高

为提高宁波市医学科研能力，2005年10月，宁波市卫生局举办了“医学科研管理干部培训班”，5名中医医院科教负责人参加了培训，系统学习了医学科研选题、设计、申报、管理等方面理论知识，进一步提高了医学科研管理水平。

2005年，“转化生长因子β及受体与胃癌中医证型关系的研究”等3项课题列入省中医药科技计划，王晖主任医师等的“降浊合剂对肥胖气虚痰浊型2型糖尿病的研究”获省中医药科学技术创新奖三等奖，宁波市中医医院等3家单位申报了省级中医药重点实验室建设项目。

五、中医人才培养成效显著

国家级及省级中医学术经验继承工作进入验收阶段，3名全国老中医药专家学术经验继承人和3名省级名中医学术经验继承人即将迎接出师考核验收。配合做好全国老中医药专家学术经验继承工作数据库填报工作。

2005年5月，宁波市11名同志列入面向县（市、区）“浙江省基层名中医培养计划”，旨在通过3年的培养，造就中医学术渊博、有较高学术造诣和特色诊疗方法的优秀基层名中医。

为促进中西医结合事业发展、培养中西医结合人才、优化中医医院中医人员结构，由宁波市卫生局牵头，委托浙江中医学院承办，举办了学制两年的西医学习中医班，招收各中医医院学员85名。

组织40余名宁波市的市级以上中医学科（专科）带头人、中医学术继承人、中医骨干等，参加国家级中医继续教育项目“四大经典临床应用学习班”，夯实中医理论基础，加快优秀中医人才培养步伐。

六、基层中医药工作得到发展

“便、廉、验、效”的中医药服务成为社区卫生服务工作的亮点，宁波市海曙区西门、南门及江东区白鹤社区卫生服务中心被省卫生厅批准为“浙江省首批中医药参与社区卫生服务示范单位”。3名基层医务人员获“浙江省农村中医骨干”称号，11名医务人员列入新一轮的“浙江省农村中医骨干培养计划”。

市、县级中医医院建立与基层社区卫生服务机构结对支援关系，积极参与社区卫生服务工作，将中医药服务带到基层，把中医药防病、养生的保健知识送到社区，深受群众欢迎。

七、中医行业管理得到加强

积极参加宁波市打击非法行医

专项行动，整顿规范中医医疗市场，打击各种违法违规、侵犯人民群众健康利益的行为。积极配合“打非”一号、二号、三号集中专项行动，在2005年12月的“打非”专项行动中，重点对宁波市中医医院及海曙区中医医院的“号贩子”进行了打击，将抓获的“号贩子”移交公安部门处理，起到了较好的震慑效果，医院的医疗秩序取得明显好转。

加强对中医医疗广告初审材料审核，对发布的广告内容进行严格把关，加大监管力度，对违法违规广告提出监督处理意见，及时与工商部门沟通，依法查处，经过治理违规率下降至5%。

八、其他工作

2005年6月，宁波市召开卫生工作改革与发展大会，市政府明确提出今后3年市、县（市）、区要着重抓好卫生基础设施建设的十大工程，宁波市中医医院迁建项目名列其中，项目由市本级财政投入2亿多元，目前已进入实质性施工阶段。

为弘扬祖国医学，学习全国老中医药专家钟一棠老先生的治学思想、精湛医术与医德医风，2005年10月隆重举办了“钟一棠学术思想研讨会”，中华中医药学会为此专门发来贺信。

2005年10月，宁波市中医药学会还举办了“四大经典临床应用学习班”，来自宁波市以及省内、河南等地的106名学员参加了此次国家级中医继续教育项目学习。

（柯春海）

35. 深圳市

【深圳市2005年中医药工作概况】

一、制定深圳经济特区中医事业“十一五”发展规划，大力推进中医事业发展

首先，以规划为先行，推进中医药事业的发展。专门成立中医“十一五”发展规划领导小组，按照“建设和谐深圳、效益深圳”的目标将中医药资源配置、中医医疗机构的配置和网络布局纳入深圳市的区域卫生规划。2005年，中医发展已纳入深圳市的“十一五”规划，并明确了对卫生财政补助结构的调整，中医专项医疗费用占卫生事业医疗费用的比例达到10%。“十一五”期间中医工作的主要指标切合实际，具体可行。

制定《深圳经济特区中医事业发展条例》。完善现有的中医药评审标准和中医药诊疗规范等有关规章制度，全面加强中医行业管理，提高诊疗水平，确保医疗安全。

抓“两头”带“中间”。一头是建设市中医院，另一头是加强中医药进社区工作，从而带动区级中医院的建设。

加强重点专科建设，新增加建设3个国家级、6个省级、10个市级中医、中西医结合重点学科（实验室）。

加强深圳中医特色专科建设。增加建设市级特色专科30个、省级15个。

实施“名中医药专家工程”，培养并评选出50名深圳中医药名家。

加强综合医院示范中医科建设。到2010年，各级综合医院、民营医院开设中医科都要达到《深圳市示范中医科评估标准》。

加强放心中药房建设。到2010年，所有国有、非国有医院的中药房都应达到《深圳市“放心中药房”评估标准》。

深圳市中医院住院楼进一步完善功能，配套项目近期立项。将市彩田医院改造成拥有500张床位的公立骨伤科医院进行中期立项。福田区中医院住院、科研教学大楼在建。深圳南山仁济中西医结合医院开工建设。龙岗区中医院择址新建进行前期调研。罗湖区中医院要求择址新建进行前期调研。盐田区、宝安区中医事业的发展要求纳入市区域规划。

二、制定《深圳经济特区中医事业发展条例》，为加快深圳中医药强市建设提供法律保障

2005年5月，深圳市人大代表、政协委员等21人提出关于制定《深圳市发展中医条例建议和议案》。深圳市卫生局与市法制办公室联合成立了《深圳经济特区中医事业发展条例》领导小组和起草小组，已作出工作方案，拟纳入2006年的立法计划。

三、加强中医药行业管理，规范医疗行为，确保人民群众用药安全有效

“中药处方与调剂规范”科研课题被列为广东省中医药局2005年的重大课题。课题组完成了《中药处方与调剂规范》的编写工作，并已由中国中医药出版社出版。2005年11月23日召开会议，并将其作为拓展“放心中药房”建设的重要内容，以解决深圳市来自全国各地的中医药人员的素养习惯不一、医师书写处方习惯不一、中药调剂技术与应付炮制品及其饮片规格不一、煎用方法及技术不一等问题，使医务人员对中药处方与调剂的每一个环节都能依此规范进行操作，筑起了一道维护人民群众合法利益、保障人民群众用药安全有效的“防火墙”。

四、认真开展医院管理年活动，继承和发扬中医药特色，提高医疗服务质量

对医疗机构的23个放心中药房进行了全面检查，其中龙岗区中心医院、深圳平乐骨伤科医院申报的“放心药房”已通过专家评审；对13个中医特色专科专病及7个综合医院示范中医科进行了全面复查。对深圳市医疗机构“十五”期间中医药课题和继续教育项目进行了全面的检查，并对检查结果进行了分析，提出了今后的工作方向。（廖利平）

36. 厦门市

【厦门市2005年中医药工作概况】

一、发展现状与规模

加强了中医医院的改革与建设力度，从管理与人员上充实了中医队伍。积极促进市中医院新院建设与搬迁工作。厦门市斥资2.95亿元迁建新的市中医院，兼并江头区医院为分院，2006年初正式搬迁到新院，总床位将达850张。医疗业务量逐年增长，至2005年底，各级中医医院门诊量总计约118万人次，出院病人近2万人次，业务收入近2亿元。

二、各项工作进展情况

（一）中医药资源配置。

2005年，全市有市级三级乙级等中医院1家，区中医院1家，区中西结合医院（筹）4家，中医门诊部4家。2005年，各级各类中医院总床位数900张，各综合性医院内中医科床位总数140张，中医床位共计1044张。各级医疗机构中医类别医师总数1098人（含乡村医）。中药人员87人（医院，其他医疗机构无统计）。社区卫生服务中心中医师128人，个体诊所中医师99人，乡镇卫生院中医师60人，村卫生所中医师14人，乡村中医134人，另449人为能中会西的乡村中医。

（二）中医医疗体制改革。

继续推行厦门市中医院、同安中医院在医疗、人事、分配、后勤等方面探索改革之路，推行绩效管理，促进中医医院的全面发展。如厦门市中医院向邵逸夫医院取经，实行了医疗主诊组－主诊医师负责制（Attending制），调动了医护人员的工作积极性；又如实行全员聘任制、绩效激励机制、改革分配制度，开展后勤社会化改革等。

（三）中医药应急救治能力建设。

2005年，厦门市加强了中医院急诊科建设，加强设备与人员配备。组织市、区中医院急诊人员参加省厅组织的急救业务培训，从人员素质上提高应急能力。如市中医院投入8排螺旋CT、腹腔镜、生化仪等大型设备，组建PCR实验室，设立ICU病房，建设创伤急救平台。厦门市急救中心在分院成立120东部救助站，急诊部开展了断指（趾）再植、颅脑手术、全髋置换、肝脾破裂手术等高难度手术，使分院急救能力大幅提高，提高了整个厦门岛东部的急救能力。

（四）医疗质量、教学与科研。

厦门市卫生局改进了医疗质量评估与检查方法，实施关键环节质量监控，抓医疗重要环节，杜绝差错事故与安全隐患，全市中医医疗工作质量稳定良好，2005年未发生差错事故与重大医患纠纷。

为深化中医院体制改革，加强中医临床科研与教学工作，促进教研相长，2005年2月，厦门市中医院与北京中医药大学签订协议书，加挂“北京中医药大学厦门临床学院”牌匾，此举对提高厦门市中医教学科研力量与质量有着重要意义。

重视中医药科技工作，加大科研力度，继续组织厦门医学代表团与高校进行科技交流活动，加强了与高校的科研合作。2005年，中医科研项目获局立项15项。厦门市中医局与厦门大学、南京市中医院和厦门市医科所等高校及科研单位进行7项课题协作。“康良石学术思想及临证经验研究”课题获2005年国家“十五”科技攻关计划项目立项，另有1项肝病合作项目获省卫生、教育联合攻关项目立项。

（五）加强中医重点专科建设与中西医结合工作。

2004年，厦门市中医院加挂“厦门华侨医院”牌匾，进一步扩大了海外影响力。厦门市中医院肝病中心、慢性胃炎、中西医结合肛肠科、中西医结合糖尿病等国家级、省级重点专科建设单位通过验收。2005年10月，厦门市中医院中西医结合儿科、中西医结合骨关节病中心、胆胰微创中心被省卫生厅列入福建省第二批重点中医专科创建单位。

（六）加快中医药人才培养。

重视中医管理人才培养。2005年，厦门市卫生局与厦门大学管理学院联合举办了“第二期卫生系统企业管理学习班”。全市共有13名中医药医疗卫生单位高中层领导与卫生行政管理人员参加了学习。

加强中医人才队伍建设，对第三批国家级名老中医学术经验承人、省优秀农村中医人才进行管理。

加快培养优秀的中医中青年临床人才步伐，启动了《厦门市优秀中青年中医后备人才培养项目实施方案》，通过资格审查、小组汇报、指导教师补充、专家质疑等程序进行评估选拔，对10名首批厦门市优秀中青年中医后备人才进行专项培养与管理。为全市10名中青年优秀中医临床人才制定了培养方案，每年度给予培养经费36万元，用于学习和科研。

此外，厦门市加大中医人才的引进力度，改善中医医院的人才结构。同时在设备、人员配备、科研启动资金等方面给予大力支持。市中医院还组建了“中医学家研究室”，提高中医人才培养层次。

（七）农村中医药工作。

加强农村与社区中医药工作。2005年，同安区创建全国农村中医工作先进县工作已通过省级中期验收。2005年起，加强了新型农村合作医疗的中医工作内容，充分发挥了中医中药“简、便、验、廉”的优势。加强中医药服务社区工作，有2个社区卫生服务中心被评为省级示范单位。2005年，投入40万元建设社区中医药工作，至2005年底，30%的社区卫生服务中心、60%的卫生站达到了厦门市中医药参与社区卫生服务示范中心/站的标准。

（八）中医药对外交流与合作。

厦门市积极加强与新加坡、马来西亚、菲律宾以及港澳台等国家和地区的中医交流，中医院每年均接收海外学员进行培训，为弘扬祖国中医药事业作出了积极贡献。2005年7月，澳门中医药学会代表团访问厦门，双方就中医药发展前景、交流合作等问题召开了研讨会。

为贯彻落实中央对台湾的新政策、新要求，充分发挥厦门市在开展对台工作上的优势，经厦门市卫生局与国家中医药管理局国际合作与交流司、国家中医药管理局台港澳交流合作中心多次协商达成共识，并得到国家中医药管理局主要领导的支持，决定在厦门市举办“首届海峡两岸中医药发展与合作高峰论坛”。原定2005年12月召开，后因故改为2006年4～5月。

（九）中医药法制化、行业管理与行风建设。

加强《中华人民共和国中医药条例》的贯彻宣传与执法力度。2005年11月，根据国家中医药管理局、福建省中医药管理局要求，对中医医疗市场进行规范管理，对非法美容机构和非医疗机构开展推拿、按摩等活动进行了专项治理整顿，检查了4家中医门诊部与6家非中医医疗机构。要求非中医医疗机构撤销非法使用中医术语的宣传或广告，不得非法使用中药进行治疗。对中医门诊部聘用的未取得执业医师资格的医务人员不得挂“医生或医师”牌上岗，必须持实习人员牌照上岗，并在执业医师指导下进行工作。

（十）重大项目实施进展情况。

2005年，肝病中心申报的“康良石学术思想及临证经验研究”课题获得国家“十五”科技攻关计划项目立项，共获资助20万元，目前研究进展顺利。

厦门市中医院肝病科与省肿瘤医院、厦门大学抗癌研究中心合作的课题“利用蛋白指纹技术研究肝癌差异及新型蛋白诊断芯片的研制”获2005年省卫生、教育联合攻关项目立项，获资助16万，目前经费未下达，处于预试验阶段。

2004年，厦门市中医院肝病科“慢性乙型肝炎中西医结合治疗个体性优化方案研究”为厦门市重大疾病攻关课题的子课题，研究按计划进展完成一半，已完成回顾性研究，目前进入前瞻性研究阶段。

“含活性钒的中药复方防治糖尿病及其大血管并发症的研究”为厦门市重大疾病攻关课题，目前研究已进入药理毒理试验阶段。

（孙　健）

中药工作

中 药 工 作

【出版《欧盟草药药品注册指南》】 欧洲为全球经济最发达的地区之一，同时也是传统药物使用历史悠久的地区之一。在崇尚绿色、回归自然的潮流下，欧洲市场上传统药物的应用显著增加，中草药销售市场年平均增幅达到10%以上。我国中药产品进入欧洲市场有很长的历史，但由于中药产品存在着处方药味多、成分复杂、质量控制较为困难及缺少系统的药效、安全性和临床试验数据等问题，一直未能按“药品”进入欧洲市场。为了进一步规范欧洲市场的草药产品，确保传统药物在欧洲使用的安全性和有效性，欧洲议会和欧盟理事会在欧共体人用药品注册指令2001/83/EC的基础上，于2004年3月31日颁布了传统草药药品的简化注册申请指令（2004/24/EC指令），同年欧盟药品审评管理局EMEA成立了草药药品委员会，标志着欧盟对草药药品市场的管理进入了一个新的历史时期。该指令规定，对于在原产地使用30年以上，其中在欧盟成员国内至少使用15年的传统草药，只需提供制备工艺和质量标准的研究资料，对于安全性和有效性数据可以提供文献资料或专家证据。该指令的颁布，为中药在欧盟作为药品进行注册提供了一个良好的契机，在药品法规上是个突破，对中药进入欧洲市场会有所帮助，但该指令也规定了一系列苛刻的条件。为了充分了解和深刻领会欧盟2004/24/EC指令以及其他有关草药注册法规的内容和技术要求，为我国中药在欧盟注册提供指导，同时为我国政府相关部门制定政策和措施提供参考，国家中医药管理局组织国内相关重点科研院所、高等院校和骨干企业等11家单位的专家，于2004年9月底专程赴欧盟进行实地调研。回国后，30多位专业人员对欧盟2004/24/EC指令以及其他有关法规、技术指南进行了认真翻译，并组织了多次研讨会，对中草药如何进入欧盟市场进行了讨论和分析，提出了相应的思路与对策。在此基础上，编写了《欧盟草药药品注册指南》。本书主要通过对2004/24/EC指令为主的欧盟草药管理相关法规进行全方位的剖析，阐明欧盟草药管理的历史沿革及主管当局的管理思想，从草药市场、法规和注册实务3个主要侧面深入分析和阐明欧盟草药药品从申报到获得上市许可的全过程，以及传统草药药品获得简化注册的思路与对策。全书分为正文和附录两部分。正文包括7个章节，第一章为背景介绍，阐述欧盟草药相关概念，全面收集、整理和分析近五年欧盟草药市场和中草药出口欧盟的市场现状，介绍欧盟草药的应用特点、流通状况，概述欧盟草药药品管理法规历史和发展过程，以及草药药品上市许可程序。第二章为欧盟草药药品相关指令评析，从法律法规角度对2004/24/EC指令等4部重要的欧盟药品管理法规及其产生的背景进行了深入透彻的评述和分析。第三章为欧盟药品和草药药品注册申请，详细阐述药品和草药药品的审批机构、上市许可程序和注册申请类别，尤其对传统草药药品的简化注册申请进行了准确的诠释和深层次剖析。第四章为欧盟草药药品注册申报资料——通用技术文件（CTD），重点介绍了申报材料的结构、内容和格式，并从行政信息、药学、临床前和临床4个方面全面分析了欧盟CTD文件的内容和撰写要点，同时对比了欧盟CTD文件要求与我国药品注册申报材料的差异。第五章为中草药欧盟注册思考，分析目前我国中草药欧盟注册时面临的障碍和误区，并提出一系列建议采取的对策。第六章为欧盟草药药品管理相关指令译文。第七章为欧盟草药药品注册通用技术文件译文。附录中全文收录了欧盟通用技术文件的英文原文。《欧盟草药药品注册指南》2005年11月由人民卫生出版社出版发行。 （林超岱）

【《中药现代化发展纲要》实施2周年座谈会召开】 2005年1月31日，科技部、国家发改委、卫生部、农业部、国家食品药品监督管理局、国家知识产权总局、国家中医药管理局、中国科学院等部门，四川、吉林、贵州、宁夏、天津等地方政府以及有关产学研单位在人民大会堂召开了《中药现代化发展纲要》（以下简称《纲要》）实施2周年座谈会。

自2002年11月1日国务院办公厅转发《纲要》以来，科技部、国家发改委、卫生部等8个部门积极采取有效措施，结合本部门的职能贯彻落实《纲要》提出的各项任务，并显著加大了经费投入。各级地方政府强化领导，加大了宏观管理和协调力度，分别颁布了地方中药现代化发展纲要或制定了中药发展规划，出台了关于加快中药产业发展的意见。部分省市提出将现代中药产业作为地方支柱产业或新兴、特色产业加以发展，成立了由省长或主管副省长任组长、政府相关部门负责人参加的中药现代化领导小组，积极推进中药技术创新、平台建立、基地建设、产品开发、标准规范、知识产权和中药资源保护，部分地区从财政或科技专项经费中设立了中药现代化专项资金。

两年来，中药现代化工作取得了突出的成绩和可喜的进展。一批中药材规范化种植技术得到了推广，中药生产工艺技术、装备水平大大提高，中药研发体系不断完善，中药创新能力显著增强，自主开发了一批具有知识产权、技术含量高的中药产品，标准化、规范化程度不断提升，企业规模不断扩大，有力地推进了我国医药产业的发展和产品结构调整，促进了农民增收和生态环境保护，创造了显著的社会、经济和生态效益。中药产业已成为我国快速增长的产业之一。2003年我国中药工业总产值已达810.26亿元，比上年增长10.66%，中药工业的净资产收益率、销售利润率、成本费用利润率分别达到10.93%、10.55%、11.74%，均高于或明显高于医药工业的平均水平，展现出了较强的发展潜力。

（摘自中华人民共和国科学技术部网站）

【我国中药出口主要是植物提取物】中国医药保健品进出口商会指出，近年来我国中药出口以植物提取物的增长为主，中成药出口增长缓慢。

近年来，中药出口的基本情况是以传统市场为主；以植物提取物的增长为主；以初级和原料产品为主；中成药的出口增长缓慢；价格呈上升趋势。目前，中药对亚洲的出口占2/3以上，2004年对亚洲出口4.91亿美元，占67.73%；对欧美等发达国家市场出口2.11亿美元，占29.1%。还没有以药品进入欧盟和美国的药品主流市场。我国中药出口增量主要来自植物提取物。2004年，植物提取物出口2.23亿美元，同比增长了1.26亿美元，占整个中药出口增长的50%。中药材仍是出口的主要大类品种。中药饮片出口不到中药材出口的一半，中药材出口另外的一半提供给日本的汉方药、韩国的韩药和我国台湾地区的中药作为原料。提取物主要提供给西方的植物药和其他工业行业作为原料。尽管提取物中也有一些技术含量很高的产品，但毕竟是原料的形式，终端产品并没有掌握在我们的手中。中成药的出口增长缓慢，2004年，出口总值才达到1.39亿美元，占中药出口总值的19.17%，比2000年增长28.01%，比历史最高水平的1996年高出21.42%，年均增长率仅为2%。

中药中出口增长最快的植物提取物严格意义上不能算作中药出口，出口的中药材也有很大的一部分不作为中药使用。所以，我国出口的很多中药在国际市场上不能算作中药。中药在国际市场上仍未能找到合适的营销模式。

有专家就对植物提取物出口的快速增长表示了极大的忧虑，中国地大物不博，许多物种已面临濒危，产业规模化与物种濒危趋势的矛盾日益严重。（张东风）

【《国家基本药物目录》增加民族药品种】由国家食品药品监督管理局颁布的《国家基本药物目录》中增加了蒙族药、彝族药、傣族药3种民族药。这是该局对《国家基本药品目录》进行的第5次调整。针对民族医药产业近年来发展快的特点，为使少数民族地区获得有质量保证并合理使用药物，本着“调入从严，调出慎重，调整必须有据”原则，更多的优秀民族药进入了《国家基本药物目录》。调整后的《国家基本药物目录》品种总计2033个，化学药品、生物制剂为773个品种，中成药为1260个品种，其中藏、蒙、维、苗、彝、傣民族药品种共78个。民族药品种调入的总比例大大增加，比2002年增加了31个。

（摘自2005年4月29日健康网）

【我国中药萃取技术获重大突破】经多年努力，我国中药提取技术取得重大突破。世界尖端的超临界流体萃取在薏苡仁脂性抗瘤有效成分提取项目试验成功，使中药现代化向前迈进了一大步，并展示出巨大的产业化前景，每年还可节约数以万吨计的石油资源。

注射用薏苡仁油是国家新药“康莱特注射液”的原料药，原工艺采用有机溶剂提取，得率低，纯度低，每年还要消耗数百吨的丙酮、石油醚，需要上万吨的石油能源支持，对环境有一定污染。浙江中医学院李大鹏研究员带领的课题组，10年前就开始将二氧化碳超临界萃取应用到中药产业的实验室研究。该研究1997年被列为“浙江省高校重大科技攻关计划项目”，在取得实验可行性基础数据后，1999年被列为浙江科委“首批重大高新技术产业化项目”，2000年又成为科技部“中小型科技企业技术创新基金项目”。两年前，课题组最终确定了萃取釜、分离柱和解析釜的压力、温度、二氧化碳流量及萃取时间的工艺参数，创造性地采用了萃取和分馏相结合的工艺流程，实现了萃取分离一步到位。产品得率提高到13.3%，成本降低22%，并节约5万吨石油资源，产能可达到每年36.5吨。

这一成功标志着超临界萃取在中药领域开启了产业化应用，2003年国家食品药品监督管理局批准投入正式生产，至今产品合格率100%。在确保工艺技术稳定的基础上，超临界萃取技术2005年1月获国家知识产权局技术发明专利，并荣获中华中医药学会科学技术奖一等奖。

（摘自2005年11月30日新华网）

【科技部基础性工作专项建立12个中药材标准和2个炮制品标准】 科技部基础性工作专项“中药材标准”结题验收会2005年3月举行，中国中药材标准化工作取得新进展，已为黄芪、黄连、金银花等12种中药材制定出技术标准，为白芍及牡丹皮制定出炮制标准。

由中国中医研究院中药研究所牵头，联合中国中医研究院基础理论研究所、中国医学科学院药物所、北京大学药学院、北京中医药大学等进行的“中药材标准”研究，采用了特异合酶链反应技术和高效液相色谱联用技术等先进方法，建立了药材的指纹图谱。尤其是在金钱白花蛇和乌梢蛇的标准中，设计了药材的特异PCR鉴别引物，能准确鉴别这两种药材的真伪，为这两种药材的质量控制提供了新方法，并通过了北京市药检所的复核，已获专利1项。（秦 秋）

【中草药与民族药标本建成信息库】 “中草药与民族医药标本的收集、整理和保存”项目获中华中医药学会2004年度中医药科技成果奖。该项目由中国中医研究院中药研究所牵头，北京大学药学院等单位承担，共收集、整理和鉴定了中草药和民族药蜡叶标本4189种，所属297个科1096个属，有546种收载于《药典》(2000版)。药材标本1050种，所属263个科，未被《药典》收载的有287种，其中包括苗药97种、藏药90种和其他民族药共192种。

项目还对标本进行了统一编码，制作了光盘，编撰了《中草药与民族药药材图谱》，建立了中草药和民族药的保存操作规范及标准库，并建立了蜡叶标本和药材标本计算机管理系统，为药材的正本清源、辨别真伪和进一步保护开发，提供了资源共享的平台。（刘燕玲）

【2005年我国中药产品出口8.3亿美元】 2005年，我国医药类产品进出口总额达256.4亿美元，其中进口118.4亿美元，同比增长18.5%；出口138亿美元，同比增长28.1%。

在医药类出口产品中，2005年我国中药类出口共计8.3亿美元，其中，提取物增长最快，达到2.9亿美元，增长31.2%。（雷 敏）

解放军中医药

解放军中医药

【概述】 军队中医药工作进入全面建设发展的新时期。2005年7月，全军中医药工作会议隆重召开，中央军委委员、总后勤部廖锡龙部长，总后勤部王谦副部长，卫生部副部长兼国家中医药管理局局长佘靖同志出席会议，为受到表彰的先进单位和个人颁奖并作重要讲话。廖部长在讲话中高度概括了搞好军队中医药工作的重大意义，深刻分析了军队中医药工作的有利条件，精辟论述了今后一个时期军队中医药工作的指导思想和重要任务。佘靖同志在讲话中充分肯定了军队中医药事业取得的成就，对军队中医药工作提出了新的要求。王谦副部长就贯彻落实廖部长的重要指示和会议精神，作出了明确指示。总后卫生部李建华部长作了题为“继承创新，真抓实干，努力开创军队中医药工作新局面”的工作报告，全面总结了“十五”期间全军中医药工作，客观分析了当前面临的矛盾、困难和问题，系统谋划了今后一个时期的目标和任务。在会议讨论、修改的基础上，总参谋部、总政治部、总后勤部联合下发了《关于加强军队中医药工作的意见》。

会议期间，还组织了“十五”全军中医药成果展览和中医特色技术演示。中共中央政治局委员、国务院吴仪副总理，中央军委委员、总后勤部廖锡龙部长，总后勤部王谦副部长，中国科协邓楠书记，卫生部高强部长、佘靖副部长兼局长分别参观了展览。

这次会议是近二十年来全军首次召开的专门研究中医药工作的重要会议，会议明确了当前和今后一个时期军队中医药工作的指导思想和目标任务，对军队中医药工作进行了全面部署。会议认为，搞好中医药工作是实现中华民族伟大复兴的必然要求，是提高我军卫勤保障水平的有效举措，是实现投入较少、效益较高的最好道路，是体现人民军队宗旨性质的一个窗口，是锻造人的智慧的很好途径，具有重要的政治意义、军事意义、经济意义、社会意义和教育意义。当前，发展军队中医药事业的任务虽然艰巨繁重，但有利条件很多，机遇难得，既有很好的外部环境和广泛的需求牵引，又具备了一定的基础条件和经费投入支持。会议指出，“十一五”期间，军队中医药事业的指导思想是：以邓小平理论和“三个代表”重要思想为指导，认真贯彻党中央、中央军委和胡锦涛主席关于军队现代化建设的指示精神以及党的中医药方针政策，坚持“中西医并重”，面向部队，面向战备，坚持继承与创新相结合、普及与提高相结合、质量与效益相结合，努力提高我军中医药事业整体水平。军队中医药事业发展目标是：按照军委建设信息化军队、打赢信息化战争的决策部署和国家关于中医药现代化的要求，基本建成具有军队特点的中医药工作体系，基本普及基层部队需要的中医药适宜技术，基本做到全军官兵和老干部享有中医药服务，不断提高平战时卫勤保障能力。会议提出，“十一五”期间，军队中医药工作的主要任务，一是扎实推进中医药达标建设，重点做好2007年全军中医药工作评比、技术比武和中草药种植基地建设工作；二是全面实施中医药“十百千万”人才战略工程，实行并不断完善“国医名师”评选、师承培养、中医药继续教育和卫生士兵中医药资质认证和考级等制度，培养一支高素质的中医药人才队伍；三是切实加强中医药重点学科建设，产生一批实力较强、水平较高的中医药医疗、教学、科研基地；四是组织中医药重大项目攻关，力争取得一批先进实用的成果；五是大力推广普及中医药技术，不断提高中医诊疗技术水平和基层部队运用中医药防病治病能力。

军队中医药学科技术建设持续推进。2005年，军队新增了11个国家中医药管理局重点学科建设单位，使中医药重点学科建设单位达到15个，并在全国率先开展了中西医结合重点学科建设试点工作。同时，新增了5个全军中医药专科中心和研究所。军队中医药科研项目获国家“863”计划项目1项、科技部“十五”攻关项目3项；军队中医药科研成果获中华中医药学会一等奖2项、二等奖1项和中国中西医结合学会一等奖1项、二等奖1项，2名军队中医药人员被评为“中国中医药十大杰出青年”。

军队中医药人才培养成效明显。第二军医大学编设中医系，招收了首届中医本科学员；依托解放军总医院招收了全国首批中医师承博士和硕士研究生；开展了军队医院中医特色技术师带徒培训工作；遴选平衡针等军队中医药诊疗技术列入国家有关部门推广项目计划。

（周登峰）

中医药院校

中医药院校

【北京中医药大学】
校　　长：郑守曾
党委书记：郑英良
党委副书记兼副校长：乔旺忠
副 校 长：王庆国、魏天卯、徐孝
纪委书记：常　江
党委副书记：谷晓红
基础医学院院长：李宇航
中药学院院长：乔延江
针灸学院院长：朱　江
管理学院院长：房耘耘
护理学院院长：韩丽莎
国际学院院长：牛　欣
远程教育学院院长：乔旺忠
继续教育学院院长：李献平
校　　址：北京市朝阳区北三环东路11号（西区，校本部）
北京市朝阳区望京中环南路6号（东区）
邮　　编：100029（西区）
100102（东区）
电　　话：010－64286426（西区）
010－84738760（东区）
传　　真：010－64213841（西区）
010－84738762（东区）
网　　址：www.bjucmp.com.cn
电子信箱：xiaoban@bjucmp.edu.cn

专业统计

学校职工人数1363人。专任教师472人，其中教授131人，副教授159人，讲师129人，助教53人。

专业设置	学制（年）	2005年毕业生数	2005年招生数	在校生数
本　科				
中医学	5	321	487	2650
中医学（第二学位）	3	50	0	46
中药学	4	72	151	469
制药工程	4	70	123	429
针灸推拿学	5	105	70	312
公共事业管理	5	27	56	304
工商管理	4	37	65	251
护理学	4	28	95	364
英语（医疗卫生）	5	0	41	122
法学	4	0	41	107
合计	/	**710**	**1129**	**5054**
专　科				
护理学	3	0	54	107
针灸推拿学（高职）	3	0	0	173
中药学（高职）	3	611	449	1492
合计	/	**611**	**503**	**1772**

研究生教育

在校硕士研究生1026人，2005年招收硕士研究生327人，毕业165

人。

在校博士研究生 448 人，2005 年招收博士研究生 168 人，毕业 119 人。

硕士学位专业设置：中医基础理论、中医临床基础、中医医史文献、方剂学、中医诊断学、中医内科学、中医外科学、中医骨伤科学、中医妇科学、中医儿科学、中医五官科学、针灸推拿学、民族医学、临床中药学、中西医结合基础、中西医结合临床、中药学、临床中药学、中药化学、中药药理学、中药制药学、中药生药学、中医养生康复学、中医护理学、药物分析学、微生物与生化药学、社会医学与卫生事业管理

博士学位专业设置：中医基础理论、中医临床基础、中医医史文献、方剂学、中医诊断学、中医内科学、中医外科学、中医骨伤科学、中医妇科学、中医儿科学、中医五官科学、针灸推拿学、民族医学、临床中药学、中西医结合基础、中西医结合临床、中药学、临床中药学、中药化学、中药药理学、中药制药学、中药生药学

重点学科及学科带头人

国家级重点学科

中医基础理论：王　琦

中医诊断学：陈家旭

方剂学：谢　鸣

中西医结合基础：牛建昭

中医内科学：姜良铎

中药学：乔延江

北京市重点学科

中医临床基础：王庆国

中医医史文献：严季澜

中医外科学：李曰庆

重点实验室及负责人

教育部重点实验室

中医内科学实验室：王硕仁

北京市重点实验室

中药基础与新药研究实验室：乔延江

中医内科学实验室：王硕仁

附属机构及负责人

北京中医药大学实验药厂厂长：王耀

北京中医药大学实验药厂书记：文萍

北京中医药大学附属东直门医院院长：王玉来

北京中医药大学附属东直门医院书记：杨晋翔

北京中医药大学附属东方医院院长：王玉来

北京中医药大学附属东方医院书记：杨晋翔

（马惠兰）

【天津中医学院】

党委书记：董佳臻

校　　长：张伯礼

党委副书记：李庆和

副 校 长：冯学瑞、于　越、刘红军

纪检书记：杨振宇

校　　址：天津市南开区鞍山西道 312 号

邮　　编：300193

电　　话：022－23051023/23051113（校长办公室）022－23051079（党委办公室）

传　　真：022－23051066

网　　址：www.tjutcm.edu.cn

专业统计

学校职工人数 3180 人（含一、二附院）。专任教师 516 人，其中教授 104 人，副教授 212 人，讲师 118 人，助教 82 人。

专业设置	学制（年）	2005 年毕业生数	2005 年招生数	在校生数
汉语言	4	0	58	168
应用心理学	4	0	101	269
中医学	5	239	374	1667
中医学	7	0	120	382
针灸推拿学	5	33	127	452
护理学（涉外）	5	0	51	51
护理学	4	41	100	378
中药学	4	95	110	543
药物制剂	4	0	51	247
药学	4	0	53	53
医学影像学	4	0	43	43
医学检验	4	0	41	41
市场营销	4	0	76	181
劳动与社会保障	4	0	81	128

（续表）

专业设置	学制（年）	2005 年毕业生数	2005 年招生数	在校生数
公共事业管理	4	0	71	71
专科起点本科中医学	2	39	0	0
专科起点本科针灸推拿学	2	0	0	62
专科起点本科护理学	2	0	0	23
高中起点专科医疗美容技术	3	0	0	45
合计	/	**447**	**1457**	**4804**
业余成人专科起点本科中医学	3	31	56	96
业余成人专科起点本科中药学	3	65	109	187
业余成人专科起点本科护理学	3	0	26	26
业余成人高中起点专科中医学	4	56	37	182
业余成人高中起点专科针灸推拿学	4	36	0	67
业余成人高中起点专科护理学	4	0	27	27
业余成人高中起点专科中药学	4	73	143	413
合计	/	**261**	**398**	**998**
外国留学生	博士	6	10	34
外国留学生	硕士	12	23	88
外国留学生	本科	22	72	308
港澳台学生	/	13	10	96
合计	/	**53**	**115**	**526**

注：港澳台学生本科 57 人，硕士 33 人，博士 6 人。

研究生教育

在校硕士研究生 698 人，2005 年招收硕士研究生 311 人，毕业 186 人。

在校博士研究生 120 人，2005 年招收博士研究生 39 人，毕业 42 人。

硕士学位专业设置：中医基础理论、中医临床基础、中医医史文献、方剂学、中医诊断学、中医内科学、中医外科学、中医骨伤科学、中医妇科学、中医儿科学、中医五官科学、针灸推拿学、病理学与病理生理学、老年医学、中西医结合基础、中西医结合临床、中药学、神经病学、护理学、影像医学与核医学、药理学、药物分析学、生药学、中国古典文献学

博士学位专业设置：中医基础理论、中医临床基础、中医医史文献、方剂学、中医诊断学、中医内科学、中医外科学、中医骨伤科学、中医妇科学、中医儿科学、中医五官科学、针灸推拿学

重点学科及学科带头人

国家级重点学科

针灸推拿学：石学敏

国家中医药管理局重点学科

针灸学：石学敏

中医妇科学：萧美茹

天津市重点学科

针灸推拿学：石学敏

中医学：张伯礼

中药学：高秀梅

天津市“重中之重”学科

中医内科学：张伯礼

针灸推拿学：石学敏

重点实验室及负责人

省部共建教育部重点实验室

方剂学实验室：张伯礼

国家中药现代化科技产业基地

现代中药研究中心：张伯礼

国家中医药管理局科研三级实验室

中药药理学实验室：胡利民

细胞生物学实验室：高秀梅

病理学实验室：范应昌
医用化学传感器实验室：郭　义
分子生物学实验室：温廷益
天津市重点实验室
中药药理学实验室：张军平
针灸学实验室：王　舒
附属机构及负责人
天津中医学院第一附属医院党委书记：于铁成
天津中医学院第一附属医院院长：韩景献
天津中医学院第二附属医院党委书记：安　钢
天津中医学院第二附属医院院长：孙增涛

（江志功）

【山西中医学院】
党委书记：陶功定
院　　长：周　然
党委副书记：贾学萍、籍先菊
纪检书记：郭进玉
副 院 长：冯前进、张俊龙、白兆芝、张咸志、李华荣
校　　址：山西省太原市晋祠路一段89号
邮　　编：030024
电　　话：0351－6042281
传　　真：0351－6042276
网　　址：www.sxtcm.com
电子信箱：zyxyyb@163.com
专业统计

学校职工人数594人。专任教师460人，其中教授53人，副教授93人，讲师153人，助教161人。

普通本科				
专业设置	学制（年）	2005年毕业生数	2005年招生数	在校生数
高中起点本科	/	**522**	**786**	**3449**
中医学	5	195	348	1367
针灸推拿学	5	83	80	489
中西医临床医学	5	189	256	1299
中药学	4	55	102	294
专科起点本科	/	**65**	**153**	**404**
中医学	3	40	79	245
针灸推拿学	3	0	0	3
中西医临床医学	3	0	55	126
中药学	2	25	19	30
合计	/	**587**	**939**	**3853**
普通专科				
专业设置	学制（年）	2005年毕业生数	2005年招生数	在校生数
高中起点专科	/	**1061**	**721**	**3132**
针灸推拿学	3	0	122	213
中西医临床医学	3	815	248	1659
中医学类新专业	3	36	0	49
护理学	3	210	298	795
护理学类新专业	3	0	0	180
药学	3	0	0	41
中药学	3	0	53	183
中草药栽培与鉴定	3	0	0	9
中药资源与开发	3	0	0	3
合计	/	**1061**	**721**	**3132**

（续表）

成人本科				
专业设置	学制（年）	2005年毕业生数	2005年招生数	在校生数
函授（专科起点本科）	/	**0**	**64**	**64**
专科起点本科	/	**0**	**64**	**64**
中药学	2	0	64	64
业余（专科起点本科）	/	**39**	**75**	**134**
中医学	3	18	12	26
中西医临床医学	3	6	31	52
护理学	3	0	21	26
中药学	3	15	11	30
脱产	/	**0**	**123**	**302**
高中起点本科	/	**0**	**0**	**6**
中医学	5	0	0	3
中西医临床医学	5	0	0	3
专科起点本科	/	**0**	**123**	**296**
中医学	2	0	80	136
中西医临床医学	2	0	43	122
护理学	2	0	0	6
中药学	2	0	0	32
合计	/	**39**	**262**	**500**
成人专科				
专业设置	学制（年）	2005年毕业生数	2005年招生数	在校生数
函授（高中起点专科）	/	**2310**	**709**	**2690**
中医学	4	71	62	152
中西医临床医学	4	858	343	1410
中医学类新专业	3	270	56	282
护理学	3	910	196	633
中药学	3	201	52	213
业余	/	**0**	**47**	**134**
中医学	3	0	17	42
中西医临床医学	3	0	30	92
脱产	/	**729**	**46**	**365**
口腔医学类新专业	3	227	0	0
中医学	3	201	18	95
中西医临床医学	3	301	16	164
护理学	2	0	12	73

（续表）

普通专科				
专业设置	学制（年）	2005年毕业生数	2005年招生数	在校生数
中药学	2	0	35	33
合计	/	**3039**	**802**	**3189**

重点学科及学科带头人

省级重点学科

中医基础理论：张俊龙

中西医结合基础：冯前进

重点实验室及负责人

省级重点实验室

中医学基础实验室：张俊龙

中医临床基础实验室：乔 模

针灸实验室：冀来喜

中医药基因表达调节技术实验室：冯前进

附属机构及负责人

山西中医学院第二中医院：魏中海

山西中医学院第三中医院（山西省针灸研究所）：冀来喜

山西中医学院中西医结合医院：崔晋荣

（肖亚春、郭宏鹏）

【内蒙古医学院中蒙医学院】

院　　长：赵清树

校　　址：内蒙古自治区呼和浩特市赛汗区锡林南路56号

邮　　编：010020

电　　话：0471－3392186/3392188

传　　真：0471－6929063

网　　址：www.immc.edu.cn

专业统计

学校职工人数117人。专任教师74人，其中教授18人，副教授34人，讲师11人，助教11人。

专业设置	学制（年）	2005年毕业生数	2005年招生数	在校生数
中医临床专业	5	115	108	397
针灸推拿专业	5	0	46	165
蒙医专业	5	0	66	147
中西医临床医学	5	44	37	179
合计		**159**	**257**	**888**

研究生教育

在校硕士研究生70人，2005年招收硕士研究生30人，毕业16人。

硕士学位专业设置：民族医学（蒙医）、中医临床基础、中医内科、中医方剂学

附属机构及负责人

中蒙医系附属医院：康 永

（杨喜平）

【辽宁中医学院】

党委书记：王明玉

校　　长：马 骥

党委副书记：初 杰

副 校 长：石 岩、康廷国、季惠斌、杨关林

校　　址：辽宁省沈阳市皇姑区崇山东路79号

邮　　编：110032

电　　话：024－31207108

传　　真：024－31207133

网　　址：www.lnutcm.edu.cn

电子信箱：office@lnutcm.edu.cn

专业统计

学校职工人数1133人。专任教师600人，其中教授138人，副教授190人，讲师108人，助教164人。

专业设置	学制（年）	2005年毕业生数	2005年招生数	在校生数
七年制制药工程	7	0	30	30
七年制中医学	7	28	30	147
七年制中医学（英语方向）	7	0	29	148
七年制中医学（中西医结合方向）	7	0	31	147

（续表）

专业设置	学制（年）	2005 年毕业生数	2005 年招生数	在校生数
七年制中医学（信息工程方向）	7	0	30	145
七年制中医学（针灸推拿学方向）	7	0	30	59
七年制中药学	7	0	29	58
六年制中医学（英语方向）	6	39	31	309
五年制中医学（全科医学方向）	5	57	0	51
五年制中医学（中医美容方向）	5	28	0	117
五年制中医学（骨伤学方向）	5	49	0	151
五年制中医学	5	137	62	452
六年制针灸推拿学（日语方向）	6	36	30	152
六年制针灸推拿学（英语方向）	6	0	30	58
五年制针灸推拿学	5	58	0	177
五年制中西医临床医学	5	0	64	239
五年制护理学	5	0	27	116
五年制中药学（英语方向）	5	40	29	240
四年制中药学	4	0	32	157
中药学（经营管理方向）	4	0		29
药物制剂	4	0	32	32
市场营销（中医药方向）	4	0	27	27
公共事业管理（中医药方向）	4	0	27	27
合计	/	472	600	3068

研究生教育

在校硕士研究生 579 人，2005 年招收硕士研究生 268 人，毕业 118 人。

在校博士研究生 95 人，2005 年招收博士研究生 35 人，毕业 21 人。

硕士学位专业设置：药理学、中医基础理论、中医临床基础、中西医结合基础、中医妇科学、中医儿科学、中西医结合临床、方剂学、中医五官科学、针灸推拿学、生药学、中医骨伤科学、中医医史文献、中医诊断学、中医内科学、中医外科学、中药学

博士学位专业设置：中医基础理论、生药学、中医内科学、中西医结合基础、中西医结合临床、方剂学、中药学（一级学科）、中西医结合（一级学科）、中医儿科学

重点学科及学科带头人

国家中医药管理局重点学科

中药生药：康廷国

中医基础理论：郑洪新

中医外科肛肠学：田振国

中医儿科学科：王雪峰

省级重点学科

中西医结合临床：杨关林

生药学：康廷国

中医基础理论：郑洪新

校级重点学科

中西医结合基础：蔡玉文

方剂学：马　骥

针灸推拿学：裴景春

中药学：贾天柱

中医内科内分泌学：于世家

中医内科消化学：王垂杰

中医耳鼻喉学：孙海波

中医医史文献学：刘庚祥

重点实验室及负责人

国家中医药管理局重点实验室
形态学实验室：刘春英
生理实验室：王德山
中药药理实验室：程嘉艺、陈颖平、张　宏
中药制药实验室：程　岚
中药分析实验室：娄志华、尤献民
分子生物学实验：殷东风、才立平、贺动芒
标记免疫实验室：于世家
免疫化学实验室：王垂杰
中药药剂学实验室：王月敏
病理实验室：田振国、朱天义
药理实验室：王学亚
免疫实验室：张　健
药物制剂实验室：邓铁宏
病毒实验室：王雪峰
中药质量分析实验室：孟宪生
针灸电生理实验室：郑利岩
全国中医小儿肺炎医疗中心：王雪峰
全国中医急症医疗中心：姜树民
国家食品药品监督管理局重点实验室
中药临床药理基地：杨关林
科技部重点实验室
中药新药临床试验关键技术与平台研究：周学文
省科技厅重点实验室
辽宁省中药新药研发中心：贾天柱
辽宁省中药新药制药工程技术中心：赵余庆
辽宁省中医药现代化研究重点实验室：康廷国
中药现代化研究实验室：康廷国
中药新药临床试验技术研究中心：杨关林
中药现代化工程技术中心：赵余庆
中药新药研制开发中心：贾天柱
制药工程技术开放实验室：贾　东
免疫学研究室：张　健

附属机构及负责人

辽宁中医学院附属医院：杨关林
辽宁中医学院附属二院：郭振武
辽宁中医学院附属三院：田振国
辽宁中医学院职业技术学院：王　东

（院　办）

【长春中医学院】

党委书记：陈海英
校　　长：王之虹
党委副书记：赵　越、周　立
副 校 长：谭禄业、曲晓波、刘宏岩
中医系（附属医院）院长：杨世忠
药学院院长：张大方
针灸推拿学院院长：王富春
医学院院长：郑力夫
职业技术学院院长：董利升
成人教育学院院长：张　志
国际学院院长：刘　森
校　　址：吉林省长春市净月潭旅游经济开发区博硕路1035号
邮　　编：130117
电　　话：0431－6172513
传　　真：0431－6172345
网　　址：www.ccutcm.com.cn
电子信箱：office@ccutcm.com.cn

专业统计

学校职工人数1555人。专任教师516人，其中教授104人，副教授192人，讲师119人，助教72人。

专业设置	学制（年）	2005年毕业生数	2005年招生数	在校生数
英语	4	0	38	82
日语	4	0	38	80
制药工程	4	44	111	587
临床医学	5	0	60	331
中医学	5	202	104	710
针灸推拿学	5	43	82	454
中西医结合	5	189	78	763
中医骨伤科学	5	78	52	333
护理学	4	77	134	561
药学	4	0	64	242
中药学	4	68	115	421
市场营销	4	0	42	117
药事管理	4	0	42	142
卫生事业管理	4	0	44	157
合计	/	593	1337	4784

注：以上表格为本科统计数据。

研究生教育（含外国留学生）

在校硕士研究生590人，2005年招收硕士研究生166人，毕业96人。

在校博士研究生21人，2005年招收博士研究生10人。

硕士学位专业设置：中医基础理论、中医临床基础、中医医史文献、方剂学、中医诊断学、中医内科学、中医外科学、中医骨伤科学、中医妇科学、中医儿科学、中医五官科学、针灸推拿学、中西医结合基础、中西医结合临床、护理学、药物化学、药剂学、生药学、药物分析学、微生物与生化药学、药理学、中药学

博士学位专业设置：中医内科学、中药学、针灸推拿学

重点学科及学科带头人

国家中医药管理局重点学科

中医内科脑病学科：赵建军

省级重点学科

中医内科学：黄永生

中药学：刘大有

针灸推拿学：王富春

中西医结合基础：张永和

省级重点建设学科

中医骨伤科学：赵文海

重点实验室及负责人

规范化中药药理实验室：王本祥

中药分析实验室：张　洁

中药化学实验室：刘大有

中药药理实验室：张永和、王本祥

中药生物工程实验室：赵全成

附属机构及负责人

长春中医学院附属医院：杨世忠

（金阿宁）

【黑龙江中医药大学】

党委书记：田文媛

校长、党委副书记：匡海学

党委副书记：田　东

副 校 长：李秉治、李敬孝、程伟、王喜军

纪委书记：吴　华

基础医学院院长：李　冀

药学院院长：李永吉

临床医学院（附属第一医院）院长：田振坤

校长助理、针灸推拿学院（附属第二医院）院长：孙忠人

成人教育学院院长：张洪昌

国际教育学院院长：梁　华

佳木斯学院院长：郭鲁义

人文与管理学院（社会科学部）院长：佟子林

校　　址：黑龙江省哈尔滨市动力区和平路24号

邮　　编：150040

电　　话：0451－82110652

传　　真：0451－82110652

网　　址：www.hljucm.net

电子信箱：office@hljucm.net

专业统计

学校职工人数2247人。专任教师664人，其中教授132人，副教授230人，讲师188人，助教以下人员106人。

专业设置	学制（年）	2005年毕业生数	2005年招生数	在校生数
中医学	7	0	43	288
中医学（中西医结合）	7	0	49	268
中医学（针灸推拿）	7	0	48	167
中医学（中药）	7	0	45	163
中医学	5	119	0	189
中医学（骨伤）	5	0	0	140
中医学（中西医结合）	5	115	0	231
中医学（计算机工程）	5	43	0	88
中医学（英语）	5	56	45	241
中医学（临床）	5	58	42	232
中西医临床医学	5	0	409	910
中西医临床医学（妇儿）	5	0	64	121
护理学	4	73	63	328
针灸推拿学	5	125	60	352
针灸推拿学（英语）	5	0	44	178
针灸推拿学（康复）	5	0	50	50
中药学	4	138	202	706
药物制剂	4	136	105	630

（续表）

专业设置	学制（年）	2005年毕业生数	2005年招生数	在校生数
制药工程	4	56	109	398
中药资源与开发	4	0	48	167
公共事业管理（卫生）	4	45	44	191
生物技术	4	0	87	169
食品科学与工程	4	0	43	43
药学	4	0	90	90
中西医结合	3 （3+2）	324 （含中专163）	495 （含中专108）	1512 （含中专314）
推拿保健学	3	0	0	0
针灸推拿学（旅游保健）	3	0	38	69
中药资源与开发	3	0	21	58
护理学	3 （3+2）	151（中专）	473 （含中专125）	1153 （含中专298）
针灸推拿学	3 （3+2）	103 （含中专53）	221 （含中专58）	514 （含中专136）
中药学	3	105 （含中专48）	137 （含中专32）	395 （含中专112）
中医学（医疗美容）	3 （3+2）	27（中专）	114	194
中医学（医疗保险）	3	0	40	55
中医医疗	（3+2）	0	0	238
中药制药	3	72（中专）	0	0
合计	/	**1746**	**3229**	**10528**

研究生教育

在校硕士研究生1113人（其中统招848人、留学生34人、在职231人），2005年招收硕士研究生434人（其中统招337人、留学生3人、在职94人），毕业226人（其中统招173人、留学生3人、在职50人）。

在校博士研究生235人（其中统招198人、留学生37人），2005年招收博士研究生73人（其中统招70人、留学生3人），毕业64人(其中统招55人、留学生9人)。

硕士学位专业设置：康复医学与理疗学、中医基础理论、中医临床基础、中医医史文献、方剂学、中医诊断学、中医内科学、中医外科学、中医骨伤科学、中医妇科学、中医儿科学、中医五官科学、针灸推拿学、民族医学（含藏医学、蒙医学)、中医护理学、中医伦理学、中西医结合基础、中西医结合临床、药剂学、生药学、药物分析学、药理学、中药学

博士学位专业设置：中医基础理论、中医临床基础、中医医史文献、方剂学、中医诊断学、中医内科学、中医外科学、中医骨伤科学、中医妇科学、中医儿科学、中医五官科学、针灸推拿学、民族医学(含藏医学、蒙医学)、中西医结合基础、中西医结合临床、中药学

重点学科及学科带头人

国家级重点学科

中医妇科学：马宝璋

方剂学：李　冀

国家中医药管理局重点学科

中医妇科学：王树林

方剂学：李　冀

针灸推拿学：东贵荣

中医内科内分泌学：周亚滨

省级重点学科

中医妇科学：马宝璋

方剂学：李　冀

针灸推拿学：孙申田、东贵荣

中医内科学：栗德林
中医骨伤科学：董清平
中医基础理论：曹洪欣
中医临床基础：李敬孝
中医医学史文献：常存库
中西医结合基础：苏云明
中西医结合临床：孙伟正
中药学：匡海学
生药学：王喜军

重点实验室及负责人

国家中医药管理局三级实验室
中药质量分析实验室：王喜军
中药药理（妇科）实验室：马宝璋
方药分析实验室：李 冀
分子生物实验室：周亚滨
省级重点实验室及负责人
新药研究与开发实验室：匡海学
中药材规范化生产与质量标准实验室：王喜军
中医药基础研究实验室：李 冀
中药重点实验室：马英丽
中药天然药物药效物质基础研究实验室：匡海学

附属机构及负责人

附属第一医院院长：田振坤
附属第二医院院长：孙忠人
附属制药厂厂长：安丰堂

（孙向红）

【上海中医药大学】

党委书记：张建中
校　　长：陈凯先
常务副校长：谢建群
纪委书记、党委副书记：何星海
党委副书记：王 群
副 校 长：刘 平、余小明、黄文龙
基础医学院院长：李其忠
中药学院院长：陶建生
针推学院院长：褚立希
国际教育学院院长：尚 力
护理学院院长：王 珏
研究生院院长：杨永清
医技学院副院长：金卫东
继续教育学院院长：顾 璜
曙光临床医学院院长：沈远东（兼）
龙华临床医学院院长：陆金根（兼）
岳阳临床医学院院长：张秋娟（兼）
上海市中医临床医学院院长：虞坚尔（兼）
普陀临床医学院院长：花根才（兼）

专业统计

学校职工人数1208人。中医药专任教师378人，其中教授49人，副教授78人，讲师136人，助教84人。

专业设置	学制（年）	2005年毕业生数	2005年招生数	在校生数
中医学类	5	172	108	1065
针推骨伤	5	21	0	117
针灸推拿	5	0	37	87
针推康复	5	0	30	86
骨伤	5	0	31	59
运动医学	5	0	48	139
中西医临床医学	5	0	57	57
中药学	4	28	114	458
药学中外合作	4	0	56	142
公共事业管理	4	0	19	19
七年制	7	42	180	966
护理学	4	0	78	215
临床医学	3	88	0	51
护理学中外合作	3	0	37	103
中西医结合护理	3	90	0	53
中药制药	3	105	75	251
保健推拿	3	25	0	41
美容	3	0	53	86
康复医学	3	29	0	30
中医营养	3	28	28	52

（续表）

专业设置	学制（年）	2005年毕业生数	2005年招生数	在校生数
医学实验技术	3	0	0	53
护理（虹口）	3	49	47	135
预防医学（虹口）	3	0	37	37
合计	/	677	1035	4302

研究生教育

在校硕士研究生712人，2005年招收硕士研究生281人，毕业122人。

在校博士研究生328人，2005年招收博士研究生117人，毕业73人。

硕士学位专业设置：中医基础理论、中医临床基础、中医医史文献、方剂学、中医诊断学、中医内科学、中医外科学、中医骨伤学、中医妇科学、中医儿科学、中医五官学、针灸推拿学、中西医结合基础、中西医结合临床、中药学、药剂学、生药学、药理学、中药制药工程、中医工程、中医伦理、中医外语、中医保健体育

博士学位专业设置：中医基础理论、中医临床基础、中医医史文献、方剂学、中医诊断学、中医内科学、中医外科学、中医骨伤学、中医妇科学、中医儿科学、中医五官学、针灸推拿学、中西医结合基础、中西医结合临床、中药学

重点学科及学科带头人

教育部重点学科

中医外科：陆金根

中药学：王峥涛

中医内科：刘　平

国家中医药管理局重点学科建设单位（部级）

针灸学：沈雪勇

中药生药学：王峥涛

中医基础理论：方肇勤

中医肾病：何立群

上海高校E－研究院（省市级）

中医内科：刘　平

NO与炎症医学：卞　卡

上海市重点学科（省市级）

中药学（重中之重）：王峥涛

中医外科：陆金根

上海市教委第四期重点学科（局级）

中医内科肝病：刘　平

中医骨伤：石印玉

针灸学：沈雪勇

上海市卫生局医学重点学科（局级）

中医骨伤：施　杞

中医妇科：朱南孙

中医心血管：严世芸

重点实验室及负责人

国家中医药管理局重点研究室（部级）

国家中医药管理局中医肝病重点研究室：刘　平

国家中医药管理局生物工程重点研究室：胡之璧

国家中医药管理局中医证重点研究室：王忆勤

省部级研究基地

上海市中药标准化中心：王峥涛

全国中医医院医疗质量监测中心：竺丽明

全国中药制剂和剂型改革基地：徐德生

上海市重点实验室（省市级）

复方中药重点实验室：吴大正

直属医院重点学科及学科带头人

国家中医药管理局重点专科（专病）

中医胆石病：朱培庭

中医外科：陆金根

中医肿瘤：刘嘉湘

中医肝病：王灵台

中医骨与关节病：石印玉

中医脾胃病：蔡　淦

中医推拿：严隽陶

中医妇科：朱南孙

中医血液：周永明

上海市临床医学中心重点学科

中医外科：陆金根

中医肿瘤：刘嘉湘

中医肝病：王灵台

针灸推拿：严隽陶

上海市医学重点学科

中医骨伤科：施　杞

中西医结合心血管学科：严世芸、蒋梅先

中医妇科：朱南孙、孟　炜

附属机构及负责人

曙光医院院长：沈远东

龙华医院院长：陆金根

岳阳医院院长：张秋娟

（张晓馨）

【南京中医药大学】

党委书记：黄成惠

校长、党委副书记：吴勉华

党委副书记：王家法

副校长：刘沈林、陈涤平、张树泉、蔡宝昌、段金廒

成人教育学院、高等职业技术教育学院院长：何文彬

国际教育学院院长：赵　熔

翰林学院院长：司晓晨

基础医学院院长、基础医学研究所所长：马　健

第一临床医学院院长：汪　悦

第二临床医学院院长：金宏柱

药学院院长、药物研究所所长：丁安伟

经贸管理学院院长：申俊龙

护理学院院长：徐桂华

信息技术学院院长：沈大庆

外国语学院院长：姚　欣

人文社会科学学院院长：金　鑫

中医药研究院院长：段金廒

中医药文献研究所所长：王旭东

校　址：江苏省南京市栖霞区仙林大学城仙林大道138号

邮　编：210046（仙林校区）

电　话：025－85811001

传　真：025－86798009

网　址：www.njutcm.edu.cn

电子信箱：xzbox@njutcm.edu.cn

专业统计

学校职工人数 1067 人。专任教师 593 人，其中教授 113 人，副教授 162 人，讲师 185 人，助教 133 人。

专业设置	学制（年）	2005 年毕业生数	2005 年招生数	在校生数
国际经济与贸易	4	176	98	1064
英语	4	0	97	256
应用心理学	5	0	41	133
计算机科学与技术	4	0	71	166
制药工程	4	49	159	850
中医学	5	146	235	1206
中医学	4	86	192	715
针灸推拿学	5	35	64	282
中西医临床医学	5	0	99	99
中医学类新专业	4	0	0	79
中医学类新专业	5	33	306	2208
护理学	4	68	190	712
护理学新专业	5	0	63	126
药学	4	54	129	593
中药学	4	116	211	1041
中药学	5	37	36	343
药物制剂	4	38	53	336
中药资源与开发	4	0	27	143
药学类新专业	4	0	45	45
信息管理与信息系统	4	0	48	87
市场营销	4	0	48	92
电子商务	4	0	142	142
公共事业管理	4	27	54	243
公共管理类新专业	4	36	29	447
针灸推拿学	3	0	0	20
护理学	3	57	62	180
合计	/	**958**	**2499**	**11608**

研究生教育

在校硕士研究生 1024 人，2005 年招收硕士研究生 351 人，毕业 201 人。

在校博士研究生 262 人，2005 年招收博士研究生 89 人，毕业 52 人。

硕士学位专业设置：中医基础理论、中医临床基础、中医医史文献、方剂学、中医诊断学、中医内科学、中医外科学、中医骨伤科学、中医妇科学、中医儿科学、中医五官科学、针灸推拿学、中西医结合基础、中西医结合临床、中药学、生药学、药理学、药剂学、康复医学与理疗学、护理学、社会医学与卫生事业管理

博士学位专业设置：中医基础理论、中医临床基础、中医医史文献、方剂学、中医诊断学、中医内科学、中医外科学、中医骨伤科学、中医妇科学、中医儿科学、中医五官科学、针灸推拿学、中西医结合基础、中西医结合临床、中药学

重点学科及学科带头人
国家级重点学科
中医医史文献：赵国平
中医儿科学：汪受传
中药学：蔡宝昌
国家中医药管理局重点学科
方剂学：孙世发
中医医史文献：赵国平
中医临床基础：杨　进
针灸学：王玲玲
省级重点学科
中医临床基础：杨　进
中医内科学：金　实
针灸推拿学：徐恒泽
江苏省国家重点学科培育建设点
中医内科：薛博瑜
重点实验室及负责人
科技部国家规范化实验室
规范化中药药理实验室：朱　荃
国家中医药管理局三级实验室
中药质量标准实验室：吴　皓
中药制剂实验室：彭国平
针灸生物医学实验室：王玲玲
省级重点实验室
针灸学实验室：王玲玲
方剂学研究实验室：段金廒
附属机构及负责人
第一附属医院院长：刘沈林
第二附属医院院长：于　勇
第三附属医院院长：李　俭
常州附属医院院长：张　琪
无锡附属医院院长：王彬夫
徐州附属医院院长：张培影
苏州附属医院院长：葛惠男
昆山附属医院院长：赵坤元
泰州附属医院院长：陈园桃
盐城附属医院院长：李志山
附属中西医结合医院院长：王小宁

（倪昊翔）

【浙江中医学院】
党委书记：张乃大
校　　长：肖鲁伟
副 校 长：范永升、连建伟、夏鲁杭、王坤根
校　　址：浙江省杭州市滨江区滨文路548号
邮　　编：310053
电　　话：0571－86613501
传　　真：0571－86613500
网　　址：www.zjtcm.net
专业统计
学校本科职工人数948人。专任教师672人，其中教授117人，副教授260人，讲师145人，助教90人。

专业设置	学制（年）	2005年毕业生数	2005年招生数	在校生数
中医学	7	0	89	479
	5	181	152	1172
中西医临床医学	5	0	63	63
临床医学	5	60	128	755
口腔医学	5	0	70	141
中药学	4	339	172	1069
药学	4	58	127	600
药物制剂	4	77	66	335
食品科学与工程	4	0	60	158
针灸推拿学	5	37	131	759
康复治疗学	4	0	65	183
英语	4	0	129	300
护理学	4	169	226	946
生物工程	4	0	87	214
制药工程	4	0	93	163
公共事业管理	4	59	108	309
市场营销	4	0	105	381
计算机科学与技术	4	119	122	451
生物科学	4	115	70	353
医学检验	5	0	0	301
	4	115	69	69

（续表）

专业设置	学制（年）	2005年毕业生数	2005年招生数	在校生数
生物技术	4	0	67	127
听力学	4	30	57	203
合计	/	1244	2256	9531

研究生教育

在校硕士研究生538人，2005年招收硕士研究生239人，毕业94人。

在校博士研究生80人，2005年招收博士研究生33人，毕业9人。

硕士学位专业设置：内科学、中医基础理论、中医临床基础、中医医史文献、方剂学、中医诊断学、中医内科学、中医外科学、中医骨伤科学、中医妇科学、中医儿科学、中医五官科学、针灸推拿学、中西医结合基础、中西医结合临床、生药学、药理学、中药学、生物化学、影像医学与核医学、护理学、康复医学与理疗学、药剂学

博士学位专业设置：中医临床基础、中医内科学、中西医结合临床、中药学、中医骨伤科学

博士后科研流动站：中医学

重点学科及负责人

国家中医药管理局重点学科

中医临床基础：范永升

中医内科消化学：吕　宾

省教育厅重点学科

中医临床基础（重中之重）：范永升

中药学（重中之重）：吕圭源

中西医结合临床－内科（A类）：高瑞兰

针灸推拿学（B类）：方剑乔

中医骨伤学（B类）：肖鲁伟

中西医结合基础学（B类）：沃兴德

中医诊断学（B类）：龚一萍

省卫生厅重点学科

中医临床基础：范永升

中药学：吕圭源

针灸学：方剑乔

推拿学：范炳华

中西医结合呼吸病：蔡宛如、徐志瑛

中西医结合消化病：吕　宾

中西医结合皮肤病：余土根

方剂学：连建伟

中药资源工程学：张如松

中西医结合基础：沃兴德

中西医结合内分泌学：叶　真

中医骨伤学：肖鲁伟

中西医结合风湿免疫病：范永升

中西医结合基础医学（脑病）：万海同

中医药实验动物学：陈民利

中西医结合妇科学：王香桂

中西医结合骨科学：吴建民

中西医结合颅脑外科学：杜康根

中西医结合神经内科：陈　眉、张宾辉

中西医结合急救医学：宋　康

中西医结合心血管病：黄兆铨

医学实验动物学：范永升

中西医结合血液病：虞荣喜

中西医结合骨外科学：肖鲁伟

中西医结合肿瘤学：吴良村

重点实验室及负责人

国家中医药管理局中医药科研三级实验室

免疫实验室：范永升

脂代谢实验室：沃兴德

血液细胞分子生物学实验室：高瑞兰

省财政厅专项建设实验室

蛋白组学实验室：沃兴德

中药药效毒理实验室：吕圭源

护理模拟实验室：孙秋华

中医免疫风湿病实验室：范永升

中药资源工程学实验室：张如松

临床听力学及仿真耳实验室：王永华

中医教学知识管理资源实验室：邵加

血液细胞分子生物学实验室：高瑞兰

中药制剂实验室：李范珠

针灸神经生物学实验室：方剑乔

省科技厅科研平台

浙江省动物实验研究基地：陈民利

省新药创制技术服务平台：陈民利

浙江省中医药管理局中医药科研二级实验室

实验针灸学：方剑乔

中药新产品制剂：吕圭源

消化病实验室：项伯康

附属机构及负责人

浙江省中医院（直属）：王坤根

浙江省新华医院（直属）：吴建民

浙江省针灸推拿医院（直属）：方剑乔

杭州市中医院（非直属）：董　陆

金华市中医院（非直属）：范　蔚

宁波市中医院（非直属）：沈晓敏

浙江省中西医结合医院（非直属）：金　伟

浙江省肿瘤医院（非直属）：余传定

杭州市第三人民医院（非直属）：张延祥

杭州市第六医院（非直属）：娄国强

（方年根）

【安徽中医学院】

党委副书记、院长：王　键

党委副书记：雷广宁

副院长：卞国忠、彭代银

纪委书记：孙爱和

中医临床学院院长：陈雪功

针灸骨伤临床学院院长：胡　玲

药学院院长：彭代银（兼）

中西医结合临床学院院长：方志斌

护理学院院长：徐国龙

医药经济管理学院院长：李　珑

医药信息工程学院院长：孔令胜

成人教育学院院长：王仁安

校　　址：安徽省合肥市梅山路103号

邮　　编：230038

电　　话：0551－5169006/5169009

传　　真：0551－2819950

网　　址：www.ahtcm.edu.cn

电子信箱：yuanban@ahtcm.edu.cn

专业统计

学校职工人数（不含附属医院）872人。专任教师507人，其中教授62人，副教授161人，讲师172人，助教109人。

专业设置	学制（年）	2005年毕业生数	2005年招生数	在校生数
中医学	5	296	243	1386
针灸推拿学	5	58	117	563
中西医临床医学	5	290	249	1368
卫生法学	5	0	0	89
护理学	4	51	127	552
药学	4	104	128	499
中药学	4	45	108	335
药物制剂	4	51	59	228
制药工程	4	0	63	183
中药资源与开发	4	0	57	111
国际经济与贸易	4	93	122	457
应用心理学	5	0	113	382
计算机科学与技术	4	0	53	165
康复治疗学	5	0	58	288
信息管理与信息系统	4	0	53	209
中西医临床（专升本）	3	57	59	59
药学（专升本）	2	90	70	159
针灸推拿学	3	54	0	113
护理学	3	62	0	193
医学美容	3	55	0	109
药品营销	3	0	0	198
药物分析	3	53	0	117
合计	/	1359	1679	7763

注：以上为普通本、专科统计数。

研究生教育

在校硕士研究生295人，2005年招收硕士研究生113人，毕业54人。

硕士学位专业设置：中医基础理论、中医临床基础、中医医史文献、方剂学、中医诊断学、中医内科学、中医外科学、中医骨伤科学、中医妇科学、中医儿科学、针灸推拿学、中西医结合基础、中西医结合临床、药剂学、生药学、中药学

重点学科及学科带头人

国家中医药管理局重点学科

呼吸内科：李泽庚

省级重点学科

中医内科：刘　健

中西医结合临床：韩咏竹

针灸推拿学：胡　玲

重点实验室及负责人

安徽省中药研究与开发重点实验室：王　键

现代中药重点实验室：王德群

附属机构及负责人

一附院：李泽庚

二附院：杨　骏

新安医学研究中心：王　键

神经病研究所：杨任民

药物研究所：彭代银

针灸经络研究所：胡　玲

计算机中医应用研究所：邢江淮

中医药研究所：陈雪功

现代中药研究中心：徐希平

科研实验中心：马宗华

中西医结合研究所：方志斌

临床医学研究所：骞家张

安徽中医学院门诊部（国医堂）：张杰

（董玉节）

【福建中医学院】

党委书记：罗　萤
院　　长：杜　建
党委副书记：张凯民、谭卫星、陈立典
纪委书记：林成建 副研究员
副 院 长：李灿东、陈兴炎、刘献祥
海外教育学院院长：罗　萤（兼）
五洲科技学院院长：李灿东（兼）
成人教育学院院长：李灿东（兼）
高等职业技术学院院长：李灿东（兼）
校　　址：福建省福州闽侯上街福州大学城（新校区）
　　　　　福建省福州市五四路282号（老校区）
邮　　编：350108（新校区）
　　　　　350003（老校区）
电　　话：0591－22861989
传　　真：0591－22861989
网　　址：www.fjtcm.edu.cn
电子信箱：yzbgs@fjtcm.edu.cn

专业统计

学校职工人数689人（校本部）。专任教师463人，其中教授92人，副教授129人，讲师124人，助教93人。

本专科

专业设置	学制（年）	2005年毕业生数	2005年招生数	在校生数
应用心理学	4	0	64	121
临床医学	5	0	0	235
中医学	7	0	117	392
中医学（骨伤方向）	7	0	0	88
中医学	5	222	290	1176
中医学（骨伤方向）	5	58	0	172
针灸推拿学	5	57	57	294
针灸推拿学（康复医学方向）	5	0	52	166
针灸推拿学（中医美容方向）	5	0	57	109
中西医临床医学	5	0	240	542
护理学	5	58	115	463
药学	4	58	60	240
中药学	4	57	54	223
药物制剂	4	0	58	116
公共事业管理	5	0	0	156
公共事业管理（医事法律）	5	0	54	59
公共事业管理	4	0	53	111
中医学	3	49	0	47
中西医临床医学	3	123	76	197
护理学	2	50	0	14
口腔医学	3	111	0	58
口腔医学	3	0	48	48
中西医结合	3	67	0	0
护理学	3	103	51	51
药学类新专业	3	0	0	104
合计	/	**1013**	**1446**	**5182**

（续表）

五洲科技学院

专业设置	学制（年）	2005年毕业生数	2005年招生数	在校生数
针灸推拿学	5	0	37	116
中西医临床医学	5	0	62	226
骨伤科学	5	0	60	106
护理学	4	0	103	237
中药学	4	0	35	57
计算机软件开发	4	0	0	25
医事法律	5	0	5	45
护理学	3	0	135	452
中药学	3	0	94	189
合计	/	**0**	**531**	**1453**

成人教育学院

专业设置	学制（年）	2005年毕业生数	2005年招生数	在校生数
函授	/	**451**	**0**	**139**
中医学	3	9	0	0
针灸推拿学	3	8	0	0
中西医临床医学	3	102	0	0
中药学	3	29	0	0
中医学	4	102	0	135
护理学	4	36	0	4
中药学	3	165	0	0
脱产	/	**139**	**95**	**279**
中西医临床医学	2	0	12	13
中西医临床医学	3	116	0	63
中药学	3	23	83	184
药学类新专业	3	0	0	19
业余	/	0	561	882
中医学	3	0	7	14
针灸推拿学	3	0	21	36
中西医临床医学	3	0	93	155
中药学	3	0	29	52
中医学	4	0	17	41
中西医临床医学	4	0	55	84
中医学类新专业	4	0	16	24

（续表）

专业设置	学制（年）	2005 年毕业生数	2005 年招生数	在校生数
护理学类新专业	4	0	12	19
中药学	4	0	311	457
合计	／	**590**	**656**	**1300**

海外教育学院

专业设置	学制（年）	2005 年毕业生数	2005 年招生数	在校生数
中医学	5	11	36	164
合计	／	**11**	**36**	**164**

研究生教育

在校硕士研究生 527 人，2005 年招收硕士研究生 203 人，毕业 109 人。

在校博士研究生 32 人，2005 年招收博士研究生 14 人，毕业 10 人。

硕士学位专业设置：中医基础理论、中医临床基础、中医诊断学、中医医史文献、中医内科学、中医骨伤科学、中医妇科学、中医儿科学、中医外科学、中医五官科学、针灸推拿学、中西医结合基础、中西医结合临床、中药学、方剂学、病理学与病理生理学、护理学、药物分析学

博士学位专业设置：中医骨伤科学、中西医结合临床

重点学科及学科带头人

国家中医药管理局重点学科、省“211”重点学科

中医骨伤科学：王和鸣

省级重点学科

中医骨伤科学：刘献祥

方剂学：吴水生

中医临床基础：陈锦芳

中西医结合临床：陈立典

中药学：郭素华

中医诊断学：李灿东

针灸推拿学：吴　强

校级重点学科

中医基础理论：纪立金

中医临床基础：陈锦芳

中医医史文献：林慧光

方剂学：吴水生

中医诊断学：李灿东

中医内科学：衡先培

中医骨伤科学：刘献祥

中医儿科学：郑　健

针灸推拿学：吴　强

中西医结合基础：黄秀榕

中西医结合临床：陈立典

中药学：郭素华

重点实验室及负责人

国家中医药管理局三级科研实验室

病理生理实验室：黄秀榕

针灸生理实验室：胡翔龙

中国中医药文献检索中心福建分中心：林丹红

国家中医药管理局二级科研实验室

流式细胞与生化实验室：杜　建

中药化学实验室：陈　玲

生化免疫实验室：陈玉春

中药药理毒理实验室：吴符火

省级重点实验室

经络研究实验室：胡翔龙

中药化学实验室：吴锦忠

校级重点实验室

针灸生理实验室：胡翔龙

病理生理实验室：黄秀榕

骨伤病实验室：王和鸣

骨伤细胞生物学实验室：张　俐

流式细胞与生化实验室：杜　建

老年病实验室：杜　建

中药药理毒理实验室：吴符火

生化免疫实验室：陈玉春

中药化学实验室：陈　玲

活血化瘀实验室：陈锦芳

肾病实验室：王　智

心脑血管病实验室：郭云庚

临床药理实验室：林炳辉

中药药理学实验室：倪　峰

血液流变学实验室：汪培清

老年病实验室：朱　亨

脾胃病实验室：杨春波

中国中医药文献检索中心福建分中心：林丹红

人体解剖学实验室：陈　跃

基础显微实验室：张学敏

机能实验室：林月娥

生化分子生物学实验室：施红副

中医基础实验室：陈锦芳

药学基础实验室：胡　娟

附属机构及负责人

福建中医学院中西医结合研究院：陈可冀

福建省中医药研究院：刘献祥

福建中医学院附属人民医院：郑　健

福建中医学院附属第二人民医院：陈立典

福建中医学院附属福州市中西医结合医院：吴和木

福建中医学院附属泉州市中医院：刘宪俊

福建中医学院附属厦门市中医院：陈进春

（黄立平）

【江西中医学院】

党委书记：吕辉章

党委副书记、院长：刘红宁

党委副书记：李红勇

副　院　长：钟虹光、王金平、陈明人、左铮云

纪委书记：侯中平

国际教育学院院长：乐毅敏

科技学院院长：杨光华

成人教育学院院长：王济平

高等职业技术学院院长：周兆龙
校　　址：江西省南昌市湾里区云湾路
邮　　编：330004
电　　话：0791－7118822/7118855
传　　真：0791－7118800
网　　址：www.jxtcmi.com
电子信箱：jxzyxylb@jxtcmi.com

专业统计

专业设置	学制（年）	2005年毕业生数	2005年招生数	在校生数
中医学（含国际交流方向、中西医结合方向、骨伤方向、医事法律方向）	5	683	403	2852
针灸推拿学	5	40	53	255
中西医临床医学	5	0	324	1065
药学（含医药营销方向）	4	287	402	1236
中药学（含国际交流方向、知识产权保护方向）	4	80	191	55023
中药资源开发	4	0	104	319
药物制剂	4	87	121	294
制药工程	4	38	32	65
环境科学	4	33	51	209
生物工程	4	49	83	177
生物医学工程	4	0	63	256
计算机科学与技术	4	88	41	147
公共事业管理（含医疗保险方向、医院管理方向）	4	52	37	100
保险	4	0	70	70
药学	3	0	157	553
中药学	3	263	99	387
美容医学	3	199	99	203
高级护理	3	0	148	296
药品营销	3	0	52	150
药物制剂	3	0	65	152
中西医结合	3	0	118	269
针灸推拿	3	0	38	89
合计	/	**1899**	**2751**	**9717**

学校职工人数885人。专任教师640人，其中教授106人，副教授204人，讲师151人，助教179人。

研究生教育

在校硕士研究生524人，2005年招收硕士研究生194人，毕业101人。

在校博士研究生3人，2005年招收博士研究生1人。

硕士学位专业设置：中医基础理论、中西医结合基础、中医临床基础、中西医结合临床、中医医史文献、药物化学、方剂学、药剂学、中医诊断学、生药学、中医内科学、药物分析学、中医外科学、药理学、中医骨伤科学、中药学、中医妇科学、中医五官科学 、针灸推拿学、社会医学与卫生事业管理

博士学位专业设置：中药学（北京中医药大学联合培养）

重点学科及学科带头人

国家中医药管理局重点学科

中医内科呼吸病学：薛汉荣

中药制药学：罗永明

省级重点学科
中药学：罗永明、杨世林
中医内科学：张小萍、薛汉荣
中西医结合基础：汪建民
药剂学：汪国华、罗晓健
中医临床基础：伍炳彩、刘英锋
生药学：刘红宁、罗光明
药物分析学：饶　毅
药理学：徐　彭
院级重点学科
中医医史文献：蒋力生
马克思主义理论与思想政治教育：何春生

重点实验室及负责人

国家级重点实验室
中药固体制剂制造技术国家工程研究中心：杨世林
省部级重点实验室
现代中药制剂教育部重点实验室：杨　明
江西省实验清洁级大小鼠生产基地：陈尚坚
江西省中药种质资源技术研究中心：刘英锋
江西省现代中药制剂及质量控制重点实验室：饶　毅
江中国家工程研究中心博士后科研工作站：杨世林
国家中药临床药理研究基地：陈明人

附属机构及负责人

江西中医学院附属医院（江西省中医院）：陈明人
江西中医学院附属中西医结合医院（江西省南昌市中西医结合医院）：崔维奇
江西中医学院第三附属医院（江西省鹰潭市中医院）：丁　奎
江西中医学院第四附属医院（江西省丰城市中医院）：袁国庆
江西中医学院第五附属医院（江西省宜春市中医院）：吴华国
江西中医学院第六附属医院（江西省九江市中医院）：周泽甫
江西中医学院第七附属医院（江西省玉山县中医院）：严建平
江西中医学院第八附属医院（江西省新余市中医院）：邹卫兵
江西中医学院第九附属医院（江西省赣州市中医院）：马仲华
江西江中制药集团有限责任公司：钟虹光
江西江中包装材料厂：徐修行
江西江中饮料厂：徐修行　（刘　红）

【山东中医药大学】

党委书记：孙增良
校　　长：王新陆
党委副书记：周丽敏、张洪斌（11月3日因公殉职）
副 校 长：曾凤英、吴富东、欧阳兵、郭伟星、张东超（10月27日经省委任命任职）
基础医学院院长：乔明琦
药学院院长：田景振
针灸推拿学院院长：高树中
护理学院院长：石作荣
人文社科学院院长：周东民
国际教育学院院长：刘昭纯
高等职业技术学院、继续教育学院院长：魏希启
临床学院院长：杨传华
校　　址：山东省济南市经十路53号
邮　　编：250014
电　　话：0531－82613011
传　　真：0531－82963364
网　　址：www.sdutcm.edu.cn
电子信箱：xiaoban@sdutcm.edu.cn

专业统计

学校职工人数3336人，其中校本部935人。专任教师508人，其中教授72人，副教授167人，讲师143人，助教188人。

专业	学制（年）	2005年毕业生数	2005年招生数	在校生数
中医学	5	398	101	1790
中药学	4	96	223	569
针灸推拿学	5	132	133	792
制药工程	4	97	111	431
中医学	7	27人转入研究生阶段	558	1318
护理学	5	40	111	408
市场营销	4	56	60	276
应用心理学	4	0	65	124
英语（中医药类）	4	0	55	136
运动人体科学	4	0	57	57
法学	4	0	63	63
康复治疗学	4	0	59	59
药学	4	0	120	120

（续表）

专业	学制（年）	2005年毕业生数	2005年招生数	在校生数
中西医临床医学	5	0	187	187
中医学（专科起点本科）	2～4	30	290	412
针灸推拿学（专科起点本科）	2～4	0	105	162
护理学（专科起点本科）	2～4	0	164	202
中药学（专科起点本科）	2～3	25	102	155
市场营销（专科起点本科）	2～3	35	111	111
中医学（专科）	3	118	0	42
中药学（专科）	3	116	97	120
针灸推拿学（专科）	3	43	130	194
护理学（专科）	3	116	120	195
中医康复保健（专科）	3	0	0	41
中药资源与开发（专科）	3	0	0	32
中药经营与管理（专科）	3	0	0	30
市场营销（专科）	3	0	85	85
合计	/	1360	3103	8172

研究生教育

在校硕士研究生767人，2005年招收硕士研究生332人，毕业169人。

在校博士研究生156人，2005年招收博士研究生53人，毕业30人。

硕士学位专业设置：中药学(一级学科)、中医基础理论、中医医史文献、中医临床基础、中医诊断学、方剂学、中医内科学、中医外科学、中医妇科学、中医儿科学、针灸推拿学、中医骨伤科学、中医五官科学、药物化学、生药学、中西医结合临床、中西医结合基础、生物医学工程、影像医学与核医学

博士学位专业设置：中药学(一级学科)、中医基础理论、中医医史文献、中医内科学、中医外科学、中医妇科学、针灸推拿学、中西医结合临床、中西医结合基础

重点学科及学科带头人

国家级重点学科

中医基础理论：乔明琦

中医医史文献：王振国

国家中医药管理局、山东省“十五”强化建设A级学科

中医基础理论：乔明琦

中医医史文献：王振国

省级重点学科

中医基础理论：乔明琦

中医医史文献：王振国

中医内科学：尹常健

中医外科学：宋景贵

针灸学：吴富东

中医骨伤学：徐展望

中医儿科学：李燕宁

厅局级重点学科

针灸学：吴富东

中西医结合医学：张文高

心血管内科：丁书文

中医妇科学：刘瑞芬

血液肿瘤内科：焦中华

校级重点学科

中医临床基础：姜建国

中医诊断学：刘家义

方剂学：刘持年

药剂学：田景振

妇产科学：孙　伟

眼科学：毕宏生

儿科学：葛　明

重点实验室及负责人

教育部省部共建重点实验室

中医药经典理论实验室：张惠云

国家中医药管理局中医药科研三级实验室

中药质量分析实验室：张惠云

微循环实验室：王世军

细胞与分子实验室：郑广娟

中药制剂实验室：于维萍

省级重点实验室

中西医结合肿瘤防治技术实验室：王世军

天然药物实验室：张惠云

厅局级重点实验室

天然药物实验室：张惠云

心血管实验室：高洪春

附属机构及负责人

山东中医药大学附属医院党委书记：高　毅

山东中医药大学附属医院院长：杨传华

山东中医药大学第二附属医院党委书记：冯建华

山东中医药大学第二附属医院院长：

葛　明　　　　　　　　（王　瑛）

【河南中医学院】

党委书记：孙建中

院　　长：彭　勃

党委副书记：彭　勃、郭学军、徐玉芳

副 院 长：李建生、刘文第、田中岭、吴金良

纪委书记：许志宇

基础医学院院长：樊蔚虹

第一临床医学院（护理学院）院长：李　真

第二临床医学院（骨伤学院）院长：韩丽华

针灸推拿学院院长：张　瑛

药学院院长：苗明三

人文学院院长：徐江雁

外语学院院长：张大伟

信息技术学院院长：程万里

成人教育学院院长：徐英敏

海外教育学院院长：路　玫

校　　址：河南省郑州市金水路1号

邮　　编：450008

电　　话：0371－65945879

传　　真：0371－65944307

网　　址：www.hactcm.edu.cn

电子信箱：dyb@hactcm.edu.cn

专业统计

学校职工人数2421人。专任教师644人，其中教授73人，副教授143人，讲师152人，助教96人。

专业设置	学制（年）	2005年毕业生数	2005年招生数	在校生数
本科	/	**1167**	**2328**	**8216**
高中起点本科	/	**1121**	**1947**	**7262**
中医学	5	336	203	1357
中医学（中医骨伤科学方向）	5	135	103	540
中医学（中西医结合方向）	5	381	0	1375
中医学（中医五官科学方向）	5	0	0	41
中西医临床医学	5	0	454	760
中西医临床医学（康复治疗方向）	5	0	75	74
针灸推拿学	5	88	104	686
针灸推拿学（英语方向）	5	0	80	171
预防医学（营养与食品卫生方向）	5	0	152	236
护理学	4	0	79	218
药学	4	66	70	288
中药学	4	67	80	443
药物制剂	4	48	70	267
制药工程	4	0	70	167
市场营销	4	0	62	164
公共事业管理（卫生事业管理方向）	4	0	103	157
英语（医学英语方向）	4	0	101	214
计算机科学与技术（医药软件方向）	4	0	71	56
信息管理与信息系统（医药信息学方向）	4	0	70	48

（续表）

专业设置	学制（年）	2005年毕业生数	2005年招生数	在校生数
专科起点本科	/	**46**	**381**	**821**
中医学（中西医结合方向）	3	46	174	587
针灸推拿学	3	0	147	142
药学	2	0	0	32
中药学	2	0	60	60
中专起点本科	/	**0**	**0**	**133**
中医学（中西医结合方向）	5	0	0	133
专科	/	**338**	**0**	**150**
针灸推拿	3	170	0	150
护理	3	80	0	0
中药	2	88	0	0
合计	/	**1505**	**2328**	**8366**

研究生教育

在校硕士研究生623人，2005年招收硕士研究生256人，毕业105人。

硕士学位专业设置：中医基础理论、中医临床基础、中医医史文献、方剂学、中医诊断学、中西医结合基础、病理学与病理生理学、针灸推拿学、药物化学、药剂学、生药学、药物分析学、药理学、中药学、中医内科学、中医外科学、中医骨伤科学、中医妇科学、中医儿科学、中医五官科学、中西医结合临床、康复医学与理疗学、思想政治教育

重点学科及学科带头人

国家中医药管理局中医药重点学科建设单位

中医儿科学：丁　樱

方剂学：杨新年

省级重点学科

中药学：冯卫生

中医内科学：李建生

中医儿科学：丁　樱

方剂学：杨新年

针灸推拿学：高希言

中医基础理论：司富春

中医骨伤学：王衍全

重点实验室及负责人

校级重点实验室

分子生物实验室：司富春

分析测试中心：刘　伟

动物实验中心：赵君玫

药理药效实验室：李宗铎

中药标本馆：刘若庸

附属机构及负责人

河南中医学院第一附属医院院长：李　真

河南中医学院第二附属医院院长：韩丽华

（雷　蕾）

【湖北中医学院】

党委书记：罗才喜

院　　长：王　华

党委副书记：尹　尹

纪委书记：黄光焕

副 院 长：胡永年、周安方、张良玉、王　平

地　　址：湖北省武汉市洪山区黄家湖西路1号

邮　　编：430065

电　　话：027－68890088

传　　真：027－68890017

网　　址：www. hbtcm. edu. cn

专业统计

学校职工人数1089人。专任教师514人，其中教授61人，副教授149人，讲师114人，助教154人，助教以下人员36人。

专业设置	学制（年）	2005年毕业生数	2005年招生数	在校生数
高中起点本科				
生物技术	4	0	59	59
医学信息工程	4	0	49	49
制药工程	4	66	48	239
医学检验	5	0	85	423

（续表）

专业设置	学制（年）	2005年毕业生数	2005年招生数	在校生数
中医学	7	0	87	285
中医学（中西医结合）	7	0	102	210
中医学（针灸推拿学）	7	0	16	58
中医学（中医骨伤科学）	7	0	46	46
中医学	5	181	68	618
中医学（中西医结合方向）	5	201	0	112
中医学（中医骨伤科学）	5	101	61	322
中医学（美容康复方向）	5	0	72	72
中医学（应用心理学）	5	0	39	39
针灸推拿学	5	139	90	350
中西医临床医学	5	0	135	205
护理学	5	52	0	187
护理学	4	0	105	105
药学	4	0	8	318
中药学	4	105	56	264
药物制剂	4	0	57	153
中药资源与开发	4	0	41	41
信息管理与信息系统	4	0	46	173
市场营销	4	42	31	171
市场营销（物流管理方向）	4	0	48	48
公共事业管理	4	0	0	29
公共事业管理（医疗保险方向）	4	0	27	27
公共事业管理（医事法学方向）	4	0	63	102
合计	/	**887**	**1515**	**5916**
专科起点本科				
制药工程	2	30	0	4
医学检验	3	126	0	123
中医学	3	15	0	302
中医学（中医骨伤科学）	3	8	0	34
针灸推拿学	3	50	0	119
护理学	3	0	0	158
药学	2	112	0	317
中药学	2	0	0	41
药物制剂	2	0	0	29

（续表）

专业设置	学制（年）	2005年毕业生数	2005年招生数	在校生数
信息管理与信息系统	2	0	0	5
市场营销	2	22	0	79
合计	/	363	0	1211
专　科				
中药制药技术	3	0	45	45
药物制剂	3	31	42	161
食品营养与监测	3	0	42	42
药品营销	3	48	88	255
中医学	3	6	0	0
针灸推拿	3	12	88	151
护理	3	7	95	164
药学	3	121	46	478
医学检验	3	75	54	329
卫生检验	3	36	50	154
合计	/	336	550	1779
总计	/	1586	2065	7695

研究生教育

在校硕士研究生 784 人，2005 年招收硕士研究生 282 人，毕业 135 人。

在校博士研究生 124 人，2005 年招收博士研究生 41 人，毕业 22 人。

硕士学位专业设置：中医基础理论、中医临床基础、中医医史文献、方剂学、中医诊断学、中医内科学、中医骨伤科学、中医妇科学、中医儿科学、针灸推拿学、中西医结合基础、中西医结合临床、生药学、中药学

博士学位专业设置：中医基础理论、中医临床基础、中医内科学、针灸推拿学、中医骨伤科学

重点学科及学科带头人

国家中医药管理局重点学科

中医内科学肾病学科：王小琴

省级重点学科

中医基础理论：周安方

中医临床基础：李家庚

针灸推拿学：王　华

中医内科学：董梦久

中医骨伤科学：邹　季

中西医结合临床：罗欣拉

中药学：陈科力

医学检验

重点实验室及负责人

国家中医药科研三级实验室

中药药理实验室：杨勤建

细胞生物学实验室：李汉明

省级重点实验室

中药资源与中药化学：刘焱文

（汪海洋）

【湖南中医学院】

党委书记：蔡光先

校　　长：尤昭玲

副 书 记：黄政德、滕久祥、周小青、谭达全

基础医学院院长：李凡成

第一临床医学院院长：谭元生

第二临床医学院副院长：蒋文明

中西医结合学院院长：何清湖

药学院院长：郭建生

针灸推拿学院院长：彭楚湘

人文信息管理学院院长：张炳填

湘杏学院院长：候国宏

成人教育学院院长：常富林

校　　址：湖南省长沙市韶山中路113号

邮　　编：410007

电　　话：0731－5381000/5600508

传　　真：0731－5504879

网　　址：www.hnctcm.com

电子信箱：zyxyyb@yahoo.com

专业统计

学校职工人数 873 人。专任教师 607 人，其中教授 106 人，副教授 205 人，讲师 147 人，助教 104 人。

专业设置	学制（年）	2005年毕业生数	2005年招生数	在校生数
英语	4	0	46	93

（续表）

专业设置	学制（年）	2005年毕业生数	2005年招生数	在校生数
应用心理学	4	35	54	166
计算机科学与技术	4	35	43	135
制药工程	4	0	59	117
生物工程	4	0	51	134
临床医学	5	0	121	239
医学影像学	5	1	58	215
口腔医学	5	0	70	243
中医学	7	0	212	975
中医学	5	482	193	1325
针灸推拿学	5	35	112	409
中西医临床医学	5	126	221	1044
护理学	4	39	92	279
药学	4	145	137	573
中药学	4	170	138	614
药物制剂	4	41	55	183
市场营销	4	31	49	191
公共事业管理	4	33	46	151
针灸推拿学（专科）	3	0	65	123
护理学（专科）	3	0	99	201
中药学（专科）	3	0	53	115
湘杏学院中医学	5	0	112	237
湘杏学院中西医临床医学	5	0	339	834
湘杏学院药学	4	2	88	225
合计	/	1175	2513	8821

研究生教育

在校硕士研究生609人，2005年招收硕士研究生210人，毕业108人。

在校博士研究生150人，2005年招收博士研究生60人，毕业20人。

硕士学位专业设置：中医基础理论、中医临床基础、中医医史文献、方剂学、中医诊断学、中医内科学、中医外科学、中医骨伤科学、中医妇科学、中医儿科学、中医五官科学、针灸推拿学、中西医结合基础、中西医结合临床、药物化学

博士学位专业设置：中医基础理论、中医临床基础、中医医史文献、方剂学、中医诊断学、中医内科学、中医外科学、中医骨伤科学、中医妇科学、中医儿科学、中医五官科学、针灸推拿学、中西医结合临床

重点学科及学科带头人

国家级重点学科

中医诊断学：袁肇凯

国家中医药管理局重点学科

中医诊断学：袁肇凯

中医眼科学：彭清华

中医外科皮肤科学：杨志波

省级重点学科

中医诊断学：袁肇凯

中医内科学：蔡光先

中西医结合临床：尤昭玲

中医五官科学：田道法

针灸推拿学：常小荣

中医外科学：杨志波

校级重点学科

中药学：郭建生

重点实验室及负责人

国家中医药管理局中医药科研三级实验室

血管生物学实验室：刘柏炎

病理生理学实验室：袁肇凯

中药制剂实验室：李芳荣
中药药理实验室：陈立峰
国家中医药管理局中医药科研二级实验室
显微形态学实验室：熊艾君
分子生物学实验室：刘群良
病源免疫实验室：伍参荣
针灸基础实验室：林亚萍
蛋白组学实验室：王净净
细胞生物与分子技术实验室：孙克伟
外科免疫病理实验室：杨志波
骨伤治疗技术实验室：田心义
中药生物技术实验室：刘塔斯
省级重点实验室
中医病证实验室：袁肇凯
中药新药研究与开发实验室：顺祥
临床技能教学实验中心：惠　安

附属机构及负责人

湖南中医学院第一附属医院党委书记：柳景红
湖南中医学院第一附属医院院长：谭元生
湖南中医学院第二附属医院党委书记：陈祥瑞
湖南中医学院第二附属医院副院长：肖四旺
湖南中医学院附属中西医结合医院党委书记：柏正平
湖南中医学院附属中西医结合医院院长：秦裕辉
湖南中医学院附属医院（湖南省第二人民医院）党委书记兼院长：李德炎
湖南中医学院附属常德医院（常德市第一中医院）党委书记兼院长：樊方桂
湖南中医学院附属衡阳医院（衡阳市中医院）党委书记兼院长：申锦林
湖南中医学院附属第二中西医结合医院（浏阳市中医院）党委书记：冯早成
湖南中医学院附属第二中西医结合医院（浏阳市中医院）院长：洪　澜

（院　办）

【广州中医药大学】

党委书记：黄朝阳
校　　长：冯新送（2005年4月离任）、徐志伟（2005年4月起任）
党委副书记：黄　斌、孙晓生（2005年4月起任）
副 校 长：徐志伟（2005年4月离任）、陈英华、王宁生、李建军、林培政、王新华（2005年4月起任）、吕玉波（2005年12月起任）
国际学院院长：胡质毅（2005年10月起任）、王新华（2005年10月离任）
继续教育学院院长：黄兆胜
职业技术学院院长：江　滨
基础医学院院长：陈　群
中药学院院长：陈蔚文
针灸推拿学院院长：柴铁劬
护理学院院长：何燕萍
信息技术学院院长：陈　素
经济与管理学院院长、党总支书记：邱鸿钟
人文社科学院副院长：李悦书、方义洁
热带医学研究所所长、党总支书记：符林春
临床药理研究所所长：王宁生（兼）
脾胃研究所所长、党总支书记：陈蔚文
校　　址：广东省广州市番禺区广州大学城外环东路232号广州中医药大学大学城校区
邮　　编：510006
电　　话：020－39357222/39357555
传　　真：020－39359999
网　　址：www.gzhtcm.edu.cn

专业统计

学校职工人数3793人，其中校本部职工1086人。专任教师886人（含聘任制255人），其中教授175人，副教授289人，讲师246人，助教176人。

专业设置		学制（年）	2005年毕业生数	2005年招生数	在校生数
本科（含七年制）	中医学（中医学方向）	7	38	89	488
	中医学（中西医结合方向）	7	41	160	573
	中医学（针灸方向国际交流型）	7	0	88	350
	小计	/	**79**	**337**	**1411**
	中医学	5	428	523	2270
	其中：港澳台	5	76	56	264
	针灸推拿学	5	94	119	446
	中药学	4	88	323	986
	制药工程	4	60	184	426

（续表）

专业设置		学制（年）	2005年毕业生数	2005年招生数	在校生数
本科（含七年制）	药学	4	0	183	579
	公共事业管理	4	63	89	289
	国际经济与贸易	4	0	161	459
	中医护理学	4	49	149	361
	计算机科学与技术	4	0	156	350
	英语	4	0	59	108
	应用心理学	4	0	102	203
	中西医临床医学	5	0	154	259
	药物制剂	4	0	117	232
	康复治疗学	4	0	66	66
	体育教育	4	0	56	56
	小计		782	2441	7090
高等职业教育	中西医结合	2	0	102	102
	针灸推拿	3	69	44	92
	中医骨伤学	2	0	35	35
	医学检验技术	3	64	0	0
	医学美容技术	3	0	31	31
	高级护理	3	63	87	241
	中药学	3	0	69	69
	中药调剂学	3	0	0	109
	小计	/	196	368	679
合计		/	1057	3146	9180

研究生教育

在校硕士研究生1313人，2005年招收硕士研究生492人，毕业257人。

在校博士研究生557人，2005年招收博士研究生200人，毕业107人。

硕士学位专业设置：科学技术哲学、中医基础理论、中医临床基础、中医医史文献、方剂学、中医诊断学、中医内科学、中医外科学、中医骨伤科学、中医妇科学、中医儿科学、中医五官科学、针灸推拿学、中西医结合基础、中西医结合临床、中药学、药剂学、社会医学与卫生事业管理

博士学位专业设置：中医基础理论、中医临床基础、中医医史文献、中医诊断学、中医内科学、中医外科学、中医骨伤科学、中医妇科学、中医儿科学、中医五官科学、针灸推拿学、中西医结合基础、中西医结合临床、中药学、方剂学

重点学科及学科带头人

国家级重点学科

中医临床基础：林培政

中医内科学：冼绍祥

中医骨伤科学：冯新送、樊粤光

中医妇科学：罗颂平

局级重点学科

中医临床基础：林培政

中药制药学：陈蔚文

中医妇科学（一院）：罗颂平

中医内科消化学科（一院）：刘友章

中医内科心血管学科（二院）：阮新民

中医内科脑病学科（二院）：黄培新

中医外科皮肤学科（二院）：范瑞强

省级重点学科

中医临床基础：林培政

中医内科学：冼绍祥

中医骨伤科学：冯新送、樊粤光

中医妇科学：罗颂平

中西医结合基础：王宁生

中药学（中药制药）：陈蔚文

中医基础理论：徐志伟

针灸推拿学：赖新生

校级重点扶持学科

中医医史文献：刘小斌

中医五官科学（中医眼科学）：詹宇坚

中医外科学：陈志强

重点实验室及负责人

国家发展计划委员会重点实验室

国家中药现代化工程技术研究中心（合作）：赖小平

科技部重点实验室

国家新药（中药）安全评价（GLP）研究重点实验室：王宁生

国家新药（中药）临床试验（GCP）研究中心：赖世隆

国家中药现代化科技产业（广东）基地：王宁生

国家中药材种植栽培示范化研究示范基地（GAP）：徐鸿华

教育部重点实验室

现代中成药工程技术中心：陈英华

国家中医药管理局中药药理实验室（三级实验室）：黄培新

中药药理（消化）实验室（三级实验室）：陈蔚文

原虫与病毒实验室（三级实验室）：符林春

中药制剂实验室（三级实验室）：董玉珍

分子生物学实验室（三级实验室）：罗云坚

细胞生物学实验室（三级实验室）：方永奇

免疫实验室（三级实验室）：王培训

核医学实验室（二级实验室）：陈芝喜

国家药品监督管理局重点实验室

国家药品临床研究基地（一院）：张惠臣

国家药品临床研究基地（二院）：吕玉波

国家药品临床研究基地（粤海医院）：符林春

国家药品监督管理局药品临床研究培训中心：赖世隆

广东省教育厅重点实验室

中医疑难病症重点实验室：林培政

广东省科技厅重点实验室

广东省中医证候临床研究重点实验室：罗云坚

新药非临床安全评价中心：王宁生

新药临床实验研究中心：赖世隆

广东省中医急症研究重点实验室：罗云坚

广东省海洋药物重点实验室（合作）：王宁生

广东省新药筛选重点实验室（合作）：赖小平

遗传工程小鼠资源库技术平台（合作）：邹移海

附属机构及负责人

广州中医药大学第一附属医院院长：樊粤光

广州中医药大学第一附属医院党委书记：宋振之

广州中医药大学第二附属医院院长、党委书记：吕玉波

广州中医药大学第三附属医院院长、党委副书记：庄　洪

广州中医药大学第三附属医院党委书记：邓劲松

附属祈福医院（合作办院）副院长：郑其进、赵鹏图　　（徐志红）

【广西中医学院】

党委书记：覃绍峰

院　　长：王乃平

党委副书记、纪委书记：陈雪斌

副 院 长：邓家刚、黄岑汉、唐农

基础医学院院长：戴　铭

药学院院长：辛　宁

护理学院院长：江震声

高等职业技术学院院长：黄贵华

成人教育学院院长：何清平

赛恩斯新医药学院常务副院长：谢丽莎

广西中医学院第一临床医学院院长：唐　农

广西中医学院瑞康医学院院长：龙学明

人文社科学院院长：肖廷刚

壮医药学院院长：庞宇舟

校　　址：广西南宁市明秀东路179号

邮　　编：530001

电　　话：0771－3137577

传　　真：0771－3137517

网　　址：www.gxtcmu.edu.cn

电子信箱：yuanban@gxtcmu.edu.cn

专业统计

学校职工人数830人。专任教师635人，其中教授85人，副教授210人，讲师168人，助教142人。

专业设置	学制（年）	2005年毕业生数	2005年招生数	在校生数
制药工程	4	0	64	232
食品科学与工程	4	0	61	113
临床医学	5	94	119	593
口腔医学	5	0	73	276
中医学	5	184	103	648
传统中医学	5	20	0	51
对外中医学	6	0	91	414
中医学（壮医）	5	0	54	120
中医学（外科）	5	0	63	157

（续表）

专业设置	学制（年）	2005年毕业生数	2005年招生数	在校生数
中医骨伤学	5	0	64	201
中医学（运动医学）	5	0	56	56
针灸推拿学	5	59	63	315
中西医结合临床医学	5	210	120	979
护理学	4	54	115	350
护理学（英语方向）	5	0	111	111
药学	4	90	93	330
中药学	4	75	87	283
药物制剂	4	0	65	65
中药资源与开发	4	0	27	54
市场营销（医药营销）	4	0	84	151
公共事业管理（卫生）	4	20	78	169
医学影像学	3	36	40	111
医学检验	3	56	58	151
针灸推拿学	3	79	81	237
针灸推拿学	2	0	45	45
口腔医学	3	149	96	300
医学美容	3	83	57	181
护理学	3	143	116	448
护理学	2	0	186	302
妇幼保健	3	81	0	0
药物制剂技术	3	73	60	165
中西药	3	96	71	225
医药营销	3	31	40	136
合计	/	1633	2441	7969

研究生教育

在校硕士研究生525人，2005年招收硕士研究生228人，毕业62人。

硕士学位专业设置：中医基础理论、中医临床基础、中医医史文献、中医内科学、中医骨伤科学、中医妇科学、中医儿科学、中医五官科学、针灸推拿学、中西医结合基础、中西医结合临床、药物分析学、药理学、中药学

重点学科及学科带头人

国家中医药管理局西部地区中医药重点学科

中药药理学科：谢金鲜

自治区（省级）重点学科

中药学：甄汉深

中医内科学：唐　农

国家中医药管理局重点建设专科

针灸科：庞　勇

中医心血管内科：李忠业

中医脑病科：任　丁

中医骨伤科：黄有荣

广西医疗卫生重点建设专科

中医正骨整脊：钟远鸣

中医脑病科：刘　泰

中西医结合肾病科：黄国东

中西医结合肺病科：黄美杏

中西医结合乳腺病科：倪　毅

中西医结合消化病科：林寿宁

广西重点中医建设专科

中医肾内科：史　伟

中医内分泌内科：唐爱华

中医脑病科：刘　泰

中医骨伤科：钟远鸣

中医儿科：王力宁

中医妇科：覃　菁

中医眼科：郝小波

肝病科：毛德文

肛肠科：肖振球

重点实验室及负责人

自治区（省级）重点实验室

中药药效筛选研究重点实验室：邓家刚

药学中心实验室：陈　勇

附属机构及负责人

直属机构

广西中医学院第一附属医院院长：唐　农

广西中医学院附属瑞康医院院长：龙学明

广西中医学院附属中医学校校长：江震声

广西中医学院制药厂厂长：甘书坚

非直属机构

广西中医学院第三附属医院（柳州市中医院）院长：陈良细

广西中医学院附属桂林医院（桂林市中医院）院长：杨　斌

广西中医学院第五附属医院（玉林市中医院）院长：邹崇祺

（杨海洁）

【成都中医药大学】

2005年博士学位授予点16个，硕士学位授予点24个，博士后流动站2个（中药学、中医学）。有中药学、中医五官科学、针灸推拿学3个国家级重点学科；省部级重点学科8个；国家三级科研实验室7个；省级重点实验室5个。现有直属与非直属附属医院5所，教学医院12所，实习医院25所，其中成都中医药大学附属医院（四川省中医医院）为“国家三级甲等综合性中医医院”和“全国示范中医医院”，附属绵阳市中医院是“国家三级甲等中医医院”。

学校有正高职称专家153人，副高职称专家335人，博士生导师68人，硕士生导师186人。

硕士学位专业设置：中医基础理论、中医临床基础、中医医史文献、方剂学、中医诊断学、中西医结合基础、中医内科学、中医外科学、中医骨伤科学、中医妇科学、中医儿科学、中医五官科学、中西医结合临床、康复医学与理疗学、针灸推拿学、药物化学、药剂学、生药学、药物分析学、药理学、中药学、社会医学与卫生事业管理

博士学位专业设置：中医基础理论、中医临床基础、中医医史文献、方剂学、中医诊断学、中西医结合基础、中医内科学、中医外科学、中医骨伤科学、中医妇科学、中医儿科学、中医五官科学、中西医结合临床、针灸推拿学、中药学

【重庆医科大学中医药学院】

党委书记：吴小翎

党委副书记：杨少文

校　　长：雷　寒

副 校 长：董　志、万立华、邓世雄、黄爱龙、谢　鹏

重庆医科大学中医药学院院长：曹文富

校　　址：重庆市杨家坪西郊支路18号

邮　　编：400050

传　　真：023－68422183

网　　址：cqums.edu.cn

电子信箱：cydzjx@yahoo.com.cn

专业统计

学校职工人数204人。专职教师77人，其中教授4人，副教授28人，讲师32人，助教13人。

专业设置	学制（年）	2005年毕业生数	2005年招生数	在校生数
中医学（中西医结合方向）	5	0	89	329
中药学	4	0	38	70
中医学（中西医结合方向）	3	357	157	869
中医学（中医骨伤方向）	3	25	46	168
中药学	3	32	59	263
中医学（针灸方向）	3	50	52	81
中医护理学	3	108	0	289

研究生教育

在校硕士研究生5人，2005年招收硕士研究生4人。

硕士学位专业设置：针灸推拿、中西医结合基础

重点学科及学科带头人

重庆市中医内科学：曹文富

附属机构及负责人

重庆医科大学中医药学院附属医院院长：杨正雄

（李重强）

【贵阳中医学院】

党委书记：孔德明

院　　长：梁光义

党委副书记：董湘玉、袁黔华

副 院 长：吴晓黎、吴志刚、杨柱、苏玉水

校　　址：贵州省贵阳市市东路50号

邮　　编：550002

电　　话：0851－5825678

传　　真：0851－5652789

网　　址：www.gyctcm.edu.cn.

电子信箱：www.gyctcm.edu.cn

专业统计

学校职工人数778人。专任教师438人，其中教授81人，副教授151人，讲师100人，助教106人。

专业设置	学制（年）	2005年毕业生数	2005年招生数	在校生数
中医学（中医英语方向）	6	0	26	212
中医学（中西医结合英语）	6	0	49	190
中医学	5	218	81	418
中西医临床医学	5	379	641	2345
中医学（骨科方向）	5	113	133	428
针灸推拿学	5	70	0	144
针灸推拿学（英语方向）	5	0	78	152
中医学（医用计算机方向）	5	0	0	98
护理学	4	166	165	624
护理学（护理英语方向）	6	0	41	234
法学（医事法律方向）	4	59	100	345
应用心理学	4	15	0	201
劳动与社会保障（医疗保险方向）	4	0	48	148
中药学	4	47	89	270
中药学（制药方向）	4	49	0	55
药物制剂	4	0	48	250
中药学（营销方向）	4	31	68	262
制药工程	4	0	61	61
中药学（中药分析方向）	4	0	25	22
中药学（涉外方向）	4	0	22	25
中药学（苗药方向）	4	0	0	0
少数民族预科	1	0	20	20
合计		**1147**	**1695**	**6504**

注：时珍学院数据统计自2001年起，其中2001年77人，2002年428人，2003年214人，2004年466人，2005年569人。

研究生教育

在校硕士研究生445人（其中研修班111人），2005年招收硕士研究生137人，毕业77人。

硕士学位专业设置：中医基础理论、中医临床基础、中医医史文献、方剂学、中医内科学、中医外科学、中医骨伤科学、中医妇科学（新增）、中医五官科学、针灸推拿学、中西医结合基础（新增）、中西医结合临床、药理学（新增）、中药学

重点学科及学科带头人

国家中医药管理局重点建设学科

中药生药（中药资源学、中药鉴定学、中药化学）：梁光义

省级重点学科

内科学：孔德明

中药学：梁光义、何顺治、杜 江

重点实验室及负责人

贵州省重点实验室

中药生药学：梁光义

附属机构及负责人

第一附属医院党委书记：张培琴

第一附属医院院长：朱广旗

第二附属医院党委书记：刘 枫

第二附属医院副院长（主持工作）：凌湘柱

（张 廷）

【云南中医学院】

党委书记：郭玉鉴

党委副书记、院长：李庆生

党委副书记：王树发

纪委书记：李 莹

副院长：郑 进、陆 炜、熊 磊

基础医学院院长：袁嘉丽

中药学院院长：钱子刚

成人教育学院院长：贾 勇

临床医学院院长：秦国政

校 址：云南省昆明市关上双桥路201号

邮 编：650221

电 话：0871-7150982（传真）

网　　址：www.ynutcm.edu.cn
电子信箱：yutcmwu@sina.com

专业统计

学校职工人数516人。专任教师266人，其中教授24人，副教授90人，讲师77人，助教75人。

专业设置	学制（年）	2005年毕业生数	2005年招生数	在校生数
中医学类	5	384	97	1277
针灸推拿学	5	52	49	216
护理学	5	0	45	191
中西医临床医学	5	0	104	399
中药学	4	96	95	502
制药工程	4	78	42	174
市场营销	4	0	69	161
中药资源与开发	4	0	44	131
中草药栽培与鉴定	4	0	40	40
中医营养与食疗	3	32	0	27
中医美容	3	34	43	137
中草药栽培技术	3	0	26	63
中西医结合	3	0	165	305
合计	/	**676**	**819**	**3623**

研究生教育

在校硕士研究生237人，2005年招收硕士研究生88人，毕业34人。

硕士学位专业设置：中医学、中西医结合、中药学、中医基础理论、中医临床基础、中医医史文献、方剂学、中医诊断学、中医内科学、中医外科学、中医骨伤科学、中医妇科学、中医儿科学、中医五官科学、针灸推拿学、民族医学、生药学、中西医结合基础、中西医结合临床

重点学科及学科带头人

国家中医药管理局西部地区中医药重点学科
临床中药学：李庆生、毛小平
省级重点学科
临床中药学：李庆生、毛小平
中医基础理论：郑　进、楚更五
实用中医学：王兴文、钱子刚
中医内科学：秦国政、彭江云
针灸学：刘楚玉、林忆萍、王建明
院级重点学科
中西医结合基础：李庆生、袁嘉丽
中医诊断学：郑　进、杨　梅
中药药理学：淤泽溥、林　青
中医外科学：秦国政、张春和
马克思主义理论与思想政治教育学：齐　燕、张　丽

重点实验室及负责人

院（校）级重点实验室
中药材优良种苗繁育中心重点实验室：钱子刚
分子生物学重点实验室：陈文慧

附属机构及负责人

直属医院
第一附属医院：秦国政
第二附属医院（筹）：张　运
非直属医院
第三附属医院：邓乐巧
第四附属医院：张庆义

（高影秋、范　菁）

【甘肃中医学院】

党委书记：叶小平
党委副书记、院长：刘延祯
副 院 长：李金田、王安平
纪委书记：李志魁
校　　址：甘肃省兰州市定西东路35号
邮　　编：730000
电　　话：093－8765555
传　　真：0931－8627950
网　　址：www.gszy.edu.cn
电子信箱：yb@gszy.edu.cn

专业统计

学校职工人数454人。专任教师260人，其中教授32人，副教授65人，讲师66人，助教86人。

专业设置	学制（年）	2005年毕业生数	2005年招生数	在校生数
中医学（中医骨伤方向）	5	138	54	261
中医学	5	271	102	486

（续表）

专业设置	学制（年）	2005年毕业生数	2005年招生数	在校生数
针灸推拿学	5	74	46	275
藏医学	5	0	48	179
中西医临床医学	5	0	156	783
临床医学	5	0	83	355
医学影像学	5	0	46	141
护理学	4	50	56	204
中药学	4	98	44	178
药物制剂	4	50	46	184
中草药栽培与鉴定	4	48	35	162
公共事业管理	4	39	35	133
国际经济与贸易	4	0	42	42
中西医结合（医疗）	3	50	81	307
中西医结合护理	3	49	51	180
美容医学（中医美容方向）	3	0	37	82
藏医学（藏西医结合）	3	0	47	84
专升本	5	84	0	371
合计	/	**951**	**1009**	**4407**

研究生教育

在校硕士研究生246人，2005年招收硕士研究生120人，毕业47人。

硕士学位专业设置：中医学（一级学科）、中药学（一级学科）、中西医结合临床（二级学科）、中西医结合基础（二级学科）

重点学科及学科带头人

国家中医药管理局西部重点扶持学科

中药生药学：李成义

甘肃省教育厅重点学科

中医儿科学：史正刚

中西医结合临床：李应东

中医骨伤科学：宋　敏

甘肃省卫生厅重点学科

中西医结合心肾科：戴恩来

院级重点学科

中医内科学：戴恩来

中医临床基础：李金田

针灸推拿学：何天有

重点实验室及负责人

省级重点实验室

中药免疫与分子生物学实验室：郑云霞

中药药理毒理实验室：马　骏

生物化学实验室：李啸红

中药生药实验室：李成义

中药化学实验室：郭　玫

附属机构及负责人

甘肃中医学院附属医院：刘延祯

甘肃省中医院：李谦英

（林　雪）

【北京市中医学校】

党委副书记、校长：顾　平

党委副书记：尹福祥

副校长：维　春

校　　址：北京市通州区梨园

邮　　编：101101

电　　话：010－60527431

传　　真：010－60527273

网　　址：www.bjzyxx.bjedu.gov.cn

电子信箱：bjzyxx@263.net

专业统计

学校职工人数120人。专任教师49人，其中高级讲师3人，讲师22人，助理讲师24人。

专业设置	学制（年）	2005年毕业生数	2005年招生数	在校生数
护理	3	159	0	198
护理	4	0	233	504

续表

专业设置	学制（年）	2005年毕业生数	2005年招生数	在校生数
中医护理	4	0	109	109
中药	4	0	116	116
中药	3	148	33	461
中医康复保健	3	47	0	66
中医康复保健	4	0	78	78
合计	/	354	569	1532

【天津市医药职工大学】

党委书记：麻树文
校　　长：高　琪
副 校 长：闫丽霞、王　培
校　　址：天津市北辰区津霸公路千里堤西
邮　　编：300400
电　　话：022－26659757
传　　真：022－26659757
网　　址：www.tjyy.net
电子信箱：bgsh123@126.com

专业统计

学校职工数210人。专任教师101人，其中教授1人，副教授55人，讲师30人，助教15人。

专业设置	学制（年）	2005年毕业生数	2005年招生数	在校生数
中药制药	3	110	458	697
制药	3	96	136	196
经营	2	293	198	491
制药	4（业余）	0	36	94
药学	4（业余）	0	16	54
经营	3（业余）	32	125	208
合计	/	531	969	1740

重点学科及学科带头人

国家级重点学科
化学制药：陶　杰
市级重点学科
中药制药：张　杰

重点实验室及负责人

国家级重点实验室
药物合成：刘洪利

（王爱军）

【曲阜中医药学校】

党委书记：赵丙生
校　　长：丰宗灿
副 校 长：孔凡清、颜廷淦、贾银花
校　　址：山东省曲阜市岐黄街2号
邮　　编：273100
电　　话：0537－4412330
传　　真：0537－4483196
网　　址：www.zgqfzyyxx.com
电子信箱：sdqfzyyxx@163.com

专业统计

学校职工人数150人。专任教师116人，其中高级讲师55人，讲师30人，助讲31人，新录用人员3人。

专业设置	学制（年）	2005年毕业生数	2005年招生数	在校生数
中医骨伤	3	40	0	47
中医护理	3	270	90	620
	5	0	63	63
中药	3	110	57	255
针推	3	120	48	307

（续表）

专业设置	学制（年）	2005年毕业生数	2005年招生数	在校生数
中医	3	340	499	1383
	5	0	50	50

重点学科及学科带头人

省级重点学科

中医护理：李晓敏

针灸推拿：刘月振

中药：王仲焕

重点实验室及负责人

针灸推拿、中药、护理实验室：董忠诚

附属机构及负责人

附属医院：李聚荣

（毕允利）

【南阳中医药学校】

党委书记、校长：方家选

党委副书记、纪委书记：梁新武

副 校 长：王　岩、逵应坤、郭万周

校　　址：河南省南阳市卧龙路131号

邮　　编：473061

电　　话：0377－63529580

传　　真：0377－63529580/63529587

网　　址：www.gyzzj.com.cn

电子信箱：xiaoban9580@163.com

专业统计

学校职工人数399人。专任教师289人，其中教授10人，副教授49人，讲师112人，助教118人。

专业设置	学制（年）	2005年毕业生数	2005年招生数	在校生数
中医学	3	350	10	408
护理	3	110	595	971
针推	3	67	33	62
中医骨伤	3	17	39	148
中药	3	95	92	227
中医眼喉	3	0	0	15
中药营销	3	20	0	10
中医护理	3	130	34	176
中西医结合	3	395	1016	2590
全科班	2	31	13	37
基层班	2	0	296	720
合计	/	**1215**	**2128**	**5364**

重点学科及学科带头人

校级重点学科

中医内科：刘　冰

重点实验室及负责人

市级重点实验室

中药化学实验室：郝芬兰

附属机构及负责人

南阳中医药学校附属二级医院：王红波

中药饮片加工厂：郭合新

（张明丽）

【甘肃省中医学校】

党委书记：李星明

校　　长：毛春燕

副 校 长：舒　劲、李银刚

纪委书记：梁文成

校　　址：甘肃省兰州市七里河区安西路390号

邮　　编：730050

电　　话：0931－2666190/2912501

传　　真：0931－2666190

网　　址：www.gszyxx.sf.edude.net

电子信箱：liqin112528@126.com

专业统计

学校职工人数124人。专任教师83人，其中高级讲师31人，讲师（中级职称）35人，助教（初级职称）17人。

专业设置	学制（年）	2005年毕业生数	2005年招生数	在校生数
高职中医医疗	5	0	0	289

续表

专业设置	学制（年）	2005年毕业生数	2005年招生数	在校生数
高职中西医结合医疗	5	0	142	511
高职针灸推拿医疗	5	0	49	156
高职中医骨伤医疗	5	0	0	57
高职中药	5	0	38	90
高职中西医结合护理	5	0	108	318
高职中西医结合（英语）护理	5	0	45	45
中医士	3	99	50	172
针灸推拿医士	3	41		81
针灸推拿医士（涉外）	3	0	50	50
中医骨伤医士	3	29	0	45
中西医结合护士	3	99	166	361
中药士	3	36	45	96
中西医结合医士	3	189	223	573
乡村医士	3	0	357	657
合计	/	**493**	**1273**	**3501**

重点实验室及负责人

省部级实验室

针灸、生理实验室：周延辉

（李　钦）

【吉林省中医药学校】

校长兼党委书记：公茂有

副 校 长：林青海、秦绪强、祝敏

党委副书记：宋丽玢

校　　址：吉林省白山市浑江大街43号

邮　　编：134300

电　　话：0439－3323841

传　　真：0439－3310170

网　　址：www.jlszyyxx.com

电子信箱：jlbshys@163.com

专业统计

学校职工人数114人。专任教师88人，其中教授2人，副教授17人，讲师53人，助教16人。

专业设置	学制（年）	2005年毕业生数	2005年招生数	在校生数
高职中医	5	40	0	0
高职中西医	5	50	0	145
高职护理	5	0	73	182
高职中药	5	0	0	6
护理	3	34	66	193
中西医	3	42	38	154
中药	3	22	21	99
中医	3	0	27	81
口腔	3	0	53	116
医学美容	3	0	0	20
合计	/	**188**	**278**	**996**

重点学科及学科带头人
市级重点学科
医学心理学：杨东欣
生物化学：马清丽
西医内科：宫 颖
中医内科：张殿龙
中药：王兴和
校级重点学科
基础护理：冷圣梅
口腔内科：单 琳
重点实验室及负责人
校级重点实验室
基础护理：冷圣梅
口腔：单 琳
附属机构及负责人
白山市中医院：韩建海

（王淑霞）

【连云港中医药高等职业技术学校】
校 长：宋利华
党委副书记、副校长：黄跃进
副 校 长：成 亮、谢捌骏
校 址：江苏省连云港市新浦区海连东路38号
邮 编：222006
电 话：0518－5812493
传 真：0518－5815351
网 址：www.zyxxlyg.com
电子信箱：hl5812493@163.com
专业统计
学校职工人数158人。专任教师100人，其中副教授15人，高级讲师13人，讲师39人，助讲29人。

专业设置	学制（年）	2005年毕业生数	2005年招生数	在校生数
护理（普通中专）	4	184	0	620
中药（普通中专）	3	257	0	752
中药（高职）	5	0	308	800
护理（高职）	5	0	147	244
中药制剂（高职）	5	0	93	93
药物制剂（高职）	5	0	87	87
医药营销（高职）	5	0	27	27
针灸推拿（职业中专）	3	39	0	27
药学（职业中专）	3	0	0	182
药剂（职业中专）	3	60	0	75
合计	/	540	662	2907

重点学科及学科带头人
省级重点学科
中药学科：刘德军
护理学科：陈 敏
市级重点学科
药学学科：杨成俊
重点实验室及负责人
江苏省技能紧缺型人才培养培训基地：成 亮
附属机构及负责人
中医药研究所：朱文奎
门诊部：卞其余
饮片厂：董乙文

（刘 洪）

学术团体与群众团体

学术团体与群众团体

（一）总部设在中国的中医药国际组织

【世界中医药学会联合会】

世界中医药学会联合会（World Federation of Chinese Medicine Societies）

主　　席：佘　靖

副 主 席：李振吉、龙致贤、邓良月、田小明、David mol－ony、屠　英、王超群、Robson campos Gutie、Audreas H·boyer、pedro choy、董志林、梅万方、林子强、赵英杰

秘 书 长：李振吉

副秘书长：龙致贤、程四林、贺兴东、姜再增

地　　址：北京市朝阳区小营路19号财富嘉园A座325层

邮　　编：100101

电　　话：010－58650036

网　　址：www.wfcms.org

电子信箱：wfcms@wfcms.org

常设机构：综合办公室、学术部、国际标准部、资格考试部、中药国际商务促进部、国际培训部、人才交流合作部、国际信息服务部、国际会展合作部、翻译部、项目管理部、国际医疗合作一部

业务范围：标准制定、标准推广、学术交流、国际合作、考试、测评、中药贸易促进、信息交流、咨询服务、专业培训、展览展示、专业翻译、项目管理、书刊编辑。

期　　刊：《世界中医药杂志》（待批）

2005年学会工作概况

2005年1月14日　世界中医药学会联合会（以下简称世中联）（北京）中医药研究院正式成立，获得北京市工商行政管理局朝阳分局颁发的《合伙企业营业执照》。

2005年1月20日　世中联（北京）中医药研究院获得国家质量监督检验检疫总局注册的《组织机构代码证》，有效期为2005年1月20日～2009年1月20日。

2005年1月24～25日，由国家中医药管理局主办，世界中医药学会联合会承办的“首届中医药走向世界高级培训班”在北京举行。

2005年2月16日　世界中医药学会联合会秘书处召开秘书长会议。

2005年3月16日　世界中医药学会联合会与世界针灸学会联合会共同召开协调会议，研究协调世界中联和世界针联国际考试工作有关问题。

2005年3月25日　中华人民共和国民政部下发《社会团体分支机构登记通知书》（民社字［2005］第152号），正式批准世界中医药学会联合会成立12个专业委员会：中药新型给药系统专业委员会、中药分析专业委员会、中药药剂专业委员会、中药药理专业委员会、糖尿病专业委员会、肿瘤专业委员会、亚健康专业委员会、肾病专业委员会、呼吸病专业委员会、心血管病专业委员会、消化病专业委员会、中药化学专业委员会。

2005年4月14日　国家科学技术奖励工作办公室正式发布第18号《国家科学技术奖励工作办公室公告》（国科奖字［2005］13号），准予世界中医药学会联合会设立“中医药国际贡献奖”。

2005年4月23～24日，世界中联美容专业委员会在西安召开了“世界美容大会”，来自13个国家（地区）的中医药美容专家、高级美容师、美容行业的总裁和高级管理人员500余人参加了大会，会议收到学术论文328篇，会上专题报告26篇。

2005年4月26日　世界中医药学会联合会与北京中医药大学签订《“中医标准体系构建研究”课题研究协议书》。

2005年5月17日　世界中医药学会联合会与北京绿子药业有限公司签订关于共同组建“世中联医药发展有限公司”的《合作协议书》。注册资金为300万元人民币。合作期限为20年（自2005年6月30日～2025年12月31日），房屋使用权为6年。

2005年5月18日　世界中医药学会联合会与国讯医药集团有限公司签订《世界中联远程教育中心共建协议书》。

2005年5月26日　世界中医药学会联合会与吉林天力泰药业有限公司、长春众博医药营销策划有限公司签订关于建立“世界中医药学会联合会信息网络中心”的《项目合作协议书》。

2005年6月16日　世界中医药学会联合会秘书处召开专题会议，正式启动“中医标准体系构建研究”

课题。会议明确了此项课题的分工及进度安排。

2005年6月24日　世界中联妇科专业委员会在天津召开成立大会。

2005年6月24～25日　“第二届中医药走向世界高级培训班”在北京举办。

2005年6月25日　世界中联骨伤科专业委员会在北京召开成立大会。

2005年6月28日～7月6日　世界中联男科专业委员会首届学术大会在泰国曼谷召开。这次大会被泰国卫生部列入纪念中泰建交30周年重大活动之一。

2005年7月8～10日　由世界中医药学会联合会与国家中医药管理局对台港澳中医药交流合作中心共同在广东东莞市召开了“中国国际中医药原材料/提取物/中成药交易会”。

2005年8月9日　世界中联李振吉秘书长在秘书处召开的秘书长办公会上发表了“建好世界中联，推动中医药的国际传播”的重要讲话。

2005年8月1～17日　“十五”国家科技攻关计划“名老中医学术思想、经验传承研究”课题培训会在国家行政学院召开。

2005年8月27～29日　世界中联针刀专业委员会针刀医学学术交流大会在烟台召开。

2005年9月2日　世界中医药学会联合会与坤鹤百草（北京）肿瘤学研究院签订了“中医药国际贡献奖”合作协议书，奖项冠名“仁济杯中医药国际贡献奖”。

2005年9月30日～10月2日　由世界中医药学会联合会主办，全欧洲中医药学会联合会、全欧洲中医药专家联合会、法国中医医生联合会及法国杵针中医学院承办，北京中医药大学、上海中医药大学、南京中医药大学、浙江中医学院、云南中医学院、巴黎大学播比尼医学院、罗马大学第二医学院、意大利医学艺术史学院、斯德拉思堡大学人种学院、全欧洲中医药高等教育联合会、法国传统中医总会、欧洲针灸协会、欧洲中医组织注册会协办的“第二届国际传统医学学术大会”在法国巴黎召开。

2005年10月17日　世界中联心血管病专业委员会召开成立大会。

2005年10月21～23日　世界中联眼科专业委员会在北京召开成立大会暨学术交流会。

2005年10月22日　世界中联呼吸病专业委员会在北京召开成立大会。

2005年10月22日　世界中联肝病专业委员会在北京召开成立大会。

2005年11月1日　由世界中医药学会联合会与香港东华三院共同建设的“中国中医名院名科名医信息服务网”在人民大会堂隆重举行了开通仪式。

2005年11月11～13日　由科技部及国家中医药管理局批准，世界中医药学会联合会和昆明市人民政府共同主办的“第二届中国国际中医药暨健康产业博览会”在云南省昆明市国际展览中心隆重开幕。

2005年12月3～4日　世界中联中药专业委员会在北京召开成立大会暨首届学术研讨会。

2005年12月27～28日　由世界中联美容专业委员会主办的“2005年中医药美容与科学减肥国际论坛”在北京召开。

2005年12月28～29日　由世界中联呼吸病专业委员会和卫生部中日友好医院共同主办、石家庄以岭药业股份有限公司协办的“首届国际中医药防治流感、人禽流感高层论坛”在北京召开。

（邱　珺）

【世界针灸学会联合会】

世界针灸学会联合会（Constitution of The World Federation of Acupuncture－moxibustion Societies WFAS）非政府性针灸团体的国际联合组织

会　　长：邓良月（中国）

副 会 长：李科员（澳大利亚）、李国瑞（意大利）、阮才秋（越南）、伦泊（法国）、申泰镐（韩国）、张金达（加拿大）、果戈里（埃及）、黑须幸南（日本）、刘之明（巴西）、考斯兰（挪威）

秘 书 长：沈志祥（中国）

常务副秘书长：胡卫国（中国）、宋莉（中国）

副秘书长：麻颖（中国）、陈振荣（中国）、陈浩（中国）、陈占禄（中国）、宋虎杰（中国）

地　　址：北京市东直门内南小街16号

邮　　编：100700

电　　话：86－10－64011210

传　　真：86－10－64018354

网　　址：www.wfas.com.cn/www.wfas.org.cn

电子信箱：susansongli@yahoo.com.cn

常设机构：秘书处

业务范围：理论研究、学术交流、业务培训、书刊编辑、国际合作、咨询服务。

期　　刊：《世界针灸杂志》

2005年学会工作概况

一、“世界针联2005国际针灸研讨会”（葡萄牙）

2005年11月4～6日，“世界针联2005国际针灸研讨会”在葡萄牙首都里斯本召开。会议由世界针联会员团体——葡萄牙电针学会承办。会议主题为“针灸：新方式、新世界，二十一世纪的医学”。世界卫生组织张小瑞医生应邀在开幕式上进行了主题演讲，介绍了世界卫生组织对世界各国政府传统医学政策的调查情况。本次会议注册代表250多人，参会人数400多人，来自世界各国的80多位专家在会上进行了学术演讲和交流。

二、世界针联“2005（中国）针灸新技术、新趋势研讨会及研修班”

2005年12月26日，世界针灸学会联合会“2005（中国）针灸新技术、新趋势发展研讨会及研修班”在北京开幕。程莘农院士、王雪苔教授、世界针联主席邓良月教授，来自全国各地的200多位针灸工作者出席了这次研讨会。中国中医研究院副院长刘保延教授作了“临床评价体系的思考与实践”为主题的报告。

三、“王雪苔教授80寿辰暨从事针灸57周年庆祝会”(北京)

2005年12月21日，“王雪苔教授80寿辰暨从事针灸57周年庆祝会”在北京举行，参加人员近200人。由世界针灸学会联合会、中国针灸学会、中国民间中医医药研究开发协会等联合主办。

四、“中医与健康人类学国际研讨会”(法国尼斯)

2005年3月，在尼斯大学和尼斯市政府的支持下，世界针联参与组织了以“面向全球化的中国医学与健康人类学：如何分享理论与实践”为主题的国际研讨会（尼斯）。

五、出席了“法国医学继续教育针灸医师协会第九届学术年会”(法国里昂)

世界针联会员团体、法国医学继续教育针灸医师协会2005年11月在法国里昂举办“2005年度工作会议和法国针灸学术会议”。

（世界针灸学会联合会秘书处）

【世界医学气功学会】

世界医学气功学会（World Academic Society of Medicine Qigong WAS-MQ）

主　　席：冯理达

副 主 席：龙志贤、高鹤亭、带津良一（日本）、吴道霖（意大利）、鲍诺洛尼·考拉道（意大利）、田晓明（美国）、王超群（加拿大）、马科思本卡特（瑞典）、加斯伯尔·戈西牙（西班牙）、徐展略（泰国）

秘 书 长：龙致贤

副秘书长：华　源、黄志伟、郑翔玲、马休斯·马丽亚德莱萨（意大利）、名仓仟（日本）

地　　址：北京市和平街北口北三环东路11号

邮　　编：100029

电　　话：010－64286909

传　　真：010－64211591

网　　址：www.bjucmp.cn/kexueyanjiu/xueshutuanti/xueshutuanti.htm

常设机构：秘书处

业务范围：理论研究、学术交流、业务培训、书刊编辑、国际合作、咨询服务。

期　　刊：《世界医学气功学会通讯》（内部刊物）

2005年学会工作概况

2005年，除做好日常工作外，根据学会章程规定并申报国家中医药管理局批准将于2006年6月26～28日在中国北京召开第四届会员代表大会，选举产生第三届理事会，同时进行学术交流。

为进一步发展医学气功事业，理事会拟增补新的理事，充分发挥各分会作用，用医学气功占领国外的领地。今后的学术交流，着重在医学气功理论研究、临床实验、科学研究以及防病治病、医疗保健、康复养生等在临床应用方面进行探讨。为保证学术水平，学会邀请北京大学、中国医科科学院、厦门大学、广州中医药大学、爱尔兰中医学院、美国、奥地利、德国、日本等从事医学气功研究的专家学者参加交流。（华　源）

（二）全国性学术团体与社会团体

【中华中医药学会】

中华中医药学会（China Association of Traditional Chinese Medicine CATCM）

会　　长：佘　靖

秘 书 长：李俊德

地　　址：北京市和平东街樱花路甲4号

邮　　编：100029

电　　话：010－64218316

常设机构：办公室、学术会务部、国际交流部、期刊编辑部、科技合作部

业务范围：开展各种形式的中医药学术活动，组织重点学术课题的研究和科学考察，开展国际学术交流，开发和推广中医药科技成果，开展中医药继续教育，编辑中医药学术期刊，向有关部门推荐优秀的中医药人才及成果，承办政府及有关部门在转变职能中委托、交办的任务。下设内科、外科、妇科、眼科等43个专业委员会。

期　　刊：《中国中医药学报》、《中医正骨》、《中国骨伤》、《中医杂志》、《中华气功》、《中国中医骨伤病杂志》、《中国肛肠病杂志》

2005年学会工作概况

一、大力开展学术交流，不断提高学术质量，丰富学术内涵

（一）狠抓学术质量，促进学科建设。

为进一步提高学术会议质量，学会严格按照经常务理事会审批的《2005年学术会议计划》组织开展学术活动，严格执行会议申报、审查制度，采取会议质量责任制，从而保证了会议的学术质量。2005年召开国内、国际性学术会议60余次，参会代表6533人，交流论文4778篇，有力地促进了中医药的学术交流与发展。

加强学术传承，提高学术会议质量。为贯彻吴仪副总理倡导的“名医、名科、名院”的“三名”战略工程，2005年6月，由中华中医药学会与南通市人民政府联合主办的“著名中医药学家学术传承高层论坛”在江苏省南通市召开。

2005年10月，由学会与中医药管理杂志社等单位联合举办的“首届全国中医药名院、名科、名医、名厂、名店、名药品牌战略论坛暨医药诚信宣言签名活动”在北京召开。

促进专科学术交流。学会积极组织召开了“第十六次全国中医肾病学术交流会”、“第七次全国中医

糖尿病学术大会"、"全国第五届中药临床药理学术会议"、"第十五次脾胃病学术交流会议"、"第十三届仲景学说学术研讨会"、"全国第八届中医药文化研讨会"、"第三届体质学术研讨会"等60多个专科学术会议，为广大中医药工作者提供了学习和交流的平台。

积极开展国际交流。由中华中医药学会主办、中华中医药学会络病分会承办的"首届国际络病学大会"于2005年10月在北京召开，大会收到包括络病学理论探讨、实验与临床研究论文100余篇，反映了络病学最新的学术研究进展。

2005年，在国内先后组织召开了"第一届国际中医儿科学术交流会暨第二十二届全国中医儿科学术研讨会"、"第二届国际中医心病学术研讨会"及"第五届药膳学术研讨会"等国际会议，在国外组织召开了"第十届中韩中医药学术研讨会"及"中澳中医药论坛"等国际性学术会议，增强了国际社会对中医药的了解，促进了中医药学术的国际交流。

（二）*启动精品工程建设。*

为打造学会的精品工程，2005年11月，"中华中医药学会理事、会员及海外会员高层论坛"在浙江省杭州市召开。

2005年6月，"全国中医药文化传承与发展学术研讨会暨岐伯与《黄帝内经》专题论坛会议"在甘肃省庆阳市召开。来自全国各地的领导、专家、学者共256人出席了会议。会议筹备期间，收到了全国人大常委会常委王永炎等领导、专家的题词共16篇，论文182篇，编印出版了《全国中医药文化传承与发展学术研讨会论文集》。

（三）*规范期刊出版，提升刊物质量。*

根据国家中医药管理局《关于委托中华中医药学会组织开展中医药出版物审读工作的函》的文件精神，2005年度期刊、报纸、图书的审读工作在局新闻办公室的统一领导下，顺利完成了对国家中医药管理局主管的20余本期刊的审读工作。

2005年10月，"全国中医药报刊发展研讨会"在江苏昆山召开，专家对目前全国中医药报刊存在的问题给予指正，提出了解决办法，并对今后其发展方向进行了探讨。

二、积极开展继续教育与科普活动

（一）*积极组织继续教育项目开展和建设继续教育基地。*

实施继续教育项目，积极开展中医药继续教育工作。按计划如期完成20个重点培训项目中的全国肛肠病学习班、全国关节病诊疗技术学习班等19个项目，接受培训行业人员5000多人次，项目完成率95%。

加强和扩大继续教育基地建设。依据国家中医药管理局关于专科（专病）建设、继续教育基地建设的文件要求，按照东、西、南、北、中区域，在甲等中医院筛选专科（专病）方面具有创新的临床学术成果，作为中华中医药学会专科（专病）继续教育基地，统一管理标准，制定继续教育项目和基地发展规划，实行专家咨询指导。2005年新确认河北以岭医院、山东潍坊坊子区皮肤病医院等5家医院重点专科为中医药专科（专病）继续教育基地。

（二）*多种形式开展科普活动，扩大中医药影响。*

总结中医药学术精华，编辑防病治病科普书籍。学会组织相关专家对糖尿病、呼吸系疾病、风湿病等15个多发病、难治病编写系列科普丛书，该项目已被中国科协正式立项，并列为科协科普资助项目。截至2005年10月底，已完成第一阶段《中医药防治咳喘病》、《中医药防治冠心病》、《中医药防治糖尿病》等7个病种的编写、出版、发行工作。

把握时机，发挥中医药科普工作优势。2005年初，我国局部地区（如安徽、河南等地）流脑暴发，为了加强对流脑的预防及治疗，充分发挥中医药学的作用，学会于2005年2月3日、4日两次在学会会议室召集部分中医、中西医结合的专家，制定流脑的中医药预防、治疗预案。2005年7月，学会邀请中日友好医院、东直门医院、北京中医医院以及地坛医院的专家召开"中医药防暑工作会议"，并联合《健康报》、《中国中医药报》、《环球时报生命周刊》、《健康时报》等新闻媒共同开设了"中医药防暑"科普园地。

组织开展糖尿病科普活动。学会向科技部、国家新闻出版总署申报批准了科普期刊《糖尿病天地》杂志，2005年出版《糖尿病天地》6期。杂志社与广州中药一厂联合开展了"健康有约——关怀糖尿病"健康教育活动。在全国重点省市选择定点医院，聘请知名专家，向糖尿病患者传授医疗保健常识，指导患者合理用药，普及防治知识，已开办课程40余堂，覆盖人群10000多人，取得了良好的社会效益；与北大糖尿病中心在中国科技会堂联合举办了2005年世界糖尿病日活动，2000余名糖尿病患者参加了活动，中央电视台、北京电视台、《健康报》、《中国医药报》等20余家媒体进行了报道。

2005年7月，学会与南方李锦记有限公司在北京国宾酒店联合主办了"真情伴你我，健康进万家——无限极桑唐饮爱心送老区捐赠仪式"。

积极召开科普会议。2005年9月，学会与首都医科大学中药学院培训中心联合在海南召开了"2005年百名科普专家论坛"。

三、充分发挥学会优势，厂会协作，进行中医药科技开发、咨询，拓展学会生存空间

巩固现有合作项目，不断开拓新的合作渠道。与南方李锦记有限公司、浙江康莱特药业有限公司、扬子江药业公司、广东康美药业公司、陕西东盛科技股份有限公司、上海佳化、广东美晨有限公司、广州高露洁棕榄有限公司、南京"宝宝金水"化妆品有限公司达成继续合作协议；与英国爱芬食品（北京）公司合作开发含中草药糖果的项目通过近两年努力已经完成。

四、中医药标准化工作进入实施阶段，开局良好

《中医、中西医结合常见病治疗指南（内科）》制定启动。《中医、中西医结合常见病治疗指南（内科）》完成了立项阶段和实施前准备阶段的工作，初稿已基本完成。以遵循中医药理论体系、体现中医特色为宗旨，选择了一批具有中医优势特色的临床常见病、多发病，制定《中医、中西医结合常见病治疗指南》。目前已启动了妇科、儿科、皮肤科等8个科、15个病种的编写工作。

组织《中医护理常规技术操作规程》的修订。学会收集了专家对《中医护理常规技术操作规程》的修改意见，组织专家召开了2次审稿会，并对该护理常规的审定会议做了大量的筹备工作。

制定《中医内科名词术语及分类代码》、《中医骨伤科学名词术语规范及分类代码》。启动了《中医内科名词术语及分类代码》、《中医骨伤科学名词术语规范及分类代码》的编写工作。

做好《全国服务标准2005～2008年发展计划》国家标准项目申报工作和协助召开《中医药标准化建设规划》论证会。受国家中医药管理局人政司委托，学会于2005年4月召开了中医药行业标准化工作专家研讨会，向中医药界专家传达国家标准化管理委员会“关于编制《全国服务标准2005～2008年发展计划》申报国家标准制定项目的通知”。会后，组织专家填写了《推荐性国家标准项目建议书》，并将信息集中汇总到《服务标准计划项目表》及《优先制定的服务标准计划项目表》上，报国家中医药管理局审批。

2005年9月，组织召开了“中医药标准化建设规划论证会”，湖北中医学院毛树松教授介绍了新修改的《中医药标准化建设规划》（讨论稿）。

五、做好科技评奖，推出优秀人才，鼓励科技创新

（一）组织评选中华中医药学会科学技术奖及著作奖，调动广大中医药工作者的积极性和创造性。

2005年1月30日，组织召开了“首届中华中医药学会新闻人物揭晓仪式”，国家中医药管理局领导和学会领导为获此殊荣的河北以岭集团总裁吴以岭教授和广东省中医院林琳教授颁发了证书。

2005年4月21日，在北京组织召开了“2004年度中华中医药学会科学技术奖颁奖大会暨中医药科技成果论坛”。共有包括中医药各领域在内的60个项目获奖，其中一等奖7项、二等奖22项、三等奖31项。会上同时举行了“中华中医药科技成果论坛”。

2005年9月28～29日，在北京组织召开了“2005年度中华中医药学会科学技术奖终审会”，共评出一等奖7项、二等奖22项、三等奖36项，圆满完成了本年度科学技术奖的评审工作。评审专家表示，本年度的参评科研成果具有很高的科技水平，国家计划（包括“863”计划、“973”计划和科技攻关计划等）项目仍占有很大的比例，并且在中医药行业各领域都有明显的创新。

2005年10月，“2005年度中华中医药学会科学技术（著作）奖评审会”在北京召开。大会共收到参评著作103部，一批优秀中医药学术著作脱颖而出，其中一等奖7部，二等奖13部，三等奖29部，优秀奖53部。

两项奖励的颁奖典礼在2005年11月4日的“中华中医药学会理事、会员及海外会员高层论坛”上举行，卫生部副部长兼国家中医药管理局局长佘靖以及其他参会领导为获奖代表颁发了证书。

六、推出人才，鼓励创新

学会向国家科技部申请设立了“李时珍医药创新奖”，该奖项于2005年4月得到批复，证书下发后学会草拟了《李时珍医药创新奖奖励办法》等法律法规，并聘请有关专家作了初步审定。

为了贯彻中央人才强国战略，激励优秀青年中医药人才脱颖而出，学会与中国青年科技工作者协会共同举办了“中国中医药十大杰出青年”评选活动。2005年1月16日，“无限极中国中医药十大杰出青年”评选新闻通报会在北京国际会议中心举行；2005年5月13日，组织召开了十大杰出青年评审会议，经评审委员反复评议并通过无记名投票，产生了“中国中医药十大杰出青年”称号获奖者10名，提名奖获奖者12名。2005年11月9日，“无限极中国中医药十大杰出青年颁奖典礼”在人民大会堂隆重召开。

七、加强分会管理，做好会员工作

（一）加强分会管理与规划。

经四届三次常务理事会和中华中医药学会理事会审议，决定成立中华中医药学会血栓病分会、中华中医药学会睡眠研究分会等14个专科分会，并将相关材料上报中国科协。

2005年有6个专科分会换届改选。

（二）增强服务意识，做好会员工作。

2005年，共发展个人会员300余名，团体会员11家。及时向会员发送2005年学术会议计划和年度报告，并不定量的向会员邮寄由学会主办的医学杂志、专科会议论文集等资料，促进会员专业水平的提高，调动会员参与学会活动的积极性，增强了学会的吸引力和凝聚力。

八、认真完成上级交办的任务

根据《关于推荐第六届光华工程科技奖候选人的通知》及《光华工程科技奖章程》要求，经专家提名，征求常务理事意见，推荐河北医科大学医药研究院院长吴以岭教授、广东省中医院吕玉波院长为工程奖候选人，广东省中医院黄燕教授为青年奖候选人，相关材料已报到中国科协。

为配合中国科协对“三个服务平台”建设问题进行深入系统地研究，更好地为科协制定全国性学会发展规划，为“三个服务平台”建设项目规划的制定工作提供理论与实践基础，促进学会的改革与发展。学术部组织专家起草了3个服务平台建设研究课题“经济社会发展服务平台建设课题研究”的招标文件，上报中国科协。

根据中国科协组织人事部下发的《关于推荐、提名中国科学院、中国工程院院士候选人的通知》的要求，经广泛征求意见，报领导小组同意后推荐了李大鹏教授为工程院院士候选人。

根据中国科协《开展第五届中国科协先进学会及先进学会单项奖评选表彰活动的通知》要求，组织撰写了评选材料上报科协。经中国科协常委会审核，学会被评为第五届中国科协先进学会。

根据科协《关于申报中国科协青年学术会议系列活动项目资助的通知》，学术部填报了2006年中医药科研方法创新论坛的申请书，将会议的必要性与会议目的、意义、主题、内容作了详细的阐述，申请资金等材料已上报至中国科协。

根据科协《关于申报2005年中国科协重点学术交流活动、重点学术期刊项目资助的通知》，组织络病分会填报了2005年中国科协重点学术交流活动项目申请书，将首届国际络病学大会会议纪要、论文集、学术交流成果、通讯录等相关材料均上报至科协学会学术部。

九、举办“以岭杯”第七届全国中医药好新闻评选活动，扩大中医药社会的影响

根据国家中医药管理局办公室《关于举办“以岭杯”第七届全国中医药好新闻评选活动的通知》（国中医药办发［2005］26号）要求，在以岭药业集团大力协助支持下，“以岭杯”全国第七届中医药好新闻于8月开始在全国范围内征集，共收到全国各省市中医药管理局及新闻媒体等单位报送的好新闻材料155件，其中影音材料19件。在经过多名专家的初评、复评后，国家中医药管理局新闻办于2005年12月2日在轻鑫宾馆会议室举行了此次活动的终评会。经过紧张有序的审评，共评出特等奖1名、一等奖5名、二等奖12名、三等奖30名以及“非典”特别报道奖10名、组织奖10名。

（朱　桂）

【中国中西医结合学会】

中国中西医结合学会（Chinese Association of the Integrated of Tradition and Westen Medicine　CAIM）

会　　长：陈可冀

副 会 长：于生龙、王　阶、王文健、危北海、吴伟康、陈士奎、张伯礼、张亭栋、张瑞祥、赵田雍、黄世林

秘 书 长：陈士奎（兼）

副秘书长：穆大伟（专职）、马晓昌、张京春

地　　址：北京市东直门内南小街16号

邮　　编：100700

电　　话：010－64010688／64025672

传　　真：010－64010688

网　　址：www.caim.org.cn

电子信箱：caim－01@mail.china.com

常设机构：专职办事机构设有办公室、学术部、咨询部

业务范围：学术交流、科学普及、继续教育、编辑书刊、成果推广、咨询服务。

期　　刊：《中国中西医结合杂志》、《中国中西医结合急救杂志》、《中国中西医结合外科杂志》、《中国中西医结合耳鼻咽喉科杂志》、《中国中西医结合肾病杂志》、《中国中西医结合皮肤性病杂志》、《中国中西医结合影像学杂志》、《中国骨伤》

2005年学会工作概况

2005年1月9日，由学会和中国中医研究院联袂举办的“《季钟朴纪念文集》首发式暨纪念季钟朴同志座谈会”在北京国际会议中心举办。国家各部门及各学院、医院的领导及学者80余人出席了首发式。季钟朴同志是我国著名的医学教育家、生理学家和杰出的中西医结合学者，是中国中医研究院原院长，是学会创会会长，是中国中西医结合杂志的创刊主编。

2005年3月21日，温家宝题词“实行中西医结合，发展传统医药学”。

2005年5月9日，由学会承担的国家中医药管理局课题“结合医学国内外现状与发展趋势调研”正式结题并上报国家中医药管理局。国内外结合医学发展调研分析报告详细论述了国内结合医学发展现状、国外结合医学发展概况、结合医学发展面临的问题、结合医学发展面临的机遇及结合医学发展的对策等问题。

经国家科学技术奖励工作办公室批准，设立中国中西医结合学会科学技术奖，该奖项授予在中西医结合基础研究、临床研究和开发研究中取得优秀成果的集体和个人。2005年1～11月，学会开始首届中国中西医结合学会科学技术奖的推荐、申报和评审工作。经中国中西医结合学会科学技术奖评审委员会评审专家对推荐申报的项目进行了初审和终审，并经学会第五届二十五次常务理事会议研究，决定授予“活血化瘀中药干预冠心病介入治疗后再狭窄的多中心临床及机理研究”等6个项目为首届中国中西医结合学会科学技术奖一等奖；授予“多脏器功能障碍综合征发病机理及中西医结合治疗的深入研究”等10个项目为二等奖；授予“补肾健脾养血活血组方多元研究”等21个项目为三等奖。2006年1月17日在北京

贵宾楼饭店举行了颁奖大会。

2005年8月13～16日，由学会和台湾中西整合医学会联合主办的“第三届海峡两岸中西医结合学术研讨会”在扬州市召开，大陆、香港、台湾两岸三地的70多位专家学者出席了会议，就中西医结合基础研究、临床研究的经验及进展进行了交流和研讨。

2005年9月21～24日，经中国科协批准，由学会肝病专业委员会主办的“首届国际中西医结合肝病学术会议暨第十四次全国中西医结合肝病学术会议”在上海举办。出席会议的国内代表有223人，国外代表（美国、日本、法国、澳大利亚、韩国、德国等）有31人。会议收到国内学术论文185篇，国外学术论文21篇。会议作了专题报告、大会报告及壁报交流，内容主要涉及慢性肝炎、肝纤维化与肝硬化、脂肪肝、肝癌等。会议期间同时进行了肝病专业委员会的换届选举，产生了第七届肝病专业委员会。

2005年4～12月，学会分别组织召开了24个全国性学术会议，内容涉及中西医结合基础研究、管理及临床各学科，对中西医结合基础及临床各学科的研究进展及经验成果等进行了广泛的交流和研讨。期间还组织肾脏疾病专业委员会、管理专业委员会、四诊研究专业委员会、心血管疾病专业委员会、精神疾病专业委员会、骨伤科分会、肝病专业委员会进行了换届选举，成立了新一届的专业委员会。

（周素云）

【中国针灸学会】

中国针灸学会（Chinese Association of Acupuncture and Moxibustion CAAM）

会　　长：李维衡

副 会 长（以姓氏笔画为序）：王之虹、邓良月、石学敏、孙国杰、刘保延、沈志祥、张　仁、杨宝琴、吴富东、梁繁荣

秘 书 长：刘保延

副秘书长：刘炜宏、张　瑛（专职）

地　　址：北京东直门内南小街16号

邮　　编：100700

电　　话：010－64030959/64030611/64014411 转 2274、3065、3063

网　　址：www.zgzjxh.com

电子信箱：d12@cast.org.cn

常设机构：办公室、学术部、咨询培训部、编辑部

业务范围：中国针灸学会围绕本学科组织学术交流和研究，编辑出版针灸期刊，进行针灸科普宣传，对在职专业人员进行培训，向有关部门推荐科技人才及学术成果，组织进行有关标准制定、科技咨询、国际交流与合作等工作。

期　　刊：《中国针灸》、《针刺研究》

2005年学会工作概况

一、组织建设

换届工作。“中国针灸学会第四次全国会员代表大会”于2005年5月17～18日在北京召开。大会审议并通过了第三届理事会工作报告，修改了《中国针灸学会章程》，选举产生了中国针灸学会第四届理事会。

建章立制，完善学会工作机制。制定了《中国针灸学会工作会议制度（试行）》、《中国针灸学会财务工作管理办法（试行）》，出台了新的《中国针灸学会会员管理暂行办法》。

加强分支机构的组织建设与管理。学会制定了《中国针灸学会专业委员会管理暂行办法》。为适应针灸教育发展形势的需要，经中国科协、民政部的批准，新成立了中国针灸学会教育专业委员会。

2005年7月，经中国针灸学会四届二次常务理事会讨论通过，学会拟增设中国针灸学会标准化工作委员会和中国针灸学会腹针专业委员会，现已按有关规定将报批材料呈报中国科协、民政部。

二、学术交流与科研工作

（一）积极开展学术活动，加强学术交流。

2005年度，中国针灸学会以及各二级专业委员会共组织学术会议15个，编辑论文集15册，收录学术论文1200余篇，来自国内及海外的1500余人次参加了这些学术会议，举行高水平的专题学术报告近百余次，会议交流学术论文300余篇。

（二）认真组织协调，进行针灸标准的制定、审定工作。

2004年底，国家中医药管理局人事政策法规司正式向中国针灸学会下达“2004年中医药法制、标准化建设和政策研究项目——针灸技术操作规范”项目。2005年元月在北京召开“针灸技术操作规范工作会议”。

2005年8月20日，中国针灸学会在牡丹江市再次组织“针灸技术规范及学术发展研讨会”，专门讨论了国家中医药管理局“十一五”针灸技术规范化的有关问题，确定了“十一五”规划研究内容。会议选举成立了中国针灸技术规范化顾问组及专家组。

2005年12月5日，学会就“针灸临床技术操作规范”召开了第三次会议，对“针灸临床技术操作规范”的初稿进行了审订，由20余位专家组成的项目组到会，对已经完成的《毫针针刺标准》进行了认真审查，并提出了全面修改意见。

受国家中医药管理局的委托，中国针灸学会于2005年12月4日在杭州召开了“国家标准《经穴部位》、《经穴主治》审查会”，由13位专家组成的专家组对这两个项目进行了严格审查，肯定了标准制定工作，提出了部分修改意见，并一致同意修改后上报国家标准委员会。

三、外事工作

2005年11月3～5日，香港东华三院、香港中文大学和中国针灸学会共同主办了“东华三院王定一国际中西医药治疗研讨会”。

2005年11月4～6日，“世界针灸学会联合会2005年国际针灸研讨会”在葡萄牙首都里斯本隆重召开。学会30余名代表参会。

四、其他工作

经学会四届一次常务理事会讨论通过，拟设立“中国针灸学会科学技术奖”。经过充分的酝酿和准备，现已将“中国针灸学会科学技术奖奖励办法”等有关材料上报业务主管部门待批。

根据中国科学技术协会《关于开展第九届中国青年技术奖候选人推荐与评选工作的通知》的文件精神，学会经开会研究、专家评审等程序，推荐了两名同志作为候选人上报中国科协参评。

学会积极参与了全国政协提案选题参考题目的征集工作。根据有关文件要求，经认真协商提出了3个提案选题参考题目报送上级机关，为党和政府的决策积极献计献策。

2005年换届以来，学会新一届领导班子非常重视网络信息化建设工作。增加了现代化的办公设备，并加强了计算机网络建设工作的人力投入。目前，学会的网站建设正在积极地进行中。

五、期刊出版

《中国针灸》杂志全年编辑出版正刊12期、增刊1期。全年共印刷发行23万册，其中国外发行1万余册。经过几年的积极努力，该刊于2005年11月通过了美国国立医学图书馆的评审，获准加入该馆的医学文献分析和联机检索系统（MEDLINE）。

《针刺研究》杂志全年编辑出版杂志4期约50万字，刊登文章63篇，用稿率为37%。2005年第1期起该刊改为了国际标准大16开本，在编辑、印刷、装帧方面也做了进一步改进，使杂志的出版质量有了明显提高。根据学术发展的需要，该刊已被上级主管部门批准于2006年第1期起由季刊改为双月刊。

【中国民族医药学会】

中国民族医药学会（China Academic Society of Native Medicine　CASNM）

会　　长：诸国本
副 会 长：王永炎、罗布桑、买买提艾力·麻合木提、岩拉、尕布藏、巴　图、旦　科、蔡景峰、黄汉儒、陈士奎、罗达尚、哈木拉提·吾甫尔
秘 书 长：王永炎（兼）
副秘书长：刘成起（常务）、黄福开
地　　址：北京市东直门内南小街16号
邮　　编：100700
电　　话：010－84044362
网　　址：www.cmam.org.cn
电子信箱：cmam@cmam.org.cn
常设机构：秘书处、办公室、学术部、科技开发部、编辑部、对外联络部
业务范围：理论研究、信息交流、业务培训、书刊编辑、国际合作、咨询服务。
期　　刊：《中国民族医药通讯》（内部刊物）

2005年学会工作概况

“彝药紫灯胶囊治疗颈椎病专家研讨会”在北京召开。中国民族医药学会组织民族医药专家和骨伤科专家于2005年3月27日在北京联合研讨彝药紫灯胶囊治疗颈椎病的有关学术问题。

由中国民族医药学会主办的“2005全国民族民间医药学术研讨会”于2005年6月12～13日在重庆市召开。来自湖南、贵州、广西、云南、内蒙古、重庆等地的苗医、侗医、土家族医、傣医、蒙医等民族医药人员140人参加了学术研讨。会议收到学术论文110篇，《中国中医急症》杂志出版了会议专刊。大会交流论文18篇，分组交流论文38篇，评选优秀论文64篇，义诊190余人次。

由中国民族医药学会和甘肃省卫生厅、甘南藏族自治州人民政府联合举办的“2005全国藏医药学术研讨会”于2005年8月9～11日在甘肃省甘南州合作市召开。参加会议的有来自西藏、青海、甘肃、四川、北京、上海等地藏医药专家120余人，会议收到论文217篇，其中180篇由甘南藏族自治州卫生局和甘肃省藏医药研究院收入论文专集。

由中国民族医药学会主办的“2005国际朝鲜族医药学术研讨会”于2005年9月7日在吉林省延边朝鲜族自治州首府延吉市召开。

在广西壮族自治区民族医药研究所成立20周年之际，由中国民族医药学会、广西壮族自治区卫生厅、广西中医学院联合举办的“2005全国首届壮医药学术会议暨全国民族医药经验交流会”于2005年10月25～26日在南宁举行。参加会议的有来自各省、市、自治区的民族医药专业人员200余人。会议收到论文300多篇，协会为此编印了《论文汇编》。会议期间，专家和代表们还参加了10月26日举行的广西民族医药研究所成立20周年庆典和广西中医学院壮医药学院成立揭幕典礼。

“2005国际傣医药学术会议”于12月10～12日在云南省西双版纳傣族自治州首府景洪市举行。会议收到论文130多篇，来自国内外等地的傣医药专业工作者和研究人员199人参加了学术会议。

由中国民族医药学会、中国中药协会、世界生产率科学联盟中国中医药委员会联合主办，中国日报社支持，中科盟（北京）国际中医药科技发展中心和北京世纪环宇文化发展中心承办的“首届中国传统医药国际化高峰论坛”于2005年11月5～6日在北京中国科技会堂召开，来自传统医药科研、教育、医疗、法律领域的中外学者和传统药物生产、经营方面企业家150多人参加了会议。

【中国医学气功学会】

中国医学气功学会（China Association of Medicine Qigong　CAMQ）

会　　长：龙致贤

副 会 长：杜洛伊
秘 书 长：杜洛伊
副秘书长：孙永章、崔述生、刘小龙、李正先、栾永红
地 址：北京北三环东路11号北京中医药大学32甲信箱
邮 编：100029
电 话：010－64286906
网 址：www.cmqg99.cn
电子信箱：cmqg99@yahoo.com.cn
常设机构：秘书处、办公室
业务范围：理论研究、学术交流、专业培训、书刊编辑、国际交流、咨询服务。

2005年学会工作概况

召开了第三届全国会员代表大会。举办了全国临床气功调理观摩会。举办了马栩周大夫眼病预防观摩会。

【中国中药协会】

中国中药协会（China Association of Traditional Chinese Medicine CATCM）由原全国中药经济研究会和中国中药企业协会合并组成。

会 长：房书亭
副 会 长：李光甫、王 瑛
秘 书 长：王桂华
地 址：北京市东直门内南小街16号
邮 编：100700
电 话：010－64060498
传 真：010－64014411－3003
网 址：www.catcm.org.cn
电子信箱：zyxh@catcm.org.cn
常设机构：秘书处
业务范围：行业管理、信息交流、专业培训、书刊编辑、展览展示、国际合作、咨询服务。

2005年学会工作概况

成功召开了协会换届大会暨中国中药协会第二届会员代表大会；积极配合政府部门做好2004年版《国家基本医疗保险和工伤保险药品目录》的实施工作；受国家发改委价格司委托，认真做好中成药政府定价工作，多次组织召开了药品价格政策、有关《药品差价比价规则》以及在市场调节价药品外包装上标示出厂价的管理措施等研讨会；组织药品价格专家修订了优质优价评价体系；受国家发改委评审中心的委托，完成推荐药品价格评审专家的工作；受国家发改委经济运行局的委托，承担国家医药统计中药类别统计工作，起草了全国《医药统计（中药）报表制度》（2005年中药年报和2006年中药定期报表）；积极配合中国工业经济联合会中国工业大奖组委会宣传并组织实施中国工业大奖评选活动，承担了中药行业工业大奖的组织申报和行业初评工作；积极开展企业驰名商标推荐工作；与有关省、市政府联合举办交易会、展览会、展销会、研讨会、信息交流会、产品介绍会等；联合有关单位共同举办了“同仁堂杯”全国中药调剂员技能大赛；联合有关单位共同举办了传统医药国际化高峰论坛。 （张 琦）

【中国药膳研究会】

中国药膳研究会（China Association of Health－Protection Food CAHF）

会 长：周文泉
副 会 长：沙凤桐、高 普、李宝华、高思华
秘 书 长：高 普
副秘书长：李宝华
地 址：北京市海淀区西苑操场1号西苑医院院内
邮 编：100091
电 话：010－62876295
传 真：010－62876295
网 址：www.chinayaoshan.com.cn
电子信箱：yshyjh@chinayaoshan.com.cn
常设机构：中国药膳研究会办公室
业务范围：开展药膳理论研究，组织药膳产品开发，进行药膳国内、外学术交流以及专业展览、咨询服务等。

2005年学会工作概况

2005年初，中国药膳研究会召开了在京常务理事扩大会议，周文泉会长代表中国药膳研究会作了2004年工作总结和2005年工作安排的报告，提交会议讨论。

加强了科研课题的研究力度。认真抓好科研任务，确保科研工作的如期进行，并按阶段完成了本年度的工作计划。针对国家中医药管理局“中医药膳制作标准化”的科研课题研究任务，先后两次召开了论证会，国家中医药管理局以及民政部的有关领导、专家和本会部分理事出席了会议。对课题研究的目标、任务、范围进行了界定和论证，确定了中医药膳制作标准和研究方向。

增进国际间药膳学术交流。2005年5月，举办了中日药膳学术交流和国际药膳师（士）颁奖活动。国家中医药管理局副局长李大宁出席了本次活动，对本会药膳师的授予、分类工作提出了指导性的意见。会议加强了中日药膳界学者的学术交流，增进了中日药膳学者之间的友谊。中央电视台《中华医药》栏目对此进行了专门报道。

增设药膳研究会中心网站。为了加强中国药膳研究会的宣传工作，进一步扩大药膳研究会的影响，2005年度增设了中国药膳研究会中心网站和办公邮箱。注册域名：www.chinayaoshan.com.cn；办公邮箱：yshyjh@chinayaoshan.com.cn。

加强药膳人才培训。在原有工作的基础上，继续加强各培训中心的指导作用，扩大培训范围，确定培训目标和任务，适应现代社会的发展要求。包括台湾药膳师的培训工作在内，2005年度共培训以厨师为主的技术人员约600人左右。

出版药膳著作，普及药膳知识。药膳研究会由赵国新副秘书长负责主编了药膳专著《美味药食谱——药食两用保健中药》上、下册，共35万字，并已由人民卫生出版社出版发行。著作对卫生部规定的药食两用中药品种及其功用进行了详细

的论述。中国药膳科普丛书——呼吸系统病证药膳、妇科病证药膳分册已由军医出版社出版。

完善组织建设，明确责权任务。研究会不断完善组织建设，加快领导层专业化、年轻化、知识化的步伐，充实新生力量进入中级管理层，进一步完善管理体系，使学会领导班子更加富有朝气和开拓精神。完善了办事机构，成立了药膳办公室，并增设专人处理日常事务。加强集体领导，实行具体分工责任制，完善会议制度，如会长办公会议制度，理事扩大会议制度、请示汇报制度等，凡重大问题集体讨论决定，沟通思想，互相交流，使得药膳研究会的日常工作得以顺利开展。

“中国药膳文化节”和“第四届药膳技术制作大赛”于2005年度举行。

财务制度。在不断提高社会效益的同时提高经济效益，做到了“收支平衡，略有节余”，财务明细通过了上级单位的财务审核。

（罗增刚）

【中国中医药研究促进会】

中国中医药研究促进会（China Association for Research and Advancement of Chinese Traditional Medicine CARACTM）

会　　长：张大宁

常务副会长：杨世林

副会长（以姓氏笔画为序）：乌日图、王　琦、史宇广、许有玲（女）、李佩文、罗景虹（女）、莫用元、高翔、黄泰康

秘书长：岳　路

副秘书长（以姓氏笔画为序）：王峥、王成祥、许承文、周登峰、魏　伟

地　　址：北京市东城区鼓楼辛安里66号

邮　　编：100009

电　　话：010－64040290/64045072/64045778

传　　真：010－64011824

网　　址：www.captm.com

电子信箱：captm@163.com

常设机构：秘书处、综合管理部、学术交流与推广部、调研部、中药研发（中心）、中医药创新技术与成果转移中心、《中国药物经济学》杂志社、国立药物经济学评价中心（筹）

业务范围：组织新药推广理论研究；国际合作咨询服务；学术交流；业务培训。

期　　刊：《中国药物经济学》（双月刊）

2005年学会工作概况

2005年1月，在北京召开了“2005年中医药博士专题学术座谈会”。农工党中央蒋正华主席、陈宗兴副主席专程出席座谈会，听取了各学科博士就中医药学术前沿研究的发言。

2005年3月，在北京举办了“首届全国中药饮片GMP认证与现代化技术学术研讨会”。

2005年4月，在北京主办“第二届全国药用新辅料与中药制剂新技术应用研讨会”。

2005年5月，与中国农工民主党江西省委、南昌市人民政府在江西南昌共同主办了“南昌首届医药保健品博览会”。顺利通过民政部社团年度审核。张大宁会长在中法文化交流年活动中应法国路易巴斯德大学（法国斯特拉斯堡市）的邀请，赴法国巴斯德大学考察、讲学、交流。

2005年6月，向国家中医药管理局申请新成立8个专业委员会，请示获批准。

2005年7月，在成都与国家中医药管理局医政司共同主办了“全国中医医院管理评价条例研讨会”。

2005年8月，在福建永安与农工党福建省委会、福建中医药研究促进会共同主办了“中医科研项目管理研讨会和培训班”。

2005年8月，学会应邀组团赴台湾地区进行中医药交流与考察。

2005年9月，药物经济学专业委员会、中药制药专业委员会、中药化学专业委员会通过民政部核准。

2005年10月，完成《中国药物经济学》杂志的申报工作。

2005年11月，在天津举办了“中韩中西医结合肾病学术交流会”。

2005年12月，主编出版了科普读物《紧急防治流感与禽流感》。12月17日，中国中医药研究促进会在北京召开第四次会员代表大会。大会审议通过《中国中医药研究促进会第三届理事会工作报告》，审议修改《中国中医药研究促进会章程》，选举产生了新一届领导机构。

【中国民间中医医药研究开发协会】

名誉会长：王雪苔

理 事 长：沙凤桐

常务副理事长：张瑞祥（常务）、张晓彤

秘 书 长：方志诚

副秘书长：赵贵川、王炳申

地　　址：北京东城区西总布胡同9号

邮　　编：100005

电　　话：010－65252582

传　　真：010－65247743

电子信箱：zhongyixiehui@sina.com

常设机构：秘书处、学术部、培训部、咨询开发部、国际部

业务范围：信息交流、学术研究、业务培训、国际合作、咨询服务等。

期　　刊：《中国民间疗法》

2005年学会工作概况

2005年11月27日，学会在人民大会堂隆重举行了协会成立20周年庆祝大会，会后分别举办了学术交流会和民营中医院院长工作委员会第二次会议及院长论坛。

举办了“全国民营中医院院长政策法规培训班”（属国家2005年中医药继续教育项目）。邀请全国人大文卫委员会、卫生部、国家中医药管理局、最高人民法院、卫生部法律顾问、中华医院协会的领导举

办讲座，得到了参会人员的一致赞誉。

召开民营中医院长与新闻媒体座谈会。

成立了免疫疾病专业委员会。民间疗法研究专业委员会进行换届。

协会与中国针灸学会、世界针灸学会联合会共同主办，由《世界针灸》杂志有限公司、中国中医研究院针灸所文献室承办了“庆祝王雪苔教授80喜寿暨从医57周年活动”。

向国家中医药管理局申报课题，年末国家中医药管理局正式批准学会的课题项目“中医诊所服务规范”，属国家标准（GB推荐类）。

所属分支机构组织召开学术会议4次（平均每次到会90余人）、学习班1次（30余人）。

组织召开了“民营中医院院长工作委员会负责人工作会议”，还走访了十几家民营中医药机构，与负责人进行了座谈。（方志诚）

【中国中医药信息研究会】

中国中医药信息研究会（China Information Association For Traditional Chinese Medicine and Pharmacy）

名誉会长：李振吉

会　　长：贺兴东

副 会 长：李大宁、饶克勤、姚乃礼（法人代表）、曹洪欣、姚高升、陈珞珈

秘 书 长：姚高升（兼）

常务副秘书长：陈珞珈（兼）

副秘书长：蒋　健、朱佳卿

秘书处办公室：朱佳卿（兼）

地　　址：北京市东城区东直门内南小街16号

邮　　编：100700

电　　话：010－64006157

电子信箱：xxyjh1996@yahoo.com.cn

常设机构：秘书处

业务范围：开展中医药信息理论和技术的研究，推广新成果和新技术；组织开展中医药信息咨询和技术服务；开发中医药信息资源，提高信息利用和服务能力，推进中医药信息化建设；开展医疗、教育、科研、管理、中药生产与贸易、计划与统计等信息及网络人员的培训，提高从业人员的理论水平和专业技能；开展国内外学术交流和研讨；组织学术论文评选活动和专题评审会，编写出版有关的资料和书刊；向有关部门反映中医药信息工作者的意见和要求，维护其合法权益；举办为会员服务的各项事业和活动；接受主管部门委托的工作。

2005年学会工作概况

业务培训工作。2005年3月，在杭州市举办了第二期“医院中医专科特色建设与管理研究会”，参加会议代表122人；2005年5月，在北京举办了“首届DMD自身骨骼肌细胞再生作用与机制的研究学术研讨会暨DMD学术委员会会议”，参加会议代表52人；2005年9月，在桂林举办了第三期“医院中医专科特色建设与管理研究会”，参加会议代表76人；2005年5～10月，积极筹建“中国中医药信息研究会标准化专业委员会”、“中国中医药信息研究会中医疑难病治疗信息专业委员会”，完成了对上述两个专业委员会的资料收集、实地考察考核等工作。与有关学会、协会及文化公司洽谈多项合作事宜。

【中国卫生经济学会中医药分会】

中国卫生经济学会中医药分会（Sectional Society of Traditional Chinese Medicine，Chinese Society of Health Economics）

会　　长：李大宁

秘 书 长：陈珞珈

为了加强卫生经济理论与政策的研究，运用卫生经济理论、技术与方法，解决现实问题，提高中医药机构的经济管理水平，为中医药行政主管部门制定政策服务，国家中医药管理局决定筹建中国卫生经济学会中医药分会，并报经中国卫生经济学会批准，于2000年4月26日成立了中国卫生经济学会中医药分会。选举李大宁为首届会长，副会长由严建文、祝彼得、肖鲁伟、彭炜、赵田雍担任；秘书长是陈珞珈，副秘书长由徐皖生、房耘耘担任。理事会由中央及各省市自治区中医（药）行政管理部门的有关领导、中医药机构（医疗、教育、科研、生产）在中医药经济理论或管理上有丰富经验的专家、学者或管理者共83人组成。

国家中医药管理局为中医药分会业务主管部门，分会受中国卫生经济学会的业务领导和监督管理。其宗旨是：坚持中国共产党领导，以马列主义、毛泽东思想和邓小平理论为指针，遵守国家宪法、法律、法规，开展中医药经济理论和应用的研究与推广，提高中医药行业的经济管理、研究和教学水平，促进中医药事业的健康发展。

根据中医药行业特点，中医药分会的主要任务是：①开展中医药经济学理论与应用的调查研究；②组织专项课题研究，推广研究成果；③开展国内外学术交流与研讨；④宣传和普及卫生经济学知识和中医药经济学知识；⑤培训卫生经济、中医药经济各类人才；⑥组织学术论文评选活动，出版发行书刊，编印学术资料；⑦举办为会员服务的各项活动；⑧完成国家中医药管理局和中国卫生经济学会委托的其他工作。

中医药管理机构与干部

中医药管理机构与干部

（一）中医药管理机构

【国家中医药管理局】

办公室（财务司）
- 综合处
- 秘书处
- 规划财务处
- 新闻办公室

人事与政策法规司
- 人事处
- 政策法规研究室
- 监察审计与机关党委纪委办公室
- 离退休干部办公室

医政司
- 一处
- 二处

科技教育司
- 中医科技处
- 中药科技处
- 教育处

国际合作司
- 亚美多边处
- 欧大非洲处

机关党委

【地方中医药管理机构】

北京市中医管理局（副厅级）
天津市卫生局中医处
河北省中医药管理局（处级）
山西省卫生厅中医管理局（处级）
内蒙古自治区卫生厅中蒙医处
辽宁省卫生厅中医处
吉林省中医药管理局（副厅级）
黑龙江省中医管理局（副厅级）
上海市卫生局中医处
江苏省中医药局（副厅级）
浙江省中医药管理局（处级）
安徽省卫生厅中医管理局（处级）
福建省卫生厅中医处
江西省卫生厅中医管理局（处级）
山东省中医管理局（处级）
河南省中医管理局（副厅级）
湖北省卫生厅中医处
湖南省中医管理局（处级）
广东省中医药局（副厅级）
广西壮族自治区卫生厅中医处
海南省卫生厅中医处
重庆市卫生局中医处
四川省中医管理局（副厅级）
贵州省中医管理局（处级）
云南省卫生厅中医处
西藏自治区藏医药管理局（处级）
陕西省中医管理局（处级）
甘肃省中医管理局（处级）
青海省卫生厅中藏医药管理局（处级）
宁夏回族自治区卫生厅中医药管理局（处级）
新疆维吾尔自治区卫生厅中医民族医药管理处
大连市卫生局中医处
青岛市中医管理局（处级）
厦门市卫生局中医处
宁波市卫生局中医处
深圳市卫生局中医处

（二）中医药管理干部

【国家中医药管理局局长、副局长】

局　长　　佘　靖（女）
副局长　　李振吉（2005 年 3 月免）
副局长　　房书亭
副局长　　吴　刚
副局长　　于文明
副局长　　李大宁（2005 年 3 月任）

【国家中医药管理局司长、副司长、主任、副主任】

办公室

主　任　　王志勇（2005 年 4 月任）
副主任　　查德忠（2005 年 4 月免）

副主任　　闫树江（2005年4月免）
副主任　　蒋　健（女）
副主任　　徐皖生（2005年4月任）

人事与政策法规司

司　长　　李大宁
副司长　　王明来
副司长（政策法规研究室主任）　桑滨生

医政司

司　长　　孙塑伦
副司长　　张　奇（2005年3月免）
副司长　　查德忠（2005年4月任）

科技教育司

司　长　　贺兴东（2005年4月免）
司　长　　高思华（2005年4月任）
副司长　　洪　净（女）
副司长　　苏钢强（女）

国际合作司

司　长　　沈志祥
副司长　　姜再增（2005年1月免）
副司长　　王笑频（女）

离退休干部办公室

主　任　　王新云（女）

机关党委

机关党委副书记兼纪委书记　李怀荣
机关党委常务副书记　杨　锐

【国家中医药管理局直属单位正、副职领导】

国家中医药管理局机关服务中心

主　任　　孙　涛
副主任　　张秀英（女）
副主任　　杨友群

中国中医研究院

党委书记　　姚乃礼（2005年5月免）
党委书记　　李怀荣（2005年5月任）
院　长　　曹洪欣
副院长　　刘保延
党委副书记　　仇芙林（女）
副院长　　梁菊生
党委副书记　　麻　颖
副院长　　高思华（2005年4月免）
副院长　　张　奇（2005年3月任）

中华中医药学会

秘书长　　李俊德
副秘书长　　曹正逵

中国中医药报社

社　长　　陈贵廷
副社长（兼副总编辑）　王华章
副社长（兼副总编辑）　濮传文
副总编辑　　胡京京（女）

中国中医药出版社

社　长（兼第一副总编辑）王国辰（2005年1月任）
副社长　　王国辰（2005年1月免）
副社长（兼副总编）　张年顺
副社长　　范吉平
副总编　　吴少祯

中国中医药科技开发交流中心

主　任　　莫用元

国家中医药管理局对台港澳中医药交流中心

主　任　　王承德
副主任　　郭育兰（女）

国家中医药管理局中医师资格认证中心

主　任　　王北婴（女）
副主任　　张建华
副主任　　郑跃先（女，2005年3月任）

国家中医药管理局传统医药国际交流中心

主　任　　沈毓龙

【各省、自治区、直辖市、计划单列市主管中医厅局长、中医药局（处）长】

北京市中医管理局

局　长　　谢阳谷
副局长　　赵　静（女）

天津市卫生局

副局长　　申长虹
处　长　　丁小翔

河北省中医药管理局

副厅长　　孙万珍
局　长　　王振邦
副局长　　陈振山
副局长　　段云波

山西省卫生厅中医管理局

厅　长　　李俊峰
副局长　　文　渊

内蒙古自治区卫生厅中蒙医处

副厅长　　乌　兰（女）
处　长　　于连云（女）
副处长　　巴特尔

辽宁省卫生厅中医处

副厅长　　董德刚
处　长　　丛丹江（女）
副处长　　温家祥

吉林省中医药管理局

副厅长　　邱德亮
局　长　　邱德亮（兼）

黑龙江省中医管理局

副厅长　　索天仁
局　长　　索天仁（兼）

上海市卫生局中医处

副厅长　　刘国华

局　长　　陈志荣

江苏省中医药局

副厅长　　吴坤平
局　长　　吴坤平（兼）
副局长　　褚瑞明（2005年3月免）
副局长　　丁冠明（2005年10月免）

浙江省中医药管理局

副厅长　　叶　真
局　长　　王　玲（女）
副局长　　沈堂彪

安徽省卫生厅中医管理局

副厅长　　李劲风
局　长　　董明培

福建省卫生厅中医处

副厅长　　阮诗玮
处　长　　陈端生（2005年8月免）
处　长　　林秀明（2005年8月任）
副处长　　崔晓榕（女）

江西省卫生厅中医管理局

副厅长　　曹　麒
局　长　　程兆盛
副局长　　伊　凡

山东省中医管理局

副厅长　　刘玉芹（女）
局　长　　于淑芳（女）
副局长　　刘绍绪
副局长　　乞蔚国（女）

河南省中医管理局

副厅长　　夏祖昌
局　长　　夏祖昌（兼）
副局长　　张重刚
副局长　　韩新峰

湖北省卫生厅中医处

副厅长　　黄利鸣
处　长　　杨　燕（女）
副处长　　邓小川

湖南省中医管理局

副厅长　　黄顺玲（女）
局　长　　袁长津
副局长　　李国忠
副局长　　郭子华

广东省中医药局

副厅长　　彭　炜（女）
局　长　　彭　炜（女）
副局长　　徐复霖（2005年9月免）
副局长　　曹礼忠（2005年9月免）
副巡视员　张英哲

广西壮族自治区卫生厅中医处

副厅长　　韦　波
处　长　　彭跃钢

海南省卫生厅中医处

副厅长　　严朝君
处　长　　黄更荣

重庆市卫生局中医处

副局长　　方明金
处　长　　熊　念（2005年6月免）
副处长　　戴伟杰

四川省中医管理局

局　长　　杨殿兴
副局长　　邓宜恩
副局长　　冯兴奎

贵州省中医管理局

副厅长　　朱征明
副局长　　黄维中

云南省卫生厅中医处

副厅长　　杜克琳（女）
副处长　　赵　勇
副处长　　倪　昆

西藏自治区藏医药管理局

副厅长　　喜　乐
副处长　　巴　桑

陕西省中医管理局

副厅长　　范　兵
局　长　　范　兵（兼）
副局长　　苏荣彪

甘肃省中医管理局

副厅长　　徐怀恩
局　长　　鄢卫东

青海省卫生厅中藏医药管理局

副厅长　　王　炼
局　长　　黄立成

宁夏回族自治区卫生厅中医药管理局

副厅长　　窦文敏
局　长　　王忠和
副局长　　陈　达（女）

新疆维吾尔自治区卫生厅中医民族医药管理处

副厅长　　王小燕（女）
处　长　　阿尔甫·买买提尼牙孜
副处长　　冯　东

大连市卫生局中医处

副局长　　梁英政
副处长　　李春梅（女）

青岛市中医管理局

副局长　　周长政
副处长　　赵国磊

厦门市卫生局中医处

局　长　　黄如欣
副局长　　姚冠华
处　长　　孙　健

宁波市卫生局中医处

局　长　　何一天
局长助理　邹鸣飞
处　长　　高　巍（女）
副处长　　柯春海

深圳市卫生局中医处

副局长　　江捍平（2005年7月免）
副局长　　许四虎
处　长　　廖利平

（国家中医药管理局）

大事记

大　事　记

【2005 年中医药工作大事记】

1月6日　2005年全国中医药工作会议在北京开幕。这次会议的主要任务是：以邓小平理论和“三个代表”重要思想为指导，深入学习贯彻党的十六大，十六届三中、四中全会和中央经济工作会议精神，全面落实科学发展观，求真务实，开拓创新，认真总结2004年中医药工作，研究部署2005年中医药工作。卫生部党组书记、常务副部长高强出席会议并作重要讲话，卫生部副部长兼国家中医药管理局局长佘靖作工作报告，国家中医药管理局副局长李振吉主持会议，国家中医药管理局副局长房书亭、吴刚、于文明出席会议。

1月10日　国家中医药管理局标准化项目“国家标准《经穴部位》修订”课题验收会在北京召开并通过专家验收。

1月16日　由中华中医药学会、中国青年科技工作者协会共同主办，中医药管理杂志社与中华儿女杂志社承办的“无限极”中国中医药十大杰出青年评选活动正式拉开帷幕。

1月17日　国家中医药管理局举行动员大会，开展保持共产党员先进性教育活动。卫生部副部长、国家中医药管理局党组书记、局长佘靖作了动员部署，海关总署副署长、中央督导组组长刘文杰作了重要讲话。国家中医药管理局副局长李振吉主持会议，副局长房书亭、吴刚、于文明以及局机关全体党员和直属单位的领导参加了动员会。

1月21日　国家中医药管理局直属机关党的工作会议在北京举行。国家中医药管理局党组成员、副局长房书亭主持会议，局直属机关党委常务副书记杨锐作工作报告，驻卫生部监察局副局长、局直属机关纪委书记李怀荣传达了中央纪委五次全会精神和胡锦涛同志在全会上的讲话。

1月30日　由国家中医药管理局新闻办、中华中医药学会主办的“中华中医药学会2004年度新闻人物”揭晓仪式在北京国际会议中心举行。中华中医药学会内科分会委员、广东省中医院呼吸科主任林琳，中华中医药学会常务理事、河北以岭医药研究院院长吴以岭被评为中华中医药学会2004年度新闻人物。

1月31日　科技部、国家发改委、卫生部、农业部、国家食品药品监督管理局、国家知识产权总局、国家中医药管理局、中国科学院等部门，四川、吉林、贵州、宁夏、天津等地方政府以及有关产学研单位在人民大会堂召开了《中药现代化发展纲要》实施两周年座谈会。

2月1日　由中国中医研究院科技合作中心、全国中医药医疗保健技术应用研究推广中心、中华医药世纪行全国疑难病康复工程推广委员会共同主办的“中华医药世纪行全国皮肤病康复工程”启动仪式在中国科技会堂举行。

2月17日　国家中医药管理局举行保持共产党员先进性教育活动报告会。

2月18日　国家中医药管理局召开保持共产党员先进性教育活动学习交流会。

2月23日　奥地利中医学研讨会在维也纳的联邦政府会议厅举行。研讨会由联邦政府和奥地利中医总会联合举办，来自奥地利主要的中医医疗、研究和培训机构的200多位专家和学者出席会议。

2月26日　中国共产党的优秀党员、著名骨伤科专家、深圳平乐骨伤科医院名誉院长郭春园同志因病不幸逝世，享年82岁。

3月2日　卫生部、国家中医药管理局追授郭春园同志“人民健康好卫士”荣誉称号，并在全国卫生系统深入开展向郭春园同志学习的活动。

3月2日　意大利众议院代表团一行访问了中国中医研究院。中研院院长曹洪欣与代表团团长、意大利众议院社会事务委员会主席帕伦波一行就中医药立法、中草药的标准及其监管、中医教育等提出许多问题，宾主双方就此进行了深入讨论。

3月4日　李振吉副局长会见美国俄亥俄大学校长，商谈中医教学合作事宜。

3月7日　举行中外妇女纪念“三八”妇女节95周年座谈会，佘靖局长参加了此次大会。

3月8日　国家科技基础条件平台建设项目“药用植物种质资源标准化整理、整合及共享试点”启动会议在北京举行。

3月11日　经中央督导组和中央先进性教育活动办公室同意，国家中医药管理局保持共产党员先进性教育活动学习动员阶段转入分析评议阶段。

3月12日　美国逾700位中医药界人士隆重庆祝第76届国医节。

3月16日　中央先进性教育活动第42督导组组长刘文杰来到国家中医药管理局，召开局机关各部门、各直属单位党委（总支、支部）书记座谈会，指导先进性教育活动分析评议阶段工作。中央督导组成员汤建平、邓晨明、蒋嫒嫒和局先进性教育活动办公室副主任杨锐以及来自各部门、各单位的13位党委（总支、支部）书记等参加了座谈会。

3月28日 2004年度国家科学技术奖励大会在北京隆重召开，胡锦涛、温家宝等党和国家领导人亲自为科技功臣颁奖。共有300项科技成果荣获2004年度国家科技奖励。33项医药卫生成果荣获国家科技奖励，其中由国家中医药管理局推荐的5项中医药科技成果获国家科学技术进步二等奖。

3月31日～4月3日 意大利卫生部、教育部及大学联合代表团一行15人对南京中医药大学进行正式访问，双方就联合在意大利开设中西医结合硕士研究生课程教育达成一致协议。此次访问是为了执行《关于落实＜中华人民共和国国家中医药管理局与意大利卫生部中医药合作谅解备忘录＞的行动计划》，是中意两国政府间的合作项目。

4月1日 由国际中医药学会（ISCM）主办的“2005ISCM国际中医药学术会议”在澳门文化中心开幕。来自亚洲、大洋洲、北美洲及欧洲的近百名中医药界的专家、学者聚集一堂，从实证角度探讨中医药防治现代病及交流中医药的最新科研成果。

4月12日 马达加斯加卫生部部长让·路易·罗班松·理查德率卫生代表团一行，在该国驻华大使维克托·希科尼纳的陪同下访问了中国中医研究院。

4月13日 卫生部、科技部、公安部、监察部、国家人口计生委、国家中医药管理局、国家食品药品监督管理局在北京联合召开全国打击非法行医专项行动动员部署电视电话会议。

4月17～18日 由中国软科学研究会、中华中医药学会等单位共同主办的“新时期中医药发展战略与政策论坛”在北京举行。此次论坛的主题是“积极发展中医药事业，创建中国特色的全民健康保障体系”。

4月21日 2004年度中华中医药学会科学技术奖揭晓，包括基础、临床、中药在内的60个项目获奖，“清开灵注射液多环节阻抑脑缺血级联反应药效物质与作用机理研究”等7项成果获得一等奖。颁奖大会在北京举行，国家中医药管理局副局长房书亭、于文明，国家科技奖励办公室副主任胡晓年及部分在京的中华中医药学会常务理事、中医药专家、获奖代表等出席了大会。

4月23日 中华中医药学会和中国中医研究院联袂在北京人民大会堂隆重举办“《中医杂志》创刊50周年纪念会暨全国中医药发展高级论坛”开幕式。

4月27日 科技部、国家中医药管理局在北京人民大会堂联合举行了“‘十五’国家科技攻关计划——名老中医学术思想、经验传承研究课题启动仪式”。卫生部副部长兼国家中医药管理局局长佘靖、科技部农村与社会发展司副司长孙洪出席了仪式并讲话。

4月27日 由国家中医药管理局主办的“全国名老中医首批献方大会”在北京召开。全国著名老中医邓铁涛、颜德馨、焦树德、路志正、任继学、朱良春在会上向国家献出了凝结自己毕生心血的宝贵处方。卫生部副部长兼国家中医药管理局局长佘靖代表国家中医药管理局接受了献方，并向5位名老中医颁发了荣誉证书。

5月13日 香港中文大学中医中药研究所与美国斯隆凯特琳癌症中心合作联合成立中草药研究中心，进行抗癌中草药的研究。

5月16日 卫生部发布《医师外出会诊管理暂行规定》，规范医疗机构之间医师会诊行为，方便群众就医，保护患者、医师和医疗机构的合法权益。规定自2005年7月1日起施行。规定中指出，医师外出会诊是指医师经所在医疗机构批准，为其他医疗机构特定的患者开展执业范围内的诊疗活动，明确了邀请医师会诊和派出医师会诊的程序。

5月18日 中国民族卫生协会在北京正式成立。

5月19日 “第三届世界养生大会”新闻发布会在北京人民大会堂举行。

5月19日 著名中医眼科专家、河北省人民医院教授、主任医师庞赞襄因病医治无效，在石家庄逝世，享年84岁。

5月20日 江阴天江药业有限公司在北京召开了“中药配方颗粒科研进展报告会暨《中药配方颗粒薄层色谱彩色图集》首发会”。

5月21日 由中国民间中医医药研究开发协会举办的“全国首届民营中医院院长政策法规培训班”在北京开班。

5月22日 由中国中医药报组织的“智能化中医辅助诊疗系统”专家论证会在北京举行。

5月22日 国家职业培训教程《保健刮痧师》首发式暨全国首届保健刮痧师职业师资培训班开学典礼在北京举行。

5月23日 中国第一家经国家科技部组织专家验收合格的国家中药现代化科技产业（贵州）基地在贵阳挂牌，此举标志着贵州基地经过5年的建设，已完成规划目标任务，开始进入全面实施阶段。

5月23日 全国著名中医药专家，山东省第4、5、6届政协委员，山东中医药大学终身教授、博士生导师张珍玉因病医治无效逝世，享年85岁。

5月26日 由国家中医药管理局科教司主办、中国中医药卫星电视传媒网和全军远程医学信息网承办的“血瘀证与活血化瘀”项目卫星直播视频讲座，在中国中医研究院广安门医院举办。

5月27日 国家中医药管理局在北京召开了国家中医药重点学科建设点中期检查工作启动会。

5月28日 中华太极拳申报联合国教科文组织非物质形态类世界遗产工作在焦作正式启动。

5月30～31日 为进一步落实国务院知识产权保护专项行动，国家中医药管理局在北京举办了第2期中医药知识产权保护培训班。

5月30日～6月1日 由中华中医药学会主办的“2005年全国中医药学会秘书长工作会议”在甘肃省兰州市隆重召开。

6月3～5日 “全国中医药文化传承与发展学术研讨会”在甘肃省庆阳市召开。

6月3日 澳门中药业公会成立60周年会庆举行。

6月3日 香港特区政府在宪报上刊登《2005年为雇员权益作核证（中医药）（杂项修订）条例草案》。条例草案将于6月15日提交立法会首读。

6月4日 “全军中医师承研究生培养工作座谈会”在解放军总医院召开，全军中医师承博士、硕士研究生培养工作正式启动。解放军总医院副院长陈晓红为首批7名中医师承博士生导师和9名硕士生导师颁发了聘书。

6月10日 为有效开展6月12～18日在全国开展的“节能宣传周”活动，国家中医药管理局召开会议部署有关工作。房书亭副局长在会上就国家中医药管理局机关和直属单位贯彻落实《关于开展中央国家机关2005年“节能宣传周”活动的通知》精神，并提出了4点要求。

6月15日 联合国艾滋病规划署执行干事皮奥访问了国家中医药管理局，与国际合作司司长沈志祥进行了会谈。会谈后卫生部副部长兼国家中医药管理局局长佘靖与皮奥就中医药防治艾滋病的相关问题进行了交流。

6月17日 国家中医药管理局召开保持共产党员先进性教育活动集中学习教育总结大会。

6月17日 在国家中医药管理局召开的保持共产党员先进性教育活动集中学习教育总结大会上，“我心目中的共产党员”主题征文活动获奖情况揭晓。此次活动共收到稿件431篇，最终评出了一等奖3名、二等奖5名、三等奖8名、纪念奖20名；特别组织奖1名、优秀奖11名。

6月18日 “国家中医药管理局直属机关职工与五寨县贫困学生一对一助学活动”启动仪式在山西省五寨县举行。

6月18日 “中药材产业化扶贫座谈会”在山西省五寨县召开。

6月21日 卫生部副部长兼国家中医药管理局局长佘靖与新加坡卫生部兼新闻、通讯及艺术部高级政务部长巴拉吉签署了中医药合作计划书（2005～2008年）。

6月24日 卫生部、财政部、国家中医药管理局在北京举行了“万名医师支援农村卫生工程”项目责任书签字仪式。卫生部部长高强、副部长马晓伟、国家中医药管理局副局长吴刚等有关领导和22个项目省卫生厅局有关领导参加了签字仪式。

6月28日 “2005中国首届著名中医药学家学术传承高层论坛”在江苏省南通市举行，卫生部副部长兼国家中医药管理局局长佘靖在开幕式上发表重要讲话。

7月1日 由广州中医药大学组织的“泛珠三角区域（9+2）高等中医药院校合作发展研讨会”在广州举行。来自泛珠三角（9+2）地区高等中医药院校的专家代表共同签订了《泛珠三角区域（9+2）高等中医药院校合作发展框架协议》。

7月1日 为庆祝泰中建交30周年，泰国中医药学会、泰国中医总会在曼谷诗丽吉王后国家会议中心举行大型义诊活动。

7月3日 我国首家中西医结合研究院在福建中医学院正式挂牌成立。该院由中科院院士陈可冀担任院长，中科院院士韩启德、沈自尹分别担任学术委员会名誉主任和主任。

7月7日 我国知名中医学者、香港浸会大学中医药学院访问学者何绍奇教授因心脏病突发在香港逝世，终年60岁。

7月26日 中华慈善总会“慈善医疗阳光救助工程”向基层卫生系统捐赠仪式在人民大会堂举行，国家中医药管理局副局长吴刚和中华慈善总会会长范宝俊等有关领导出席会议。

7月27日 由中国中医研究院中国医史文献研究所组织承担的国家中医药管理局中医药科学技术研究基金课题“中医药传统知识保护研究”在北京通过专家组的验收。

7月28日 全军中医药工作会议在北京开幕。此次会议旨在总结“十五”以来全军中医药工作情况，交流经验，表彰先进，同时为“十一五”全军中医药工作布局谋篇，在新的起点上开创军队中医药工作新局面。中央军委委员、总后勤部部长廖锡龙，总后勤部副部长王谦，卫生部副部长兼国家中医药管理局局长佘靖出席开幕式并讲话。

7月29日 中医药免费治疗艾滋病项目在湖南启动。

8月9～11日 “全国第二届中西医结合教育研讨会、教材建设研讨会暨全国第一版高等医药院校中西医结合专业规划教材（第一批16本）正式出版座谈会”在湖南长沙湖南中医学院召开。会议由中国中西医结合学会、全国高等中医药教材建设研究会主办，湖南中医学院、中国中医药出版社共同承办。

8月15～17日 为加强国内中药生物技术领域专家学者之间在科研开发和教学方面的交流与合作，探讨生物技术在中医药发展中的应用以及中医药与生物技术复合型人才培养，由北京中医药大学国家生命科学人才培养基地主办的“首届全国中药生物技术研讨会”在山东省威海市召开。

8月20日 “首届腹针国际学术研讨会暨广东省中医院腹针研究所揭牌仪式”在广州举行。此次研讨会由中国针灸学会主办，广东省中医院、北京薄氏腹针研究院承办，广东省针灸学会、意大利腹针医学会、新加坡针灸学会协办。

8月30日 韩国韩医学研究院副院长金钟烈一行8人访问了中国中医研究院，双方就有关合作事宜进行了深入探讨。

9月2日 以我国已故老中医张仁济的名字冠名的第一届“中医药国际贡献奖”——2005～2006年度“仁济杯中医药国际贡献奖”正式签约。按照有关协议，张仁济生前的

100万元个人积蓄将全部用来支持首届中医药国际贡献奖的评选活动和奖励。

9月6日 《中医药标准化建设规划（草案）》（以下简称《规划》）论证会在中华中医药学会召开。国家中医药管理局人事与政策法规司副司长桑滨生，中国中医研究院、中国中西医结合学会、中国民族医药学会及中国标准化研究院等单位的有关专家出席了论证会。

9月7日 国家中医药管理局徽标征集活动初评工作在北京结束，有66件作品从700余件参评作品中脱颖而出，入选参加下一轮的评选。评选工作将通过复评和终评，最终评出中标奖1名和入围奖20名。

9月8日 由国家中医药管理局指导支持、中国老教授协会医药专业委员会和中视金桥广告有限公司联合主办的以"把中国中药推广到国外"为主题的"2005中医药发展高级论坛"在北京友谊宾馆举行。

9月9日 由安徽省人民政府、中国国际贸易促进委员会、中国中药协会等有关部门联合主办的"第21届全国（亳州）中医药交易会暨第二届国际（亳州）中医药博览会"在安徽亳州举行。本次药交会暨药博会的主题是：合作、和谐、发展。

9月13～14日 "2005年全国新型农村合作医疗试点工作会议"在江西省南昌市召开。中共中央政治局委员、国务院副总理吴仪在会议上强调，要切实贯彻落实近期国务院关于加快建立新型农村合作医疗制度的部署和要求，加大力度，加快进度，突破难点，积极推进新型农村合作医疗制度健康发展。

9月15～17日 由中国中医研究院中国医史文献研究所和英国维康基金会医学历史研究中心联袂召开的"中医历史图像国际研讨会"在北京举行。

9月16日 全国名老中医学术经验继承指导老师、上海市名中医、上海交通大学医学院附属瑞金医院终身教授李国衡，因病医治无效逝世，享年81岁。

9月20～23日 由河南省南阳市政府主办、宛西制药股份有限公司协办的"第四届张仲景医药节"在河南南阳举行。

9月24日 "973"计划项目"基于'因人制宜'思想的中医体质理论基础研究"启动。

9月24～25日 "2005年度国家中医药管理局'十五'肾病重点专科建设交流会暨世界中医药学会联合会肾病专业委员会第二届学术研讨会"在江西省九江市召开。

9月25～27日 由科技部、农业部、卫生部、国家食品药品监督管理局、国家中医药管理局、中国科学院、中国工程院、四川省人民政府共同主办的"第二届中医药现代化国际科技大会"在四川成都举行。

10月8～10日 主题为"倡导养生理念，共创健康家园"的"第三届世界养生大会"在北京举行。

10月10日 "炎帝神农中药发展论坛"在长沙举行。

10月11日 《中华人民共和国中医药条例》颁布实施2周年之际，国家中医药管理局邀请了卫生部、教育部、科技部、国家发展和改革委员会、国家食品药品监督管理局等十几个部委局的有关人员进行座谈。

10月14日 "国家知识产权战略问题研究——中医药知识产权保护与利用研究专题启动会"在北京举行。

10月15日 "首届国际络病学大会"在北京召开，来自美国、韩国、日本等国家以及国内的院士、专家近800人参加了会议。

10月15～17日 由中国中西医结合学会、北京中医药对外交流与技术合作中心、北京中西医结合学会主办的"2005年亚太地区中西医结合学术论坛"在北京举行。

10月21～24日 由中国中医研究院与台湾中西医整合医学会联合举办的"2005海峡两岸及港澳地区中医药学术研讨会暨首届中医药创新与发展院士论坛和全国名老中医疑难病临床论坛"在北京举行，拉开了中国中医研究院50周年院庆活动的序幕。

10月26～29日 由国家中医药管理局科技教育司主办、山东省中医管理局承办的第七期"优秀中医临床人才研修项目"培训班在山东省济南市开班。

10月30日 全国高等学校医药优秀教材评选揭晓并颁奖。在获奖的179种优秀教材中，一等奖36种、二等奖54种、三等奖89种；获奖主编189人。中医学获奖的有20种，其中一等奖5种、二等奖6种、三等奖9种。

10月30日 俄罗斯副总理茹科夫及其夫人一行访问了中国中医研究院。中国中医研究院院长曹洪欣、副院长梁菊生等与俄罗斯贵宾进行了亲切交谈。

10月31日 国家中医药管理局召开了中医药政策法规研究项目汇报会，卫生部副部长兼国家中医药管理局局长佘靖、国家中医药管理局副局长吴刚、人事与政策法规司副司长桑滨生及各司办负责人等出席了汇报会。

11月2日 "973"计划中医理论基础研究专项课题"中医五脏相关理论继承与创新研究"启动仪式在广州中医药大学大学城校区举行。

11月5～6日 由中国中药协会、中国民族医药学会、科盟中国中医药委员会、北京世纪环宇文化发展中心及中科盟（北京）国际中医药科技发展中心等机构共同发起"首届中国传统医药国际化高峰论坛"在北京中国科技会堂举办。

11月9日 由中华中医药学会、中国青年科技工作者协会等主办，南方李锦记有限公司独家协办的"无限极中国中医药十大杰出青年"评选在北京揭晓。广东省中医院杨志敏等10名中医药青年才俊获得殊荣。南方李锦记总经理杨国晋代表公司领取"特别贡献奖"。

11月10日 "国家中医药管理局落实新型农村合作医疗（简称新农合）试点工作暨农村中医药工作会议"在北京开幕。

11月11～13日 由中国中医药报社主办的"第二届中国中医药发

展大会”在北京国际会议中心隆重举行。

11月15日 中国农工民主党党员、著名中医专家、中国中医研究院广安门医院主任医师谢海洲因病医治无效，在北京逝世，享年84岁。

11月18～20日 中国中医研究院在北京举办“首届中医药发展国际论坛”、“首届中医药防治艾滋病国际研讨会”与“全国中医药科研院所长联谊会”。

11月18日 中国中医研究院与俄罗斯传统诊疗方法临床实验中心等6个国外机构在北京国际会议中心正式签署了合作协议。

11月19日 “中国中医研究院成立50周年暨更名为中国中医科学院庆典大会”在北京人民大会堂隆重举行。

11月21～22日 国家中医药管理局科教司在上海召开了“全国师承工作和优秀临床人才研修项目管理工作会议”。

11月25日 全国首家畲族医药研究会在浙江省丽水市成立，研究会的成立对抢救、挖掘濒临失传的畲族医药学将有重要作用。

11月29日 由中国中西医结合学会主办、广东省中医院承办的“全国围手术期中西医结合专题研讨会”在广州市举办，这是中医、中西医结合领域首次举办的以围手术期研究为专题的学术研讨会。

11月29日 在国家中医药管理局“中医百项临床诊疗技术”课题验收会议上，由北京中医药大学针灸学院谷世喆教授牵头主持的“新砭镰治疗神经根型颈椎病临床疗效观察及评估”课题顺利通过验收。

12月1日 国家中医药管理局医政司在武汉召开了“局重点中西医结合医院建设单位中期评估审定会”。

12月3日 “全国脊诊整脊技术学术委员会成立大会暨学术研讨会”在天津召开。

12月6日 中国中医研究院名誉院长，原中国中医研究院院长，全国政协第七届委员、第八届常委，中国科协第三、四、五届常委，第二届中华中医药学会副会长，我国著名中医专家施奠邦教授因病医治无效，在北京逝世，享年81岁。

12月7日 国家中医药管理局重点学科皮肤科重大课题“银屑病证候要素组成规律与中医方药治疗的规范化系统研究”在首都医科大学附属北京中医医院启动。

12月7日 我国中医肿瘤学专家余桂清教授病逝。他生前曾是原中国中医研究院广安门医院肿瘤科主任、中国抗癌协会常委及肿瘤传统医学委员会主任、中华医学会肿瘤学会常委、中国中西医结合学会肿瘤专业委员会主任、中国抗癌基金会理事。

12月8日 国家中医药管理局在北京召开了“保持发挥中医药特色优势工作经验交流会”。

12月9日 由全国高科技健康产业工作委员会中医药专业委员会和中国中医药科学管理委员会组织的“中国中医药资金、技术、政策国际高峰论坛”在北京钓鱼台国宾馆举行。

12月9～12日 “2005国际傣医药学术会议”在云南省西双版纳傣族自治州景洪市举行，来自德国及广西、陕西、北京、内蒙古、云南等地的傣医药专业工作者和研究人员199人参加了学术会议。

12月13日 中国工程院2005年院士增选结果揭晓，50名工程领域的杰出科技工作者成为新的中国工程院院士。至此，中国工程院院士总数达到704人。天津中医学院张伯礼教授当选。

12月17日 “全国中医院校党建和思想政治工作研究会五届三次理事会暨第十五次年会”在广西中医学院隆重召开。

12月18日 中国中医研究院中药研究所举行成立50周年庆祝大会，国家中医药管理局副局长房书亭、李大宁等领导和专家出席了庆祝大会。

12月19日 由中华中医药学会亚健康分会承担的国家中医药管理局政策法规司的研究课题“亚健康中医临床研究指导原则（试行）”结题。

12月24～26日 由中华中医药学会防治艾滋病分会主办的“防治艾滋病学术研讨会”在北京举行，国家中医药管理局副局长房书亭，国家中医药管理局副局长、全国中医药防治艾滋病领导小组组长吴刚等出席了开幕式。

12月26日 世界针灸学会联合会主办的“2005（中国）针灸新技术新趋势发展研讨会”在北京召开。

12月27日 国家中医药管理局召开了“局直属（管）医院工作座谈会”。国家中医药管理局副局长房书亭、吴刚及有关司室负责人，中国中医科学院、北京中医药大学、各直属（管）医院有关负责人参加了会议。

12月27～28日 在南京中医药大学举办“第四届全国中医药院校校长论坛”。

12月29日 由世界中医药学会联合会呼吸病专业委员会和卫生部中日友好医院联合主办的“首届国际中医药防治流感、人禽流感高层论坛”在北京举行。

中医药统计

（一）中医药期刊

中医药期刊一览表

名称	主管单位	主办单位	编委会主任	主编/副主编	编辑部主任/社长	创刊	出刊周期	刊号	
								ISSN	CN
中医杂志	国家中医药管理局	中华中医药学会、中国中医研究院	胡熙明	胡熙明	陈克正	1955－1	月刊	1001－1668	11－2166/R
中华中医药杂志	中国科学技术协会	中华中医药学会		路志正	闫志安	1986－7	月刊	1000－4971	11－2134/R
中国中西医结合杂志	中国科学技术协会	中国中西医结合学会、中国中医研究院		陈可冀	李焕荣	1981－7	月刊	1003－5370	11－2787/R
中国结合医学杂志（英文版）	国家中医药管理局	中国中西医结合学会、中国中医研究院		陈可冀	李焕荣	1995	季刊	1672－0415	11－4928/R
中华医史杂志	中国科学技术协会	中华医学会		李经纬	朱建平	1947－3	季刊	0255－7053	11－2155/R
中国中药杂志	中国科学技术协会	中国药学会		肖培根	李　禾	1955－7	半月	1001－5302	11－2272/R
中国实验方剂学杂志	国家中医药管理局	中国中医研究院中药研究所、中国中西医结合学会中药专业委员会		姜廷良	蔡仲德	1995－10	双月	1005－9903	11－3495/R
中国针灸	中国中医研究院	中国中医研究院针灸研究所、中国针灸学会	胡熙明	邓良月	刘炜宏	1981－1	月刊	0255－2930	11－2024/R
国外医学·中医中药分册	卫生部	中国中医研究院中医药信息研究所		张志军	樊红雨	1978	双月	1001－1145	11－2382/R
中医教育	教育部	北京中医药大学	郑守曾	乔旺忠	付爱珍	1982－11	双月	1003－305	11－1349/R
北京中医	北京市卫生局	北京中医药学会、北京中西医结合学会		谢阳谷	高丹枫	1982－3	双月	1000－1599	11－2258/R
中国骨伤	国家中医药管理局	中国中医研究院、中国中西医结合学会		董福慧	李为农	1987－11	月刊	1003－003	11－2483/R
中国中医眼科杂志	国家中医药管理局	中国中医研究院		唐由之	马继宏	1991－11	季刊	1002－4379	11－2849/R
北京中医药大学学报	教育部	北京中医药大学		王永炎	梁吉春	1959	双月	1006－2157	11－2258/R
中医药管理杂志	国家中医药管理局	国家中医药管理局		佘　靖	苏庆明	1991－2	双月	1007－9203	11－3070/R
中国中医基础医学杂志	国家中医药管理局	中国中医研究院基础理论研究所		孟庆云	潘桂娟	1995－1	月刊	1006－3250	11－3554/R
中国民间疗法	国家中医药管理局	中国中医药出版社、中国民间中医药研究开发协会		王国辰	芮立新	1993	月刊	1007－5798	11－3555/R
光明中医	国家中医药管理局	中华中医药学会	陆广莘	白永波	成立强	1985－5	月刊	1003－8914	11－1592/R
中国医学文摘·中医	卫生部	中国中医研究院中医药信息研究所		萧淑春	萧淑春	1977	双月	0254－9042	11－2371/R

单价(元)	开本	页数	地址	邮编	E-mail	电话	传真
6.8	大16开	80	北京市东直门内南小街16号	100700	jtcm@public3.bta.net.cn	010－64035632	010－64050201
7.0	大16开	64	北京市朝阳区和平街北口樱花路甲4号	100029	64216650@163.com	010－64216650	010－64216650
10.0	大16开	96	北京市海淀区西苑操场1号	100091	cjim@cjim.net	010－62886827	010－62877592
25.0	大16开	80	北京市海淀区西苑操场1号	100091	cjim@cjim.net	010－62877592	010－62877592
10.0	大16开	64	北京市东直门内南小街16号	100700	yssyszzh@163bj.com	010－84015484	010－84015484
12.0	大16开	80	北京市东直门内南小街16号	100700	zzzs1391@sohu.com	010－64045830	010－84038684
9.0	大16开	72	北京市东直门内北新仓18号	100700	czd@vip.sina.com	010－64014411－2849	010－64013996
8.0	大16开	88	北京市东直门内南小街16号	100700	zgzjzg@sina.com	010－84014607	010－84046331
12.0	大16开	64	北京市东直门内南小街16号	100700	guowaiyixue@yahoo.com.cn	010－64014411－3225	无
6.0	大16开	88	北京市北三环东路11号	100029	ecm1982@sina.com.cn	010－64286602	010－64286848
6.5	大16开	64	北京市东单三条甲7号	100005	bjpcm@public3.bta.aet.cn	010－65251589	010－65223477
8.8	大16开	64	北京市东直门内南小街16号	100700	zggszz@sina.com	010－84020925	010－84036581
12.0	大16开	68	北京市石景山区鲁谷路9号	100040	zyophthal@sina.com zyophthal@163.com	010－68668940	010－68684148
6.0	大16开	96	北京市北三环东路11号	100029	jbutcm@yahoo.com.cn	010－64287405	010－64286848
8.0	大16开	64	北京市朝阳区樱花东街甲4号	100029	zyyg@chinajournal.net.cn	010－64062098	010－64285191
8.0	大16开	80	北京市东直门内南小街16号	100700	zyjc@chinajournal.net.cn	010－64074751	010－64074751
6.8	大16开	64	北京市北三环东路28号易亨大厦16层	100013	zgmjlf@periodicals.net.cn	010－64405732	010－64405731
4.8	大16开	68	北京市海淀区翠微路平台村9号	100036	gmzhyi@sina.com	010－84043509	010－84116748
8.6	大16开	80	北京市东直门内南小街16号	100700	lwz@mail.cintcm.ac.cn	010－64014411－3212	010－64013995

续表

名称	主管单位	主办单位	编委会主任	主编/副主编	编辑部主任/社长	创刊	出刊周期	刊号	
								ISSN	CN
家庭中医药	国家中医药管理局	中国中医研究院中药研究所		张瑞贤	王振勤	1993－11	月刊	1005－3743	11－3379/R
中国中医药信息杂志	国家中医药管理局	中国中医研究院中医药信息研究所		叶祖光	梅智胜	1994－6	月刊	1005－5304	11－3519/R
针刺研究	国家中医药管理局	中国中医研究院针灸研究所、中国针灸学会		黄龙祥		1976－10	季刊	1000－0607	11－2274/R
世界针灸杂志(英文版)	国家中医药管理局	中国中医研究院针灸研究所、世界针灸学会联合会		黄龙祥	邓良月	1991－8	季刊	1003－5257	11－2892/R
中华养生保健	国家中医药管理局	中华中医药学会		郑守曾	龙志贤	1983	月刊	1009－8011	11－4536/R
中药研究与信息	国家中医药管理局	全国中药经济研究会、中国药材公司	祝红伍	施兴华		1999－3	月刊	1008－7087	11－4019/R
中国中西医结合急救杂志	中国科学技术协会	中国中西医结合学会		王今达	李银平	1994－11	双月	1008－9691	12－1312/R
中国中西医结合外科杂志	中国科学技术协会	中国中西医结合学会		吴咸中	邵惠玲	1994－12	双月	1007－6948	12－1249/R
中国中医药现代远程教育	国家中医药管理局	二十一世纪中医药网络教育中心		孙光荣	朱　荣	2003－5	月刊	1672－2779	11－5024/R
中草药	国家药品监督管理局	中草药信息站、天津药物研究院	汤立达	汤立达	陈常青	1970－1	月刊	0523－2670	12－1108/R
天津中医学院学报	天津市教委	天津中医学院	戴锡孟	张伯礼	李　彦	1982－12	季刊	1005－7145	12－1180/R
天津中医	天津市卫生局	天津中医学院、天津中医药学会、天津中西医结合学会	林立军	张伯礼	李　彦	1984－10	双月	1672－1519	12－1349/R
河北中医	河北省中医药学会	河北省医学科学院情报研究所	孙万珍	李　立	李　立	1979－10	月刊	1002－2619	13－1067/R
现代中西医结合杂志	河北省科学技术协会	中国中西医结合学会河北分会	李　恩	戴砚田	高亚非	1992－10	半月	1008－8849	13－1283/R
河北中医药学报	河北省教委	河北医科大学	宗全和	宗全和	王文智	1986－9	季刊	1007－5615	13－1214/R
现代养生	河北省卫生厅、河北省新闻出版署、河北省科技局	河北省北戴河疗养院		丁瑞明	施永筠	2001	月刊	1671－0223	13－1305/R
中西医结合心脑血管病杂志	山西省卫生厅	中国中西医结合学会、中国中西医结合学会心血管疾病专业委员会、中国中西医结合学会神经科专业委员会		陈可冀	王斌全	2003	月刊	1672－1349	14－1312/R
中医外治杂志	山西省卫生厅	山西省中医药学会	赵尚华	赵尚华	朱庆文	1991－7	双月	1006－978X	14－1195/R

单价(元)	开本	页数	地址	邮编	E-mail	电话	传真
4.8	大16开	64	北京市东直门内南小街16号	100700	jtzyy@263.net	010-64052170	010 -64014411 -2985
10.0	大16开	96	北京市东直门内南小街16号	100700	lxx@mail.cintcm.ac.cn	010-64058131	010-64058131
10.0	大16开	64	北京市东直门内南小街16号	100700	zcyj2468@sina.com	010-84034459	010-64057286
15.0	大16开	64	北京市东直门内南小街16号	100700	zcyj2468@sina.com	010-84034459	010-64057286
4.6	大16开	56	北京市朝阳区北三环东路11号科研楼116号	100029	globalfanshion@163.com	010-64286904	010-64220034
8.0	大16开	64	北京市宣武区马连道248号机械大厦12层	100055	zybjb@163.com	010-63317208	010-63317204
6.9	大16开	64	天津市和平区睦南道122号	300050	cccm@em120.com	022-23306917	022-23306917
7.0	大16开	64	天津市南开区三纬路122号	300100	zxyjhwkb@tj.cnuninet.net	022-27420471	022-27420471
10.0	大16开	64	北京市朝阳区三里屯南路3号白家庄商务中心C座206室	100020	zhongyuan@ichnamd.com	010 -65866868 -825	010-65866708
16.8	大16开	160	天津市南开区鞍山西道308号	300193	zcyzzbjb@tjipr.com	022-27474913	022-23006821
4.0	大16开	56	天津市南开区鞍山西道312号	300193	xuebaobj@tjutcm.edu.cn	022-23051018	022-27470216
6.0	大16开	88	天津市南开区鞍山西道312号	300193	xuebaobj@tjutcm.edu.cn	022-23051018	022-27470216
6.0	大16开	80	河北省石家庄市青园街241号	050021	hbzhyi@tom.com	0311-85883896	0311-85812687
10.0	大16开	138	河北省石家庄市北城路35号D8-1-201	050061	xdjh126@126.com	0311-87738668	0311-87738668
2.5	大16开	48	河北省石家庄市新石南路326号	050091	zyx407@hebma.edu.cn	0311-86265053	无
3.6	大16开	48	河北省北戴河海滨东经路198号	066100	xdyszzs@sina.com	0335-4041257	0335-4034209
7.0	大16开	64	山西省太原市解放南路85号	030001	zxyjhxnxgbzz@vip.163.com	0351-4032852	0351-4032852
3.8	大16开	56	山西省晋城市南大街周元巷13号	048001	zywzzz@163.net	0356-2630030	0356-2630030

续表

名称	主管单位	主办单位	编委会主任	主编/副主编	编辑部主任/社长	创刊	出刊周期	刊号	
								ISSN	CN
山西中医	山西省卫生厅	山西省中医药学会	赵震寰	任光荣		1985－1	双月	1000－7156	14－1110/R
中国民族医药杂志	国家中医药管理局	全国中医药图书情报工作委员会、内蒙古卫生厅	乌　兰	苏根元	陈玉华	1995－5	双月	1006－6810	15－1175/R
内蒙古中医药	内蒙古自治区卫生厅	内蒙古自治区中医药学会、内蒙古自治区中蒙医研究所	乌　兰	苏根元 塞西娅	陈玉华	1982－2	双月	1006－0979	15－1101/R
中医药学刊	国家中医药管理局	辽宁中医学院、中华中医药学会	李俊德	康廷国	覃　芳	1982－9	月刊	1009－5276	21－1440/R
辽宁中医杂志	辽宁省卫生厅	辽宁中医学院	马　骥	康廷国	覃　芳	1958－10	月刊	1000－1719	21－1128/R
辽宁中医学院学报	辽宁省教育厅	辽宁中医学院	马　骥	康廷国	覃　芳	1984	双月	1008－4231	21－1392/R
吉林中医药	吉林省中医药管理局	长春中医学院		刘宏岩	王广尧	1979	月刊	1003－5699	22－1119/R
长春中医学院学报	吉林省中医药管理局	长春中医学院		刘宏岩	王广尧	1985	季刊	1007－4813	22－1195/R
中国中医药科技	国家中医药管理局	国家中医药管理局	于生龙	陈可冀		1994－1	双月	1005－7072	23－1353/R
中医药学报	黑龙江省教育厅	黑龙江中医药大学、中华中医药学会中医编辑学会		匡海学		1973－1	双月	1002－2392	23－1193/R
中医药信息	黑龙江省教育厅	黑龙江中医药大学、中国科学技术情报学会		匡海学		1984－4	双月	1002－2406	23－1194/R
针灸临床杂志	黑龙江省教育厅	黑龙江中医药大学、中国针灸学会临床分会		孙申田		1984	月刊	1005－0779	23－1354/R
黑龙江中医药	黑龙江省卫生厅	黑龙江省中医研究院		王学军	王学军	1958－1	双月	1000－9906	23－1221/R
中成药	国家科委、国家新闻出版署	国家药品监督管理局信息中心中成药信息站	任德权	朱立中 陈勇隽		1978	月刊	1001－1528	31－1368/R
中医文献杂志	上海市卫生局	上海市中医文献馆		虞坚尔	杨悦娅	1983	季刊	1006－4737	31－1216/R
上海针灸杂志	上海市卫生局	上海市中医研究院、上海市针灸学会	陈汉平	黄琴峰	黄琴峰	1982－1	月刊	1005－9057	31－1317/R
针灸推拿医学(英文版)	上海市卫生局	上海市针灸经络研究所	陈汉平	陈汉平	黄琴峰	2003	双月	1672－3597	31－1908/R
医古文知识	上海市教委	上海中医药大学、中华中医药学会医古文研究会	段逸山	张建中	陈秋生	1983－1	季刊	1007－1342	31－1309/R
上海中医药杂志	上海市教委	上海中医药大学、上海中医药学会	严世芸	朱邦贤	陈秋生	1955－6	月刊	1007－1334	31－1276/R

单价(元)	开本	页数	地址	邮编	E-mail	电话	传真
3.5	大16开	64	山西省太原市东华门23号	030013	无	0351－4173499	无
5.5	大16开	48	内蒙古自治区呼和浩特市健康路15号	010020	zmyz@chinajournal.net.cn	0471－6920167	0471－6933673
4.5	大16开	48	内蒙古自治区呼和浩特市健康路15号	010020	nzyy@chinajournal.net.cn	0471－6920167	0471－6933673
8.8	大16开	192	辽宁省沈阳市皇姑区崇山东路79号	110032	editor@zyyxk.com	024－31207231 024－31207045	024－31207231
5.0	大16开	88	辽宁省沈阳市皇姑区崇山东路79号	110032	utcm@21cn.com	024－31207232	024－31207231
5.0	大16开	96	辽宁省沈阳市皇姑区崇山东路79号	110032	utcm@21cn.com	024－31207232	024－31207231
4.0	大16开	64	吉林省长春市净月开发区博硕路1035号	130117	jl-zyy@tom.com	0431－6172610	0431－6172606
4.0	大16开	96	吉林省长春市净月开发区博硕路1035号	130117	jl-zyy@tom.com	0431－6172610	0431－6172606
6.0	大16开	64	黑龙江省哈尔滨市南岗区阿什河街122号	150036	zhyjhfp@public.hr.hl.cn	0451－53671501	0451－53624777
3.0	大16开	58	黑龙江省哈尔滨市和平路24号	150040	zyyxbhl@sina.com	0451－82117809	0451－82117809
3.0	大16开	66	黑龙江省哈尔滨市和平路24号	150040	zyyxxbjb@sina.com	0451－82117809	0451－82117809
3.6	大16开	54	黑龙江省哈尔滨市和平路24号	150040	zjlczz@sina.com	0451－82117809	0451－82117809
4.0	大16开	64	黑龙江省哈尔滨市香坊区三辅街142号	150036	gfj-h@public.hr.hl.cn	0451－55643615	0451－55643615
15.0	大16开	128	上海市汉口路239号131室	200002	med@stn.sh.cn	021－36213275	021－63213363
5.0	大16开	56	上海市瑞金二路156号	200020	shtcmliter@yahoo.com.cn	021－54669083	021－54669083
4.0	大16开	48	上海市宛平南路650号	200030	SHZJ@chinajournal.net.cn	021－64382181	021－64382181
80.0	大16开	64	上海市宛平南路650号	200030	shzjzz@periodicals.net.cn	021－64382181	021－64382181
4.0	大16开	48	上海市浦东新区蔡伦路1200号	201203	无	021－51322541	021－51322541
6.0	大16开	64	上海市浦东新区蔡伦路1200号	201203	无	021－51322541	021－51322541

续表

名称	主管单位	主办单位	编委会主任	主编/副主编	编辑部主任/社长	创刊	出刊周期	刊号	
								ISSN	CN
上海中医药大学学报	上海市教委	上海中医药大学、上海市中医研究院	严世芸	朱邦贤	陈秋生	1987－6	季刊	1008－861X	31－1788/R
江苏中医药	江苏省卫生厅	江苏省中医药管理局	张继泽	刘沈林	黄亚博	1956－10	月刊	1672－397X	32－1630/R
南京中医药大学学报	江苏省教育厅	南京中医药大学	项　平	范欣生	范欣生	1959－6	月刊	1000－5005	32－1247/R
养生月刊	浙江省中医药管理局	浙江省中医药研究院		吴章穆	陈永灿	1980－12	月刊	1671－1734	33－1265/R
浙江中医杂志	浙江省中医药管理局	浙江省中医药研究院	沈汉澄	吴章穆	陈永灿	1956－12	月刊	0400－8421	33－1083/R
浙江中医学院学报	浙江中医学院	浙江中医学院	肖鲁伟	肖鲁伟	朱君华	1977	双月	1005－5509	33－1077/R
浙江中西医结合杂志	浙江省卫生厅	浙江省中西医结合学会、浙江省中西医结合医院	王明法	章剑今	章剑今	1991	月刊	1005－4561	33－1177/R
现代中药研究与实践	安徽省卫生厅	安徽省中医药管理局、全国中医药职业技术教育学会	吴恒亚	吴恒亚	刘晓龙	1987－1	双月	1004－2199	34－1106/R
安徽中医学院学报	安徽省卫生厅	安徽中医学院	王　键	马宗华	周美启	1981	双月	1000－2219	34－1066/R
中医药临床杂志	安徽省卫生厅	安徽省中医药杂志社、安徽省中医药管理学会		邓大学	黄　辉	1988－12	双月	1672－7134	34－1268/R
中国中西医结合耳鼻咽喉科杂志	中国科学技术协会	中国中西医结合学会	杨和钧	杨和钧 唐有法	唐有法	1993－11	双月	1007－4856	34－1159/R
福建中医药	福建中医学院	福建中医学院	杜　建	陈扬荣	陈成东	1956－7	双月	1000－338X	35－1073/R
福建中医学院学报	福建中医学院	福建中医学院	杜　建	陈扬荣	陈成东	1991－11	双月	1004－5627	35－1142/R
江西中医药	江西省新闻出版局	江西中医学院		刘红宁	蒋力生	1951－4	月刊	0411－9584	36－1039/R
江西中医学院学报	江西省新闻出版局	江西中医学院		刘红宁	蒋力生	1988－10	双月	1005－9431	36－5020/R
山东中医药大学学报	山东省教育厅	山东中医药大学	王新陆	李庆升	李庆升	1977－2	双月	1007－659X	37－1279/R
山东中医杂志	山东省卫生厅	山东省中医药学会、山东省中医药大学	王新陆	李庆升	李庆升	1981－10	月刊	0257－358X	37－1164/R
中医研究	河南省卫生厅	河南省中医药研究院	石鹤峰	石鹤峰	张国泰	1988－1	月刊	1001－6910	41－1124/R
国医论坛	河南省中医药管理局	张仲景医学院	聂惠民	吴林鹏	赵体浩	1986－2	双月	1002－1078	41－1110/R
中医正骨	国家中医药管理局	河南省洛阳正骨研究所、中华中医药学会	郭维淮	郭维淮	秦克枫	1989－12	月刊	1001－6015	41－1162/R

单价(元)	开本	页数	地址	邮编	E-mail	电话	传真
6.0	大16开	64	上海市浦东新区蔡伦路1200号	201203	无	021－51322541	021－51322541
6.0	大16开	64	江苏省南京市汉中路282号	210029	jstcm@sohu.com	025－86617285	025－86556817
5.0	大16开	66	江苏省南京市汉中路282号	210029	xb@njutcm.edu.cn	025－86798051	025－86798051
3.5	大32开	96	浙江省杭州市天目山路132号	310007	zjzz@chinajournal.net.cn	0571－88082214－3409	0571－88845196
3.5	大16开	48	浙江省杭州市天目山路132号	310007	zjzz@chinajournal.net.cn	0571－88082214－3409	0571－88845196
5.0	大16开	84	浙江省杭州市滨江区滨文路548号	310053	zjzyxb@163.com	0571－86613692	0571－86613717
5.0	大16开	66	浙江省杭州市环城东路208号	310006	zjzxyjhzz@yahoo.com.cn	0571－85186890	0571－85186890
10.0	大16开	64	安徽省芜湖市荆山西路16号	241000	jzzy@chinajournal.net.cn	0553－4836136	0553－4836136
4.0	大16开	64	安徽省合肥市梅山路安徽中医学院内	230038	xbbjb@ahtcm.edu.cn	0551－5169048	0551－5169046
6.0	大16开	96	安徽省合肥市大通路明光小区5幢	230011	cjtcm@163.com	0551－3221476	0551－4475775
8.0	大16开	68	安徽省安庆市孝肃路42号	246004	end93@hotmail.com	0556－5519852	0556－5545966
4.5	大16开	60	福建省福州市五四路282号	350003	fjzy@fjtcm.edu.cn	0591－83570396	0591－83570396
4.0	大16开	64	福建省福州市五四路282号	350003	sbbjb@sjtcm.edu.cn	0591－83570396	0591－83570396
4.8	大16开	64	江西省南昌市阳明路56号	330006	jxzybjb@vip.sina.com	0791－6814440	0791－6801645
5.0	大16开	80	江西省南昌市阳明路56号	330006	jxzybjb@vip.sina.com	0791－6814440	0791－6801645
4.5	大16开	80	山东省济南市经十路53号	250014	xuebao@sdutcm.edu.cn	0531－82613123	0531－82613117
4.0	大16开	64	山东省济南市经十路53号	250014	zazhi@sdutcm.edu.cn	0531－82613123	0531－82613117
4.8	大16开	64	河南省郑州市城北路7号	450004	zgzyyj@tom.com zgzyyj@yahoo.com.cn	0371－66322705	0371－66349072
4.0	大16开	56	河南省南阳市卧龙路131号	473061	gyzzjb@eyou.com	0377－63529058	0377－63529595
4.8	大16开	80	河南省洛阳市启明南路1号	471002	zyzg1989@126.com	0379－63551943	0379－63553094

续表

名称	主管单位	主办单位	编委会主任	主编/副主编	编辑部主任/社长	创刊	出刊周期	刊号	
								ISSN	CN
河南中医	河南中医学院	中华中医药学会河南分会、河南中医学院		彭勃	刘晓峰	1976－6	月刊	1003－5028	41－1114/R
河南中医学院学报	河南中医学院	河南中医学院	彭勃	彭勃	杨英豪	1986－1	双月	1006－3234	41－1191/R
中西医结合肝病杂志	湖北省教育厅	湖北中医学院、中国中西医结合学会	王伯祥	王伯祥	彭萌	1991－6	双月	1005－0264	42－1322/R
中国中西医结合消化杂志	教育部	华中科技大学同济医学院		危北海	李道本	1993－10	6周	1671－038X	42－1612/R
时珍国医国药	湖北省黄石市卫生局	时珍国医国药杂志社	肖培根 梅全喜	朱保华	华医 朱保华	1990	月刊	1008－0805	42－1436/R
中国中医骨伤科杂志	中国科学技术协会	中华中医药学会	施杞	李同生	方苏亭	1993－2	双月	1005－0205	42－1340/R
湖北民族学院学报·医学版	湖北省教委	湖北民族学院		谭志松	雷翔	1982	季刊	1008－8164	42－1590/R
湖北中医杂志	湖北省新闻出版局	湖北中医学院	李汉鑫	张六通	李汉鑫	1979－7	月刊	1000－0704	42－1189/R
湖北中医学院学报	湖北省新闻出版局	湖北中医学院	李汉鑫	张六通	李汉鑫	1979－7	季刊	1008－987X	42－1452/R
湖南中医杂志	湖南省卫生厅	湖南省中医药研究院	蔡光先	蔡光先	姚勤	1985－5	双月	1003－7705	43－1105/R
中医药导报	湖南省卫生厅	湖南省中医药学会	周绍明	袁长津	郭子华	1994－4	月刊	1007－547X	43－1220/R
湖南中医学院学报	湖南中医药大学	湖南中医学院		尤昭玲	徐爱良	1994－4	双月	1000－5633	43－1060/R
新中医	国家中医药管理局	广州中医药大学	冯新送	徐志伟 郭桃美	郭桃美	1969－12	月刊	1256－7415	44－1231/R
中药新药与临床药理	国家食品药品监督管理局	广州中医药大学	王宁生	王宁生	邓响潮	1990－6	双月	1003－9783	44－1308/R
广州中医药大学学报	广东省教育厅	广州中医药大学	冯新送	陈蔚文	邝幸华	1984	双月	1007－3213	44－1425/R
中药材	国家食品药品监督管理局	国家中医药管理局医政司	任德全	元四辉	元四辉	1978－1	月刊	1001－4454	44－1286/R
按摩与导引	广东省中医药局	广东省中医研究院、中华中医药学会推拿学会、中国盲人按摩学会		邝日建	罗凛	1985－4	双月	1008－1879	44－1214/R
深圳中西医结合杂志	深圳市卫生局	深圳市中西医结合临床研究所	周俊安	陈如山	吴正治	1991	双月	1007－0893	44－1419/R
广西中医药	广西中医学院	中华中医药学会广西分会、广西中医学院	王乃平	王乃平	林江	1977－8	双月	1003－0719	45－1123/R

单价(元)	开本	页数	地址	邮编	E-mail	电话	传真
4.0	大16开	88	河南省郑州市金水路1号	450008	hnzy@chinajournal.net.cn hnzy@hactcm.edu.cn	0371－65676805 0371－65962977	0371－65962977
6.0	大16开	88	河南省郑州市金水路1号	450008	ctcm@chinajournal.net.cn	0371－5962973	0371－5962973
5.0	大16开	64	湖北省武汉市花园山4号	430061	ZXYGBZZ@Public.WH.hb.cn	027－88854726	027－88854726
6.8	大16开	70	湖北省武汉市解放大道1277号	430022	zxyxh@whuh.com	027－85726835	无
6.0	大16开	120	湖北省黄石市黄石大道874号	435000	shizhenchina@163.om	0714－6225102 0714－6232246	0714－6224836
6.0	大16开	64	湖北省武汉市洪山区珞瑜路856号	430074	admin@totcm.org	027－87409653	027－87409641
6.0	大16开	64	湖北省恩施市	445000	e3myxbbjb@public.es.hb.cn fbmz@chinajournal.net.cn	0718－8430535	0718－8431581
4.0	大16开	56	湖北省武汉市武昌区昙华林特1号	430061	hbzyz@public.wh.hb.cn	027－68889096	027－68889068
7.0	大16开	80	湖北省武汉市武昌区昙华林特1号	430061	hbzyz@public.wh.hb.cn	027－68889096	027－68889068
4.0	大16开	64	湖南省长沙市麓山路58号	410006	hnzy188@sohu.com	0731－8888572	0731－8888572
6.0	大16开	98	湖南省长沙市湘雅路30号	410008	hnzyydb@163.net	0731－4365506	0731－4828502
5.0	大16开	64	湖南省长沙市韶山中路113号	410007	xuebaotcm@126.com	0731－5381063	0731－5381063
7.8	大16开	96	广东省广州市机场路12号广州中医药大学内	510405	xzybjb@gzhtcm.edu.cn	020－36585485	020－36590326
10.0	大16开	72	广东省广州市机场路12号大院	510405	zz@adr.com.cn	020－36585613	020－36590367
8.0	大16开	80	广东省广州市机场路12号大院	510405	gzzyxb@gzhtcm.edu.cn	020－36585268	020－36585697
12.5	大16开	80	广东省广州市中山二路64号	510080	gdzycn@pub.guangzhou.gd.cn	020－87665465	020－87665465
4.0	大16开	48	广东省广州市恒福路60号	510095	wrht2319@sina.com	020－88546498	020－83592829
8.0	大16开	64	深圳市笋岗西路深圳市第二人民医院内	518035	szzxyjhzz@yahoo.com.cn	0755－83228956	0755－83228956
4.5	大16开	64	广西壮族自治区南宁市明秀东路179号	530001	Gxzy@chinajournal.net.cn	0771－3137545	无

续表

名称	主管单位	主办单位	编委会主任	主编/副主编	编辑部主任/社长	创刊	出刊周期	刊号	
								ISSN	CN
中国中医急症	国家中医药管理局	中华中医药学会		王永炎	江　洪	1977－8	月刊	1004－745	50－1102/R
实用中医药杂志	重庆市中医药管理局	重庆市中医药管理局	刘路明 方明晶	吴昌培 黄吉庆	杨　昶 罗荣汉	1978－3	月刊	1004－2814	50－1056/R
中药药理与临床	四川省中医药管理局	中国药理学会、四川省中药研究所	郑有顺	邓文龙	邓文龙	1985－10	双月	1001－859X	51－1188/R
成都中医药大学学报	四川省教育厅	成都中医药大学		黄英志	陈　钢	1958－10	季刊	1004－0668	51－1162/R
四川中医	四川省卫生厅	四川省中医学会		方连举	戴光敏	1982－10	月刊	1000－3649	51－1186/R
贵阳中医学院学报	贵阳中医学院	贵阳中医学院	梁光义	梁光义	吴元黔	1979－7	双月	1002－1108	52 － 5011/G2
中国民族民间医药杂志		中国民族民间医药研究会、云南省民族民间医药研究会、东方联合学院民族民间医药学院	曾育麟	黄传贵	廖龙祥	1992－8	双月	1007－8517	53－1102/R
云南中医学院学报	云南省教育厅	云南中医学院	郑　进	毕　云	毕　云	1978－3	季刊	1000－2723	53－1048/R
云南中医中药杂志	云南省卫生厅	云南省中医药研究所、云南省中医药学会、云南省针灸学会、云南省中西医结合学会		詹文涛	曹惠芬	1980－2	双月	1007－2349	53－1120/R
陕西中医学院学报	陕西中医学院	陕西中医学院	周永学	张喜德	唐俊琪	1978－1	双月	1002－168X	61－1083/R
现代中医药	陕西中医学院	陕西中医学院	周永学	张喜德	唐俊琪	2002－3	双月	1002－1523	61－1397/R
陕西中医	陕西省中医药管理局	陕西省中医药学会	杨世兴	杨世兴	王应歌	1980	月刊	1000－7369	61－1105/R
中医儿科杂志	甘肃省教育厅	甘肃中医学院	刘延祯	张士卿	江蕨蕨	2005－8	双月	1673－4297	61－1176/R
甘肃中医学院学报	甘肃省教育厅	甘肃中医学院	刘延祯	刘延祯	江蕨蕨	1984－7	双月	1003－8450	62－1062/R
甘肃中医	甘肃省卫生厅	甘肃省卫生厅、甘肃省中医药管理局	侯志民	王自立	潘　文	1988	月刊	1004－6852	62－1089/R
新疆中医药	新疆维吾尔自治区卫生厅	新疆中医药学会	牟全胜	牟全胜	柯　岗	1981－1	双月	1009－3931	65－1067/R

单价(元)	开本	页数	地址	邮编	E-mail	电话	传真
6.0	大16开	96	重庆市渝中区北区路1号	400013	zgzyjz@yahoo.com.cn	023－63521390	023－63521390
4.0	大16开	64	重庆市渝中区山城巷82号	400010	ZYAO@chinajournal.net.cn	023－63711329 023－63736801	023－63846413 023－63720745
8.0	大16开	64	四川省成都市人民南路四段51号	610041	zyyl@chinajournal.net.cn	028－85234707	028－85234707
5.0	大16开	64	四川省成都市十二桥路37号	610075	CDZY－xb@163.net	028－87779907	028－87763471
5.0	大16开	112	四川省成都市文庙西街80号	610041	schzhy@sina.com	028－86159421	028－86159421
4.0	大16开	64	贵州省贵阳市市东路50号	550002	zyxb@gyctcm.edu.cn	0851－5652096	0851－5925971
6.0	大16开	64	云南省昆明市虹山南路218号	650033	cmmy@yunnan.cn	0871－6739353	无
5.0	大16开	72	云南省昆明市关上双桥路201号	650200	ynzyxyxb@yahoo.com.cn	0871－7150987	0871－7150987
5.0	大16开	64	云南省昆明市学府路139号	650223	yzyy@chinajournal.net.cn	0871－5183005	0871－5183005
5.0	大16开	72	陕西省咸阳市渭阳中路1号	712083	shxzhzs@163.com	0910－3166150 0910－3159543	910－3166150
5.0	大16开	72	陕西省咸阳市渭阳中路1号	712083	shxzhzs@163.com	0910－3166150 0910－3159543	0910－3166150
5.5	大16开	96	陕西省西安市西华门2号	710003	shanxizi@sohu.com	029－87257807	029－87286383
4.0	大16开	56	甘肃省兰州市定西东路35号	730000	zyez@chinajournal.net.cn	0931－8765458	0931－8765458
4.0	大16开	56	甘肃省兰州市定西东路35号	730000	gszx@chinajournal.net.cn	0931－8765458	0931－8765458
3.0	大16开	48	甘肃省兰州市七里河区安西路518号	730050	Panwen25@yahoo.com cngszyyk@126.com	0931－2337364	0931－2337364
5.5	大16开	62	新疆维吾尔自治区乌鲁木齐市龙泉街66号	830001	xjkegang@163.com	0991－8561035	0991－8551838

（二）中医资源

2005 年全国卫生机构、中医机构的机构、人员情况

	机构数（个）	人员总数（人）	其中：卫生技术人员	内：中医执业医师	中医执业助理医师	执业中药师
全国卫生机构	**81 742**	**4 929 481**	**3 962 817**	**165 906**	**28 792**	**19 533**
其中：中医机构	3 792	465 703	376 062	67 428	5 864	5 718
中医机构/全国卫生机构(%)	4.64	9.45	9.49	40.64	20.37	29.27
卫生部门卫生机构	**63 934**	**4 070 873**	**3 290 349**	**144 098**	**25 532**	**16 282**
其中：中医机构	2 649	431 481	349 531	62 965	5 314	5 253
中医机构/卫生部门卫生机构(%)	4.14	10.60	10.62	43.70	20.81	32.26

注：此表不含诊所、卫生所、医务室、社区卫生服务站的统计数据。

2005 年全国诊所、卫生所、医务室、社区卫生服务站机构、人员情况

	机构数（个）	人员总数（人）	其中：中医执业医师	中医执业助理医师
总　计	**217 255**	**497 370**	**31 825**	**8 162**
诊　所	147 211	299 883	23 185	6 310
其中：中医诊所	24 653	43 566	11 239	3 317
中西医结合诊所	9 318	22 954	2 603	464
民族医诊所	366	690	96	14
卫生所、医务室	54 298	138 349	5 963	1 326
社区卫生服务站	15 746	59 138	2 677	526

2005 年全国村卫生室机构、人员情况

	机构数（个）	执业（助理）医师（人）	乡村医生数	其中：大专及以上学历	中专学历及中专水平	在职培训合格者	卫生员
总　计	**583 209**	**103 863**	**864 168**	**31 792**	**508 105**	**306 203**	**52 364**
按行医方式分							
西医为主	407 316	70 589	596 863	21 084	355 658	207 548	34 344
中医为主	22 348	4 797	28 295	1 107	15 690	10 859	1 901
中西医结合	153 545	28 477	239 010	9 601	136 757	87 796	16 119

2005 年全国村卫生室收支、服务情况

	总收入（千元）	总支出（千元）	诊疗人次数	孕产妇检查人次数	接生人数	儿童疫苗接种人次数
总　计	**24 654 415**	**21 006 622**	**1 234 115 787**	**14 226 807**	**1 393 070**	**70 177 782**
按行医方式分						
西医为主	16 096 388	12 850 142	874 473 377	10 036 503	797 283	48 403 822
中医为主	643 892	578 858	40 958 842	376 652	29 988	1 980 035
中西医结合	7 914 135	7 577 622	318 683 568	3 813 652	565 799	19 793 925

2005 年全国卫生机构中医药执业人员增减情况

	单位	2004 年	2005 年	增减数	增减(%)
全国卫生机构卫技人员数	**人**	**3 912 786**	**3 962 817**	**50 031**	**1.28**
其中：中医药执业人员数	人	221 996	214 231	－7 765	－3.50
内：中医执业医师	人	171 419	165 906	－5 513	－3.22
中医执业助理医师	人	30 934	28 792	－2 142	－6.92
执业中药师	人	19 643	19 533	－110	－0.56

注：此表不含诊所、卫生所、医务室、社区卫生服务站的统计数据。

2005 年全国中医机构中医药执业人员增减情况

	单位	2004 年	2005 年	增减数	增减(%)
全国中医机构卫技人员数	**人**	**368 312**	**376 062**	**7 750**	**2.10**
其中：中医药执业人员数	人	79 376	79 010	－366	－0.46
内：中医执业医师	人	67 721	67 428	－293	－0.43
中医执业助理医师	人	6 084	5 864	－220	－3.62
执业中药师	人	5 571	5 718	147	2.64

注：此表不含诊所、卫生所、医务室、社区卫生服务站的统计数据。

全国中医、中药人员历年基本情况

	单位	1997 年	1998 年	1999 年	2000 年	2001 年
全国卫生技术人员数	**人**	**4 397 805**	**4 423 721**	**4 458 669**	**4 490 803**	**4 507 700**
其中：中医人员	人	345 733	339 666	337 503	337 156	334 034
中药人员	人	166 939	163 637	159 138	155 780	149 916

续表

	单位	2002 年	2003 年	2004 年	2005 年
全国卫生技术人员数	人	**4 269 779**	**4 306 471**	**4 389 998**	**4 460 187**
其中：中医执业（助理）医师数	人	251 851	245 041	242 107	234 685
执业中药师数	人	18 304	19 088	19 643	19 533

注：此表包括诊所、卫生所、医务室、社区卫生服务站的统计数据。

2005 年全国中医医疗机构的机构、床位、人员数

	机构数（个）	床位数（张）			人员总数（人）	其中：			
		编制床位	实有床位	标准床位		卫生技术人员	其他技术人员	管理人员	工勤人员
总　计	**3 725**	**342 698**	**315 795**	**218 968**	**461 393**	**373 909**	**19 800**	**28 636**	**39 048**
医院合计	**3 009**	**341 773**	**314 849**	**218 382**	**453 522**	**367 769**	**19 554**	**27 857**	**38 342**
中医医院	2 620	309 529	287 732	200 417	415 392	337 492	17 974	25 354	34 572
中西医结合医院	194	22 994	20 232	13 582	28 215	22 513	1 121	1 884	2 697
民族医医院	195	9 250	6 885	4 383	9 915	7 764	459	619	1 073
门诊部合计	**716**	**925**	**946**	**586**	**7 871**	**6 140**	**246**	**779**	**706**
中医门诊部	541	555	559	354	6 033	4 632	190	635	576
中西医结合门诊部	168	348	367	228	1 798	1471	56	142	129
民族医门诊部	7	22	20	4	40	37	0	2	1

注：2003 年至 2005 年全国医院、妇幼保健院及疾病专科防治院中医科床位数资料请参阅上表。

全国医院、妇幼保健院及疾病专科防治院中医科床位数

单位：张

年份	分科名称	合计	医院	疾病专科防治院	妇幼保健院
2003 年	**小计**	**312 588**	**312 350**	**238**	**—**
	中医科	296 871	296 713	158	—
	民族医学科	2 235	2 235	—	—
	中西医结合科	13 482	13 402	80	—
2004 年	**小计**	**329 544**	**329 544**	**—**	**—**
	中医科	304 061	304 061	—	—
	民族医学科	4 033	4 033	—	—
	中西医结合科	21 450	21 450	—	—
2005 年	**小计**	**347 770**	**347 730**	**40**	**—**
	中医科	314 574	314 536	38	—
	民族医学科	7 064	7 062	2	—
	中西医结合科	26 132	26 132	—	—

2005 年全国中医医疗机构卫生技术人员数（一）

单位：人

	卫生技术人员	执业医师	其中：中医执业医师	执业助理医师	其中：中医执业助理医师
总　计	**373 909**	**139 468**	**66 850**	**22 384**	**5 842**
医院合计	**367 769**	**136 527**	**65 190**	**22 073**	**5 698**
中医医院	337 492	124 876	61 553	20 294	5 286
中西医结合医院	22 513	8 340	2 016	1 053	152
民族医医院	7 764	3 311	1 621	726	260
门诊部合计	**6 140**	**2 941**	**1 660**	**311**	**144**
中医门诊部	4 632	2 250	1 462	237	121
中西医结合门诊部	1471	667	186	73	22
民族医门诊部	37	24	12	1	1

2005 年全国中医医疗机构卫生技术人员数（二）

单位：人

	注册护士	药剂人员	其中：执业药师	其中：执业中药师	检验人员	其他卫生技术人员
总　计	**114 654**	**44 145**	**5 944**	**5 662**	**16 343**	**36 915**
医院合计	**113 644**	**43 225**	**5 833**	**5 448**	**16 087**	**36 213**
中医医院	103 819	40 293	5 312	5 116	14 751	33 459
中西医结合医院	8 232	1 991	415	207	1 042	1 855
民族医医院	1 593	941	106	125	294	899
门诊部合计	**1 010**	**920**	**111**	**214**	**256**	**702**
中医门诊部	663	729	71	185	164	589
中西医结合门诊部	340	188	40	29	90	113
民族医门诊部	7	3	0	0	2	0

2005 年全国中医医疗机构房屋建筑面积情况

单位：平方米

	合计	购建房屋	其中：业务用房面积	租房	其中：业务用房面积
总　计	**34 275 170**	**33 349 471**	**22 929 643**	**925 699**	**760 899**
医院合计	**33 930 538**	**33 193 199**	**22 805 862**	**737 339**	**598 132**
中医医院	31 076 839	30 490 571	21 067 140	586 268	482 769
中西医结合医院	1 963 112	1 834 653	1 252 368	128 459	102 855
民族医医院	890 587	867 975	486 354	22 612	12 508
门诊部合计	**344 632**	**156 272**	**123 781**	**188 360**	**162 767**
中医门诊部	272 190	121 117	95 542	151 073	128 453
中西医结合门诊部	71 294	34 507	27 669	36 787	33 814
民族医门诊部	1 148	648	570	500	500

2005 年全国中医医疗机构万元以上设备拥有情况

单位：台（套）

	合计	50 万元以下	50～100 万元	100 万元以上
总　计	**147 462**	**139 091**	**5 774**	**2 597**
医院合计	**146 312**	**137 958**	**5 758**	**2 596**
中医医院	132 679	124 932	5 366	2 381
中西医结合医院	11 557	11 019	341	197
民族医医院	2 076	2 007	51	18
门诊部合计	**1 150**	**1 133**	**16**	**1**
中医门诊部	742	731	11	—
中西医结合门诊部	400	394	5	1
民族医门诊部	8	9	—	—

2005 年全国中医医疗机构的机构、床位增减情况

	机构数（个）				床位数（张）			
	2004 年	2005 年	增减数	增减（%）	2004 年	2005 年	增减数	增减（%）
医院合计	**2 973**	**3 009**	**36**	**1.21**	**301 178**	**314 849**	**13 671**	**4.54**
中医医院	2 610	2 620	10	0.38	274 999	287 732	12 733	4.63
中西医结合　医院	167	194	27	16.17	18 252	20 232	1 980	1 085
民族医医院	196	195	-1	-0.51	7 927	6 885	-1 042	-13.14
门诊部合计	**743**	**716**	**-27**	**-3.63**	**1 094**	**946**	**-148**	**-13.53**
中医门诊部	508	541	33	6.50	676	559	-117	-17.31
中西医结合门诊部	227	168	-59	-25.99	408	367	-41	-10.05
民族医门诊部	8	7	-1	-12.50	10	20	10	100.00

2005 年全国中医医疗机构人员增减情况

单位：人

	2004 年	2005 年	增减数	增减（%）
医院合计	**443 793**	**453 522**	**9 729**	**2.19**
中医医院	405 889	415 392	9 503	2.34
中西医结合医院	26 217	28 215	1 998	762
民族医医院	11 687	9 915	-1 772	-15.16
门诊部合计	**8 014**	**7 871**	**-143**	**-1.78**
中医门诊部	5 842	6 033	191	3.27
中西医结合门诊部	2 131	1 798	-333	-15.63
民族医门诊部	41	40	-1	-2.44

2005年分市、县中医、中西医结合、民族医医院机构、床位、人员数

	机构数（个）	床位数（张）			人员总数（人）	其中：			
		编制床位	实有床位	标准床位		卫生技术人员	其他技术人员	管理人员	工勤人员
总　　计	**3 009**	**341 773**	**314 849**	**218 382**	**453 522**	**367 769**	**19 554**	**27 857**	**38 342**
市	1 515	220 181	202 241	148 752	291 836	233 613	12 419	19 076	26 728
县	1 494	121 592	112 608	69 630	161 686	134 156	7 135	8 781	11 614

2005年分市、县中医、中西医结合、民族医医院卫生技术人员数

单位：人

	卫生技术人员	执业医师	其中：中医执业医师	执业助理医师	其中：中医执业助理医师	注册护士	药剂人员	其中：		检验人员	其他卫生技术人员
								执业药师	执业中药师		
总 计	**367 769**	**136 527**	**65 190**	**22 073**	**5 698**	**113 644**	**43 225**	**5 833**	**5 448**	**16 087**	**36 213**
市	233 613	88 722	45 429	10 214	2 752	76 943	27 393	3 945	3 706	9 999	20 342
县	134 156	47 805	19 761	11 859	2 946	36 701	15 832	1 888	1 742	6 088	15 871

2005年分市、县中医、中西医结合、民族医医院房屋建筑面积情况

单位：平方米

	合计	购建房屋	其中：业务用房面积	租房	其中：业务用房面积
总　计	**33 930 538**	**33 193 199**	**22 805 862**	**737 339**	**598 132**
市	22 150 278	21 568 388	14 534 157	581 890	495 768
县	11 780 260	11 624 811	9 271 705	155 449	102 364

2005年分市、县中医、中西医结合、民族医医院万元以上设备拥有情况

单位：台（套）

	合计	50万元以下	50～100万元	100万元以上
总　　计	**146 312**	**137 958**	**5 758**	**2 596**
市	108 478	103 109	3 422	1 947
县	37 834	34 849	2 336	649

2005 年分市、县中医、中西医结合、民族医医院总资产情况

单位：千元

	合计	流动资产	对外投资	固定资产	无形资产及开办费
总　计	**71 449 021**	**21 257 463**	**439 321**	**49 312 849**	**439 388**
市	56 832 596	17 428 303	357 513	38 789 273	257 507
县	14 616 425	3 829 160	81 808	10 523 576	181 881

2005 年按床位数分组的中医、中西医结合、民族医医院机构数

单位：个

	总计	0～49 张	50～99 张	100～199 张	200～299 张	300～399 张	400～499 张	500～799 张	800 张及以上
总　计	**3 009**	**955**	**847**	**811**	**216**	**79**	**46**	**43**	**12**
中医医院	2 620	709	774	773	201	76	40	37	10
中西医结合医院	194	100	34	30	13	3	6	6	2
民族医医院	195	146	39	8	2	0	0	0	0

2005 年按等级分组的中医、中西医结合、民族医医院数情况

单位：个

	合计	中医医院	中西医结合医院	民族医医院
总　计	**3 009**	**2 620**	**194**	**195**
三级	**169**	**152**	**15**	**2**
三级甲等	115	103	11	1
三级乙等	51	46	4	1
三级丙等	3	3	0	0
二级	**1 225**	**1 145**	**37**	**43**
二级甲等	727	686	23	18
二级乙等	471	438	13	20
二级丙等	27	21	1	5
一级	**139**	**105**	**21**	**13**
一级甲等	81	62	12	7
一级乙等	35	24	6	5
一级丙等	23	19	3	1
其他	**1 476**	**1 218**	**121**	**137**

2005 年中医医院等级情况

单位：个

	合计	中医(综合)医院	中医专科医院	其中：肛肠医院	骨伤医院	针灸医院	按摩医院	其他中医专科医院
总　计	**2 620**	**2 311**	**309**	**47**	**140**	**7**	**30**	**85**
三级	**152**	**145**	**7**	**2**	**4**	**0**	**1**	**0**
三级甲等	103	101	2	0	2	0	0	0
三级乙等	46	43	3	2	1	0	0	0
三级丙等	3	1	2	0	1	0	1	0
二级	**1 145**	**1 117**	**28**	**2**	**15**	**1**	**4**	**6**
二级甲等	686	675	11	1	5	0	1	4
二级乙等	438	422	16	1	9	1	3	2
二级丙等	21	20	1	0	1	0	0	0
一级	**105**	**81**	**24**	**3**	**10**	**1**	**4**	**6**
一级甲等	62	49	13	2	5	1	2	3
一级乙等	24	19	5	1	2	0	0	2
一级丙等	19	13	6	0	3	0	2	1
其他	**1 218**	**968**	**250**	**40**	**111**	**5**	**21**	**73**

2005 年民族医医院等级情况

单位：个

	合计	蒙医医院	藏医医院	维医医院	傣医医院	其他民族医院
总　计	**195**	**57**	**68**	**38**	**1**	**31**
三级	**2**	**0**	**0**	**1**	**0**	**1**
三级甲等	1	0	0	1	0	0
三级乙等	1	0	0	0	0	1
三级丙等	0	0	0	0	0	0
二级	**43**	**20**	**12**	**8**	**0**	**3**
二级甲等	18	6	10	2	0	0
二级乙等	20	12	1	4	0	3
二级丙等	5	2	1	2	0	0
一级	**13**	**3**	**0**	**4**	**0**	**6**
一级甲等	7	1	0	3	0	3
一级乙等	5	1	0	1	0	3
一级丙等	1	1	0	0	0	0
其他	**137**	**34**	**56**	**25**	**1**	**21**

2005 年全国中医医院机构、床位、人员数

	机构数（个）	床位数（张）			人员总数（人）	其中：			
		编制床位	实有床位	标准床位		卫生技术人员	其他技术人员	管理人员	工勤人员
总　计	**2 620**	**309 529**	**287 732**	**200 417**	**415 392**	**337 492**	**17 974**	**25 354**	**34 572**
中医（综合）医院	**2 311**	**290 927**	**271 151**	**190 982**	**398 976**	**324 784**	**17 077**	**24 159**	**32 956**
中医专科医院	**309**	**18 602**	**16 581**	**9 435**	**16 416**	**12 708**	**897**	**1 195**	**1 616**
肛肠医院	47	2 445	2 213	997	1 697	1 320	84	122	171
骨伤医院	140	10 254	9 405	5 771	9 312	7 318	522	619	853
针灸医院	7	451	417	158	443	343	13	51	36
按摩医院	30	1 441	1 199	892	1 275	867	124	120	164
其他中医专科医院	85	4 011	3 347	1 617	3 689	2 860	154	283	392

2005 年全国中医医院卫生技术人员数（一）

单位：人

	卫生技术人员	执业医师	其中：中医执业医师	执业助理医师	其中：中医执业助理医师
总　计	**337 492**	**124 876**	**61 553**	**20 294**	**5 286**
中医（综合）医院	**324 784**	**120 529**	**59 660**	**19 224**	**4 988**
中医专科医院	**12 708**	**4 347**	**1 893**	**1 070**	**298**
肛肠医院	1 320	472	132	120	14
骨伤医院	7 318	2 411	933	601	133
针灸医院	343	165	155	7	2
按摩医院	867	267	166	120	61
其他中医专科医院	2 860	1 032	507	222	88

2005 年全国中医医院卫生技术人员数（二）

单位：人

	注册护士	药剂人员	其中：		检验人员	其他卫生技术人员
			执业药师	执业中药师		
总　计	**103 819**	**40 293**	**5 312**	**5 116**	**14 751**	**33 459**
中医（综合）医院	**100 416**	**39 017**	**5 057**	**4 926**	**14 219**	**31 379**
中医专科医院	**3 403**	**1 276**	**255**	**190**	**532**	**2 080**
肛肠医院	411	118	26	5	66	133
骨伤医院	2 134	703	164	95	287	1 182
针灸医院	80	33	7	13	19	39
按摩医院	93	43	6	1	16	328
其他中医专科医院	685	379	52	76	144	398

2005年民族医医院机构、床位、人员数

	机构数（个）	床位数（张）			人员总数（人）	其中：			
		编制床位	实有床位	标准床位		卫生技术人员	其他技术人员	管理人员	工勤人员
总　计	**195**	**9 250**	**6 885**	**4 383**	**9 915**	**7 764**	**459**	**619**	**1 073**
蒙医医院	57	2 375	2 091	1 322	3 414	2 821	147	217	229
藏医医院	68	2 615	1 788	1 190	2 609	1 951	123	190	345
维医医院	38	3 022	2 015	1 205	2 473	1 874	131	113	355
傣医医院	1	100	74	74	138	111	9	3	15
其他民族医院	31	1 138	917	592	1 281	1 007	49	96	129

2005年民族医医院卫生技术人员数

单位：人

	卫生技术人员	执业医师	其中：中医执业医师	执业助理医师	其中:中医执业助理医师	注册护士	药剂人员	其中：		检验人员	其他卫生技术人员
								执业药师	执业中药师		
总　计	**7 764**	**3 311**	**1 621**	**726**	**260**	**1 593**	**941**	**106**	**125**	**294**	**899**
蒙医医院	2 821	1 270	697	214	61	527	414	59	62	125	271
藏医医院	1 951	988	543	229	74	332	161	23	51	49	192
维医医院	1 874	659	273	186	102	399	246	11	10	69	315
傣医医院	111	24	11	16	5	40	16	2	0	4	11
其他民族医院	1 007	370	97	81	18	295	104	11	2	47	110

2005年分地区中医类医院机构数

单位：个

地　　区	合计	中医医院	中西医结合医院	民族医医院
全　国　总　计	**3 009**	**2 620**	**194**	**195**
北　京　市	72	66	3	3
天　津　市	28	25	3	0
河　北　省	165	154	11	0
山　西　省	175	157	17	1
内蒙古自治区	98	52	4	42
辽　宁　省	115	103	9	3
吉　林　省	87	73	10	4
黑龙江省	129	115	7	7
上　海　市	20	16	4	0
江　苏　省	93	82	11	0
浙　江　省	99	93	6	0
安　徽　省	89	87	2	0
福　建　省	77	71	4	2
江　西　省	105	100	5	0
山　东　省	145	139	5	1
河　南　省	185	179	6	0
湖　北　省	91	82	8	1
湖　南　省	138	126	11	1
广　东　省	143	138	5	0
广西壮族自治区	91	82	6	3
海　南　省	21	18	3	0
重　庆　市	49	41	8	0
四　川　省	203	165	16	22
贵　州　省	72	63	7	2
云　南　省	125	108	11	6
西藏自治区	17	0	0	17
陕　西　省	154	147	6	1
甘　肃　省	81	70	1	10
青　海　省	40	14	1	25
宁夏回族自治区	21	17	3	1
新疆维吾尔自治区	81	37	1	43

2005 年各地区中医、中西医结合、民族医医院机构、床位、人员数

地　区	机构数（个）	床位数（张）			人员总数（人）	其中：			
		编制床位	实有床位	标准床位		卫生技术人员	其他技术人员	管理人员	工勤人员
全国总计	**3 009**	**341 773**	**314 849**	**218 382**	**453 522**	**367 769**	**19 554**	**27 857**	**38 342**
北京市	72	8 348	7 755	7 526	13 136	10 113	682	945	1 396
天津市	28	4 878	4 669	4 399	8 090	6 472	77	857	684
河北省	165	16 519	16 555	16 416	23 897	19 218	1 282	1 334	2 063
山西省	175	10 880	9 765	5 436	12 880	10 619	787	534	940
内蒙古自治区	98	6 238	5 606	3 190	8 297	7 062	244	479	512
辽宁省	115	14 540	13 319	6 415	19 954	15 278	999	1 407	2 270
吉林省	87	9 335	8 367	4 742	14 113	11 251	509	1 063	1 290
黑龙江省	129	11 830	10 852	7 457	17 091	13 555	339	1 162	2 035
上海市	20	4 824	5 390	4 714	9 134	7 216	444	492	982
江苏省	93	17 279	17 305	16 358	26 803	21 489	935	1 941	2 438
浙江省	99	20 374	15 835	10 869	23 732	19 787	1 198	1 292	1 446
安徽省	89	11 385	9 357	5 911	13 501	11 337	533	732	899
福建省	77	9 804	8 374	3 440	9 806	8 233	357	320	896
江西省	105	9 894	9 640	5 617	13 855	11 561	418	769	1 107
山东省	145	23 486	22 760	18 388	30 134	25 374	1 503	1 620	1 637
河南省	185	24 657	22 329	16 611	32 815	25 508	2 322	1 859	3 126
湖北省	91	12 666	11 502	7 671	19 419	15 673	966	1 288	1 492
湖南省	138	18 770	17 572	11 177	26 353	21 520	1 185	1 709	1 939
广东省	143	21 170	20 360	15 286	32 740	26 617	1 172	1 896	3 055
广西壮族自治区	91	10 549	10 037	6 840	14 428	11 494	474	897	1 563
海南省	21	1 329	1 055	425	1 960	1 554	22	166	218
重庆市	49	6 884	5 823	3 951	7 490	6 176	198	560	556
四川省	203	20 819	18 434	9 808	22 592	18 558	819	1 524	1 691
贵州省	72	5 288	5 135	2 353	6 239	5 353	204	335	347
云南省	125	10 142	9 564	5 886	11 105	9 110	453	450	1 092
西藏自治区	17	679	609	553	1 051	705	18	112	216
陕西省	154	11 608	10 858	6 732	14 182	11 502	611	1 220	849
甘肃省	81	7 330	7 055	4 973	7 633	6 453	257	348	575
青海省	40	1 958	1 821	1 086	2 217	1 841	131	117	128
宁夏回族自治区	21	1 759	1 541	1 008	2 078	1 704	69	102	203
新疆维吾尔自治区	81	6 551	5 605	3 144	6 806	5 436	346	327	697

2005 年各地区中医、中西医结合、民族医医院卫生技术人员数

单位：人

地 区	卫生技术人员	执业医师	其中：中医执业医师	执业助理医师	其中：中医执业助理医师	注册护士	药剂人员	其中：执业药师	其中：执业中药师	检验人员	其他卫生技术人员
全国总计	**367 769**	**136 527**	**65 190**	**22 073**	**5 698**	**113 644**	**43 225**	**5 833**	**5 448**	**16 087**	**36 213**
北京市	10 113	4 477	2 890	165	64	3 094	1 152	160	201	401	824
天津市	6 472	2 510	1 459	290	64	2 020	750	93	44	278	624
河北省	19 218	7 145	3 433	1 958	377	4 454	1 828	211	158	969	2 864
山西省	10 619	4 295	1 828	852	240	2 864	1 019	179	139	502	1 087
内蒙古自治区	7 062	3 120	1 461	491	126	1 610	931	172	113	282	628
辽宁省	15 278	5 817	2 597	1 014	257	4 853	1 828	174	241	696	1 070
吉林省	11 251	4 500	2 195	660	196	3 384	1 213	170	162	429	1 065
黑龙江省	13 555	4 829	2 261	1 089	243	3 450	1 472	101	152	570	2 145
上海市	7 216	2 823	1 499	81	20	2 685	808	124	149	321	498
江苏省	21 489	8 341	3 563	529	104	7 558	2 312	386	342	890	1 859
浙江省	19 787	7 390	2 973	823	155	6 734	2 328	314	295	860	1 652
安徽省	11 337	4 349	1 999	654	174	3 462	1 226	205	200	570	1 076
福建省	8 233	3 286	1 910	338	92	2 896	991	140	198	318	404
江西省	11 561	4 405	2 113	515	133	3 692	1 604	188	154	578	767
山东省	25 374	9 786	4 142	1 505	456	8 061	2 869	477	414	1 083	2 070
河南省	25 508	8 485	4 105	1 979	533	6 837	2 727	357	412	1 083	4 397
湖北省	15 673	5 216	2 802	913	253	5 341	2 237	421	398	767	1 199
湖南省	21 520	6 822	3 248	1 667	435	7 099	3 149	342	345	1 005	1 778
广东省	26 617	8 726	4 355	1 328	355	9 494	3 632	635	358	1 073	2 373
广西壮族自治区	11 494	4 130	1 899	404	76	4 193	1 320	142	153	452	995
海南省	1 554	468	213	69	13	557	200	16	16	90	170
重庆市	6 176	2 371	1 071	384	108	1 804	704	63	58	268	645
四川省	18 558	7 122	3 290	1 278	323	5 350	2 132	208	216	829	1 847
贵州省	5 353	2 228	894	341	85	1 537	576	63	69	232	448
云南省	9 110	3 519	1 660	570	152	3 074	991	138	109	329	627
西藏自治区	705	366	262	64	20	109	73	14	40	17	76
陕西省	11 502	4 037	1 889	962	243	3 138	1 359	146	128	563	1 443
甘肃省	6 453	2 474	1 365	567	200	1 814	733	79	81	266	599
青海省	1 841	741	377	125	22	567	216	31	25	68	124
宁夏回族自治区	1 704	757	334	69	12	460	219	22	22	63	136
新疆维吾尔自治区	5 436	1 992	1 103	389	167	1 453	644	62	56	235	732

2005年各地区中医医院机构、床位、人员数

地　　区	机构数（个）	床位数（张）			人员总数（人）	其中：			
		编制床位	实有床位	标准床位		卫生技术人员	其他技术人员	管理人员	工勤人员
全国总计	**2 620**	**309 529**	**287 732**	**200 417**	**415 392**	**337 492**	**17 974**	**25 354**	**34 572**
北京市	66	7 807	7 349	7 120	12 414	9 544	653	896	1 321
天津市	25	4 115	4 016	3 746	6 701	5 460	65	599	577
河北省	154	15 104	15 135	15 040	21 774	17 572	1 173	1 187	1 842
山西省	157	9 358	8 600	4 688	11 439	9 412	763	477	787
内蒙古自治区	52	4 238	3 902	2 241	5 308	4 523	140	321	324
辽宁省	103	13 920	12 799	6 285	18 765	14 410	941	1 278	2 136
吉林省	73	8 264	7 294	4 022	12 659	10 095	434	971	1 159
黑龙江省	115	11 008	10 245	7 051	16 183	12 824	307	1 076	1 976
上海市	16	3 473	4 044	3 593	6 574	5 278	307	323	666
江苏省	82	15 259	15 453	14 568	24 365	19 522	807	1 811	2 225
浙江省	93	18 944	14 835	10 338	22 410	18 667	1 135	1 218	1 390
安徽省	87	11 014	9 117	5 676	13 173	11 052	512	722	887
福建省	71	9 084	7 614	3 218	9 026	7 626	320	282	798
江西省	100	9 265	9 083	5 137	12 945	10 827	389	715	1014
山东省	139	23 246	22 550	18 258	29 946	25 221	1 483	1 607	1 635
河南省	179	24 127	21 881	16 471	32 435	25 256	2 295	1 848	3 036
湖北省	82	11 209	10 065	7 315	17 675	14 282	898	1 220	1 275
湖南省	126	17 737	16 680	10 704	25 194	20 573	1 131	1 639	1 851
广东省	138	20 530	19 660	14 738	31 346	25 508	1 119	1 838	2 881
广西壮族自治区	82	8 394	8 314	5 191	12 428	9 856	415	752	1405
海南省	18	1 244	990	390	1 826	1 463	18	156	189
重庆市	41	5 802	5 106	3 364	6 486	5 400	185	465	436
四川省	165	18 048	16 316	9 091	20 301	16 645	748	1 380	1 528
贵州省	63	4 810	4 724	2 115	5 590	4 792	179	302	317
云南省	108	9 320	8 842	5 420	10 047	8 302	391	375	979
西藏自治区	0	0	0	0	0	0	0	0	0
陕西省	147	11 423	10 647	6 702	13 994	11 357	598	1 208	831
甘肃省	70	6 760	6 669	4 684	7 056	5 956	220	334	546
青海省	14	1 178	1 101	714	1 369	1 159	84	79	48
宁夏回族自治区	17	1 609	1 391	878	1 919	1 564	64	94	197
新疆维吾尔自治区	37	3 239	3 310	1 659	4 044	3 346	200	182	316

2005年各地区中医医院卫生技术人员数

单位：人

地区	卫生技术人员	执业医师	其中：中医执业医师	执业助理医师	其中：中医执业助理医师	注册护士	药剂人员	其中：执业药师	执业中药师	检验人员	其他卫生技术人员
全国总计	**337 492**	**124 876**	**61 553**	**20 294**	**5 286**	**103 819**	**40 293**	**5 312**	**5 116**	**14 751**	**33 459**
北京市	9 544	4 242	2 815	157	59	2 873	1 104	149	196	380	788
天津市	5 460	2 219	1 413	214	64	1 669	631	74	42	215	512
河北省	17 572	6 498	3 232	1 747	354	4 002	1 731	185	149	897	2 697
山西省	9 412	3 909	1 746	768	226	2 458	910	159	131	439	928
内蒙古自治区	4 523	1 927	822	313	91	1 109	607	115	64	177	390
辽宁省	14 410	5 493	2 497	940	241	4 651	1710	172	238	660	956
吉林省	10 095	4 018	2 079	617	177	2 994	1 085	134	145	378	1 003
黑龙江省	12 824	4 570	2 211	1 021	236	3 276	1 398	99	150	541	2 018
上海市	5 278	2 104	1 227	71	19	1 902	632	108	144	233	336
江苏省	19 522	7 560	3 469	505	103	6 736	2 180	351	327	804	1 737
浙江省	18 667	6 968	2 882	788	146	6 298	2 224	296	288	808	1 581
安徽省	11 052	4 242	1 981	645	174	3 329	1 208	204	197	556	1 072
福建省	7 626	3 077	1 831	302	88	2 659	930	128	180	294	364
江西省	10 827	4 125	2 049	484	133	3 384	1 544	181	152	546	744
山东省	25 221	9 737	4 133	1 501	456	8 009	2 854	476	414	1 073	2 047
河南省	25 256	8 406	4 084	1 951	528	6 756	2 703	353	410	1 070	4 370
湖北省	14 282	4 801	2 715	903	252	4 618	2 103	359	387	697	1 160
湖南省	20 573	6 488	3 176	1 608	433	6 768	3 027	333	342	940	1 742
广东省	25 508	8 361	4 257	1 279	347	9 056	3 496	565	326	1 026	2 290
广西壮族自治区	9 856	3 510	1 678	387	67	3 573	1 202	118	136	388	796
海南省	1 463	434	212	69	13	533	190	13	15	84	153
重庆市	5 400	2 048	996	343	98	1 533	640	61	55	231	605
四川省	16 645	6 287	3 071	1 146	282	4 794	1 989	185	189	751	1 678
贵州省	4 792	1 955	857	307	68	1 404	528	58	65	217	381
云南省	8 302	3 258	1 610	465	126	2 817	918	123	102	293	551
西藏自治区	0	0	0	0	0	0	0	0	0	0	0
陕西省	11 357	3 998	1 880	947	240	3 094	1341	144	128	551	1 426
甘肃省	5 956	2 235	1 279	515	192	1 699	692	77	68	249	566
青海省	1 159	419	213	70	9	412	143	23	19	45	70
宁夏回族自治区	1 564	719	328	56	10	410	208	21	21	57	114
新疆维吾尔自治区	3 346	1 268	810	175	54	1003	365	48	36	151	384

2005 年各地区中西医结合医院机构、床位、人员数

地　　区	机构数（个）	床位数（张）			人员总数（人）	其中：			
		编制床位	实有床位	标准床位		卫生技术人员	其他技术人员	管理人员	工勤人员
全国总计	**194**	**22 994**	**20 232**	**13 582**	**28 215**	**22 513**	**1 121**	**1 884**	**2 697**
北京市	3	391	309	309	575	471	16	26	62
天津市	3	763	653	653	1 389	1 012	12	258	107
河北省	11	1 415	1 420	1 376	2 123	1 646	109	147	221
山西省	17	1 517	1 160	743	1 418	1 184	24	57	153
内蒙古自治区	4	348	284	76	533	460	20	36	17
辽宁省	9	320	260	20	830	618	44	71	97
吉林省	10	923	925	632	1 274	1 017	49	86	122
黑龙江省	7	502	375	285	512	422	16	41	33
上海市	4	1 351	1 346	1 121	2 560	1 938	137	169	316
江苏省	11	2 020	1 852	1 790	2 438	1 967	128	130	213
浙江省	6	1 430	1 000	531	1 313	1 120	63	74	56
安徽省	2	371	240	235	328	285	21	10	12
福建省	4	620	690	202	695	547	31	28	89
江西省	5	629	557	480	910	734	29	54	93
山东省	5	190	190	110	100	83	9	7	1
河南省	6	530	448	140	380	252	27	11	90
湖北省	8	1 356	1 356	275	1 599	1 267	68	57	207
湖南省	11	1 013	872	473	1 145	937	54	68	86
广东省	5	640	700	548	1 394	1 109	53	58	174
广西壮族自治区	6	2 053	1 655	1 597	1 927	1 591	59	140	137
海南省	3	85	65	35	134	91	4	10	29
重庆市	8	1 082	717	587	1 004	776	13	95	120
四川省	16	1 919	1 750	576	1 759	1 460	47	126	126
贵州省	7	445	375	230	612	524	25	33	30
云南省	11	597	543	336	755	569	47	67	72
西藏自治区	0	0	0	0	0	0	0	0	0
陕西省	6	165	190	22	178	137	13	11	17
甘肃省	1	99	80	80	130	114	3	5	8
青海省	1	80	80	0	56	55	0	1	0
宁夏回族自治区	3	120	120	100	122	109	0	7	6
新疆维吾尔自治区	1	20	20	20	22	18	0	1	3

2005年各地区中西医结合医院卫生技术人员数

单位：人

地　　区	卫生技术人员	执业医师	其中：中医执业医师	执业助理医师	其中：中医执业助理医师	注册护士	药剂人员	其中：执业药师	其中：执业中药师	检验人员	其他卫生技术人员
全国总计	**22 513**	**8 340**	**2 016**	**1 053**	**152**	**8 232**	**1 991**	**415**	**207**	**1 042**	**1 855**
北京市	471	203	55	7	4	199	36	10	4	17	9
天津市	1 012	291	46	76	0	351	119	19	2	63	112
河北省	1 646	647	201	211	23	452	97	26	9	72	167
山西省	1 184	373	81	79	14	404	107	19	8	63	158
内蒙古自治区	460	187	59	46	4	121	36	5	3	24	46
辽宁省	618	218	35	61	7	160	62	0	0	23	94
吉林省	1 017	433	94	23	6	359	106	36	17	45	51
黑龙江省	422	145	24	38	4	118	41	0	0	10	70
上海市	1 938	719	272	10	1	783	176	16	5	88	162
江苏省	1 967	781	94	24	1	822	132	35	15	86	122
浙江省	1 120	422	91	35	9	436	104	18	7	52	71
安徽省	285	107	18	9	0	133	18	1	3	14	4
福建省	547	196	77	27	2	217	51	11	17	20	36
江西省	734	280	64	31	0	308	60	7	2	32	23
山东省	83	30	6	2	0	30	5	0	0	7	9
河南省	252	79	21	28	5	81	24	4	2	13	27
湖北省	1 267	364	66	10	1	677	115	62	11	66	35
湖南省	937	332	70	57	2	330	121	9	3	64	33
广东省	1 109	365	98	49	8	438	127	70	32	47	83
广西壮族自治区	1 591	598	218	14	8	604	116	24	17	61	198
海南省	91	34	1	0	0	24	10	3	1	6	17
重庆市	776	323	75	41	10	271	64	2	3	37	40
四川省	1 460	602	127	47	12	489	125	23	22	68	129
贵州省	524	255	36	31	17	121	37	5	4	15	65
云南省	569	184	25	71	9	181	50	8	7	25	58
西藏自治区	0	0	0	0	0	0	0	0	0	0	0
陕西省	137	35	8	14	3	43	17	1	0	11	17
甘肃省	114	52	0	0	0	30	22	0	12	7	3
青海省	55	51	51	0	0	1	1	0	0	1	1
宁夏回族自治区	109	29	3	11	2	46	10	1	1	4	9
新疆维吾尔自治区	18	5	0	1	0	3	2	0	0	1	6

2005 年各地区民族医医院机构、床位、人员数

地　　区	机构数（个）	床位数（张）			人员总数（人）	其中：			
		编制床位	实有床位	标准床位		卫生技术人员	其他技术人员	管理人员	工勤人员
全　国　总　计	**195**	**9 250**	**6 885**	**4 383**	**9 915**	**7 764**	**459**	**619**	**1 073**
北　京　市	3	150	97	97	147	98	13	23	13
山　西　省	1	5	5	5	23	23	0	0	0
内蒙古自治区	42	1 652	1 420	873	2 456	2 079	84	122	171
辽　宁　省	3	300	260	110	359	250	14	58	37
吉　林　省	4	148	148	88	180	139	26	6	9
黑　龙　江　省	7	320	232	121	396	309	16	45	26
福　建　省	2	100	70	20	85	60	6	10	9
山　东　省	1	50	20	20	88	70	11	6	1
湖　北　省	1	101	81	81	145	124	0	11	10
湖　南　省	1	20	20	0	14	10	0	2	2
广西壮族自治区	3	102	68	52	73	47	0	5	2
四　川　省	22	852	368	141	532	453	24	18	37
贵　州　省	2	33	36	8	37	37	0	0	0
云　南　省	6	225	179	130	303	239	15	8	41
西藏自治区	17	679	609	553	1 051	705	18	112	216
陕　西　省	1	20	21	8	10	8	0	1	1
甘　肃　省	10	471	306	209	447	383	34	9	21
青　海　省	25	700	640	372	792	627	47	83	80
宁夏回族自治区	1	30	30	30	37	31	5	1	0
新疆维吾尔自治区	43	3 292	2 275	1 465	2 740	2 072	146	144	378

2005 年各地区民族医医院卫生技术人员数

单位：人

地　　区	卫生技术人员	执业医师	其中：中医执业医师	执业助理医师	其中：中医执业助理医师	注册护士	药剂人员	其中：		检验人员	其他卫生技术人员
								执业药师	执　业中药师		
全　国　总　计	**7 764**	**3 311**	**1 621**	**726**	**260**	**1 593**	**941**	**106**	**125**	**294**	**899**
北　京　市	98	32	20	1	1	22	12	1	1	4	27
山　西　省	23	13	1	5	0	2	2	1	0	0	1
内蒙古自治区	2 079	1 006	580	132	31	380	288	52	46	81	192
辽　宁　省	250	106	65	13	9	42	56	2	3	13	20
吉　林　省	139	49	22	20	13	31	22	0	0	6	11
黑　龙　江　省	309	114	26	30	3	56	33	2	2	19	57
福　建　省	60	13	2	9	2	20	10	1	1	4	4
山　东　省	70	19	3	2	0	22	10	1	0	3	14
湖　北　省	124	51	21	0	0	46	19	0	0	4	4
湖　南　省	10	2	2	2	0	1	1	0	0	1	3
广西壮族自治区	47	22	3	3	1	16	2	0	0	3	1
四　川　省	453	233	92	85	29	67	18	0	5	10	40
贵　州　省	37	18	1	3	0	12	2	0	0	0	2
云　南　省	239	77	25	34	17	76	23	7	0	11	18
西藏自治区	705	366	262	64	20	109	73	14	40	17	76
陕　西　省	8	4	1	1	0	1	1	1	0	1	0
甘　肃　省	383	187	86	52	8	85	19	2	1	10	30
青　海　省	627	271	113	55	13	154	72	8	6	22	53
宁夏回族自治区	31	9	3	2	0	4	1	0	0	2	13
新疆维吾尔自治区	2 072	719	293	213	113	447	277	14	20	83	333

2005年各地区万人口中医、中西医结合、民族医医院床位数万人口中医执业（助理）医师数

地　　区	人口（万人）	床位数（张）	床位数/万人口（张）	全国位次	中医执业(助理)医师数(人)	中医执业(助理)医师数/万人口(人)	全国位次
全　国　总　计	**128 323**	**314 849**	**2.45**	—	**234 685**	**1.83**	—
北　京　市	1 538	7 755	5.04	1	8 024	5.22	1
天　津　市	1 043	4 669	4.48	2	2 931	2.81	5
河　北　省	6 851	16 555	2.42	16	11 443	1.67	20
山　西　省	3 355	9 765	2.91	9	8 136	2.43	6
内蒙古自治区	2 386	5 606	2.35	19	6 903	2.89	2
辽　宁　省	4 221	13 319	3.16	5	8 374	1.98	14
吉　林　省	2 716	8 367	3.08	6	6 199	2.28	10
黑龙江省	3 820	10 852	2.84	10	6 159	1.61	22
上　海　市	1 778	5 390	3.03	7	4 117	2.32	9
江　苏　省	7 475	17 305	2.32	20	10 363	1.39	26
浙　江　省	4 898	15 835	3.23	4	9 244	1.89	16
安　徽　省	6 120	9 357	1.53	29	6 567	1.07	30
福　建　省	3 535	8 374	2.37	18	7 214	2.04	12
江　西　省	4 311	9 640	2.24	22	6 630	1.54	23
山　东　省	9 248	22 760	2.46	15	13 644	1.48	25
河　南　省	9 380	22 329	2.38	17	14 150	1.51	24
湖　北　省	5 710	11 502	2.01	28	9 659	1.69	17
湖　南　省	6 326	17 572	2.78	12	12 162	1.92	15
广　东　省	9 194	20 360	2.21	23	15 452	1.68	19
广西壮族自治区	4 660	10 037	2.15	25	5 412	1.16	28
海　南　省	828	1 055	1.27	31	925	1.12	29
重　庆　市	2 798	5 823	2.08	27	8 023	2.87	3
四　川　省	8 212	18 434	2.24	21	23 084	2.81	4
贵　州　省	3 730	5 135	1.38	30	3 816	1.02	31
云　南　省	4 450	9 564	2.15	26	5 196	1.17	27
西藏自治区	277	609	2.20	24	644	2.32	8
陕　西　省	3 720	10 858	2.92	8	8 442	2.27	11
甘　肃　省	2 594	7 055	2.72	13	6 275	2.42	7
青　海　省	543	1 821	3.35	3	900	1.66	21
宁夏回族自治区	596	1 541	2.59	14	1 215	2.04	13
新疆维吾尔自治区	2 010	5 605	2.79	11	3 382	1.68	18

（三）中医医疗机构运营与服务

2005 年中医医疗机构年总收入

单位：千元

	机构数（个）	合计	财政补助收入		上级补助收入	业务收入	经营收入	其他收入
			小计	内：专项补助				
总　计	**3 725**	**49 899 158**	**3 880 934**	**1 216 411**	**188 553**	**45 209 057**	**263 402**	**357 212**
中医医院合计	**3 009**	**49 330 237**	**3 870 830**	**1 213 674**	**169 665**	**447 585 422**	**177 713**	**353 487**
中医医院	2 620	44 771 286	3 447 731	1 138 771	132 111	40 740 403	141 976	309 065
中西医结合医院	194	3 960 022	239 145	56 277	14 766	3 649 510	31 455	25 146
民族医医院	195	598 929	183 954	18 626	22 788	368 629	4 282	19 276
中医门诊部合计	**716**	**568 921**	**10 104**	**2 737**	**18 888**	**450 515**	**85 689**	**3 725**
中医门诊部	541	508 426	9 776	2 737	18 659	397 903	78 653	3 435
中西医结合门诊部	168	59 901	247	0	0	52 328	7 036	290
民族医门诊部	7	594	81	0	229	284	0	0

2005 年中医医疗机构年总支出

单位：千元

	总支出				其中：人员经费支出
	合计	业务（事业）支出	财政专项支出	其他支出	
总　计	**48 567 113**	**46 109 500**	**927 200**	**1 530 413**	**13 118 740**
中医医院合计	**48 025 748**	**45 727 526**	**922 552**	**1 375 670**	**12 974 516**
中医医院	43 607 294	41 568 395	850 400	1 188 499	11 764 532
中西医结合医院	3 848 634	3 699 142	54 114	95 378	1 001 288
民族医医院	569 820	459 989	18 038	91 793	208 696
中医门诊部合计	**541 365**	**381 974**	**4 648**	**154 743**	**144 224**
中医门诊部	477 524	332 922	4 264	140 338	124 016
中西医结合门诊部	63 252	48 793	384	14 075	19 880
民族医门诊部	589	259	0	330	328

2005 年分市、县中医、中西医结合、民族医医院年总收入、年总支出

单位：千元

	机构数（个）	合计	财政补助收入		上级补助收入	业务(事业)收入	经营收入	其他收入
			小计	内:专项补助				
总　计	**3 009**	**49 330 237**	**3 870 830**	**1 213 674**	**169 665**	**44 758 542**	**177 713**	**353 487**
市	1 515	39 348 853	3 058 062	1 127 694	139 111	35 742 572	165 391	243 717
县	1 494	9 981 384	812 768	85 980	30 554	9 015 970	12 322	109 770

续表

单位：千元

	总支出				其中：人员经费支出
	合计	业务（事业）支出	财政专项支出	其他支出	
总　计	**48 025 748**	**45 727 526**	**922 552**	**1 375 670**	**12 974 516**
市	38 096 376	36 486 165	828 277	781 934	9 904 759
县	9 929 372	9 241 361	94 275	593 736	3 069 757

2005 年全国综合医院、中医类医院门诊服务情况

	机构数（个）	诊疗人次数（人次）					观察室（人）		健康检查人数(人)	门急诊诊次占总诊次的(%)	急诊死亡率(%)	观察室死亡率(%)
		总计	其中：门急诊人次数				收容病人	其中：死亡				
			合计	门诊人次数	急诊人次数							
					小计	内：死亡人数						
综合医院	**12 853**	**1 057 749 477**	**1 017 892 621**	**932 489 297**	**85 403 324**	**108 607**	**23 296 863**	**36 426**	**56 115 346**	**96.23**	**0.13**	**0.16**
中医类医院	**2 985**	**233 700 193**	**225 952 550**	**213 230 715**	**12 721 835**	**9 704**	**4 050 130**	**3 718**	**7 661 655**	**96.68**	**0.08**	**0.09**
中医医院	2 602	214 294 536	207 269 322	195 759 355	11 509 967	8 443	3 758 695	3 278	7 014 872	96.72	0.07	0.09
中西医结合医院	190	15 133 515	14 674 567	13 564 093	1 110 474	1 168	258 817	392	596 305	96.97	0.11	0.15
民族医医院	193	4 272 142	4 008 661	3 907 267	101 394	93	32 618	48	50 478	93.83	0.09	0.15

2005 年全国综合医院、中医类医院住院服务情况

	入院人数（人）	出院人数（人）						住院病人手术人次（人次）	住院危重病人抢救人次数（人次）		治愈率（%）	好转率（%）	病死率（%）	住院危重病人抢救成功率（%）	每百门急诊的入院人数（人）
		总计	治愈	好转	未愈	死亡	其他		总计	其中：抢救成功人次数					
综合医院	**41 527 160**	**41 264 246**	**22 072 826**	**14 235 789**	**1 319 989**	**472 295**	**3 163 347**	**27 405 750**	**22 666 228**	**21 828 864**	**61.16**	**34.50**	**1.14**	**96.31**	**4.08**
中医类医院	**6 153 933**	**6 115 258**	**3 221 640**	**2 336 799**	**163 813**	**51 166**	**341 840**	**1 827 734**	**428 015**	**377 343**	**58.27**	**38.21**	**0.84**	**88.16**	**2.72**
中医医院	5 674 076	5 637 071	2 956 011	2 173 369	150 525	45 758	311 408	1 695 559	391 350	344 794	57.96	38.55	0.81	88.10	2.74
中西医结合医院	380 387	379 461	203 154	133 806	9 648	4 998	27 855	118 044	32 821	29 147	60.88	35.26	1.32	88.81	2.59
民族医医院	99 470	98 726	62 475	29 624	3 640	410	2 577	14 131	3 844	3 402	65.89	30.01	0.42	88.50	2.48

2005 年全国综合医院、中医类医院床位利用情况

	床位数（张）	实际开放总床日数（日）	平均开放病床数（张）	实际占用总床日数（日）	出院者占用总床日数（日）	病床周转次数（次）	病床工作日（日）	病床使用率(%)	出院者平均住院日（日）	每床与每日门急诊诊次之比
综合医院	**1 833 784**	**633 208 859**	**1 734 819**	**445 491 486**	**419 742 280**	**23.79**	**256.79**	**70.35**	**10.17**	**2.28**
中医类医院	**314 614**	**108 690 046**	**297 781**	**70 652 452**	**66 349 744**	**20.54**	**237.26**	**65.00**	**10.85**	**2.97**
中医医院	287 566	99 707 427	273 171	64 776 851	61 034 873	20.64	237.13	64.97	10.83	2.97
中西医结合医院	20 163	6 818 210	18 680	4 633 814	4 388 723	20.31	248.06	67.96	11.57	3.06
民族医医院	6 885	2 164 409	5 930	1 241 787	926 148	16.65	209.41	57.37	9.38	2.67

2005 年分市、县中医、中西医结合、民族医医院门诊服务情况

	机构数（个）	诊疗人次数（人次）					观察室（人）		健康检查人数(人)	门、急诊诊次占总诊次的(%)	急诊死亡率(%)	观察室死亡率(%)
		总计	其中：门急诊人次数				收容病人	其中：死亡				
			合计	门诊人次数	急诊人次数							
					小计	内：死亡人数						
总　计	**2 985**	**233 700 193**	**225 952 550**	**213 230 715**	**12 721 835**	**9 704**	**4 050 130**	**3 718**	**7 661 655**	**96.68**	**0.08**	**0.09**
市	1 495	160 349 252	154 983 006	145 974 195	9 008 811	6 488	2 521 322	2 837	5 356 248	96.65	0.07	0.11
县	1 490	73 350 941	70 969 544	67 256 520	3 713 024	3 216	1 528 808	881	2 305 407	96.75	0.09	0.06

2005 年分市、县中医、中西医结合、民族医医院住院服务情况

	入院人数（人）	出院人数(人)						住院病人手术人次（人次）	住院危重病人抢救人次数(人次)		治愈率（%）	好转率（%）	病死率（%）	住院危重病人抢救成功率（%）	每百门急诊的入院人数(人)
		总计	治愈	好转	未愈	死亡	其他		总计	其中：抢救成功人次数					
总　计	**6 153 933**	**6 115 258**	**3 221 640**	**2 336 799**	**163 813**	**51 166**	**341 840**	**1 827 734**	**428 015**	**377 343**	**58.27**	**38.21**	**0.84**	**88.16**	**2.72**
市	3 748 271	3 724 230	1 801 576	1 565 486	103 611	39 002	214 555	1 100 636	264 363	230 726	54.14	42.04	1.05	87.28	2.42
县	2 405 662	2 391 028	1 420 064	771 313	60 202	12 164	127 285	727 098	163 652	146 617	64.71	32.26	0.51	89.59	3.39

2005 年分市、县中医、中西医结合、民族医医院床位利用情况

	床位数（张）	实际开放总床日数(日)	平均开放病床数（张）	实际占用总床日数(日)	出院者占用总床日数(日)	病床周转次数(次)	病床工作日(日)	病床使用率(%)	出院者平均住院日（日）	每床与每日门急诊诊次之比
总　计	**314 614**	**108 690 046**	**297 781**	**70 652 452**	**66 349 744**	**20.54**	**237.26**	**65.00**	**10.85**	**2.97**
市	202 016	69 958 761	191 668	49 178 361	46 860 500	19.43	256.58	70.30	12.58	3.16
县	112 598	38 731 285	106 113	21 474 091	19 489 244	22.53	202.37	55.44	8.15	2.62

2005 年全国中医类门诊部所门诊服务情况

	机构数（个）	诊疗人次数（人次）					观察室（人）		健康检查人数(人)	门、急诊诊次占总诊次的(%)	急诊死亡率(%)	观察室死亡率(%)
		总计	其中：门急诊人次数				收容病人	其中：死亡				
			合计	门诊人次数	急诊人次数							
					小计	内：死亡人数						
全国门诊部	**4 677**	**42 384 572**	**40 101 395**	**39 661 150**	**440 245**	**337**	**583 138**	**602**	**2 018 852**	**94.61**	**0.08**	**0.10**
其中:中医类门诊部	**596**	**5 997 002**	**5 864 060**	**5 843 619**	**20 441**	**48**	**32 050**	**100**	**25 177**	**97.78**	**0.23**	**0.31**
中医门诊部	462	5 065 932	4 938 060	4 919 097	18 963	0	11 162	0	11 224	97.48	0.00	0.00
中西医结合门诊部	130	921 272	916 202	914 724	1 478	48	20 788	100	13 953	99.45	3.25	0.48
民族医门诊部	4	9 798	9 798	9 798	0	0	100	0	0	100.00	0.00	0.00

2005 年全国中医类门诊部所住院服务情况

	入院人数（人）	出院人数(人)						住院病人手术人次（人次）	住院危重病人抢救人次数(人次)		治愈率（%）	好转率（%）	病死率（%）	住院危重病人抢救成功率（%）	每百门急诊的入院人数（人）
		总计	治愈	好转	未愈	死亡	其他		总计	其中：抢救成功人次数					
全国门诊部	**73 732**	**73 982**	**59 681**	**12 363**	**929**	**118**	**891**	**12 169**	**1 491**	**1 214**	**81.87**	**16.71**	**0.16**	**81.42**	**0.18**
其中:中医类门诊部	**3 099**	**3 059**	**2 864**	**151**	**42**	**0**	**2**	**135**	**38**	**38**	**93.69**	**4.94**	**0.00**	**100.00**	**0.05**
中医门诊部	700	686	612	74	0	0	0	0	0	0	89.21	10.79	0.00	0.00	0.01
中西医结合门诊部	2 399	2 373	2 252	77	42	0	2	135	38	38	94.99	3.24	0.00	100.00	0.26
民族医门诊部	0	0	0	0	0	0	0	0	0	0	0.00	0.00	0.00	0.00	0.00

2005 年全国中医类门诊部所床位利用情况

	床位数（张）	实际开放总床日数(日)	平均开放病床（张）	实际占用总床日数(日)	出院者占用总床日数(日)	病床周转次数(次)	病床工作日(日)	病床使用率(%)	出院者平均住院日（日）	每床与每日门急诊诊次之比
全国门诊部	**10 782**	**2 240 027**	**6 137**	**699 091**	**575 182**	**12.05**	**113.91**	**31.21**	**7.77**	**25.94**
其中：中医类门诊部	**946**	**158 077**	**433**	**40 085**	**33 313**	**7.06**	**92.56**	**25.36**	**10.89**	**53.89**
中医门诊部	559	84 805	232	12 452	11 570	2.95	53.59	14.68	16.87	84.57
中西医结合门诊部	367	731 272	201	27 633	21 743	11.82	137.65	37.71	9.16	18.17
民族医门诊部	20	0	0	0	0	0.00	0.00	0.00	0.00	0.00

2005 年分市、县中医、中西医结合、民族医医院负债与净资产情况

单位：千元

	负债		净资产				
	小计	内：应交税金	小计	事业基金	固定基金	专用基金	其他
总　计	**22 731 108**	**16 278**	**48 717 913**	**4 134 044**	**40 240 834**	**2 148 414**	**2 194 621**
市	17 166 144	12 055	39 666 452	3 933 763	31 385 344	3 172 609	1 174 736
县	5 564 964	4 223	9 051 461	200 281	8 855 490	−1 024 195	1 019 885

2005 年全国卫生部门综合医院、中医（综合）医院院均总收支及病人欠费情况

	机构数（个）	总收入（千元）	总支出（千元）	病人累计欠费总额（千元）	内：年内病人欠费总额（千元）	欠费率（%）
综合医院合计	**4 884**	**55 756.26**	**53 456.79**	**2 447.37**	**681.13**	**1.32**
中央属	22	798 927.41	775 453.86	30 953.64	12 640.77	1.67
省属	203	319 948.80	304 784.56	11 024.13	2 317.05	0.77
省辖市属	1 035	95 652.89	91 438.46	5 171.55	1 623.15	1.85
地辖市属	1 509	31 510.46	30 461.98	1 157.59	309.01	1.05
县属	2 115	20 443.27	19 643.40	914.75	204.21	1.09
中医(综合)医院合计	**2 194**	**19 505.40**	**18 972.62**	**1 003.12**	**247.31**	**1.39**
中央属	6	220 081.17	213 479.50	2 410.67	971.67	0.50
省属	56	159 580.07	150 353.45	3 771.95	1 286.46	0.91
省辖市属	310	40 836.71	39 779.79	3 207.20	981.16	2.66
地辖市属	595	17 203.13	16 780.20	352.05	118.59	0.73
县属	1 227	7 858.71	7 831.54	628.74	73.35	1.02

2005 年全国卫生部门综合医院、中医（综合）医院院均业务收入情况

单位：千元

	业务收入	其中：医疗收入			药品收入			其他收入
		小计	门诊收入	住院收入	小计	门诊收入	住院收入	
综合医院合计	**51 748.92**	**26 856.55**	**9 334.57**	**17 521.97**	**23 836.44**	**10 134.30**	**13 702.15**	**1 055.93**
中央属	758 919.00	399 481.68	126 713.36	272 768.32	340 573.00	156 952.09	183 620.91	18 864.32
省属	300 942.48	159 092.76	49 866.73	109 266.03	136 634.16	56 207.16	80 427.68	5 214.87
省辖市属	87 659.96	45 464.50	15 490.32	29 974.18	40 580.33	17 454.64	23 125.69	1 615.13
地辖市属	29 485.90	15 005.57	5 901.81	9 103.76	13 767.43	6 109.96	7 657.47	712.90
县属	18 785.77	9 637.72	3 660.10	5 977.62	8 705.45	3 473.96	5 231.49	442.60
中医医院合计	**17 789.94**	**8 238.48**	**3 528.45**	**4 710.03**	**9 041.56**	**5 104.11**	**3 937.45**	**509.90**
中央属	194 912.50	75 234.17	30 197.17	45 043.00	113 588.17	71 110.33	42 477.83	6 090.17
省属	141 976.88	60 111.36	24 952.27	35 159.09	77 111.14	45 652.00	31 459.14	4 754.38
省辖市属	36 952.02	17 594.04	7 317.63	10 276.40	18 631.06	10 591.93	8 093.13	726.92
地辖市属	16 176.10	7 647.98	3 407.05	4 240.93	8 031.39	4 503.39	3 527.91	496.83
县属	7 197.27	3 466.08	1 521.82	1 944.26	3 490.78	1 835.56	1 655.22	240.41

2005 年全国卫生部门综合医院、中医（综合）医院院均门诊收入情况

单位：千元

	门诊收入	内：挂号收入	检查收入	治疗收入	手术收入
综合医院合计	**9 334.57**	**256.65**	**3 603.86**	**2 203.34**	**455.22**
中央属	126 713.36	6 233.14	43 173.95	27 715.73	5 051.82
省属	49 866.73	1 462.73	17 567.68	11 584.95	3 154.51
省辖市属	15 490.32	403.73	5 848.30	3 962.56	699.11
地辖市属	5 901.81	143.86	2 360.43	1 438.38	264.64
县属	3 660.10	87.21	1 640.80	722.26	164.95
中医（综合）医院合计	**3 528.45**	**118.64**	**1 201.22**	**1 024.55**	**147.82**
中央属	30 191.17	1 659.5	10 844.5	9 095.33	505.5
省属	24 952.27	810.29	6 990.45	7 415.39	702.16
省辖市属	7 317.63	276.95	2 294.22	2 399.16	299.43
地辖市属	3 407.05	107.59	1 222.05	1 015.02	148.25
县属	1 521.82	44.91	603.6	350.73	82.26

2005 年全国卫生部门综合医院、中医（综合）医院院均住院收入情况

单位：千元

	住院收入	内：床位收入	检查收入	治疗收入	手术收入
综合医院合计	**17 521.97**	**1 598.82**	**1 972.11**	**6 270.58**	**2 997.65**
中央属	272 768.32	19 155.82	27 227.55	97 615.41	48 219.41
省属	109 226.03	8 525.07	12 375.75	37 626.34	18 652.50
省辖市属	29 974.18	2 848.65	3 602.29	11 017.62	4 802.58
地辖市属	9 103.76	960.25	975.63	3 310.44	1 600.70
县属	5 977.62	595.38	624.07	2 099.82	1 138.10
中医（综合）医院合计	**4 710.03**	**547.33**	**491.70**	**1 662.96**	**832.46**
中央属	45 043.00	5 438.67	7 747.67	12 515.17	5 710.33
省属	35 159.09	4 525.61	4 153.64	13 052.48	4 009.23
省辖市属	10 276.40	1 217.37	1 057.21	3 957.16	1 593.44
地辖市属	4 240.93	477.27	389.94	1 466.20	866.42
县属	1 944.26	206.54	195.55	605.87	454.88

2005 年全国卫生部门综合医院、中医（综合）医院院均药品收入情况

单位：千元

	药品收入	门诊收入	其中：西药收入	中药收入	住院收入	其中：西药收入	中药收入
综合医院合计	**23 836.44**	**10 134.30**	**8 157.54**	**1 976.75**	**13 702.15**	**13 163.23**	**538.92**
中央属	340 573.00	156 952.09	123 078.05	33 874.05	183 620.91	177 915.45	5 705.45
省属	136 634.85	56 207.16	44 439.25	11 767.91	80 427.68	77 240.94	3 186.74
省辖市属	40 580.33	17 454.64	13 973.38	3 481.25	23 125.69	22 098.73	1 026.96
地辖市属	13 767.43	6 109.96	5 031.04	1 078.92	7 657.47	7 401.04	256.43
县属	8 705.45	3 473.96	2 864.43	609.54	5 231.49	5 037.73	193.76
中医(综合)医院合计	**9 041.56**	**5 104.11**	**2 724.54**	**2 379.58**	**3 937.45**	**3 334.20**	**603.25**
中央属	113 588.17	71 110.33	28 373.50	42 736.83	42 477.83	36 479.67	5 998.17
省属	77 111.14	45 652.00	16 444.55	29 207.45	31 459.14	24 499.00	6 960.14
省辖市属	18 631.06	10 591.93	5 592.84	4 999.09	8 039.13	6 783.50	1 255.63
地辖市属	8 031.29	4 503.39	2 788.95	1 714.43	3 527.91	3 064.68	463.23
县属	3 490.78	1 835.56	1 217.02	618.54	1 655.22	1 465.39	189.82

2005年全国卫生部门综合医院、中医（综合）医院院均业务支出情况

单位：千元

	业务支出	医疗支出	药品支出	内：药品费	其中：西药费	中药费	其他支出
综合医院合计	**51 749.37**	**30 200.32**	**20 961.32**	**18 316.55**	**16 512.20**	**1 804.35**	**587.73**
中央属	752 122.05	453 379.18	292 368.09	274 050.68	244 119.86	29 930.82	6 374.77
省属	295 388.28	172 630.73	119 395.04	107 327.22	96 569.54	10 757.67	3 362.51
省辖市属	88 460.04	51 818.04	35 664.28	31 271.78	28 063.36	3 208.42	977.72
地辖市属	29 709.70	17 192.97	12 158.49	10 317.24	9 392.98	924.26	358.24
县属	18 839.41	10 829.36	7 775.95	6 480.62	5 887.36	593.26	234.10
中医(综合)医院合计	**18 203.37**	**9 827.20**	**8 213.52**	**6 738.09**	**4 598.46**	**2 139.62**	**162.65**
中央属	198 829.83	94 485.33	104 109.17	90 773.83	53 298.17	37 475.67	235.33
省属	144 731.41	74 666.14	69 533.86	60 609.75	33 834.50	26 775.25	531.41
省辖市属	38 164.19	20 919.90	16 966.78	14 129.25	9 605.63	4 523.63	277.51
地辖市属	16 404.43	8 940.37	7 286.33	5 764.80	4 259.71	1 505.09	177.74
县属	7 374.67	4 081.48	3 184.06	2 473.06	1 925.21	547.85	109.13

2005年全国卫生部门综合医院、中医（综合）医院服务效率情况

	平均每所医院每天门急诊人次（人次）	病床使用率（%）	病床周转次数（次）	出院者平均住院日（日）
综合医院合计	**576.28**	**76.86**	**27.17**	**9.92**
中央属	4 453.50	100.16	27.48	13.11
省属	2 089.21	91.26	25.22	12.79
省辖市属	941.85	84.11	25.06	11.89
地辖市属	428.34	70.34	27.71	8.78
县属	317.40	65.31	30.01	7.53
中医（综合）医院合计	**352.87**	**65.81**	**21.17**	**10.81**
中央属	2 138.53	89.70	14.12	23.12
省属	1 859.22	87.06	17.25	18.23
省辖市属	620.58	73.33	19.02	13.70
地辖市属	344.31	63.83	22.52	9.76
县属	211.90	55.80	22.94	8.21

2005年全国卫生部门综合医院、中医（综合）医院门诊患者负担情况

单位：元

	平均每诊疗人次医疗费	内：挂号费	药费	检查费	治疗费
综合医院合计	**126.87**	**1.67**	**66.04**	**23.48**	**14.36**
中央属	247.14	5.43	136.74	37.61	24.15
省属	192.53	2.65	102.02	31.89	21.03
省辖市属	130.70	1.60	69.25	23.20	15.72
地辖市属	105.23	1.26	53.53	20.68	12.60
县属	84.17	1.03	40.99	19.36	8.52
中医（综合）医院合计	**92.79**	**1.28**	**54.87**	**12.91**	**11.01**
中央属	185.50	3.04	130.22	19.86	16.66
省属	146.49	1.68	94.72	14.50	15.39
省辖市属	108.58	1.68	64.22	13.91	14.55
地辖市属	87.18	1.19	49.63	13.47	11.19
县属	59.95	0.80	32.77	10.78	6.26

2005 年全国卫生部门综合医院、中医（综合）医院住院患者负担情况

单位：元

	平均每一出院者住院医疗费	内：床位费	药费	检查费	治疗费	手术费	出院者平均每天住院医疗费
综合医院合计	**4 661.49**	**238.69**	**2 045.61**	**294.42**	**936.14**	**447.52**	**469.73**
中央属	12 650.87	530.99	5 089.87	754.73	2 705.85	1 336.62	965.17
省属	9 871.15	443.72	4 186.12	644.14	1 958.39	970.83	771.64
省辖市属	5 452.42	292.51	2 374.60	369.89	1 131.31	493.14	458.42
地辖市属	3 380.89	193.69	1 544.58	196.79	667.75	322.88	358.12
县属	2 266.48	120.39	1 057.81	126.19	424.58	230.12	300.86
中医(综合)医院合计	**3 520.01**	**222.79**	**1 602.76**	**200.15**	**676.92**	**338.86**	**325.54**
中央属	13 131.41	816.00	6 373.27	1 162.44	1 877.74	856.76	567.93
省属	7 952.97	540.27	3 755.63	495.87	1 558.22	478.63	436.22
省辖市属	4 789.58	318.35	2 102.26	276.46	1 034.81	416.69	349.72
地辖市属	3 224.02	198.07	1 464.06	161.82	608.46	359.56	330.33
县属	1 952.81	112.05	898.00	106.09	328.70	246.79	237.78

2005 年全国卫生部门综合医院、中医（综合）医院平均每一职工、医师产出情况

	平均每一职工产出情况			平均每一医师产出情况		
	全年负担的诊疗人次（人次）	全年负担的住院床日数（日）	年业务收入（元）	全年负担的诊疗人次（人次）	全年负担的住院床日数（日）	年业务收入（元）
综合医院合计	**272.14**	**123.34**	**91 770.86**	**1 324.81**	**600.44**	**446 745.37**
中央属	562.90	236.88	372 184.98	1 961.60	825.48	1 296 995.11
省属	495.05	228.56	270 411.31	1 649.44	761.53	900 972.24
省辖市属	164.93	78.32	57 355.66	1 429.64	678.93	497 183.62
地辖市属	431.85	174.53	111 550.11	1 261.78	509.95	325 924.37
县属	356.71	166.99	79 060.61	1 079.51	505.36	239 262.38
中医（综合）医院合计	**499.77**	**150.61**	**95 572.25**	**1 428.63**	**430.53**	**273 197.18**
中央属	812.63	231.25	290 048.36	2 430.66	691.70	867 563.06
省属	702.40	225.93	206 904.13	2 218.38	713.55	653 464.70
省辖市属	538.22	176.84	120 581.53	1 569.58	515.71	351 643.08
地辖市属	454.21	125.31	80 975.09	1 409.23	388.80	251 234.14
县属	451.87	132.83	58 070.36	1 175.34	345.51	151 043.32

2005年政府办中医类医院按地区分院均总收支及病人欠费情况

地　　区	机构数（个）	总收入（千元）	总支出（千元）	病人累计欠费总额（千元）	内：年内病人欠费总额（千元）	欠费率（%）
全　国　总　计	**2 483**	**18 977.98**	**18 436.18**	**989.79**	**285.71**	**1.65**
北　京　市	31	96 929.06	94 910.52	850.48	342.97	0.40
天　津　市	23	50 399.74	49 293.91	99.57	48.52	0.10
河　北　省	146	9 744.66	9 392.74	78.86	13.36	0.15
山　西　省	85	2 702.15	2 734.86	60.88	19.62	1.03
内蒙古自治区	88	5 078.36	5 120.27	68.55	14.55	0.38
辽　宁　省	92	12 893.78	12 740.04	199.09	62.90	0.52
吉　林　省	69	10 204.88	12 554.96	75.17	20.52	0.24
黑龙江省	109	10 221.24	10 366.62	16.78	4.54	0.05
上　海　市	20	115 806.95	110 750.90	8 504.65	2 320.90	2.16
江　苏　省	79	62 386.15	56 597.41	1 766.41	433.48	0.78
浙　江　省	85	56 607.51	55 749.18	597.09	226.29	0.42
安　徽　省	83	14 233.07	13 671.81	5 184.25	250.13	1.95
福　建　省	68	18 642.76	17 534.96	488.47	226.93	1.32
江　西　省	97	11 480.86	11 192.03	334.20	68.62	0.65
山　东　省	123	23 150.09	22 673.76	1 261.86	66.36	0.30
河　南　省	148	12 515.20	12 412.24	443.80	223.14	1.91
湖　北　省	82	21 009.55	20 516.43	3270.07	2 063.99	10.44
湖　南　省	129	13 640.62	13 337.27	724.80	195.41	1.51
广　东　省	123	47 539.97	46 066.16	761.20	183.43	0.41
广西壮族自治区	82	16 757.34	16 485.88	7 354.93	2 598.22	16.85
海　南　省	15	9 022.80	9 063.33	1 875.67	608.60	7.84
重　庆　市	43	18 250.86	17 127.19	529.95	177.77	1.10
四　川　省	172	11 388.20	11 050.35	434.46	127.31	1.24
贵　州　省	65	6 808.74	6 641.74	269.22	46.14	0.81
云　南　省	105	9 153.50	8 960.80	587.42	130.88	1.69
西藏自治区	17	6 103.88	4 886.18	0.00	0.00	0.00
陕　西　省	114	7 758.67	7 820.65	107.43	65.13	0.93
甘　肃　省	77	6 414.38	6 034.01	93.87	14.12	0.28
青　海　省	36	3 539.08	3 568.81	178.89	62.19	2.58
宁夏回族自治区	17	9 612.65	9 202.24	148.65	10.00	0.13
新疆维吾尔自治区	60	12 953.07	12 068.70	201.25	78.95	0.74

注：中医类医院包括中医、中西医结合、民族医医院（下同）。

2005年政府办中医类医院按地区分院均业务收入情况

单位：千元

地　区	业务收入	其中：				
		医疗收入		药品收入		其他收入
		门诊收入	住院收入	门诊收入	住院收入	
全国总计	**172 70.62**	**3 408.53**	**4 585.38**	**4 950.20**	**3 821.02**	**504.88**
北京市	84 684.77	14 879.03	17 591.32	34 436.45	16 141.16	1 636.81
天津市	47 779.35	10 098.65	10 772.22	14 236.13	10 180.78	2 491.57
河北省	9 084.89	1 982.95	2 323.27	2 056.25	2 223.73	498.68
山西省	1 897.80	518.58	419.86	547.06	335.48	76.82
内蒙古自治区	3 810.09	818.35	770.22	1 306.06	819.53	95.93
辽宁省	12 082.42	2 352.77	2 813.38	3 931.66	2 633.89	350.72
吉林省	8 414.39	2 041.16	1 751.07	2 437.61	1 896.20	288.35
黑龙江省	8 809.86	2 124.95	1 873.68	2 552.84	2 009.28	249.11
上海市	107 327.35	21 343.35	19 065.65	46 985.60	16 076.05	3 856.70
江苏省	55 630.20	10 275.30	14 553.41	16 375.18	13 400.70	1 025.62
浙江省	54 177.89	9 553.16	12 367.94	18 202.71	12 681.39	1 372.69
安徽省	12 831.89	2 378.99	3 624.11	3 075.28	3 182.92	570.60
福建省	17 233.37	4 201.41	4 413.04	4 670.04	3 565.19	360.71
江西省	10 490.71	2 022.48	2 830.92	2 737.85	2 607.96	291.51
山东省	21 860.95	4 036.86	6 265.58	4 812.23	5 792.71	953.58
河南省	11 691.71	2 234.87	3 291.18	2 690.32	3 001.70	473.63
湖北省	19 768.51	3 671.79	5 452.27	5 570.05	4 054.96	1 019.44
湖南省	12 908.42	2 259.52	4 242.98	2 480.88	3 601.21	323.84
广东省	44 299.37	10 226.61	13 698.93	12 325.16	7 298.91	749.76
广西壮族自治区	15 422.55	3 144.40	4 774.34	3 812.91	3 344.01	346.88
海南省	7 760.33	1 523.33	2 080.40	2 403.40	1 610.60	142.60
重庆市	16 143.63	3 360.70	4 325.37	4 429.47	3 794.91	233.19
四川省	10 303.28	2 200.81	3 302.56	2 352.05	2 178.78	269.07
贵州省	5 666.66	1 032.02	1 923.00	1 048.88	1 504.32	158.45
云南省	7 752.51	1 342.67	2 214.01	1 876.58	2 106.35	212.90
西藏自治区	3 178.47	356.76	1 026.24	650.29	599.18	546.00
陕西省	7 012.88	1 334.03	2 279.82	1 543.75	1 615.45	239.83
甘肃省	4 956.36	894.30	1 419.48	1 301.77	1 267.74	73.08
青海省	2 412.64	347.31	658.61	630.89	741.92	33.92
宁夏回族自治区	7 962.35	1 439.65	1 516.47	3 230.88	1 685.24	90.12
新疆维吾尔自治区	10 683.23	1 530.97	3 342.68	2 514.45	2 729.48	565.65

2005年政府办中医类医院按地区分院均门诊收入情况

单位：千元

地区	门诊收入	内：挂号收入	检查收入	治疗收入	手术收入
全国总计	**3 408.53**	**121.32**	**1 145.40**	**1 002.17**	**144.14**
北京市	14 879.03	603.71	4 708.77	5 424.84	281.74
天津市	10 098.65	499.48	1 743.39	4 631.78	339.30
河北省	1 982.95	31.43	799.19	400.56	97.47
山西省	518.58	30.27	134.32	147.25	32.51
内蒙古自治区	818.35	27.95	319.58	235.41	19.53
辽宁省	2 352.77	55.12	745.36	674.92	69.49
吉林省	2 041.16	101.00	773.67	560.94	47.01
黑龙江省	2 124.95	56.25	888.50	609.56	83.37
上海市	21 343.35	1 281.25	4 164.30	4 239.00	969.45
江苏省	10 275.30	348.43	3 490.58	2 604.38	516.00
浙江省	9 553.16	438.74	3 268.12	2 163.04	735.85
安徽省	2 378.99	45.02	1 029.49	567.07	123.64
福建省	4 201.41	160.41	1 524.82	1 029.87	161.32
江西省	2 022.48	58.76	794.43	455.56	177.26
山东省	4 036.86	87.06	1 696.77	965.63	102.67
河南省	2 234.87	38.84	891.70	694.61	110.85
湖北省	3 671.79	152.13	1 198.18	1 354.55	87.27
湖南省	2 259.52	72.32	849.53	576.27	106.78
广东省	10 226.61	341.00	3 007.42	3 844.34	261.45
广西壮族自治区	3 144.40	58.45	995.37	1 164.09	107.20
海南省	1 523.33	84.00	486.87	471.53	61.53
重庆市	3 360.70	105.91	1 148.42	911.40	244.14
四川省	2 200.81	130.34	775.76	721.49	91.31
贵州省	1 032.02	16.43	291.54	351.46	43.94
云南省	1 342.67	28.92	394.66	516.97	60.14
西藏自治区	356.76	47.41	60.24	116.65	0.18
陕西省	1 334.03	54.25	485.41	366.89	67.83
甘肃省	894.30	48.30	320.00	204.69	50.09
青海省	347.31	13.25	108.78	108.78	12.94
宁夏回族自治区	1 439.65	65.71	444.24	511.24	58.88
新疆维吾尔自治区	1 530.97	46.98	614.87	401.80	42.18

2005年政府办中医类医院按地区分院均住院收入情况

单位：千元

地　　区	住院收入	内：			
		床位收入	检查收入	治疗收入	手术收入
全国总计	**4 585.38**	**529.01**	**483.94**	**1 622.30**	**800.51**
北京市	17 591.32	2 142.55	2 915.32	5 850.97	1 649.42
天津市	10 772.22	1 400.87	828.17	4 638.22	938.48
河北省	2 323.27	280.71	263.91	770.84	433.02
山西省	419.86	66.76	29.49	151.87	81.65
内蒙古自治区	770.22	102.11	103.15	296.00	131.55
辽宁省	2 813.38	357.71	330.46	769.26	489.91
吉林省	1 751.07	161.28	166.91	661.26	221.32
黑龙江省	1 873.68	273.98	214.67	654.57	266.81
上海市	19 065.65	3 405.10	2 118.55	2 051.85	3 332.10
江苏省	14 553.41	1 837.09	1 556.53	4 876.35	1 939.22
浙江省	12 367.94	1 357.81	1 102.13	2 928.31	3 602.44
安徽省	3 642.11	375.71	365.46	1191.27	749.25
福建省	4 413.04	442.97	471.29	1 390.99	1 004.03
江西省	2 830.92	234.95	271.68	824.37	925.57
山东省	6 265.58	709.88	516.99	2 098.84	1 535.54
河南省	3 291.18	406.50	310.47	1 268.86	687.48
湖北省	5 452.27	501.61	597.83	2 352.20	797.51
湖南省	4 242.98	453.78	361.67	1 262.91	931.65
广东省	13 698.93	1 677.31	1 495.80	6 433.50	1 554.76
广西壮族自治区	4 774.34	365.73	530.06	2 185.40	464.48
海南省	2 080.40	296.73	167.00	692.53	283.80
重庆市	4 325.37	461.47	463.09	1 393.98	983.74
四川省	3 302.56	327.87	343.33	1 298.44	568.98
贵州省	1 923.00	175.49	207.88	786.58	334.86
云南省	2 214.01	278.91	209.72	983.07	222.99
西藏自治区	1 026.24	172.53	71.12	731.94	35.59
陕西省	2 279.82	233.61	234.78	613.63	464.65
甘肃省	1 419.48	141.23	201.79	496.47	266.66
青海省	658.61	72.08	80.58	267.83	94.25
宁夏回族自治区	1 516.47	223.88	130.71	607.88	148.71
新疆维吾尔自治区	3 342.68	349.05	511.90	1 523.05	372.53

2005年政府办中医类医院按地区分院均药品收入情况

单位：千元

地区	药品收入	门诊收入	其中：		住院收入	其中：	
			西药收入	中药收入		西药收入	中药收入
全国总计	**8 771.84**	**4 950.20**	**2 696.41**	**2 253.21**	**3 821.02**	**3 250.52**	**571.12**
北京市	50 577.61	34 436.45	14 218.58	20 217.87	16 141.16	13 519.42	2 621.74
天津市	24 416.91	14 236.13	6 371.78	7 864.35	10 180.78	8 847.78	1 333.00
河北省	4 279.99	2 056.25	1 219.20	837.05	2 223.73	1 891.34	332.39
山西省	882.54	547.06	309.62	237.44	335.48	258.46	77.02
内蒙古自治区	2 125.59	1 306.06	705.06	601.00	819.53	687.03	132.50
辽宁省	6 565.55	3 931.66	1 413.14	2 518.52	2 633.89	1 820.55	813.34
吉林省	4 333.81	2 437.61	1 047.17	1 390.43	1 896.20	1 512.29	383.91
黑龙江省	4 562.12	2 552.84	1 019.12	1 533.72	2 009.28	1 450.61	558.67
上海市	63 061.65	46 985.60	20 545.75	26 439.85	16 076.05	13 831.85	2 244.20
江苏省	29 775.87	16 375.18	9 063.00	7 312.18	13 400.70	11 349.29	2 051.41
浙江省	30 884.09	18 202.71	11 273.71	6 929.00	12 681.39	11 842.25	839.14
安徽省	6 258.19	3 075.28	1 755.51	1 319.77	3 182.92	2 729.05	453.87
福建省	8 258.21	4 670.51	3 027.49	1 621.85	3 565.19	3 276.76	310.93
江西省	5 345.80	2 737.85	1 556.70	1 181.14	2 607.96	2 111.03	496.93
山东省	10 604.93	4 812.23	2 902.29	1 909.93	5 792.71	5 349.54	443.17
河南省	5 692.03	2 690.32	1 305.72	1 384.60	3 001.70	2 456.09	545.61
湖北省	9 625.01	5 570.05	3 425.91	2 144.13	4 054.96	3 557.40	497.56
湖南省	6 082.09	2 480.88	1 396.02	1 084.86	3 601.21	3 036.67	564.54
广东省	19 624.07	12 325.16	7 049.07	5 276.10	7 289.91	5 624.67	1 674.24
广西壮族自治区	7 156.93	3 812.91	2 602.41	1 210.50	3 344.01	2 846.12	497.89
海南省	4 014.00	2 403.40	1 380.80	1 022.60	1 610.60	1 184.07	426.53
重庆市	8 224.37	4 429.47	3 253.05	1 176.42	3 794.91	3 594.79	200.12
四川省	4 530.83	2 352.05	1 407.05	945.01	2 178.78	1 885.84	292.94
贵州省	2 553.20	1 048.88	664.75	384.12	1 504.32	1 336.32	168.00
云南省	3 982.93	1 876.58	1 193.55	683.03	2 106.35	1 904.97	201.38
西藏自治区	1 249.47	650.29	387.06	263.24	599.18	408.06	191.12
陕西省	3 159.19	1 543.75	876.41	667.33	1 615.45	1 411.13	204.32
甘肃省	2 569.51	1 301.77	769.79	531.97	1 267.74	1 008.31	259.43
青海省	1 372.81	630.89	255.08	375.81	741.92	583.94	157.97
宁夏回族自治区	4 916.12	3 230.88	2 080.53	1 150.35	1 685.24	1 377.71	307.53
新疆维吾尔自治区	5 243.93	2 514.45	1 121.47	1 392.98	2 729.48	2 039.48	690.00

2005年政府办中医类医院按地区分院均业务支出情况

单位：千元

地　区	业务支出	医疗支出	药品支出	内：药品费	其中：西药费	中药费	其他支出
全　国　总　计	**17 684.50**	**9 562.79**	**7 959.10**	**6 553.01**	**4 531.12**	**2 021.89**	**162.61**
北　京　市	88 660.55	43 145.42	45 307.52	39 898.87	22 373.10	17 525.77	207.61
天　津　市	47 984.04	25 168.70	22 362.26	19 207.61	12 248.00	6 959.61	453.09
河　北　省	9 117.77	5 149.69	3 862.11	2 977.64	2 255.76	721.88	105.97
山　西　省	2 169.36	1 232.24	851.26	621.84	426.53	195.31	85.87
内蒙古自治区	4 353.66	2 431.81	1 857.98	1 509.65	956.06	553.59	63.88
辽　宁　省	12 228.36	6 531.78	5 665.71	4 472.67	2 024.32	2 448.36	30.87
吉　林　省	9 996.93	5 765.75	4 176.93	3 482.51	2 515.22	967.29	54.25
黑龙江省	9 780.26	5 437.27	4 247.40	3 403.83	1 954.28	1 449.55	95.59
上　海　市	109 715.95	56 524.10	52 330.00	46 167.90	27 322.15	18 845.75	861.85
江　苏　省	55 085.05	30 089.22	24 601.58	20 035.03	14 220.87	5 814.15	394.25
浙　江　省	54 764.27	27 209.18	27 115.09	22 960.89	17 880.27	5 080.62	440.00
安　徽　省	12 888.88	6 888.24	5 862.55	4 962.67	3 570.99	1 355.69	138.08
福　建　省	16 804.60	8 823.25	7 820.15	6 738.44	5 204.65	1 533.79	161.21
江　西　省	10 967.54	5 862.87	4 998.57	3 935.67	2 759.47	1 176.20	106.10
山　东　省	22 200.86	12 891.37	9 098.70	7 246.76	5 681.85	1 564.90	210.79
河　南　省	11 939.03	6 433.80	5 376.11	4 371.61	2 772.04	1 599.57	129.12
湖　北　省	20 371.15	10 940.61	9 200.90	7 229.29	5 300.20	1 929.10	229.63
湖　南　省	13 162.32	7 483.57	5 404.51	4 020.16	2 808.04	1 212.12	274.24
广　东　省	44 310.72	24 487.53	19 567.94	16 360.81	10 653.84	5 706.98	255.25
广西壮族自治区	15 974.70	8 944.72	6 913.27	5 682.11	4 461.93	1 220.18	116.71
海　南　省	8 835.87	4 733.33	4 014.40	3 306.20	2 169.93	1 136.27	88.13
重　庆　市	16 462.81	8 985.02	7 238.40	5 762.53	4 822.26	940.28	230.40
四　川　省	10 558.26	6 266.19	4 200.30	3 264.77	2 406.77	858.23	91.77
贵　州　省	6 145.63	3 516.95	2 542.83	2 049.80	1 582.55	467.25	85.85
云　南　省	8 383.28	4 403.16	3 889.99	3 267.19	2 624.37	624.82	90.12
西藏自治区	4 199.53	2 635.12	1 283.71	748.12	367.76	380.35	280.71
陕　西　省	7 264.86	4 162.48	2 975.87	2 356.48	1 721.95	634.54	126.51
甘　肃　省	5 466.99	2 967.82	2 337.22	1 909.57	1 377.45	532.12	161.95
青　海　省	2 587.97	1 346.61	1 220.28	1 041.31	667.75	373.56	21.08
宁夏回族自治区	9 006.71	4 220.00	4 736.71	3 835.94	2 693.00	1 142.94	50.00
新疆维吾尔自治区	11 206.88	6 089.57	4 999.15	4 136.33	2 538.15	1 598.18	118.17

2005年政府办中医类医院按地区分服务效率情况

地　区	平均每所医院每天诊疗人次（人次）	病床使用率（%）	病床周转次数（次）	出院者平均住院日（日）
全国总计	**339.19**	**66.01**	**20.96**	**10.87**
北京市	1031.00	83.38	15.70	18.95
天津市	769.60	71.94	15.18	16.52
河北省	216.91	59.86	20.18	10.72
山西省	70.18	41.40	15.15	7.84
内蒙古自治区	140.82	55.05	17.26	9.93
辽宁省	219.53	52.41	15.03	11.17
吉林省	228.62	47.22	14.89	10.39
黑龙江省	189.67	54.13	16.26	10.91
上海市	1620.24	91.75	17.94	18.63
江苏省	792.32	85.43	28.04	10.99
浙江省	877.63	82.85	24.18	12.08
安徽省	258.85	61.63	21.83	9.96
福建省	385.08	63.87	20.67	10.91
江西省	256.48	65.54	24.77	8.80
山东省	346.90	66.63	24.66	9.32
河南省	312.62	62.22	20.55	10.40
湖北省	368.16	70.66	21.29	11.52
湖南省	206.10	60.56	20.47	10.10
广东省	864.43	72.53	22.67	11.48
广西壮族自治区	414.34	61.92	21.90	10.03
海南省	199.35	55.07	20.40	9.55
重庆市	324.66	64.56	20.51	10.93
四川省	292.96	65.29	23.42	9.69
贵州省	152.27	63.19	20.24	10.15
云南省	261.44	67.11	18.35	12.33
西藏自治区	111.05	71.11	13.59	15.18
陕西省	152.56	57.47	19.46	9.91
甘肃省	191.23	53.53	18.02	9.73
青海省	88.44	52.14	15.05	9.14
宁夏回族自治区	275.51	62.97	21.58	9.84
新疆维吾尔自治区	190.50	85.87	22.84	12.20

2005年政府办中医类医院按地区分门诊患者负担情况

单位:元

地　　区	平均每诊疗人次医疗费	内:挂号费	药费	检查费	治疗费
全国总计	**93.34**	**1.35**	**55.28**	**12.79**	**11.19**
北京市	183.90	2.25	128.41	17.56	20.23
天津市	123.80	2.54	72.42	8.87	23.56
河北省	69.38	0.54	35.32	13.73	6.88
山西省	55.96	1.58	28.84	6.99	7.72
内蒙古自治区	55.31	0.73	34.01	8.32	6.13
辽宁省	109.20	0.96	68.32	12.95	11.73
吉林省	74.36	1.68	40.47	12.85	9.31
黑龙江省	93.53	1.12	51.04	17.77	12.19
上海市	164.23	3.08	112.93	10.01	10.19
江苏省	127.76	1.67	78.50	16.73	12.49
浙江省	120.67	1.91	79.14	14.21	9.40
安徽省	81.34	0.67	45.86	15.35	8.46
福建省	87.83	1.59	46.24	15.09	10.20
江西省	70.62	0.87	40.62	11.79	6.76
山东省	96.44	0.95	52.44	18.49	10.52
河南省	58.75	0.46	32.09	10.64	8.29
湖北省	96.08	1.58	57.91	12.46	14.08
湖南省	85.92	1.31	44.96	15.40	10.44
广东省	97.43	1.47	53.25	12.99	16.61
广西壮族自治区	63.93	0.54	35.04	9.15	10.70
海南省	70.56	1.51	43.19	8.75	8.47
重庆市	93.15	1.27	52.96	13.73	10.90
四川省	59.91	1.72	30.95	10.21	9.49
贵州省	48.98	0.39	24.69	6.86	8.27
云南省	47.71	0.43	27.81	5.85	7.66
西藏自治区	35.07	1.65	22.65	2.10	4.06
陕西省	71.91	1.36	38.58	12.13	9.17
甘肃省	41.10	0.90	24.37	5.99	3.83
青海省	42.55	0.58	27.44	4.73	4.73
宁夏回族自治区	56.90	0.80	39.36	5.41	6.23
新疆维吾尔自治区	82.00	0.95	50.96	12.46	8.14

2005年政府办中医类医院按地区分住院患者负担情况

单位:元

地　　区	平均每一出院者住院医疗费	内:床位费	药费	检查费	治疗费	手术费	出院者平均每天住院医疗费
全国总计	**3 587.32**	**225.75**	**1 630.56**	**206.51**	**692.29**	**341.62**	**329.99**
北京市	10 195.36	647.57	4 878.53	881.13	1 768.41	498.52	537.97
天津市	7 135.52	477.06	3 467.06	282.03	1 579.54	319.60	432.05
河北省	2 139.50	132.08	1 046.33	124.18	362.70	203.75	199.62
山西省	1 240.96	109.66	550.23	48.37	249.20	135.57	158.21
内蒙古自治区	1 621.20	104.13	835.75	105.19	301.86	134.15	163.20
辽宁省	3 239.91	212.76	1 566.58	196.55	457.54	291.39	289.95
吉林省	2 266.10	100.20	1 178.14	103.71	410.85	137.51	218.20
黑龙江省	2 684.90	189.45	1 389.33	148.44	452.61	184.49	246.02
上海市	7 534.91	730.10	3 446.95	454.25	439.95	714.45	404.41
江苏省	4 967.57	326.46	2 381.37	276.60	866.55	344.61	452.07
浙江省	6 038.86	327.34	3 057.21	265.70	705.95	868.47	499.98
安徽省	2 941.18	162.34	1 375.27	157.91	514.72	323.74	295.32
福建省	3 586.01	199.10	1 602.46	211.83	625.21	451.28	328.74
江西省	2 548.92	110.11	1 222.22	127.32	386.34	433.77	289.53
山东省	2 884.64	169.82	1 385.76	123.68	502.09	367.34	309.60
河南省	2 292.35	148.08	1 093.45	113.10	462.21	250.43	220.48
湖北省	3 312.85	174.79	1 412.98	208.32	819.64	277.90	287.68
湖南省	2 990.65	173.01	1 372.99	137.89	481.50	355.20	296.12
广东省	6 159.57	492.03	2 141.09	438.78	1 887.23	456.08	536.73
广西壮族自治区	3 177.18	143.13	1 308.70	207.44	855.27	181.78	316.88
海南省	2 878.65	231.43	1 256.12	130.24	540.11	221.34	301.30
重庆市	3 158.84	179.51	1 476.24	180.15	542.27	382.68	288.96
四川省	2 488.51	148.85	989.16	155.87	589.48	258.32	256.73
贵州省	2 371.85	121.45	1 041.05	143.86	544.35	231.74	233.61
云南省	2 935.47	189.51	1 431.16	142.50	667.94	151.51	238.07
西藏自治区	3 629.58	385.26	1 337.97	158.81	1 634.44	79.47	239.11
陕西省	2 427.72	145.59	1 006.82	146.33	382.44	289.59	245.06
甘肃省	1 877.13	98.66	885.57	140.96	346.80	186.27	192.83
青海省	2 279.44	117.32	1 207.51	131.15	435.91	153.40	249.46
宁夏回族自治区	1 915.70	133.96	1 008.34	78.21	363.72	88.98	194.64
新疆维吾尔自治区	3 482.71	200.20	1 565.50	293.60	873.55	213.67	285.49

2005年政府办中医类医院按地区分平均每一职工产出情况

地　区	全年负担的诊疗人次（人次）	全年负担的住院床日数（日）	年业务收入（元）
全国总计	**502.22**	**151.06**	**96 853.73**
北京市	727.95	174.06	229 879.86
天津市	584.13	150.97	141 979.97
河北省	375.55	148.42	58 604.43
山西省	249.45	78.98	24 639.22
内蒙古自治区	427.56	127.09	42 414.67
辽宁省	280.48	104.32	58 885.58
吉林省	304.75	94.25	42 574.83
黑龙江省	332.07	116.69	58 496.28
上海市	891.18	186.49	229 896.86
江苏省	651.33	195.37	173 700.09
浙江省	877.34	197.88	206 655.94
安徽省	415.47	147.74	79 504.85
福建省	784.41	194.87	133 820.83
江西省	488.65	149.38	76 053.74
山东省	381.03	171.17	90 776.71
河南省	399.34	144.49	55 696.31
湖北省	417.39	150.84	85 781.76
湖南省	276.14	141.77	64 604.69
广东省	922.85	158.69	176 623.11
广西壮族自治区	632.91	153.37	89 691.42
海南省	458.65	104.15	63 958.79
重庆市	408.06	144.07	78 767.28
四川省	600.21	177.03	81 370.31
贵州省	483.58	187.47	64 506.65
云南省	703.48	204.87	80 827.52
西藏自治区	473.45	140.98	52 409.31
陕西省	339.12	146.52	59 426.74
甘肃省	185.68	53.93	17 225.13
青海省	410.98	138.88	43 125.62
宁夏回族自治区	710.10	153.98	68 885.50
新疆维吾尔自治区	492.80	238.94	106 707.84

2005年政府办中医类医院按地区分平均每一医师产出情况

地区	全年负担的诊疗人次(人次)	全年负担的住院床日数(日)	年业务收入(元)
全国总计	**1 432.39**	**430.86**	**276 240.08**
北京市	2 008.02	480.13	634 113.04
天津市	1 638.10	423.39	398 161.23
河北省	959.46	379.19	149 722.77
山西省	587.26	185.94	58 005.39
内蒙古自治区	961.55	285.83	95 387.77
辽宁省	771.46	286.93	161 967.51
吉林省	865.44	267.64	120 906.50
黑龙江省	862.00	302.91	151 846.14
上海市	2 874.24	601.47	741 467.01
江苏省	1 888.54	566.47	503 642.68
浙江省	2 435.02	549.21	573 560.97
安徽省	979.85	348.44	187 508.27
福建省	2 107.07	523.47	359 469.02
江西省	1 311.82	401.03	204 173.15
山东省	955.42	429.22	227 621.86
河南省	1 229.71	444.95	171 510.85
湖北省	1 287.10	465.16	264 526.44
湖南省	787.33	404.23	184 201.99
广东省	2 978.34	512.15	570 020.19
广西壮族自治区	1 914.21	463.87	271 267.48
海南省	1 659.55	376.83	231 421.47
重庆市	1 330.97	469.91	256 911.92
四川省	1 621.83	478.35	219 871.46
贵州省	1 092.25	423.45	145 701.34
云南省	1 743.30	507.68	200 298.72
西藏自治区	1 235.78	367.98	136 794.94
陕西省	900.72	389.17	157 841.66
甘肃省	1 310.99	380.78	121 618.87
青海省	1 062.52	359.05	111 495.51
宁夏回族自治区	1 761.80	382.03	170 909.09
新疆维吾尔自治区	1 285.38	623.24	278 330.00

（四）中医教育

2005 年全国高等中医药院校统招研究生、本科、专科毕业、招生、在校学生数

	院校数（所）	毕业生数（人）	招生数（人）	在校生数（人）	预计毕业学生数（人）
高等中医药院校总计	—	**67 841**	**95 945**	**304 775**	**65 854**
博士生	15	590	1 014	2 814	871
硕士生	23	2 612	5 696	14 363	3 732
普通本科、专科生	45	35 559	61 982	217 895	46 361
成人本科、专科生	26	26 650	25 141	64 090	14 890
网络本科、专科生	1	2 430	2 112	5 613	0
其中：民族医院校	—	**3 964**	**5 668**	**17 613**	**5 174**
博士生	1	0	0	2	0
硕士生	1	10	11	35	4
普通本科、专科生	5	2 203	3 798	13 164	3 243
成人本科、专科生	3	1 751	1 859	4 412	1 927

2005 年全国高等中医药院校在职教育、学历文凭考试、自考助学班毕（结）业、入学、在校学生数

	院校数(所)	毕(结)业生数(人)	入学数(人)	在校学生数(人)
高等中医药院校总计	—	**663**	**709**	**2 950**
在职攻读博士	4	6	7	17
在职攻读硕士	14	238	529	1 989
学历文凭、电大、自考	3	419	173	944
其中：民族医院校	—	**16**	**12**	**12**
在职攻读博士	1	0	2	2
在职攻读硕士	1	16	10	10

2005 年全国高等中医药院校其他学生情况

	院校数(所)	结业生数(人)	注册学生数(人)
高等中医药院校总计	—	**23 876**	**8 931**
研究生课程进修班	8	496	815
普通预科生	5	0	495
进修及培训	11	13 830	4 001
其中：资格证书培训	6	4 389	3 620
岗位证书培训	4	5 134	0
其中：外语	1	27	0
其中：民族医院校	—	**0**	**53**
普通预科生	1	0	53

2005 年全国高等西医药院校中医药专业研究生、本科、专科毕业、招生、在校学生数

	院校数（所）	毕业生数（人）	招生数（人）	在校生数（人）	预计毕业学生数（人）
设置中医药专业的高等西医药院校总计	—	**10 780**	**18 642**	**49 674**	**9 871**
博士生	7	30	59	169	55
硕士生	24	144	446	1 017	228
普通本科、专科生	56	4 623	12 122	35 038	6 830
成人本科、专科生	24	5 983	6 015	13 450	2 758

2005 年全国高等非医药院校、研究院所中医药专业研究生、本科、专科毕业、招生、在校学生数

	机构数（所）	毕业生数（人）	招生数（人）	在校生数（人）	预计毕业学生数（人）
设置中医药专业的高等非医药院校、研究院所总计	—	**7 596**	**11 610**	**30 921**	**6 264**
博士生	12	46	85	242	69
硕士生	35	235	544	1 331	328
普通本科、专科生	89	4 279	7 146	20 750	4 537
成人本科、专科生	47	3 036	3 835	8 598	1 330

2005 年全国高等中医药院校攻读博士学位分专业毕业、招生、在校学生数

单位：人

专业名称	毕业生数		招生数	在校生数	预计毕业学生数
	小计	其中：授学位			
攻读博士学位人员总计	**590**	**591**	**1 014**	**2 814**	**871**
中医学	104	104	171	428	112
中医基础理论	35	35	51	198	57
中医临床基础	25	25	45	128	43
中医医史文献	14	14	30	77	27
方剂学	14	14	21	68	25
中医诊断学	5	5	19	44	14
中医内科学	121	121	173	527	187
中医外科学	13	13	35	90	30
中医骨伤科学	16	16	35	84	24
中医妇科学	19	19	32	83	25
中医儿科学	5	5	6	15	3
中医五官科学	12	12	11	37	14
针灸推拿学	67	67	101	281	98
中医学新专业	0	0	2	4	1
中西医结合基础	16	16	42	121	33
中西医结合临床	53	54	97	239	60
生药学	5	5	7	20	7
中药学	66	66	136	370	111

2005年全国高等中医药院校攻读硕士学位分专业毕业、招生、在校学生数

单位：人

专业名称	毕业生数		招生数	在校生数	预计毕业学生数
	小计	其中：授学位			
攻读硕士学位人员总计	**2 612**	**2 568**	**5 696**	**14 363**	**3 732**
科学技术哲学	3	3	1	6	2
生物医学工程	3	3	3	8	2
人体解剖与组织胚胎学	0	0	1	1	0
病理学与病理生理学	4	4	7	16	3
内科学	3	3	15	39	9
老年医学	0	0	5	7	0
影像医学与核医学	0	0	2	3	0
康复医学与理疗学	0	0	16	17	0
中医学	260	225	486	1 345	379
中医基础理论	82	82	154	469	136
中医临床基础	100	100	178	517	144
中医医史文献	49	49	92	231	60
方剂学	57	57	109	278	76
中医诊断学	50	50	59	169	50
中医内科学	427	426	973	2394	633
中医外科学	92	92	253	574	125
中医骨伤科学	148	148	324	794	193
中医妇科学	110	110	271	616	130
中医儿科学	68	67	136	328	82
中医五官科学	62	62	132	342	94
针灸推拿学	210	213	438	1114	312
中医学新专业	0	0	49	56	2
中西医结合基础	89	89	139	437	134
中西医结合临床	367	361	846	2 068	510
中西医结合新专业	0	0	2	3	1
药物化学	26	26	47	112	30
药剂学	34	34	136	295	64
生药学	37	37	99	229	49
药物分析学	3	3	38	75	7
药理学	26	26	80	215	55
中药学	298	294	578	1 555	440
管理学	4	4	16	36	10
社会医学与卫生事业管理	0	0	11	14	0

2005 年全国高等中医药院校本科分专业毕业、招生、在校学生数

单位：人

专业名称	年制	毕业生数		招生数	在校生数	预计毕业学生数
		小计	其中：授学位			
本科总计	—	**20 858**	**19 396**	**41 225**	**157 288**	**26 258**
中医学	2	146	136	0	320	83
	3	208	205	0	1 969	502
	4	86	78	192	993	168
	5	7 436	6 936	6 554	36 323	7 593
	6	39	38	145	754	39
	7	281	146	1 948	7 078	424
针灸推拿学	2	21	21	0	141	74
	3	83	83	0	408	91
	4	0	0	0	139	0
	5	1 685	1 552	2 474	10 561	1 775
	6	36	32	60	210	39
	7	0	0	30	107	0
中医学类	3	3	3	0	78	29
	5	171	166	230	1 621	191
藏医学	2	0	0	0	1	1
	5	22	0	134	527	104
中西医临床医学	2	0	0	0	258	84
	3	74	69	0	552	101
	5	1 724	1 593	5 507	16 789	1 799
中医学类新专业	2	27	27	0	0	0
	4	53	53	104	455	118
	5	33	28	533	2 994	391
	6	0	0	75	558	40
药学	2	228	224	0	667	535
	4	841	775	2 229	6 910	1 177
	5	0	0	53	53	0
中药学	2	65	64	0	251	80
	3	0	0	0	126	0
	4	2 384	2 227	3 994	13 687	2 780
	5	77	69	65	583	80
药物制剂	2	0	0	0	29	29
	4	508	461	1 193	3 968	766

续表

专业名称	年制	毕业生数		招生数	在校生数	预计毕业学生数
		小计	其中：授学位			
中草药栽培与鉴定	4	48	45	129	386	57
藏医学	5	0	0	87	241	19
中药资源与开发	2	0	0	0	6	0
	4	0	0	300	720	0
药学类新专业	2	20	0	0	102	62
	4	245	240	310	817	115
护理学	2	65	48	0	240	76
	3	0	0	0	213	45
	4	925	949	2 938	7 682	1 074
	5	316	313	683	2511	294
护理学类新专业	3	0	0	0	71	31
	5	0	0	109	314	42
	6	0	0	41	236	5
预防医学	4	0	0	135	234	0
	5	0	0	48	100	0
临床医学	3	0	0	0	13	6
	5	697	645	1 735	7 435	1 380
麻醉学	5	0	0	0	11	0
医学影像学	5	1	1	201	749	100
医学检验	3	126	126	0	123	0
	4	0	0	69	370	119
	5	67	64	291	1 064	171
康复治疗学	4	0	0	190	245	0
	5	0	0	100	394	54
医学技术	5	0	0	76	76	0
听力学	4	30	30	58	204	28
临床医学与医学技术类新专业	5	0	0	47	47	0
口腔医学	3	0	0	0	17	0
	5	0	0	249	858	36
法医学	5	0	0	0	1	1
生物科学	4	116	113	70	354	114
生物技术	4	0	0	213	354	0
环境科学	4	42	38	27	66	34

续表

专业名称	年制	毕业生数		招生数	在校生数	预计毕业学生数
		小计	其中：授学位			
应用心理学	4	35	31	447	1 100	40
	5	0	0	198	559	56
计算机科学与技术	2	3	3	0	18	16
	4	229	223	575	1 587	297
生物医学工程	2	0	0	0	1	0
	4	0	0	79	204	0
医学信息工程	4	0	0	49	49	0
制药工程	2	30	30	0	7	5
	4	495	471	1 327	4 512	875
食品科学与工程	4	0	0	164	316	0
生物工程	2	1	1	0	1	0
	4	94	85	219	606	49
植物保护	4	0	0	54	101	0
公共事业管理	2	31	29	0	29	21
	4	270	245	1 186	2 730	364
	5	27	27	110	519	90
劳动与社会保障	4	0	0	81	128	0
公共管理	4	33	33	46	151	31
公共管理类新专业	4	36	28	81	524	149
	5	0	0	5	45	0
管理科学	4	153	153	140	570	128
信息管理与信息系统	2	0	0	0	5	5
	4	0	0	232	554	98
工商管理	4	37	37	65	251	69
市场营销	2	57	55	0	129	79
	3	0	0	0	61	0
	4	129	126	725	2 009	366
电子商务	4	0	0	142	142	0
国际经济与贸易	4	269	221	466	2 065	490
保险	2	0	0	0	1	0
	4	0	0	50	125	0
法学	4	0	0	105	248	26
体育教育	4	0	0	115	175	0

续表

专业名称	年制	毕业生数		招生数	在校生数	预计毕业学生数
		小计	其中：授学位			
运动人体科学	4	0	0	57	57	0
	5	0	0	48	139	0
汉语言文学	4	0	0	50	145	0
汉语言	4	0	0	58	168	0
对外汉语	4	0	0	40	79	0
英语	4	0	0	556	1 337	17
	5	0	0	91	397	31
日语	4	0	0	38	80	0

2005年全国高等中医药院校专科分专业毕业、招生、在校学生数

单位：人

专业名称	年制	毕业生数	招生数	在校生数	预计毕业学生数
专科总计	—	**14 701**	**20 575**	**60 607**	**20 103**
中医学	2	362	705	1 410	601
	3	1 029	1 123	3 826	1 767
针灸推拿学	2	0	135	514	239
	3	1 220	1 879	5 200	1 706
藏医学	3	0	87	124	0
中西医临床医学	2	49	228	409	181
	3	1 871	1 647	6 014	2 320
中医学类新专业	3	199	194	722	182
药学	3	419	930	3 103	1061
中药学	2	176	416	1 002	378
	3	1 268	2 456	6 390	1 729
应用药学	3	0	52	113	0
药学类新专业	2	99	82	174	92
	3	413	511	1 897	671
护理学类	3	57	116	287	59
护理学	2	435	774	2153	955
	3	2 590	4 504	12 327	3 238
护理学类新专业	2	0	367	367	0
	3	239	85	374	47
预防医学	3	165	236	569	112
临床医学与医学技术类/口腔医学	2	0	65	145	80

续表

专业名称	年制	毕业生数	招生数	在校生数	预计毕业学生数
临床医学	2	94	54	333	279
	3	1 292	1 198	4 095	1 602
医学影像学	3	36	69	202	29
医学检验	3	274	345	993	306
康复治疗学	2	0	0	20	20
	3	170	135	406	134
医学技术	3	479	534	1 533	393
临床医学与医学技术类/口腔医学	2	50	74	74	0
	3	142	264	1 061	404
口腔医学	2	0	29	63	34
	3	789	304	1 434	551
市场营销	3	237	430	1 208	353
工商管理类新专业	3	44	37	112	40
计算机科学与技术	3	58	31	143	78
化工与制药类	3	0	0	157	86
制药工程	3	363	372	1 092	318
	4	0	114	216	0
食品科学与工程	3	0	74	74	0
农学	3	21	49	100	21
保险	3	0	23	40	0
法学类	3	61	0	80	37
法学	3	0	29	51	0

2005年全国高等西医药院校攻读中医类博士学位分专业毕业、招生、在校学生数

单位：人

专业名称	毕业生数		招生数	在校生数	预计毕业学生数
	小计	其中：授学位			
攻读博士学位人员总计	**30**	**29**	**59**	**169**	**55**
中医诊断学	0	0	1	2	0
中西医结合基础	0	0	10	24	3
中西医结合临床	25	24	30	95	37
中药学	5	5	15	45	15
中药学新专业	0	0	3	3	0

2005年全国高等西医药院校攻读中医类硕士学位分专业毕业、招生、在校学生数

单位：人

专业名称	毕业生数		招生数	在校生数	预计毕业学生数
	小计	其中：授学位			
攻读硕士学位人员总计	**144**	**143**	**446**	**1 017**	**228**
中医基础理论	7	7	4	11	3
中医临床基础	3	3	3	14	5
中医医史文献	2	2	1	2	0
方剂学	3	3	15	29	5
中医诊断学	0	0	8	26	10
中医内科学	7	7	47	106	9
中医外科学	0	0	6	10	0
中医儿科学	0	0	3	4	0
针灸推拿学	6	6	22	44	12
中西医结合基础	21	21	52	120	30
中西医结合临床	74	73	191	450	120
中药学	21	21	22	94	34
中药学新专业	0	0	72	107	0

2005年全国高等西医药院校本科中医药专业毕业、招生、在校学生数

单位：人

专业名称	年制	毕业生数		招生数	在校生数	预计毕业学生数
		小计	其中：授学位			
本科总计	—	**1 965**	**1 563**	**5 068**	**18 078**	**2 386**
中医学	3	18	14	0	240	159
	5	970	656	1 082	5 013	960
针灸推拿学	5	100	99	239	890	144
蒙医学	5	0	0	66	146	0
中西医临床医学	2	0	0	0	17	0
	3	0	0	0	260	0
	5	222	208	1 567	5 375	355
	7	0	0	35	189	0
中药学	2	0	0	0	4	0
	4	590	533	1 772	4 838	626
	5	0	0	48	177	29
中药制剂	4	65	53	41	335	58
中药资源与开发	4	0	0	93	300	55
中药学类新专业	4	0	0	125	294	0

2005 年全国高等西医药院校专科中医药专业毕业、招生、在校学生数

单位：人

专业名称	年制	毕业生数	招生数	在校生数	预计毕业学生数
专科总计	**—**	**2 658**	**7 054**	**16 960**	**4 444**
中医学	2	50	54	54	34
	3	179	764	1 465	290
针灸推拿学	2	48	127	214	87
	3	133	345	770	158
	5	0	0	48	0
中西医临床医学	2	176	896	1 541	645
	3	1 154	3 165	8 294	1 891
中医护理	3	29	52	118	28
	5	0	0	99	0
中药学	2	150	213	537	235
	3	325	1 199	2 653	594
中药制药	2	150	0	152	90
	3	124	103	631	230
藏药学	2	45	100	180	80
	3	0	0	48	48
中草药栽培技术	2	45	0	62	0
	3	16	0	0	0
中药学类新专业	3	34	36	94	34

2005 年全国高等非医药类院校、科研院所攻读博士学位分专业毕业、招生、在校学生数

单位：人

专业名称	毕业生数		招生数	在校生数	预计毕业学生数
	小计	其中：授学位			
攻读博士学位人员总计	**46**	**44**	**85**	**242**	**69**
中医基础理论	1	1	5	13	2
中医医史文献	4	4	5	13	4
中医内科学	8	8	7	24	6
中医外科学	1	1	2	4	1
中医骨伤科学	1	1	1	4	2
中医妇科学	0	0	0	1	0
针灸推拿学	1	1	1	5	2
中西医结合基础	17	16	18	48	18
中西医结合临床	9	8	38	104	28
中药学	4	4	8	26	6

2005 年全国高等非医药类院校、科研院所攻读硕士学位分专业毕业、招生、在校学生数

单位：人

专业名称	毕业生数		招生数	在校生数	预计毕业学生数
	小计	其中：授学位			
攻读硕士学位人员总计	**235**	**226**	**544**	**1 331**	**328**
中医学	2	0	2	4	0
中医基础理论	6	6	11	33	9
中医临床基础	2	2	6	12	3
中医医史文献	6	6	9	26	8
方剂学	3	3	5	14	4
中医内科学	33	32	56	162	40
中医外科学	1	1	6	11	4
中医骨伤科学	0	0	6	13	2
中医妇科学	0	0	1	1	0
中医儿科学	0	0	0	1	0
中医五官科学	1	1	1	2	1
针灸推拿学	11	9	11	36	11
中医学新专业	10	8	17	42	11
中西医结合基础	17	17	35	96	29
中西医结合临床	110	112	233	588	156
中药学	33	29	145	290	50

2005 年全国高等非医药类院校本科中医药专业毕业、招生、在校学生数

单位：人

专业名称	年制	毕业生数		招生数	在校生数	预计毕业学生数
		小计	其中：授学位			
本科总计	—	**1 124**	**975**	**2 415**	**7 952**	**1 084**
中医学	2	16	16	0	0	0
	4	0	0	90	233	23
	5	282	266	269	1 591	335
	7	0	0	0	79	0
针灸推拿学	5	73	72	127	414	60
蒙医学	3	0	0	0	24	12
	5	157	157	77	407	85
藏医学	5	0	0	44	254	53

续表

专业名称	年制	毕业生数		招生数	在校生数	预计毕业学生数
		小计	其中：授学位			
中西医临床医学	5	153	106	160	504	57
中医学类新专业	4	0	0	41	131	0
	5	0	0	64	64	0
中药学	2	0	0	0	84	22
	4	383	307	972	2 975	385
中草药栽培与鉴定	4	0	0	215	503	0
藏药学	4	60	51	30	124	52
中药资源与开发	4	0	0	326	565	0

2005 年全国高等非医药类院校专科中医药分专业毕业、招生、在校学生数

单位：人

专业名称	年制	毕业生数	招生数	在校生数	预计毕业学生数
专科总计	—	**3 155**	**4 731**	**12 798**	**3 453**
中医学	2	0	34	206	122
	3	1 187	294	1 544	899
针灸推拿学	3	208	226	809	247
	5	0	16	21	0
蒙医学	3	17	0	54	23
藏医学	3	0	0	96	37
中西医临床医学	2	162	277	1 333	468
	3	1 152	2 846	6 408	1 115
	5	0	69	146	0
中医学类新专业	3	2	63	113	18
中药学	2	0	61	113	0
	3	406	784	1 817	505
	5	0	34	74	0
中药学类新专业	3	21	27	64	19

2005 年全国高等中医药院校留学生基本情况

单位：人

项　目	毕（结）业生数	授予学位数	招生数	在校学生数
总　计	**1 093**	**463**	**1 328**	**3 913**
其中：女	544	144	448	1612
分层次统计				
博士	59	59	80	270

续表

项　　目	毕（结）业生数	授予学位数	招生数	在校学生数
硕士	146	144	133	473
本科	263	260	915	2 957
专科	3	0	0	1
培训	622	0	200	212
分大洲统计				
亚洲	695	402	1 230	3 606
非洲	7	6	13	21
欧洲	260	24	34	98
北美洲	118	27	33	129
南美洲	8	0	7	22
澳洲	5	4	11	37
分资助类型统计				
中国政府资助	27	12	39	122
本国政府资助	0	0	12	14
自　费	1 066	451	1 277	3 777

2005 年全国高等中医药院校教职工数

单位：人

	教　职　工　数									另有其他人员		
	合计	校　本　部　教　职　工					科研机构人员	校办企业职工	其他附设机构人员	小计	聘请校外教师	离退休人员
		小计	专任教师	行政人员	教辅人员	工勤人员						
总　计	**27 523**	**23 560**	**14 956**	**3 508**	**2 773**	**2 323**	**532**	**624**	**2 807**	**12 663**	**4 273**	**8 283**
其中:女	13 019	10 914	7 024	1 522	1 595	773	239	283	1 583	5 913	1 804	4 045
聘任制	1 779	1 747	1 309	189	175	74	0	6	26	0	0	0
其中:女	785	760	559	71	100	30	0	6	19	0	0	0

2005 年全国高等中医药院校教职工数（分职称）

单位：人

	教　职　工　数								
	合计	校　本　部　教　职　工					科研机构人员	校办企业职工	其他附设机构人员
		小计	专任教师	行政人员	教辅人员	工勤人员			
总　计	**27 523**	**23 560**	**14 956**	**3 508**	**2 773**	**2 323**	**532**	**624**	**2 807**
正高级	2 670	2 488	2 302	128	41	17	61	6	115
副高级	6 323	5 745	4 722	537	352	134	132	79	367

续表

	教职工数								
	合计	校本部教职工					科研机构人员	校办企业职工	其他附设机构人员
		小计	专任教师	行政人员	教辅人员	工勤人员			
中　级	7 967	6 788	4 084	1 248	1 329	127	189	132	858
初　级	6 203	5 033	3 281	893	748	111	107	104	959
无职称	4 360	3 506	567	702	303	1 934	43	303	508

2005 年全国高等中医药院校聘任制教职工数（分职称）

单位：人

	合计	校本部教职工					科研机构人员	校办企业职工	其他附设机构人员
		小计	专任教师	行政人员	教辅人员	工勤人员			
总　计	**1 779**	**1 747**	**1 309**	**189**	**175**	**74**	**0**	**6**	**26**
正高级	128	128	120	5	3	0	0	0	0
副高级	557	552	531	14	7	0	0	2	3
中　级	549	528	402	55	71	0	0	3	18
初　级	325	319	211	55	43	10	0	1	5
无职称	220	220	45	60	51	64	0	0	0

2005 年全国高等中医药院校专任、聘请校外教师岗位分类情况

单位：人

	专任教师中按授课内容分				聘请校外教师按授课内容分			
	合计	公共课基础课	专业课		合计	公共课基础课	专业课	
			小计	其中：双师型			小计	其中：双师型
总　计	**14 826**	**4 272**	**10 554**	**1 055**	**4 273**	**1 112**	**3 161**	**282**
其中：女	6 965	2 158	4 807	468	1 804	536	1 268	105
正高级	2 295	341	1 954	209	1 082	181	901	163
副高级	4 693	1 146	3 547	498	1 754	371	1 383	76
中　级	4 037	1 306	2 731	348	1 008	345	663	43
初　级	3 238	1 228	2 010	0	317	117	200	0
无职称	563	251	312	0	112	98	14	0

注：本表与相关表中的数据不完全一致，原因是专任教师中有部分因进修、科研、病休等原因不任课，因此，按授课内容分专任教师数偏小。

2005 年全国高等中医药院校专任教师学历情况

单位：人

	总计	博士	硕士	本科	专科及以下
专任教师	**14 956**	**1 127**	**4 490**	**8 596**	**743**
其中：女	7 024	424	2 160	4 133	307
正高级	2 302	322	604	1 309	67
副高级	4 722	458	983	3 041	240
中　级	4 084	320	1 317	2 156	291
初　级	3 281	18	1 297	1 858	108
无职称	567	9	289	232	37

2005 年全国高等中医药院校聘请校外教师学历情况

单位：人

	总计	博士	硕士	本科	专科及以下
聘请校外教师总计	**4 273**	**295**	**1 099**	**2 682**	**197**
其中：女	1 804	112	494	1 106	92
正高级	1 082	124	254	683	21
副高级	1 754	122	370	1 157	105
中　级	1 008	48	285	632	43
初　级	317	1	158	144	14
无职称	112	0	32	66	14
聘请校外教师中外教	41	2	4	29	6

2005 年全国高等中医药院校专任教师年龄情况

单位：人

	合　计	30 岁及以下	31～40 岁	41～50 岁	51～60 岁	61 岁及以上
总　计	**14 956**	**3 925**	**4 728**	**3 961**	**1 896**	**446**
其中:女	7 024	2 238	2 145	1 783	721	137
正高级	2 302	0	125	1 014	889	274
副高级	4 722	3	1 368	2 372	878	101
中　级	4 084	693	2 647	556	117	71
初　级	3 281	2 735	521	13	12	0
无职称	567	494	67	6	0	0

2005年全国高等中医药院校专任教师所教专业情况

单位：人

	总计	哲学	经济学	法学	教育学	文学	历史学	理学	工学	农学	医学	管理学
总　计	**14 956**	**347**	**148**	**159**	**751**	**950**	**32**	**728**	**631**	**19**	**10 923**	**268**
正高级	2 302	22	13	7	32	30	4	81	39	1	2 055	18
副高级	4 722	124	34	43	224	211	3	247	162	7	3 614	53
中　级	4 084	108	53	41	235	282	19	183	164	2	2 919	78
初　级	3 281	75	40	59	224	375	6	181	220	8	1 989	104
无职称	567	18	8	9	36	52	0	36	46	1	346	15

2005年全国高等中医药院校专任教师变动情况

单位：人

	上学年初报表专任教师数	本学年初报表专任教师数	减少教师数			
			合计	自然减员	调离教师岗位	其他
专任教师总计	**13 279**	**14 956**	**600**	**178**	**111**	**311**
其中：女	6 115	7 024	250	74	49	127

续表

单位：人

	增加教师数							
	合计	录用毕业生			外单位教师调入		校内外非教师调入	
		小计	其中：研究生	其中：本科	小计	其中：高校调入	小计	其中：本校调整
专任教师总计	**2 277**	**1 282**	**955**	**327**	**411**	**329**	**584**	**408**
其中：女	1 159	714	536	158	198	160	247	149

2005年全国高等中医药院校研究生指导教师情况

单位：人

		合计	30岁及以下	31～35岁	36～40岁	41～45岁	46～50岁	51～55岁	56～60岁	61～65岁	66岁及以上
	总　　计	**4 665**	**1**	**67**	**628**	**1 353**	**992**	**751**	**489**	**261**	**123**
	其中：女	1 567	0	33	221	492	348	247	153	57	16
分职称	正高级	2 510	0	6	144	555	568	519	359	242	117
	副高级	2 155	1	61	484	798	424	232	130	19	6
分指导关系	博士导师	327	0	0	6	30	51	68	42	74	56
	硕士导师	3 862	1	67	601	1 237	855	582	360	121	38
	博士、硕士导师	476	0	0	21	86	86	101	87	66	29

2005 年全国高等中医药院校资产情况

	占地面积（平方米）	图书、资料				拥有教学用计算机（台）	固定资产总值（万元）		
		一般图书（万册）		电子图书（片）			合计	教学、科研仪器设备资产	
		合计	当年新增	合计	当年新增			小计	当年新增
学校产权	18 941 310	1 687.29	262.19	573.93	210.5	31 415	890 449.74	174 883.45	31 373.46
非学校产权	844 176	156.61	0.58	95.65	13.56	2 731	217 298.45	30 756.21	1 389
1. 独立使用	372 024	45.47	0.28	5.15	1.26	412	37 627.85	16 473.21	1 168
2. 共同使用	472 152	111.14	0.3	90.5	12.3	2 319	179 670.60	14 283.00	221

2005 年全国高等中医药院校房屋面积情况

单位：平方米

	学校产权建筑面积				正在施工面积	非学校产权建筑面积		
	合计	其中：				小计	独立使用	共同使用
		危房	当年新增	被外单位借用				
总　计	**8 061 414**	**28 442**	**862 873**	**53 294**	**1 027 329**	**1 076 613**	**656 963**	**419 650**
一、教学及辅助用房	3 472 989	12 192	446 858	0	609 814	494 342	212 788	281 554
其中：教室	1 176 084	5 813	158 830	0	136 328	182 635	114 776	67 859
图书馆	412 481	103	42 320	0	149 250	14 932	8 732	6 200
实验室、实习场所	1 647 625	6 276	206 208	0	249 413	276 943	86 910	190 033
体育馆	151 005	0	24 937	0	68 505	7 166	1 400	5 766
会堂	85 794	0	14 563	0	6 318	12 666	970	11 696
二、行政办公用房	535 160	4 069	55 332	0	20 238	38 172	18 172	20 000
三、生活用房	2 839 530	9 687	339 749	27 499	298 614	544 099	426 003	118 096
其中：学生宿舍（公寓）	1 864 589	5 379	228 776	9 983	215 523	461 873	377 849	84 024
学生食堂	272 520	0	32 475	0	27 031	43 904	27 994	15 910
教工单身宿舍	89 539	848	11 203	0	50 000	5 436	1 560	3 876
教工食堂	21 764	0	4 351	0	0	4 703	25	4 678
生活福利及其他用房	591 118	3 460	62 944	17 516	6 060	28 183	18 575	9 608
四、教工住宅	1 213 735	2 494	20 934	25 795	98 663	0	0	0

2005 年全国中等中医药学校招生、毕业、在校学生数

	学校数（所）	毕业生数（人）	招生数（人）	在校生数（人）	预计毕业学生数（人）
中等中医药学校	**61**	**25 543**	**35 279**	**94 432**	**28 649**
其中：					
民族医学校	4	482	378	1 279	535

2005 年全国中等中医药学校按学生类别分毕业、招生、在校学生数

	学校数（所）	毕业生数（人）	招生数（人）	在校生数（人）	预计毕业学生数（人）
中等中医药学校总计	—	**25 543**	**35 279**	**94 432**	**28 649**
调整后中职全日制学生	2	103	892	1811	101
调整后中职非全日制学生	0	0	0	0	0
普通中专学生	45	21 965	31 651	85 737	26 022
成人中专全日制学生	6	2 414	1 621	4 030	1 498
成人中专非全日制学生	1	159	50	94	44
职业高中学生	12	902	1 065	2 760	984

2005 年全国中等中医药学校分专业毕业、招生、在校学生数

单位：人

专业名称	毕业生数	招生数	在校学生数					毕业班学生数
			小计	一年级	二年级	三年级	四年级	
总　计	**25 543**	**35 279**	**94 432**	**35 280**	**29 739**	**26 067**	**3 346**	**28 649**
中医	4 441	3 695	11 789	3 695	3 554	3 739	801	4 101
中医骨伤	335	426	1 495	426	537	440	92	522
中医护理	1 647	1 733	5 493	1 733	1 708	1 671	381	1 666
中西医结合	6 828	7 212	14 452	7 213	3 250	3 402	587	4 834
针灸推拿	563	627	2 294	627	717	950	0	857
中药	2 485	3 774	10 725	3 774	3 539	3 188	224	3 490
中药制药	143	185	874	185	342	347	0	347
中药营销	55	0	10	0	0	10	0	10
中医康复保健	321	251	961	251	341	273	96	400
蒙医医疗与蒙药	29	76	234	76	80	78	0	78
临床医学	0	679	1 233	679	362	192	0	475
西医士	148	98	173	98	75	0	0	0
护理	2 905	9 127	21 780	9 127	6 917	5 044	692	4 366
助产	439	299	967	299	268	373	27	373
卫生保健	340	816	2 838	816	1 360	662	0	662

续表

专业名称	毕业生数	招生数	在校学生数					毕业班学生数
			小计	一年级	二年级	三年级	四年级	
眼视光技术	0	23	23	23	0	0	0	0
医学影像技术	0	44	148	44	93	11	0	11
医学检验	17	57	229	57	85	87	0	39
口腔工艺技术	517	626	1 502	626	424	452	0	452
康复技术	44	0	721	0	0	275	446	721
药剂	674	960	2 782	960	821	1 001	0	1 001
药物制药技术	0	88	88	88	0	0	0	0
医药营销	0	28	28	28	0	0	0	0
社区医学	190	12	191	12	97	82	0	87
麻醉	0	0	30	0	0	30	0	0
烹饪	24	0	14	0	10	4	0	4
工艺美术	15	20	49	20	16	13	0	13
其他专业	3 383	4 423	13 309	4 423	5 143	3 743	0	4 140

2005年全国中等西医药学校中医药专业按学生类别分毕业、招生、在校学生数

	学校数（所）	毕业生数（人）	招生数（人）	在校生数（人）	预计毕业生数（人）
中等西医药学校总计	—	**33 982**	**37 858**	**114 801**	**38 201**
调整后中职全日制学生	18	912	1 056	2 453	562
调整后中职非全日制学生	1	460	176	2 644	2 289
普通中专学生	188	25 313	31 630	93 057	28 711
成人中专全日制学生	31	2 998	1 453	4 081	1 466
成人中专非全日制学生	12	1 143	1 147	3 827	1 927
职业高中学生	45	3 156	2 396	8 739	3 246

2005 年全国中等西医药学校中医药专业分专业毕业、招生、在校学生数

单位：人

专业名称	毕业生数	招生数	在校学生数					毕业班学生数
			小计	一年级	二年级	三年级	四年级	
总　　计	**33 982**	**37 858**	**114 801**	**37 924**	**35 056**	**37 040**	**4 781**	**38 201**
中医	14 015	16 741	48 559	16 793	15 470	14 386	1 910	14 537
中医骨伤	1 365	599	1 157	599	303	230	25	491
中医护理	881	557	1 695	557	301	717	120	516
中西医结合	11 793	12 601	39 148	12 610	11 562	12 647	2 329	13 825
针灸推拿	135	361	902	361	256	285	0	249
中药	3 229	3 135	13 099	3 138	3 511	6 053	397	6 108
中药制药	973	1 869	4 678	1 871	1 620	1 187	0	1 199
中医康复保健	1 190	1 655	4 828	1 655	1 814	1 359	0	1 100
藏医医疗	195	50	231	50	100	81	0	81
维医医疗	149	117	252	117	65	70	0	70
蒙医医疗与蒙药	57	173	252	173	54	25	0	25

2005 年全国中等非医药学校中医药专业按学生类别分毕业、招生、在校学生数

	学校数（所）	毕业生数（人）	招生数（人）	在校生数（人）	预计毕业生数（人）
中等非医药学校总计	**—**	**10 828**	**12 048**	**31 612**	**9 157**
调整后中职全日制学生	16	470	679	1 796	433
调整后中职非全日制学生	0	0	0	0	0
普通中专学生	47	3 060	3 578	10 007	3 148
成人中专全日制学生	25	2 442	788	2 219	925
成人中专非全日制学生	3	102	464	629	72
职业高中学生	100	4 754	6 539	16 961	4 579

2005 年全国中等非医药学校中医药专业分专业毕业、招生、在校学生数

单位：人

专业名称	毕业生数	招生数	在校学生数					毕业班学生数
			小计	一年级	二年级	三年级	四年级	
总　　计	**10 828**	**12 048**	**31 612**	**12 048**	**10 656**	**8 613**	**295**	**9 157**
中医	5 903	4 927	12 196	4 927	3 903	3 366	0	3 475
中医骨伤	42	25	53	25	7	21	0	21
中医护理	403	763	1 929	763	858	308	0	483
中西医结合	1 591	1 575	5 050	1 575	1 635	1 840	0	1 779
针灸推拿	23	104	286	104	73	109	0	109
中药	1 514	1 513	5 760	1 513	2 172	1 817	258	2 103
中药制药	739	1 959	3 609	1 959	1 010	640	0	676
中药经营管理	0	84	84	84	0	0	0	0
中医康复保健	484	575	1 419	575	499	345	0	345
蒙医医疗与蒙药	0	50	79	50	16	13	0	13
藏医医疗	129	473	1 147	473	483	154	37	153

2005 年全国中等中医药学校培训学生情况

单位：人

	总计	其中：少数民族	1周至1个月以下	1个月至半年以下	半年以上	总计中		总计中			
						资格证书培训	岗位证书培训	外语	会计	计算机	农业技术
结业生数	5 469	295	880	2 055	2 534	750	1 273	31	0	95	0
注册学生数	3 249	48	124	2 020	1 105	765	1 465	0	0	0	0

2005 年全国中等中医药学校教职工数

单位：人

	教职工数								聘请校外教师
	合计	校本部教职工					校办企业职工	其他附设机构人员	
		小计	专任教师	行政人员	教辅人员	工勤人员			
总　计	**4 914**	**4 595**	**2 623**	**808**	**480**	**684**	**130**	**189**	**428**
其中：女	2 298	2 130	1 291	305	268	266	55	113	185
聘任制	1 305	1 161	702	166	135	158	53	91	0
其中：女	606	529	326	60	74	69	14	63	0

2005 年全国中等中医药学校教职工数（分职称）

单位：人

	教职工数								聘请校外教师
	合计	校本部教职工					校办企业职工	其他附设机构人员	
		小计	专任教师	行政人员	教辅人员	工勤人员			
总　计	**4 914**	**4 595**	**2 623**	**808**	**480**	**684**	**130**	**189**	**428**
正高级	86	84	57	18	1	8	0	2	77
副高级	866	849	688	130	24	7	8	9	181
中　级	1 494	1 421	1 013	208	167	33	30	43	155
初　级	1 335	1 216	702	238	207	69	41	78	9
无职称	1 133	1 025	163	214	81	567	51	57	6

2005 年全国中等中医药学校聘任制教职工数（分职称）

单位：人

	教职工数								
	合计	校本部教职工					校办企业职工	其他附设机构人员	聘请校外教师
		小计	专任教师	行政人员	教辅人员	工勤人员			
总　计	**1 305**	**1 161**	**702**	**166**	**135**	**158**	**53**	**91**	**0**
正高级	32	31	26	5	0	0	0	1	0
副高级	190	185	159	17	9	0	0	5	0
中　级	343	307	238	23	46	0	18	18	0
初　级	370	316	196	49	59	12	17	37	0
无职称	370	322	83	72	21	146	18	30	0

2005 年全国中等中医药学校不同职称专任教师的学历构成

单位:%

	合计	博士	硕士	本科	专科及以下
总　计	**100.00**	**0.11**	**2.82**	**75.30**	**21.77**
正高级	**100.00**	3.51	10.53	85.96	0.00
副高级	**100.00**	0.00	3.78	84.01	12.21
中　级	**100.00**	0.00	2.07	76.41	21.52
初　级	**100.00**	0.00	1.57	69.23	29.20
无职称	**100.00**	0.61	6.13	53.99	39.26
其中：实习指导课教师	**100.00**	0.00	1.30	59.74	38.96

2005 年全国中等中医药学校不同职称专任教师的年龄构成

单位:%

	合　计	30 岁及以下	31～40 岁	41～50 岁	51～60 岁	61 岁及以上
总　计	**100.00**	**23.14**	**38.70**	**27.18**	**9.99**	**0.99**
正高级	100.00	0.00	0.00	33.33	40.35	26.32
副高级	100.00	0.00	29.51	47.38	21.66	1.45
中　级	100.00	4.84	58.34	29.81	6.91	0.10
初　级	100.00	59.40	29.91	9.12	1.57	0.00
无职称	100.00	86.50	6.75	1.23	5.52	0.00

2005 年全国中等中医药学校资产情况

	占地面积（平方米）			图书、资料			
	合计	其中：绿化用地面积	其中：运动场地面积	图书（册）		电子图书（片）	
				合计	当年新增	合计	当年新增
学校产权	1 943 318	413 304	279 877	2 557 136	71 434	307 597	115 706
非学校产权	672 810	68 450	75 477	712 000	24 510	77 100	53 600
1. 独立使用	74 144	11 600	20 760	0	0	0	0
2. 共同使用	598 666	56 850	54 717	712 000	24 510	77 100	53 600

续表

	教学用计算机（台）	语音实验室座位数（个）	多媒体教室座位数（个）	网上教学课程数（种）	固定资产总值（万元）		
					合计	其中：教学、实习仪器设备资产	
						小计	当年新增
学校产权	6 242	2 022	14 326	73	95 865	18 665	1 557
非学校产权	126	414	454	4	55 612	8 286	2 267
1. 独立使用	0	0	0	0	2 250	2 070	0
2. 共同使用	126	414	454	4	53 362	6 216	2 267

2005 年全国中等中医药学校房屋面积情况

单位：平方米

	学校产权建筑面积				正在施工面积	非学校产权建筑面积		
	合计	其中：危房	其中：当年新增	其中：被外单位借用		小计	独立使用	共同使用
总　计	**1 165 500**	**5 837**	**56 822**	**3 000**	**157 654**	**29 380**	**25 380**	**4 000**
一、教学及辅助用房	484 495	5 657	292 000	0	76 778	11 920	7 920	4 000
其中：教室	210 132	5 657	12 900	0	37 479	4 920	2 120	2 800
图书馆	112 208	0	7 700	0	9 312	400	0	400
实验室、实习场所	136 996	0	8 600	0	29 987	500	200	300
体育馆	15 196	0	0	0	0	5 600	5 600	0
会堂	9 963	0	0	0	0	500	0	500
二、行政办公用房	60 985	0	4 600	0	12 949	362	362	0
三、生活用房	449 420	180	18 230	3 000	67 328	17 098	17 098	0
其中：学生宿舍（公寓）	302 522	120	16 400	0	55 988	12 771	12 771	0
学生食堂	55 534	0	600	0	11 278	1 428	1 428	0
教工单身宿舍	24 476	60	0	0	0	1 132	1 132	0
教工食堂	7 112	0	0	0	62	0	0	0
生活福利及其他用房	59 776	0	1 230	3 000	0	1 767	1 767	0
四、教工住宅	170 600	0	4 792	0	599	0	0	0

（五）中医药科研

2005 年全国中医药科研机构人员情况

单位：人

	机构数	从业人员	从事科技活动人员按工作性质分				
			合计	其中：科学家和工程师	其中：科技管理人员	课题活动人员	科技服务人员
全　国	**98**	**13 221**	**8 210**	**5 819**	**1 265**	**5 007**	**1 938**
其中：							
中国中医研究院	11	3 357	1 656	1 287	302	1 049	305
中医省级科研机构	50	7 719	5 006	3 660	699	3 173	1 134
中医地、市级科研机构	37	2 145	1 548	872	264	785	499

注：科技部报表格式有变化，不再分“专业技术人员”，增加“科学家和工程师”项。

2005 年全国中医药科研机构从事科技活动人员按学历统计

单位：人

	学位		学历				
	博士	硕士	合计	研究生	大学	大专	其他
全　国	**285**	**797**	**8 210**	**1 084**	**3 351**	**2 083**	**1 692**
其中：							
中国中医研究院	188	306	1 656	478	619	281	278
中医省级科研机构	86	434	5 006	536	2 273	1 223	974
中医地、市级科研机构	11	57	1 548	70	459	579	440

2005 年全国中医药科研机构从事科技活动人员按职称统计

单位：人

	从业人员总数	专业技术职称				
		合计	高级	中级	初级	其他
全　国	**13 221**	**8 210**	**2 479**	**2 915**	**2 221**	**595**
其中：						
中国中医研究院	3 357	1 656	546	620	349	141
专业技术人员分类比重(%)		100.00	32.97	37.44	21.07	8.51
中医省级科研机构	7 719	5 006	1 552	1 743	1 382	329
专业技术人员分类比重(%)		100.00	31.00	34.82	27.61	6.57
中医地、市级科研机构	2 145	1 548	381	552	490	125
专业技术人员分类比重(%)		100.00	24.61	35.66	31.65	8.07

2005 年全国中医药科研机构人员流动情况

单位：人

	本年新增人员	新增人员主要来源				新增人员接受教育情况			本年减少人员	其中：流出人员	流出人员主要流向			流出人员学历			本年不在岗人员*
		来自研究院所	来自企业	来自高等学校	来自国外	博士研究生	硕士研究生	本科毕业			流向政府部门	流向企业	出国	博士研究生	硕士研究生	本科毕业	
全　国	**472**	**32**	**13**	**20**	**0**	**13**	**22**	**42**	**496**	**142**	**16**	**37**	**7**	**9**	**15**	**72**	**68**
其中：																	
中国中医研究院	133	21	1	0	0	8	11	7	205	43	9	11	3	7	9	17	28
中医省级科研机构	269	10	9	15	0	4	10	24	243	72	4	26	4	2	6	45	38
中医地、市级科研机构	70	1	3	5	0	1	1	11	48	27	3	0	0	0	0	10	2

注：指本年在册但基本上没有在本机构工作的人员。包括停薪留职、长期无故旷工、出国逾期不归、机构内部调整富余人员等。

2005 年全国中医药科研机构经常费收入情况

单位：千元

	本年收入总额	科技活动收入			生产经营活动收入	其他收入	非科技活动借贷款	出口创汇收入	政府资金				非政府资金				
		总计	其中：政府资金	其中：非政府资金					金额	其中：财政补助收入	其中：承担政府科研项目收入	其中：来自地方政府的资金	总计	技术性收入	用于科技活动的贷款	国外资金	其他资金
全　国	**1 927 526**	**645 648**	**511 058**	**134 590**	**52 855**	**1 229 023**	**0**	**0**	**511 058**	**403 301**	**99 918**	**60 665**	**134 590**	**108 384**	**0**	**1271**	**24 935**
其中：																	
中国中医研究院	950 019	291 670	213 608	78 062	0	658 349	0	0	213 608	142 951	70 583	1 123	78 062	57 632	0	50	20 380
中医省级科研机构	829 045	304 085	251 820	52 265	28 078	496 882	0	0	251 820	218 855	27 112	37 476	52 265	47 739	0	1 221	3 305
中医地、市级科研机构	148 462	49 893	45 630	4 263	24 777	73 792	0	0	45 630	41 495	2 223	22 066	4 263	3 013	0	0	1 250

续表

技术性收入：总计	技术性收入：其中：来自企业	技术性收入按技术活动的形式分：技术开发收入	技术转让收入	咨询、服务、培训、承包收入	学术活动和科普活动收入	生产经营活动收入：金额	其中：产品销售收入	其他收入：总计	其中：医院的医疗活动收入	其中：工程设计活动收入	其中：教学培训活动收入	其中：用于离退休人员的政府拨款
108 384	**51 950**	**44 694**	**13 949**	**45 556**	**4 185**	**52 855**	**6371**	**229 023**	**1 107 976**	**0**	**18 539**	**59 503**
57 632	33 583	22 007	7 857	25 787	1 981	0	0	658 349	591 508	0	17 942	25 991
47 739	18 367	22 687	6 092	16 756	2 204	28 078	637	496 882	445 946	0	561	27 354
3 013	0	0	0	3 013	0	24 777	0	73 792	70 522	0	36	6 158

2005 年全国中医药科研机构经常费支出情况

单位：千元

	本年内部支出*	科技活动经费内部支出					生产经营活动支出		其他支出							本年外部支出	
		金额	其中：国际科技交流与合作费	合计中：			金额	其中：人员费用	金额	其中：		合计中：				金额	其中：科技活动经费外部支出
				人员费用*	设备购置费	其他日常支出				人员费用	离退休人员费用	医院的医疗活动支出	工程设计活动支出	教学活动支出	其他		
全　国	**1 845 633**	**524 949**	**936**	**243 711**	**59 122**	**222 116**	**158 714**	**83 394**	**161 970**	**161 632**	**111 119**	**992 521**	**1 186**	**2 331**	**165 932**	**9 825**	**9 752**
其中：																	
中国中医研究院	890 951	218 822	470	65 984	23 914	128 924	45 589	45 589	626 540	72 218	35 747	550 867	0	1 854	73 819	6 592	6 592
中医省级科研机构	808 782	242 302	0	134 021	27 139	81 142	84 804	31 724	481 676	76 041	61 142	402 294	290	417	78 675	3 227	3 154
中医地、市级科研机构	145 900	63 825	466	43 706	8 069	12 050	28 321	6 081	53 754	13 373	14 230	39 360	896	60	13 438	6	6

注：①本年内部支出合计中不包括基建投资的支出。②人员费用与离退休人员费用含工资，下同。

2005 年全国中医药科研机构在研课题情况

单位：个

	课题数合计	其中：当年开题	基础研究	其中：当年开题	应用研究	其中：当年开题	试验发展	其中：当年开题	研究与试验发展成果应用	其中：当年开题	推广示范与科技服务	其中：当年开题	生产性活动	其中：当年开题
全　国	**1 584**	**432**	**143**	**43**	**371**	**113**	**593**	**145**	**349**	**98**	**126**	**32**	**2**	**1**
其中：														
中国中医研究院	459	119	41	10	169	52	165	38	20	8	64	11	0	0
中医省级科研机构	1 004	283	78	25	181	56	391	103	300	80	53	19	1	0
中医地、市级科研机构	121	30	24	8	21	5	37	4	29	10	9	2	1	1

2005 年全国中医药科研机构基本建设情况

单位：千元

	基本建设投资实际完成额					科研基建*				
	金额	按用途分				金额	按来源分			
		科研仪器设备	科研土建工程	生产经营土建与设备	生活土建与设备		政府拨款	企业资金	事业单位资金	其他资金
全　国	**96 786**	**77 672**	**14 634**	**4 480**	**0**	**92 306**	**79 438**	**0**	**11 908**	**960**
其中：										
中国中医研究院	75 734	74 534	1 200	0	0	75 734	75 734	0	0	0
中医省级科研机构	16 374	2 783	9 111	4 480	0	11 894	1 880	0	9 854	160
中医地、市级科研机构	4 678	355	4 323	0	0	4 678	1 824	0	2 054	800

注：科研基建投资金额是指科研仪器设备投资与科研土建工程投资之和。

2005 年全国中医药科研机构资产负债情况

单位：千元

	资产合计	其中：						负债合计
		流动资产	固定资产	其中：		无形资产	对外投资	
				科研房屋建筑物	科研仪器设备和图书资料			
全　国	**3 116 008**	**1 278 511**	**1 751 800**	**474 198**	**618 727**	**7 463**	**78 234**	**1 446 315**
其中：								
中国中医研究院	**1 321 298**	600 206	711 428	250 582	361 561	0	9 664	**696 580**
中医省级科研机构	**1 547 692**	586 043	887 629	166 582	209 941	5 450	68 570	**638 284**
中医地、市级科研机构	**247 018**	92 262	152 743	57 034	47 225	2 013	0	**111 451**

2005 年全国中医药科研机构科研仪器设备价值情况

单位：千元

	合计	其中：100 千元以上金额	制造时间					
			2000 年～		90 年代		80 年代	
			总额	100 千元以上金额	总额	100 千元以上金额	总额	100 千元以上金额
全　国	**629 711**	**310 481**	**333 874**	**187 106**	**180 087**	**84 821**	**65 372**	**21 916**
其中：								
中国中医研究院	286 206	166 993	159 419	103 035	86 439	49 454	38 503	13 692
中医省级科研机构	311 072	133 411	152 319	78 404	86 277	32 185	24 883	7 774
中医地、市级科研机构	32 433	10 077	22 136	5 667	7 371	3 182	1 986	450

2005 年全国中医药科研机构进口科研仪器设备价值情况

单位：千元

	合计	其中：100 千元以上金额	制造时间					
			2000 年～		90 年代		80 年代	
			总额	100 千元以上金额	总额	100 千元以上金额	总额	100 千元以上金额
全　国	**378 890**	**237 198**	**201 313**	**141 600**	**115 104**	**68 975**	**40 144**	**16 628**
其中：								
中国中医研究院	211 608	138 644	120 555	87 919	61 021	40 436	26 122	9 477
中医省级科研机构	156 630	93 007	76 706	51 784	50 296	26 177	13 616	6 841
中医地、市级科研机构	10 652	5 547	4 052	1 897	3 787	2 362	406	310

2005 年全国中医药科研机构办经济实体*情况

单位：千元

	实体数（个）	从业人员（人）	全年总收入	全年利润总额	上交院所金额	上缴税金	年末资产合计	年末负债合计	所有者权益合计
全　国	**105**	**1 588**	**230 406**	**14 227**	**4 836**	**16 724**	**472 945**	**229 824**	**243 121**
其中：									
中国中医研究院	15	277	29 694	2 926	1 910	1 949	94 025	34 612	59 413
中医省级科研机构	53	1 159	193 843	11 993	2 626	14 769	363 704	183 673	180 031
中医地、市级科研机构	37	152	6 869	－692	300	6	15 216	11 539	3 677

注：机构办经济实体指由院所自办或与其他单位合办的经工商管理部门批准登记、具有法人地位的企业。

2005 年县属研究与开发机构组织工作及人员情况

机构数（个）	当年举办各类技术培训班		已创办各类农村科技协作组织个数	从业人员（人）	其中：专业技术人员（人）	按工作性质分			
						从事科技活动人员	其中：		
	班次	人次					科技管理人员	课题活动人员	科技服务人员
21	64	6 875	7	955	770	506	73	323	110

2005年全国中医药科研机构课题经费内部支出情况

单位：千元

	合计	基础研究	应用研究	试验发展	研究与试验发展成果应用	科技服务	生产性活动
全　国	**184 693.7**	**10 782.0**	**40 730.6**	**89 309.2**	**27 374.4**	**16 267.5**	**230.0**
其中：							
中国中医研究院	96 312.2	6 625.6	27 270.2	48 315.0	2 994.1	11 107.3	0.0
中医省级科研机构	79 720.0	3 070.8	12 024.9	37 557.0	22 296.5	4 570.8	200.0
中医地、市级科研机构	8 661.5	1 085.6	1 435.5	3 437.2	2 083.8	589.4	30.0

2005年全国中医药科研机构课题折合工作量统计

单位：人年

	合计	基础研究	应用研究	试验发展	研究与试验发展成果应用	科技服务	生产性活动
全　国	**3 789.4**	**345.3**	**891.0**	**1 444.7**	**812.8**	**289.2**	**6.4**
其中：							
中国中医研究院	1 044.9	104.5	386.8	378.7	28.4	146.5	0.0
中医省级科研机构	2 438.4	179.4	470.8	970.9	704.2	108.7	4.4
中医地、市级科研机构	306.1	61.4	33.4	95.1	80.2	34.0	2.0

2005年全国中医药科研机构买入技术情况

单位：千元

	技术获取当年实际支付金额	其中：			
		发明使用权（专利、许可证、商标等）	研究、研制成果（新知识和新技术、新产品原型）	含新技术（新工艺）的图纸、技术手册和软件	含新技术（新工艺）的设备和仪器
全　国	**0**	**0**	**0**	**0**	**0**
其中：					
中国中医研究院	0	0	0	0	0
中医省级科研机构	0	0	0	0	0
中医地、市级科研机构	0	0	0	0	0

2005年全国中医药科研机构卖出技术情况

单位：千元

	技术转让当年实收金额	其中：			
		发明使用权（专利、许可证、商标等）	研究、研制成果（新知识和新技术、新产品原型）	含新技术（新工艺）的图纸、技术手册和软件	含新技术（新工艺）的设备和仪器
全　国	**13 504**	**0**	**12 660**	**844**	**0**
其中：					
中国中医研究院	5 960	0	5 960	0	0
中医省级科研机构	7 544	0	6 700	844	0
中医地、市级科研机构	0	0	0	0	0

2005年全国中医药科研机构科技成果情况

	发表科技论文（篇）	其中：国外发表（篇）	出版科技著作（种）	专利申请受理数（件）	专利授权数（件）	其中：		拥有发明专利总数（件）
						发明专利（件）	国外授权（件）	
全　国	**3 000**	**103**	**154**	**43**	**31**	**30**	**0**	**93**
其中：								
中国中医研究院	878	50	68	9	4	4	0	17
中医省级科研机构	1 615	18	65	28	24	23	0	73
中医地、市级科研机构	507	35	21	6	3	3	0	3

2005年全国中医药科研机构研究与发展*人员情况

单位：人

	R&D人员合计	按学历分				按工作量分	
		博士毕业	硕士毕业	本科毕业	其他	R&D全时人员	R&D非全时人员
全　国	**4 248**	**238**	**614**	**2 073**	**1 323**	**2 440**	**1 808**
其中：							
中国中医研究院	1 073	154	260	360	299	813	260
中医省级科研机构	2 784	76	336	1 568	804	1 491	1 293
中医地、市级科研机构	391	8	18	145	220	136	255

注：研究与发展以下均称为R&D。

2005年全国中医药科研机构R&D工作量情况

单位：人年

	R&D人员折合全时工作量	其中：	R&D人员折合全时工作量按人员工作岗位性质分		
		科学家和工程师	研究人员	技术人员	其他辅助人员
全　国	**3 188**	**2 385**	**1 830**	**945**	**413**
其中：					
中国中医研究院	1 004	785	533	349	122

续表

	R&D人员折合全时工作量	其中：甲类	R&D人员折合全时工作量按人员工作岗位性质分：研究人员	技术人员	其他辅助人员
中医省级科研机构	1 964	1 443	1 164	541	259
中医地、市级科研机构	220	157	133	55	32

注：由于统计口径变化，取消R&D人员中的“甲类”项，增加“科学家和工程师”项

2005年全国中医药科研机构R&D经费

单位：千元

	R&D经费内部支出*	按费用类别分：R&D经费支出	其中：人员费用	设备购置费	其他	R&D基本建设费	其中：仪器设备费	土建费	R&D经费外部支出
全　　国	**300 411**	**244 028**	**118 363**	**27 545**	**98 120**	**56 383**	**5 780**	**4 603**	**6 592**
其中：									
中国中医研究院	171 301	119 925	38 856	13 683	67 386	51 376	51 274	102	6 592
中医省级科研机构	115 095	111 781	70 197	12 751	28 833	3 314	506	2 808	0
中医地、市级科研机构	14 015	12 322	9 310	1 111	1 901	1 693	0	1 693	0

注：R&D经费内部支出指当年为进行R&D活动而实际用于本机构内的全部支出，应按“全成本核算”的口径进行计量，不包括与外单位合作研究而拨给对方使用的经费。

2005年全国中医药科研机构R&D按来源分基本建设费

单位：千元

	政府资金	企业资金	事业单位资金	国外资金	其他资金
全　　国	**53 027**	**0**	**3 056**	**0**	**300**
其中：					
中国中医研究院	51 376	0	0	0	0
中医省级科研机构	532	0	2 622	0	160
中医地、市级科研机构	1 119	0	434	0	140

2005年全国中医药科研机构R&D经费支出*

单位：千元

	按来源分：政府资金	企业资金	事业单位资金	国外资金	其他资金	按活动类型分：基础研究	应用研究	试验发展
全　　国	**167 344**	**19 258**	**50 173**	**2 261**	**4 992**	**20 830**	**70 966**	**152 232**
其中：								
中国中医研究院	91 085	70	28 530	240	0	9 927	37 981	72 017
中医省级科研机构	66 178	18 938	19 852	2 021	4 792	6 049	31 031	74 701
中医地、市级科研机构	10 081	250	1 791	0	200	4 854	1 954	5 514

注：R&D经常费支出不包括基本建设费。

2005 年全国中医药科研机构对外科技服务活动情况

单位：人年

	科技成果的示范性推广工作	为用户提供可行性报告、技术方案、建议及进行技术论证等技术咨询工作	为社会和公众提供的测试、标准化、计量、计算、质量和专利服务	科技信息文献服务	其他科技服务活动	科技培训工作
全　国	**166**	**117**	**61**	**176**	**259**	**163**
其中：						
中国中医研究院	64	6	14	31	125	106
中医省级科研机构	93	100	45	142	101	44
中医地、市级科研机构	9	11	2	3	33	13

2005 年县属研究与开发机构课题综合情况

课题类型	课题数合计（个）	经费内部支出（千元）	其中：政府资金	课题人员折合全时工作量合计（人年）	其中 1：		其中 2：
					高中级职称	无高中级职称的大学本科及以上学历	研究人员
合　计	**42**	**2 421.9**	**400.5**	**187.6**	**98.5**	**19.5**	**91.4**
试验发展	17	1 162.4	104	65	34	0	30
研究与试验发展成果应用	17	781.5	241.5	81.4	43.7	10.5	37
推广示范与科技服务	8	478	55	41.2	20.8	9	24.4
其他	0	0	0	0	0	0	0

2005 年县属研究与开发机构经费收入情况

单位:千元

本年总收入	科技活动收入	生产经营收入	其他收入			政府资金			技术性收入		用于科技活动的贷款	国外资金	其他资金
			金额	其中:用于离退休人员的政府拨款	科技活动收入	金额	其中:财政补助收入	其中:承担政府科研项目收入	金额	其中:来自企业			
67 978	8 283	58 239	1 456	308	8 283	6 507	6 362	97	883	10	13	125	755

2005 年县属研究与开发机构经费支出情况

单位:千元

本年内部支出总额	科技活动经费内部支出				生产经营活动支出			其他支出			本年外部支出总额		固定资产情况	
	金额	人员费用	设备购置费	其他日常支出	金额	人员费用	设备购置费	金额	人员费用	离退休人员费用	金额	其中:科技活动经费外部支出	年末固定资产原价	其中:科研仪器设备
58 717	17 997	7 613	1 051	9 333	31 033	7 111	1 056	9 687	5 832	1 649	257	93	67 577	12 893

2005 年县属研究与开发机构基本建设情况

单位:千元

基本建设投资实际完成额	按用途分				科研基建	按来源分			
	科研仪器设备	科研土建工程	生产经营土建与设备	生活土建与设备		政府拨款	企业资金	事业单位资金	其他资金
338	110	11	181	36	121	0	0	19	102

（六）中医事业费

2005 年国家财政、中医事业费支出数及比重

项　　目	绝　对　数	占国家财政支出比重（%）
国家财政支出	33 708.12	100.00
卫生事业费	601.50	1.78
中医事业费	41.42	0.12

注：卫生事业费、中医事业费统计数据均为财政拨款数。

2005 年全国各地区卫生事业费、中医事业费数

单位：万元

地　　区	卫生事业费	中医事业费	中医事业费相当卫生事业费（%）
卫生部汇总	**6 014 992.24**	**414 201.38**	**6.89**
北　京　市	334 092.84	19 375.63	5.80
天　津　市	90 755.94	5 023.96	5.54
河　北　省	221 449.84	11 626.90	5.25
山　西　省	175 672.78	13 369.06	7.61
内蒙古自治区	131 143.53	12 848.67	9.80
辽　宁　省	170 391.74	7 561.99	4.44
吉　林　省	144 233.06	14 647.32	10.16
黑龙江省	161 558.35	14 422.53	8.93
上　海　市	332 774.28	23 900.32	7.18
江　苏　省	373 117.71	22 062.77	5.91
浙　江　省	290 469.85	21 973.25	7.56
安　徽　省	150 877.05	8 889.98	5.89
福　建　省	154 287.23	9 582.05	6.21
江　西　省	125 454.46	10 228.30	8.15
山　东　省	301 236.04	17 793.96	5.91
河　南　省	219 262.93	15 056.62	6.87
湖　北　省	176 413.63	10 996.74	6.23
湖　南　省	152 725.52	9 304.47	6.09
广　东　省	513 394.95	38 445.04	7.49
广西壮族自治区	137 071.46	9 508.98	6.94
海　南　省	33 600.45	1 886.30	5.61
重　庆　市	97 429.23	7 744.93	7.95
四　川　省	320 476.79	21 287.04	6.64
贵　州　省	146 766.57	9 297.91	6.34
云　南　省	253 883.06	14 432.97	5.68
西藏自治区	65 569.59	5 167.83	7.88
陕　西　省	115 605.86	9 388.42	8.12
甘　肃　省	122 483.38	9 339.58	7.63
青　海　省	39 786.78	4 223.31	10.61
宁夏回族自治区	34 225.76	2 863.56	8.37

续表

地　　区	卫生事业费	中医事业费	中医事业费相当卫生事业费(%)
新疆维吾尔治区	193 886.29	13 798.97	7.12
新疆生产建设兵团	14 319.70	60.00	0.42
国家中医药管理局	—	18 092.00	—
卫生部直属单位	220 575.60	—	—
中国医学科学院	14 406.19	—	—
中国疾病预防控制中心	32 420.70	—	—

2005 年全国各地区中医事业费分项数

单位：万元

地　　区	合　　计	医院经费	干部训练费	处理群众医疗欠费基金	其他中医事业费
卫生部汇总	**414 201.38**	**390 541.53**	**4 137.80**	**186.00**	**19 336.05**
北　京　市	19 375.63	14 407.99	0.00	0.00	4 967.64
天　津　市	5 023.96	4 465.01	150.00	0.00	408.95
河　北　省	11 626.90	10 673.71	733.19	0.00	220.00
山　西　省	13 369.06	13 264.37	0.00	0.00	104.69
内蒙古自治区	12 848.67	12 437.94	77.86	0.00	332.86
辽　宁　省	7 561.99	7 383.29	0.00	0.00	178.70
吉　林　省	14 647.32	13 783.99	77.94	0.00	785.39
黑 龙 江 省	14 422.53	13 930.65	186.88	0.00	305.00
上　海　市	23 900.32	22 395.72	899.83	0.00	604.77
江　苏　省	22 062.77	21 736.03	0.00	10.00	316.74
浙　江　省	21 973.25	21 277.12	0.00	60.00	636.13
安　徽　省	8 889.98	8 775.01	0.00	0.00	114.97
福　建　省	9 582.05	9 153.40	2.00	35.00	391.65
江　西　省	10 228.30	9 805.84	0.00	0.00	422.46
山　东　省	17 793.96	17 791.96	0.00	2.00	0.00
河　南　省	15 056.62	13 483.02	487.09	3.00	1 083.50
湖　北　省	10 996.74	10 133.48	0.00	0.00	863.25
湖　南　省	9 304.47	8 459.72	2.10	0.00	842.65
广　东　省	38 445.04	37 283.66	0.00	0.00	1161.38
广西壮族自治区	9 508.98	9 494.51	0.00	5.00	9.47
海　南　省	1 886.30	1 886.30	0.00	0.00	0.00
重　庆　市	7 744.93	7 701.93	0.00	40.00	3.00
四　川　省	21 287.04	19 569.42	940.96	10.00	766.66
贵　州　省	9 297.91	9 215.91	33.00	1.00	48.00
云　南　省	14 432.97	14 417.21	0.00	0.00	15.76
西藏自治区	5 167.83	5 137.83	0.00	0.00	30.00

续表

地　　区	合　　计	医院经费	干部训练费	处理群众医疗欠费基金	其他中医事业费
陕　西　省	9 388.42	8 307.27	546.95	0.00	534.20
甘　肃　省	9 339.58	9 339.58	0.00	0.00	0.00
青　海　省	4 223.31	4 223.31	0.00	0.00	0.00
宁夏回族自治区	2 863.56	2 843.56	0.00	20.00	0.00
新疆维吾尔自治区	13 798.97	13 591.45	0.00	0.00	207.52
新疆生产建设兵团	60.00	60.00	0.00	0.00	0.00
国家中医药管理局	18 092.00	14 111.31	0.00	0.00	3 980.69

附录

附　　录

（一）地方性学术团体与社会团体

1. 北京市

【北京中医药学会】

会　　长：张炳厚
秘 书 长：高丹枫
地　　址：北京市东单三条甲7号
邮　　编：100005
电　　话：010－65223477/65247704
传　　真：010－65223477
刊　　物：《北京中医》
电子信箱：BJTCM@PUBLIC3.BTA.NET.CN

2005年学会工作概况

一、组织建设

2005年2月21日，学会第九届会员代表大会在首都宾馆胜利召开。大家首先听取和审议了张炳厚会长作的第八届理事会工作报告；第八届监事会监事长马静作监事会报告；副会长刘殿永作北京中医药学会章程（草案）修改说明的报告；秘书长高丹枫作对第九届理事会理事候选人产生经过说明的报告。大会投票选举了第九届理事会。同时宣读了学会关于表彰先进专业委员会和表彰先进会员的决定。在九届理事会第一次会议上，听取和审议了由田大芳副会长作的今后4年工作规划的报告，投票选举了常务理事会、会长、副会长、秘书长、副秘书长，选举通过了理事会各工作委员会名单。

2005年度召开2次会议。第一次在会员代表大会后，主要讨论学会各工作委员会的组织分工和今后4年的工作计划。第二次在4月，针对学会所属《北京中医》杂志改刊为月刊的相关事宜开展研讨。

保持共产党员先进性教育活动。2005年7月，学会参加了医学会党支部组织的保持共产党员先进性教育活动。第二批保持共产党员先进性教育开始后，学会认真听取了蔡执敏书记作的动员报告；听取了督导组组长作的“关于当今世界形势和我们党所处的地位以及党的现状和责任”的分析报告；聆听了郭海燕同志“让鲜红的党旗高高飘扬——永远保持共产党员先进性”的报告；参观了卢沟桥抗日战争纪念馆，并分小组认真学习了新党章及中央、北京市委下发的一系列文件，通过学习、讨论，提高了认识。

二、学术交流

2005年9月29日，“世界中医学会联合会第二届国际会议”在欧洲法国首都巴黎举行，学会组织北京儿童医院、佑安医院、地坛医院、男科医院等部分专家赴法参加会议。

“2005全国中药研究中药房管理学术研讨会”于2005年5月22日在重庆召开。“全国骨伤科临床学术研讨会”于2005年4月7～11日在北京国际会议中心举办。

学会下属38个专业委员会2005年均开展了各自专业的学术交流会议。

在2005年市科协的科技交流学术月活动中，学会与北京中西医结合学会、北京针灸学会协助市中医管理局联合举办了“北京第四届中医、中西医结合青年学术演讲比赛”，主题是“和谐、发展、创新”。

2005年，对外交流专业委员会专题研究如何拓展对外服务的空间和范围。主要做了4个方面的工作：①提高服务质量。2005年，同仁堂南城天汇旅游药店为提高服务质量，对出诊医师及单位职工进行了医疗卫生法律法规、中医药知识、外语、礼仪和店内规章制度的培训，同时定期检查药品质量，确保优质服务。②拓展服务范围，开发韩国市场。③更换了部分对外宣传的内容。④派遣委员会秘书洪景远赴欧洲参加第二届国际中医药会议。

三、继续教育工作

举办市级认可项目学术讲座45场。2005年，学会按期完成了下属各专业委员会拟定的学术讲座课程，共举行学术讲座45场，5000余人次参加。举办国家认可项目的全国高级研修班、学习班3个。

四、科普宣传和科技咨询工作

与医学会合作，广泛开展义诊和宣教讲座。2005年初，学会与医学会即制定了2005～2008年开展100场义诊、100场宣教讲座的计划，并于2005年4月开始实施。

配合市中医管理局，开展“北京百名专家中医药预防保健科学传播活动”。活动分为“媒体宣传”、“健康课堂”、“志愿者行动”、“编撰系列宣传材料”等主题行动。2005年12月14日，经过充分准备，在康铭大厦举办了这项活动的启动仪式。

专业委员会组织的科技下乡活动。感染专业委员会在学术交流的基础上，多次组织本专业专家科技下乡，为边远山区的农民义诊、讲课，受到学会的表扬。骨科、急症等专业委员会也到北京郊区进行了中医科普讲课和健康服务。

筹办2006年中华中医药学会科普分会的学术大会。

中成药科技咨询活动。2005年，围绕各种中成药展开的科技咨询工作近10次。主要有：6月在市政协举办“红景天临床学术研讨会”；9月在半岛酒店举办“金荞麦临床学术研讨会”；10月在西藏驻京办事处举办“现代藏药学术研讨会”；12月在锦江饭店举办“华北药业集团公司新药学术研讨会”等。

专家考察活动。5月带领部分中药专家考察了海南药业公司和他们的GMP生产车间；10月考察了安徽亳州药材市场；其余如四川雅安三九药业、吉林辉南辉发药业、牡丹江灵泰药业、辽宁紫荆山药业、天津中新药业，学会都选派部分专家前往学习、参观和联系有关活动。

五、编辑出版工作

2005年，杂志共收稿件921篇，其中正刊收稿768篇，中药会刊收稿153篇。稿件刊登情况：正刊刊登210篇，增刊刊登59篇，中药会刊刊登81篇。全年外送专家审阅稿件130篇。正刊刊登的文章中，有22篇为科研课题文章。

在“北京百名中医药专家预防保健医学知识科学传播活动”中，配合北京中医管理局出版了一系列预防保健医学知识的科普宣传读物，并与媒体联合，为他们联系学会有关专家，通过电视、报纸、广播等多种形式开展宣传，为北京广大市民预防秋冬季疾病的发生和传播贡献了学会的力量。

【北京针灸学会】

会　　长：贺普仁
常务副会长：杨宝琴
秘 书 长：马　静
副秘书长：程海英
地　　址：北京市东城区东四十条27号北京中医药学院
邮　　编：100007
电　　话：010－64059495
电子信箱：chenghy0609@sina.com

2005年学会工作概况

一、继续教育

学会于2005年举办了“针灸治疗疼痛性疾病学习班”和“针刀医学提高班”两期国家级中医药继续教育认可项目班。

“针灸治疗疼痛性疾病学习班”于2005年5月26～29日举办，共24学时。“针刀医学提高班”于2005年7月7～12日举办，共36学时。

学会在2005年举办继续教育讲座14次，参加人次约600人。为21世纪网教中心提供课件和参与网络互动共10次。

二、学术论坛

北京中医医院针灸科是北京市重点学科，床位数和门诊量在北京都名列前茅，多年来在针灸专科专台建设方面积累了一些经验，专台的建立对推动针灸临床、科研的发展至关重要，为此在该院针灸科进行了有关针灸专科专台建设的研讨。

中国中医研究院广安门中医医院针灸科多年来在科研课题的申报、项目的级别、获得的成果等方面都位居北京地区前列，且该科又是两个专业委员会的主任委员单位，为此学会委托该科举办了关于针灸科研问题的探讨，大家就科研工作中的一些具有普遍性的问题进行了经验介绍和理论探讨。

针灸临床的发展离不开针具的运用，就如何准确选择针具、如何评价一次性针具的作用以及针对在消毒、感染等方面群众存在的疑虑和解决的办法，学会委托中国人民解放军301医院针灸科承办了有关针具问题的论坛研讨。

面对不同针灸治疗方法范围的扩大，大家普遍遇到如何进行评价的问题，为此学会以腹针为中心点，由西城中医医院针灸科承办了以腹针及其疗效评价为主题的研讨。

三、配合北京市科协科技周活动开展送医下乡活动

学会多年来坚持到远郊区县进行义诊扶贫，2005年组织针灸专家赴门头沟、通州各义诊1次，参加人员达30人次。

四、筹备召开北京针灸学术年会

为了更好地推动针灸学术的发展，为针灸专业人员提供交流沟通的机会，本届理事会决定召开北京针灸学术年会。截至2005年10月底共收到论文60余篇。

【北京中西医结合学会】

会　　长：危北海
副 会 长（按姓氏笔画为序）：王书臣、王莒生、李　林、李曰庆、何惠宇、张淑文、杨明会、赵锡银、姜在暘
秘 书 长：马必生
副秘书长：马　静、于淑惠、赵静、黄　毅
地　　址：北京市东单三条甲7号
邮　　编：100005
电　　话：010－65250460/65594125
网　　址：www.bjaim.ITCmedu.com
电子信箱：bjzhxyjhxh@263.cet.cn/bjzhxyjhxh@yahoo.com.cn

2005年学会工作概况

一、学会改革工作

根据《北京市科学技术协会关于加强学会建设，促进学会改革的意见》的精神，学会以医学类学会代表单位参加了学会改革试点工作。学会提出逐渐从“纯学术型”逐渐向“学术经营型”学术性社团转化，以适应改革与发展的需要。拟定了《北京中西医结合学会加强自身建设，促进学会改革发展方案（讨论稿）》。

二、组织工作

2005年3月、10月、12月，普外科专业委员会、皮肤性病专业委员会、肿瘤专业委员会分别进行改选换届。

三、学术交流

皮肤性病专业委员会主办了“京津冀地区皮肤性病学术年会”；普外科专业委员会举办了以“重症胰腺炎的中西医结合治疗现状与进展”、“普外科重症的救治与监护”、“肠源性多器官功能障碍的诊疗现状”和“普外科实用技术”为专题的学术研讨会；学会举办了“北京地区中医医院急诊学科建设与发展现场研讨会”、“慢性胃炎中西医结合进展学术研讨会”、“中医药在肿

瘤临床的应用学术研讨会”、“中医药科研设计高级论坛”、“乳腺癌综合治疗进展学术研讨会”、“系统性红斑狼疮专题学术研讨会”、“2005亚太地区中西医结合学术论坛”，协办了“首届脓毒症中西医结合诊治进展论坛”。

四、继续医学教育

北京市级认可项目：学会组织申报并承担了北京市中医药继续医学教育认可项目讲座74项，补充项目11项，涉及23个专业，计有6000余人次参加了学习。举办国家级项目学习班：学会组织并完成国家级项目学习班2项，有60余名来自全国各地的医师参加了培训。北京市级项目培训班：与首都医科大学附属北京友谊医院共同举办了“北京地区中西医结合诊治脓毒症相关器官功能不全研修班”，50名相关医师参加了学习。送教下乡项目：学会分别组织、申报并完成对大兴、昌平等区县的市级继续教育项目讲座计划。

五、科普宣传

耳鼻喉科专业委员会专家在国际“爱耳日”到基层进行爱耳、护耳的医学科普宣传和义诊、咨询；学会赴平谷区山东庄镇和怀柔区桥梓乡义诊咨询；配合北京市科协分别组织专家赴通州区参加“科技三下乡”和“科普进工地”活动；赴甘肃省天水市中医医院开展医学科技合作支援活动；配合政府主管部门参与组织“百名专家中医药预防保健传播活动”的有关工作。

六、青年人才培养工作

参与“第八届北京青年优秀科技论文评选”活动。学会共收到中医、中西医结合学术论文71篇。评选出一等奖3名，二等奖5名，三等奖7名。学会被评为组织工作一等奖。

组织了“北京地区中医、中西医结合青年学术演讲比赛”、“学术演讲技巧沙龙”、“北京第四届中医、中西医结合青年学术演讲比赛暨2005年中医药青年优秀科技论文颁奖大会”。

接受并承担北京市中医管理局委托的第二批“北京市中医药人才培养”工作，参与“首届北京地区群众喜爱的中青年名中医评选”活动。

七、科研工作

在北京市中医管理局的领导下，学会承担的北京市科委“中医药对亚健康状态的调整研究——北京地区亚健康状态中医干预措施及证治规律的研究”课题按照合同计划顺利开展，已进入课题总结阶段。

八、编辑出版工作

与北京中医药学会联合主办的《北京中医》杂志，2005年度按时完成了6期正刊和1期增刊的组稿、审稿、编辑、出版、发行工作。全年共刊用稿件216篇，国内外共发行28300册；与中国医药科技出版社共同策划编写的《社区医疗系列丛书》12分册。

九、配合政府主管部门工作

接受并承担北京市中医管理局委托的“北京地区创建人民满意中医医院”评价工作；接受并承担北京市中医管理局委托的“北京地区应对突发公共卫生事件能力建设中医药人员培训”。

十、其他

学会配合中国中西医结合学会完成了中国中西医结合学会2005年度首次“中国中西医结合学会科学技术奖”北京地区奖项的征集、评选、推荐工作。2005年度，学会被评为北京市科协优秀学会。

2．天津市

【天津市中医药学会】

会　　长：张大宁
副 会 长：张伯礼、戴锡孟、申长虹、王生田、韩景献、高金亮、马　融、韩冰、陈宝贵、詹原竞
秘 书 长：苗富来
地　　址：天津市河西区马场道佟卫里19号
邮　　编：300074
电　　话：022－23340702

2005年学会工作概况

一、组织建设

2005年2月，完成天津市中医药学会换届改选工作，新一届理事会理事91人，天津市中医药研究院院长张大宁教授当选为第五届理事会会长，一批中青年中医药工作者当选为新一届理事会成员，为今后学会工作的开展奠定了坚实的基础。

2005年8月，完成了天津市中医药学会儿科专业委员会的换届改选工作，天津中医一附院马融副院长当选为新一届儿科专业委员会主任委员，30余名从事中医儿科工作的副高以上专业技术人员当选为委员。

2005年12月16日，成立了天津市中医药学会针刀医学分会，河北区卫生局苏宏副局长担任了专业委员会主任委员，20余名从事中医骨伤工作的副高以上专业技术人员当选为常委。

2005年，积极筹备了天津市中医药学会脑病专业委员会、骨伤专业委员会、肾病专业委员会、糖尿病专业委员会、药膳食疗营养保健分会的换届及成立工作。

2005年，由新一届理事会会长张大宁教授倡议的《天津市中医药学会史册》编辑工作正在积极筹备进行，待学会各专业委员会换届改选后出版。

二、学术交流、科技奖、学术著作奖及人才推荐

2005年，由学会向总会推荐中华中医药学会科技奖项16项。张伯礼教授主持的“中风病急性期辨证论治综合治疗方案”、教授张大宁主持的“TNF－α对肾间质纤维化表型变化的影响及补肾活血法对TEMT抑制作用”获中华中医药学会科学技术奖二等奖；韩景献教授主持的“针刺治疗呆症的临床及分子机理研究”、戴锡孟教授主持的“六神丸治疗白血病临床及实验研究”、韩冰教授主持的“活血化瘀、软坚散结法对EMS神经－内分泌－免疫网络的整体调节作用”、杜元灏教授主持的“针刺干预脑梗死脑血管机能及脑循环的实验研究”、张军平教授主持的“中药对肾虚型动脉硬化影响的临床与实验研究”、郭义教授主持的“手十二井穴刺络放血法急救中风的临床及脑血流脑生化基础研究”获中

华中医药学会科学技术奖三等奖。

张大宁教授主编的《古今肾病医案精华》、张国俊教授主编的《成无己医学全书》获中华中医药学会学术著作优秀奖。

2005 年，天津中医学院院长、学会副会长张伯礼教授当选为中国工程院院士、天津中医药研究中心主任；学会常务理事高秀梅教授被中华中医药学会、中国青年科技工作者协会授予“无限极中国中医药十大杰出青年”称号。

2005 年 6 月，“世界中医药学会联合会妇科专业委员会成立暨首届学术大会”在津举办，学会副会长韩冰教授当选为该专业委员会会长。

2005 年 8 月，儿科专业委员会召开了换届暨学术研讨会，北京著名中医儿科专家刘弼臣教授出席会议并作了专题报告，学会副会长马融教授作了小儿癫痫研究进展的学术报告。来自天津市各类医疗机构的 60 余名中医儿科专家参加了会议。

2005 年 9 月，学会召开了天津市中医药专家“迎中秋”座谈会。专家们就“以病人为中心、以提高医疗服务质量为主题”的医院管理年活动及如何保持发扬中医药特色发表了不同意见，同时对新一届学会组织的发展提出了新的要求和建议。

2005 年 11 月，学会召开了“天津市中医药专家防治人感染高致病性禽流感学术研讨会”，张大宁教授主持会议。会议强调，要坚持以人为本，坚持预防为主，严格执行《中华人民共和国动物防疫法》和《中华人民共和国传染病防治法》，做到早发现、早报告、早隔离、早治疗。要加强领导，密切配合，依靠科学，依法防治，群防群控，果断处置。要采取综合措施，尽早发挥中医药的优势，切实做好人感染高致病性禽流感防控工作。

2005 年 12 月，学会呼吸病专业委员会与中西医结合呼吸病专业委员会联合召开了学术年会，80 余名专家参加了会议，会上就人感染高致病性禽流感中医药诊治指导方案（天津）和近年来呼吸病的研究进展进行了广泛的学术交流。

2005 年 12 月，召开了天津市中医药学会学术年会。理事会编辑出版了《2005 年天津市中医药学会年会论文集》。

2005 年，学会向中华中医药学会和世界中医药学会联合会推荐各专科分会专家 30 余名，在一定程度上为广大中医药工作者搭建了学术交流的平台。

三、继续教育

2005 年 4～5 月，学会与塘沽区卫生局培训中心举办了国家级中医药继续教育培训班 2 期，参加学员 200 余人。2005 年 8 月，学会与河北区卫生局举办“中医中西医结合治疗老年医学进展培训班”1 期，参加学员 300 余人。

四、对外交流

学会与康复医学会邀请韩医师协会来津参观了天津中医学院国际学院、天津中医学院第一附属医院、天津中新药业现代中药产业园，就双方中医药人才、学术交流达成了共识。

【天津市中西医结合学会】

会　　长：吴咸中
副 会 长：张伯礼、王今达、丁素先
秘 书 长：李继敏
副秘书长：张　河
地　　址：天津市河西区佟卫里 19 号
邮　　编：300074
电　　话：022－23330203
电子信箱：ZH81180080@126.com

2005 年学会工作概况

一、专业委员会学术活动自主性不断增强

2005 年，学会开展多种形式的学术活动共计 46 次，5000 余名专家、学者和科技工作者参加活动，交流论文 1100 余篇，出版论文集 13 部，印刷 3500 余册。

30 个专业委员会中有 25 个专业委员会能坚持开展活动，占总数的 83%。其中心身疾病、精神疾病、基础理论及肿瘤专业委员会活动积极，按计划完成 2005 年学术任务；变态反应专业委员会、血液学急救及呼吸等 7 个专业委员会 2005 年联合其他学会主办活动以扩大声势，形成会议辐射范围广，相关中医、中西医结合、西医专业人员参加多的局面。其他如中药临床药理、临床营养、青年工作、四诊、血液学及神经内科专业委员会，通过成立或改选增加了活力。

现在“天津市中西医结合年会（青年专家论坛）”、“天津市中西医结合急救年会”、“天津市中西医结合心血管专题研讨会”、“天津市中西医结合变态反应年会”、“天津市中西医结合糖尿病学术年会”及“天津市中西医结合肝病年会”等成为天津医学界的品牌学术活动，参会人员平均在 300 人左右。另外，6 月召开的“华北地区中西医结合学术研讨会”、8 月召开的“中西医结合血液净化会”影响较大，已形成异军突起之势。

二、2005 年学会重大事件

举办“中西医结合急腹症研究所成立 30 周年暨《思路与足迹》出版发行庆祝会”。

举办“王金达所长从医 60 周年庆祝会”。

张伯礼教授当选中国工程院院士，其科技成果获得国家科技进步二等奖。

第一届中国中西医结合学会科技进步奖设立，天津有 7 项成果分获二、三等奖：多脏器功能障碍综合症发病机理及中西医结合治疗的深入研究（二等奖）；中药对脑神经细胞保护作用的临床与实验研究（二等奖）；心身疾病心身相关的神经内分泌免疫网络机制及复方中药干预的研究（三等奖）；活血化瘀法对多器官功能障碍综合症防治作用机理研究（三等奖）；阴虚阳亢型斑片状银屑病的中药治疗与实验研究（三等奖）；中药调控皮肤病代谢免疫失衡与协调阴阳机制研究（三等奖）；中西医结合治疗小儿难治性肾病及减少肾病复发的临床及实验研究。

李维廉主任被评为市局模范党员先进典型。

恢复举办“华北地区中西医结合学术研讨会”。

举办“中西医结合外科会”。

举办“天津血液净化峰会”。

积极承办市局中医处委托的多项继续教育工作。举办“中西医结合常见病学习班”、“中医急救高级培训班”及“中医科研强化班”。

2005年全国各专业委员会中，天津委员位置进一步增加。其中骨伤专业委员会仍设立在天津市，有8名委员（主任委员1名，副主任委员1名），心血管专业委员会有3名委员（副主任委员1名），肝病专业委员会有4名委员（副主任委员1名），精神专业委员会有4名委员（副主任委员1名），管理专业委员会有7名委员（副主任委员1名），活血化瘀专业委员会有1名委员，男科专业委员会有1名委员。在7个专业委员会中共计全国委员28名，其中主任委员1名，副主任委员5名，委员22名。

3. 河北省

【河北省中医药学会】

会　　长：孙万珍

常务副会长：王彦田

副 会 长：宗全和、杨牧祥、赵玉庸、李佃贵、刘亚娴、吴以岭、王振邦、任凤蓝

秘 书 长：武　智

副秘书长：张　锐、奚正隆、陈振山

地　　址：河北省石家庄市富强大街68号

邮　　编：050011

电　　话：0311－85804846

电子信箱：zyxh2005@163.com

2005年学会工作概况

一、加强学会组织建设

学会对所属部分二级分会进行了改选换届，尤其对一些长期不开展学术活动的分会，全部进行调整改选，改选换届的有男科、肿瘤、推拿、内病外治等专业委员会。根据学术发展交流需要，新成立外科、中医美容、癫痫病、脾胃病、血液病、脉管病等6个专业委员会。公开竞聘专业委员会负责人，增强了学会的朝气，调动了各方面的工作积极性。河北省中医药学会还组织各分会主任委员、副主任委员认真学习社团条例和学会章程，使各项工作有章可循，良性运转。

二、积极开展学术交流

学会积极组织学术交流，召开全省学术研讨会15次，参加学术交流人数达1280人。为提高学术水平，每次研讨会都邀请省外著名专家、学者进行专题讲座，其中外科专业委员会邀请了中华中医药学会外科分会副主任委员兼秘书长李曰庆教授；中医美容专业委员会邀请了中华中医药学会中医美容分会闫志安秘书长；心脑血管病专业委员会邀请中山大学附属第一医院陶军教授、复旦大学附属中山医院蔡定芳教授；肿瘤专业委员会邀请了北京中医药大学冷方南教授、北京协和医院血液病科主任武永吉教授、北京中日友好医院中医肿瘤科主任李佩文教授。

2005年12月8～10日，学会在衡水市承办了中华中医药学会主办的“纪念首届全国中西医结合防治肛肠病经验交流会暨高级论坛”，全国中医肛肠界的120名代表参加了会议。会议高度评价了1975年在衡水市召开的“首届全国中西医结合防治肛肠病经验交流会”的历史作用，交流了近年来中西医结合防治肛肠病的新经验，中华中医药学会继续教育部还对芮恒祥、丁泽明、黄乃健、陆琦、曹吉勋、张作兴、金虎、张庆儒、丁义江、王玉成、邓正明等一批为中医肛肠事业作出突出贡献的老专家进行了表彰，颁发了荣誉证书。学会还承办了“全国中医风湿骨病新进展学术研讨会”，来自全国20多个省、市、自治区的大专院校、科研单位和医疗机构的96名代表参加了研讨会”，中华中医药学会风湿病专业委员会秘书长姜泉教授作了专题学术报告。

三、完成政府部门交办的任务

学会承担了河北省中医药管理局因职能转变而移交的省中医药科技进步奖评审任务，年度评出一等奖16项，二等奖20项，三等奖6项。承担了河北省中医药管理局交办的《中医处方样式试行标准》的制定工作，组织人员到保定、张家口等6个市进行调研，收集广东、北京等地中医医院处方式样，经过反复研究讨论，制定出新的处方样式标准，在全省中医医疗机构中推行。

四、恢复了《河北中医》杂志的主办

学会经有关方面协调，恢复了学会对《河北中医》杂志的主办权，并加强了对稿件的审核管理，提升了杂志质量。

【河北省针灸学会】

名誉会长：王振邦

会　　长：康锁彬

副 会 长：王艳君、李永方、诸云龙、王盛增、段云波、贾春生、李炳茂

秘 书 长：武　智

地　　址：河北省石家庄市富强大街68号

邮　　编：050011

电　　话：0311－85804846

电子信箱：zjxh20050310@tom.com

2005年学会工作概况

一、加强学会组织建设

学会召开了2次常务理事会，组织学习了河北省委有关学会建设文件精神，进一步明确了办会宗旨，加强了学会组织建设和规范管理。学会对所属的二级专业委员会进行了改选换届，改选换届的有经络专业委员会、临床专业委员会和器械专业委员会，新成立了特种针法灸法专业委员会。在此基础上学会还积极发展新会员，2005年新入会的会员共计290名，是学会成立以来发展会员最多的一年。专业委员会的改选换届和新专业委员会的成立，给学会注入了新的活力。

二、开展学术交流

学会积极开展和促进学术交流，努力提高学术交流的质量和实际效果。组织召开了针灸治疗中风专题学术研讨会，参会代表100多人。

新改选的专业委员会都举办了各种形式的学术研讨会和专题报告。2005年12月2～4日，学会在石家庄市组织召开了“第五届海峡两岸学术论坛”，来自台湾的刘品祥、何南辉、汪南月3位博士在论坛会上作了专题学术报告，参加论坛的代表共计70余人。学会与台湾中华自然疗法世界总会从1998年开始举办海峡两岸学术交流，已经连续举办了5届学术论坛，通过学术交流，增进了相互了解。

三、组织义诊活动

2005年7月3日，由河北省针灸学会牵头，组成以省直各大医院专家为主的专家义诊团，到革命圣地平山县蛟潭庄镇栏道石村、合河口乡厂村两地进行义诊。义诊活动还共捐赠了价值5000余元的药品，为老百姓解决了实际困难。

【河北省中西医结合学会】

会　　长：李　恩

副 会 长：陈巽昭、李采瑞、李申、毕庚年、纪民育、郭纪生、李志华

秘 书 长：李志华（兼）

副秘书长：董淑萍、刘月林、高长玉、赵之璋、叶增茂

地　　址：河北省石家庄市富强大街68号

邮　　编：050011

电　　话：0311－85814762/86188365

电子信箱：hbzxyxh@163.com

2005年学会工作概况

2005年，河北省中西医结合学会召开了常务理事会议2次，学术交流会和学习班13次，邀请省内外知名专家进行了62个专题的学术讲座，参与了华北地区中西医结合会议的筹备工作。学会主办的《现代中西医结合》杂志和《疑难病》杂志全年共发表学术论文3510篇，总印数24万册。

河北省中西医结合学会和河北省扶贫开发办公室共同组织了扶贫义诊活动，由学会组织10余名知名专家、教授，到革命老区临城县进行义诊，共接诊病人220余名，受到了当地干部群众的普遍欢迎，取得了较好的社会效益，河北电视台、《河北日报》、《河北经济报》分别给予了报道。心血管分会组织专家到革命老区平山县医院进行了高血压病和冠心病防治知识讲座，参加讲座的有来自平山县医疗卫生单位的医务人员80余人，受到了当地基层医务人员的热烈欢迎，也为学会今后安排服务基层的整体活动积累了经验。

学会组织了省内“中国中西医结合学会科学技术奖”的申报和推荐工作，对申报材料进行形式审查和专家初评后，按时上报中国中西医结合学会。学会还按时完成了河北省卫生厅、河北省民政厅、河北省物价局等部门的推荐、征文、年检、统计等工作任务。

4．山西省

【山西省中医药学会】

理 事 长：周　然

副理事长：文　渊、王晞星、冯前进、白兆芝、乔连厚、齐炳义、张文广、李先荣、杨恩建、徐生旺、柴瑞霭、贾汉章、魏中海

秘 书 长：文　渊（兼）

副秘书长：任光荣、李明奎、邹本贵

地　　址：山西省太原市东华门23号

邮　　编：030013

电　　话：0351－3580330

2005年学会工作概况

一、进一步完善中医药组织机构的建设

山西省中医药学会根据山西省发展的需求和专业特点，先后成立了“三部六病”专业委员会、“尧医”专业委员会、男科病专业委员会和中医妇科专业委员会，为中医药科技工作人员的学术交流提供了平台。在扩大和吸收中医药会员方面，又发展了1个会员团体单位，吸收会员110名。

二、提高中药人员的业务素质，保证中药饮片的质量

受山西省中医管理局的委托，山西省中医药学会分别于2005年5月和10月举办了两期全省医疗机构中药饮片使用质量培训班。省中医管理局文渊局长到会并作重要讲话，全省县级以上医疗机构的主管院长、中药房主任及中药饮片质检人员245人参加了培训学习。学员们集中学习了国家中医药管理局下发的《医疗机构中药饮片质量管理办法（试行）》和《山西省医疗机构中药饮片质量管理办法》，举行了“当前中药饮片存在的质量问题”专题讲座，现场学习了中药饮片识别鉴定方面的知识，参观了省中药材学校和万民大药房标本室，观看了中药饮片质量鉴定方面的影像资料。

三、加强学术交流，畅通信息渠道

2005年，学会紧紧围绕中医事业发展的重点任务，充分发挥自身优势，大力组织开展多学科、高质量的学术交流活动，提高中山西省中医药工作者的学术水平。

山西省中医药学会于2005年12月17～18日召开了全省中医药学术年会。科技部贾谦研究员、省政协周然副主席、省中医管理局文渊局长等有关领导到会。

山西省中医药学会资助资深中医专家张克敏教授完成和出版了《寒泉医踪》和《傅山男女科全集》两部专著。

山西省中医药学会2005年共发行了6期学会的内部刊物《杏林通讯》，加强了全省中医药工作者的信息交流。

四、传达贯彻中华中医药学会的各项工作精神

2005年以来，学会向全省各地市中医药学会转发了中华中医药学会下发的《关于开展第二届中国青年女科学家候选人评选与推荐工作的通知》、《关于赴澳大利亚参加中澳中医药防治常见病学术研讨会的通知》等文件近20份，使中华中医药学会的各项工作精神得到了贯彻落实。

【山西省中西医结合学会】

理 事 长：王裕颐

副理事长：张　才、李文学、李秀

莲、杨 波、赵通理、柴瑞霁、陶功定、冯五金、宋明锁
秘 书 长：宋明锁（兼）
副秘书长：李静萍、赵建平、郭媛媛
地 址：山西省太原市并州西街46号
邮 编：030012
电 话：0351－4091118

【山西省针灸学会】
理 事 长：焦顺发
副理事长：祁 越、李建仲、李济春、杨恩来、施土生、郭耀康、冀来喜
秘 书 长：冀来喜（兼）
副秘书长：燕 平、李明磊
地 址：山西省太原市并州西街46号
邮 编：030006
电 话：0351－7240217

5．内蒙古自治区

【内蒙古自治区中医药学会】
会 长：乌 兰
副 会 长：于连云、苏根元、赵清树、桂 忠、白永和、赛西娅、云 梁
秘 书 长：于连云
副秘书长：陈玉华、赵清树
地 址：内蒙古自治区呼和浩特市中山东路78号
邮 编：010020
电 话：0471－6293321
电子信箱：nmgshy@yahoo.com.cn

2005年学会工作概况

一、完善了学会的组织机构建设，专业委员会进行改选换届

内蒙古中医药学会在2004年底产生新一届的理事会后，根据自治区中医药专业的工作特点及医疗资源的分布情况，在原专业委员会基础上进行了调整与增补，共设立管理、外科、针灸、中西医结合、中药、内科、护理、中蒙医基础理论8个专业委员会，同时进行了专业委员会改选换届工作，在各盟市推荐的基础上，选举产生了各专业委员会主任委员、副主任委员和委员共计102人。

二、加强学术交流与活动，活跃学术气氛

2005年8月，经国家中医药管理局批准，由《中国民族医药杂志》社和内蒙古中医药学会主办、吉林省延边朝鲜医药研究所承办的“第四届全国民族医药学术研讨会暨《中国民族医药杂志》创刊10周年庆典大会”召开，来自全国19个省、自治区、直辖市的藏、蒙、维、傣、朝、壮、回、土家、苗、侗、畲等民族医药及中医界的100多位代表参加了大会。

本次大会主要有3个议题：一是进行民族医药的学术交流。大会共收到学术论文342篇，经专家审阅择优选用了187篇汇编成大会论文集，其中有10篇论文进行了大会交流；二是对《中国民族医药杂志》1995～2005年发表的2600余篇论文中评选出的53篇优秀论文（一等奖9篇、二等奖19篇、三等奖25篇）进行了表彰；三是进行了《中国民族医药杂志》编委会换届工作，并召开了第二届编委会工作会议。

三、《内蒙古中医药》杂志作为学会会刊，为繁荣自治区中医药学术发挥了积极作用

四、积极承担中医药行政部门委托的工作，促进了中医药事业的发展

2005年2月，受内蒙古自治区卫生厅委托，组织各中医药专业委员会专家编写并出版了《内蒙古自治区中医药继续教育读本》。

【内蒙古自治区蒙医药学会】
会 长：乌 兰
副 会 长：于连云、巴特尔、乌力吉·特古斯、巴根那、巴雅尔、布仁达来、黄志刚、毅 和
秘 书 长：巴特尔
副秘书长：阿古拉、杭盖巴特尔
地 址：内蒙古自治区呼和浩特市中山东路78号
邮 编：010020
电 话：0471－6293321
电子信箱：nmgshy@yahoo.com.cn

2005年学会工作概况

一、做好卫生行政部门的参谋助手，积极推进蒙医药事业发展

在中蒙医药应对突发公共卫生事件能力方面，蒙医药学会充分发挥学会人才聚集优势，积极开展蒙医药对防治重大传染性疾病作用的研究和探讨。特别是针对2005年流行的人禽流感疫情，多次组织有关专家研究论证蒙医药防治技术。面向广大公众开展重大传染性疾病防治科普知识宣传，提倡科学、文明、健康的生活方式。在自治区卫生厅中蒙医处的领导下，组织各专业蒙医药人员编写了《蒙医药继续教育读本》。贯彻落实全国民族工作会议精神，协助自治区卫生厅提出了蒙医药发展的长远目标和具体措施。2005年，自治区人民政府加快了蒙医药标准化建设步伐，自治区乌兰副主席亲自主持蒙医药四大标准的制定工作，蒙医药学会充分发挥人才优势，积极参与并组织蒙医药专家编写《蒙医病证诊断与疗效标准》、《蒙药材标准》、《蒙药制剂标准》和《蒙药标准》。协助自治区人民政府，与蒙古国健康部拟定了与蒙古国合作建立中蒙医医院的意向书，进一步扩大了蒙医药对外交流与合作领域。

二、加强学会管理，提高蒙医药学术水平

学会理事会换届大会以后，进行了专业委员会改选，根据工作需要增加了蒙医基础理论研究专业委员会，完善了学会组织管理机构。蒙医药学会主办的《蒙医药》杂志，依靠专家办刊，提高刊物质量，2005年更名为《中国蒙医药》，升格为唯一的民族医药国家级学术期刊，为更好地继承和发扬蒙医药作出了重要的贡献。

6．辽宁省

【辽宁省中医药学会】
会 长：龙济瀛
副 会 长：马 骥、袁家麟、杨关林、郭振武、田振国、王保民、柳兴印、王杰

秘 书 长：丛丹江
副秘书长：韩首章
地　　址：辽宁省沈阳市和平区砂阳路25号
邮　　编：110005
电　　话：024－23397508

7. 吉林省

【吉林省中医药学会】

会　　长：邱德亮
副 会 长：王之虹、周建民、杨世忠、刘　燕、于乃博、南　征、相世和
名誉副会长：李一奎、于江波、高陆
秘 书 长：周建民（兼）
副秘书长：朱桂祯（常务）
地　　址：吉林省长春市工农大路1745号
邮　　编：130021
电　　话：0431－6816984
传　　真：0431－5966816
网　　址：www.jlszyyxh.com
电子信箱：zgz2039039@163.com

2005年学会工作概况

一、积极开展学术活动，严把活动质量关

召开了风湿病学术会议、中药学学术会议，并严把活动质量关，力争使学术活动规范化。

二、抓好中医药继续教育工作，提高中医药人员素质

开展了吉林省白山地区第三届农村中医适宜技术及科技成果培训班、吉林省肛肠病第三期学习班及中医证治中风病、环保真空助便器配合穴位按摩对腰椎间盘突出症术后病人排尿困难的护理、“B细胞休息疗法”在2型糖尿病治疗中的应用、心绞痛的诊断与治疗、强直性脊柱炎的中西医结合治疗时机、原发三叉神经痛的外科治疗、浮针疗法的应用、情志调护在高血压肝阳上亢证中的应用、中西医结合护理糖尿病足的体会等继续教育培训班，参加培训人员达1075人。

三、扎实开展科普宣传工作，提高人民防病治病能力

根据吉林省科协《关于举办全国科普日暨吉林省第三届科普周活动的通知》精神，学会在吉林市安排了糖尿病血管病变的防治、冠心病的防治、孕期保健知识等3个科普知识讲座，有200余人参加了讲座。科普日当天学会还组织医学专家在广场为100余名群众义诊咨询。学会被评为吉林省科普宣传先进单位。

四、选举产生学会新一届理事会，使学会发展进入一个新的发展阶段

2005年10月13日，召开吉林省中医药学会第六次全省会员代表大会，选举产生了新一届理事会，第六届理事会理事143名，其中女生23名，占16.08%；50岁以下88名，占62%；高级职称人员120名，占84%。团体会员单位87家，其中非公有制经济单位7家，占8%。会议对第五届理事会的工作给予了高度评价，为任继学、刘柏龄和王烈3位专家颁发了特殊成就奖，为苗洪范等10位专家颁发了贡献奖，同时还表彰了10个先进专业委员会和30名先进会员。

8. 黑龙江省

【黑龙江省中西医结合学会】

会　　长：张亭栋
副 会 长：张凤山、刘永铭、韩志杰、程　伟、李显筑
秘 书 长：韩志杰
地　　址：黑龙江省哈尔滨市南岗区阿什河街122号
邮　　编：150001
电　　话：0451－53628864
电子信箱：wstzgb@tom.com

2005年学会工作概况

学会以学术交流为主业。2005年，黑龙江省中西医结合学会共召开7次学术交流会，其中1次国际会议，1次全国会议，5次省级学术会议。国际会议是中西医结合妇产科国际学术交流会；全国会议是全国中西医结合周围血管病学术会议；5次省级学术会议是老年病、神经内科、大肠肛门病、普外、风湿病会议。

2005年，共举办7次继续教育学习班，受教育人员近500人次。

2005年，向总会推荐5项中西医结合科技成果，其中1项获中国中西医结合学会科学技术二等奖，另1项获三等奖。

2005年，向总会有关专业委员会推荐委员人选12人，均当选为全国有关专业委员会委员。

2005年，黑龙江省中西医结合学会获得省科协颁布的先进学会奖牌。省科协下属有160个省级学会，只有15个学会获得先进学会奖。2005年，黑龙江省中西医结合学会获省民政厅颁发的优秀民间组织奖牌。全省在省、市民政厅、局登记的民间组织有1000多个，只有22个省、市级学会获优秀民间组织奖。

9. 上海市

【上海市中西医结合学会】

会　　长：王文健
副 会 长：刘　平、凌昌全、施杞
秘 书 长：陈可君
副秘书长：程祖龙
地　　址：上海市北京西路1623号402室
邮　　编：200040
电　　话：021－62581714
电子信箱：zxyjhxh@sohu.com

2005年学会工作概况

一、学术交流

2005年度，上海组织的全国性学术会议共有5次，国际会议1次，收到论文共1712篇，参加会议的代表共1941人。举办市级及各专业委员会的学术性会议、年会共计48次，约有4572人次参加。

二、科普工作

中西医结合肿瘤专业委员会的新老专家及学会工作人员于2005年4月17日前往市东医院，与区抗癌协会共同举办健康科普讲座及大型咨询活动。

2005年，上海市中西医结合学会药物专业委员会计划编写出版了《中药的合理应用》的科普小册子，在向上海市科协普及部申请得到拨款4万元，8月出版后很受欢迎。

三、继续教育

全年共举办3期中西医结合临床新理论、新技术内科高级学习班、中西医结合诊治消化系肿瘤提高班、

大肠肛门病中西医结合新进展新技术研讨班，学员共708人次。

四、科技奖、科技期刊

上海市中西医结合学会启动了首届中国中西医结合学会科技奖的推荐、申报和初评工作。通过评审，选出45个优秀项目，其中上海市中西医结合学会申报的7个项目及肾病、皮肤病专业委员会申报的2个项目都被复审评为优秀项目，上海共计9项，占全国45个优秀项目的20%。

《中西医结合学报》2005年被评为中国科技论文统计源期刊、中国科技核心期刊。

五、学会建设

学会在2005年共发展会员192名，目前会员人数3433名。2005年，学会又先后成立了风湿病、器官纤维化专业委员会，目前学会共有29个专业委员会。

2005年，学会被上海市科协评为二星级学会。

【上海市针灸学会】

会　　长：张　仁
副 会 长：沈雪勇、吴根诚、葛林宝
秘 书 长：单永华
副秘书长：祁妙国
地　　址：上海市北京西路1623号402室
邮　　编：200040
电　　话：021－62676864

2005年学会工作概况

一、完善学会建设，加强管理措施落实

2005年，学会专门召开了理事长会议和常务理事会，及时沟通信息，决定一年召开2次全体理事会。由于考虑到常务理事都较忙，学会多采用先召开理事长扩大会议的方式，进行议事或决策，一些重大的问题再在常务理事会中进一步讨论通过。2005年，学会举行了近10次理事长扩大会议。

二、发挥学会职能，为政府决策献计献策

近年来，医疗市场混乱。为了协助有关行政部门进行规范管理，一方面，学会通过媒体反复宣传卫生部和国家中医药管理局有关规定和执业医师法，并在充分调研的基础上，向卫生行政主管部门提交了《对规范本市针灸美容、针灸减肥市场的几点建议》。另一方面，学会也认为，对非医疗机构开展针灸保健不能一概否定。学会组织专家在调研的基础上，对上海市银燕保健社应用悬灸保健技术进行多次论证，并充分肯定，向上海市劳动保障局推荐，将这一技术进一步开发成上海市新的就业项目。学会还召开了常务理事会，通过《上海市针灸学会关于筹建保健专业委员会的报告》，并已上报。

学会多次组织论证会，讨论使用一次性无菌针灸针和增加针灸收费问题，并用多种方式向市政府及卫生局、物价局及医保局等有关部门反映沟通。在中医处的支持下，全市应用一次性针灸针问题已经落实，针灸收费的标准和项目都有一定的提高和增加。

为了促进上海市针灸临床的发展，在2004年调研的基础上，学会向市卫生局提出加紧培养针灸高层次人才的报告，得到市卫生局的高度重视。目前，选拔工作已经结束，上海市高层次针推伤人才培养工作正在顺利展开。

学会多次组织学习讨论《中华人民共和国中医药条例》，积极参与“雷氏杏林杯——上海市中医药服务社区知识竞赛与技术操作比赛”的策划评比活动和上海市中医药发展战略研讨会。学会负责人参加了上海市中医药事业发展“十一五”规划的制定工作。

三、加强学术交流，营造学术氛围

针灸实验专业委员会、上海市针灸经络研究所和上海针灸杂志社在呼和浩特市召开“第十届针灸对机体功能的调节机制及针灸临床独特经验学术研讨会”，参加会议的代表有100多人。针灸器材专业委员会牵头在西宁市召开“全国针灸器材学术研讨会”。针法灸法专业委员会在杭州市召开“全国针法灸法临床与科研学术研讨会”。

四、拓展学会功能，参与各种学术活动

学会的针灸专家多次参与上海市科委、市卫生局及市针灸经络研究中心等组织的科研课题评审、科研项目咨询及科研成果鉴定等工作。由学会多名理事积极参与的一项课题获得国家重点基础研究发展计划（“973”计划）的资助。

学会重视与有关针灸器械生产企业合作开展有关学术活动，如召开“中国针灸临床应用研讨会”、“一次性针灸针质量调研会”等。学会的专家还与苏州、宁波等地的有关企业开展针灸器械研发的学术咨询工作。

五、办好针灸杂志，提高学术质量

《上海针灸杂志》全年接收稿件800余篇，录用300多篇。

2005年5月，中国针灸学会第四次全国代表大会在北京召开，学会有10位代表光荣地当选为中国针灸学会第四届理事会理事，其中有1位副会长，4位常务理事。

【上海市中医药学会】

会　　长：施　杞
副 会 长：严世芸、夏　翔、季伟苹、陈葆华、许锦柏、沈远东、陆金根、张秋娟、虞坚尔、尚　云
秘 书 长：石关桐
副秘书长：谈美容
地　　址：上海市北京西路1623号402室
邮　　编：200040
电　　话：021－62532271

2005年学会工作概况

上海市中医药学会在市科协和上海市卫生局的领导下，2005年开展中医走向社区的工作，受上海市卫生局委托进行了电视大奖赛，共有33个社区卫生服务中心参赛；针对全世界的禽流感疫情，培训了2期中医预防禽流感的学习班讲座；配合开展“名医、名科、名院”的三名战略活动，开展了“上海市中医医院王翘楚从医60周年、岳阳医

院朱南孙从医 50 周年学术思想研讨会”。

2005 年，学会完成继续教育申报项目学习班 12 个，参加人数 2000 名，并申报了 10 个 2006 年继续教育项目；召开了全国中医肿瘤、呼吸病、中医妇科等 5 个全国性的学术会议；10 多个分会和专业委员会召开了年会。

2005 年，上海市中医药学会代表团一行 6 人应泰国卫生部的邀请，访问了泰国，并进行了讲学。同时与泰国的中医学会、中医公会就讲学、办班事宜达成了意向性的意见。

2005 年，学会被上海市科协评为二星级学会和拓展改革的试点单位。

学会有会员 3000 多人，团体会员近 20 多个，有 33 个专业委员会和分会，学会专职工作人员 5 名。

10. 江苏省

【江苏省中医药学会】

会　　长：吴坤平
副 会 长：张华强、刘沈林、吴勉华、邵荣世、徐镜人
秘 书 长：黄亚博
副秘书长：成建山
办事机构：江苏省中医药系统四会一刊秘书处
地　　址：江苏省南京市汉中路 282 号
邮　　编：210029
网　　址：www.jstcm.com
综合办公室电话：025－86798926
综合办公室传真：025－86617283
综合办公室电子信箱：chenning1111@sina.com
学术管理部电话：025－86617284
学术管理部传真：025－86617284
学术管理部电子信箱：jstcm2003@sohu.com
编辑出版部电话：025－86617285
编辑出版部传真：025－86556817
编辑出版部电子信箱：jstcm@sohu.com

2005 年学会工作概况

一、认真筹划，完善学会组织建设体系

2005 年新发展会员 143 名。截至 2005 年末，登记注册的会员总数已逾 3152 人。4 月 23 日，完成了内科、急症医学、感染病、男科、医疗美容、推拿等专业委员会的换届工作，新增补了 35 名委员。出版 1 期《会讯·理事版》，1 期《会讯·会员版》，约 11 万字，免费寄送会员 6000 册。

二、精心组织，完成中医药应对突发公共卫生事件能力建设人员培训项目

2005 年 5 月 31 日～6 月 5 日，省中医药局交办的“江苏省中医药应对突发公共卫生事件能力建设人员培训班”在镇江举行，全省 80 余家中医、中西医结合医疗机构的 260 余名医务人员接受培训。

三、通力协作，成功举办“中医药发展、中西医结合高级论坛暨学术大会”

2005 年 9 月 23～26 日，在江苏省会议中心隆重举行了“2005 江苏省中医药发展、中西医结合高级论坛暨学术大会”，1000 余名代表参加。除高级论坛主会场外，分设内科脾胃病、肾脏病、急症医学、生殖医学、皮肤美容、药学研究、护理、基层 8 个分会场，以及“全国肝炎肝硬化中西医结合诊疗新进展学习班暨江苏省中医、中西医结合肝病学术大会”、“针刀医学分会学术年会暨慢性软组织损伤针刀治疗临床与基础培训班”、“中医、中西医结合呼吸疾病学术大会暨诊治新进展学习班”3 个卫星会议。

四、稳步发展，学会工作再创佳绩

2005 年，江苏中医药信息网成功升级，2005 年 9 月 24 日，新版江苏中医药信息网正式开通。2005 年 11 月 8 日，《江苏中医药》杂志远程稿件处理系统正式试用。

2005 年，评选江苏省首届优秀中药工作者（48 名）、省首届优秀中医（中西医结合）护理工作者（65 名）和省第二届优秀基层中医（中西医结合）工作者（65 名），全年组织各类学术会议 20 余次，全国及省级中医药继续教育项目 11 项，参加代表 1800 余人，大会交流论文 160 余篇。

推荐南京中医药大学“中药马钱子药代动力学中药质量控制关键技术——中药指纹图谱研究”等 3 个项目为中华中医药学会科学技术成果奖项以及夏桂成主编的《中华妇科理论与实践》、王玲玲主编的《中华针灸学》等 5 本著作为中华中医药学会 2005 年科学技术奖（学术著作奖）。

推荐全国及省名中医周仲瑛、徐景藩、干祖望、张继泽、孟景春等人处方为“全国名老中医处方墨宝精粹”；推荐南京中医药大学吴启南、昆山市中医院徐进康为中国中医药十大杰出青年候选人。

推荐江苏省 15 名专家为中华中医药学会相关分会候选人。

2005 年 3 月，学会召开了各学会常务理事扩大会议，通报 2004 年度总结及 2005 年工作计划，商讨“中医药节”的工作方案；7 月成功组织“华东地区学会工作经验交流会”，密切学会间的联系，增进学会间的友谊，同时进行井冈山爱国主义教育基地考察活动。

2005 年，学会还组织中医药与中西医结合专家大型义诊活动。全省共有 100 多位专家参加义诊活动，义诊人数达 4000 人次。

自 1988 年以来，江苏省中医药学会已连续 18 年被省科协评为学会工作先进集体，2005 年还被评为“全国第五届科技活动周暨江苏省第十七届科普宣传周先进集体”，获得了江苏省科协“2005 年度江苏省科协系统信息化建设先进单位”称号。

【江苏省中西医结合学会】

会　　长：吴坤平
副 会 长：任光荣、左言富、蔡宝昌、段金廒、张朝纯
秘 书 长：黄亚博
副秘书长：李　华
办事机构：江苏省中医药系统四会一刊秘书处
地　　址：江苏省南京市汉中路 282 号
邮　　编：210029
网　　址：www.jstcm.com
综合办公室电话：025－86798926

综合办公室传真：025－86617283
综合办公室电子信箱：chenning1111@sina.com
学术管理部电话：025－86669019
学术管理部传真：025－86617284
学术管理部电子信箱：jstcm2003@sohu.com
编辑出版部电话：025－86617285
编辑出版部传真：025－86556817
编辑出版部电子信箱：jstcm@sohu.com

2005 年学会工作概况

一、积极推进，完善学会组织建设

2005 年，新发展会员 458 名，目前，学会注册会员总数 3067 名。2005 年 4 月 23 日，完成急症医学、疼痛、活血化瘀、老年医学、心血管、内分泌、乳腺病、口腔疾病、影像诊断与技术等 9 个专业委员会的换届，完善学会的组织建设。2005 年 4 月 17～19 日，“烧伤、整形与医学美容专业委员会（筹）成立大会暨专题报告会”在南京举行。

2005 年 9 月 24 日，举办“2005 江苏省中医药发展、中西医结合高级论坛”期间，相关专业委员会增补了 54 名委员，进一步增强了专业委员会的活力。

二、积极合作，完成中医药应对突发公共卫生事件能力建设人员培训项目

2005 年 5 月 31 日～6 月 5 日，省中医药局交办的“江苏省中医药应对突发公共卫生事件能力建设人员培训班”在镇江举行，全省 80 余家中医、中西医结合医疗机构的 260 余名医务人员接受培训。

三、精心策划，举办“中医药发展、中西医结合高级论坛暨学术大会”

2005 年 9 月 23～26 日，在江苏省会议中心隆重举行了“2005 江苏省中医药发展、中西医结合高级论坛暨学术大会”，1000 余名代表参加。除高级论坛主会场外，分设内科脾胃病、肾脏病、急症医学、生殖医学、皮肤美容、药学研究、护理、基层 8 个分会场，以及“全国肝炎肝硬化中西医结合诊疗新进展学习班暨江苏省中医、中西医结合肝病学术大会”与“针刀医学分会学术年会暨慢性软组织损伤针刀治疗临床与基础培训班”、“中医、中西医结合呼吸疾病学术大会暨诊治新进展学习班”3 个卫星会议。

四、精益求精，各项工作稳步推进

2005 年，江苏中医药信息网成功升级，9 月 24 日，新版江苏中医药信息网正式开通，11 月 8 日，《江苏中医药》杂志远程稿件处理系统正式试用。

2005 年，评选江苏省首届优秀中药工作者（48 名）、省首届优秀中医（中西医结合）护理工作者（65 名）和省第二届优秀基层中医（中西医结合）工作者（65 名），完成国家级继续教育项目 7 项，省级 5 项；开展国家级学术交流活动 1 项，省级 12 项。参加学术会议和继续教育学习班共 2000 余人次，专题报告 199 场次，汇编资料 17 本，入编论文 990 篇。

上报中国中西医结合学会科学技术成果奖项：①砒霜磁性纳米微球磁感应自动控温加热靶向治疗宫颈癌的研究；②养阴益气活血方药配伍抗 VEC 凋亡的分子机制；③珍珠养殖的综合利用——贝类生物提取物抗肿瘤新药的研究；④系统性红斑狼疮“证”的实验研究；⑤中西医结合治疗系统性红斑狼疮并发症的临床研究；⑥复方南星止痛膏技术改造及产业化。其中东南大学、南京中医药大学张东生教授的科技奖项“砒霜磁性纳米微球磁感应自动控温加热靶向治疗宫颈癌的研究”获得初评奖。

2005 年 3 月，学会召开各学会常务理事扩大会议，通报 2004 年度总结及 2005 年工作计划，商讨“中医药节”安排方案。2005 年 7 月，成功组织“华东地区学会工作经验交流会”，同时进行井冈山爱国主义教育基地考察活动。

2005 年，学会还组织中西医结合专家大型义诊咨询活动。全省共有 100 多位专家参加义诊活动，义诊人数达 4000 人次。

【江苏省针灸学会】

会　　长：吴坤平
副 会 长：吴　旭、柳鹏楠、徐恒泽、蒋挺康
秘 书 长：黄亚博
副秘书长：成建山（兼）
办事机构：江苏省中医药系统四会一刊秘书处
地　　址：江苏省南京市汉中路 282 号
邮　　编：210029
网　　址：www.jstcm.com
综合办公室电话：025－86798926
综合办公室传真：025－86617283
综合办公室电子信箱：zyxh@jsw-st.gov.cn
学术管理部电话：025－86669019
学术管理部传真：025－86617284
学术管理部电子信箱：jstcm2003@sohu.com
编辑出版部电话：025－86617285
编辑出版部传真：025－86556817
编辑出版部电子信箱：jstcm@sohu.com

2005 年学会工作概况

一、积极行动，加快建设会员网络

2005 年，新发展会员 23 人，使会员总数达到 532 人。会员数据库、委员数据库进行了改版升级。

二、全力以赴，常务理事会等工作会议取得实效

江苏省针灸学会四届八次常务理事会议于 2005 年 3 月 1 日在江苏省会议中心召开。

2005 年 6 月 9 日，学会召开了江苏省针灸学会常务理事扩大会议，及时传达了中国针灸学会会员代表大会精神，对全年工作的思路进行了调整。

2005 年 10 月 13 日，再次召开江苏省针灸学会会长扩大会议，进一步落实学会工作，并讨论制定了 2006 年的工作计划。

三、统一行动，顺利举办各市针灸学会秘书长华东地区学会工作研讨会

2005 年 7 月 2～7 日，与省中医药学会、省中西医结合学会共同组

织各市中医、中西医结合、针灸学会秘书长，参加了在南昌市召开的华东地区学会工作研讨会，交流了各地学会工作的经验，同时参观了革命根据地井冈山，进行了一次爱国主义教育。

四、认真部署，“2005 年江苏省针灸学术年会暨全国中风病传统康复研究新进展学习班”取得成功

“2005 年江苏省针灸学术年会暨全国中风病传统康复研究新进展学习班”于 2005 年 12 月 2～4 日在镇江市一泉宾馆召开。来自省内医疗单位、高等院校、科研院所的 120 余名针灸工作者参加了大会。会议期间召开了省针灸学会临床、急症、耳针、器械专业委员会全体委员会议。

【江苏省医疗气功协会】

会　　长：褚瑞明

副 会 长：周士枋、徐荷芬、王旭东、殷　明

秘 书 长：黄亚博

办事机构：江苏省中医药系统四会一刊秘书处

地　　址：江苏省南京市傅厚岗 30 号

邮　　编：210008

网　　址：www.jstcm.com

2005 年学会工作概况

一、学习《医疗气功管理暂行规定》，实施有效管理

认真学习贯彻卫生部关于《医疗气功管理暂行规定》，并实施有效管理。在组织建设方面，坚持慎重发展、严格把关的原则，进一步制定医疗气功协会会员管理办法，会员入会要具备执业医师资格和医疗气功技能合格证书。

二、积极做好政府委托的工作

反对邪教，协助省“610”办公室，积极做好社会稳定工作，大力宣传党对医疗气功的政策法规，立场坚定，旗帜鲜明，在思想上、行动上坚决与法轮功邪教组织作斗争，并认真疏导有关人员，积极做好维护社会安定工作。

组织讨论修改《医疗气功知识与技能考试》征求意见稿。组织召开常务理事会议，专题研究《医疗气功知识与技能考试》征求意见稿工作的部署，并组织有关专家认真学习，从实际出发提出中肯的意见与建议，并以书面材料上报国家中医药管理局。

组织专家开展调研工作。为进一步贯彻落实卫生部《医疗气功管理暂行规定》，学会对医疗气功如何应对新形势下出现的新情况、新问题，在全省范围内组织专家开展调研工作，为今后医疗气功协会工作的开展奠定基础。

11. 浙江省

【浙江省中西医结合学会】

会　　长：叶　真

副 会 长：王坤根、王明法、王泽时、刘克州、何　超、吴章穆、肖鲁伟、沃兴德、金　伟、沈汉澄、沈庆堂、樊良卿

秘 书 长：樊良卿

副秘书长：裘昌林、曹启峰、章剑今、徐泉玉、钟达锦

地　　址：浙江省杭州市天目山路 132 号

邮　　编：310007

电　　话：0571－88082214－3410/3415

电子信箱：zjzxyxh@sohu.com

2005 年学会工作概况

一、组织管理

原定于 2005 年 1 月 16 日召开第六次会员大会因故推迟，2004 年理事会只能以通讯形式举行，学会于 1 月 18 日印发了《2004 年工作总结及 2005 年工作要点》，并征集各理事反馈意见。

讨论修改了《浙江省中西医结合学会学术活动组织管理办法》、《浙江省中西医结合学会专业委员会管理办法》、《浙江省中西医结合学会团体会员工作若干规定》3 个管理文件。

新成立风湿病、医学美容、周围血管疾病、糖尿病 4 个专业委员会，目前，学会专业委员会已达 33 个。心血管病专业委员会换届。血液病专业委员会成立筹备组。

至 2005 年 11 月 14 日，学会个人会员人数为 2406 名，2005 年新入会会员 217 名。团体会员单位数 65 个，2005 年新增 4 个。

二、学术活动

全年共举办各类学术活动 23 个，包括“妇科月经失调的诊断、治疗国际研讨班”、“医学美容（2005）全国会议”、“首届华东六省一市肛肠外科学术交流会”。累计参加会议人数 2789 人次，交流论文 918 篇，编印论文集 19 种 3500 余册，组织专家讲座 196 个。

三、继续教育

2005 年，学会获准举办继续教育项目 16 项，其中 3 项为国家级项目，其余为省级。累计授课 140 个专题，期间邀请省外专家 23 名。

申报 2006 年继续教育项目 18 项，其中国家级项目 5 项。

四、出版编辑

《浙江中西医结合杂志》2005 年 15 卷共刊出 12 期，每月 10 日准时出版，共刊出论文 648 篇。

五、科普活动

举办科普讲座 14 次，参会人数 1200 余人。在温州市瓯海开发区举办“外来务工者义诊活动”，有 200 余人得到咨询与医疗服务。由中国医药出版社正式出版发行 2 本科普读物《阳痿早泄》、《不孕不育》。

六、承担政府与有关部门的委托职能

中国中西医结合科学技术奖于 2005 年启动，根据有关规定推选上报浙江省的评审专家 10 名，并从 2005 年浙江省中医药科技创新奖的获奖项目中择优推荐 5 项，按时完成申报。组织浙江省第十三届自然科学优秀论文推荐工作，学会收到申报论文 139 篇，经评审推荐上报，省评审领导小组评审出一等奖 1 篇、二等奖 6 篇、三等奖 7 篇。

【浙江省中医药学会】

会　　长：张承烈

副 会 长：张　平（常务）、肖鲁伟、王绪鳌、于诗俊、葛琳仪（女）、范永升、王坤根、沈汉澄、王锡贞（女）、

王 晖、王永钧、冯根生、吕圭源、沈堂彪、熊国治

秘 书 长：熊国治（兼）

副秘书长：陈学奇、朱鹏飞、徐素仙（女）、陈勇毅、孙 炜（女）

地 址：浙江省杭州市武林广场13号

邮 编：310003

电 话：0571－85165041/85166805

电子信箱：TCM111@163.com

2005年学会工作概况

2005年，浙江省中医药学会的工作概括起来有5个方面：一是精心组织，开展学术活动；二是发挥优势，完成上级交办的各项任务；三是开展科普、义诊和中医药合作活动；四是加强学会的组织管理建设；五是学会门诊部运转情况良好。

浙江省中医药学会2005年共组织开展各层次学术活动18次，重点学术活动、继续教育项目如期完成，共有1100余人次参加学术活动，汇编论文资料集15种，共1500余册。

在浙江省中医药管理局的大力支持下，学会积极主动地争取并承担了政府转移的有关职能和交办的各项任务。学会接受浙江省中医药管理局委托，进行了2005年度和2006年度浙江省中医药各类科研计划申报及初审工作。两次科技计划申报共收到申报项目1200项，是历年来最多的一次。

为贯彻党的卫生工作方针，支持山区农村卫生工作，学会在2005年4月组织了一支医疗队赴开化县进行了义诊、基层医院业务指导和学术报告活动。

学会加强了与市、地学会的沟通，学会有关领导参加了宁波市中医学会举办的“钟一棠老中医学术思想研讨会”、杭州市中医药学会的学术年会和温州市中医学会外科分会成立会议。

在浙江省医学学术交流管理中心和党总支的布置下，学会组织干部职工定期进行政治学习和讨论，为希望工程捐款。参加了保持共产党员先进性教育活动，听讲座、参加中心组学习、观看电影及参观浙东抗日根据地、祭扫四明山烈士陵园等等。提高干部队伍的思想理论水平，在实际工作中起到了较好的指导作用，增强了为基层服务的观念，加强了团结，提高了办事效率。

学会中医门诊部在学会领导的高度重视下，2004年被批准进入市医保，2005年又被批准进入省医保。

浙江省中医药学会成立至今已逾26年，到2005年12月止，有分会、专业委员会26个（内科、妇科、肿瘤、推拿、儿科、医史、眼科、中药、医古文、骨伤、肛肠、外科、耳鼻喉科、中医院管理、蛇类医药、基础理论、康复、针刀医学等18个分会；护理、老年病、男性病、肾病、博士、脾胃病、肝病、风湿病8个专业委员会）。现有个人会员近3000人，单位（团体）会员76个，理事会理事98人，常务理事33人，专职人员4人。学会在全省设学会联络员网络，有联络员86人。

【浙江省针灸学会】

会 长：王绪鳌

副 会 长：王坤根、阮少南、许文波、盛燮荪

秘 书 长：吴士高

副秘书长：王樟连、孔尧其、王颖、陈松泉、李祖德

地 址：浙江省杭州市凯旋路431号

邮 编：310020

电 话：0571－86951620

网 址：www.zjhwyyqx.com

电子信箱：zjhzhch@126.com

2005年学会工作概况

一、组织建设

2005年，学会在发展新会员、整理老会员档案库和二级机构建设等方面为第五届会员代表大会做了大量的筹备工作。全年共召开常务理事会议3次，会长办公会议2次，秘书长会议1次，春节、中秋节还召开了茶话座谈会，为做好学会工作征询各方意见和建议。

发展新会员工作。2005年共发展新会员33名，学会现有会员1520名。

加强二级机构建设与管理。经学会常务理事会研究决定，报省卫生厅、民政厅批准同意，将头穴专业委员会办公地点直接安置在主任委员工作地，以利更好地开展专业委员会的工作。该专业委员会还主动每年上缴1000元作为团体会费，补充了学会办公经费，这也是改革二级学会管理工作的试点和探索。

建立了会员库，将所有会员分市（地）、单位输入电脑，方便了查阅和管理。

为理事会换届做准备工作。学会专门召开了常务理事会、会长办公会议，对一些有关换届工作进行了研究，并向部分市（地）学会征询意见，对各专业委员会正副主任委员人选也做了调研工作。

2005年5月，中国针灸学会召开了第四届全国代表大会，学会推选了8名代表出席，推荐了5名理事和1名常务理事候选人。在换届中均已当选。

湖州市针灸学会新年伊始举行了换届改选，完成了人才库登记及社团登记变更等工作，并被市科协评为一星级学会；杭州市针灸推拿学会全年召开常务理事会4次，全年发展新会员13名，现有会员490名，团体会员19个，增补了理事会成员并成立颈椎病、脑血管病、面瘫、针刀、妇科5个专业委员会。

“浙江省针灸学会2005年年会暨针灸疗法新进展专题学术讲座”于2005年12月2～5日在杭州召开，出席本次会议的代表173人，大会收到学术论文48，其中20篇汇编成册。

二、学术交流、继续教育工作

2005年6月，实验针灸专业委员会与总会和北京中医药大学合作，在衢州市举办了“电针疗法新进展研讨会”和“杨继洲学术思想研讨会”，收到52篇论文，到会代表70余人。头穴专业委员会孔尧其主任委员2005年9月上旬和下旬分别在余杭区和诸暨市进行了“头皮针抽提法提高脑血栓形成后偏瘫患肢肌

力培训班”两期，共培训省内外学员130余名。2005年11月，卫生部委托浙江省在杭州市举办“临床适宜针灸诊疗技术培训班”。耳穴专业委员会主任委员王正与温州医学院在2005年9月15～20日共同举办了耳穴培训班一期，有86名学员参加；2005年12月，耳穴专业委员会与温州市中医药学会联合举办“耳针疗法临床应用讲习班”，有80多名学员参加。针刀专业委员会与诸暨市第二医院建立了针刀治疗中心，每月派高级职称专家去中心进行技术指导和处理疑难病症，并每年在该院举办针刀疗法培训班。针灸器材专业委员会在基层宣传推广一人使用一套针，在经济发达地区推广一次性针灸针的使用，并联系厂家提供价廉物美的产品，并协助厂商与医院医师座谈。针法灸法专业委员会与湖州针灸学会商定年底在安吉县联合召开针法灸法研讨会。针灸临床、针灸文献、经络腧穴专业委员会也做了许多工作。温州市针灸学会为温州医学院各专业学生举办针灸推拿选修课，受卫生局委托，负责为本地区各大中医院的西医学习中医培训班讲授针灸、推拿学，组织骨干会员到复旦大学上海医学院（原上海医科大学）中西医结合系、针刺原理研究所参观学习。

国际学术交流培训与考察方面。2005年，学会多名理事及会员赴国外和港澳地区交流。2005年11月10日，学会常务理事、耳穴专业委员会主任委员王正主任医师一行6人赴香港出席“国际耳穴诊治暨美容保健研讨会”。杭州市针灸推拿学会秘书长秦赐洲带队一行5人赴新加坡出席“国际针灸医学及激光血疗研讨会”。嘉兴市针灸学会接待了丹麦教师参观访问团22人。湖州市针灸学会派会员赴德国进行学术交流。温州市、宁波市针灸学会定期派会员赴国外交流和诊疗。目前，江苏省已有60余人在美国、英国、法国、德国、加拿大、新西兰、澳大利亚、俄罗斯、巴西、西班牙、瑞士、意大利等近20个国家和地区行医。全年为国外及我国港台地区培训、进修、带教医务人员300余人。此外，根据《省科协、省人事厅、省科技厅关于开展第十三次自然科学优秀论文评选通知》，2005年学会对2003年、2004年公开发表的论文进行评选，共收到参选论文50篇，评出二等奖2篇，三等奖3篇，学会优秀论文奖5篇。按省科协要求，学会组团赴绍兴市出席“中国浙江第二届学术节”开幕式。此外，学会秘书长还出席了总会召开的学术年会及秘书长工作会议和省中医科学工作交流会议。

三、科普工作与为民服务

2005年，省会和市（地）针灸学会均组织或参与了多次科普宣传和为民服务活动。2005年5月14日，杭州市科技活动周期间，省会和杭州市针灸学会的部分专家到咨询服务台进行针灸学术科普宣传和医疗保健指导，为群众进行义诊。杭州市针灸学会还为针灸医生和社区群众举办了防治中风及后遗症讲座。湖州市针灸学会参加了科协组织的科技活动周、科普日活动。嘉兴市针灸学会先后2次安排会员参加市卫生系统对口扶贫医疗队赴丽水地区松阳县进行医疗服务。市学会还派出专家对会员单位进行业务辅导，对油车港卫生院、凤乔卫生院、新丰地区卫生院等进行了技术咨询。市学会还在羊湖市红会医院支持下在该社区设医疗网点，定期派专家为社区居民服务，影响很大。此外，学会先后3次利用节假日组织会员深入社区、老年康复公寓、老年中心开展医疗活动。绍兴市针灸学会也组织会员下乡义诊，并配合当地中医学会参加重阳节、红十字纪念日等活动。温州市针灸学会在老年大学开办针灸推拿保健科普教育。台州市、丽水市、舟山市针灸学会在本地区也开展了科技下乡和义诊科普宣传活动。

反映会员的正当利益和要求。针灸收费过低是近几年来会员反映最多的问题，学会自2002年舟山年会后曾3次报告给有关部门，要求提高针灸治疗收费标准，2005年已得到了部分解决。还有一些问题尚未解决，如萧山区部分会员的执业医师资格问题，部分会员的职称问题都属历史遗留问题。

12．安徽省

【安徽省中医药学会】

理 事 长：金树滋
副理事长：高尔鑫、邓大学、徐光升、徐宝圻、刘中本、李济仁、张琼林、韩明向
常务副理事长：高尔鑫、邓大学
秘 书 长：邓大学（兼）
地　　址：安徽省合肥市亳州路亳州城
邮　　编：230041
电　　话：0551－5543646

13．福建省

【福建省中医药学会】

会　　长：阮诗玮
副 会 长：杜　建、陈立典、陈杨荣、许志福、杨叔禹、薛金发、赵向华、方　群
秘 书 长：陈端生
副秘书长：崔晓榕
地　　址：福建省福州市鼓屏路61号
邮　　编：350003
电　　话：0591－87818827
传　　真：0591－87818827

2005年学会工作概况

2005年，届满的儿科、骨伤、妇科、内科分会实行竞争上岗、民主选举。内科、妇科、儿科、骨伤、心病、美容、中药分会分别召开了学术年会，900多人参加，收到论文280多篇。评选并推举中医药科技成果5项，中医、中西医结合专著4部，参加中华中医药学会科技成果及科技著作评奖。骨伤科张俐等获2005年1月中华中医药学会科技二等奖，儿科郑健获2005年中华中医药学会科技成果三等奖，李灿东获科技著作二等奖，刘德桓、陈小峰、潘明继获科技著作优秀奖。为加强和中华中医药学会及其分会的联系，2005年，学会推荐29名中医药优秀人才担任肿瘤学、血液病学、中医基础学、妇科、护理、医史文献、

小针刀、医院管理等全国各学科委员。吴熙当选全国妇科分会副主任委员兼秘书长，赵若华当选护理分会常务委员。为促进中医药规范化、法规化建设，组织27位专家教授编写《福建省中医病证诊疗常规》，陈端生秘书长任主编。加强组织建设，发展团体会员和个人会员。团体会员增至56个单位，新入会会员108人。首次开展“优秀中医院院长”评选活动，对各地上报的21名正副院长先进事迹进行评议，专家投票评出黄跃东、黄秋云等12名优秀院长。编印《福建中医药信息》8期，发放1.6万份；《福建中医药杂志》出版6期。征集肖熙、陈鳌石、林朗晖老中医辨证处方墨宝，向中华中医药学会投稿，以供选编。

【福建省中西医结合学会】

会　　长：吴和木

副 会 长：王和鸣、陈美华、谢金森、吕凯明、陈端生、黄跃东、郑　健、徐国兴

秘 书 长：崔晓榕

地　　址：福建省福州市鼓屏路61号

邮　　编：350003

电　　话：0591－87818827/87824528

电子信箱：zxyjhxh@163.com

2005年学会工作概况

一、开展学术活动

一年来，学会先后召开肾脏病、急救医学、儿科、心血管、微循环、虚证与老年病、耳鼻咽喉、肿瘤、神经病学、男科等11个学科学术会议，书面交流论文700多篇，编印论文集600多册，750多人次参加会议。

福建省中西医结合学会与福建中医学院联合举办《组织工程技术对骨科发展的影响》等3场专题学术报告会，600多人次参加。

二、组织建设

2005年10月21日，福建省中西医结合学会第四次会员代表大会在福州闽江饭店隆重召开，来自全省各地医疗、教学、科研单位和驻闽部队医院的73名代表出席了大会。大会总结了福建省中西医结合学会第三次会员代表大会6年来的工作成绩和经验，分析了学会面临的新形势、新机遇、新挑战，提出了今后5年学会工作的目标、重点和任务。大会听取了于生龙副会长作的“关于中西医结合事业发展”的专题报告，讨论并通过了修改后的《福建省中西医结合学会章程》，根据选举办法，选出了98名理事、26名常务理事。

福建省中西医结合学会骨科分会成立，召开专题学术讲座，有75人参加。经过民主选举产生福建省中西医结合学会骨科分会第一届委员会。第一届委员会由76名委员组成。

【福建省针灸学会】

会　　长：陈立典

副 会 长：张　炜、李　沛、吴　强、苏稼夫

秘 书 长：张　炜（兼）

副秘书长：吴明霞、姚志芳、林巧红

地　　址：福建省福州市鼓屏路61号

邮　　编：350003

电　　话：0591－87824528/87371211

电子信箱：zhangwei7167@126.com

2005年学会工作概况

一、组织建设

坚持民主办会，充分发挥理事会和常务理事会职能作用，坚持每季度召开1次会长办公会，研究学会工作。2005年召开了3次常务理事会，及时总结研究学会阶段性工作，做到有计划、有目的、按计划、有秩序地开展各项工作。

2005年，发展新会员25人，至2005年底，全省会员数已达996人。

2005年11月，召开了第五次全省会员代表大会，应到人数115人，实到人数106人，大会民主选举产生了福建省针灸学会第五届理事会，新一届理事会由115名理事组成。

二、学术活动

2005年，召开福建省第十三次针灸学术研讨会，150多名来自全省各地医疗、科研、教学、驻闽部队等单位的针灸工作者出席会议，交流论文94篇，内容涉及基础研究与理论探讨、临床经验总结、手法操作等方面，从不同角度反映了近年来江苏省针灸工作者在本领域学术研究中取得了一些成绩。

举办“颈肩腰腿痛”和“针刺治疗糖尿病的现状”学术报告会，由吴炳煌教授主讲，160多人参加。

一年来，针灸学会会员陈立典、钱小燕、姚志芳等教授应邀分别赴美国、马来西亚等国家讲学和学术交流。

三、组织专家开展巡回医疗和卫生科普宣传活动

泉州、漳州针灸学会以各种形式组织针灸专家下乡巡回医疗，开展卫生科普宣传活动，下连队为边防官兵义诊100多人次，受到欢迎。

期刊编辑为科普宣传做了许多有益的工作。省针灸学会与省中医药学会、中西医学会联合主办的《福建中医药信息》一年发行8期共1.6万份，在宣传卫生方针政策、传递信息、交流省内外科技动态等方面起到了一定的作用。省针灸学会与泉州市针灸学会联合主办的《针灸界》发行1期1000份。

四、科研工作取得成效

陈立典会长等申请的“中风多单元康复治疗”课题获国家中医药管理局中标课题。胡翔龙教授等主研的“中医经络现代研究”获省科技进步二等奖；《人体体表循经红外线辐射轨迹的主要特征和显现规律研究》一文获省第六届自然科学论文一等奖。李沛教授等主研的“针刺对雌性恒河猴生殖分泌影响的实验研究”获省科技进步二等奖。此外，针刺疗法治疗颈椎病、穴位贴敷治疗变应性鼻炎、三伏灸治疗哮喘等项目列入福建省卫生厅适宜技术推广项目，以提高农村中医医疗水平。

14．江西省

【江西省中医药学会】

会　　长：王鱼门

副 会 长：陶　曦、程兆盛、熊墨年、皮持衡、杨扶国、洪广祥、陈瑞春、刘红宁、刘晓庄、陈明人

秘 书 长：熊墨年
副秘书长：张　进、刘希伟
地　　址：江西省南昌市文教路529号
邮　　编：330077
电　　话：0791－8515485
电子信箱：zyxhjx221@21cn.com

2005年学会工作概况

一、加强学会管理，搞好队伍建设

2005年，江西省中医药学会把加强管理，搞好队伍建设作为年度工作的重点。按照江西省中医药学会二级学术组织管理规定，学会进一步加强了对下属各分会、各专业委员会的管理与发展工作，新成立了风湿病、中药制药工程、中药药理与分析专业委员会，开启了江西省中药制药工程学与药理、药化分析的研究与学术探讨工作，使现有民政厅登记注册的分会、专业委员会达到18个，为历史最高水平。针刀专业委员会进行了换届改选，并增补了热心学会工作的针刀技术骨干为专业委员会委员。

同时，继续做好团体会员单位和个人会员的发展工作。截至2005年10月，学会共有团体会员单位69个，个人会员近3000人。

开展创先争优活动。在获得省科协先进学会、省民政厅先进民间组织之后，2005年11月，在江西省卫生厅学会工作会议上，江西省中医药学会又被授予“省级先进学会”；内科、骨伤、儿科、肿瘤医疗与康复4个分会被授予“先进单位”；熊墨年、傅淑清、孙国如、林家坤、喻文球、熊腊根、胡小江、张进8名会员被授予“先进会员”光荣称号。

二、抓好学术活动，加强交流合作

2005年8月，学会承办的“中华中医药学会耳鼻喉科分会第十二届学术研讨会暨嗓音言语听力医学专题学术研讨会”在江西庐山召开。会议收到学术论文155篇，大会交流152篇，大会论文集已经被中国期刊网数字图书馆（CNKI）和中国人民解放军医学图书馆收藏。

积极参加中华中医药学会科学技术奖的申报工作，选送的“江西中药材规范化种植基地——蔓荆子等5种中药材种植研究”（完成单位：江西中医学院等）获2005年度中华中医药学会科学技术三等奖。

骨伤分会、肛肠专业委员会坚持每年召开学术会议。

2005年8月，学会接待了江苏省中医药学会一行39人参观考察。

2005年11月，学会王鱼门会长、陶曦副会长、皮持衡副会长等6名中华中医药学会常务理事和理事参加了中华中医药学会在浙江杭州召开的理事大会，并在浙江进行了参观考察，进一步学习和了解其他兄弟省市学会的情况和经验。

三、加强医学继续教育，提高会员学术水平

2005年11月，学会承办了全省中医药、中西医结合、针灸医务人员阶段性继续医学教育培训班，有88位学员参加了培训。

积极组织申报省级医学继续教育讲座和讲习班，2005年申报及承担省级医学继续教育讲座3次；针刀分会配合中华中医药学会针刀专业委员会举办了2期针刀医学综合速成培训班（含初级班和疑难杂症班各1期），参加培训人员100余人。儿科分会利用学术会议举办了儿科呼吸疑难症讲习班；骨伤分会利用学术会议举办了中医骨伤学习班，紧密结合临床讲授骨伤专病诊疗技术知识，为基层中医院培养中医、中西医结合骨伤诊疗人才作出了有益的贡献。

四、做好科普宣传，开展社会公益活动

2005年5月，学会组织内科、骨伤、儿科、肝病、老年保健等学科专家7人到省卫生厅扶贫点万安县韶口乡开展医疗卫生三下乡活动，在当地义诊，接待患者600余人。

2005年先后参加省科协组织的全省“科普之夏”和“科普之冬”以及其他科技下乡活动5次，分别到万年县、抚州市、婺源县、上饶市、鹰潭市等地开展科普活动。还利用参加南丰县中医院病房大楼落成庆典之际，组织专家在中医院义诊，既支持了基层中医院的工作，又为基层人民服务。在送医下乡、科技下乡活动中，内科、老年病、肝病、骨伤科、耳鼻喉科分会以及团体会员单位江西省中医院、江西省中医药研究院、江西中西医结合医院积极参与、大力支持，为活动的顺利开展提供了帮助。

肿瘤分会认真做好癌症患者的康复工作，与省癌症康复俱乐部江西中西医结合医院定期举办癌症康复讲座，开展康复宣传、咨询、指导、联谊、义诊；开展保健体操和保健功法锻炼；组织健康有益的文娱体育活动；为生存期超过5年的癌症患者举办“五整生日庆典”。

与江西中医学院共同主办的《江西中医药》杂志，全年出刊13期，发表文章约800篇，杂志论文被中国中医药数据库等多种现代化数据库录入，并收入“中国核心期刊（遴选）数据库”。老年病专业委员会还自筹资金创刊了《江西中医老年医学通讯》。

【江西省中西医结合学会】

会　　长：曹　麒
副 会 长：徐炽度、汤益明、龚琼模、程兆盛、李国贤、江长波、陈明人、左铮云、李志刚
秘 书 长：李志刚
副秘书长：伊　凡、吴跃进（常务）、张欣霞
地　　址：江西省南昌市文教路529号
邮　　编：330007
电　　话：0791－8511741
电子信箱：jxszxh@126.com

2005年学会工作概况

一、坚持民主办会制度，加强组织队伍建设

在各项工作中，学会坚持民主办会的制度，在研究讨论有关人选的推荐及其他重大事项中均充分尊重有关单位的意见，或由有关单位自主推荐，并经学会研究决定。先后召开常务理事会、会长办公会、秘书长会、工作委员会会议及其他

专门会议等12次，各专业委员会也每年召开1～3次常委会或委员会。

2005年9月23日，骨伤科专业委员会换届改选会在南昌举行，新一届专业委员会挂靠单位为江西中医学院附属医院。妇产科专业委员会、神经科专业委员会均在2005年年会期间召开的专业委员会全体会议上研究补充了专业委员会委员或专业委员会常委。

积极发展会员，2005年新发展会员61人。

在2005年11月召开的江西省卫生学会工作会议上，学会的妇产科专业委员会、心血管专业委员会被授予“江西省卫生系统先进学会”，万小明、吴跃进、陈小勇、罗兴中、黄绍烈、谢建祥等6名会员被授予“江西省卫生系统先进学会会员”荣誉称号。

二、开展学术活动，增强学会的影响力

（一）会议交流。

2005年，共组织全省性学术会议3次，共有专业技术人员390人（次）参加会议，交流论文125篇。

由学会及骨伤科专业委员会主办的“全省第五次中西医结合骨伤科学术交流会暨第一次关节镜学术研讨会”于2005年9月23～25日在南昌市举行，到会代表70人，大会交流了学术论文31篇。

“全省第五次中西医结合妇产科学术交流会”于2005年9月24～25日在江西省妇幼保健院顺利召开。到会代表136人，旁听代表104人，会议收到专题报告4篇，论文55篇。

由神经科专业委员会主办的“全省第二次中西医结合神经科学术交流会”于2005年10月28～30日在赣州市举行，到会代表85人，大会交流学术论文34篇。

此外，学会及专业委员会还积极组织会员参加中国中西医结合学会举办的各专业年会，活血化瘀专业委员会有7人（篇）向全国第六次中西医结合血瘀证及活血化瘀研究学术大会投稿并参加了大会交流，李国贤、汪维红等撰写的论文分别被评为优秀论文一、二等奖；2005年9月，在上海召开了“全国第七次中西医结合心血管病学术大会”，有6篇论文参加了大会交流。

（二）积极参与中国中西医结合学会科学技术奖的申报工作。

2005年2月，学会积极组织参加首届中国中西医结合学会科学技术奖的申报工作，申报了省中医院和鹰潭市中医院两项成果。根据中国中西医结合学会的要求，还推荐了10名临床、基础、药学等有关学科的专家为中国中西医结合学会科学技术奖评审专家，其中江西中医学院的汪建民博士、江西省中医药研究院的胡国柱研究员参加了6月在北京举行的“首届中国中西医结合学会科学技术奖初评会”的评审工作。

（三）积极参加江西省科学技术协会组织编写的《江西学科发展蓝皮书》撰稿工作。

学会根据江西省科学技术协会《关于组织编写〈江西学科发展蓝皮书〉的通知》的文件及编写工作会的精神，多次召开了学术委员会等会议，研究落实编写蓝皮书有关事宜，由各专业委员会具体落实各有关学科的撰写、审稿工作。妇产科、活血化瘀、眼科、心血管、耳鼻喉科、神经科、骨伤科等专业委员会提交了中西医结合相关学科发展蓝皮书的初稿，经省科学技术协会组织专家审定，妇产科、活血化瘀、眼科3个学科的蓝皮书被收入《江西学科发展蓝皮书》。

（四）《实用中西医结合临床》杂志。

江西省中西医结合学会与挂靠单位江西省中医药研究院主办的《实用中西医结合临床》，2005年全年出刊8期（含增刊2期），发表论文580余篇，杂志论文被中国中医药数据库等多种现代化数据库收录，并收入“中国核心期刊（遴选）数据库”。

三、开展科普、义诊等为民社会服务活动

为了贯彻江西省科协“开展2005年全国科普日活动”的要求，开展各种形式的送医、送药、送知识的下乡活动，宣传防病治病和养成健康生活方式的卫生知识。2005年全国科普日（9月16～17日），活血化瘀专业委员会在新余市开展了“江西省中西医结合学会下乡支农义诊和学术报告活动”。2005年5月14日，心血管专业委员会到南昌县蒋巷乡为群众义诊、咨询。

妇产科专业委员会派专家先后在南昌科技大学红角洲新校区、江西农业大学为在校学生举办了3场“大学生青春期健康知识讲座”，有1200余人参加听讲。

学会还先后派出专家12人次参加省科协组织的“科普之春”、“科普之夏”等科技下乡活动4次，分别到乐平、上饶、抚州、鹰潭等地开展了义诊咨询、科普宣传活动。

【江西省针灸学会】

会　　长：魏　稼
副 会 长：陈日新
秘 书 长：黄延龄
副秘书长：宗重阳
地　　址：江西省南昌市阳明路56号江西中医学院内
邮　　编：330006

2005年学会工作概况

江西省针灸学会每年至少开展一次全国性或全省性的学术活动。2005年，学会按惯例于10月在江西省吉安市召开了全省性的学术年会。到会代表50余人，收到论文46篇，大会发言10篇，评选优秀论文8篇。会议期间还举行了学会理事会议。

学会成员重视科研工作，其中副会长陈日新教授主持的国家中医药管理局课题“透热点穴”的临床研究，已取得初步成效，促进了灸疗学术进一步发展。

积极配合中国针灸学会工作。学会于2005年派出代表出席中国针灸学会在北京召开的第四次全国代表大会，有4名代表被选为理事，1名被选为常务理事。

学会对全省会员进行了相应的调查摸底工作。在各地分会的积极配合下，名册登记工作已取得较好成效。

发展新会员，不断壮大学会队伍。2005年，学会发展了8名符合条件的新会员。

由于积极参加学会工作，2005年，学会4名会员在江西省卫生系统工作大会上被为评为先进学会工作者。

15. 山东省

【山东中医药学会】

会　　长：包文辉
副 会 长：于淑芳、蔡剑前、张洪斌、李长华、杨传华、尹常健、李安源、田景振、谭远超
秘 书 长：于淑芳
副秘书长：刘昭强
地　　址：山东省济南市健康路11号
邮　　编：250014
电子信箱：sdtcma@126.com

2005年学会工作概况

一是组织发展。继续发展会员，扩大会员的覆盖面，完善了学会队伍和组织。新发展及重新登记会员1200余名，单位会员7个。

继续对各专业委员会进行了换届改选工作。年内共有外科、儿科、五官科、心脏病4个专业委员会完成了换届改选工作。同时，还根据山东省中医药学科特点和需求及发展趋势，增设了皮肤科、脾胃病、医院药学、四肢创伤、脊柱5个专业委员会，都已经完成组建并召开了成立大会。

二是学术活动。按照常务理事会规范学术活动的具体要求，从学术会议计划的制定、申报、会议总体品质的提高，到会议经费的管理诸方面都严格按照具体规定执行。年内共开展学术活动20余项，其中有两次为国际讨论会。参加学术交流的人员有2000余人，交流论文近千篇。结合全国和山东省中医药继续教育项目，共组织继续教育学习班12次，学习班期间邀请省内外著名专家进行专题讲座80余场，培训人员1400余人。

三是科技评奖工作。2005届山东中医药科学技术奖共评出拟授奖项目27项，其中一等奖2项、二等奖6项、三等奖19项。学会还完成了2005年中华中医药学会科学技术奖的推荐工作。

四是深化学会管理和改革。按照国家对自然科学类学会管理的要求，学会通过了由国家社团评估机构进行的学会组织、活动、制度、财务的全面评估，并取得了优秀的级别和结论。

五是积极配合政府部门的工作。配合山东省中医管理局，在“山东省应对突发公共卫生事件能力培训班”、“山东省中医资格考试考官培训”、“首届山东中医药学论坛”及“全国优秀中医人才培训”、“山东优秀中医人才培训启动”等活动中进行了大量的工作，扩大了学会的影响。

六是积极参加社会公益活动。积极组织学会专家委员向广大群众进行中医糖尿病、皮肤病的科普知识宣传，反对和批判伪科学。为了改变基层农村的中医药阵地的现况，有条件的专业委员会进行对口帮扶、提高基层中医医疗水平。为农村居民提供了高水平的中医药服务，扩大了学会的阵地和影响，收到良好的社会效益。

【山东针灸学会】

会　　长：吴富东
副 会 长：乞蔚国、刘继明
秘 书 长：高树中
地　　址：山东省济南市健康路11号
邮　　编：250014
电子信箱：sdtcma@126.com

2005年学会工作概况

一是加强组织建设。按照理事会及常务理事会的要求和学会制定的5年工作规划，积极做好会员发展工作。2005年发展会员180人。召开会长办公会议一次，确定了5个专业委员会换届改选的准备工作方针。

二是积极配合中医主管部门的中心工作。

三是广泛开展不同形式的学术活动。2005年，举行全省性学术活动2项，10余名专家作了专题讲座，各专业委员会还根据具体情况，充分发挥专家技术资源优势，积极组织会员做好学术交流、科普宣传以及继续教育项目申报等工作。学会还积极组织会员申报并协助山东中医药学会圆满完成了首届山东中医药科学技术奖的评审工作。在2005年度的获奖项目中，针灸专业的获奖项目占获奖总数的10%左右。

四是加强学会的制度建设。学会按照民主化、法制化、规范化的要求，制定并执行了一系列规章制度，并在组织建设、学术活动、财务体系等方面严格管理。按照国家对自然科学类学会管理的要求，学会通过了由国家社团评估机构进行的学会组织、活动、制度、财务的全面评估。

【山东中西医结合学会】

会　　长：王新陆
副 会 长：刘绍绪、高海青、高毅、武继彪、曹晓岚、赵家军
秘 书 长：曹晓岚
地　　址：山东省济南市健康路11号
邮　　编：250014
电子信箱：sdtcma@126.com

2005年学会工作概况

一是积极进行组织建设。积极发展会员，发展会员千余人，壮大了会员队伍。对淄博、潍坊、青岛、烟台中西医结合学会的情况进行了考察指导，具体指导了烟台中西医结合学会的筹备、成立工作。建立和调整各专业委员会。儿科、耳鼻喉专业委员会完成了换届改选工作。心血管、男科、肿瘤、肾脏病、内分泌5个专业委员会经过积极筹备已于2005年成立。

二是积极配合政府主管部门的中心工作，扩大了学会的影响。学会还配合协助山东中医药学会组织中西医结合项目参加申报，在第二届山东中医药科学技术奖的获奖项目中，中西医结合项目近40%。学会积极推荐项目参加首届中国中西医结合学会科学技术奖申报，获得

2005年中国中西医结合学会科学技术三等奖1项。

三是活跃学术活动。2005年开展不同形式的学术活动10余项，参加学术交流的人员近2000人，交流论文近千篇。结合全国和山东省继续教育项目，共组织继续教育学习班8次，学习班期间邀请省内外著名专家进行专题讲座20余场，培训人员1000余人。

四是加强了学会的制度建设。按照国家有关部门对学术性社会团体的具体要求，建立健全了各种规章制度。学会在组织建设、学术活动、财务制度等方面都进行了严格管理，使学会的各项工作都有章可循。按照国家对自然科学类学会管理的要求，学会通过了由国家社团评估机构进行的学会组织、活动、制度、财务的全面评估。

16. 河南省

【河南省中医药学会】

会　　长：夏祖昌
副 会 长：彭　勃、冯明清
秘 书 长：张重刚
常务副秘书长：冯喜茹
副秘书长：陈德宇、田元生
地　　址：河南省郑州市金水区城北路7号
邮　　编：450003
电　　话：0371－66348703
电子信箱：hnzyyxh@yahoo.com

2005年学会工作概况

一年来，河南省中医药学会及其下属各专业委员会全年共组织召开国家级和省级学术会议15次，其中协助承办单位举办国家级会议3次，专业委员会换届选举工作会议3次；协助专业委员会和医院举办继续教育学习班11项（其中国家级1项，省级10项），参加学习班学员约958人，学习班期间邀请国内及省内知名专家举行了80场专题讲座；会议收到学术论文1960余篇，会议录用1380余篇，编辑论文汇编、学习班汇编13本，约240余万字，印制1470余册。

全年共转发国家中医药管理局、总会、全国二级分会及河南省卫生厅、省中医管理局和省科协有关文件、征文通知共计26500多封。

积极向国家总会等上级部门推荐专家、理事、会议代表和科技成果奖。向中华中医药学会推荐中华中医药学会科技成果奖5项，其中2项获国家二等奖，1项获国家三等奖；向中华中医药学会上报全国中医分析、中药药理等7个专业委员会候选人共27名；按规定积极向省科协上报先进集体和先进工作者；积极按时完成全国中医药继续教育项目和学术活动有关材料的审核、上报与备案工作。全年共向国家总会、省科协等上级有关单位推荐专家、理事、委员和会议代表20余次，近百名专家教授。

学会联合办公室根据有关社会团体审定和换发证书的文件精神，按时完成学会年检、注册、审计和换证工作。2005年的学术会议，始终贯穿“继承、发展、创新”这一主线，会议主题明确，学术内容丰富新颖，学术水平显著提高，科普活动多姿多彩。学会还努力办好学术期刊，编印学术资料，促进中医药学术和信息交流。学会主办的《河南中医》杂志已被全国多家数据库如“中国学术期刊（光盘版）”、“中文科技期刊数据库”等全文收录，并被清华大学“中国学术期刊(光盘版)”评为“执行规范优秀奖”。

艾滋病防治工作是河南省卫生工作的重中之重，在艾滋病日期间，学会的会员单位在省中医管理局的领导下，组织近60名中医药专家下乡，对艾滋病病人进行免费送医送药的义诊活动，专家们克服重重困难，共接诊艾滋病病人近2000人。

17. 湖北省

【湖北省中医药学会】

会　　长：李今庸
名誉会长：石　川
秘 书 长：袁思芳
地　　址：湖北省武汉市武昌区昙华林特一号湖北中医学院综合楼203
邮　　编：430061
电　　话：027－68889067
传　　真：027－68889067
电子信箱：hnliufengzi@sina.com

2005年学会工作概况

一、学术交流、继续教育

2005年，湖北省中医药学会共组织召开全省性学术会议8次，共收到学术论文223篇，到会代表587人，全年共举办中医药继续教育学习项目8项，其中国家级4项，省级4项，参加学习班学员共480余人，学习班期间共邀请国内、省内著名专家21人，并举行了专题学术讲座。学术论文汇编资料5本，22万字。

二、学习、宣传工作

2005年1月12日，湖北省中医药学会在湖北中医学院召开了中医药学术研讨会，就中医药事业发展方向和目标、中医药现代化的定义、中西医结合的方法展开了深入讨论。

学会继续编印《中医药文化有关资料选编》第四、五集。

三、评选表彰

2005年，中华中医药学会科学技术奖推荐申报工作顺利完成，1项获得二等奖，并参加国家科技奖的评选；2005年5月，中华中医药学会科学技术奖（学术著作奖）推荐申报工作也按规定上报，其中获得二等奖1项，三等奖1项，优秀奖3项。2004年，组织参加的“第十届湖北省自然科学优秀学术论文评选”工作2005年7月结束，学会推荐的7篇论文中获二等奖2项、三等奖5项。

四、医企产业合作

学会与武汉宏昇生殖健康中医医院经协商达成为期3年的合作协议，协议自2005年8月20日生效。

五、组织建设

积极发展新会员，按时收缴会费。截至2005年12月，学会共有会员3396名。按时把学会编印的《中医药文化有关资料选编》、学会信息等有关资料寄发给学会理事、专业委员会、会员和顾问。

【湖北省中医管理学会】

会　　长：黄利鸣

副 会 长：杨　燕、丁顺清、王华、赵映前
秘 书 长：杨　燕
副秘书长：邓小川、付源业、陈世峰、陈重阳
地　　址：湖北省武汉市洪山区珞喻路856号（湖北省中医药研究院内）
邮　　编：430074
电　　话：027－87172165
传　　真：027－87172190
电子信箱：haitm0533@163.com

2005年学会工作概况

完善组织机构建设。成立了学会办公室、学术部、对外联络部3个办事机构，并配备了负责人及工作人员。建立健全了各项规章制度。

召开了2005年年会及全省中医院院长管理研讨会。年会的主要内容：①对学会的筹备、成立及成立后的工作进行了总结；②研究布置了2006年工作。管理研讨会内容：①专题讲座：邀请华中科技大学同济医学院医药卫生管理学院陈茂盛教授和中国康复研究中心吴春容教授举办了专题讲座；②院长论坛：邀请省中医院院长赵映前、武汉市中医院院长张荒生、武汉市中西医结合医院院长张介眉进行了专题报告。

编辑出版了《湖北省中医管理学会筹备成立及2005年年会资料汇编》。

正常开展学会日常工作。

18. 湖南省

【湖南省中医药学会】

会　　长：周绍明
副 会 长：朱文锋、李　芳、陈大舜、袁长津、谭新华、潘敏求
秘 书 长：谭同元
地　　址：湖南省长沙市湘雅路30号
邮　　编：410008
电　　话：0731－4822174
传　　真：0731－4822174

2005年学会工作概况

积极开展学术交流。2005年，湖南省中医药学会及各专业委员会共组织召开全省性学术会议15次，收集论文800余篇，到会代表1560人，论文汇编8册。2005年10月，民族医药专业委员会在苗乡花垣县主办了“全省苗族医药学术研讨会”，大会对“苗族医药的保护与发展”进行深入地研讨，与会代表有100余人，收到论文100余篇，收录论文集70篇。会议期间还举行了《苗家养生秘录》的首发式，发表了苗医《三本论》的书评，展示了湖南省民族医药研究的最新成果。《苗家养生秘录》由中国古籍出版社出版，《三本论》由云南人民出版社出版，国内公开发行。编印了《三湘民族医药通讯》，建立了《三湘民族医学》网站。推拿专业委员会连续3年与台湾手足按摩学会合作，举办“海峡两岸推拿学术会议”。2005年，主办了“湖南省推拿专业高级技术学习班暨手法操作演示交流会”，到会代表近100人，汇编了精美的论文集。医院管理专业委员会主办了“老中医药专家学术经验继承人培训班”。护理专业委员会举办了“中医辨证施护培训班”。

完成2005年度继续教育项目。2005年，学会组织申报省级中医药继续教育项目25项，其中23项获批准立项，占申报总数的92%。学会连续4年承担湖南省中医医院住院医师规范化培训理论考试命题及组考工作，2005年全省14个市州共有420名住院医师报名参加考试，合格人数283人，合格率为67.4%。

加强了组织建设。学会全年新增个人会员200余人，增补了一批专业委员会委员，组建了3个地市中药专业学科组。团体会员单位达到50个。学会现有理事94名，常务理事33名，会员人数6700人，下设专业委员会18个。

开展科技及科普活动。组织评审2005年度湖南省中医药科技奖申报项目20项，评出获奖项目16项，其中一等奖3项，二等奖9项，三等奖4项。认真组织了中华中医药学会科学技术奖及学术著作奖的评选推荐工作，其中《湖南药物志》荣获学术著作一等奖。“WF文锋－Ⅲ中医（辅助）诊疗系统”获科学技术二等奖。由学会推荐的湖南省科学技术奖参评项目获二等奖3项，三等奖2项。全年开展科技下乡活动2次，免费诊治病人800余人次。

编辑出版工作。由学会和湖南省中医管理局共同主办的《湖南中医药导报》经国家新闻出版总署批准，正式更名为《中医药导报》，并成为中华中医药学会系列杂志之一。聘请陈可冀院士、石学敏院士等国内著名专家为本刊顾问。特约编委单位达到34个，全年编辑出版12期，取得较显著的社会效益和经济效益。

【湖南省中西医结合学会】

会　　长：龙森泉
副 会 长：蔡光先、尤昭玲、孙材江、金益强、李家邦、卢岳华、杨寿松
秘 书 长：刘祖贞
副秘书长：何清湖
地　　址：湖南省长沙市湘雅路30号
邮　　编：410008
电　　话：0731－4812712/13607318112
网　　址：www.hnzxy.org
电子信箱：liuzuzhen88@126.com

2005年学会工作概况

加强了学会的组织建设。学会2005年发展503名新会员，截至年底会员近5000人。原有急诊、肿瘤、骨伤科、医学影像、妇科、皮肤性病、儿科、大肠肛门病、风湿免疫病等27个专业委员会，2005年又新增了中西医结合基础理论专业委员会。

开展了学术交流。2005年共组织各种学术活动16次，发表论文660篇，参加人数1278人。医学影像专业委员会认真开展学术交流，2005年在长沙举办了“医学影像在急症医学中的应用交流会”，参会人数达250人，收到论文80多篇。其他专业委员会共主办各种新技术学习班10个。

开展继续教育项目。2005年，学会完成了国家继续教育项目1项、省级继续教育项目21项，内容有医学影像在急症中的应用、眼科新技

术培训班、苗医学学术研究、骨伤科孙式骨折在临床的应用、白内障手术培训等。

继续抓好科研和科普工作。2005年科研立项77项，已完成34项，获得科技成果15项，推广成果8项，进行科普讲座共40次，科普宣传32次，参加人数7000多人次。邀请了部分名老中西医结合专家2次下乡义诊和医疗咨询。

19. 广东省

【广东省中医药学会】

名誉会长：邓铁涛
会　　长：张孝娟
副 会 长：徐志伟、吕玉波、冯新送、邝日建、吕志平、麦奇杰、金世明
秘 书 长：金世明（兼）
副秘书长：周岱翰、施少斌、刘佩弘
地　　址：广东省广州市淘金北路77号（麓湖阁南塔）404室
邮　　编：510095
电　　话：020－83600105/83600103
传　　真：020－83600105/83600103
电子信箱：gdzyyxh@163.com

2005年学会工作概况

2005年，广东省中医药学会在学术交流、医学继续教育、人才培养、科学知识普及、对外民间学术交往、学会自身建设等方面均取得了较好的成绩，被中国科协学会学术部和福建省科协联合主办的《学会》月刊评为“2005年全国省级学会之星”。

2005年初，学会自筹资金，先后购买了63套《黄帝内经》VCD、110本《黄帝内经》电视解说图书和300本《东方科学文化的复兴》，分送给学会有关专家和骨干及相关部门领导，推动了中医药文化的学习与思考。

在2005年中华中医药学会科学技术奖及学术著作奖的评审中，学会推荐项目共获科学技术奖二等奖2名、三等奖2名；获学术著作奖一等奖1名、二等奖1名、三等奖4名和优秀奖5名。

2005年，学会召开了国际、国内学术会议14个，交流论文1467篇，参会代表1846人次；举办了国家级、省级继续教育学习班22个，培训人数3381人次；编辑论文集15本，共3300册。学会全年共派出专家代表45人次到丹麦、瑞士、德国等国家和地区参加学术会议，邀请美国、新加坡、日本、印度、澳大利亚等国的专家前来讲学。

学会利用各种渠道开展防治流感、人禽流感的学术交流及医学科普咨询工作，主办或协办了4场大型义诊咨询活动，学会编写的科普读物《流感、人禽流感防治知识问答》即将完稿；学会作为主办方之一，在广州市召开了“中药·凉茶与流感防治专题论坛”，十多家媒体到场采访并做了相关报道。学会急诊医学等专业委员会先后到增城、江门等地与当地中医药学会一道开展防治流感、人禽流感的学术研讨和科普工作，共派出57人次的专家队伍前往基层医疗单位开展义务门诊、查房和科普讲座。

2005年，学会领导多次参加了广东省民间组织管理局、广东省卫生厅主持召开的行业自律工作会议，根据会议精神，制定或重新修订了《广东省中医药学会自律规范》、《财务管理制度》、《学术活动管理办法》、《专业委员会管理办法》等各种规章制度。参加了广东省医疗行业学会（协会）“加强行业自律、共建和谐广东”大型活动，与广东省医学会等兄弟学会一道共同起草和签署了《共建广东和谐医患关系宣言》。

2005年，广东省中医药学会先后成立了3个专业委员会，并有5个专业委员会完成了换届工作；学会专家共主编了《中医临床心理学》等4部学术专著；杨志敏教授被中华中医药学会授予“无限极中国中医药十大杰出青年”称号，黄燕教授获“无限极中国中医药十大杰出青年提名奖”；在广东省科协“厂会协作”签约暨科技项目推介洽谈会上，学会与阳江市中医院、阳江市中医学会就信息、技术、培训等服务签订了合作意向书。

【广东省针灸学会】

会　　长：陈全新
副 会 长：张家维、符文彬、卢爱文、老锦雄
秘 书 长：符文彬（兼）
地　　址：广东省广州市淘金北路77号（麓湖阁南塔）404室
邮　　编：510095
电　　话：020－83600105/83600103
网　　址：www.xh.sta.gd.cn/xh/20A0412.html
电子信箱：Drfwb@21cn.com

【广东省中西医结合学会】

名誉会长：欧　明、王建华、张礼康、张万岱、徐复霖
会　　长：吴伟康
副 会 长：林培政、罗荣城、张荣华、杨希山、刘义海、郑学宝、余细勇
秘 书 长：金世明
副秘书长：莫穗林、潘俊辉、蔡　宇
地　　址：广东省广州市淘金北路77号（麓湖阁南塔）404室
邮　　编：510095
电　　话：020－83600105
传　　真：020－83600103
电子信箱：gdzyyxh@163.com

2005年学会工作概况

2005年，广东省中西医结合学会在学术交流、医学继续教育、医学科学知识普及、组织建设、行业自律等方面开展了卓有成效的工作，被中国科协学会学术部和福建省科协联合主办的《学会》月刊评为“2005年全国省级学会之星”。

2005年，学会共召开了国际、国内学术会议12个，交流论文1683篇，参会代表2382人次；举办继续医学教育学习班21个，培训人员2551人次；编辑论文集12本，刊印3000册。学会全年共派出专家代表50人次到加拿大、瑞士、法国、日本等国家和地区参加学术会议。

在2005年中国中西医结合学会首届科学技术奖评审中，学会推荐的张敏州等人完成的“冠心病介入术患者证候规律及辨证治疗的研究”

的课题荣获二等奖；阮新民等人完成的“调脾护心法提高冠状动脉搭桥术患者生存质量的研究”的课题荣获三等奖。

2005年，学会脾胃消化病、眼科、肝病、心血管病、男科等专业委员会分别在广东省科学馆、省级及市县医院举办了13场专题学术报告会、专题学术论坛、疑难病例讨论等医学科技普及活动，吸引了1426人次的基层医务人员参加学习和讨论。学会急救医学等专业委员会先后到增城、江门等地与当地中医药学会一道开展防治流感、人禽流感的学术研讨和科普工作，共派出57人次的专家队伍前往基层医疗单位开展义务门诊、查房和科普讲座。

2005年，广东省中西医结合学会召开了第六次全省会员代表大会，来自全省各地的150名会员代表出席会议。与会代表讨论并通过了《第五届理事会工作报告》、《广东省中西医结合学会章程（修改草案）》、《广东省中西医结合学会2000～2004年财务报告》。大会以无记名投票方式选举产生了第六届理事会、常务理事会、会长、副会长、秘书长。学会授予24名老专家特别贡献奖，表彰了14个“先进专业委员会”、39名“先进会员”和25名“先进专兼职干部”。

学会全年新成立了危重病医学、耳鼻咽喉、疼痛3个专业委员会，有4个专业委员会完成了换届工作，部分专业委员会增补了委员。

2005年，学会领导多次参加了广东省民间组织管理局、广东省卫生厅主持召开的行业自律工作会议，根据会议精神，制定或重新修订了《广东省中西医结合学会自律规范》、《财务管理制度》、《学术活动管理办法》、《专业委员会管理办法》等各种规章制度。参加了广东省医疗行业学会（协会）“加强行业自律、共建和谐广东”大型活动。

在广东省科协“厂会协作”签约暨科技项目推介洽谈会上，学会与阳江市中医院、阳江市中医学会就信息、技术、培训等服务签订了合作意向书。

20. 广西壮族自治区

【广西中医药学会】

会　　长：王乃平
副 会 长：邓家刚 、彭跃钢、沈兆熊、罗伟生、唐　农、黄汉儒、黄有荣、黎伟台、张达旭
秘 书 长：李　方
副秘书长：王　勤、林寿宁
地　　址：广西南宁市桃源路35号区卫生厅内
邮　　编：530021
电　　话：0771－2803986
电子信箱：lifang8888@163.com

2005年学会工作概况

一、组织建设

2005年共发展会员108名，目前会员总数为3050人。10月选举成立了风湿病专业委员会，主任委员黄李平，副主任委员庞学丰，委员21人。

二、学术活动

学会除每年举办2～4次大型学术交流会，平常的活动主要是办好定期学术讲座、办学习班和一些小型的学术交流活动。南宁市定期于每月初星期四下午举办学术讲座，已成惯例。各地市的中医学会也都能根据自己的特点开展多种形式的学术交流活动，如办学习班、小型研讨会、学术讲座、讨论等等。据不完全统计，全区共举办各种专题讲座68次，听课人数达1043人次。

2005年上半年，由青年中医药分会和《广西中医药》杂志共同举办了两期中医学术论文写作讲习班，参加学习人数120人次。

2005年5月，在广西中医学院一附院举办了中医基本技能学习培训班，共招收学员80余人。

2005年8月，在广西民族医院举办了全区中医推拿高级讲习班，参加学习人数50余名。

三、其他

学会积极参加区科协、区民政厅布置的各项任务和活动。如布置学会会员单位参加区科协组织的10月科普大行动、下社区科普咨询等。参加活动的医务人员有200多人，办展板报30余期，义诊、咨询共5000人次。

学会工作得到区科协、区民政厅、区卫生厅的肯定和表彰，已连续多年获得“先进学会”的荣誉称号，并获得了中国科协、《学会》杂志评选的“全国学会之星三连冠”称号。

【广西中西医结合学会】

会　　长：王荣慈
副 会 长：唐　农、龙学明、肖廷刚、方显明、朱少廷
秘 书 长：李　方
副秘书长：黄李平
地　　址：广西南宁市桃源路35号区卫生厅内
邮　　编：530021
电　　话：0771－2803986
电子信箱：lifang8888@163.com

2005年学会工作概况

一、组织建设

2005年，新发展会员65人。

2005年5月，新成立中西医结合肾病专业委员会，由广西中医学院一附院史伟任主任委员，副主任委员为黄国东、关建国，委员41人。

2005年10月和12月，分别对学会风湿病、骨科分会进行换届改选。风湿病分会主任委员黄李平，副主任委员严煜林、庞学丰、杨嘉珍，委员43人；骨科分会主任委员杨渊，副主任委员赵劲民、廖小波、叶日乔、王大伟、钟远鸣，委员37人。

二、学术活动和继续医学教育

2005年4月，由消化病分会举办了全区推进型双气囊小肠镜应用学习班，参加学习人数105人。

2005年5月，在桂林举办了“全国中西医结合肾病学术交流会暨广西中西医结合学会肾病分会成立会议”。这次会议是一次高规格、高水平的大型学术会议，李晓枚等一大批专家参会并讲课，参加代表共200多人。

2005年10月，与广西医学会在南宁联合举办了“广西风湿病学术

大会”。

2005年10月15～19日，举办了“全区中西医神经科学术会议”，全区各级医院的60多名医师参加会议。大会收到论文50多篇，编印了论文专集。

2005年11月，在桂林市举办了“中西医结合精神疾病学术会议”。此次会议与桂林市复退军人医院联合主办，参会代表80人。

2005年12月，在玉林举办了“广西中西医结合骨科学术交流会”。参会代表90余人，收到论文85多篇。

据不完全统计，学会2005年共有45篇学术论文外出参加全国及大片区学术交流。

全年举办定期专题学术讲座10次（不包括学术会议、专题讲座），听课人数960人次。

三、其他方面

学会积极参加区科协、区民政厅布置的各项任务和活动。如安排学会会员单位参加区科协组织的10月科普大行动等等。参加活动的医务人员有200多人，办展板报30余期，义诊、科展咨询共5000余人次。

学会工作得到区科协、区民政厅、区卫生厅的肯定和表彰，已连续多年获得“先进学会”的荣誉。

【广西针灸学会】

会　　长：范郁山
副 会 长：庞　勇、梁立安、岳进、李　方、唐华生
秘 书 长：李　方（兼）
副秘书长：蒋吉刚、潘小霞、赵彩娇
地　　址：广西南宁市桃源路35号区卫生厅内
邮　　编：530021
电　　话：0771－2803986
电子信箱：lifang8888@163.com

2005年学会工作概况

一、组织建设方面

2005年发展会员45名，目前会员总数为385人。

二、大力开展学术活动，增强学会活力

2005年共举办专题讲座36次，听讲人次3000人。举办各种学习班12次，参加学习人数800余人。除了上述活动外，各地市分会和医院均积极开展多种形式的学术活动。

桂林市针灸学会是地市学会中开展活动最好的，该学会长期坚持每月一次学术专题讲座。此外还举办针灸推拿培训班3期，参加学习的共120人。

除开展本区的学术活动外，学会还与四川、云南、重庆等兄弟省市学会联合举办学术会议，增进了学术交流和相互了解。

三、积极开展科研工作和国际学术交流

谢感共教授等申报的课题“不同时辰针刺对豚鼠超氧化物歧化酶的影响”、“灵龟八法对豚鼠自由基代谢及血液流变学的影响”分别获2003年、2004年广西科技厅自然科学基金课题立项，共资助5.5万元。

2005年4月，庞勇教授主持的“十五”国家科技攻关计划“基于信息挖掘技术的名老中医临床诊疗经验及传承方法研究（黄鼎坚名老中医学术思想、经验传承研究）”的课题立项，获国家资助15万元，是目前广西针灸界唯一的国家级课题。

广西中医学院一附院的范郁山、庞勇负责的“浅刺调督法治疗脑梗死的临床实验研究”课题获得广西区科技厅2004年攻关课题立项，并获得资助资金5万元；此外，还有王蔼平、罗本华、林军、朱英、陈士等专家的8项科研课题得到区卫生厅或广西中医学院立项研究，并获得资助。

桂林针灸学会先后接待法国、德国、加拿大、荷兰、港台地区等外籍医学生及医师的实习、进修48人次。与美国戒毒学会白宫顾问一行18人及美国指压疗法协会一行13人面对面的进行了学术交流及临床操作示范。

学会专家还协助广西中医学院国际教育学院做好外籍学生的教学指导工作。2005年，广西中医学院一附院的针灸专家共辅导来自澳大利亚、瑞典、美国、新加坡、葡萄牙等国的留学生40多人，香港学生25人。南宁市第七人民医院2005年来共接待奥地利、美国、新加坡、葡萄牙、澳大利亚、加拿大的进修、来访学者14人。

2004年10月～2005年10月，学会副会长黄鼎坚教授应邀到瑞典进行临床指导和学术交流访问。在瑞典期间，以公司为平台（基地），开展了中医传统诊疗服务和临床指导，扩大对口学术交流，先后与瑞典针灸协会、自然疗法（替代疗法）协会、风湿病协会、整脊协会及两所成人教育学院进行关于中国传统医学文化等内容的专题讲座，和各学术团体进行了广泛接触、交流。

四、积极参加科普和社区活动

每年区科协组织的10月科普大行动中，学会均踊跃参加，编展科普墙报，组织科普咨询和义诊送医下乡等。据不完全统计，学会医师2005年共下乡义诊5次，义诊人数1000多人，接受群众健康咨询600余人次，发放卫生宣传资料800余份。

在卫生行政部门的支持下，学会还积极配合，抓好在职人员的继续医学教育工作，2005年听讲人次为1000人次。

【广西民族医药协会】

会　　长：黄汉儒
副 会 长：钟　鸣、黄瑾明、彭跃钢、欧　波、韦志坚、黄西峰、梁启成、庞宇舟、黄赞松、庞声航、刘智生、缪剑华、覃迅云、李城宇、吴泰来、覃庆林
秘 书 长：王柏灿
副秘书长：蓝日春、林　辰、黎甲文、覃兴乐、余丽莹、韦锦田
地　　址：广西南宁市明秀东路234号
邮　　编：530001
电　　话：0771－3132303
电子信箱：gxmys@126.com

2005年学会工作概况

加强对协会的管理和内涵建设。坚持民主办会的原则，组织机构健

全，除协会理事会、常务理事会外，还设有协会办公室和秘书处，有专职人员管理协会日常事务。

做好发展新会员的工作，2005年度共发展会员200多名。

积极组织民族医药的学术交流活动。2005年10月，学会成功组织召开了“全国首届壮医药学术会议暨全国民族医药经验交流会”。出席会议的有来自全国各地的代表共200多人。会议共收到学术论文350多篇，出版了论文集。

完成协会理事会的换届选举，“广西民族医药协会第四次会员代表大会”于2005年10月25～26日在南宁市蕾雨宾馆举行。本次大会进行了协会理事会的换届选举。

开好协会迎春座谈会。2005年2月，协会迎春座谈会在南宁召开，有关领导出席了会议，与会代表就如何加快广西民族医药协会发展步伐、如何促进自治区民族医药的发展、如何扩大自治区民族医药的影响进行了深入的讨论。

发挥协会的桥梁和纽带作用，向有关部门反映会员及民族民间医生的建议和意见。

开展民族医药的科普宣传，推广民族医药知识，深入社区开展医药卫生科普宣传活动，参加科技下乡宣传活动。

完成上级学会、有关部门下达的各项任务，抓好协会的日常工作。

21. 海南省

【海南省针灸学会】

会　　长：辜孔进
副 会 长：林天东、吕　珍、孙畅、廖军芳
秘 书 长：罗和平
地　　址：海南省海口市和平北路47号省中医院针灸科内
邮　　编：570203
电　　话：0898－68354609/66118657/13876003397（罗和平）

2005年学会工作概况

一、召开学术年会，举办省级继续医学教育项目

2005年8月6～7日，学会在澄迈县海南金色海湾度假村召开了2005年学术年会。来自全省各市县的针灸医学专家和临床医生40多人参加了大会。大会收到学术论文25篇。

二、编辑出版《海南省针灸学会学术论文汇编》

在海南省科协的大力支持下，学会选择了会员近几年来撰写的学术论文40余篇，汇集成册，印刷了150本。这是对学会会员近几年来学术研究工作的初步总结。

三、开展国际针灸教育工作

学会秘书长罗和平于2005年秋季临床带教了1名来自美国亚利桑那针灸与东方医学学院的学生，为期1个月，取得了良好的效果。学院还和海南省中医院签署了相关协议，将继续接受留学生学习。常务理事张晓阳8月带教了3名来自欧洲的针灸学员，为期10天。

四、加强组织建设工作

2005年度学会发展了9名新会员。

五、做好学会改革工作

按照省科协的要求，学会研究并制定了《海南省针灸学会改革实施方案》。作为主要调查对象，参加省科协组织的学会改革调研工作，完成了40份表格的填写。

六、其他工作

海南医学院的学会会员在辜孔进会长的领导下，顺利通过了教育部组织的有关中医专业本科教学评估。辜会长和罗秘书长参加了全国执业医师考试中医类临床技能考核的考务工作。罗和平副主任医师申报省卫生厅课题1项，并已立项。会员在《中国针灸》发表论文3篇。

【海南省中医药学会】

会　　长：陆　清
副 会 长：华良才、韩星光、许声宏、张永杰
秘 书 长：林天东
常务工作人员：黄显勋
地　　址：海南省海口市和平北路47号海南省中医院内
邮　　编：570203
电　　话：0898－66210255
电子信箱：huangye007@126.com

2005年学会工作概况

一、积极开展学术交流，配合搞好继续教育工作

2005年8月，学会与《中国民康医学》杂志社洋浦工作站联合在海口主办了“全国中西医结合临床新进展学术交流会”，来自全国各省市区的代表196人参加了会议。

各专业委员会也分别开展了各种形式的学术交流活动。护理专业委员会组织了5次学术讲座，参加人员460余人次；中药专业委员会举办了题为“中药新药研究开发的思路”的讲座，参加人员80余人；内科专业委员会组织了“冠心病的中西医急救治疗最新进展”讲座，听课人员60余人；举办“心电图在临床诊断中的重要作用”，有60余人参加讲座。

二、积极开展科普宣传，普及中医药知识

2005年以来，学会积极组织开展科普宣传和义诊工作。在海口市明珠广场、人民广场举行了2次大型中医药科普宣传和义诊活动与绿谷医药集团联合举办肿瘤康复知识讲座、中医药在肿瘤康复治疗中的重要作用等公益性宣传报告4场，参与听报告的肿瘤患者达1200余人次。

三、认真完成上级部门委托的工作

一年来，学会积极参加中华中医药学会、海南省科协等组织的各项活动，积极配合上级部门，认真完成了上级部门布置的各项工作。受中华中医药学会委托，2005年度共向中华中医药学会推荐了各分会委员18名。及时将上级学会的有关指示精神和学术交流信息通过信函或电话的形式传达到有关会员，2005年度共向会员发出函件800余封。

四、多方合作，广开财源，弥补了学会经费的不足

2005年度，学会积极响应省科协提出的“经营学会”的理念，除与《中国民康医学》杂志社洋浦工作站联合主办学术交流会外，《中国民康医学》杂志社洋浦工作站一次

性赞助5000元，以补充学会经费。

【海南省中西医结合学会】

会　　长：林志成
副 会 长：郑健超、李运珊、叶炯阳
秘 书 长：罗亲伟
副秘书长：韩　平
地　　址：海南省海口市龙华路海南医学院附属医院中医科（韩平收）
邮　　编：570102
电　　话：13907595311（韩平）
电子信箱：hanping88@126.com

2005年学会工作概况

一、积极开展学术活动

学会积极开展学术活动。2005年，组织举办了2次学术讲座，其中，2月25日在海南医学院中医系会议室举办题为"系统性红斑狼疮的中西医治疗进展"的学术讲座，有30多人参加；11月2日在海口市人民医院多功能学术厅举办学术讲座，题目是"钾缺乏症的诊断与治疗"，近200人参加了讲座。参加学术讲座者均免费发给讲座资料，并可获继续教育Ⅱ类学分。

学会同时转发中国中西医结合学会年度学术会议计划，使广大会员及时了解全国中西医结合学会的学术动态，鼓励大家积极参加全国性学术会议。

二、加强学会组织建设

学会无专职人员，但学会工作还是正常有序地运转，学会日常工作由林志成会长主持，韩平副秘书长负责学会的日常管理工作，包括各种证照的年审，每月的税务局报表等均按规定完成；及时完成省科协、省卫生厅及中国中西医结合学会布置的各项任务。2005年召开会长扩大会议6次，主要讨论、研究学会的管理、学术活动及学会实体等问题。

2005年，推荐海南医学院附属医院中医科林丹副主任医师为中国中西医结合学会肝病专业委员会委员；海南省中医院医务科长蔡敏副主任医师为中国中西医结合学会传染病专业委员会委员。

三、认真落实上级布置的各项任务

积极参加海南省科协和海南省学会研究会的各项活动，及时完成海南省科学技术协会布置的"海南省科协所属学会、联系学会改革问卷调查"等工作。

22．重庆市

【重庆市中医药学会】

会　　长：马有度
副 会 长：王辉武、曾定伦、黄吉庆、戴裕光、张渝生、罗本清、魏　尔、钟国跃、周天寒
秘 书 长：雷正荣
副秘书长：杨国汉、李　进、王俊、漆　敏
地　　址：重庆市渝中区北区路1号
邮　　编：400013
电　　话：023－63533757

2005年学会工作概况

2005年，学会再次荣获重庆市科协"三星级学会"、"统计工作先进集体"称号。

2005年，学会推荐中华中医药学会肾病、对外交流、肿瘤、医史等分会委员21名。顺利地通过了财务审计及重庆市民政局2004年度学会工作年检。

开展继续医学教育。2005年度国家级中医药继续教育项目"中医内科专题精选"项目分别在重庆市南山天子湖度假村、涪陵区中医院、荣昌县中医院举办，参加学习的学员计200人。国家级继续教育项目"常见风湿病的中西医诊治新进展学习班"在重庆市沙坪公园榕湖宾馆举办，到会学员90余人。参会人员均按规定给予了继续教育学分。

学会与中国中医急症杂志于7月在重庆江津市四面山红楼宾馆隆重召开了"重庆市中医药学会《中国中医急症》杂志学术年会"，到会代表160余人，出版论文集1册。

由中华中医药学会科普分会主办、学会承办的"中华中医药学会中医药科普创作学术研讨会"在重庆渝州宾馆隆重召开，来自北京、上海、广东、湖北、内蒙古、四川、重庆等省市中医药专家、学者、科普作家及科普积极分子130余人出席会议，出版论文集1册，会议还明确了今后学术研讨会的主题及地点。

学会协助举办了"2005全国民族民间医药学术研讨会"、"中华中医药学会第十七次全国脾胃病学术交流会议"等。

积极开展科普活动。在重庆市科协组织的"全国科普日"活动中，学会成功承办了"中华中医药学会中医药科普创作学术研讨会"。会长马有度教授分别在重庆大学、重庆市委、重庆市政协、重庆市财政局、渝北区、巴南区、黔江区等地作题为"生存智慧·生命质量新理念"科普大讲堂15场次，主编并由重庆大学出版社发行《健康人生·快乐百年》科普书籍；副会长王辉武教授主编《失眠、多梦与打鼾》健康自助精品系列丛书，深受广大群众的欢迎和好评。

重庆市中医专家门诊部是由学会主办的经济实体。门诊部在重庆市医保中心和重庆市高新区社会发展局的指导下，在重庆市中医药学会财经委员会的直接领导下，不断强化服务意识，规范管理，制定有效的激励政策，争取社会各方的支持，坚持以"名医的水平，一流的服务，优质的药品，合理的价格，独特的疗效"为服务宗旨，继续开展优质服务，在市区内树立了良好的形象，获得了较好的社会效益和经济效益。全年诊治病人15000人次，上交学会10万余元。

【重庆市针灸学会】

会　　长：熊　念
副 会 长：陈永忠（主持工作）、郭剑华、王毅刚、杜长志、余朋千
副秘书长：王竹行、何文先
地　　址：重庆市渝中区民族路88号
邮　　编：400011
电　　话：023－63833171

2005年学会工作概况

一、加强组织建设，积极发展新会员

2005年，学会共发展新会员31

名，召开正副会长、秘书长工作会议4次；常务理事会2次；理事会1次。

二、开展学术活动，抓好继续教育

2005年4月，在南山召开了重庆市针灸学会针刀专业委员会委员会议。

2005年5月，在南山金武王山庄召开“重庆市针灸学会针灸、耳穴、推拿、针刀学术年会”及“耳穴诊治学习班”，出席会议代表80余人，大会交流论文20余篇。

2005年10月，在重庆市中医骨科医院科技厅召开国家级继续教育项目“西南片区针刀学术研讨会暨针刀培训班”，110人参加此次会议，交流论文37篇，并编辑《西南片区针刀学术研讨会论文汇编》1册。

针灸文献专业委员会分别在巴南区中医院、重庆市中医骨科医院等地先后召开了4次专业委员会会议，发行《针灸文献通讯》4期，将国际、国内最新的针灸、推拿等方面的信息传递给每一位会员。

耳穴专业委员会在重庆市中医骨科医院召开专业委员会会议2次，编撰《耳穴研究》2期。

学会郭剑华副会长先后到酉阳地区、永川市、黔江地区、巴南区等地讲课和义诊，大力宣传针灸、推拿治疗疾病的优势，将治疗软组织损伤疾病的最新信息传递给广大基层中医工作者。

2005年，会员在市级以上的医学刊物上发表论文25篇。学会副会长郭剑华、王毅刚分别主编了重庆市中医药继续教育教材《颈肩腰腿痛推拿研究和临床应用进展》、《中国针灸经络研究和临床应用进展》。

由学会申报的“星状神经节阻滞治疗中风偏瘫”、“针灸耳穴减肥”、“耳穴诊断的临床价值及应用”3个科研课题2005年11月结题。由学会副会长郭剑华，理事罗大万，会员马善治、刘渝松、涂燕兵主研的科研课题“腰舒胶囊治疗腰椎间盘突出症的临床研究”2005年3月结题并通过重庆市卫生局验收；由学会副会长郭剑华，会员刘渝松、马善治、涂燕兵、杨小全、叶承丽主研的科研课题“膝舒胶囊治疗膝关节退行性骨关节炎的临床研究”已批准立项。

三、开展科普咨询，送医送药到社区

以学会副会长郭剑华为首的学会会员分别在《健康人报》、《家庭医药》等报纸杂志上发表科普文章65篇。推拿专业委员会、耳穴专业委员会、科普文献专业委员会和针灸器械专业委员会等积极响应学会号召，送医送药到社区，除解答群众的健康咨询外，还开展义诊活动3次，发放健康宣传资料1500多份。学会门诊部坚持热情、微笑服务，全年门诊治疗人次约1.3万，收到表扬信6封、锦旗2面。门诊部为印尼海啸献爱心活动捐款1000元，为社区献爱心活动捐款500元，并长期坚持对孤寡老人减免医疗费。2005年，有13名会员经评审晋升为副主任中医师；常务理事温木生经评审晋升为主任中医师，同时被重庆市命名为重庆市第二批名中医；副会长郭剑华被重庆市人民政府授予“重庆市劳动模范（先进工作者）”称号。

【重庆市中西医结合学会】

会　　长：吴昌培
副 会 长：周英杰、雷　寒、戴溱慧、贾学海
秘 书 长：戴溱慧
副秘书长：刘克佳、罗长坤、罗勇、廖　震
地　　址：重庆市渝中区道门口40号
邮　　编：400011
电　　话：023－63815494
电子信箱：mali8218@126.com

23.贵州省

【贵州省中医药学会】

会　　长：赵　松
副 会 长：董湘玉、沈冯君、刘尚义、邱德文、凌湘力
秘 书 长：凌湘力
副秘书长：徐学义、张光富、周　茜、庄畋畋、刘学义、唐仕勇
地　　址：贵州省贵阳市贵阳医学院附属医院中医科
邮　　编：550004
电　　话：0851－6855119－3289
电子信箱：GZSZYYXH@126.com

2005年学会工作概况

一、积极开展学术交流

2005年11月4～6日，中华中医药学会主办的“中医药学术发展大会暨中华中医药学会理事、会员及海外高层论坛”在杭州市召开。

赵松会长主编的《贵州苗药简编》系统介绍了贵州苗药的历史渊源、生长环境、生产环节、药品特点等，全面辑录了上升为国标的贵州苗药。

2005年9月22～24日，在六盘水市中医药学会举办的学术交流会上，赵松会长、刘尚义副会长和唐仕勇副秘书长应邀参会并分别作了题为“苗医苗药”、“中医辨证论治的思维反观”、“实现中医药国际标准化的思路与方法”的专题讲座。

2005年11月5日，在贵州省中医药学会与贵阳中医学院共同举办了学术交流会上，刘尚义副会长作了题为“中医学术发展纵横谈”的学术报告，参会者100多人。

副秘书长唐仕勇编写的《血证秘验方》一书，已于2005年5月由贵州省民族出版社正式出版。

二、围绕政府的中心任务开展工作

贵州省中医药学会常务理事多人积极参加《贵州省中医药发展条例》的调研及修改，使该条例顺利获得贵州省人大讨论通过并生效。为宣传和贯彻落实《中华人民共和国中医药条例》，学会积极组织部分专家和医务人员上街发放数百份中医药宣传资料，并为群众进行了义诊。

三、组织专家开展支边义诊及科普活动

2005年10月23日，贵州省中医药学会部分专家教授前往平坝县开展义诊活动。10月10日，副秘书长唐仕勇为金翠湖社区的中老年人举办了题为“搞好养生保健，争取

长命百岁”的专题讲座，参加人数近100人。

四、不断加强组织建设

学会注重自身组织建设，讨论制定了《秘书组工作职责》、《常务理事会工作职责》；积极筹备学会会员重新注册登记工作；为适应中医药行业形势和学科发展的需要，进一步扩大会员的覆盖面，改善部分专业委员会瘫痪状态，积极筹备中医内科、中医妇科专业委员会的换届改选工作，力争一批中青年学科带头人走上专科分会的领导岗位，为专科分会注入新的生机与活力，加强创造力，为广泛开展学术和经验交流，提高学术及临床诊疗水平，促进学科发展，奠定组织基础。

【贵州省民族医药学会】

会　　长：龙瑞敏
副 会 长：杜　江
秘 书 长：潘炉台
副秘书长：李志伟、文明昌、胡成刚
地　　址：贵州省贵阳市沙冲南路196号（原贵州省中药研究所内）
邮　　编：550002
电　　话：0851－3847340
电子信箱：dujiang@163.cn

2005年学会工作概况

一、学术活动

加强民族医药的研究工作。2005年大力开展了苗族医药基础理论和毛南族医药的研究工作，与各地学会会员加强联系，并通过与外省各学会及有关单位联系，调查、挖掘、整理以苗族医药为主的民族医药理论。

参加协办第二届“龙里苗医药文化博览会”。为扩大苗医药的影响，加快苗药的发展。2005年10月18日，贵州省民族医药学会参加协办了贵州“龙里苗医药文化博览会”，积极为贵州的中药产业现代化、苗族医药的进一步发展献计献策。

二、大力发展会员，做好会费的收支工作

在扩大学会影响、大力发展会员的同时，广泛做好宣传工作，及时收取了会员的会费，做到账目公开，完成了学会年检，使各会员了解学会的财务收支情况。

三、加强与会员的联系

办理了新会员证，建立了各会员的情况登记表，对每一位会员的情况及变化都有所了解。召开了“2005年贵州省民族医药学会秘书长会议”、“2005全国苗医药学术研讨会”等，已及时向各位会员寄发了会议纪要，使会员了解学会开展的工作，有些会员还提出了自己的意见和建议。

四、办理省科协、中国民族医药学会会员证工作

为会员办理了中国民族医药学会会员证，2005年已做好了各会员的登记、备案、管理工作。

【贵州省针灸学会】

会　　长：吕明庄
副 会 长：朱广旗、崔　瑾、王光义、陈学农、周佐涛、申云龙、路绍祖
秘 书 长：申云龙（兼）
副秘书长：张　军、李丽红、付有春
地　　址：贵州省贵阳市市北路11号
邮　　编：550004
电　　话：0851－6827446

2005年学会工作概况

一、加强学会建设

贵州省针灸学会坚持召开每季度一次的常务理事会，讨论学会工作，研究学术发展方向。2005年共发表《针灸通讯》4期，传达针灸学术信息及相关的法律法规，做好为会员服务的工作。2005年8月5～9日，贵州省针灸学会副秘书长张军教授出席了全国针灸学会秘书长会议，对全国针灸学会的会员发展体制、学术发展方向、网络建设等问题进行了热烈的讨论，并对全国针灸专业的现状进行了普查，为进一步发展贵州省针灸事业打下基础，为贵州省针灸学会的建设提供了较好的指导意见。

二、推动学术活动

2005年8月，贵州省针灸学会在贵阳举办了“针灸美容减肥研讨班”，参加培训的针灸专业人员近300人。

贵州省针灸学会常务理事、理事、会员参加省内外学术交流共76次。吕明庄会长还到香港进行了为期近1个月的学术讲座。

贵州省针灸学会会员2005年度参加研究生毕业答辩会11人次，主持科研课题15项，发表论文59篇。

在历史名城遵义召开了“贵州省针灸学会理事会2005年年会”及“‘三维’整脊技术配合针灸、推拿治疗颈腰椎间盘脱出症研讨会”，参会人员共80余人。

三、积极组织义诊和“三下乡”活动

2005年，贵州省针灸学会共组织义诊、“三下乡”活动8次，义诊人次3000余人，捐赠药品5万余元。部分常务理事还深入社区医疗点开展医疗活动，深得群众好评。

【贵州省中西医结合学会】

会　　长：孔德明
副 会 长（按姓氏笔画为序）：王家辉、石承先、江　超、李志伟、李良栋、张美心、张光奇、沈寅初、凌湘力
秘 书 长：李志伟（兼）
副秘书长：刘三都、吴家驹、徐学义、黄秉枢
地　　址：贵州省贵阳市市东路50号贵阳中医学院内
邮　　编：550002
电　　话：0851－5652069

2005年学会工作概况

一、学术活动和继续教育方面

组织2次重点学术活动、1场专题学术报告，举办3个学习班，共邀请国内、省内知名专家36人次，举办了40场次专题学术报告，会议正式代表487人，近920人参加听讲，9000人次受益，会议分别是：

2005年6月29～7月2日，在贵阳召开“消化系及肝病学术交流会”。

2005年10月15～18日，与卫生部医院管理研究所、贵阳市卫生

局、贵阳市急救中心联合举办“创伤急救——应急医疗救援学习班暨急救急诊专业委员会成立大会”在贵阳举行。

2005年12月8～10日，在凯里市州中医院与黔东南州卫生局联合举办“全州急诊、急救专题讲习班”。

2005年8月16～21日，在贵阳中医学院举办“拔罐疗法培训班”。

2005年4月21～22日，在贵阳师大培训中心举行“恶性肿瘤的综合治疗”和“恶性肿瘤的中西医结合新进展”专题学术报告。

二、组织建设方面

成立急诊急救专业委员会。消化专业委员会换届，增补常务理事1名，推荐孔德明、石承先、江超、张光奇、王家辉、凌湘力、符中柱为中国中西医结合科学技术奖评审专家成员，推荐11人分别担任中国中西医结合学会四诊、肾病、心血管、精神病、传染病、骨伤等专业委员会委员。推荐2人参加《中国心脑血管杂志》编委。根据总会和省科协要求开展了会员重新注册工作，发展新会员90多人。

三、继续协助三穗、石阡两县中医院医技人员培训和扶持工作

四、其他工作

学会获“全国农村科普先进集体”称号。推荐省青年科技工作者2人、优秀科技工作者1人参加省评选，推荐5篇论文参加省自然优秀论文评选。推荐申报中国中西医结合科学技术奖项目4项。接受黔南州科委委托评选科技成果2项。组织10名专家参加“科技一条街”义诊咨询活动。

24. 云南省

【云南省中医药学会】

会　　长：詹文涛
副 会 长：吴生元、孟　如、李庆生、朱兆云、杨万泽
秘 书 长：杨万泽（兼）
副秘书长：葛元靖（常务）、詹文国、秦国政
地　　址：云南省昆明市光华街120号云南省中医药学会
邮　　编：650021
电　　话：0871－3613387
电子信箱：fangkathy@sina.com

2005年学会工作概况

一、组织建设方面

2005年，按学会章程规定发展新会员41人，团体会员3个。新增1个专业委员会即中医肾病专业委员会。完成了云南省民政厅民间组织管理局2005年年审注册工作及云南省质量技术监督局“组织机构代码证”年检工作，完成了学会的税务登记工作，完成了省科协学会部年度考评任务。召开常务理事会4次，主要讨论新增中医肾病的专业委员会人事安排问题；讨论2005年中医界迎春茶话会工作筹备及安排；审议上报中华中医药学会的科学技术奖及科学著作奖相关事宜；讨论2006年召开会员代表大会及学会换届的问题。对学会的实体“云南省中医药学会门诊部”的主任进行了聘任。推荐上报全国专科分会委员16个。

二、承担政府及社会委托的工作

承担“云南省中医住院医师规范化培训”阶段考试工作。2005年，学会完成全省15个州、全市296人中医住院医师考试工作的安排、组织。全省设16个考点，省直单位考点由学会秘书处组织考试。

参与了“云南省名中医评选办法”中评分细则的修订和讨论工作。此工作在全省进行。

完成省卫生厅下达的2006年国家级、省级中医药继续医学教育项目申报前的评审工作。2005年共上报省级、国家级继续教育项目24项。

接受昆明金汇恒通信息技术有限公司委托，为该公司设立“云南健康医学网”提供专家支撑服务。宣传了中医专家，又提高了中医学会的社会影响。

云南省卫生厅及省新闻出版局批准将《中国中医药报》云南记者站设在中医药学会联合办公室。2005年组稿、发稿30余篇，见报13篇。

三、科普宣传及专家义诊活动

2005年5月14日，学会组织10名中西医专家参加了省科协组织的“全国科普宣传周”活动，进行中医药科普宣传及义诊，诊治病人380人次，咨询1000多人次；组织8名中医药专家就“云南艾滋病防治论坛”的召开报送论文，并参加了活动。

学会组织专家、会员到云南腾冲进行科普讲座及专业授课；组织专家到云南开远进行科普及专业授课及指导中医院建设；组织专家到西双版纳进行科普及讲课，并参加了“中国西双版纳国际傣医学术会议”，学会为协办单位，受到当地会员、群众的热烈欢迎。

四、开展的主要学术活动

2005年共召开中医药类的继续医学教育培训班11个，参加人数553人；由学会举办专题学术讲座10次，参加人数609人次；举办全省性的学术交流会议6次，参加人数494人次。

2005年11月25～27日，由云南省中医药学会、云南省药物研究所、云南省中医中药研究所、云南省中西医结合学会、云南省针灸学会联合主办的“云南省中医药界2005年学术年会暨‘金品杯’学术论文颁奖大会”取得圆满成功。

学会还为配合全国第三批名老中医学术继承工作的开展，每个月固定请全省知名的中医、中西医结合、针灸方面的专家学者举办学术专题讲座，时间固定在每月第3个星期的星期五下午进行，地点固定在省中医院电教室，形成了品牌。据不完全统计，2005年举办不同的专题讲座10次，参加听课人数累计达500余人，取得了良好的学术效果。

五、2005年学会取得的荣誉

2005年，学会被省科协评为“2005年省级学会目标管理考核优秀学会一等奖”，发给奖金5000元；被省科协评为“统计工作优秀学会”。学会组织上报的5部著作获得中华中医药学会科学技术（著作奖）二等奖1部、三等奖2部、优秀奖2

部，受到省科协的表扬。

25. 西藏自治区

【西藏藏医药学会】

会　　长：强巴赤列
副 会 长：占　堆
秘 书 长：扎　桑
副秘书长：洛桑门郎
地　　址：西藏拉萨娘热路26号区藏医院
邮　　编：850000
电　　话：0891－6322621/6322351
传　　真：0891－6322621

2005年学会工作概况

一、认真学习，提高政治思想素质

广大会员认真学习了十六届五中全会精神和区党委六届七次全委会精神及西藏自治区委员会“十一五”时期国民经济和社会发展规划的建议，认真领会其精神实质。进一步统一了思想，提高了思想认识。

二、结合专业特点，开展多种形式的公益活动

为贯彻落实立党为公、执政为民的“三个代表”重要思想的本质，在自治区科协的组织下，开展了一天的科普一条街活动。同时，先后调动80多名医务人员，投入资金40多万元，开展义诊活动共10次。

三、积极开展学术交流活动，促进学术水平

旨在认真贯彻“十六大”精神，广泛交流科研成果理论知识、临床经验、教学经验、现代管理经验、藏西医结合临床经验、特效药的处方、濒危藏药材的保护和种植研究、藏药开发与环保工作的关系等新的观点和论点，藏医药人才培养及学科建设中的新思路和方法，开展和参与了一系列学术交流活动。由西藏尼玛学会出资，自治区卫生厅、西藏藏医药学会联合举办了“2005年全区藏医药学术会议”，会议共收到79篇论文，8篇论文分别在大会、分组会议上进行交流。

2005年共发表国家级学术论文3篇、省级论文52篇。

四、响应号召，积极参加文艺活动

根据自治区科协的工作安排，西藏藏医药学会积极组织医务人员，编排3个文艺节目，参加了由自治区科协举办的“春天畅想”2006年科技工作者新春联谊会。

26. 陕西省

【陕西省中医药学会】

会　　长：杨世兴
副 会 长：范　兵、金志甲、乔宝璋、张立成、杨培君、乔成林、张德兴
秘 书 长：张德兴（兼）
副秘书长：袁瑞华、许建秦
地　　址：陕西省西安市西华门2号
邮　　编：710003
电　　话：029－88128252/88128094
传　　真：029－87250672
电子信箱：sxs-zyyxh2004@163.com

【陕西省中西医结合学会】

会　　长：刘绍国
副 会 长：魏少阳、刘勤社、王静怡、何志茂、王宗仁、赵步长、董协良
秘 书 长：张德兴
副秘书长：黄　熙、蒋宏伟
地　　址：陕西省西安市西华门2号
邮　　编：710003
电　　话：029－88128252/88128094
传　　真：029－87250672
电子信箱：sxs-zyyxh2004@163.com

【陕西省针灸学会】

会　　长：苏荣彪
副 会 长：刘少明、周志杰、吴锡强、贾成文、王长海、张文军
秘 书 长：张德兴
副秘书长：毕玉峰
地　　址：陕西省西安市西华门2号
邮　　编：710003
电　　话：029－88128252/88128094
传　　真：029－87250672
电子信箱：sxs-zyyxh2004@163.com

2005年陕西中医药学会、中西医结合学会、针灸学会工作概况

2005年，陕西省中医药学会、中西医结合学会、针灸学会先后筹备召开了全省“第三届中医学术会议”、“首届烧伤学术会议”，会议共征集交流论文200多篇，有270多名中医药专业人员参加了会议。先后主办或委托陕西省中医院、宝鸡市中医院等单位分别举办了“肾病”、“特种针法”、“针灸专家经验”、“执业医师急诊急救”、“中西医结合内科”、“肛肠”、“中内”、“临床合理用药”、“中医应对突发公共卫生事件”、“石氏中风单元疗法”、“中西医结合临床治疗”等12期中医、中西医结合、针灸学习班，参加学习的有700多人。

3个学会在办好《陕西中医》杂志的同时，还积极编印了不少学术资料。《陕西中医》杂志共出版12期，发行7500多册（其中向国外发行1000多册）；编印《学会工作通讯》一期300册，印发和转发各种学术会议征文通知及资料3000多份，编印2005年度学术会议论文集300多册。《陕西中医》连续4次被评为综合性医药卫生类核心期刊。2005年，省中医药学会、中西医结合学会重新登记和换发新会员证26人，新发展会员62人。3个学会先后推荐47人分别担任了全国中医药、中西医结合、针灸学会有关专业委员会委员等职务；结合有关学术会议，对3个学会所属风湿病、皮肤病、骨伤科等专业委员会进行了改选换届，并成立了烧伤专业委员会。省中医药学会、中西医结合学会向陕西省科协推荐第五届陕西青年科技候选人1名；推荐省优秀科技工作者1名；推荐中华中医药学会科学技术奖2项，学术著作奖4项；推荐第九届省自然科学优秀学术论文5篇。省中医药学会还创办了医疗汉唐医院。

27. 甘肃省

【甘肃省中医药学会】

会　　长：侯志民
副 会 长：王自立、伊达伟、张士卿、赵健雄、贾　斌、翟衍庆、鄢卫东
秘 书 长：鄢卫东
副秘书长：赵文鼎、李应寿、何天有
地　　址：甘肃省兰州市畅家巷57号

邮　　编：730030
电　　话：0931－4818133/4818135

2005 年学会工作概况

一、积极承办和协办国家级学术会议，营造良好发展氛围

2005 年，中华中医药学会秘书长工作会议于 5 月 30 日在兰州召开，国家中医药管理局、中华中医药学会和学会各专业委员会以及各省、市、区中医药学会的秘书长共 100 多人欢聚兰州，共商中医药发展大计。6 月 3 日，中华中医药学会与庆阳市人民政府联合举办的“全国中医药文化传承与发展学术研讨会暨岐伯与《黄帝内经》专题研讨会”在岐伯故里庆阳市召开，全国中医药界 200 余名专家、学者参加了研讨会。8 月，“2005 年全国藏医药学术研讨会”在甘南藏族自治州召开。

二、认真开展中医药继续教育项目，努力提高在职人员业务技术水平

甘肃省中医药学会将开展中医药继续教育项目与开展中医药学术活动有机地结合起来，通过多种形式开展中医药继续教育工作，努力提高项目质量和学术水平，更好地为中医药工作者服务。2005 年 7 月 16 日，学会内科、儿科、肾病、中医药文化和中医护理专业委员会在张掖市联合举办 5 个专业委员会的学术年会。2005 年 8 月 25 日～9 月 4 日，“甘肃省第八届肛肠学术会暨肛肠外科新进展学习班”在兰州召开，共 212 人参会，交流学术论文 90 余篇，专业领域覆盖了中医、西医及中西医结合的各个方面。学会还与甘肃中医学院承办了“全省中医药应对突发公共卫生事件能力建设项目培训班”，积极联系安排了师资，组织专家编写了培训班讲义。此外，全省各地中医药学会举办学术会议，大力培养基层中医药工作者。天水、武威、张掖等市中医药学会举行学术会议，交流了中医药学术和经验，培训了人员。全年以省、市两级中医药学会为主完成的学术会议和中医药继续教育项目有 20 多个，许多中医药继续教育项目班邀请省内、外知名专家授课和专题讲座，2000 多人参加了会议和接受了培训。

三、大力加强组织建设，保障学会工作正常开展

为了适应社会发展和市场经济体制要求，学会十分重视会员队伍的发展，借助召开学术会议、科普宣传等机会，对会员进行了重新登记，吸引和接纳了许多优秀中青年科技工作者加入学会。选举产生了省中医药学会新一届肛肠学术专业委员会。此外，省中医药学会积极配合中华中医药学会部分专业委员会进行换届改选工作，向中华中医药学会部分专业委员会推荐候选人选 11 人。

四、认真组织开展 2005 年度中医药科研课题立项和成果评奖工作

受甘肃省中医管理局的委托，学会从申报的 48 项课题中择优确定了 28 项课题立项，并给予经费资助，其中 4 项课题还被省科技厅立项。经甘肃省皇甫谧中医药科技奖评审委员会认真评审，“甘肃主要道地优质中药材品种质量标准的研究”等 17 项中医药科技成果获得 2005 年度甘肃省皇甫谧中医药科技奖。经学会积极推荐，获得甘肃省科技进步三等奖 3 项，获得 2005 年度中华中医药学会科学技术（著作）奖 3 项，获得“无限极中国中医药十大杰出青年”提名奖 1 人。

28. 青海省

【青海省藏医药学会】

会　　长：艾措千
名誉会长：尼　玛
常务副会长：桑　杰
副 会 长：旦正加、完德才让、黄立成、李先加、昂青才旦、多　杰
秘 书 长：昂青才旦（兼）
副秘书长：多　杰（兼）、李先加（兼）
地　　址：青海省西宁市南山东路 97 号
邮　　编：810007
电　　话：0971－8147376
电子信箱：kunku79@yahoo.com.cn

29. 宁夏回族自治区

【宁夏中西医结合学会】

会　　长：李玉幸
副 会 长：蒋和定、马浩亮、刘定汉、赵　峰
秘 书 长：王忠和
地　　址：宁夏银川市解放西街 101 号
邮　　编：750001
电　　话：0951－5022124

2005 年学会工作概况

一、严格遵守学会宗旨，按时完成科协交办的各项任务

认真贯彻“三个代表”的重要思想和十六届五中全会精神，宣传贯彻《中华人民共和国中医药条例》、《宁夏发展中医条例》。在政治上，严格按照学会章程开展活动，遵纪守法，依法办会；在业务上，积极投身中西医结合科研、临床与中医药宣传工作。完成 2005 年度学会年检工作。

二、健全机构，完善制度，继续壮大会员队伍

一是建立和完善了学会日常办事机构和各专业委员会。二是按照《宁夏中西医结合学会章程》，建立健全学会工作制度，并严格执行。三是积极动员吸纳会员，壮大自身队伍。三是帮助各市、县成立中西医结合分支机构。指导宁夏中西医结合学会男科学专业委员会成功进行换届选举工作。

三、加强学术交流，提高人员素质，扩大学会影响

2005 年 6 月 9～14 日，与自治区卫生厅中医药管理局联合，在银川举办了为期 5 天的“中医药应对突发公共卫生事件培训班”。

2005 年 9 月 25～29 日，与自治区卫生厅中医药管理局共同承办了“全国第八期名老中医临床经验高级讲习班”。

邀请全国及自治区著名专家先后在灵武举办了 3 期“中医药适宜技术推广培训班”，共推广了“天灸防治支气管哮喘的规范化研究”和“耳尖放血疗法治疗高血压肝阳上亢证的临床疗效评价”等 10 项适宜技术。

四、利用各种时机开展义诊咨

询和科普宣传活动

结合医院管理年活动，在全区开展了多种形式的下乡义诊和科普宣传咨询活动。银川市中医医院先后组织参加了“真爱洒银川”、“千名医师下农村”、“医疗卫生三下乡”等大型义诊活动23次，选派医护人员约120人次，共诊治患者800人次，发放各类宣传材料及健康教育处方近2000份。海原县中医医院开展了“抗大旱，防病患，我为乡亲出一趟诊、查一次病、送一疗程药”活动，共诊治患者300余人，发放药品30余种，价值11000余元。同心县中医医院结合开展保持共产党员先进性活动和医院管理年活动，开展“送医、送药、送温暖”活动，活动中共诊治患者115人，接受咨询136人，免费发放价值3000余元的药品。平罗县中医医院成立了健康教育中心，为乡镇中老年人讲解中医药常识和高血压等常见病的知识。

组织专家教授到基层开展业务联合、科技协作活动，进行讲学和坐诊，提高基层卫生技术人员的业务素质。

经自治区中医药管理局的共同组织协调，银川市中医医院与北京西苑医院、天津中医学院一附院建立友好合作关系，启动了医疗业务对接工程。

此外，顺利完成了宁夏中西医结合学会风湿病专业委员会候选人选拔工作。推荐自治区宫怡、石正敏、杨仓良、李红梅、汪建勋5位中西医结合专家为风湿病专家候选人；协助国家中医药管理局、世界中医药学会联合会和香港东华三院完成了“中国中医名院名科名医信息服务网”项目，资料收集和数据库录入工作。

【宁夏中医药学会】

会　　长：常　青
副 会 长：蒋和定、赵子强、卢化平
副秘书长：陈卫川、高如宏
地　　址：宁夏西夏区北京东路68号宁夏中医研究院内
邮　　编：750021
电　　话：0951－2024646

2005年学会工作概况

一、积极开展学术交流活动，推进中医药科技进步

全年组织召开学术会议2次，举办全区中医药继续教育学习班1项，参加学术交流代表160人，交流学术论文13篇；邀请自治区内、外专家举办临床专题讲座15场次；组织相关专家论证、指导县、市级科研工作及新立自治区科研项目3项，指导开展和引用中医药科技成果10余项，组织专家审评自治区科研成果1项。

二、广泛开展科普宣传和科技扶贫，促进全区中医药科技快速发展

免费安排贫困地区中医药工作者到区、市级单位进修，到贫困地区进行技术指导、义诊服务，为贫困农民送医送药服务等。一年间，深入固原、彭阳、同心及移民地区华西村、闽宁村、兴泾镇、双月村等开展科普宣传14场次，参加活动的中医药科技人员150人次，为群众服务近2000人次；免费培训基层专业技术人员6人；举办各类专题科普讲座16场次，制作科普展板5块，印发科普宣传资料5000余份；为城镇社会医疗技术服务和义诊服务8场次，受益群众1000余人。

三、充分发挥中医药技术，积极防治人禽流感传染病

按照《传染病防治法》和《突发公共卫生事件应急条例》，积极制定《人禽流感防治应急预案》，组成学会专家技术组和技术攻关组，积极应对人禽流感传染病的传播。采用多种形式开展人禽流感防治知识讲座、普及宣传、技术咨询服务。带领广大会员主动做好消毒隔离及预防工作，积极参加临床一线工作。

四、注重学会队伍建设，组织建设得到进一步加强

积极接收新会员，使一些优秀人才脱颖而出，补充相应技术岗位。2005年，注册登记了新入会会员，办理注销了离会会员资格，推荐3名理事为中华中医药学会医史文献专业委员会、妇科专业委员会、基础理论专业委员会会员，10名会员受到了各级组织表彰和奖励。现在学会有专业学术机构6个，常设工作组织机构5个，会员682人。

【宁夏针灸学会】

名誉会长：徐彦振
顾　　问：戴玉勤
会　　长：李遇春
副 会 长：陈　达、牛　阳、张凤武、高如宏、胡雨华
秘 书 长：牛　阳（兼）
副秘书长：杨丽美、王宇国、刘　瑛

2005年学会工作概况

2005年，学会认真完成了上级主管部门下达的各项任务。

协助中国针灸学会完成了关于宁夏针灸学会的人员总数（计206人）以及基本情况的统计，并已上报。

根据中国针灸学会的安排，经会长和秘书长、副秘书长等讨论，学会拟选定5人作为中国针灸学会第四次全国会员报送总会，得到批准。其中3人参加了2005年5月17～18日由中国针灸学会在北京举办的“中国针灸学会第四次全国会员代表大会”。学会有3人当选为第四届理事会理事。

2005年8月5～9日，协助中国针灸学会在银川成功举办了“中国针灸学会2005年学术年会”和“中国针灸学会全国秘书长工作会议”，近150人参加了会议。

2005年3月29日，参加了由民间组织管理局举办的“宁夏各学会秘书长培训班”，通过学习熟悉了民间组织财务方面的基本要求。

2005年6月，选派3人作为会员参加了在“宁夏科学技术协会第六次会员代表大会”。

30. 新疆维吾尔自治区

【新疆民族医药学会】

会　　长：哈木拉提·吾甫尔
常务副会长：斯拉甫·艾白
秘 书 长：伊河山·伊明
地　　址：新疆乌鲁木齐市延安路36号附1号
邮　　编：830001

电　　话：0991－2565663
传　　真：0991－2557730
期　　刊：《维吾尔医药》

2005 年学会工作概况

一、积极组织召开学术交流活动和继续医学教育工作

学会已成功地组织召开了国家继续教育项目“维吾尔药制剂新工艺新剂型培训班”、“维吾尔医皮肤病基础及临床研究新进展学习班”、“维吾尔医特色疗法学习班”等国家级继续医学教育项目 3 项，来自全疆各级维吾尔医医院的 140 余名专业人员参加了学习。

按照学会工作计划，在乌鲁木齐市召开了“新疆维吾尔自治区民族医药学会 2005 年学术交流会”。会议收到 161 篇论文，其中 75 篇论文进行了交流，并从中评出 15 篇优秀论文，同时还给参会者授予自治区级继续医学教育学分。

二、各级分会学术活动日益活跃

在自治区民族医药学会的积极指导和配合下，各级分会召开了多次学术会议，如阿克苏地区维吾尔医药分会、和田地区维吾尔医药分会、伊犁哈萨克自治州哈萨克医药分会、巴州蒙医药分会、博州蒙医药分会和新疆维吾尔医学高等专科学校等单位相继召开了全国性、全区性和地区范围的学术会议，加深了学术交流，推动了专业人员学术水平的提高。

三、编辑出版工作取得了可喜的成绩

学会学术刊物工作在编辑出版、丰富杂志内容、提高印刷质量等方面有了较大进步，出版发行《维吾尔医药》杂志 6 期，编发学术论文 200 多篇，其发行量稳步增长。学会刊物与全国全疆近百家医药卫生科技期刊建立了交换、交流关系。目前正在筹备杂志的汉文版和国际标准 16 开的审批工作。除此之外，在全区 2004～2005 年度科技期刊评比中荣获二等奖。学会组织有关专家学者及科技人员编辑出版了《滋补强肾饮食》、《常见病的宜食与禁食》和《常用饮食之药用》等 60 多万字的 3 本维吾尔医药科普书籍。学会还编著了《维、汉、英维吾尔医药辞典》和《中国新疆维吾尔医药学》，目前两本书的维、汉、英文版出版工作正在进行。学会会员积极参加了有关部门组织的各种农村科技、医学等内容的讲课、咨询、义诊、发放科普资料、展出科普展板、座谈等活动。

四、其他方面

为了宣传和开展传统医药方面的各项合作工作，学会积极支持和配合自治区科委组织的考察团，选派有关人员赴巴基斯坦进行为期两周的对外学术考察。学会挂靠单位自治区维吾尔医研究所，2005 年顺利通过了国家“三级实验室”和“GLP”认证，建立了维吾尔医药高水准的技术平台。此外，为了规范管理维吾尔医药在职人员进修学习，加强专科专病建设和人才培养，进一步加大临床骨干培训力度，不断提高医疗机构的医疗质量、医疗技术和管理水平，自治区卫生厅在和田地区维吾尔医医院（和田地区维吾尔医药学会）筹建了维吾尔医药在职人员的临床专科人才培训基地，这对学会今后开办各种形式的专科专病短期培训创造了良好的条件。

【新疆中西医结合学会】

会　　长：张震寰（代）
秘 书 长：李全智

2005 年学会工作概况

2005 年 7 月 29 日～8 月 2 日，在乌鲁木齐召开了“全国中西医结合防治糖尿病提高班暨糖尿病专科建设研讨会”，参加此次会议的代表有 130 人，大会交流论文 20 余篇。

为使继续教育工作开展得更扎实有效，积极培养中西医结合人才，学会专家与自治区中医医院联合举办了全疆糖尿病防治、肾病、妇科疾病、肿瘤病、皮肤病、性病、肝病、针灸、老年病 9 期继续教育学习班，听课人次达 450 余人次，为培养专业人才积累了较好的经验。

为了不断提高学会专业人员的理论知识，派专人参加了中国中西医学会肾病、肝病、糖尿病等专业委员会召开的会议。积极参加自治区科协举办的科普宣传日活动及自治区卫生厅主办的纪念第 14 个世界传统医药日活动，对促进学科发展起到了积极作用。

【新疆维吾尔自治区中医药学会】

会　　长：周铭心
副 会 长：耿　直、卢　勇、王　杰、张永平、王北疆
秘 书 长：王　杰（兼）
副秘书长：柯　岗、冯　东、孟庆才、李崇瑞、安冬青
地　　址：新疆乌鲁木齐市龙泉街 66 号
邮　　编：830004
电　　话：0991－8551838
电子信箱：xjkegang@163.com

2005 年学会工作概况

一、召开第六次全疆会员代表大会

学会于 2005 年 6 月 18～19 日在乌鲁木齐召开了“第六次全疆会员代表大会”。会议经过讨论，修改并通过了新的学会章程和第六届理事会 5 年工作规划，形成了大会决议。大会还通过并宣布了关于颁发贡献奖，表彰卸任理事和聘请名誉会长、名誉理事、终身理事、顾问等决定。选举产生了新一届理事会、常务理事会，并选举产生了会长、副会长、秘书长。

二、进一步加强学会的组织建设

调整和加强组织机构。学会对所属 5 个工作委员会和 10 个专业委员会组成人员进行了调整，将一批学有所长、业务能力强、热心学会工作且年富力强的学术骨干分子安排在各专业委员会的领导岗位。2005 年，学会发展个人会员 11 人。

2005 年，学会先后推荐了程慧莲等 18 人分别担任中华中医药学会妇科分会等 8 个分会的委员。

三、学术活动和继续教育

应学会与昌吉州中医药学会、昌吉州中医医院的特别邀请，中国工程院石学敏教授于 2005 年 8 月 1～5 日来疆讲学。同时举办了“全疆专科技术推广学习班”，89 名学员参加了学习班。

为了培养造就一批疆内针刀临床技术骨干及学科带头人，于2005年10月举办了“全疆针刀医学临床技能提高班”，46名学员参加了学习班。

四、组织开展义诊咨询及“三下乡”活动

为纪念世界传统医药日，宣扬“人类健康需要传统医药”这一响彻全球的主题，学会每年组织举行纪念活动，为群众开展义诊、健康咨询服务活动，并积极参与自治区科协举办的科技活动月。

2005年1月和11月，学会先后组织专家组及中央组织部援疆干部医疗队赴奇台、吉木萨尔、乌苏、沙湾、米泉、昌吉及乌鲁木齐等地开展巡回医疗、讲学及考察活动。

五、努力办好学术期刊，扩大中医药影响

2005年，由学会主办的学术刊物《新疆中医药》杂志已按时完成了6期的组稿、审稿、编辑加工、出版发行工作，共刊登学术论文326篇，计100多万字。

根据国家对科技期刊评审的有关规定，自治区科技厅和自治区科协于2005年7月举办了2004～2005年度新疆科技期刊评审活动。

31. 大连市

【大连市中医药学会】

理 事 长：李春梅
副理事长：张洪恩、刘效家、姜松鹤、张天文、谢　平、王保民
秘 书 长：姜松鹤
副秘书长：解建国、原所贤
地　　址：辽宁省大连市中山区解放路321号
邮　　编：116013
电　　话：0411－82681738转医政科

2005年学会工作概况

2005年初，召开了理事会议，总结了2004年的工作，部署了2005年的任务。

发挥学术团体的专家资源优势，搞好学术交流和继续医学教育活动。中药专业委员会主办了“中药商品学”省级继续医学教育项目班，全市97名专业人员接受了培训；为了帮助庄河市中医院完成继续医学教育工作，学会选派了2名专家赴庄河市中医院进行授课，旨在提高当地医生的专科专病的水平，取得了很好的效果。为了提高会员的专业素质，2006年学会又组织申报了省级继续医学教育项目1项和学术讲座5项。

中医药学会各专业委员会根据自己的学科特点，开展各种形式的学术活动。针刀医学专业委员会主办了市级学术活动2次，全市共约200名专业人员接受了培训。

申报中华中医药学会科技进步奖1项。

在中华中医药学会各专业委员换届中，学会推荐的委员王利、孔志凤、朱国庆、李戈等参加了换届会议。

为进一步加强大连市农村中医工作，促进中医药在农村三级医疗卫生网中的作用，学会于2005年6月10日组织学会专家在金州区亮甲店中心卫生院举行中医送医下乡活动，深受农民患者的欢迎。

大连市中医药学会门诊部继续以“健康融于生活，爱心融于工作”为宗旨，采用整体辨证与个体辨治相结合、内治与外治相结合、中西医相结合的方法，一年来共收治患者2万余人次。此外，门诊部也非常注重科技研发和人才培养，所作课题分别获得大连市政府科技进步一、三等奖，并发表学术论文20余篇；门诊部还邀请多名退休名老中医专家出诊，通过传、帮、带等方式，为社会培养了大批的中医人才。

32. 青岛市

【青岛市中医药学会】

会　　长：周长政
副 会 长：吉中强、王者令、赵国磊、于俊生、李富玉、赵振爱、谢旭善
秘 书 长：赵国磊（兼）
副秘书长：谢旭善（兼）、郭雪申、汪运富、唐　明、王　利
地　　址：山东省青岛市闽江路7号
邮　　编：266071
电　　话：0532－85912536
电子信箱：qingdaozhongyichu@163.com

2005年学会工作概况

一、加强组织建设

学会在青岛市海慈医疗集团（青岛市中医医院）设立了专门的学会办公室，负责学会日常工作，建立健全了各项规章制度。

学会召开了第七届理事会和常务理事会，选举产生了新一届理事会，并根据实际工作任务，将原组织、科普、学术、咨询4个工作委员会调整为组织保障工作委员会、科普宣传工作委员会、学术咨询工作委员会和质控监测工作委员会。

学会出版《青岛中医药动态》1期。举办迎新春中医药专家座谈会。加强对中医医疗机构技术质量的监控管理。对《青岛市中医（中西医结合）医院医疗质量监测考评办法》进行了修订。

二、大力开展中医药学术交流活动

学会召开了全市“第二届中医药学术交流大会”，开展了“扬子江杯”青岛市第二届优秀中医药学术论文评选活动，邀请石学敏院士围绕“中医学术建设与学科发展”作了专题演讲，并为“全国针灸临床研究中心青岛分中心”进行了揭牌。开展了优秀中医病案评选活动，举办“名师论坛”学术活动10期，召开“中医护理学术研讨会”2次。派秘书长参加了“2005年度中华中医药学会秘书长会议”，并作大会主发言。

三、发挥中介作用，积极完成政府交办的其他任务

发挥中医优势和特色，解决“看病难”、“看病贵”问题。一是受市卫生局委托，遴选推出了《青岛市首批大众医疗中医药（中西医结合）特色治疗控费病种（项目）》，共有16个病种17个单位参加；二是承担了农村中医药人才培养“5155”工程，完成了《实用中药方

剂学》、《实用针灸推拿学》、《中医养生学》、《实用家庭中医保健》、《实用单验方精选》的教学工作，全市有6000余名乡医参加培训；三是组织专家在全市乡村医生中推广“简、便、廉、验”的农村常见病中医适宜技术50项，受到广大乡医欢迎。

加强中医药科普宣传工作。继续开展“养生保健进万家行动”，将主题定为“万名老人养生保健指导行动”，并被确定为“青岛市促进市民健康十大行动”之一。在四方区海轮路社区举行了行动启动仪式，共有300余位老人听讲，发放宣传品5000余份。青岛市中医医院与海伦路社区80岁以上的老人进行了健康结对，坚持每月组织2次大规模的宣讲活动。开展了“冬季养生保健宣传月”活动，受到广大群众的欢迎。

33．宁波市

【宁波市中医药学会】

会　　长：王　晖
秘 书 长：沈树恩
副秘书长：高　巍、沈　力、崔　云
地　　址：浙江省宁波市孝闻巷64号
邮　　编：315010
电　　话：0574－87282470
传　　真：0574－87242750
电子信箱：zkk3366@vip.sina.com

2005年学会工作概况

一、学术工作

全年举行学术年会1次。2005年5月，在宁海召开“宁波市中医药学会、宁波市针灸学会2005′学术年会”，此次年会到会228人，收到论文192篇。年会共有专家讲座5场，与会人数和收到论文之多创学术年会新纪录。

邀请中国工程院院士石学敏教授莅临作科普报告。300多名中风患者及其家属聆听了精彩的报告。

2005年10月10～14日，由学会承办的全国继续教育项目“中医‘四大经典’临床应用学习班”在宁波市举行。

举行“糖尿病人控制状况护理相关研究”学术沙龙，参加人数80多人。

二、弘扬国粹，打造品牌

举行钟一棠先生学术思想研讨会。全国老中医专家、中华中医药学会终身理事、宁波市中医药学会名誉会长钟一棠先生学术思想研讨会于2005年10月20日在宁波隆重举行。浙江省中医药学会会长、省卫生厅原厅长张承烈，浙江省中医药学会副会长、浙江中医学院院长肖鲁伟，宁波市人民政府副市长成岳冲，宁波市卫生局局长何一天，市科协副主席王文玲以及钟一棠先生的同事、爱徒、晚学等100多人参加，中华中医药学会发来贺信。

三、联系实际，服务群众

继续推进学术交流和科普工作，学会派6名专家参加民间社团管理局举办的“宁波市民间组织大型广场义诊服务咨询活动”和市科协举行的大型广场咨询活动。发放资料200余份，制作宣传版面12块，向群众展出、介绍中医药的发展现状和前景。

编辑印发学术论文汇编和学术班专题报告以及学术沙龙资料3册。举办科普讲座25次，听众达3500人次。实现了“月月有活动，年年有进步”的工作目标。

健全组织，加强建设。为进一步增强学术氛围，促进交流与沟通，学会2005年成立了4个专业委员会，分别是护理、内科、管理、中药专业委员会。

四、团结会员，民主办会

全年召开3次常务理事会，2次全体理事会和2次各县（市）中医药学会秘书长、各专业学会秘书以及团体会员单位联络员会议。坚持每周三下午的会长办公会议制度。同时编发《宁波中医药动态》6期，以加强信息交流。充分依靠团体会员单位的支持，使之成为学会活动经费来源的重要渠道和正常运转的有力支柱。如每年的学术年会、学术沙龙均采取轮流举办的办法，由11个县（市）区中医药学会和团体会员单位轮流举办。

五、摆正位置，当好参谋

2005年以来，学会还充分发挥人才荟萃的优势，积极当好卫生行政领导部门的参谋和助手。参与《中华人民共和国中医药条例》和《宁波市中医药事业发展规划》的贯彻落实，协助做好中医重点学科建设、人才培养、科技成果鉴定、职称考核评审等，并认真完成市科协、民政局等有关领导部门交办的各项任务，得到充分的肯定。

【宁波市中西医结合学会】

会　　长：杨国栋
副 会 长：洪中立、缪正秋、周文华、周宏奎、沈晓敏
秘 书 长：陆传统
副秘书长：缪解铃、朱　波
地　　址：浙江省宁波市海曙区西北街42号
邮　　编：315010
电　　话：0574－87210069/66886428/13805892820
电子信箱：chuantong.lu@gmail.com

2005年学会工作概况

一、学术活动

2005年7月28～31日，宁波市中西医结合学会、宁波市微循环与莨菪类药研究所和宁波市戒毒研究所主办的“浙江省‘151’人才工程神经精神药理研究进展高级研修班”在宁波举办，来自省内的80余名代表参加了研修班。

2005年10月25～28日，由中国中西医结合学会微循环专业委员会、宁波市中西医结合学会、宁波市微循环与莨菪类药研究所和宁波市戒毒研究所主办的“中西医结合防治药物依赖最新研究进展”国家级继续教育培训班和“第8届全国中西医结合戒毒学术研讨会”在宁波联谊宾馆召开，来自省内外的60余名代表参加了培训班。

开展中西医结合皮肤病学、肿瘤学、肛肠学、消化病学等专业的各类学术交流活动12次，推动了宁波市中西医结合学术进步。

二、科普工作

2005年9月17日，参加市科协组织的全国科普日广场活动。学会

派出由肝病、性病、戒毒等专家组成的咨询组，由秘书长带队，在中山广场进行现场医疗咨询，分发肝病防治、性病预防、毒品与戒毒等相关学习宣传资料300余份。

2005年11月26日，参加市民政局组织的“发挥民间组织作用，促进和谐社会发展”的广场义务服务咨询活动。

2005年8、9、10月间，学会4次组织部分中西医专家分赴北仑梅山岛、九峰山、鄞州横街镇、江北范江岸社区等地开展科普宣传和义务咨询活动，深受广大群众欢迎和好评。

三、组织建设

2005年6月4日，学会召开了第四届会员代表大会，80余名会员代表参加会议，会议总结了第三届理事会成立以来5年的工作；会议选举产生了第四届理事会，新一届理事会共有理事51人，其中常务理事27人；会议还对学会今后的工作进行了原则部署。

2005年，共向浙江省中西医结合学会推荐省专业委员会委员8人。推荐市第二医院胡明主任医师、李惠利医院李宏主任医师为省周围血管病专业委员会委员；推荐市一医院陈勇主任医师、李惠利医院丁健主任医师为省风湿病专业委员会委员；推荐市中医院叶福前主任医师为省影像专业委员会委员；推荐市二医院黄涛主任医师为省骨关节病专业委员会委员；推荐市中医院王晖主任中医师、周建扬主任中医师及市一医院褚建平主任医师为省糖尿病专业委员会委员。

【宁波市针灸学会】

会　　长：施永正

副 会 长：何匡吾

秘 书 长：施曼华

地　　址：浙江省宁波市柳汀街59号

邮　　编：315010

电　　话：0574－87085158

2005年学会工作概况

一、组织建设

学会积极发展会员，现有会员215人。2005年度召开常务理事会3次，理事会1次。计划在2006年初完成理事会的改选。

二、学术交流

2005年5月，学会在浙江宁海召开年会及学术交流会，参加人数35人，交流论文21篇，并聘请有关专家作专题讲座，与会者颇具收获。2005年度还举行专题研讨会3次。

三、咨询服务

在每年的传统医学日，学会组织专家参加广场义务咨询活动。有多名针灸专家参加送医下乡活动，去山区、海岛为群众治病，得到当地群众的欢迎。

34．厦门市

【厦门市中医药学会】

会　　长：卢太坤

常务副会长：杨叔禹

副 会 长：杜锦海、林钦钦

秘 书 长：孙　健

副秘书长：张瑞良

2005年学会工作概况

建立健全理事会、常务理事会会议制度，2005年召开理事会1次、常务理事会2次，对学会工作进行总结并制定下一步计划，并对重大事宜进行讨论，遵守社团管理规定，按时完成学会的年检工作。2005年共举办17场学术讲座，听课人次达1000多人，内容涵盖中医临床、理论研讨及最新进展、中西医结合等，对于参加学术活动的会员按规定授予继续教育学分。承办厦门市“2005年学术年会中医药学会分会场”。“厦门市中医药学会第十二次年会”收到论文30多篇，并汇编成册。出席会议的有全体理事及论文作者共80多人，会议安排的3个专题报告分别是杨叔禹的“科技创新与中医药发展的关系与展望”，卢太坤的“办好《中医药通报》，为提高厦门中医药学术水平而努力”，王彦辉的“谈外感湿热病和内伤湿热病辨治的区别”，受到与会代表的热烈欢迎。接待以龚树根为团长的澳门中医药学会访问团一行13人。积极开展中医药科普工作，组织中医药专家进入社区宣传中医药防病治病常识及义务咨询，积极参加市科协科技活动周。配合闽南研究会的闽南文化研究课题，组织部分专家对闽南中医药的历史及现状进行调研与座谈。出版《中医药通报》6期，共6000册。

【厦门市针灸学会】

会　　长：陆　汎

副 会 长：王金英、吴家庆

秘 书 长：谢俊杰

【厦门市中西医结合学会】

会　　长：董亦明

副 会 长：陈治卿、何其昌、杨叔禹

秘 书 长：陈国源

2005年学会工作概况

一、组织管理工作

学会组织工作。为做好2005年学会工作，学会认真听取各位理事的意见，客观地总结了2005年的工作，重点讨论2005年的工作重点，明确了当年主要工作，制定年度工作计划。

学会年检。2004年学会工作情况报告经市民政局社团办审查，通过年检。

二、科普工作

科技周活动。2005年科技周活动在市科协和市卫生局医科学会的组织领导下，学会以“突出中西医结合专科特色”开展活动。活动得到解放军第174医院肾病专科的大力支持，推出“科普专刊”8个版面，发放科普资料200多册，还开展免费血压、血糖、尿常规检测，丰富了学会科技周内容。有6位中西医结合专家参加了科技周活动，开展了咨询服务和义诊，前来参加者200多人次。

科普进社区。开展“科普进社区”活动是学会2005年的重点工作项目。2005年，共组织进入10个社区，开展12个防病专题讲座，还进行义诊咨询、健康体健、生化检查、发放科普读物500多册，参加群众约2200人次。

收集会员科普文章约60多篇，为便于广大群众观阅，系统汇编成《鹭江科普》，并出版发行。

三、学术活动

2005年，学会共举办中西医结合讲座13次，听课者达2500多人次。

在市科协和市卫生局学会的指导下，学会认真组织实施“2005年市科协学术年会分会场暨厦门市中西医结合学会第四届六次学术年会及肾病专业委员会学术研讨会”。会议邀请专家开展了学术讲座，参加会议200多人，交流论文55篇，并完成论文汇编。

四、二级专科学会建设

按学会常务理事会决议，决定成立中西医学会肾病专业学会委员会，获市科协和民政部门社团审批通过，并于2005年11月10日召开成立大会，完成肾病专业首次学术交流会议。本届专业委员会由24名委员组成，挂靠在解放军第174医院，梁萌主任当选主任委员。

五、主要工作成绩

2005年，学会在市科协和市卫生局中医处的大力支持下，学会争取了3项活动资金，同时发挥常务理事的积极性，广开门路，梁萌主任主动争取到厂家的赞助。经费的落实保证了2005年“科普进社区”、“学术年会”与《鹭江科普》3件大事的完成，学会正常活动如期进行。

（二）香港、澳门特别行政区和台湾地区中医药信息

【香港实施中医进修制度】 香港特区中医药管理委员会中医组从2005年2月28日起正式实施注册中医进修中医药学制度。

从2005年2月28日起，注册中医参与规定的认可进修项目，才会获得进修分数。现有注册中医须在执业证明书2年有效期内取得最少60分，才可为其执业证书续期。符合资格的认证和提供进修课程的机构名单在2005年1月17日公布。

为确保注册中医专业知识与时俱进，对病人作出疗效更佳的诊治，注册中医的进修范围须与中医执业的知识技能有关。进修中医学的范围除可参考中医执业资格考试范围外，还包括中西医结合、中医药现代化、《中华人民共和国中医药条例》、《注册中医专业专则》等相关范畴。

（印高乐）

【第二届中医药全球大会在香港召开】 为进一步深化全球中医药界的交流与合作，由国家中医药管理局传统医药国际交流中心、香港国际传统医学研究会、世界大城市地药团体首脑协会等50多个国家和地区知名社团主办及协办的“第二届中医药全球大会及采购年会”于2005年10月在香港举办。

第二届大会邀请50个国家的医药界同仁及政府官员约1000名学者、专家、商家参加。除了“突出塑造中医新角色，打造中药新市场”主题外，大会还增加了国际采购，志在吸引更多的制药企业参加。大会开设分类论坛，包括社团首脑论坛、主任医师论坛、中西医结合论坛、特色疗法论坛、各国中医药法规介绍、产销技术论坛等。

（张东风）

【香港政府建议修订劳工法例，承认中医医事职能】 2005年6月3日，香港特区政府在宪报上刊登《2005年为雇员权益作核证（中医药）（杂项修订）条例草案》。条例草案载有对《雇佣条例》、《雇员补偿条例》和《肺尘埃沉病（补偿）条例》的杂项修订建议，就雇员有权享有在上述条例之下的权益，承认注册中医所给予的医治、所进行的身体检查和所发出的核证。条例草案还载有对《强制性公积金计划（一般）规例》及《强制性公积金计划（豁免）规例》做出的相关修订建议，以承认由注册中医发出的证明书。条例草案于2005年6月15日提交立法会首读。

（摘自2005年6月3日新华网）

【香港研究发现中药皂荚具有抗癌性】 香港理工大学研究发现，中草药皂荚的浓缩液具有抗癌特性。香港理工大学与美国国立癌病研究所管辖下的积逊实验室签订备忘录，同意就有关项目携手进行动物测试及相关的抗癌机理研究，预计3～5年内研制出新药物。学者们经过约4年的研究发现，中草药皂荚的浓缩液具有抗癌特性，在实验室的环境通过了西方抗癌研究的机理测试，证实其可有效抑制血癌及数种人类固体肿瘤，包括乳癌、肝癌、前列腺癌等癌细胞的生长。

为进一步研究皂荚的抗癌性，香港理工大学将与积逊实验室合作，利用该实验室的先进设备，进行动物测试及其他相关的抗癌机理研究，目标是研究出对抗血癌及其他癌症的新药物。 （张淑琴）

【香港大学首创中医及中药副学位课程】 香港大学专业进修学院于2005年9月推出5项全新副学位课程，包括中药药剂学高级文凭及中医学高级文凭，该学院是全港首家提供此课程的社区学院。为增加副学位毕业生升读学位课程的机会，大学教育资助委员会2004年宣布，允许8个院校在2005学年、2006学年增加共840个大学二年级学额。

（张淑琴）

【暨南大学中医学课程在香港获认可】 香港中医药管理委员会宣布，暨南大学入围香港“2006中医执业资格考试举办认可课程的院校名单”，该校中医学专业的本科毕业生从2005年9月16日起，可以报名参加香港中医执业资格考试。

获得考试资格的学校共31所，其中国内院校28所，暨南大学是国内入围高校中唯一一所非中医药专业性质的综合性大学。

2005年7月14日，受香港中医药管理委员会委托，国家中医药管理局专家组到暨南大学，对该校中医学本科专业的设置进行了考察评估。评估报告称，暨南大学的中医学专业达到了中医药院校本科中医

学专业设置标准，可以实现中医学专业本科生的培养目标。

香港中医执业资格考试是香港注册中医的资格考试。报考者必须圆满完成香港中医药管理委员会中医组认可的中医执业训练本科学位课程，或与该课程相当的课程，并考试合格。中医组每年公布一次认可课程的院校名单。内地高校中医学专业学生若要报考，其所在院校须向香港中医组提出评审课程的要求，报请并通过国家专业机构评估后，经香港卫生署同意，获得资格。

（郑天虹、卢健民）

【香港制定中药材鉴定标准】　香港中药材标准内容包括中药材名称、来源、性状、鉴别、检查、浸出物和含量测定7项详细资料。这项耗资4000多万港元发展的中药材标准项目，除参考了内地药典已有的资料外，还包含内地药典中没有的一些内容，如对重金属、残留农药、黄曲霉素等含量的限制。

一批国际中医药界著名专家参与了标准的制定。这些专家来自中国内地以及日本、泰国、加拿大、德国等，香港浸会大学和中文大学承担了这项科研工作，国家食品药品监督管理局则协助在内地采收和鉴定药材。

特区政府卫生署已初步完成了首期8种中药材的标准制定工作，预计于2007年底可制定出全部60种中药材的标准。特区政府卫生署将以此作为中药材界和化验所鉴别药材是否为“正品”的重要参考。

（欣　化）

【“2005ISCM国际中医药学术会议”在澳门召开】　“2005ISCM国际中医药学术会议”于2005年4月1日在澳门文化中心开幕。来自亚洲、大洋洲、北美洲及欧洲的近百名中医药界的专家、学者聚集一堂，从实证角度探讨中医药防治现代病及交流中医药的最新科研成果。

主办单位国际中医药学会（ISCM）是在澳门特区政府注册成立的非营利性学术团体。此次为期3天的学术会议围绕“从实证的角度探讨中医药对现代病的防治”主题，交流如何运用中医药预防和治疗包括心脏病、肝病、疼痛和生活方式所导致的糖尿病等在内的4种常见现代病。期间，专家们进行了专题探讨，议题包括中医循证医学、中医四诊的规范化、中医药治疗心脏衰竭及预防肺癌等。

（蔡　扬）

【台湾中医药概况】　台湾中医药行政管理。台湾中医药行政管理是卫生行政管理的一部分，其最高主管为行政院卫生署，现任署长陈建仁（台湾中央研究生院生命科学院院士、台湾大学公共卫生学院院长、流行病学教授）。台湾中医药法规涵盖在医药卫生法规中，法规经“立法院”三读通过后由行政主管部门在执行中实施。

台湾中医药教育。台湾本科教育有两种形式。台湾私立中国医药大学中医师养成教育分为7年制（1996年改为8年制）中医系和5年制学士后中医系两种形式。前者每年自应届高中毕业生中录取120人，自1972～1999年，已有7年制毕业生2562人，考试及格1991人。5年制学士后中医系（本科第二学历教育）每年招收学生50人，生源来自本科毕业的其他院系的学士学位获得者，该教育形式吸引多学科本科毕业生研修中医，促进中医师人才知识结构的合理化，自1989～1999年，已有毕业生760人，通过中医师考试596人。

台湾中医药科研。20世纪80年代以来，台湾科技界、医药卫生界越发重视中医药的研究，社会各界纷纷加入中医药研究队伍，台湾主管部门将中医药研究列入生物技术领域，从医药卫生、生物医学大视野规划其发展，因此中医药的研究有了更加广阔的发展空间，具有更大的包容性和应用范围。主要资助中医药科研的主管部门有3家：国科会、经济部、卫生署。国科会的项目一般是以目标为导向的整合基础研究、应用研究和技术开发大型项目，有牵一发而带千钧的作用，资助类别分为专题研究计划、产学研合作研究计划、大学学术追求卓越发展计划等。经济部项目经费资助主要偏重于产业发展、药用植物栽培等课题，以建立台湾生物技术产业价值链。卫生署科研项目则相对对口资助，以完善公共卫生和民生民计的医疗保障为核心。

台湾中医医疗机构。台湾中医医疗机构以其隶属关系和功能性质不同分为4种：一是公立医疗机构，指政府机关、公营事业机构或公立学校所设立的医疗机构；二是私立医疗机构，指由医师或依有关法律规定办理医疗业务的公益法人及事业单位所设立的医疗机构；三是财团法人医疗机构，指以从事医疗业务为目的，由捐助人捐助一定财产，经许可设立的财团法人的医疗机构；四是教学医院，指其教学、研究、训练设施，经依法评定可供医师或其他医事人员接受训练及医学院、校学生临床见习、实习的医疗机构。据2003年《公共卫生年报》提供的数据，至2001年底，台湾地区中医医疗机构有2647家，其中，中医医院44家，中医联合诊所105家，中医诊所2439家，西医医院附设中医门诊59家。

台湾中药产业。按台湾《药事法》规定，药品分为原料药和制剂药两种。中药原料药指中药材；中药制剂药主要指各类中药制剂与中成药。据2000年台湾药技中心调查，台湾中药市场整体规模约240亿元左右，其中保健类药材占47%，食补类药材占33%，中成药占13%，传统中药占7%，显示岛内居民对于中药材的使用仍沿袭传统习惯，以保健为主。目前，台湾进口中药材70%来自祖国大地，其进口途径为：由台湾物资局、中信局等单位进口，标售给中医药公会后再配售给中药商，中间环节较多，因此价格较高。加入WTO后，中药材与农产品一样实现零关税，估计药材市场价格将大幅滑落。据台湾海关2000年统计资料，台湾十大重要中药材进口约17.4亿元新台币，分别是高丽红参、其他未列名的药用植物的一部分、吉林人参、沉香、檀香、黄芪、枸杞、甘草根、泡参尾及须、移种参、当归。据健保医院使用中药统计情况：2002 年最畅销的饮片是黄芪，占总销量的 5.66%；最畅销的单味中药是丹参，占总销量的 3.75%；最畅销的成方是加味逍遥散，占总销量的 6.96%。

（朱海东）

（三）国外中医药

【国外中医药概况】 据不完全统计，分布在世界 130 多个国家的中医医疗（针灸）机构达 5 万多所，针灸师超过 10 万人，注册中医师超过 2 万名，每年约有 30% 的当地人、超过 70%的华人接受过中医药保健治疗。欧洲和美国的针灸师较多，仅德、法、英就有约 2 万名，美国超过 1 万名。在东北亚、东南亚等受我国传统文化影响较大、华人居住较多的国家和地区，中医医疗市场更大，柬埔寨、印尼、泰国、马来西亚等东南亚国家，当地中医不仅为民众服务，而且也为政府首脑和领导人服务，获得很好的疗效。在非洲和中东地区，我国政府自上世纪 70 年代开始派驻援外医疗队，目前在 40 个国家的 42 支医疗队中有中医师 110 人，占医疗队员总数的 10%。他们用中药、针灸等中医疗法为当地民众治病，有的还担负了所在国政府领导人的保健医疗工作，使受援国政府和人民感受到了中医药的疗效。继 1996 年美国 FDA 批准针灸作为治疗方法后，针灸在大多数国家获得了法律地位。2000 年，中医药首次在西方国家澳大利亚维多利亚省以法律形式得到承认和保护，同年，阿联酋、泰国、南非政府相继宣布中医在本国的合法化，韩国、越南、新加坡在给予中医合法化的同时，还建立与我国相似的专门的传统医学管理机构。在我国政府相关部门的协助下，1999 年，第一个中药复方经美国 FDA 批准进入了临床实验，2000～2002 年间，中药先后在古巴、越南、阿联酋和俄罗斯获准以治疗药品形式注册。这是国际社会首次针对特定的传统医药进行立法管理和药品注册，相对于其他传统医学，中医药在进入国际医药主流市场方面获得了先期突破。

国际性和区域性中医药学术组织不断建立。欧洲成立了许多专门的中医药学术团体；美国 18 个州设有 40 多个中医针灸学会，创办近 10 种中医、针灸杂志。国际传统医学领域内两大国际性行业组织世界针灸学会联合会和世界中医学会联合会分别于 1987 年和 2003 年成立于北京，汇集了世界 100 多个国家和地区的中医药学术团体、超过 10 万名中医药从业人员。

（朱海东）

北京中医药大学

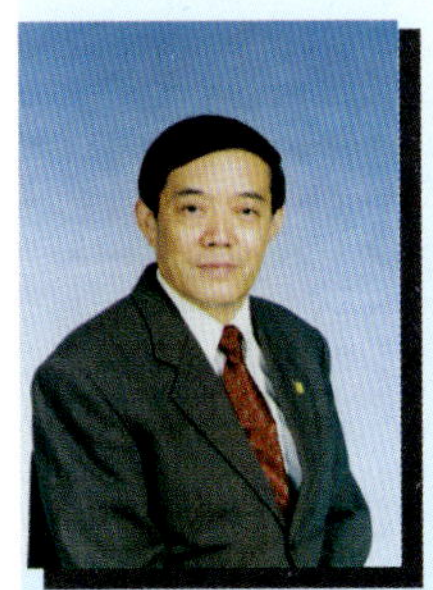
郑守曾 校长

北京中医药大学成立于1956年，是我国唯一一所进入国家“211工程”建设的教育部直属重点高等中医药院校，学校各类在校生18618名，其中外国留学生和台港澳学生比例居全国高校前列。学校有国家级重点学科6个。在国家重大科研项目上，获“973”首席科学家项目1项，牵头“973”课题8项；在国家级基础研究方面，国家自然科学基金项目数连续两年名列全国中医药院校之首。学校现有博士生导师133名，享受政府特殊津贴专家107名，教育部“长江学者奖励计划”特聘教授1名，入选人事部“百千万人才工程”学者3名。学校先后与17个国家和地区建立了40多个大型合作项目，与境外18所正规大学和研究机构建立了良好的学术联系。经过50年的努力，北京中医药大学为培养高素质中医药人才、促进中医药学术发展、扩大中医药学的国际影响作出了积极的贡献。

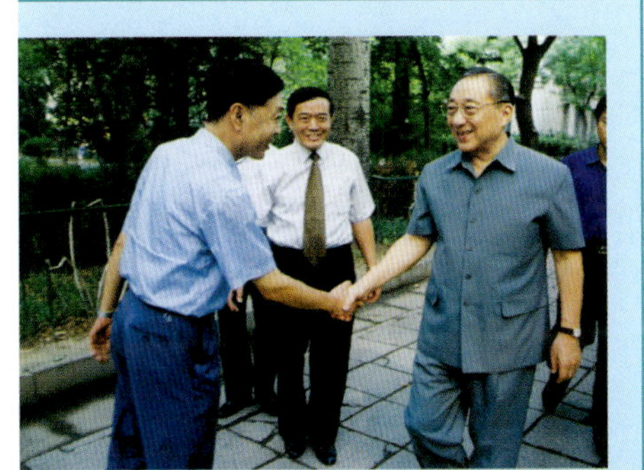
原国务院副总理李岚清来校视察

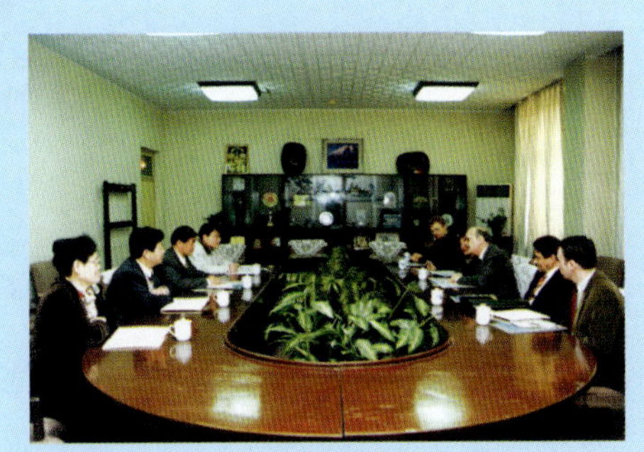
国际交流与合作

地　址：北京市北三环东路11号
邮　编：100029
电　话：010-64286372
传　真：010-64213841
网　址：www.bjucmp.edu.cn

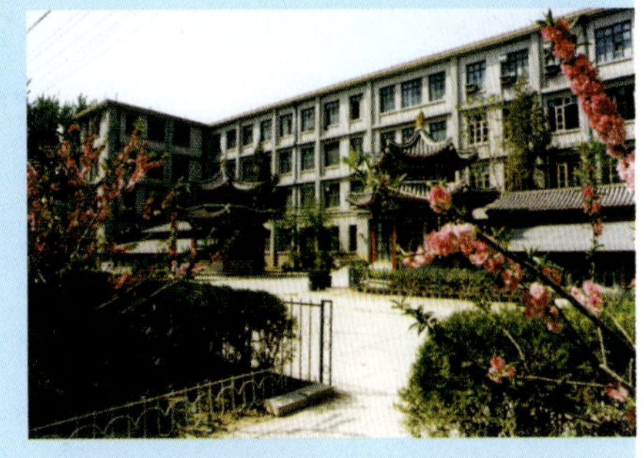
校园一景

新疆医科大学中医学院

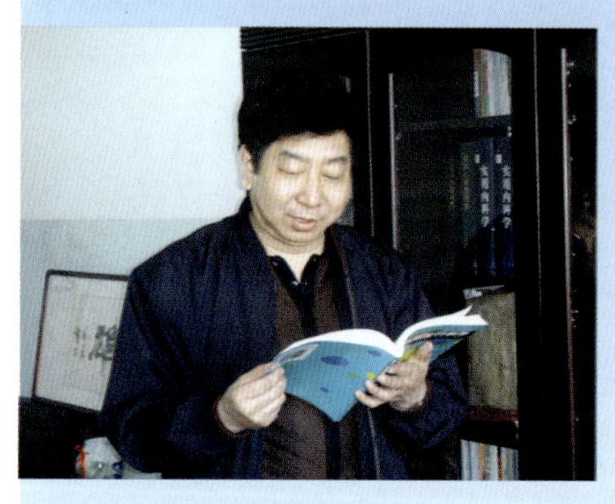

院长　耿直

新疆医科大学中医学院位于天山北麓素有亚洲中心和西陲明珠之称的乌鲁木齐市，迄今为自治区唯一从事中医药高等教育的学府。1998年与原新疆医学院合并成为新疆医科大学中医学院。

学院内设学院办公室、教学科研办公室、中医系、针推骨伤系和中药系5个正处级机构；6个硕士学位授予点，2004年开始招收博士研究生。2003年根据社会需求，通过专业调整与优化，中医学院现有中医专业、针灸专业、中药专业3个专业和中医专业中西医结合专业方向五年制、临床医学专业中西医结合专业方向七年制、针灸专业针灸推拿骨伤专业方向、针灸专业针灸推拿骨伤专业方向外向型、中药专业中维药资源开发利用等5个专业方向，共计8个本科专业及专业方向，10个教研室，1个实验中心，有一个近千种（含部分维吾尔民族药）药物的校级中维药标本馆。近年新建校舍面积11000m^2，实验室约1000m^2。学院本部教职员工80人，专职教师52人，其中正、副教授23人，讲师7人，初级职称近14人。在校硕士研究生和留学生约74人，本专科生921人。多年来学院坚持教书育人宗旨，弘扬民族精神，倡导科学思维，实施素质教育，把人文理念灌注于中医学教育全过程，为边疆培养各类高级中医药人才5000余人，其中少数民族约1000余人。他们遍布天山南北，已成为"留得住、信得过、用得上"的专家教授、中高级干部和学术带头人。陶亮、武嘉林、王力等已成为企业家，维吾尔族女医生祖丽培叶等已成为全国和全区的先进标兵。太极拳等传统体育项目曾在全国大学生运动会和全国高等中医药院校运动会上夺金捧银，成绩喜人。同时，学院凭借特有的地缘优势，先后接待了美、日、法、俄等30多个国家、地区政要学者的来访诊疗，也有数十位专家学者组团出访讲学、诊疗和进行学术交流，并受到有关国家总统等政要的接见和赞许，扩大了中医在周边国家的影响和知名度。

在迈向新世纪的征途上，中医学院人决心以"三个代表"思想为指导，以丝路文化特有的接纳功能、旺盛的创造精神和巨大的辐射能力为主旨，坚行风迎八方、开放搞活的时代精神，创造新的辉煌。

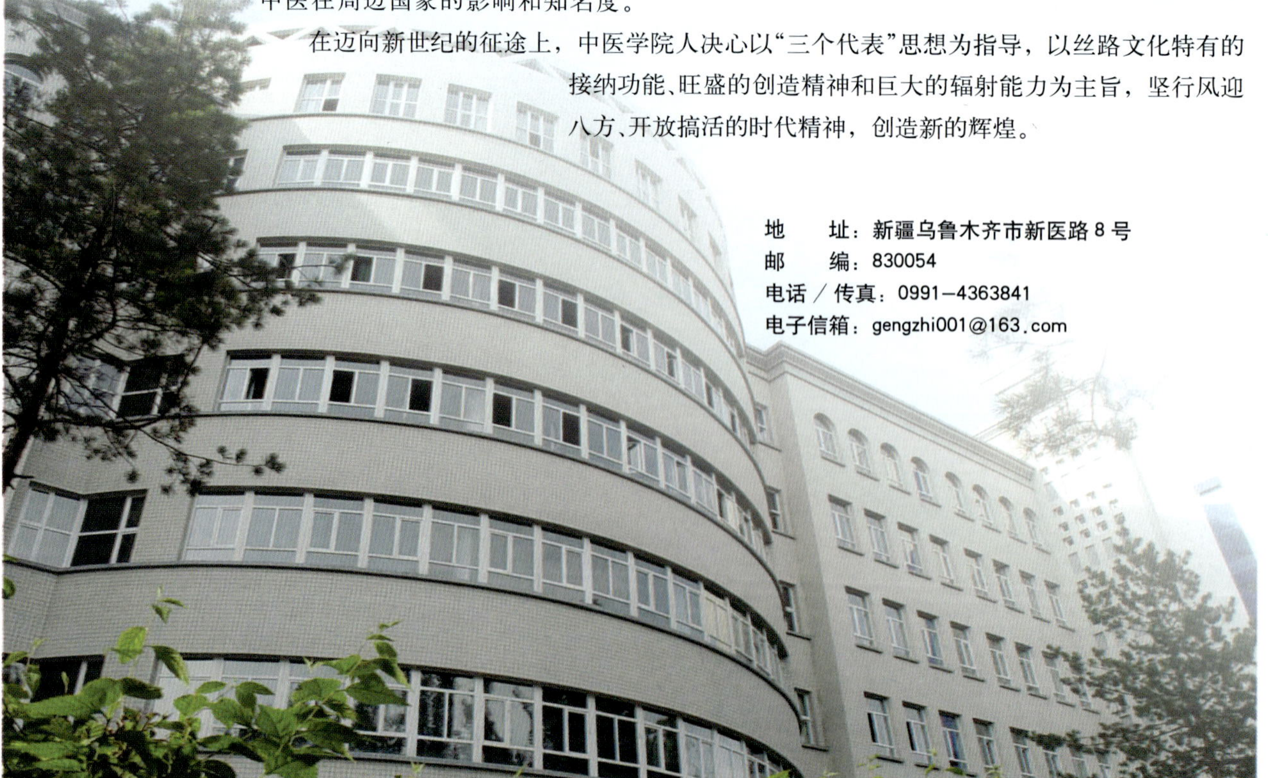

地　　址：新疆乌鲁木齐市新医路8号
邮　　编：830054
电话／传真：0991－4363841
电子信箱：gengzhi001@163.com

中国中医科学院广安门医院

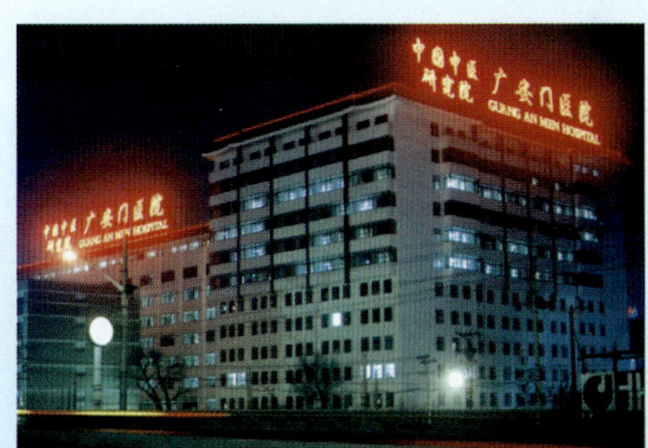

医院病房楼夜景

中国中医科学院广安门医院（暨中国中医科学院第二临床医药研究所）建于1955年，隶属于中国中医科学院，是国家中医药管理局在京直属医院之一，是一所承担医疗、科研、教学任务，具有专科特色的“三级甲等中医医院”，1994年被评为全国“示范中医医院”。该院是国家中医药管理局批准的全国中医肿瘤医疗中心和全国中医糖尿病专病及中医肛肠病专病中心的建设单位，国家食品药品监督管理局药品临床研究基地和卫生部西医学习中医教学基地，国家中医药管理局和北京市中医管理局指定为中医药治疗艾滋病定点医院以及北京市艾滋病抗病毒治疗承担单位。该院亦是世界卫生组织传统医学合作中心的一部分，承担着四所高等中医药大学的临床带教任务。

目前，医院占地面积28400m^2，建筑面积86028m^2，业务用房面积66626m^2。全院现有职工1072人，卫生技术人员724人，其中正副主任医师、教授、研究员121人，有博士、硕士100名。

医院设有临床科室27个，医技科室8个，临床研究室11个，实验动物中心1个。肿瘤研究室和糖尿病研究室为国家中医药管理局重点研究室。2003～2005年，医院荣获市劳动社会保障局、市财政局医保工作先进单位一等奖，为医保定点A类医院，亦是物价、计量信得过单位，首都文明先进单位和全国精神文明建设工作先进单位标兵。2005年又被中国奥组委指定为奥运定点医院。

地址：北京市宣武区北线阁5号
电话：010−63013311
传真：010−63014195
网址：www.gamhospital.ac.cn

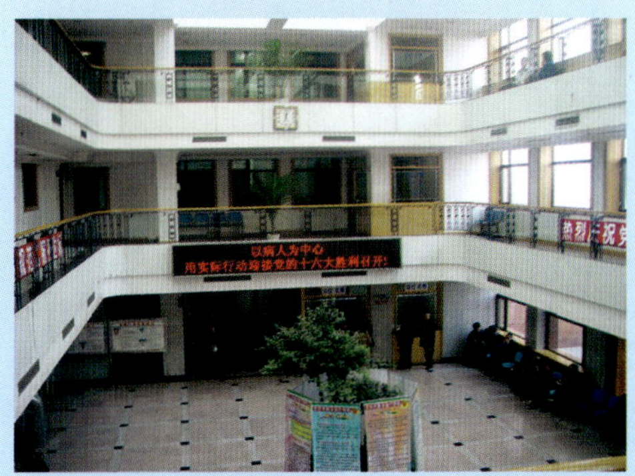

宽敞的就诊大厅

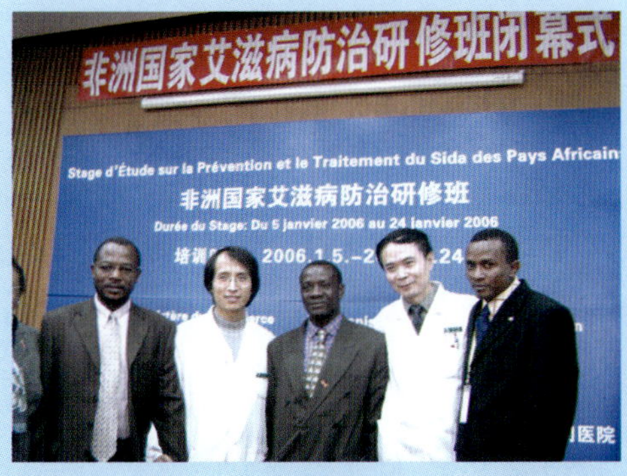

2006年成功举办非洲国家政府官员艾滋病防治研修班。图为院长姜在旸同部分学员的合影

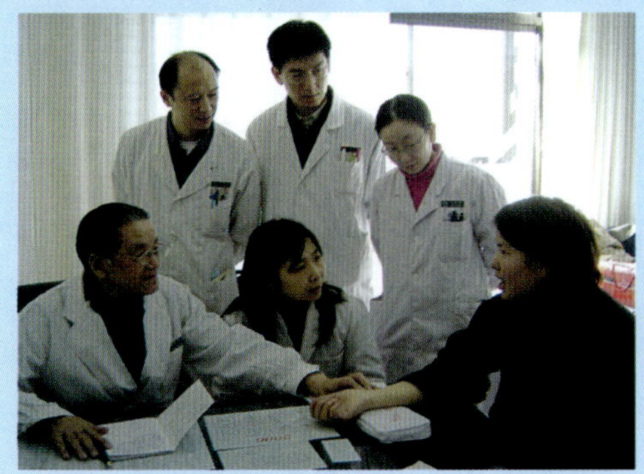
著名中医脾胃专家路志正和他的弟子们

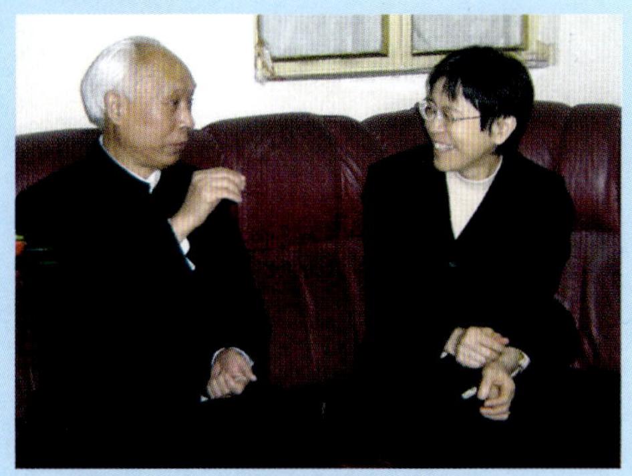
国家中医药管理局佘靖局长看望著名中医内科专家刘志明

山东中医药大学附属医院（山东省中医院）

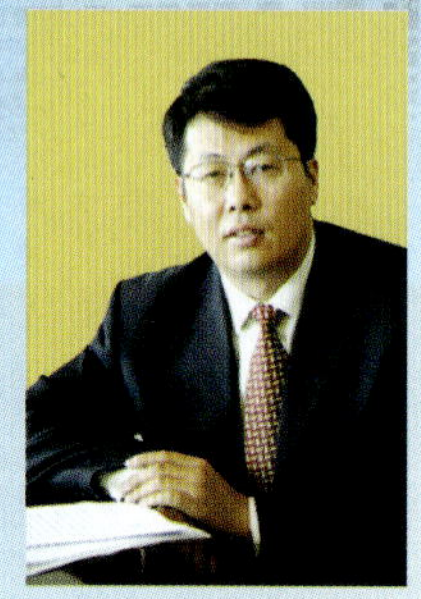

杨传华院长

杨传华，中共党员，医学博士，主任医师、教授、硕士研究生导师。现任山东中医药大学附属医院、山东省中医院、山东中医药大学临床学院院长、党委副书记。山东省中医药学会副会长；中国中西医结合影像学杂志社社长；山东省医院管理协会常务理事；山东省医学会常务理事；山东省医院感染管理专家咨询委员会副主任委员；中国中西医结合学会中青年专业委员会委员；中华中医药学会会员；中华医学会山东分会会员；山东省人民对外友好协会第三届理事会理事；山东省药品不良反应专家咨询委员会委员；国家中医药管理局医师资格考试题库专家委员会委员。

山东省中医院成立于1955年，为三级甲等中医院，全国示范中医医院，全国首批"明明白白看病百姓放心医院"，济南市医疗保险定点单位。经过50年的发展，现已成为省内规模大、科室设置全、业务水平高、教学实力强的集医疗、教学、科研、预防、保健、康复于一体的现代化综合性中医医院。

医院名医云集，现有全国名老中医30余人；山东省名中医药专家16人；博士生导师22人；高级卫生技术人员240余人。

科室设置齐全，设有24个临床一级科室和11个二级科室、专病门诊40个，如内科的心脑血管疾病、血液、肿瘤、风湿、免疫、糖尿病、脾胃病、肝病、呼吸系统疾病和肾病；乳腺、甲状腺病；周围血管病；肛肠疾病；不孕、不育症；小儿消化系统、呼吸系统疾病、高热惊风、小儿多动症；推拿治疗小儿腹泻、椎间盘脱出症；针灸治疗中风、胆石症、各类疼痛性疾病。骨科、外科、脑神经外科、眼科、耳鼻喉科、皮肤科、口腔科等，都形成了自己的医疗专长和特色。

医院设备精良，先进的设备有多层螺旋CT、核磁共振、数字胃肠机、影像CR处理系统、C型臂、彩色多普勒、全自动生化分析仪、乳腺X光机、麦默通乳腺介入穿刺微创活检系统、高频乳腺B超仪和血液透析仪、日本进口的数字肠镜等，设备总值达亿元。

医院始终坚持"以病人为中心，以质量为核心"，以一流的服务、一流的医技、一流的设施、全心全意为广大人民群众的健康服务。

地　　址：济南市文化西路42号

咨询电话：0531-2950416转各科　　网　　址：www.Sdzydfy.com

市内乘车路线：8、14、18、19、36、44、66、72、73、75、85、89、K55、K94、103路到省中医站下车。

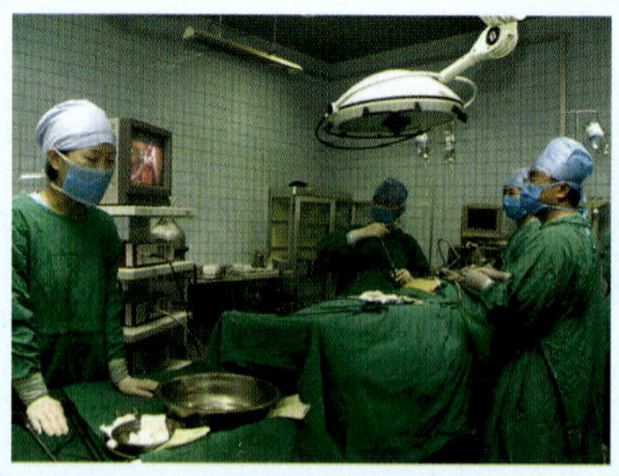

重点专科手术

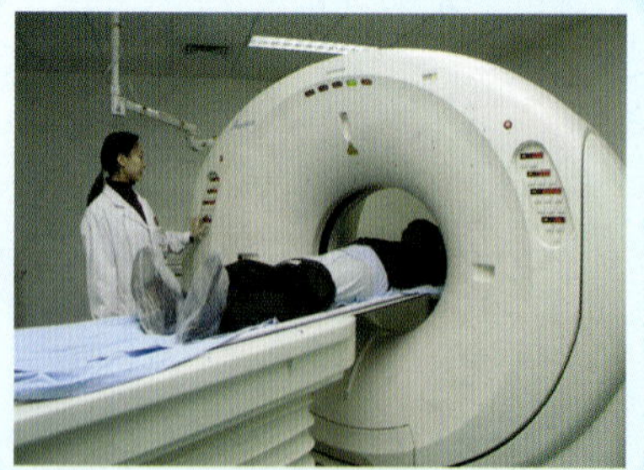

大型医疗设备

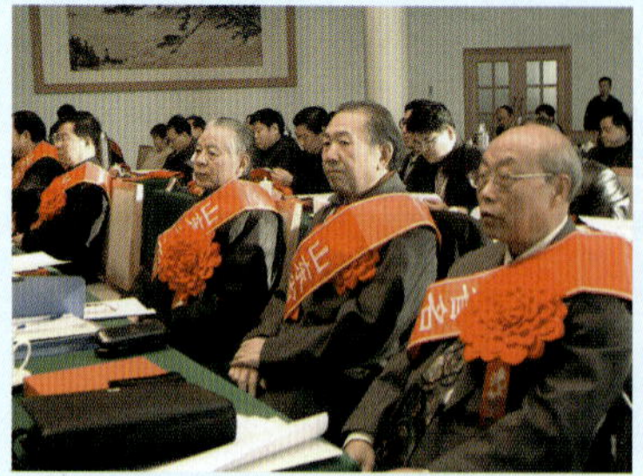

知名老专家表彰大会

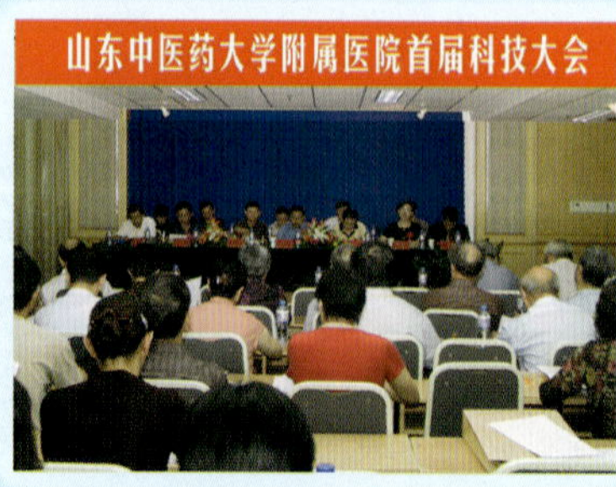

科技大会

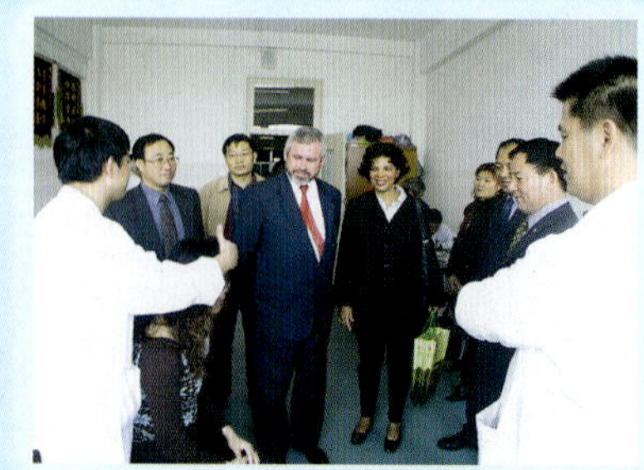

塞舌尔卫生部副部长参观访问

武汉市中西医结合医院

武汉市中西医结合医院（武汉市第一医院）始建于1927年，初名为“汉口市立医院”。1949年5月更名为武汉市第一医院，1985年由武汉市人民政府正式命名为“武汉市中西医结合医院”，现为华中科技大学同济医学院和湖北中医学院的附属中西医结合医院，是一所集医疗、科研、教学、培训、保健与健康教育于一体的大型综合性医院，也是全国大型三级甲等中西医结合医院之一。

武汉市一医院

医院本部占地面积50亩，编制床位1200张，开放床位1400张，年门诊量150余万人次，年出院病人3500余人次。另建有汉西分院、武昌门诊部及占地100亩的中西药制剂中心、盘龙医院。全院有职工1500余人，其中正高级职称37人，副高级职称1710人，中级职称110人，博士30名，硕士241名，博士后2名，著名专家继承人12名，博士生导师、硕士生导师35人，享受国务院津贴专家8名，武汉市政府津贴专家8名及武汉市全国名老中医药继承专家10名，湖北省名中医专家4名。

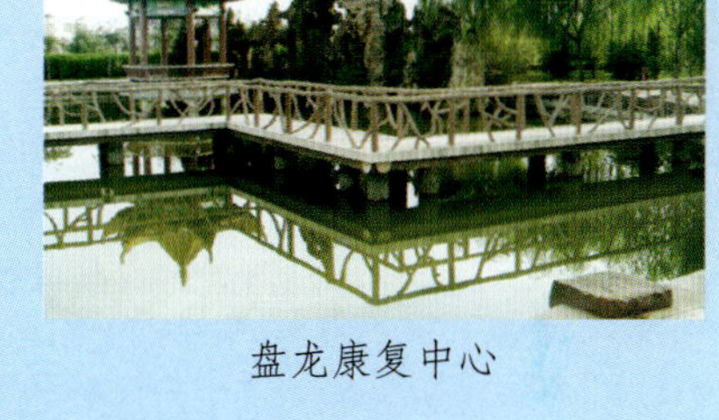

盘龙康复中心

医院坚持中西医结合办院方向，注重专科建设。设立一级临床科室19个，医技科室14个，皮肤科、肾病科为全国重点专科；脑血管病科、针灸科为湖北省暨武汉市重点专科，心血管内科、消化内科为湖北省中西医结合重点专科建设单位。

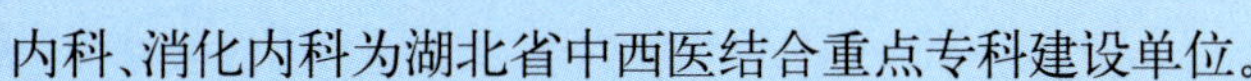

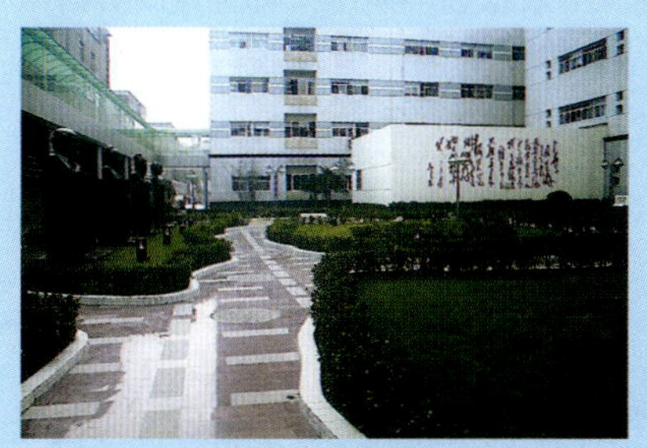

轻松的中心花园广场

医院坚持“科教兴院”。每年投资百万元用于医务人员外出进修学习；投入2000万元经费引进高、精、尖仪器设备，建有4个国家中医药二级实验室及SPF级动物实验室，资助开展中西医结合优势病种方法学的研究。目前已基本形成包括进修、在职学位教育等为主体的完善的继续教育体系。

医院始终以人为本，不断激励职工牢记院训，“爱岗敬业、病人至上、融汇中西、永争第一”，先后荣获“全国卫生文明先进集体”、“省、市文明医院”、“武汉市文明品牌医院”、“武汉市白求恩新风杯优胜单位”、“全国重点中西医结合医院创建单位”等光荣称号。

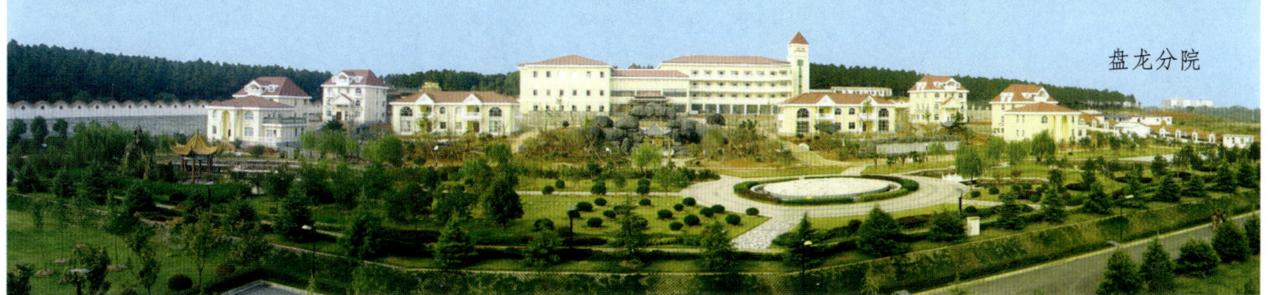

盘龙分院

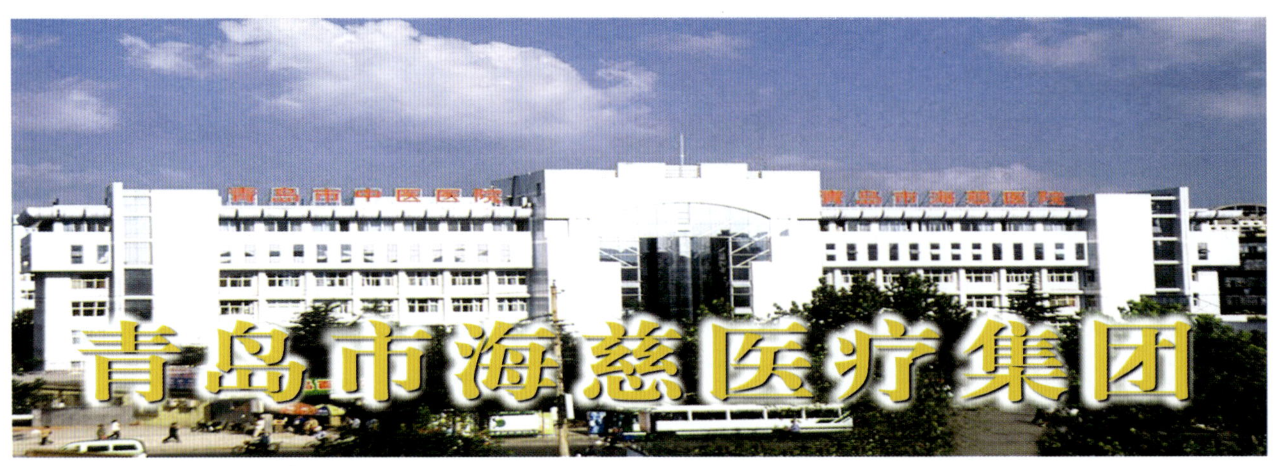

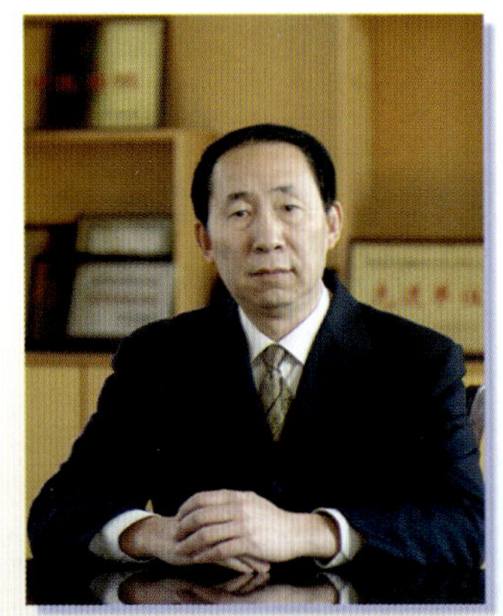

总院长　吉中强

吉中强，青岛市海慈医疗集团总院长，兼任海慈医院、青岛市中医医院、黄海医院院长、主任医师，教授、硕士研究生导师、山东省名中医药专家，首届中国医师奖获得者，青岛市专业技术拔尖人才、青岛市著名好医生。

青岛市海慈医疗集团是山东省首家集医疗、预防、科研、教学以及保健、康复为一体的国有大型综合医院集团，由青岛市海慈医院、青岛市中医医院、青岛市黄海医院三所医院组成。拥有职工1500余人，开放床位1200余张，2005年门诊量63万余人次，年出院病人2.3万余人次。拥有国家级、省级名老中医和名中医药专家9人、青岛市中医药名家8人，市专业技术拔尖人才8名，博士、硕士120余名，各类高级卫生专业技术人员240余名。集团高度重视学科建设，现有省级重点学科3个，市重点学科5个，市特色专科5个。集团拥有各类先进医疗仪器设备200余台件。集团非常重视国际交流，分别与荷兰、奥地利、德国、日本、韩国等10余个国家和地区建立了长期合作和业务往来。集团始终注重学习、总结、提炼和推广先进的医院文化，在岛城医疗行业率先创建了“人文医疗、温馨海慈”医疗服务品牌，开展“医前—医中—医后”全程优质服务，推出“温馨门诊”、“温馨病区”、“温馨服务站”等。“温馨海慈”被授予青岛市卫生系统优质服务品牌荣誉称号。集团先后荣获国家级巾帼文明岗、国家级青年文明号、山东省文明单位、山东省卫生系统先进集体、青岛市文明单位标兵、青岛市军警（民）共建标兵单位、青岛市卫生系统文明单位标兵等光荣称号和几十项荣誉。集团将突出中医、中西医结合的特色，努力打造省内一流的医疗集团，为人民的健康作出更大的贡献。

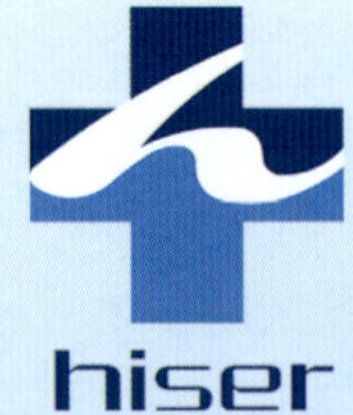

海慈医疗

人文医疗　温馨海慈

地址：青岛市人民路4号　邮编：266033　电话：0532—83777009　传真：0532—83742214

网址：www.qdhiser.cn/www.qdhaici.cn　免费咨询电话：8008600120

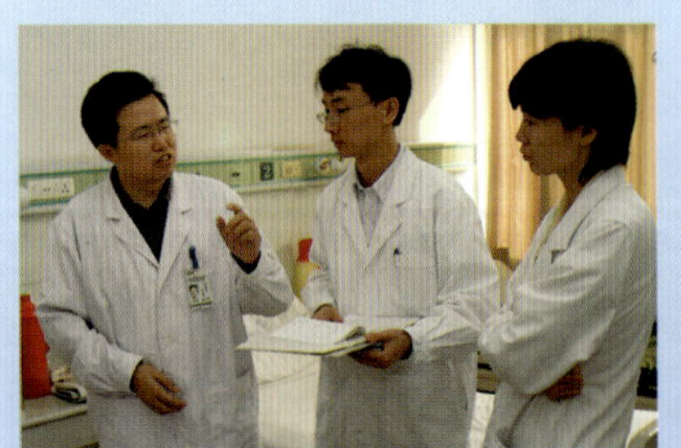

肾内专家在查房

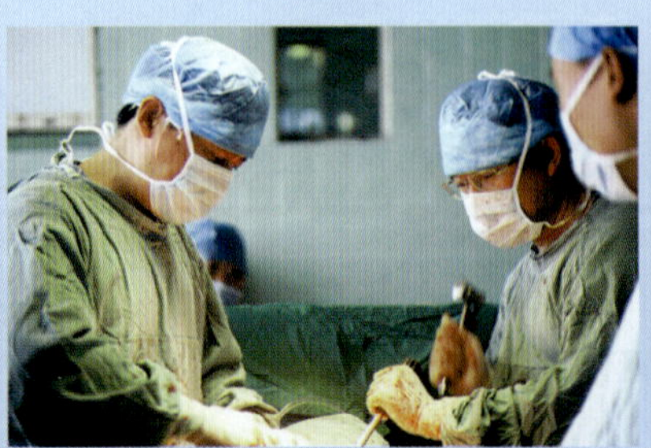

骨科专家在手术

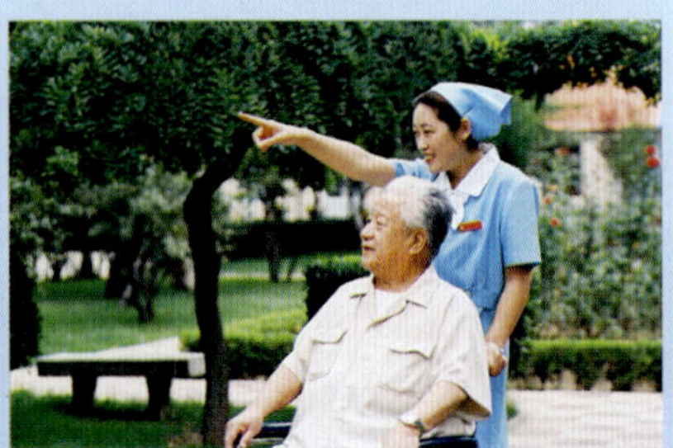

温馨海慈、温馨护送

天津市中医药研究院

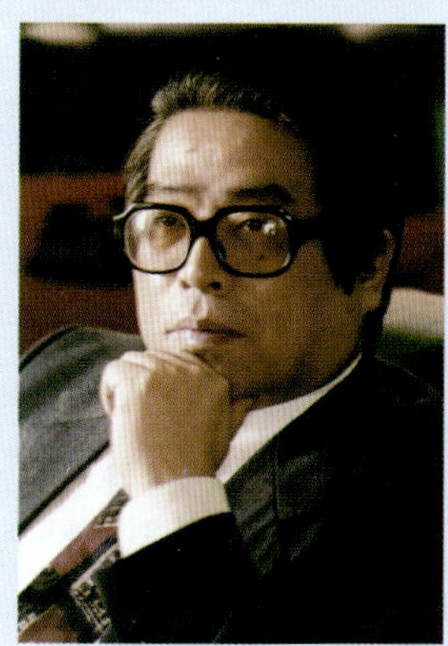
院长　张大宁

院长简介：张大宁，1966年毕业于天津中医学院。主任医师、教授、博士生导师。中医肾病学政府授衔专家，享受国务院特殊津贴，优秀中央保健医生。现任天津市中医药研究院院长、天津市中医肾病研究所所长、中华中医药学会副会长、中国中医药研究促进会会长、肾病分会主任委员、中国张大宁传统医学基金会主席、天津市中医药学会会长、《中医杂志》编辑委员会副主任。另任全国政协常委、中国农工民主党中央副主席、中国和平统一促进会常务理事，是国家人事部、卫生部先进工作者，天津市劳动模范，天津市"八五"、"九五"立功奖章获得者，天津市卫生系统十佳医务工作者。1990年，作为首位大陆杰出学者赴台讲学。1998年8月，国际天文联合会把北京天文台发现的8311号小行星，命名为"张大宁星"，这是我国第一颗以医学家名字命名的小行星。他长期从事肾病的医疗、科研和教学工作，在理论和实践上均有精深的造诣，被誉为中医肾病学的奠基人。他提出"心－肾轴心系统学说"和"肾虚血瘀论与补肾活血法"等理论，荣获国家各级科技奖多项。主编《实用中医肾病学》、《中医肾病学大辞典》、《中医补肾活血法研究》等十余部著作，在国内外著名学术刊物上发表学术论文百余篇。

天津市中医药研究院，是1987年经国务院批准建立的全国六大行政区的六所中医药研究院之一，为华北地区唯一的中医药科研基地。该院是中医药科研、医疗、教学并以科研为重点的高层次科研机构，以发掘、整理、研究、提高祖国传统医药学为办院方向，主要以应用研究为主，基础研究为临床研究服务。1998年，在国家中医药管理局组织的综合考评中，该院被评为全国一类所第四名，综合绩效评价在一类院中为第六位。

2001年9月，天津市委、市政府决定重组天津市中医药研究院。新的中研院（集团）由天津市中医药研究院及附属医院、长征医院、市中医医院、市医药科学研究所五个单位组成。我国著名中医肾病专家张大宁教授出任院长。

中医药研究院拥有中医肾病、脾胃病和中西医结合皮肤病等国家中医药管理局及天津市重点专科；拥有天津市中医肾病研究所、中西医结合疮疡研究所、中西医结合皮肤病研究所及天津市性传播疾病诊疗中心；是卫生部化妆品皮肤病诊断机构、卫生部化妆品人体安全性及功效性检验机构；是中国中医药研究促进会肾病分会、中国中西医结合学会疡科分会、中国中医药研究促进会和中国中西医结合学会变态反应专业委员会、中国中西医结合学会心身医学专业委员会、天津市中西医结合学会心身疾病专业委员会、天津市中西医结合学会男科专业委员会、天津市中药质量控制中心、天津市中药有效处方筛选中心的挂靠单位；《中国中西医结合皮肤性病学杂志》编辑部设在中医药研究院附属长征医院。

地址：天津市红桥区北马路354号　邮编：300120
电话：022—27285158　传真：022—27285928
电子信箱：Zhangshaohua53@163.com

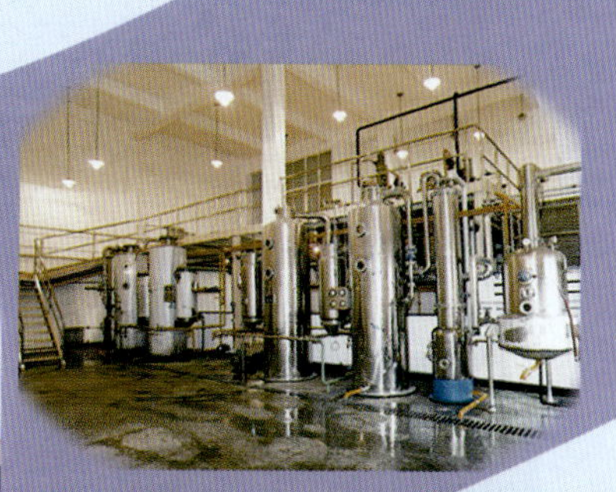
实验药厂GPP制剂室
浓缩车间部分设备

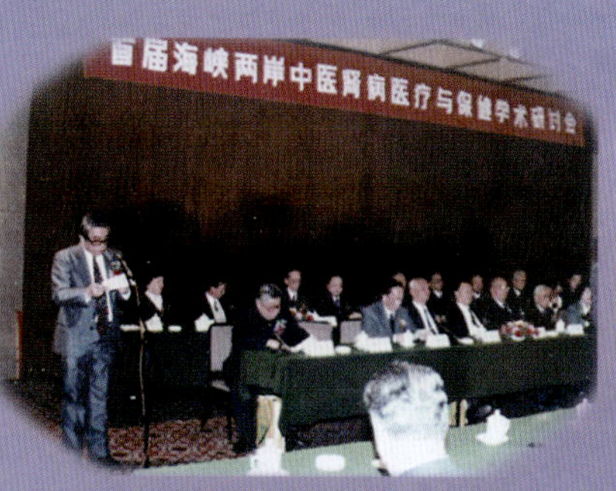

首届海峡两岸中医肾病
医疗与保健学术研讨会

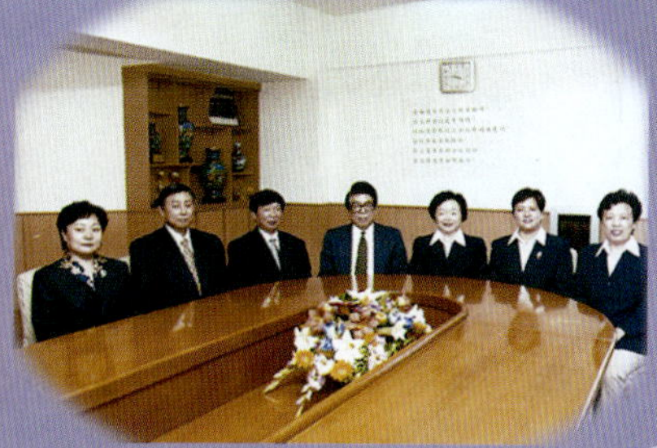
中医药研究院领导班子

延边民族医药研究所

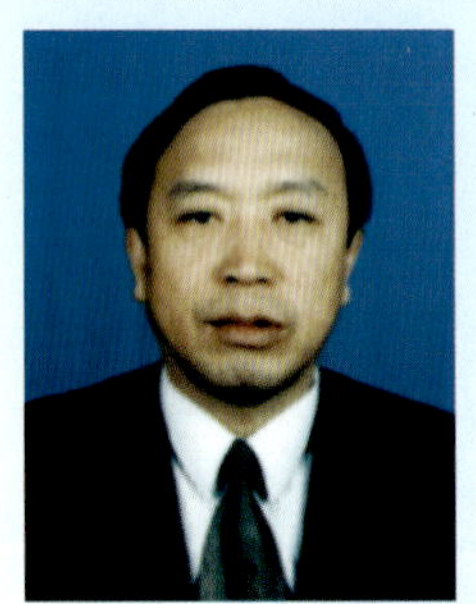

李济禹　主任医师

1975～1977年在延边医学院学习；
1977～2002年9月在和龙市医院任医师、内科主任、副院长、院长职务；
2002年10月至今在延边朝医医院任院长、延边民族医药研究所任所长职务；
2004年任吉林省中医药管理局注册的朝医药研究室负责人。

主要成果：

1.“脑血管疾病与生活方式的关系及社会预防效果研究”——吉林省科研成果；

2.《中国朝医学》主编。

获奖情况：

1999年获“吉林省劳动模范”称号；
2000年获“吉林省第六批有突出贡献的中青年专业技术人才”称号；
2002年当选为“吉林省第八次党代会代表”。

延边民族医药研究所1984年成立。1988年成立延边朝鲜族民族医医院。目前对外两块牌子，对内一个机构、一套人马。该研究所是全国唯一的专门从事朝鲜民族医药工作的全民所有制科研、医疗机构。研究所建筑面3600m^2，固定资产约1000万元，在职职工58名，其中副高级以上卫生技术人员13名、中级技术人员25名。内设吉林省中医药管理局注册的朝医药研究室，还有国家中医药管理局重点专科建设项目——前列腺专科、脑血管专科、肝胆专科、糖尿病专科等13个专科和医院制剂室、实验室。建所以来，研究所完成了国家省中医药管理局科研课题，编写中国朝医学全书《朝药志》、中国医学百科全书朝医学分册等。近几年来，完成了国家中医药管理局民族文献整理项目《东医寿世保元校释》等5项，今年又基本完成2个文献整理项目。研究所以提高疗效为中心，发挥朝医药特色和优势，研制医药制剂13种，广泛应用于临床，取得了较好的效果。目前，研究所以长白山为依托大力研究长白山药物和朝鲜族民间疗法，为进一步丰富中华医学的伟大宝库，为实现中药产业化和中药现代化作出更大的贡献。

地址：吉林省延吉市河南街692号　邮编：133001
电话：0433-2878108　传真：0433-2878100
电子信箱：ljy_1953@163.com

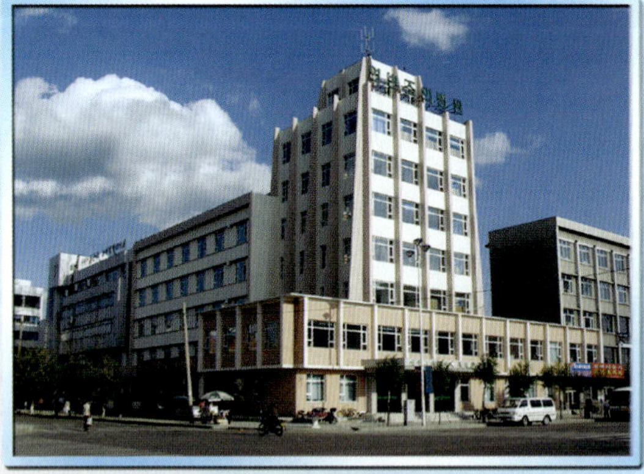

朝医医院全景

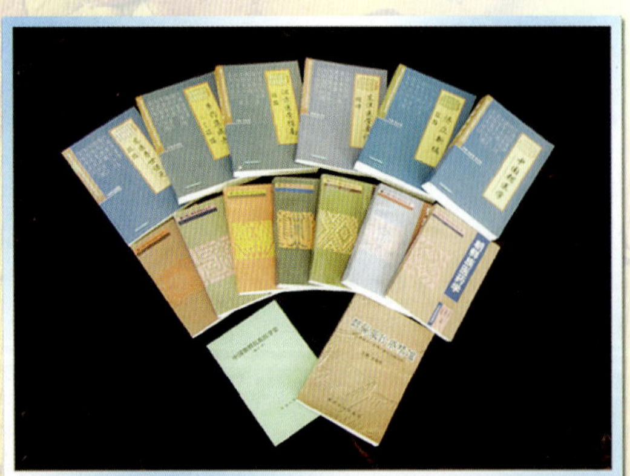

朝医文献整理

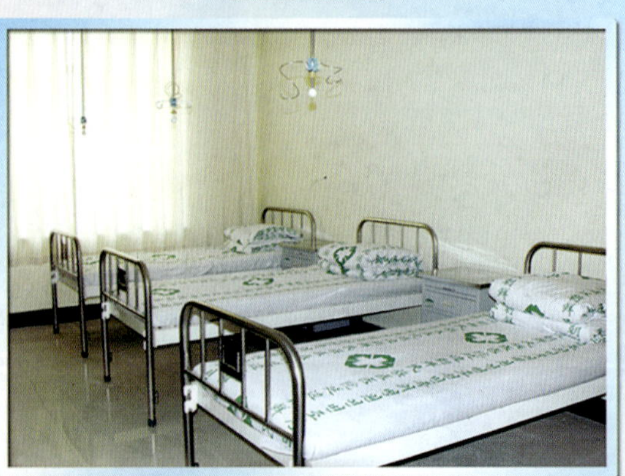

朝医医院病房

甘肃省藏医药研究院

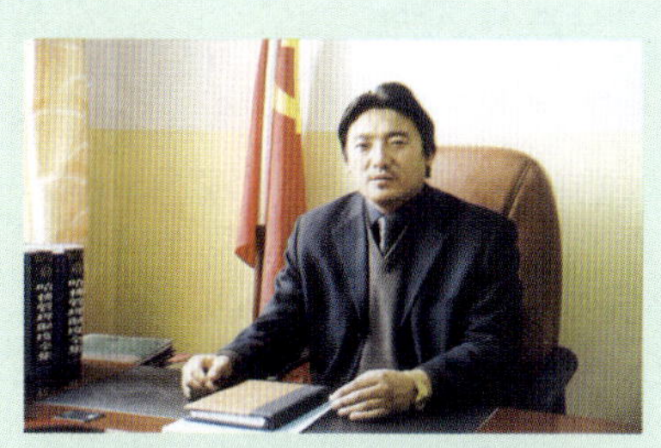

甘肃省藏医药研究院楞本嘉院长

楞本嘉院长是一位胸怀大志、富有远见的优秀管理工作者，同时也是一位学识渊博、治学严谨、在国内藏医药科研领域具有较高知名度和影响力的藏医药科技青年专家。

他先后被评为甘肃省"555"青年创新人才、"第五届甘肃省优秀青年"、"甘肃省第四届青年科技奖"、"甘肃省第三次民族团结进步先进个人"、"甘肃省青工创新先进个人"、"2000年甘肃省青工创新创效先进个人"、甘肃省医疗卫生中青年学术技术带头人、"甘南州第二届十大杰出青年"、"在藏医药工作中作出贡献的先进个人"等荣誉称号。

甘肃省藏医药研究院的前身为甘南州藏医药研究所，成立于1980年。现有职工128人，其中藏医药专业人员96人，甘肃省"555"青年创新人才1人，副高以上职称者8人，中级职称者35人。下设基础理论研究所、临床研究所、药物研究所、附属藏医院和附属制药厂等机构，是甘肃省藏医药科研、医疗、制剂、研发、临床教学的中心基地。1999年在省城兰州成立了兰州藏医院。

多年来，在党和政府的大力支持下，全院上下团结创新，与时俱进，已走出了一条"以临床促科研，以科研促开发，以开发促发展"的路子，以较为成熟的技术优势成为集科研、医疗、药品开发、教学实习为一体的藏医药研发机构。特别是近年来该院在藏医药古籍文献的抢救整理、临床研究、药品研发、教学实习等各项工作中取得了较好成绩。整理出版的藏医药名著《千万舍利》、《藏医根本医典详释》等获全国少数民族优秀图书三等奖和西北西南图书联展一等奖；承担的"藏药洁白丸、八味沉香散、九味石灰华散的整理与提高"、"仁青坐太的研制"等10项科研成果，分别获甘肃省科技进步三等奖和甘南州科技进步一、二、三等奖。

承担的"《藏医药历算词典》的编写与整理"、《丹珠尔藏医药学文献选录》、"《四部医典藏汉英对照大全》的编译"等多项国家级、省级课题也正在顺利进行中。该院多名业务骨干分别担任全国高等院校试用教材《藏医史》、《藏医病机学》副主编，《传染病学》主编译及副主编译。组织人员完成《甘南藏医志》；主办藏医药连续性刊物《藏医药研究》杂志。绘制藏医药八十幅唐卡而建立"藏医药唐卡展览中心"，填补甘肃藏医史空白；建立具有一定地域特点的"藏药实物标本室"和"藏药图片标本室"，同时还完成了历代著名藏医药专家生平唐卡展示厅和体现五省区藏医药发展概况的"医史综合陈列室"。

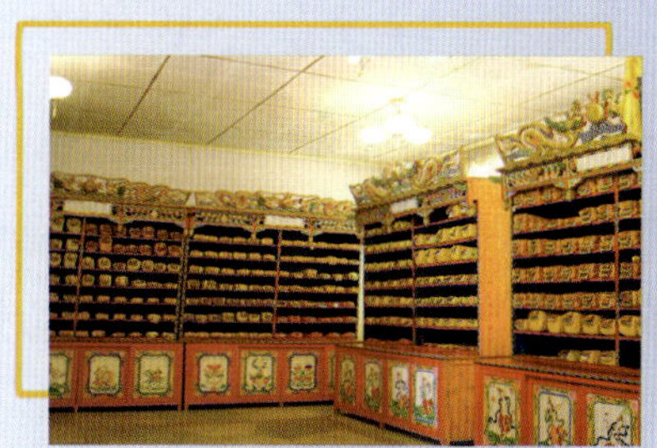

藏医药古籍文献

藏医药唐卡展览中心

该院不仅有一支热爱并致力于藏医药工作的、生机勃勃的青年藏医药专业技术队伍，更有中国藏语系高级佛学院教授、著名藏学专家赛仓·罗桑华尔旦却吉多杰大师的常年业务指导，特别是著名藏医药专家、中国民族医药学会副会长、主任医师旦科教授担任业务总指导，研究员楞本嘉等对藏医、中医、现代医学及英语有较高造诣的青年专家直接参与科研、临床、制剂、研发等具体工作。

研究院先后获得"甘肃省卫生系统医德医风建设先进集体"、"甘南州文明单位"、"州各级青年团结进步模范集体"等荣誉称号。

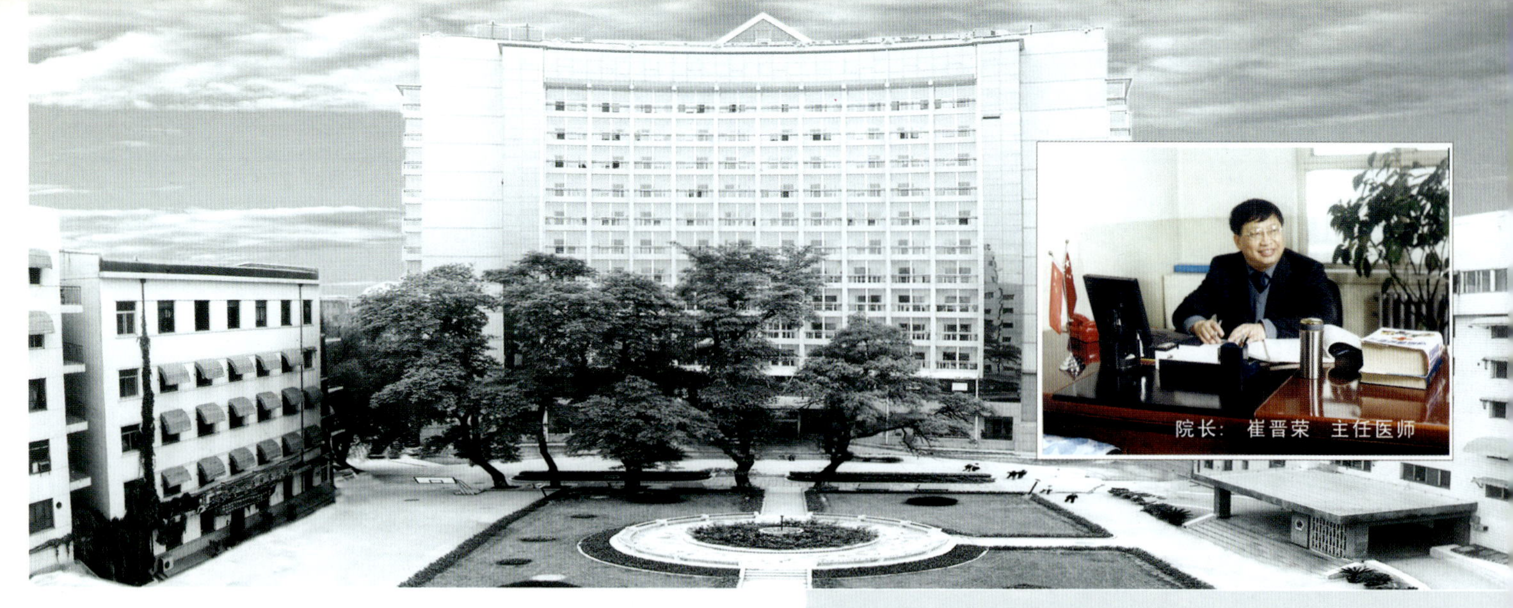

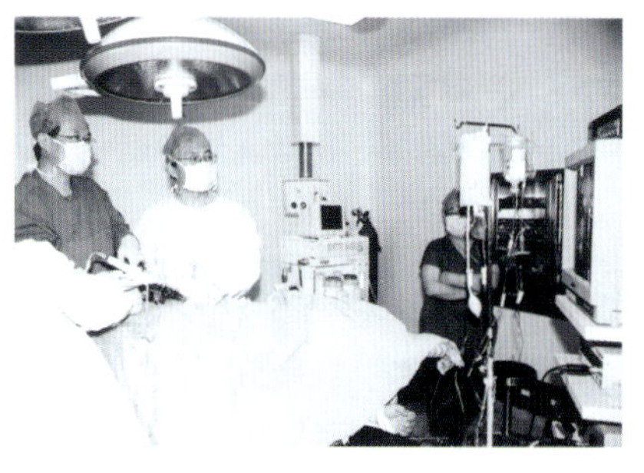

该院是一所有着66年悠久历史的集医疗、教学、科研、预防、康复等功能为一体的三级综合性医院；是首批国家级爱婴医院；是山西省、太原市城镇职工基本医疗保险定点医院。2005年，医院正式更名为山西中医学院中西医结合医院和山西省中西医结合医院，保留太原铁路中心医院名称，床位编制600张。医院现有各类高级技术人员近200人，开展的技术项目与三级医院的功能相适应，部分项目在同类医院中处于先进水平。

医院拥有直线加速器及X－刀、核磁共振、ECT、数字血管造影机、全身螺旋CT、彩色多普勒超声仪等大型医疗设备20余台套，医院累计固定资产达到1.3亿元，为提高医疗、教学、科研、预防服务能力奠定了坚实的基础。

医院现有住院部、门诊部、4个社区卫生服务中心。临床设专业科室24个，同时设有ICU、CCU 2个重症监护室，医技科室8个。

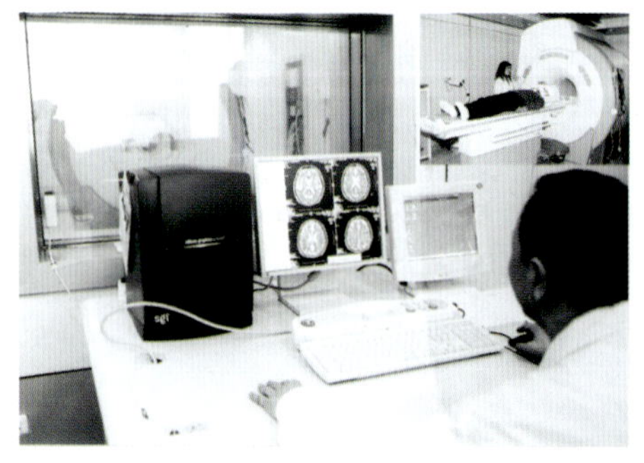

2005年5月，医院新住院大楼正式投入使用，配备层流净化手术室9间、中央空调、集中供氧、集中负压吸引、病房独立卫生间等一流的设施设备，为开展脏器移植等手术提供了有力保障。医院宣教设施完善，可以开展周到的健康宣教，同时可缓解病人住院期间的心理紧张与思想压力。

在医疗事业不断发展的进程中，该院正以西医为基础，坚持中西医结合的发展方向，积极引进国内外的先进技术、省内外知名中医专家和中西医结合特色诊疗方法，培育自主特色品牌，不断提升医院综合服务能力，为广大患者提供更为经济、安全、准确、全面的中西医结合医疗服务。

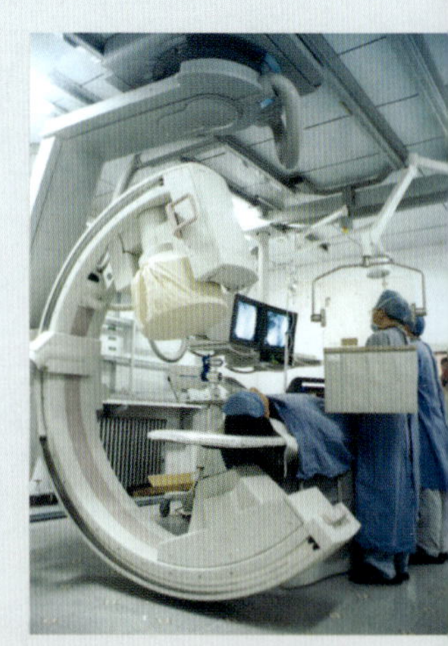

山西中医学院中西医结合医院
山西省中西医结合医院
太原铁路中心医院

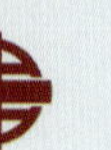

海安针灸推拿学校附属医院

座落于黄海之滨的江苏省海安针灸推拿学校附属医院，创建于1995年，现已成为集医疗、教学、科研、康复于一体的、以中西医结合为特色的综合医院。

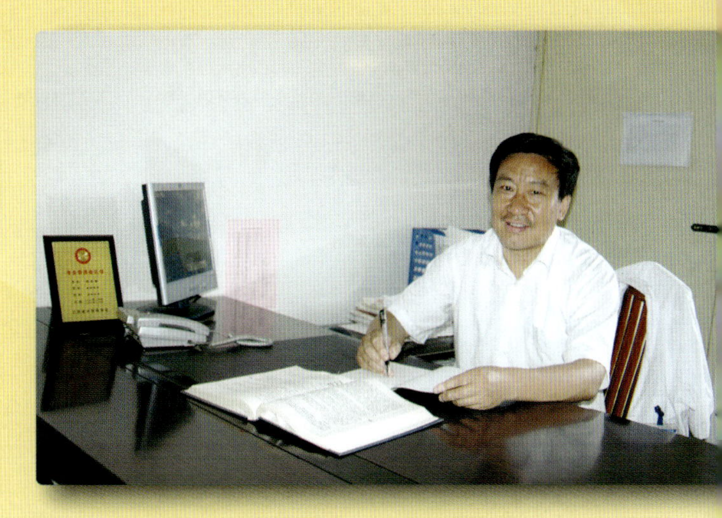

院长　顾友春

医院开设有内科、外科、妇科、耳鼻咽喉科、口腔科、针灸推拿科、男性科以及药剂科、影像科、功能科、检验科等临床医技科室，其中，重点学科男科、妇科已升格组建成海安生殖健康医院，拥有进口彩超、大型X光机、全自动生化分析仪、碎石机等先进设备。

医院坚持人本战略，超常规培养和引进学科带头人，努力构建人才梯队，不断提升临床科研水平，促进医院可持续发展。

医院注重优势学科和专科建设，依靠男科、妇科和推拿科的技术优势，增加基础设施投入，加快技术改造，充分利用中西医结合的长处，提高临床专科的服务水平和创新能力。顾友春院长主持的男性感染性不育的规范化研究及中西医结合治疗取得了可喜的进展。

医院不断强化规范管理，逐步建立现代企业制度和经营新机制，完善人性化服务，实现了医院的跨越式发展。

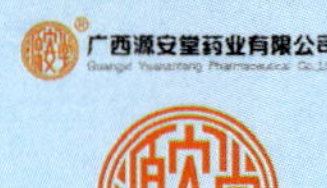

走出大山 走向世界

——广西源安堂药业有限公司

广西源安堂药业有限公司地处太平天国起义的故乡——广西桂平市。十多年来，公司董事长莫兆钦带领十几个股东在大山里竖起“安民济世”旗帜，扎根于巍峨苍茫的大容山北麓，弘扬“源远流长”的中医药文化，依靠科技创新，依靠山区特有的中草药资源，使企业从无到有，由小到大，由弱变强，不断发展壮大，实现了质的飞跃，企业已经顺利通过 GMP 认证。

目前，“源安堂” 有职工 800 多人，具有固定资产 8000 多万元，无形资产 10 亿元，年产能力 10 亿元以上。“源安堂”通过优化当地的中草药资源、科技资源、市场资源配置，成功开发了“肤阴洁”复方黄松洗液、“肤阴洁”复方黄松湿巾、朱虎化瘀酊、肠胃散、银胡感冒散等 6 个国家级药品。2005 年，源安堂又成功研制出抗艾产品“AX 抗菌洗液”，据国家权威部门检测，该产品体外可有效杀灭艾滋病病毒，被列为中国首届艾滋病网络知识竞赛推荐产品。据统计，十年间，全公司完成产值 16.5 亿元，上交国家税金 1.2 亿元，多年成为桂平市第一纳税大户、贵港市纳税大户，荣获“广西模范纳税大户”和“广西优秀纳税人”的称号。

肤阴洁系列产品曾被评为中国公认名牌产品，农业部名牌产品、广西名牌产品，“源安堂”商标和“肤阴洁”商标均被评为广西著名商标，2005 年，“肤阴洁”被评为“中国驰名商标”。2004 年 6 月，世界品牌价值权威评估机构“世界品牌实验室”发布《中国 500 最具价值品牌》，“源安堂”名列 392 位，是中国制药界 26 个上榜品牌之一。“源安堂”的产品已经在全国 29 个省市自治区畅销，并且在 25 个省市设立办事机构，销售网络遍布全国以及东南亚各国和地区。

企业发展后，“源安堂”积极帮带地方发展乡镇企业，带动了当地农村产业化的发展，在当地办有药瓶厂、纸箱厂、商标印刷厂等企业，安排了大批农村劳动力进厂工作，每年产值达 3000 多万元，创利税达 500 多万元。同时，引领当地农民大搞药材种植加工、采集等，许多农民从源安堂得到了实惠，一业带百业，一好带百好，有力促进了地方经济的发展。此外，源安堂还积极支持社会公益事业，积极捐款修建学校、修桥筑路、支持抗洪抢险、抗击“非典”等，共投入数千万元，主动为社会分担责任。

面对未来，源安堂人将再接再厉，坚持科学发展观，不断开拓，与时俱进，遵循“源远流长，安民济世，堂堂正正，造福人类”的宗旨，坚持“真正办企业，真心做好药，真诚取信誉，真情献人间”的“四真”精神，不断创造一流品牌，为发展中医中药事业作出更大的贡献。

地址：广西桂平市中沙开发区　**邮编**：537216　**电话**：0775-3050019　**传真**：0775-3050795　**网址**：www.yuanantang.com

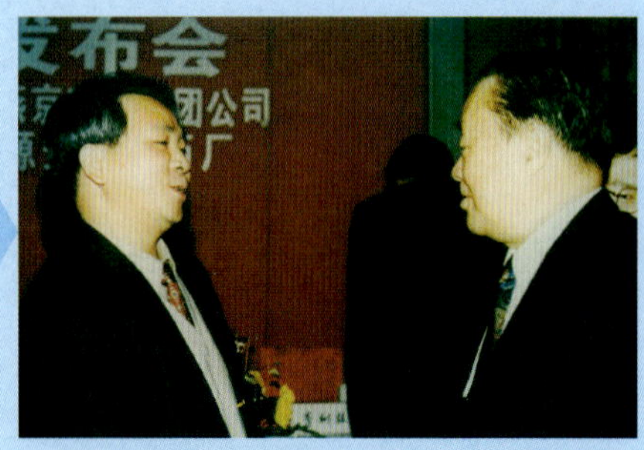

源安堂董事长莫兆钦在北京人民大会堂受到全国政协副主席万国权（右）的亲切接见

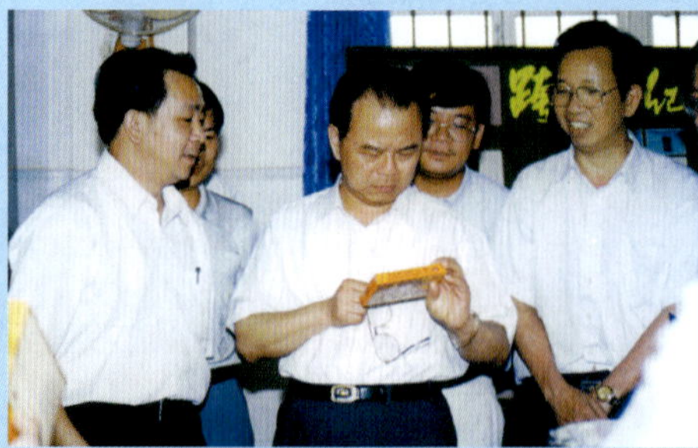

广西党委书记曹伯纯（前中）等领导到源安堂视察。图为源安堂董事长莫兆钦（左一）向曹书记等领导介绍新产品

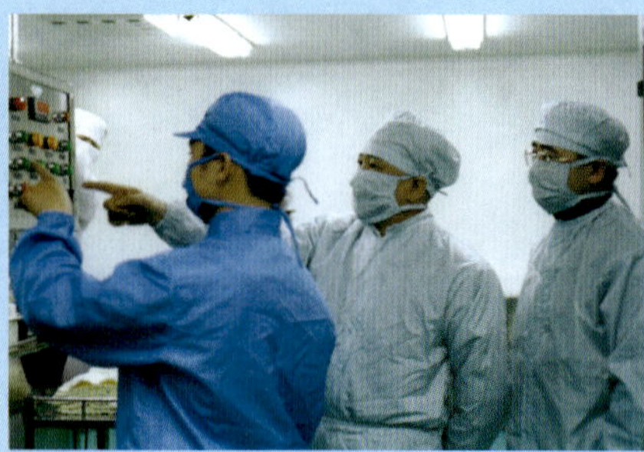

公司董事长莫兆钦（中）到车间视察

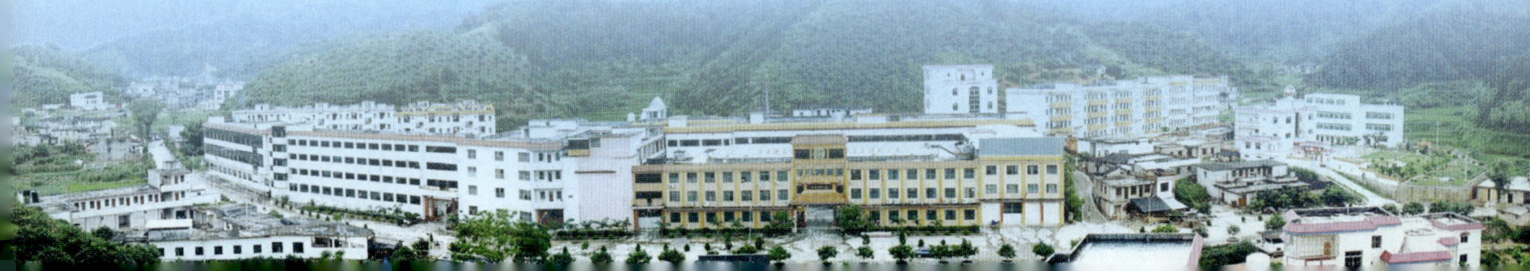

辽宁省血栓病中西医结合医疗中心

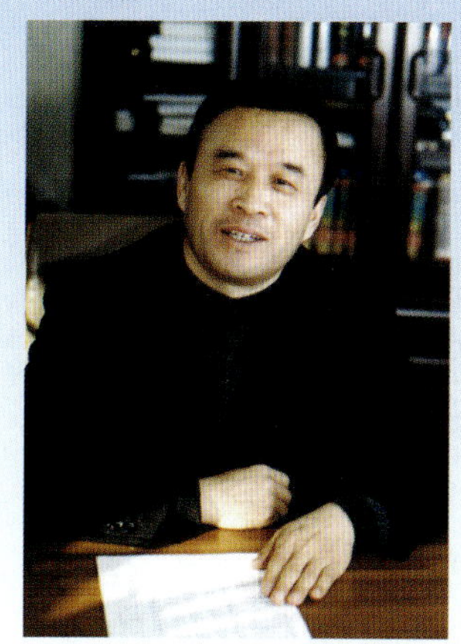

全国劳动模范、全国百佳院长 池明宇

辽宁省血栓病中西医结合医疗中心座落在沈阳市苏家屯区雪松路49号，1988年建院，医院占地面积2100m^2，建筑面积25000m^2，开设床位300张，日门诊量近千人次。医院拥有美国GE公司开放式永磁型磁共振、德国西门子AR-SP全身螺旋CT、德国西门子十六层全身螺旋CT、美国ATL公司HDI-30000型彩色超声多普勒、德国蔡司眼底荧光造影仪、日本全自动血脂分离系统、瑞典AKTA蛋白纯化分析仪、美国GE公司800mAX光机等诊断、治疗、科研设备。最新引进日本津岛大型三维数字化血管造影系统。该院介入神经放射病房是一个标准的现代化病房，能够开展脑血管病、心血管病、周围血管病及肿瘤的介入治疗，开创了东北缺血性脑血管介入手术的先河。该院是一所科系齐全、设施完备、人才济济、集医教研相结合的具有中医、血栓病治疗两大特色的国有现代化医院。

该院是医保定点医院，共设包括5个血栓病治疗病区在内的10个病区和近十个科室门诊。18年来，先后接待了全国20个省、200个县市的血栓病患者，影响到韩国、俄罗斯、马来西亚和我国台湾、香港等国家和地区。医院独家研制的国家专利产品——蝮龙抗栓丸，从A型发展到B型，又发展成为胶囊，始终受到血栓病患者的青睐。2001年11月，蝮龙抗栓丸B型在比利时首都布鲁塞尔荣获第五十届世界发明博览会尤里卡金奖。

该院连续11年荣获“沈阳卫生系统白求恩杯”，连续6年荣获“沈阳市文明单位标兵”，并先后获得“沈阳市十佳文明服务示范医院”、“辽宁省卫生特等模范单位”等称号。1999年医院又获得“辽宁省十佳单位”、“省文明单位标兵”、“全国卫生系统先进集体”称号；2000年荣获“全国卫生系统文化建设先进集体”称号。院长池明宇同志荣获“全国劳动模范”、“全国百佳院长”光荣称号。2002年10月，医院被中央文明委授予“全国精神文明建设先进单位”光荣称号。2005年10月，医院被中央文明委授予“全国文明单位”光荣称号。

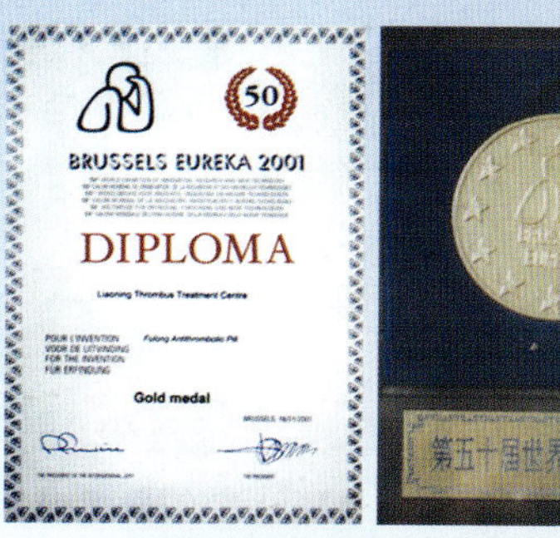

“蝮龙抗栓丸B型”荣获第五十届世界发明博览会尤里卡金奖

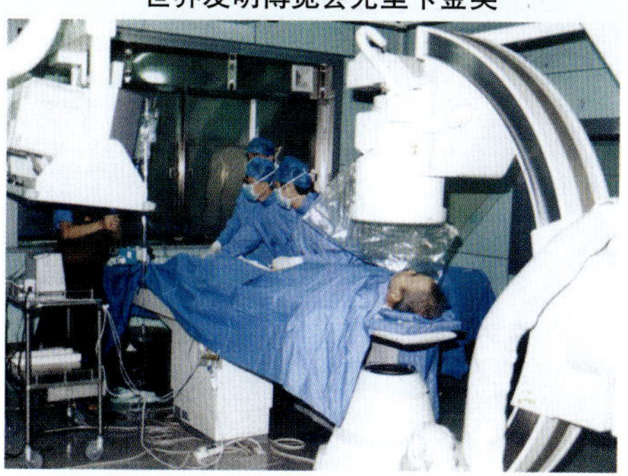

利用先进数字剪影系统开展脑血管介入治疗

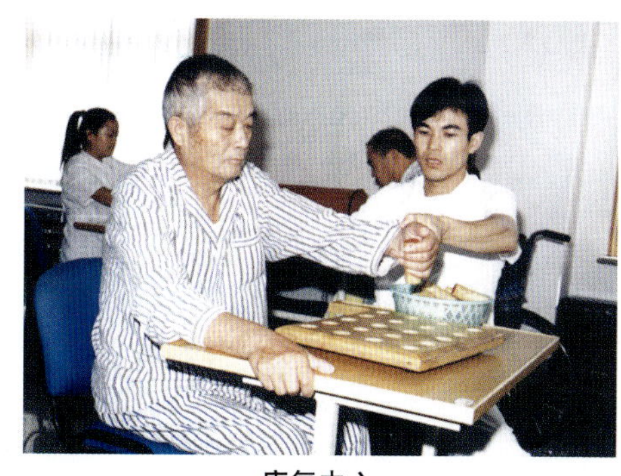

康复中心

地　　址：辽宁省沈阳市苏家屯区雪松路49号
电　　话：024-89814519（咨询）
传　　真：024-89814514

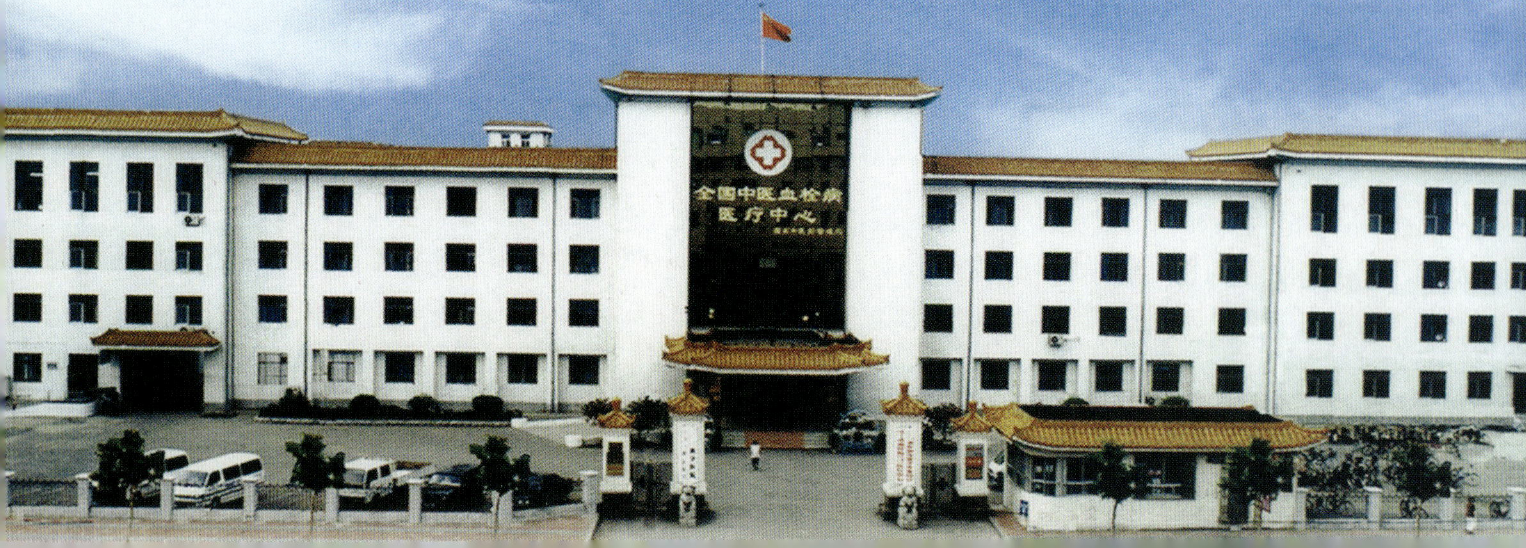

发挥特色优势 实施品牌战略

——记河南中医学院第三附属医院院长张璞璘

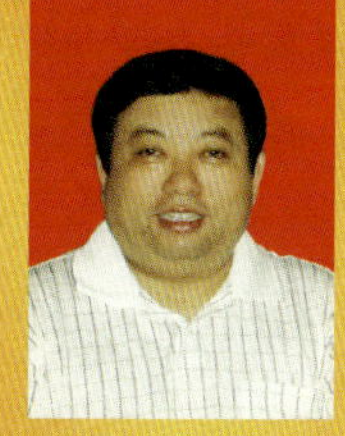
院长 张璞璘

河南中医学院第三附属医院位于郑州市金水路东段，河南中医学院的西侧。2003年以来先后被授予"河南省抗击非典先进基层党组织"。院内设有"河南中医学院肝病研究所"、"河南中医学院脾胃病研究所"、"河南中医学院针灸推拿研究所"，是集医、教、研为一体的现代化综合性中医医院。

目前，医院已形成了较强大的专家优势。医院的坐诊专家共有40余位。脊柱关节病专科是省级重点专科，该科紧紧追踪椎间盘突出研究的国际前缘，积极开展科学研究，承担了国家中医药管理局椎间盘突出科研课题3项，承担河南省椎间盘突出攻关课题3项。2004年承办了全国第四期"三维正脊技术"培训班及学术交流会，共同制定整体治疗方案，使该科在椎间盘突出的临床及科学研究领域均居全国前列，并在中央电视台推出的"中医药品牌战略宣传推广活动"中，分上、下两集在健康之路栏目播出，受到社会各界广泛赞誉。

近几年来，医院在国际合作当中起到了重要的作用，是学院对外交流的重要窗口。部分专家学者也多次被派往韩国、英国、瑞士、意大利、波兰、赞比亚、埃塞俄比亚、沙特阿拉伯等国家和地区进行教学、医疗，取得了圆满成功。

张璞璘院长多年的工作实践和经验，造就了他先进的服务意识和经营管理理念。他"以病人为中心"、"以人为本"，积极推进医疗服务和后勤管理改革，让医院比较平稳地进入成熟期，初步形成了能够体现医院经营理念、医院精神、品牌战略、医院形象、员工价值观念及行为准则等内容的医院文化，让病人充分感受到医疗服务的真诚和温馨。

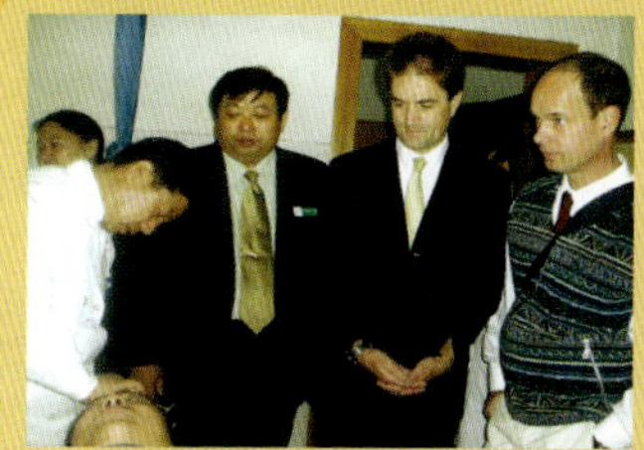
德国专家在医院学习交流

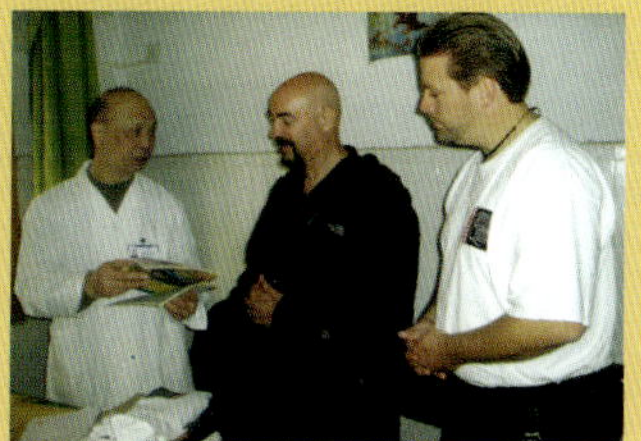
美国专家来医院学习交流

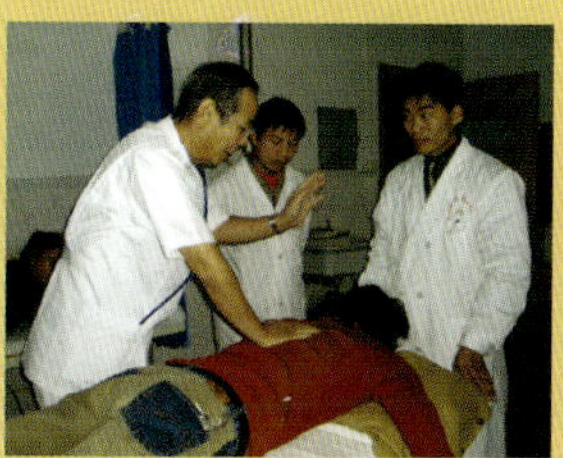
日本专家来医院会诊

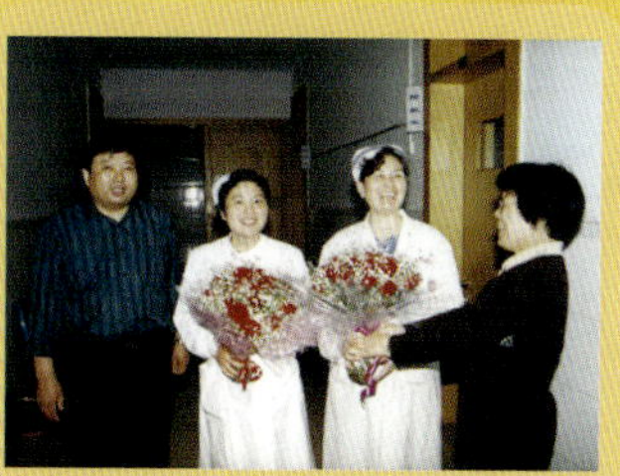
院领导慰问一线人员

石家庄市中医院

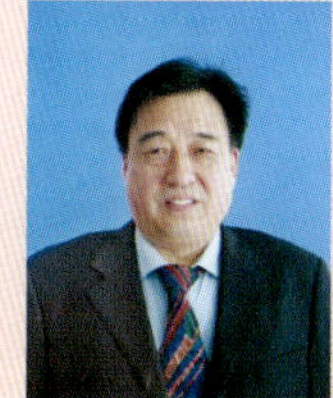
院长 刘玉来

石家庄市中医院始建于1956年，经过半个世纪的发展建设，现已成为集医疗、教学、科研、预防、保健、康复及急救为一体的具有中医特色的现代化综合性三级甲等中医院，同时也是石家庄市中医集团牵头单位和河北医科大学附属医院、石家庄市药都临床实验基地。

医院开设病床330张，共有临床科室27个，医技科室14个，省级重点中医专科4个，市级重点学科4个，专科门诊30余个。全院在职职工500余人，其中具有高级职称医务人员近百人，并拥有一批国家级名老中医、市级名中医和专业技术拔尖人才。

医院继承发扬祖国传统医学，突出中医学特色，坚持中西医结合，在治疗脑血管病、心血管病、肛肠病、周围血管病、糖尿病、肾病、脾胃病、胆肾结石病、风湿病、皮肤病、前列腺疾病等方面有独特之处。其中心血管科、脑血管科、肾内科、肛肠科为市级重点学科，心血管科、脑血管科、肛肠科、消化内科为省重点中医专科。医院独立开展骨科创伤、普外、神经外科等手术，并能完成急、危、重症的抢救。医院注重科技兴院，坚持科研与临床相结合，多年来获省、市级科研成果40余项，同时形成了许多有中医特色并行之有效的治疗方法和制剂。医院坚持"以人为本，以德为先"，先后被评为"河北省文明服务三星级医院"、省"用户满意服务单位"，连续10年被石家庄市委、市政府命名为市"文明单位"。

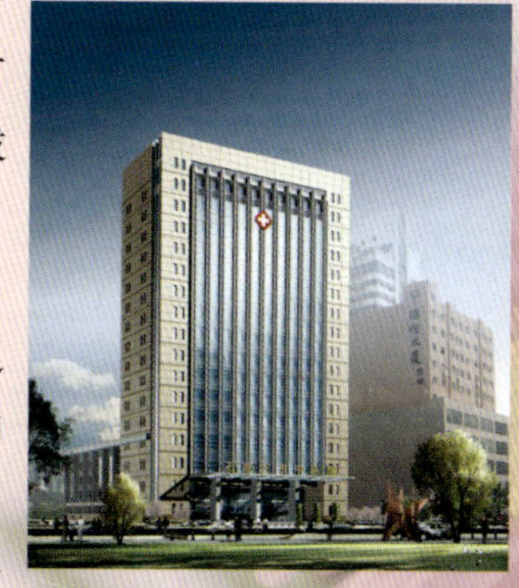
大楼全景

地　址：石家庄市中山西路233号　　邮　编：050051
电　话：0311-87895705　　传　真：0311-87882062
网　址：www.sjzszyy.com　　电子信箱：shizhyi@heinfo.net

四川中医药高等专科学校

学校系 2006 年 2 月经教育部批准在原绵阳医科学校基础上建立起来的一所公办全日制普通高等专科学校。

目前校园占地面积 380.2 亩，校园建设一期规划占地面积 539 亩。学校现有校舍建筑面积 9.6 万平方米。学校现有教职工 405 人，其中专任教师 212 人。专任教师中具有副高以上专业技术职务 66 人，中级专业技术职务 90 人，“双师型”教师 80 人。学校有教学仪器设备总值 1206.82 万元，有学科实验室 20 个，教学用计算机 438 台。图书馆有纸质图书 18.2 万册。学校有两所附属医院，共有开放床位 500 张，医疗仪器设备总值 2272.8 万元。

2006 年招收中医学、中西医结合、临床医学、中药、护理、针灸推拿等专业全日制普通大专生 1500 名。同时限量招收五年高职和中专生。

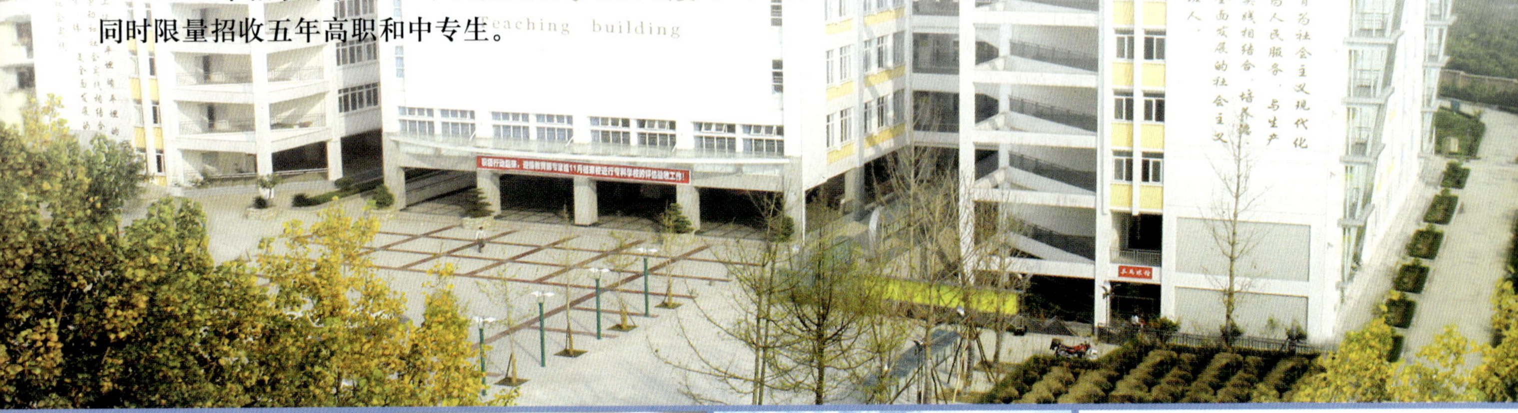

地址：四川省绵阳市绵州路南段 380 号
电话：(0816) 2380123/2380266
2243481
传真：(0816) 2380654
网址：Http://www.sccTcm.cn
邮编：621000

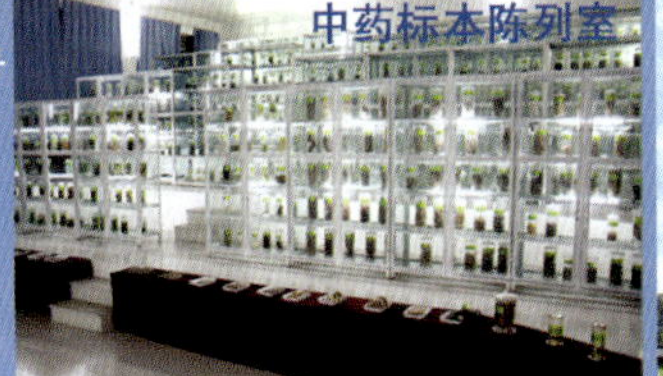
中药标本陈列室

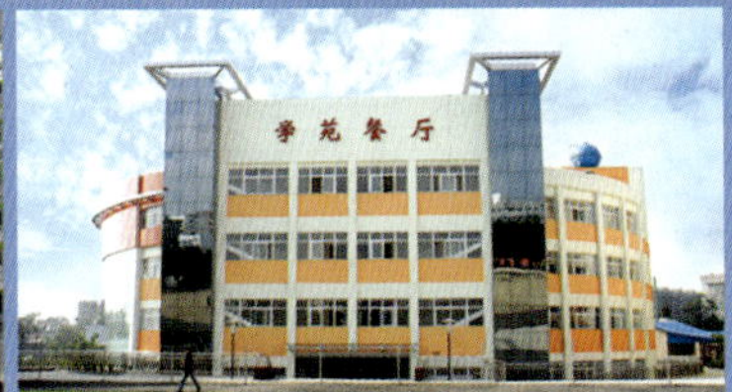

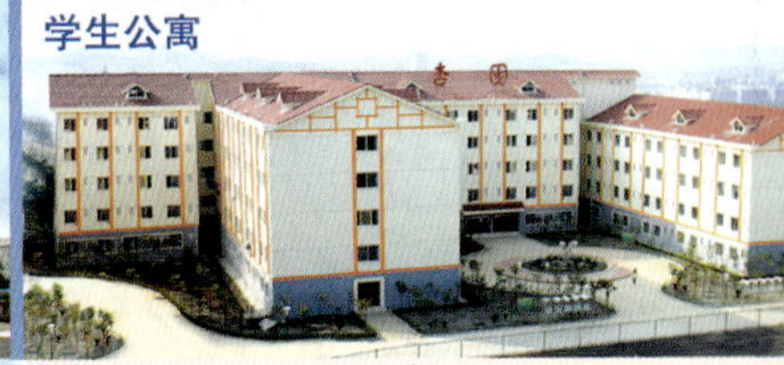
学生公寓

成都中医药大学药学院

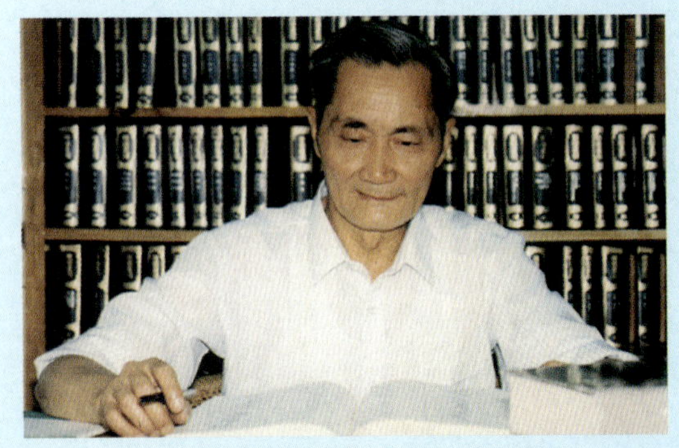
中药学科奠基人凌一揆教授

成都中医药大学药学院创建于 1959 年，同年开办了我国第一个中药学本科专业。1989 年被教育部批准为全国第一个中药学国家级重点学科。学院现有教职工 109 人，其中教授 26 人，副教授 26 人，博士研究生导师 23 人（5 人为兼职导师），硕士研究生导师 42 人，教师梯队合理。学院现有 1 个博士点，6 个硕士点，教育部重点实验室 1 个，财政部基础实验室 1 个，国家中医药管理局三级科研实验室 3 个，四川省高校重点实验室 3 个，先后承担了国家攻关计划、“863”计划、“973”计划、国家自然科学重点项目等国家重大研究项目，拥有一大批国内外知名专家和学者，科研成果丰硕。学院目前已培养不同层次中药学及相关专业学生七千余人，为促进中医药事业的发展和国民经济的建设作出了重要贡献。学院院长彭成教授为博士生导师，享受国务院政府津贴。

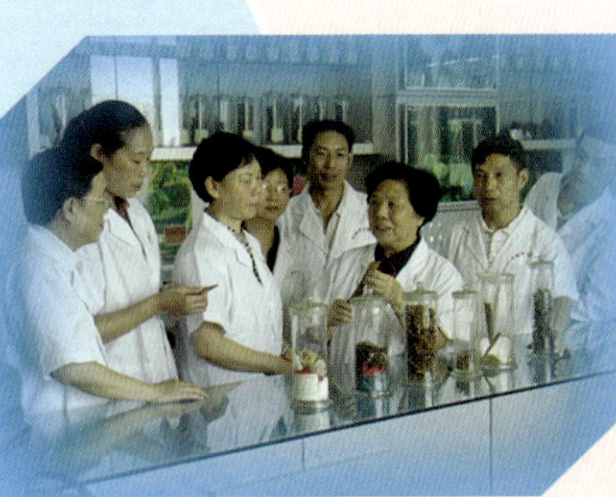
教育部重点实验室
——中药材标准化实验室

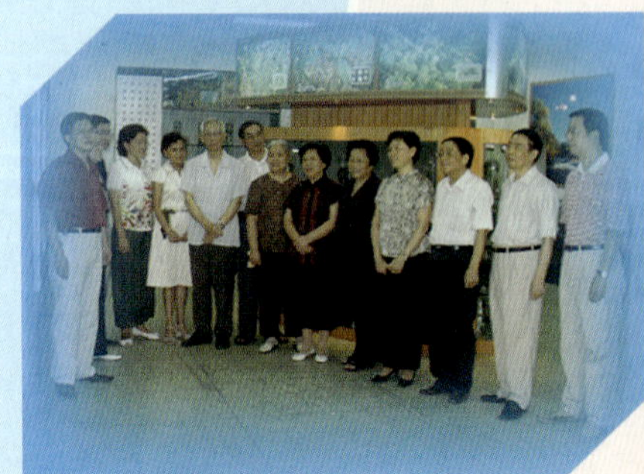
学院领导和学术技术带头人

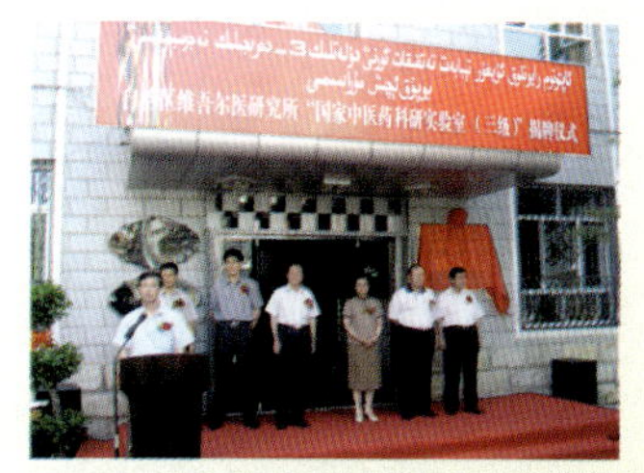

自治区维吾尔医药研究所国家中医药科研实验室（三级）揭牌仪式。该实验室成为西北地区第一家国家级非临床药物安全性评价中心

自治区维吾尔医研究所

自治区维吾尔医研究所是我区唯一一所专门从事维吾尔医药学研究的科研机构，新疆民族医药学会和新疆青年民族医药研究会挂靠单位。

2000 年荣获全国卫生系统先进单位称号；《维吾尔医药》杂志获得新疆期刊奖；《维吾尔医百科全书》获全国少数民族图书评比一等奖；涌现出享受国务院特殊津贴专家 2 人，自治区有突出贡献专家 2 人；全国卫生系统有突出贡献专家 1 人；有 1 人荣获全国“五一”劳动奖章和享受全国“十大杰出青年”称号；1 人荣获“全国科技期刊青年编辑奖”；1 名科研人员获得“新疆青年科技奖”。

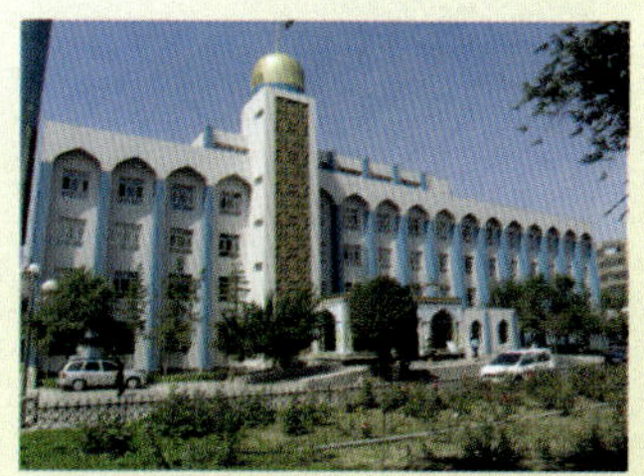

医院已经具备了优质完善的医疗综合服务功能的医疗服务体系，具备了维吾尔医医学特色的专病专科建设规模。这是改造后的医院门诊综合楼，共四层，总面积 3770m²

新疆维吾尔自治区维吾尔医医院

新疆维吾尔自治区维吾尔医医院是新疆唯一一所集医疗、教学、科研、预防、保健为一体的大型综合性三级甲等维吾尔医医院，是自治区维吾尔医高等专科学校临床实习医院、全国维吾尔医示范医院、自治区三级甲等医院。

医院充分发挥自治区维吾尔医药事业龙头单位的示范作用，不断满足人民群众日益增长的医疗卫生需求，努力实现“立足新疆、服务全国、面向世界、造福人类”的宏伟目标。

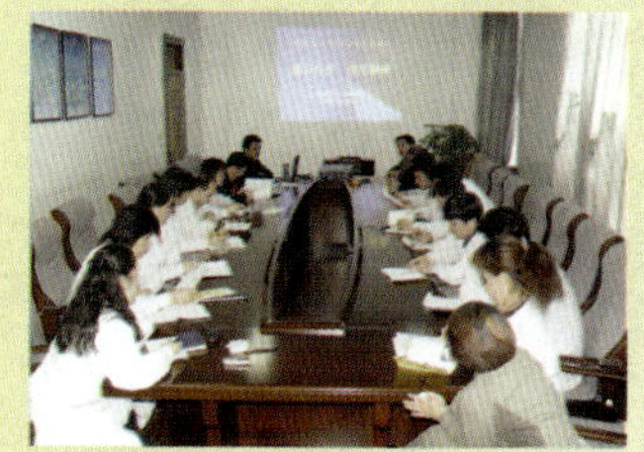

纪念 2006 年世界卫生日座谈会

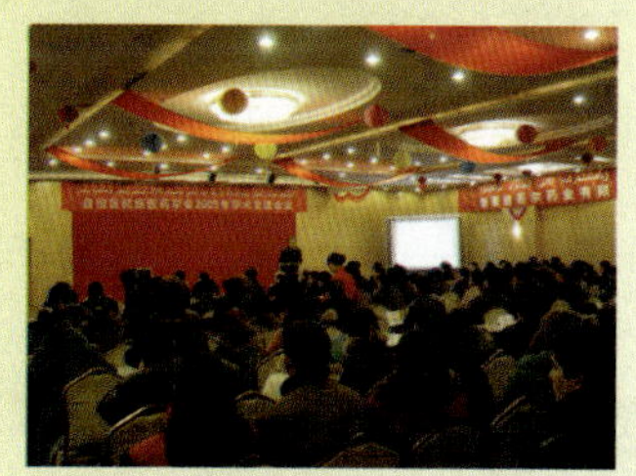

自治区民族医药学会 2005 年学术交流会

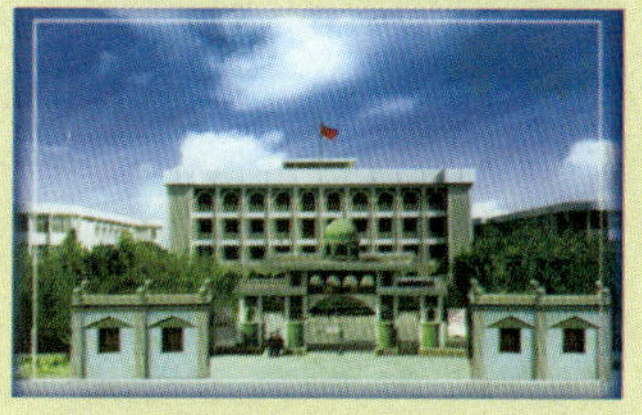

鲜明民族特色的学校正门

新疆维吾尔医学高等专科学校

新疆维吾尔医学高等专科学校的成立实现了维吾尔医药学教育从师带徒方式向正规化的现代教育方式的转变，在维吾尔医药学教育史上谱写了新的篇章。

学校“立足和田，服务全疆，面向全国，走向世界”的学校定位，正朝着建设现代化、开放型、办学实力强、特色优势明显的维吾尔医药学应用型人才培养基地的奋斗目标迈进。

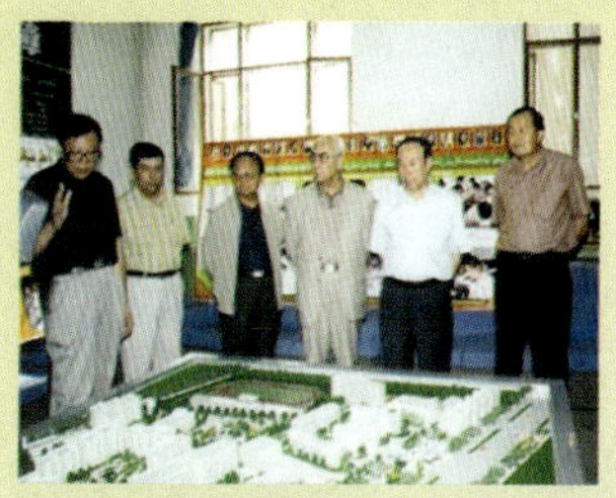

全国人大常务委员会副委员长司马义·艾买提（右二）来校视察工作

徐州市中医院

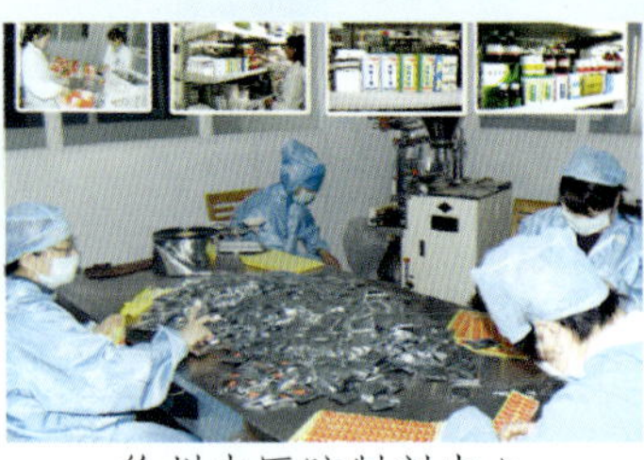

徐州中医院制剂中心

徐州市中医院座落于古彭云龙山北麓，始建于1956年，是国家三级甲等中医院、南京中医药大学附属医院、江苏省高校实习基地。

医院近年来迅速发展，是一所集中医、西医、中西医结合医疗教学和科研相结合的现代化医院。目前，医院设有28个临床科室、15个医技科室，年门诊量50多万人次，住院部设15个病区，600张病床，年收治住院病人近两万人次。医院现有职工459人，专业技术人员375人，其中高级专业技术人员125多人，省、市级名中医20多名，获硕士、博士学位的有25人。

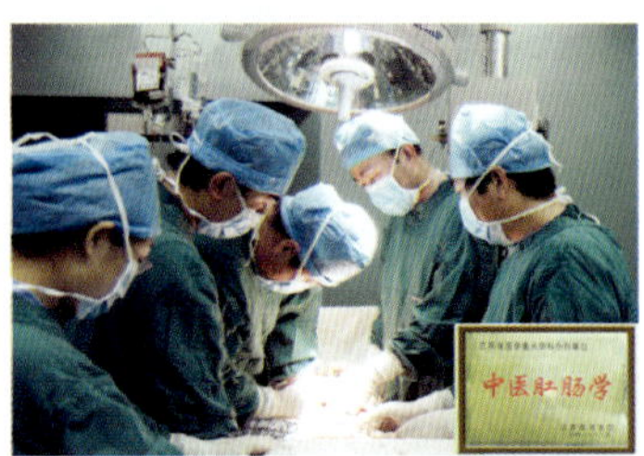

江苏省重点学科——徐州市中医院肛肠科

该院脑病（针灸）中心、肛肠科为省中医临床重点专科，心血管内科、消化内科、肾病内分泌科为市中医临床重点专科。

徐州市中医院新病房大楼

近年来，医院西医外科也蓬勃发展。尤其是微创、肿瘤、泌尿、心脏外科水平在淮海经济区属于领先。医院的骨伤科、妇产科为特色科室。多年来，医院采用中西医结合疗法治疗常见病、疑难病，取得了显著疗效。

医院治疗和检查设备齐全，主要大型设备有：核磁共振、全身CT、DSA(C型臂)、彩超、数字减影X光机、全自动生化仪、透析机、电子胃肠镜、腹腔镜、超声刀、高压氧舱、碎石机等。

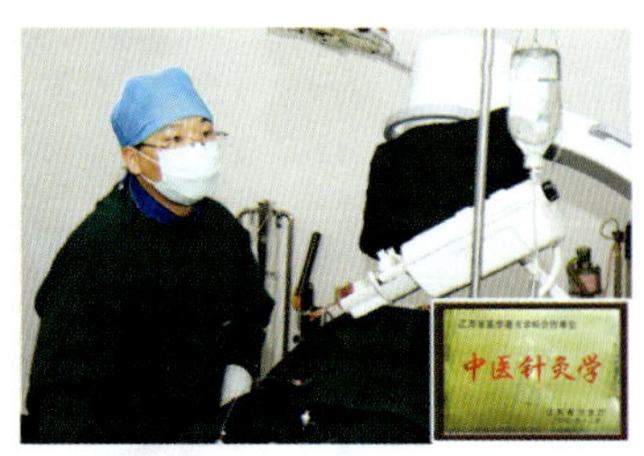

江苏省重点学科——徐州市中医院脑病（针灸）科

医院还连年被评为省、市"文明单位"、"文明医院"以及"先进集体"。随着中医院现代化建设的发展，医院必将为徐州人民及周边地区的广大人民群众提供全新、优质、高效的医疗服务。

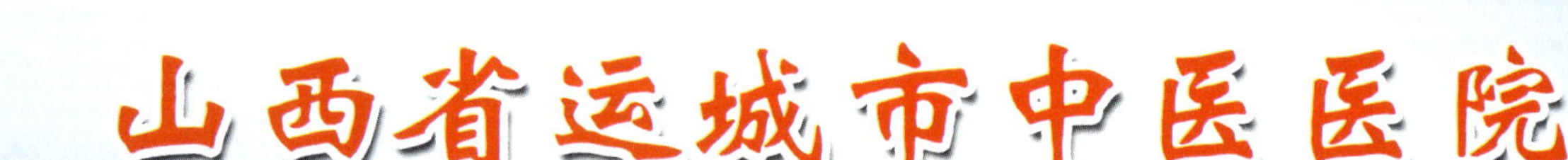

山西省运城市中医医院

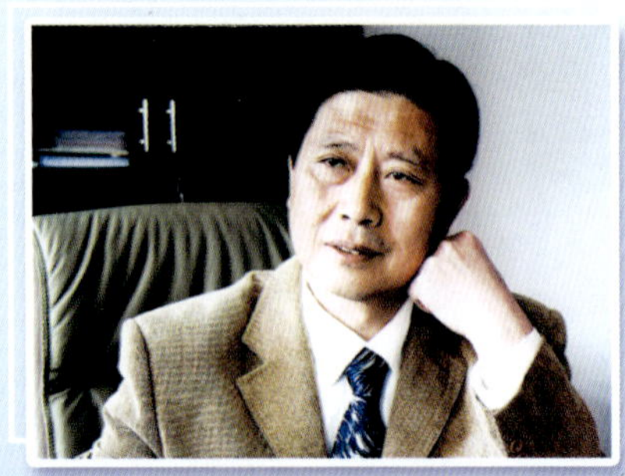

院 长　柴瑞霭

运城市中医医院位于山西省西南端秦晋豫黄河金三角地区，现已发展成为集医、教、研、康复、保健为一体的具有传统中医药优势、突出中医药特色的现代中医医院。医院现有职工177人，占地24125平方米，开放病床100张。1997年被卫生部授予二级甲等中医医院。第三批全国名老中医药专家学术经验继承工作指导老师、中华中医药学会理事、山西省政协常委、山西省中医药学会副理事长、运城市人大副主任、运城市中医药学会理事长柴瑞霭主任医师任院长。

该院坚持："立足特色办院，依靠人才立院，优质服务兴院，不断创新强院，规范管理治院"和"按照中医自身发展规律"的办院方针，会集了一批中医、西医方面的著名专家、学者。该院在运用中医治疗外感热病、哮喘、皮肤病、肾病、肝病、不孕症等方面形成优势，在治疗骨科、心脑血管、针灸、消化道疾病、肛肠等方面形成了规模，并开展了各种创伤骨折、肝癌、颅脑微创穿刺术等大型手术，同时也显示了该院在急诊抢救和外科上的实力。

地　址：山西省运城市中银大道5号　　邮　编：044000
传　真：0359–2225879　　Email：ycszyy@163.com

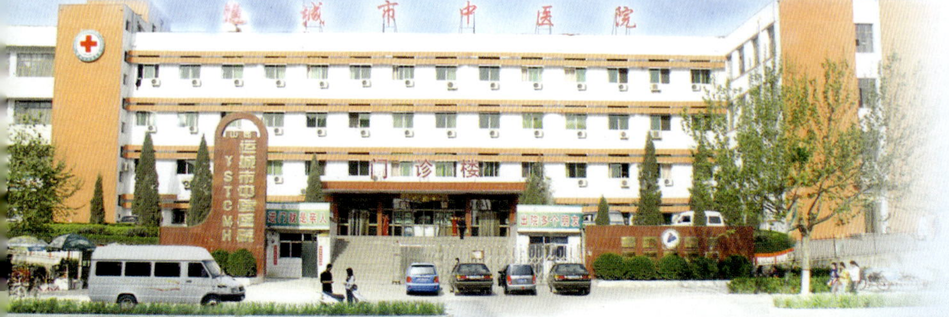

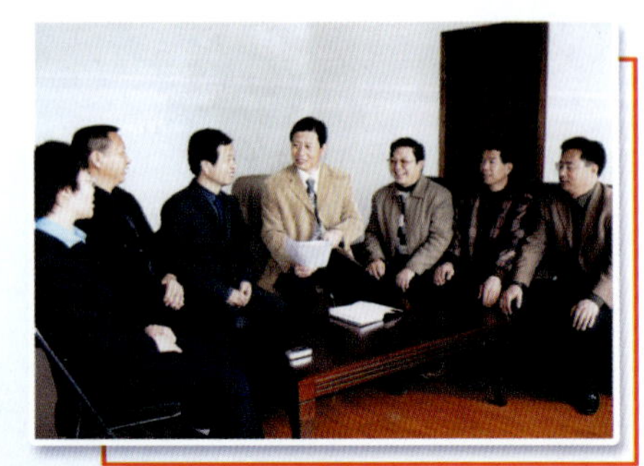

医院领导班子

重庆三峡医药高等专科学校

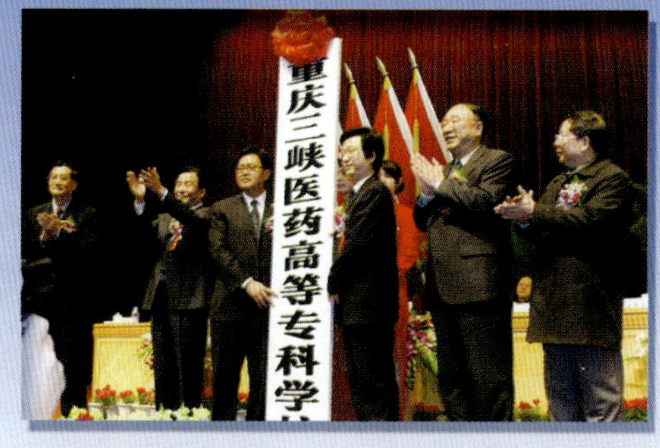

重庆市委、市政府领导为学校授牌

重庆三峡医药高等专科学校座落在长江三峡库区腹心的重庆第二大城市万州区，是经教育部批准设置，由国家举办的全日制医药类专科层次普通高等学校。

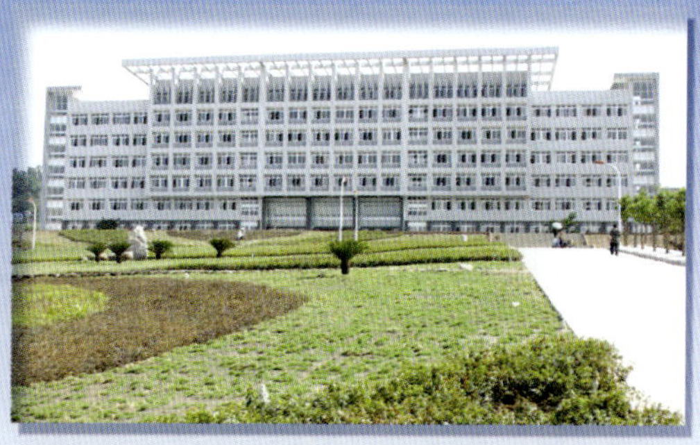
重庆三峡医药高等专科学校教学主楼

学校占地面积608亩，校舍建筑面积20.5万平方米，固定资产2亿元。教学仪器设备总值1500余万元；建有与互联网连接的计算机网络系统，多媒体电子阅览室和校园闭路电视系统，图书馆现有藏书22万册；有馆藏三峡库区珍稀中药植物标本3000余件的中药标本陈列馆1个，中药研究所1所，二级甲等附属医院2所；校办和股份制后勤服务公司各1个。

目前，学校实有专科和中专层次全日制在校学生15000余人。现有教职工523人，其中高级职称教师103人，硕士研究生20人（含在读），有国家执业医师资格考试命审题专家9人，13名教师担任教育部规划教材——全国高职高专教材编写工作的主编、副主编。

学校开设临床医学、中西医结合、中医骨伤、针灸推拿、护理、药学等6个高职高专专业，中职教育部分开设有医学、护理、药学、医技、保健等五大类21个专业。

学校是重庆市教委批准的“重庆三峡国际中医药培训中心”，与美国、乌克兰、新加坡、澳大利亚等国广泛开展国际中医药文化交流，接受外国留学生来校进修学习，开创了库区职业院校涉外培训的先河。

学校将按照科学发展观的要求，认真贯彻《中国医药教育改革和发展纲要》，以服务三峡库区经济社会发展和移民安稳致富以及农村医药卫生人才需求为宗旨，以传统中医药学与现代医学相互结合、相互补充为基础，立足三峡，辐射周边，面向农村，服务基层，为三峡库区及周边地区培养更多更优秀的医药卫生人才。

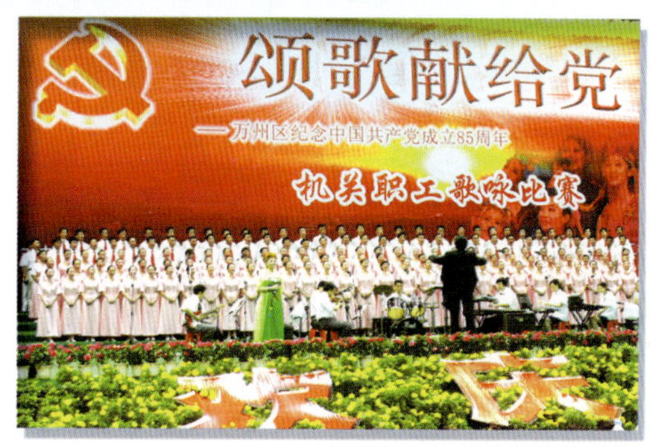

歌 咏 比 赛

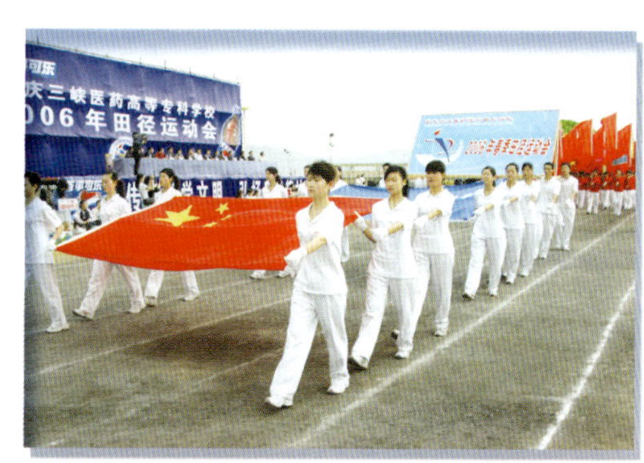

田 径 运 动 会

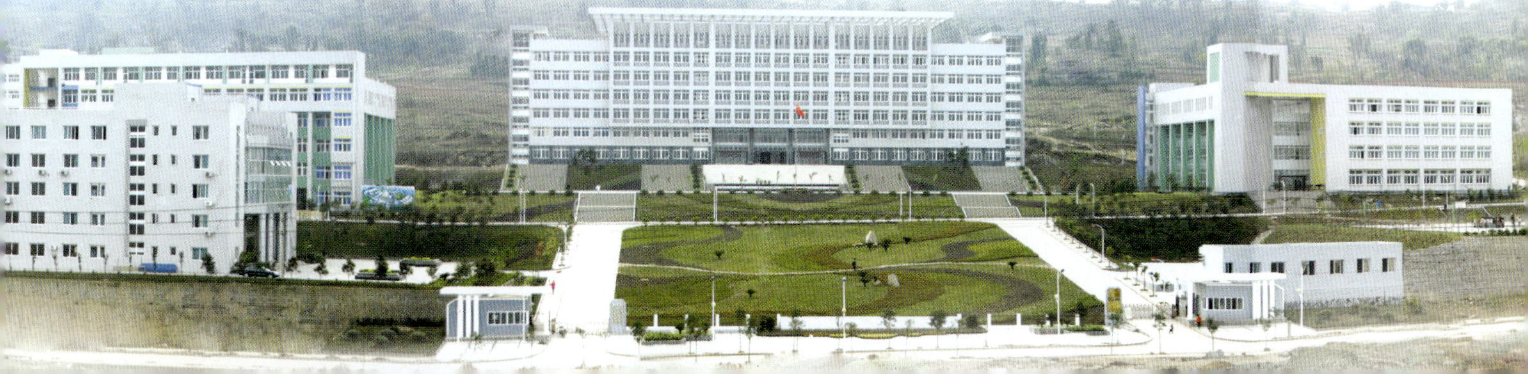
重庆三峡医药高等专科学校全景图

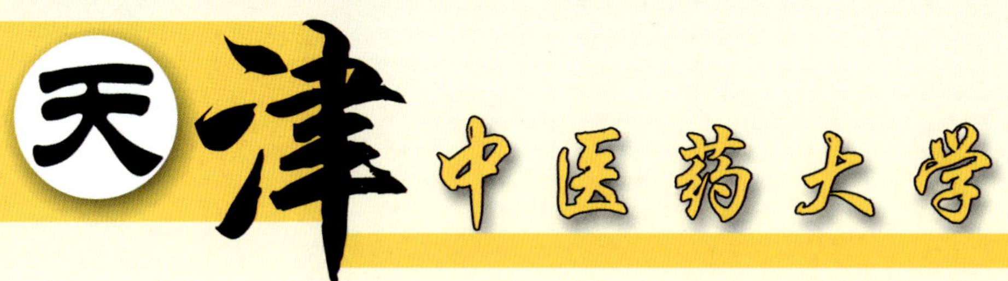

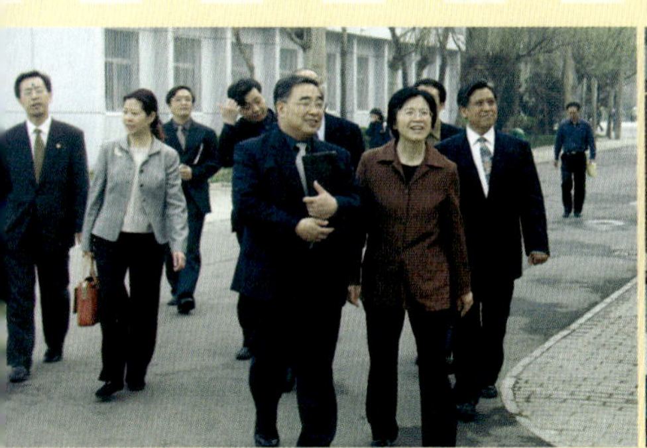

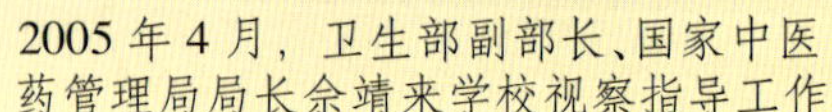
2005 年 4 月，卫生部副部长、国家中医药管理局局长佘靖来学校视察指导工作

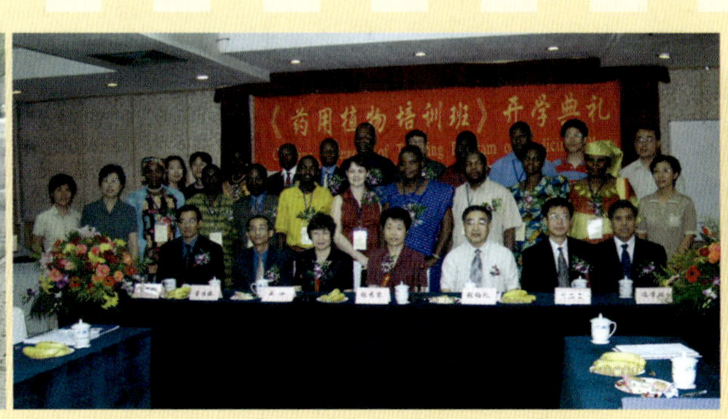

受教育部委托，学校举办了 3 期亚非药用植物培训班

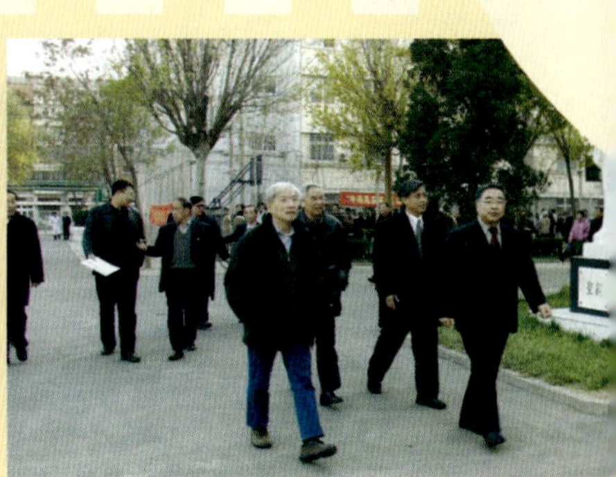

2005 年 11 月 22～23 日，教育部专家组在组长夏自强的率领下，对学院更名天津中医药大学工作进行检查

天津中医药大学始建于 1958 年。1992 年经国家教委批准，加挂中国传统医药国际学院校牌。2006 年经教育部和天津市委、市政府批准，正式更名为天津中医药大学。

学校建有中医学博士后科研流动站，拥有中医学、中药学 2 个一级学科博士学位授权学科，有 18 个博士学位授权学科和 25 个硕士学位授权学科，设有 16 个本科专业。学校下设 6 个二级学院和 9 个系部，2 所直属附属医院。

全校系统教职工 3100 余人，有中国工程院院士 2 人，具有高级专业技术职称人员 600 余人。现有本科以上在校生 8000 余人，其中留学生 1000 余人。

学校现有 1 个国家级重点学科，7 个省部级重点学科。建有 1 个省部共建教育部重点实验室，1 个国家中药现代化高新技术基地现代中药研究中心，7 个省部级重点实验室。拥有 5 个省部级科研医疗中心，2 个国家药品临床研究基地，1 个制剂中心和制药厂。

学校出版有《天津中医药大学学报》、《天津中医药》、《中医脑病杂志》等学术刊物。

学校以“进德修业，继承创新”为校训，以针灸学科建设和中医药对外教育为特色，以科学研究为优势，现已发展成为以中医药学为主，医、理、文、管多学科协调发展，在国际上享有较高声誉，在国内同类院校处于领先地位，对外开放的教学研究型中医药大学。

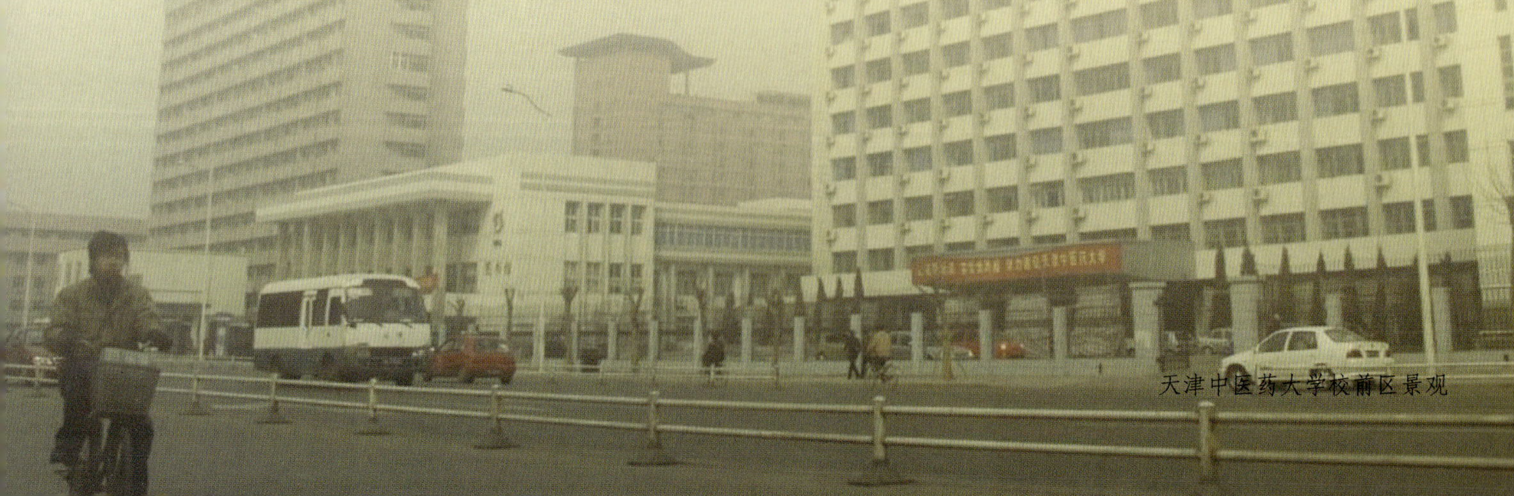
天津中医药大学校前区景观

重庆市万县中医药学校

重庆市万县中医药学校是一所融教学、医疗、科研于一体的省部级重点学校，是弘扬和展示中医药传统文化的窗口，是培养和造就中医药优秀人才的基地，是医药卫生人才成长的摇篮。

学校认真落实科学发展观，重视人才培养，实施“科教兴医，人才强校”战略，通过一系列的激励机制，促进了学校教学医疗技术骨干队伍的成长。近年来，学校先后取得“水灵芝野生变家种研究”、“三峡库区野生中草药材家种试验及示范推广”等科技成果12项；开展“中风偏瘫”、“风湿骨病”、“肿瘤”、“减肥”等特色专科建设4个。

为适应我国医药卫生改革发展的要求，学校即将被国家教育部批准升格为三峡医药高等专科学校。展望未来，三峡医药高等专科学校的建成必将为三峡库区医学教育事业、经济建设和社会发展作出更大的贡献。

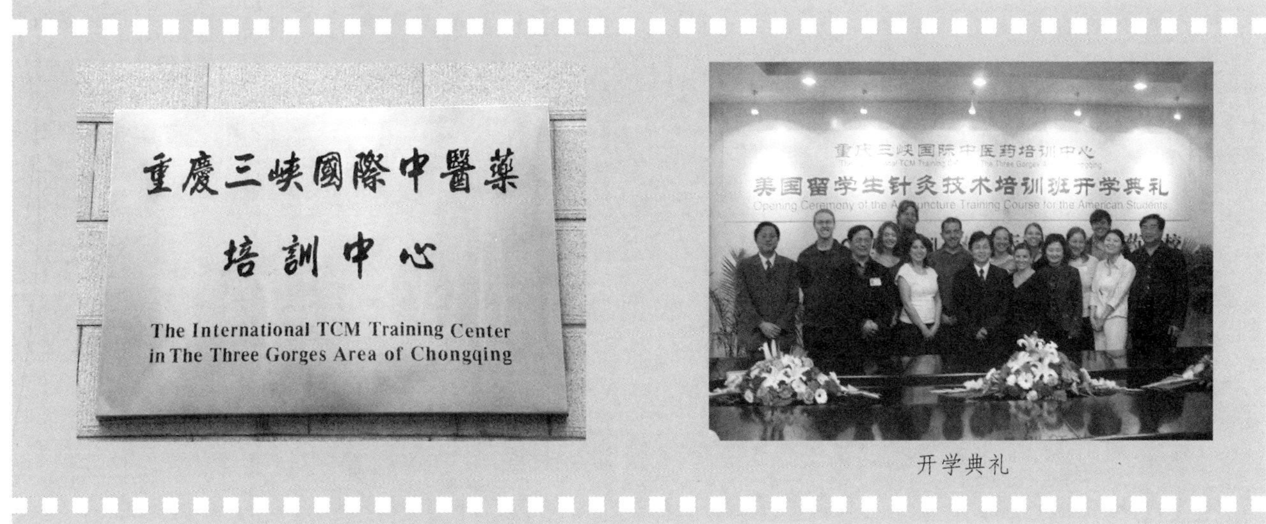

开学典礼

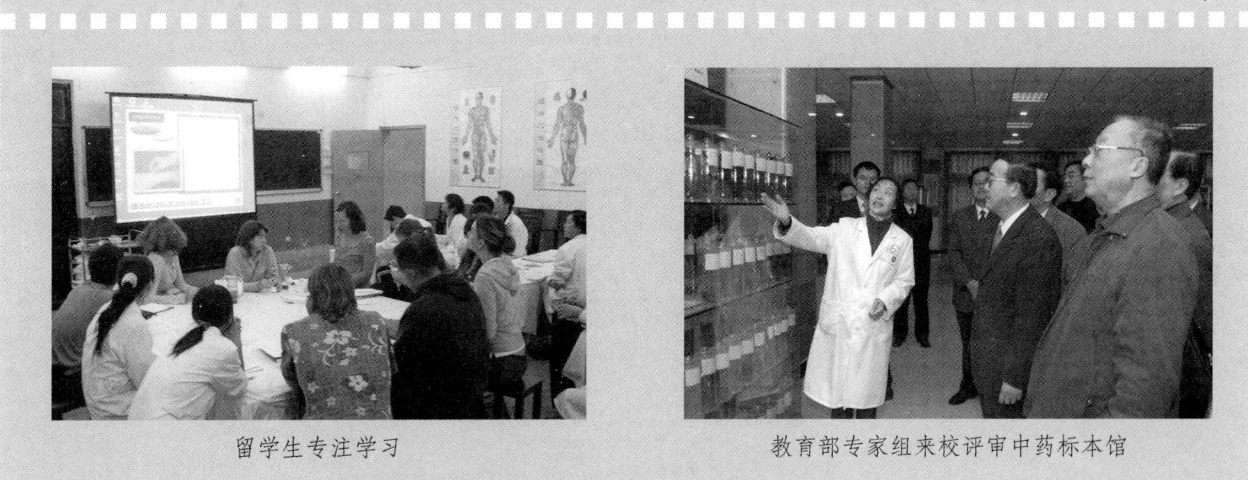

留学生专注学习

教育部专家组来校评审中药标本馆

广东省中山市中医院

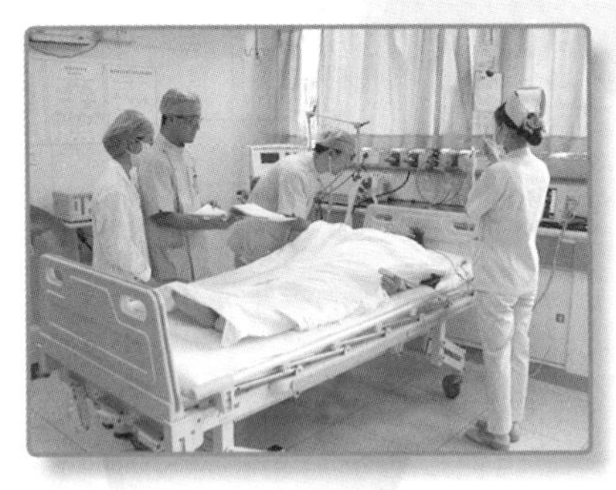

广东省重点专科急诊科

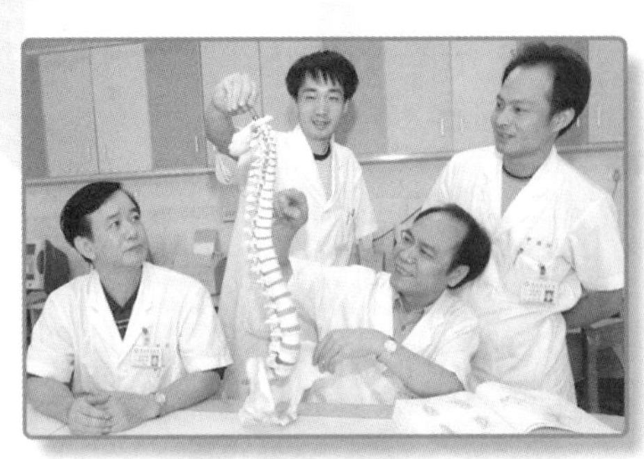

广东省重点建设专科骨伤科

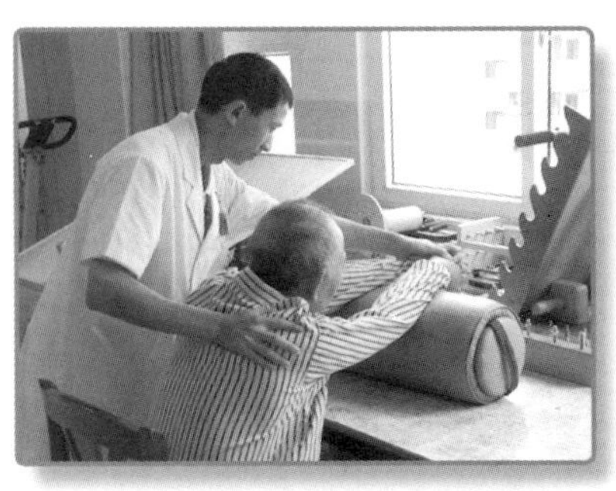

广东省重点建设专科神经内科

广东省中山市中医院创建于1957年，是一所集医疗、教学、科研、预防保健于一体的综合性三级甲等中医医院、国家示范中医院、广东省百家文明医院。2001年被省委、省政府授予“广东省文明窗口单位”称号；2003年因抗击“非典”成绩卓著而荣获“广东省抗击‘非典’先进集体”称号，同时成为广州中医药大学附属医院。

医院经过40多年的励精图治，分设4个门诊部和13个病区，编制床位500张，实际开放床位800张。2005年，年门急诊量约110万人次，年出院病人1.6万多人次。现有职工800多人，其中高级职称医务人员114人。

医院拥有核磁共振、十六层螺旋CT、1000mA数字减影血管X光机、多普勒彩色B超、血液透析、高压氧舱、全自动生化分析仪等价值1.2亿元的医疗设备，配备了国内一流的现代化超净手术室，设备先进的ICU多功能监护系统。

医院科室设置日趋完善，共设20多个一级临床科室和医技科室，2005年又增设了产科、儿科及中医养生保健中心。30多个专科专病门诊，骨伤科、内科、外科均设二级分科。其中急诊科为广东省重点专科，骨伤科、康复科为广东省重点专科建设单位，附设中山市中西医结合创伤骨科治疗中心。专科专病的蓬勃发展，带动了医院整体水平的提高和医院知名度的扩大。

新建的悦来门诊部

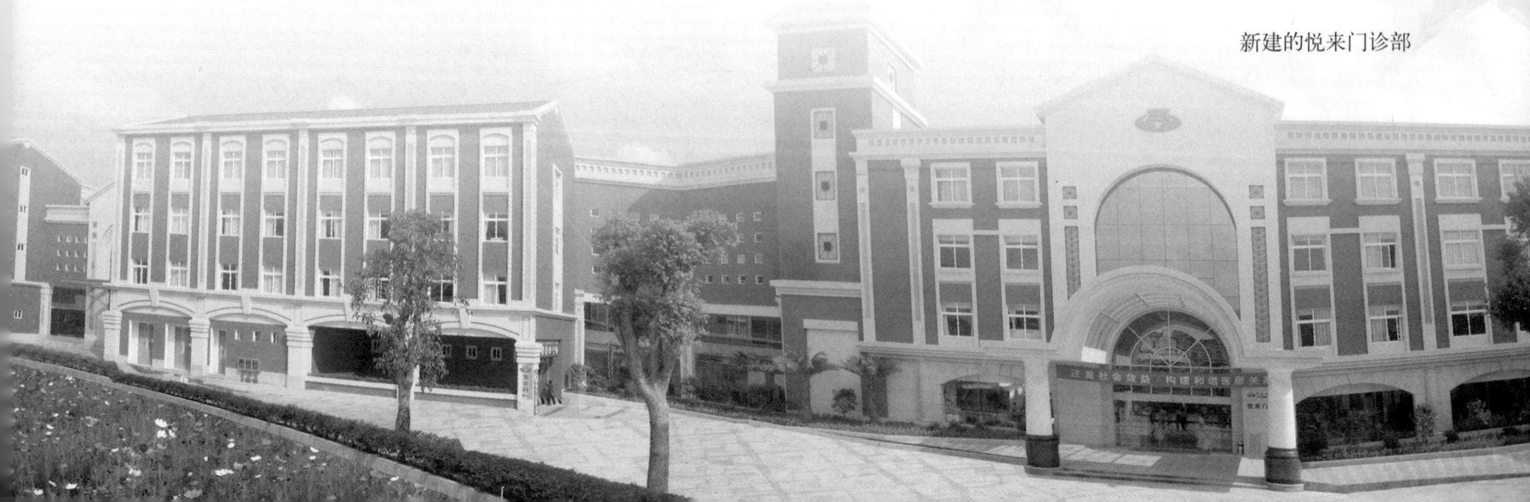

安徽中医学院

安徽中医学院创建于1959年，1975年恢复重建，2000年安徽省医药学校与安徽中医学院合并。

学校设有中医临床学院等11个教学单位，建有2所省级附属医院，3所非直属附属医院、10个中医药研究机构和100余家省内外临床实践教学基地。

学校现有全日制本专科生7763人，硕士生295人，国外留学生74人，各类继续教育学生近2000人。现有教职工总数1854人(含两所附院)，具有高级职称者447人，享受政府津贴27人。

学校现有15个本科专业，18个硕士点，4个博士生联合培养基地，基本形成以中医药学科为主体，理学、工学、经济学等医药相关学科协调发展的学科专业体系。有2个省级教改示范专业、1个国家中医药管理局重点建设学科、3个省级重点建设学科、5个国家中医药管理局重点建设专科、5个省级重点专科、2个省级重点实验室、2个省级基础课实验教学示范中心、6门省级重点课程、5门省级精品课程。

“十五”以来，学校共承担国家级、省部级、厅局级各类研究课题及横向合作研究课题324项、省校两级教研项目60项，科研经费3540万元，获研究成果107项；在省级以上专业杂志发表学术论文1551篇，编写出版论著和教材193部。

学校与美国、加拿大、丹麦、澳大利亚等11个国家和地区的30多个医疗和教育机构建立了友好合作关系。1995年，学校获准招收国外留学生，2001年，开始招收硕士学位国外留学生。2002～2006年共选拔了56名学生赴韩国韩瑞大学留学。

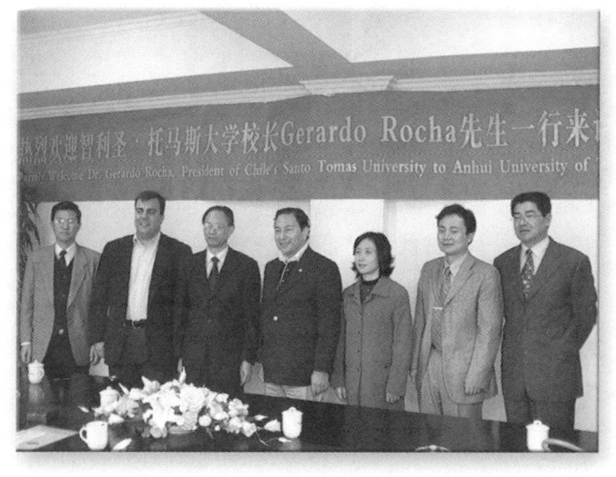

欢迎智利圣·托马斯大学校长来校访问

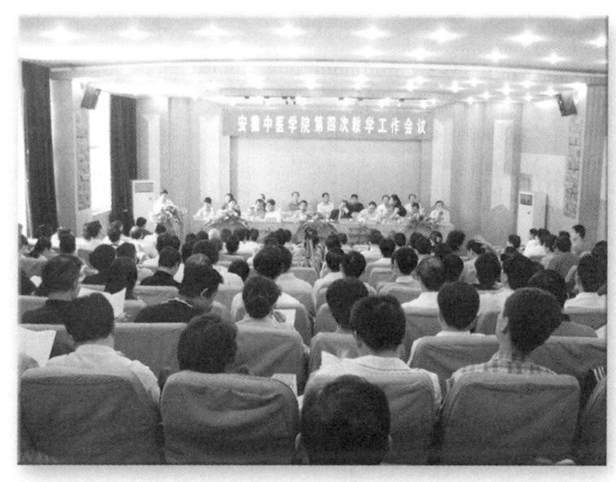

学校突出教学中心地位，每年召开一次教学工作会议。图为学校第四次教学工作会议

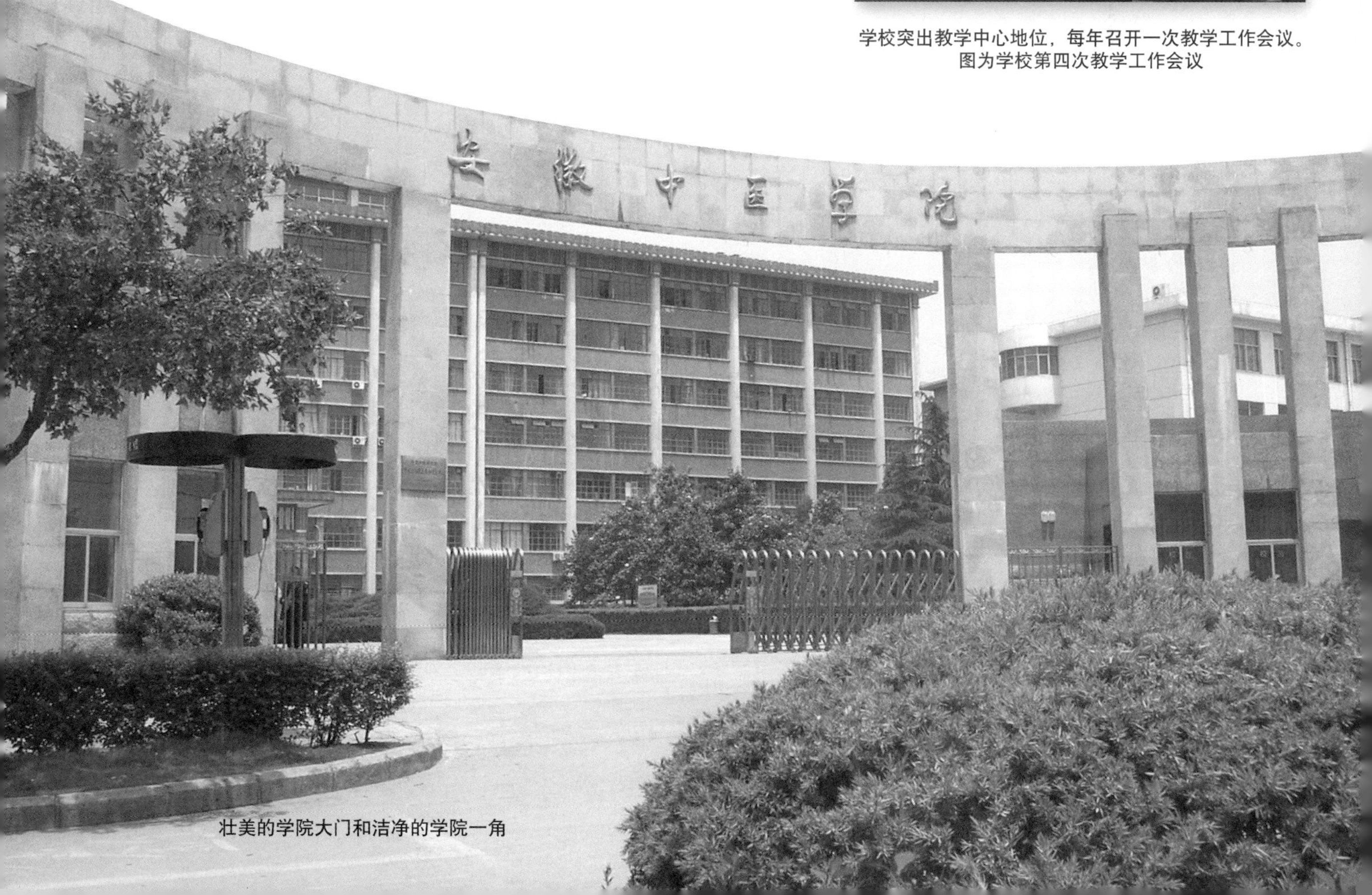

壮美的学院大门和洁净的学院一角

山西省平遥县中医院

山西省平遥县中医院位于世界文化遗产平遥古城上西关街西端，是平遥县委、县政府为进一步开发旅游产业，整合卫生资源，实施区域卫生规划，将原1985年创建于古城内的旧医院搬迁新建而成的，是一所中西医结合的按"二级甲等"医院标准设置的现代化中医院。隶属于平遥县卫生局，为全民所有制事业单位，享受财政差额补助。

医院占地面积20000m^2，建筑面积5000m^2，基建投资1300万元。全院设内科、外科、妇产科、儿科、急诊科、检验室、放射科、机能科等20个临床科室和辅助科室，尤其在中医专科方面，下设中医肾病科、中医妇科、中医肝胆科、中医糖尿病科、中医皮肤科等专科。医院设病床200张，全院现有各类卫技人员130人，其中主任医师1人，中级职称以上人员35人，本科以上学历30余人。

医院特别注重人才建设。近年来，采用年薪制聘请人才的办法，先后引进了临床各科医学学科带头人，并根据医院的需求和规模，充实了近30名医学本、专科毕业生，医技人员逐步形成了各个层次、各个专业相适应的人才梯层队伍。

2005年，医院充分利用北欧投资银行贷款项目，引进了一系列大、中型医疗设备：飞利浦多排螺旋CT、美国惠普全身彩超、650mA数字化多功能X光机、500mAX光机、手术监护仪、美国惠普产前产中胎儿监护仪、十二导心电图机、除颤起搏仪、动态心电图(Holter两个盒子)、麻醉机、全自动呼吸机、全自动生化分析仪、血球仪、全自动酶标免检测仪(后处理)、免疫化学发光分析仪、半自动血凝仪(四通道)、电解质分析仪、血液净化透析仪、电子胃镜、电子结肠镜、彩色电子数码阴道镜、彩色乳腺扫描诊断仪及理疗治疗仪。

医院开设高、中、低档病房，设有标间、套间，独立卫生间，以满足不同层次的患者需求，并长期聘请国家、省、市医学专家坐诊、讲学。同时，附设有县级卫校，教学相长，促进理论学习和学术活动的开展。

医院始终坚持以人为本的理念，实行人性化服务，以一流的仪器设备，一流的医疗技术和低廉、优质的服务奉献社会。创建宾馆式医院、一站式服务模式，打造专家型医院。

院长刘吉生，主任医师，中共党员，曾多年从事心脑血管病研究，具有较强的卫生管理才能和管理水平。1976年从长治医学院毕业后，分配到平遥县洪善地区医院工作，从事内科心血管病临床工作至今已28年。他从一名普通的医务工作者成为全县乃至全省医务界有一定影响的内科专家，在心血管病的临床治疗上取得了较大的突破，共诊治患者八万多人次。发表国家级或省级论文6篇，其中《益气化痰祛瘀方治疗冠心病心绞痛152例》论文获中华医学优秀成果一等奖，《支气管哮喘的治疗药物》论文获《中国新世纪经济科教理论文集》一等奖。1998年晋升为内科副主任医师，2002年晋升为全县卫生系统唯一在职聘任的主任医师、心血管内科专家，并被评为山西省中医学会内科专业委员会常委、中华全科医学杂志编委。2003年8月，西安交大管理学院EMBA培训结业。1998年兼任平遥卫校校长，2002年兼任平遥县中医院院长。

心血管内科专家专科

主治内科各系统疾病，开展心肌梗塞急诊溶栓治疗、脑出血微创颅内血肿清除术、脑梗塞的降纤、溶栓治疗等。

中西医结合治疗肾炎肾病专科

专治急、慢性肾炎、糖尿病肾病、紫癜性肾炎、LgA肾病、肾病综合症、肾功能衰竭、尿毒症等。

中医妇科、中西医结合糖尿病科

主治经、带、胎、产、女子不孕等妇科疑难杂症。

糖尿病专科以中医辨证施治、整体观念为主导思想，配合西药全面调治，达到未病先防、既病防变的目的。

外科、创伤骨科

骨科主治各种创伤、颈椎病、椎间盘突出症、椎管狭窄症、全髋关节置换及带锁髓内钉等内固定术。

外科开展甲状腺、乳腺、胃肠肿瘤等根治手术，并常年与北京、广东内窥镜微创中心合作，对胆囊结石、前列腺增生等疾病进行微创手术。

地　　址：山西省平遥县古陶镇上西关街西端　　**法人代表**：刘吉生

办公室电话：0354-5628272　　**传　　真**：0354-5628272

上海市奉贤区中医院

上海市奉贤区中医院创建于1983年1月，座落在上海市奉贤区的繁华闹市中心，是一所以中医为主、中西医结合，集医疗、预防、保健、康复为一体的综合性医院。目前是二级甲等中医院、全国示范中医院、上海市文明单位、上海市花园单位、上海市物价计量信得过金奖单位，上海市安全、爱卫、助残、档案先进单位，全区中医医疗、教学、科研的中心。

医院占地面积11750m^2，建筑面积14550m^2，开放床位250张，年门诊人次25万，收治住院病人6400多人次。全院职工人数324人，卫生专业技术人员272名，其中高级专业技术人员26名，中级89名。医院设有内科、外科、妇科、儿科、痔科、康复科、骨伤科、急诊科、眼科、口腔科、耳鼻喉科、皮肤科、针灸推拿科等临床科室22个，有不孕症、中医肝胆病、内分泌、月经病、妇科杂病、更年期综合症、肝胆外科、男性病、结肠炎、腰腿痛、心血管病等专家门诊34个；专病专科门诊有慢性盆腔炎、乳房病、中医脑病、中风病、嗓音病、高血压、中医肾病、小儿贫血、糖尿病、肿瘤、胃病专科等18个；医技及辅助科室有检验科、病理科、放射科、B超、心电图、内窥镜、制剂室等。

医院拥有大批先进的医疗设备，如彩色B超、800mA西门子X光机、电子胃镜、肠镜、咽喉镜、胆道镜、腹腔镜、全自动麻醉机、呼吸机、心电监护仪、除颤仪、心功能测定仪、超声波碎石机、全自动生化仪、眼底荧光摄像系统、红外线乳腺诊断仪、肾病治疗仪、肛肠综合治疗仪等共计1860多万元，为及时准确的诊断和治疗提供了硬件保证。

医院始终以发展为前提，以提高医疗质量为核心，以学科建设为重点，不断拓展新的学科领域，开发新的医疗技术。坚持以医疗临床为基础，狠抓医疗质量，瞄准前沿，突出重点，发挥中医特色优势。医院现有6个重点专科：不孕症专科是上海市卫生局中医重点专科。科内有主任医师1名，副主任医师1名，主治医师多名。科内配备实验室、研究室及腹腔镜、宫腔镜、阴道镜等先进医疗设备。在不孕症、月经病、盆腔炎、更年期综合症、妇科杂病的治疗方面积累了丰富的临床经验，每年治疗不孕症患者3000多人次，有独特的综合治疗方法。“安宫宁血合剂治疗放环后月经异常的疗效观察”科研课题获区科技三等奖，“中西医结合治疗无排卵型不孕的临床观察”通过了科委鉴定。医院自行研制的治带消炎汤、复方生化汤、安宫宁血合剂、治疗无排卵型不孕的助孕一号、二号、三号方疗效显著，备受患者欢迎。痔瘘专科创立20年，目前有床位40张，特色制剂12种，治疗以中医中药为主，中西医结合，是奉贤地区唯一治疗痔瘘等肛肠疾病的专科，每年住院手术治疗300多例，拥有肛肠治疗仪、熏洗仪、激光照射、高频电激、冷光源肠钳、肛肠内窥镜等现代设备，专业技术人员15名。“含升丹对肛门致病菌抑制作用的初步研究”科研课题通过区科委鉴定。多年来，痔瘘专科致力于改进术式和镇痛方法，通过注射、针灸、激光、手术、中药外用内服等，最大程度减轻病人的痛楚，缩短疗程，取得了满意的疗效。胆道专科现有床位50张，坚持中西医结合治疗胆囊、胆道疾病，专家队伍由多名正、副主任医师等专业技术人员组成，拥有现代微创外科器械腹腔镜、胆道镜等，协作医疗单位配备核磁共振及内窥镜下逆行胰胆管造影等。肾病专科配有进口全自动尿液分析仪、尿蛋白电泳仪等设备，坚持中西医结合治疗肾病，研制开发纯中药制剂，是奉贤地区治疗肾病的特色优势学科。“肾通饮治疗慢性肾炎湿热证蛋白尿的临床观察”、“护肾胶囊对糖尿病肾病早期干预的临床研究”科研课题通过专家验收。眼病专科拥有眼科A超、B超、显微镜、超声乳化仪、角膜屈率仪、全自动视野机等现代精密仪器，是上海市奉贤区残联、慈善基金会复明工程定点医疗点，奉贤地区首家开展白内障超声乳化人工晶体植入手术。年门诊量12000多人次，已使2000多例白内障患者重见光明，在奉贤地区享有一定声誉。中风病专科利用中医传统治疗手法如针灸、推拿、理疗、中药内服外用结合现代康复医学理论治疗中风后遗症及肩、颈、腰腿痛等疾病，备有系列康复运动器材、脑超声治疗仪、康复治疗仪、中药熏蒸仪和足浴仪等设备，能为中风病人提供良好的康复运动训练指导，使中风及肢体瘫痪、功能障碍及早恢复。

医院注重自身的内涵建设，加强医院管理。领导班子团结务实、真抓实干，带领全院职工解放思想，锐意改革，大胆开拓，在深化医院运行机制改革中，实行全员聘用合同制，双向选择，竞争上岗，干部竞聘上岗，卫技人员评聘分离的用人机制，坚持效率优先，兼顾公平，向高风险、高技术、临床第一线倾斜的分配原则，坚持物质奖励和精神奖励相结合的激励机制，逐步推进医院制度化、科学化、规范化管理。

医院沐浴着改革开放的春风，围绕工作中心，大力加强精神文明建设，在认真学习贯彻党的十六大精神基础上，全面落实卫生部和市卫生局关于加强行业作风建设的要求，以开展“双优”活动为主线，强化服务管理，规范服务行为，改善服务态度，提高服务质量，全面增强职工的服务理念、服务意识、责任感和集体荣誉感。利用发放慰问信、召开社会监督员会议等主动听取社会反映，不断提高病人满意率。几年来，市、区行风检查和社会行风测评在区级医院中领先。

2001年，医院引入ISO9001国际质量管理体系，驱动医院管理方式的变革。围绕“以病人为中心，提供规范、便捷、优质服务”的质量方针，按照PDCA运行模式，发现问题，整改纠正，效果评定，全面提高医院综合管理质量。

医院坚持“为了您的健康，竭诚为您服务”的宗旨，将进一步加强内涵建设，强化科学管理，突出专科特色，优化服务质量，迎接新的挑战，再创新的辉煌。

山西省忻州市中医院

山西省忻州市中医医院位于山西省忻州市和平西街3号，始建于1987年3月，现有职工310人。该院是忻州市唯一的一所集医疗、教学、预防、保健为一体的具有中西医结合治疗特色的二级甲等中医医院，亦为忻州市交通事故定点医院、大病医疗定点医院、老干部医疗定点医院、人寿保险定点医院之一。

基础设施

医院占地35亩，地处纵贯全省大动脉同蒲铁路、原太高速公路、大运公路的必经点，交通十分便利。

医院总建筑面积17800.6m²，其中业务用房面积10252m²，辅助用房面积2901m²，每床建筑面积50.4m²，每病床净使用面积5.8m²。同时配备双回输电线路，无塔供水设施和发电设备等。建筑密度为38%，绿地率18%，配备必备的消防设备。配备救护车3辆，全院所有科室全部配备内外线电话。

科室设置

医院编制床位250张，实际开放250张。职能科设置13个，医技科室6个（CT中心、放射科、功能科、检验科、消毒供应室、手术室），专病专科门诊11个（肝病、脾胃病、糖尿病、不孕症、疼痛、心身疾病、乳腺、肿瘤、骨结核、扁桃体、减肥等门诊）。

医疗设备

医院现有大中型医疗设备34台件，包括：德国西门子螺旋CT扫描机、国产FD50－4型C臂X光机、德国产305Y6型自动快速洗片机、韩国产S－500型腹部B超机、国产HY235型B超机、意大利产彩色多普勒超声仪、国产黑白超声仪、美国产24小时动态心电图机、国产24小时动态血压仪、意大利产全自动生化分析仪、美国产HC1022型血细胞分析仪、意大利产康妮638型半自动生化分析仪、国产IMS－972型电解质分析仪、伯乐550型酶标仪、C－2000型普利生血凝仪、国产R80型血流变诊断仪、美国产血氧饱和度检测仪、日本产4210型尿八项分析仪、六参数心电监护仪、国产MHT－3A型麻醉机、RY－2A型麻醉机、M－904E型麻醉机、国产大功率高频电刀、国产电脑全自动呼吸机、国产全自动输液泵、国产HBF－6400T型红外线乳腺诊断仪、国产卧式电热消毒器、国产GAS－150型纤维胃镜、国产JXQ－IA型全自动多角度牵引床等。

业务特色

该院始终坚持"突出中西特色，发挥中西优势，坚持中西结合"的办院方针，把中医药治疗始终贯彻到医疗全过程，已形成了手法治疗与手术治疗，综合治疗与单一治疗，整体治疗与局部治疗，传统治疗与现代治疗的骨伤特色与优势，开展了颈椎、胸腰椎、颈腰椎、脊柱、股骨胫、关节置换等大型和特大型手术。该院通过对神经内科与神经外科进行整合，采用急性期中西医结合治疗、保守治疗、微创治疗，恢复期与后遗症期采用中药、推拿按摩相结合的传统康复治疗，形成了系统治疗与整体康复的优势与特色。总之全院既保持了中医药的基本特色，又具备了现代医学各类检查治疗手段。

医院管理

医院为二级甲等中医医院，连续3年获山西省卫生厅"先进集体"称号。2003年获省人事厅、省卫生厅"抗击非典"工作先进集体，年业务量在一千万元以上。

重庆市中医院（重庆市中医研究院）

重庆市中医院（重庆市中医研究院）是由原重庆市中医院和重庆市中医研究所合并组建而成的重庆市唯一的三级甲等中医院，是卫生部审定的高等医学教育临床教学实习基地、国家中医药管理局全国中医急症培训中心，承办有国家级杂志《中国中医急症》，是重庆市中医药学会和重庆市针灸学会挂靠单位。

重庆市中医院（重庆市中医研究院）占地约17.82亩，建筑面积4.6万平方米，业务用房3.8万平方米，资产总额近亿元。现有在编职工631人，专业技术人员506人，高级专业人员114人，博士1人，硕士11人，在读硕士研究生20余人，享受国务院政府津贴5人，省市级名中医30人，国家级重点专科学科带头人3人，国家级师带徒导师9人。现设临床一级科室20个，二级科室11个，药剂和医技科室11个。针灸科、妇科、脾胃病专科为国家中医管理局批准的部局级重点专科建设单位，肾病科、肛肠科、骨伤科和急诊科是重庆市重点专科和中医急症救治中心，肿瘤科、肝病科等为院内重点特色专科。建院以来，该院有70余项科研项目获国家、省、市级成果奖，开发中药制剂4个，6项科研成果转化为市场产品。近十年来，医院承担完成了国家、省、市级重点课题40余项，协研项目20项，现有在研课题39项，医院制剂200余个品种。

常设研究、治疗中心

针灸科、妇科、脾胃病3个专科是国家重点建设专科。

特色科室

肾病科、肛肠科是重庆市重点专科，肿瘤科、肝病科、急症、骨伤、四肢血管病、脱发、乳痈等为院内特色专科。

医疗设备

日本岛津新一代螺旋CT机、日本岛津1000mA数字化X光机、瑞典金宝AK955型血液透析机、H－SCRIBE II十二导24小时动态心电分析系统、德国M.O.G 24小时动态血压分析系统、美国百胜AU5彩色多普勒超声诊断仪、MF－1000A型经颅多普勒、286/20－ART脑电地形图、日本铃谦1203型十二导全自动心电分析仪、日本Sysmex KX－21血液分析仪、日立7020全自动生化分析仪、美国MEDICA钾钠氯分析仪、日本Sysmex CA－50血凝仪、日本富士能电子肠镜、日本奥林巴斯电子胃镜等。

重庆市中医院信息中心是全市最大的中医信息中心，拥有中国生物医学文献、中医药文献、中国中医报刊、全国医药卫生科技成果等14种数据库，专业藏书18084余册，期刊986种，期刊合订本1200多册，为重庆中医药科研查新提供了良好的信息资源。

按照政府规划，合并后的重庆市中医院（重庆市中医研究院）将迁建重庆市北部城区，拟建设成为西部一流的集中医药临床、医疗和科研教学为一体的大型综合性中医院和中医临床科研中心，新中医院总投资3.8亿元人民币，占地149亩，拥有600张病床和完善的配套设施及服务功能。新中医院必将以崭新的姿态、先进的技术、优质的服务，为建设长江中上游医学中心，推动中医事业的发展，全面建设小康社会作出更大的贡献。

院　长：曾定伦　党委书记：魏小红

一院地址：重庆市渝中区一号桥北区路1号	邮　编：400013	联系电话：023－63513369	传　真：023－63532807	电子信箱：zyy@cqzyy.cn
二院地址：重庆市渝中区民族路88号	邮　编：400011	联系电话：023－63842760	传　真：023－63842760	网　址：www.cqzyy.cn

保定市糖尿病医院／保定市中医院

保定市糖尿病医院／保定市中医院为保定市全民所有制的以糖尿病诊治为专科特色的综合性中医院，是全国十佳糖尿病医院、国家二级实验室、河北省重点中医专科，连续8年被市卫生局认定为市糖尿病重点专科、市先进重点学科；康复理疗科、中西医结合生殖科为市级医学重点专科。同时该院还是全国针灸临床研究中心保定分中心、法国里昂中医药学校保定教学基地、河北医科大学及河北大学医学部等6所院校教学医院和市医疗保险定点医院，获“全国质量服务信誉AAA级医院”、“保定市绿色医院”、“消费者信得过单位”等荣誉称号。曾在市卫生局、统计局对保定市13家医院的服务态度、医疗技术、就医环境及收费等方面的专项调查中，综合满意率名列全市第一。

保定市糖尿病医院注重科技兴院，不断开展、引进了多项国内外新技术，在科研、临床方面取得了优异成绩，承担了国家“十五”科技攻关课题、省科技厅及省局级多项科研项目；研制开发的多种中药制剂广泛应用于临床，取得了显著疗效。院内30余名专家在世界中医药学会糖尿病专业委员会，省、市级中医药、中西医结合学会糖尿病、心脑血管、肾病、肝胆病、针灸学会等专业委员会中担任主任、副主任委员和委员；多名中青年专家入选省优秀中医、市新世纪学术技术带头人、市名医，从而打造了一流的专业人才梯队。该院作为市糖尿病专病业务技术指导组，承担了保定市城市社区居民的糖尿病普查工作，全民性糖尿病普查工作在保定市的历史上尚属首次，被列入2004年市卫生工作十件大事之一；成功举办了“省、市中医药学会糖尿病专业委员会学术研讨会”、“农民健康保健工程之糖尿病专病管理师资培训班”，免费为55个基层乡镇卫生院技术骨干进行了糖尿病专病管理的培训，并对糖尿病防治给予指导。

作为中医药文化宣传教育基地，该院注重中医药建设，在长期致力于守真学说研究的基础上，总结并创新运用了守真学术思想，结合现代医学诊疗技术，研制开发出治疗糖尿病及其并发症、疑难杂症的系列中药制剂，可有效修复糖尿病患者的胰岛功能、降低血糖、改善肾功能。同时，他们充分发挥祖国医学优势，利用中医中药治疗不孕不育、月经不调及前列腺炎等男科疾病均取得了很好的疗效。他们将传统中医理论与高科技医学技术相结合，在治疗亚健康、中风、糖尿病及其并发症等慢性疾病方面，采用针灸、推拿、中药导入、特定电磁波及西医综合疗法，往往能达到单纯西医所达不到的效果。法国里昂中医药学校慕名而来，将该院定为教学基地，2005年7月该校首批学员一行16人在这里进行了为期1月余的中医技术学习。

为方便患者就医，该院还实行了“无假日门诊”，常年免费为糖尿病俱乐部患者监测静脉血糖，免费为门诊验血的患者提供早餐，从细微处做起，使患者感到亲情的温暖。他们还定期开展糖尿病教育、糖尿病病友征文、书画展等活动，为患者制定营养食谱、运动配方、健康处方，以寓教于乐的方式教给患者自我治疗和预防的知识，提高了广大糖尿病患者的生活质量，受到广大患者的高度评价。

保定市糖尿病医院／市中医院以病人为中心，秉承改革、务实、创新之精神，实施“中西并举、科技兴院、科学管理”的办院方针，坚持“患者的满意是我们的追求、患者的健康是我们的使命、患者的监督是我们的动力、患者的困难是我们的责任”的服务宗旨，将为全市人民的健康作出应有的贡献！

法人代表： 张会琴　**地　址：** 保定市天威东路538号（刘守庙院内）　**乘车路线：** 市内乘3、301、311、312路公交车刘守庙站下车即到
邮　编： 071000　**电　话：** 0312-5010430/5010431　**传　真：** 0312-5057609　**电子信箱：** bdzyy@163.com

---

曲阜市中医院

曲阜市中医院是1987年经市政府批准建设的，1993年成为山东省首批13所县级示范中医院建设达标单位之一。十几年来，经过不断努力，中医院从业务用房不足60m^{2}的诊所发展到开放病床248张，总资产4300多万元的二级甲等医院，并逐步成为曲阜市中医医疗、教学、科研、预防保健和康复医疗中心。

医院占地36亩，建筑面积24000m^2（其中门诊2400m^2，病房14000m^2，CT、急救、放疗中心楼2100m^2，药械制剂综合楼1100m^2，生活用房4400m^2）。现有职工253人，卫生技术人员202人。设职能科室6个，临床科室14个，医技科室6个。医院拥有以色列1900型全自动CT机、美国瓦里安直线加速器、X刀、惠普彩超、日本岛津1000mAX光机等万元以上医疗设备100余台件，设备总值1000余万元。2005年完成业务收入2400万元，门诊9万人次，出院5500人次。

在业务建设中，医院始终把医疗质量管理与控制作为主线，实施规范化、科学化管理。成立了质量管理组织，严格按照医院质量管理控制标准，每月考核与抽查一次医护质量；积极开展业务学习，加强三基训练；通过鼓励自学、外出进修、考试与考核结合、病历评选等形式培养了一支政治上合格、技术上过硬的专业技术人员队伍。

坚持办院宗旨，突出中医特色，以争创全国中医工作先进县（市）活动为契机，加强中医药工作。认真学习、全面理解《山东省中医条例》，按照条例要求，以加强专科建设、加快人才培养、加大科研力度为重点，进一步强化医院内涵建设。加大投入，扶持重点专科建设。目前，骨伤科已建成济宁市重点专科，糖尿病科、肿瘤中心已被列为重点专科，正在加紧建设；通过带徒、鼓励自学、外出进修等方式，加快人才培养速度，已初步形成以朱康伟、杨波、桂清民、张建忠等为代表的中青年中医人才队伍；发挥名老中医的指导作用，抓好科研与特色治疗的推广工作。由地方名医胡金奎领导的“骨愈速治疗骨折的临床及实验研究”已通过山东省中医管理局组织的专家鉴定，由山东省名中医药专家朱鸿铭领导的“中医治疗乙型肝炎临床研究”已通过了济宁市科委鉴定，内二科与曲师大体育系合作进行的“健力抗损口服液预防运动后肾损伤的研究”已被列为山东省卫生厅、省教委科研计划，正在组织实施。在特色治疗中，骨伤科利用自制“复活康胶囊”治疗股骨头坏死，针灸科冬病夏治慢性支气管炎，针刀闭合手术治疗四肢、躯干慢性软组织损伤等已取得了较好疗效。

医院坚持“以人为本”的服务理念，推动精神文明建设，一是积极开展“以德治院”实践活动，邀请曲师大教育系教授，进行职业道德专题教育，努力营造德治氛围，不断强化干部职工的道德自律意识，坚持对新招用人员实行《医德规范》岗前培训，实行量化考核。二是强化规范服务意识，理顺医患关系。

平阳县中医院

平阳县中医院座落于浙南重镇敖江，是一家集医疗、康复、教学、科研为一体的二级甲等中医医院。院本部占地9112m^2，建筑面积13087m^2，并设有2个分院、1个社区卫生服务中心、2个社区卫生服务站。医院自1991年开诊以来，在全院干部职工的共同努力下，积极奉行"以病人为中心、以质量为核心、以市场为导向、以满意为目标"的理念，通过锐意改革、强化管理、很抓内涵、规范管理，在短短的十几年里实现了几个跳跃式的发展。1992年通过一级乙等医院的评审；1997年被授予"县级文明单位"；2001年新病房大楼建成投入使用并通过"放心药房"的达标验收；2002年在全市医疗机构中率先通过ISO9001：2000国际质量管理体系认证和"标准党支部"的达标验收；档案工作通过省级达标；2002年被评为"浙江省重质量守承诺首批公众三满意单位"；2003年兼并平阳县第三人民医院，并顺利通过从合并磨合期到融合期的过程；2004年被授予"市级文明单位"和"浙江省行业信用优良单位"；2005年以高分通过国家二级甲等中医院的评审，一跃成为温州地区县级中医院的龙头单位。

医院现设一级科室23个、二级科室6个、中医特色专科专病门诊20个，重点临床科室4个，现有在岗员工总数361人。

一、强化管理、完善制度、深化改革、健全组织

规范化的管理是医院规范化运行的重要保证，我们根据等级医院的有关要求，重点做好以下几方面工作：

（一）提高管理水平。医院首先强化班子建设，提高领导能力，班子所有成员明确分工，团结协作，共同推进争创二级甲等中医院的各项工作。

（二）完善落实制度。在制度建设方面，医院进一步完善了各种会议制度、总值班制度、行政查房制度及各科室工作制度等。

（三）探索机制改革。在运行机制方面，医院以顾客为中心。在用人机制方面，实行科学设岗。

（四）调整健全组织。医院把有关管理职能进行了调整，对相互交叉的职能进行合并，成立了协调拓展部、人力资源部、医护管理部、财务调控部、后勤保障部和药械管理部等六大部，使各职能科室的服务内容更全面，更能符合现代医院管理的需要。

（五）加强人才培养。自2002年以来，医院投入人才培养费用共274.53万元，占医院业务总收入的2.1%，培养方式主要有培养在职研究生、鼓励参加住院医师规范化培训、成人教育、自学考试等。

（六）强化医疗安全。医院把强化医疗安全管理作为医院管理的一项重点内容，本着"预防为主"的指导思想，制定了一系列医疗事故防范措施。

（七）注重行风建设。医院反复在全院开展各种形式的行风教育，让全体员工都清楚行风建设的有关规定，并制定违规者的相应处罚措施，严格执行。

（八）加强信息管理。医院通过互联网，建立"平阳县中医院"网站，在网上发布各种信息，并与"浙江中医药"网站建立链接。

二、参西衷中、苦练内功、综合调控、质量为重

医院一直把继承和发展中医药作为主要任务，把以中医为主，中西医并重作为办院方向。

（一）提高医疗质量，实施以下几步战略。

1.人才为本，制度相随。医院一方面积极鼓励全院卫技人员通过各种专业学习，提高专业素养，组织全院的西医人员参加浙江省中医药管理局举办的"西学中班"的系统学习，积极打造一支能运用"中西两法"的专业医疗队伍，以突现中医院的中医特色。另一方面，在两院合并后，医院对人力资源进行优化组合，全力为重点学科和重点专科配置学科带头人和业务骨干。

2.技术为本，设备相随。两院合并后，随着人力资源的优化，也带来了各科室技术资源的优化，医院打破常规，在相关技术资源上实行跨学科、跨科室优化整合，并在设备上予以优先配置，积极利用现有资源，打造出更多更强的"拳头科室"。

3.学科为本，科研相随。为了进一步提升医疗质量，医院把加强学科建设作为重点，积极研究制定各学科的单病种中医诊疗规范，努力提高门诊与病房的中医治疗率，提高疾病与证候的中医诊断准确率，并积极开发专科独特制剂。

（二）护理质量。医院通过严格执行查对制度、行政查房制度、业务查房制度、夜查房制度、交接班制度等各种护理管理制度，对护理日常工作进行规范化管理。

（三）医院感染管理。在医院感染管理方面，成立了医院感染管理委员会、医院感染管理科和各科室管理小组，进一步完善三级监控网络。

（四）医技质量。医技科室是医院的重要组成部分。药库严格执行药品招标制度、药品进货验收制度、仓库药品保管制度等，对药品质量进行定期检查，确保药品质量。

（五）综合管理。在总务管理方面，医院规范了对物资的管理，提高后勤服务能力。在环境管理方面，医院注意全院的环境卫生和绿化，加强了停车管理，对医院各科室的位置用相关标志予以指示。在建筑与安全管理方面，医院有计划地对相关建筑或部位进行维修。在财务管理方面，医院严格执行财经法规和财务制度，加强财务会计核算。

三、内塑文化、外重宣传、热心公益、回报社会

（一）打造医院文化。我们积极建设医院文化，使员工了解医院精神、经营理念、质量方针及办院宗旨。长期与县中医药学会合办中医专刊《平阳中医》，与平阳电视台合作开办健康在线专栏，并每年举办中医药科普下乡、送医送药下乡、义诊等公益性活动。

（二）回报社会。医院把积极承担社会责任作为回报社会的一种方式。与驻平阳海警二支队结成警民共建单位，为驻平全体部队官兵发放拥军医疗优惠卡。还通过县民政局，为全县5400余名低保对象发放医疗优惠卡。

四、存在问题及今后努力方向

（一）中医特色有待于进一步加强。

（二）学科建设有待于进一步加强。在今后的工作中，医院将坚持以中医为特色的办院方向，继续以科技兴院、特色办院、质量治院为目标，努力促进中西医的有机结合。医院通过进一步深化改革，进一步强化内涵质量建设，再接再厉，更好地发挥全县中医药工作的"龙头"作用，为继承和发扬民族优秀传统文化，为广大群众的健康事业，也为当地社会的发展作出更大贡献。

科教兴医扬特色　人才强校促发展

重庆市万县中医药学校

重庆市万县中医药学校是一所融教学、医疗、科研于一体的省部级重点学校，是弘扬和展示中医药传统文化的窗口，是培养和造就中医药优秀人才的基地，是医药卫生人才成长的摇篮。

学校成立于1974年12月26日，原名“四川省万县中医学校”，1997年重庆市直辖后即更名为“重庆市万县中医药学校”。1992年被国家中医药管理局列为全国首批重点建设达标学校，1998年被重庆市人民政府命名为省部级重点中专学校。教育部、卫生部、国家中医药管理局十分重视、关心学校事业的发展，先后确定中国中医研究院（现中国中医科学院）、北京中医药大学等多家单位对口支援学校建设。

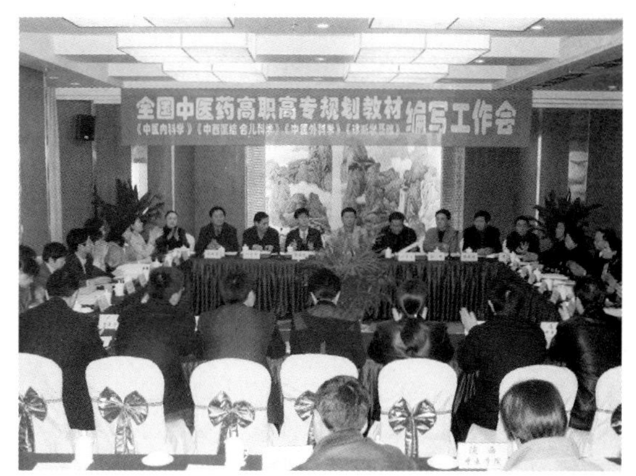

学校主编的全国中医药高职高专4门规划教材编写工作会在万州召开

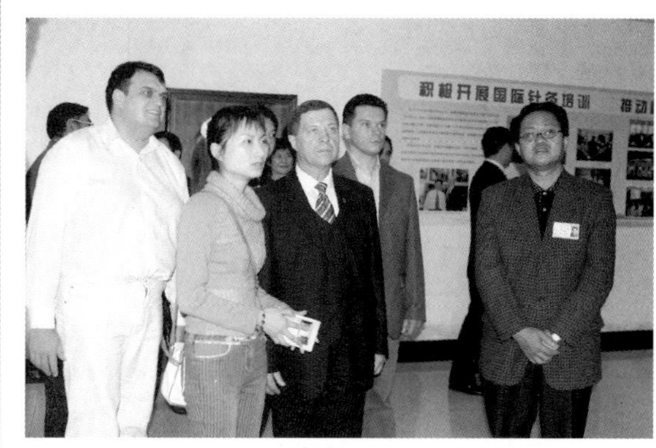

余甘霖校长（右一）陪同乌克兰访问代表团参观学校

学校认真落实科学发展观，重视人才培养，实施“科教兴医，人才强校”战略，切实为全校科技工作者搭建施展才华的平台，鼓励和支持科技人员开展技术创新、理论创新、思维创新。要求科技人员在专业学科领域内多出成果，为我国医疗卫生和医学教育事业多作贡献。通过一系列的激励机制，促进了学校教学医疗技术骨干队伍的成长，涌现出了一批学有所成、术有专攻、学贯中西的中青年专家和学科带头人。目前，学校有高级专业技术职称人员45人，其中正高4人，万州区级学科带头人1人。近年来，学校先后取得了一批能带动三峡库区产业发展与经济增长的科技成果。学校取得“水灵芝野生变家种研究”、“三峡库区野生中草药材家种试验及示范推广”、“长江三峡库区中草药资源调查、保护利用与数据库建设研究”等科技成果12项；先后获重庆市教改成果一、二等奖各1项，万州区教改成果一、二、三等奖10项，万州区科技进步一等奖1项，二、三等奖5项；编著出版《儿科临床效验方》、《百年百名中医临床家 · 龚去非》、《中国现代著名中医临床家 · 李寿彭》等学术专著8部，主编和协编全国中医药教材《中医内科学》、《中西医结合内科学》、《中西医结合儿科学》、《诊断学基础》、《中医外科学》等共计56门；开展“中风偏瘫”、“风湿骨病”、“肿瘤”、“减肥”等特色专科建设4个，其中列为市级重点建设专科1个；引进推广新技术、新项目10项；在专业性学术刊物上发表学术论文258篇，学校中药标本馆被确定为三峡库区青少年科普教育基地；学校被确定为“重庆三峡国际中医药培训中心”。2005年4月，接受美国加州圣巴巴拉东方医学院11名留学生来校学习针灸推拿；11月乌克兰访问代表团来校考察交流。

为适应我国医药卫生改革发展的需要，根据国家医学教育布局调整规划和长江三峡库区区域经济的定位，学校自2002年开始着手规划筹建重庆三峡医药高等专科学校。新校区占地518亩，总投资2.5亿元，2005年已建成并投入使用。展望未来，重庆三峡医药高等专科学校的建成必将为三峡库区医学教育事业、经济建设和社会发展作出更大贡献。

山东中药技术学院

山东中药技术学院始建于1977年，是在原山东中医药高级技工学校基础上建立的，隶属于山东省劳动和社会保障厅，为国家级重点技工学校。山东省医药职业中专是1994年经山东省人民政府批准建立的，同时设有山东中医药大学泰安函授站、山东中医药大学及泰山医学院教学基地、山东省医药行业第一职业技能鉴定所，形成了集中高级技工教育、职工中专教育、全日制大专及函授教育和职业技能鉴定为一体的综合性学校。

多年来，学院始终坚持"立足医药，面向社会，突出特色，服务就业"的办学宗旨和"以市场为导向，以质量求生存"的办学理念，认真贯彻"强化基础，注重实践，突出技能，全面发展"的教学方针，逐步形成了"团结、严谨、求实、创新"的校风。学院先后被上级有关部门评为"全国医药教育先进集体"、"山东省职业技术培训先进单位"、"山东省技工学校教学质量优秀单位"、"山东省医药行业教育工作先进集体"、"全省技工学校招生先进单位"、"全省职业技能鉴定先进单位"、"山东省劳动和社会保障厅先进集体"、泰安市"文明单位"和"花园式单位"等，多次受到表彰和奖励。

一、加强教学管理，努力提高教学质量

学院的中心工作是教学，教学质量是学院的生命线。近几年学校在师资队伍建设、深化教学改革、规范教学管理、强化学生管理等方面积极开展工作，促进了教学质量的提高。

（一）不断加强师资队伍建设。学院现有教师96名，其中具有高级职称55人，中级职称23人。为了提高教师的业务素质和教学水平，学院鼓励教师参加自学、函授等多种形式的进修学习，不断提高他们的业务素质和工作能力，全院教师学历均已达标，目前有23名教师通过自学、进修取得了在职研究生毕（结）业证书。为了充实教师队伍，近几年来，学院每年都通过公开招聘、公开试讲，招收优秀本科毕业生、硕士研究生充实到教学一线。同时，聘请高校、医疗等科研单位具有丰富实践经验的专业技术人员担任兼职教师。为加强教师的操作技能培训，学院通过送教师到企业锻炼、参加中药专业技术比武等方式，不断提高教师的技能水平。目前，学院所有教师均获得相应的职业资格证书，其中有47名教师获得高级资格证书，初步建立起"双师型"的教师队伍。

（二）实行"一体化"教学。技工教育的培养目标是为企业培养技能型人才。在教学工作中，学院以培养学生的职业能力为目标，实行理论与实习一体化教学。在专业课的教学中，组织学生在实验、实训场地上课，老师边讲课、边示范，学生边听、边看、边动手。经过多年来的发展，学院具备了较好的教学设施条件，建立了中药标本室、模拟中西药房、中药栽培基地，以及以泰山为依托的药用植物野外实习基地，在泰山各景区都建立了实习点，定期组织学生上山野外实习，强化学生专业知识，丰富了他们的实习生活。

（三）进一步规范教学管理。学院建立和完善了各项管理制度，包括《教务工作管理暂行规定》、《实习教学管理制度》以及听课、备课制度等，调动了教师工作的积极性，加强了教师的教学质量意识。学院建立了奖学金制度，对在新生入学考试中取得优异成绩的同学颁发特别奖学金。教学管理机制的建立，教学改革活动的深入开展，促进了教学质量的提高。学院的中药经营、医药经营专业分别被评为全省技工学校首批重点专业，中药经营专业被评为首批名牌专业。

（四）认真做好学生管理工作。学院从新生入学抓起，通过开展军训、新生入学教育，强化学生的纪律观念。针对学生的特点，按照"五育"并举，德育优先的原则，通过开展理想信念教育，引导学生树立正确的世界观、人生观、价值观，培养学生"自尊、自律、自强"意识。加强班主任队伍建设，注重发挥学生会、班干部在学生管理中的作用。同时提高了学生的自我管理、自我约束能力，学生的综合素质普遍提高。截至目前，学院累计向全省医药行业培养输送各类毕业生20000余人，他们中许多已经成为全省医药企业生产、经营、管理的领导和业务骨干，受到了社会各界和企业的好评。

二、创新办学模式，使学院工作充满生机和活力

技工学校要想在市场经济条件下不断发展状大，必须以劳动力市场需求为导向，创新办学模式，切实抓好招生、就业，不断强化内部管理。

一是认真做好劳动力市场需求分析预测。在认真做好医药行业发展前景分析的基础上，学院每年都组织人员深入企业，采取走出去、请进来的办法，成立学院发展咨询委员会，聘请企业的厂长、经理为学院顾问，邀请他们来校举办讲座，及时掌握企业用人信息，为学院办学提供决策依据。

二是实行订单教育，扩大学校规模。根据企业用人的实际需要，增加了专业设置，先后开设了中药经营、医药经营、中药制剂、药材生产、药品质量检测技术、现代生物医药、食品保健品、针灸推拿等六大类共十七个专业，扩大了专业的覆盖面。通过开展校企联合，实行订单教育，与省内外百余家医药企业签订了长期用工协议，为了给毕业生创造良好的就业条件，每年学院都组织召开毕业生供需见面会，搭建学生就业安置的平台，认真做好毕业生就业指导，帮助学生与企业签订劳动合同，解除了学生的后顾之忧，学院毕业生当年一次性就业率始终保持在98%以上。学院以优异的教学质量和良好的就业形势赢得了社会的信任，2005年山东省技能扶贫新生入学仪式在学院隆重举行，150名技能扶贫受助学生入校学习。生源渠道不断拓宽，在校生人数由2002年的不足1000人增加到现在的4000余人，学院规模进一步扩大。

三是改革办学机制，学院工作充满活力。学院在2002年和2005年暑假成功进行了两次机构人事制度改革，实行全员聘任制，中层干部竞聘上岗，教职工实行双向选择，真正建立起"能者上，平者让，庸者下"的用人机制。实行了院系两级管理体制，建立完善了学院管理规章制度，进行了教职工收入分配制度的改革，充分调动了广大教职工的工作积极性，形成了人人有事干，事事有人干，你追我赶，争先恐后，比贡献，比业绩的良好局面。

三、抢抓机遇，实现学院跨越式发展

办学条件是学院发展的基础。2003年初，经山东省劳动和社会保障厅同意，山东省发展计划委员会批准，在泰安市高新技术开发区建设新校。自2003年7月开始建设新校以来，全校上下共同努力，克服种种困难，用了一年半的时间，圆满完成了教学楼、办公楼、实训楼、信息中心、图书馆、学生食堂餐厅、学生公寓等主要工程项目的建设，新建了中药炮制实训基地、篮球场、排球场，完善了水、电、天然气、道路、通讯、取暖等基础设施。截至目前，新校区完成征地300亩，建筑面积65000m^2，投资8000余万元，新校建设已经基本完成，办学条件有了明显改善。

根据学院发展规划，"十一五"期间在建立山东中药技术学院的基础上，使学院发展成为本科职业技术学院或技师学院，进一步提高办学层次；建立全省职业教育中药（医药）专业公共实训基地；进入全省100所骨干示范性职业技术院校，1000个重点专业行列；建成省级文明单位。

电　话：0538–8941676　网　址：www.sdzyjsxy.com

广西梧州市中西医结合医院

广西蛇伤救治中心

广西梧州市中西医结合医院是广西梧州市卫生局直属的，集医疗、教学、科研、保健、预防为一体的综合性医院，业务上接受广西卫生厅中医系列业务指导和管理范围，医院的蛇伤科是卫生厅重点专科之一的广西蛇伤救治中心。医院充分利用蛇伤救治打造的无形资产，制定了以蛇伤救治为龙头，以蛇、蛇制品、蛇毒制剂、蛇药新用治疗老年病为重点的发展方向，已取得了明显的成效。

一、蛇伤救治技术全国领先

广西梧州市中西医结合医院（广西蛇伤救治中心）在院长、学科带头人梁平副主任医师的带领下，在蛇伤的防治、蛇伤危重症抢救方面均居于全国领先水平，为全国唯一一所救治中国常见10种毒蛇咬伤的医疗机构。蛇伤中心的业务工作坚持立足广西、面向全国，先后为区内梧州、贺州、桂林、柳州、贵港、河池、玉林、北海、来宾、南宁等地区蛇伤患者解除了痛苦，同时也为广东、湖南、湖北、福建、贵州、云南、四川、安徽、江西、江苏、浙江、辽宁、新疆等省区的部分蛇伤患者挽回了生命。10年来治疗各种蛇伤2511例，共治愈2506例，治愈率99.8％，居国内领先地位。由于医院治疗毒蛇咬伤病种多，重、危病例多，从而积累了丰富的临床经验。通过不断的努力和深入研究，总结出了一套以中医药为主、中西医结合，经济、简单、实用、有效的特色治疗方法，并已形成了诊疗常规。在蛇伤危重症救治方面，医院抢救金环蛇、银环蛇、眼镜蛇、眼镜王蛇咬伤呼吸停止的病例全部取得成功，抢救成功率100%，在国内处于领先水平，其中，金环蛇咬伤致呼吸停止的2个病例，在国内外是首先抢救成功的病例。五步蛇、烙铁头蛇、竹叶青蛇伤致急性溶血的中西医结合治疗也达国内领先水平。医院还对蛇伤性溃疡进行深入研究，运用中西医结合方法，以中药内服外用为主进行治疗，治疗288例，治愈率100%，在国内外亦处领先水平。梁平副主任医师还在国内首先提出了蛇伤性骨筋膜室综合征的诊断以及中西医结合治疗方法，对蛇伤性大面积溃疡的预防和防止肢体坏死提供了诊断参考和治疗指导。从而可见医院在治疗蛇伤性呼吸衰竭、蛇伤性急性溶血、蛇伤性DIC、蛇伤性溃疡、蛇伤性骨筋膜室综合征等方面均居全国领先地位。另外，通过多年的临床实践验证了医院治疗蛇伤药物神农解毒丹、神农蛇药酒对各类毒蛇咬伤中毒均有保护作用。协定处方内服小叶汤、外洗飞龙汤、外敷异叶合剂等，经临床验证也均对蛇伤中毒有较强的解毒作用，且没有发现毒副作用，突出地发挥了中医药在蛇伤急症和危重症抢救中的不可取代的作用。在蛇伤危重症救治方面，为了更好地发挥中西医结合治疗蛇伤的优势，医院率先在大陆与台湾同行合作，开展了多价抗蛇毒血清的研究工作，经临床应用，取得了较满意的疗效，从而使广西梧州市中西医结合医院成为我国大陆地区首家拥有和应用多价抗蛇毒血清于临床的医疗机构，保证了医院治疗蛇伤技术领先全国的地位。医院还初步建成蛇类标本室和中草药标本室，已收集中草药标本50多种，栽培成活东风菜、半边莲、消炎草、透骨草、接骨金粟兰等草药30多种。医院还是中华中医药学会外科蛇伤专业的挂靠单位，先后主持了7届全国蛇伤学术会议及2届国际蛇伤学术会议。在国内外发表论文96篇，获地厅级科研成果三等奖1项，自治区卫生厅科研课题立项1项，出版蛇伤防治专业杂志《蛇学疡学研究》6卷24期。中心学科带头人梁平任中华中医药学会外科蛇伤与蛇毒医学专业副主任委员，广西蛇伤学会副主任委员，成立了广西梧州市蛇伤研究所，这一切都使中心在国内外具有较强的影响力。在自治区卫生厅的直接指导下，医院先后举办了17期蛇伤防治培训班，培养了大批蛇伤防治人才，与蛇伤高发地区建立了协作关系，与中科院昆明动物研究所、成都生物研究所等建立了科研协作机制，保证了蛇伤防治理论与临床的同步发展，初步形成了中心的辐射网络。医院还聘请了世界著名的蛇类学家、中科院院士赵尔宓教授担任医院和中心的技术顾问。作为自治区的重点专科，在临床、科研、教学等方面在全国都具有较强的影响力，中心成员定期到国内外、区内外参观、学习、进修和进行学术交流，以提高相关业务和更新业务知识，极大地扩大了中心的知名度。国际合作项目"毒蛇咬伤救治技术研究"（泰国）、"毒蛇咬伤救治技术研究及猎蟒致伤救治技术研究"（巴西）经广西梧州市科技局推荐，自治区科技厅已批准上报国家科技部，广西蛇伤救治中心打进国际市场的日子已为时不远。

二．内、外、妇产、五官、男性、推拿各科独具特色

医院内科技术力量雄厚，全体医师均为大学本科以上学历。内科以中西医结合治疗为特色，特别对神经内科、呼吸内科疾病的治疗别具一格。如治疗中风后遗症、高黏血症、冠心病、心肌缺血及老年人保健、康复等，提高了患者的生存质量，保存了生命。呼吸内科方面，用肺功能仪能够在短时间内（10分钟）检测肺通气功能障碍情况，以高频射流雾化从口腔吸入药物迅速到达肺部，起到局部用药作用，迅速改善哮喘、慢性支气管炎的咳嗽、气喘症状，联合运用中西药达到标本同治的目的。除此之外，还运用中西药及蛇药治疗内科疑难杂症，疗效明显。开展外科常见病的手术治疗，如甲状腺、乳腺、胃肠肿瘤、肝胆、泌尿系结石、前列腺、食道癌根治等手术。其中，甲状腺手术以切口小、术后疤痕不明显而吸引了众多的患者前来就诊。乳腺癌强调全身综合治疗，改良的保乳房术式使患者更乐于接受。疝的手术更是独树一帜，因采用最新的小切口、无张力修补法，以最舒适的感受，术后住院一天出院的优势受到患者的普遍欢迎。采用医院自制的复方烧伤液治疗烧伤，显示出强大的疗效。骨伤、痔瘘的中西医结合治疗缩短了病人的治疗时间，降低了患者的费用。采用中西药、蛇毒制剂、针灸治疗椎间盘脱出、类风湿及其他各类痛证，疗效显著。妇产科设温馨病房为孕产妇创造良好生产条件；开展妇产科大、中、小手术，如全宫切除术、子宫肌瘤剔除术、宫外孕手术、引产手术、双侧输卵管复通吻合术、重度宫颈糜烂电疗术、外阴阴道尖锐湿疣电疗术等；采用中西医及蛇药治疗妇科常见病。五官科采用最新鼻内镜手术结合中药和蛇毒制剂治疗过敏性鼻炎、鼻窦炎、鼻中隔偏曲、慢性咽炎疗效明显。开展了龋齿修复、超声洁牙、无痛拔牙、烤瓷牙、钢托、钢牙、全口义齿、正畸、口腔保健咨询等牙科治疗项目，疗效确切。男性科是一门研究男性生殖生理和病理、男子性功能障碍、男性生育、不育与节育的学科。医院在梧州市率先开设了男性科。主诊医师师从国内著名男性科专家荀建宁教授，具有丰富的男科疾病诊疗经验，擅长运用中西医结合特色方法治疗各种男科疾病，尤其是男性因各种原因引起的不育症、男性前列腺疾病、性功能障碍、泌尿系统感染。推拿科医师为专业针推医师，师从于国际著名推拿手法专家韦贵康教授，对治疗颈椎病腰腿痛、颈腰椎间盘突出症、面瘫、中风后遗症、骨性关节炎以及各种关节、软组织挫伤有丰富的临床经验。

广西梧州市中西医结合医院（广西蛇伤救治中心）正在加大力度改进软硬条件，走有特色的专科专病发展之路，全面提高综合实力和竞争力，必将发展成为功能健全、设备先进、技术一流、管理科学与现代化的综合医院，依靠一流的技术，一流的服务，赢来更加美好的明天。

医院地址：广西梧州市太和路1-1号

急救、出诊电话：0774-3905155/5830634/3905120

传　　真：0774-5823914

网　　址：www.wz.cei.gov.cn　　**电子信箱：**gx-snake@sohu.com

南京中医药大学

南京中医药大学始建于1954年，是江苏省属重点高校。初名江苏省中医进修学校；后经江苏省中医学校，扩建为南京中医学院；1970年与南京医学院合并成立江苏新医学院；1978年恢复成立南京中医学院；1995年经原国家教委批准，更名为南京中医药大学。

学校是全国建校最早的高等中医药院校之一，为新中国中医高等教育模式的确立和推广作出了重要贡献，被誉为“高等中医教育的摇篮”。建校早期，学校整理和编写了新中国高等中医教育最早的系列教材和教学大纲，培养和输送了新中国第一批中医药高等教育师资，接受并培养了新中国第一批外国中医留学生，诞生了承淡安、叶橘泉等新中国中医药界最早的学部委员。

今天，坐在六朝古都的南京中医药大学，拥有汉中门和仙林两个校区，其中，2003年新建的占地1500亩的仙林新校区，将是一座集生态型、数字化、园林式为一体的新型大学园区。全校现有各类在校生10833人，其中普通本专科生8111人，硕士生715人，博士生263人，高职生336人，继续教育学历生1408人，在普通本科生和研究生中分别有境外留学生397人和64人。学校现设有基础医学院、第一临床医学院、第二临床医学院、药学院、经贸管理学院、护理学院、外国语学院、信息技术学院、国际教育学院（港澳台培训中心）、高等职业技术学院、成人教育学院及翰林学院等12所学院；开设了17个本科专业，涉及医、管、理、工、经、文6个学科门类，初步形成了以中医药为主体，多学科为支撑协调发展的办学格局。中医学、中药学与针灸推拿学专业还分别被评为江苏省品牌专业和特色专业建设点。学校拥有温病学、中医儿科学两门国家级精品课程和25门次省级优秀课程（群），拥有药学（化学）教学实验中心、护理教学实验中心等5个省级教学实验示范中心建设点和10所附属医院、1所中西医结合临床医学院、18所教学医院、53所实习医院以及127个教学及毕业实习基地。学校是国家教育部确定的国家基础学科理科人才培养与科学研究基地（试办）、全国中医师资进修教育基地。学校还获得了江苏省文明单位、江苏省高校党建与思想政治工作先进单位、江苏省高校校风建设优秀单位等荣誉称号。

学校科研实力雄厚，是国家科技部GCP中心和国家食品药品监督管理局临床药理基地；是江苏省植物药深加工工程研究中心、江苏省海洋药物研究开发中心、江苏省中药质量控制工程技术研究中心的建设单位。目前，学校拥有中医学、中药学、中西医结合3个博士后科研流动站、16个博士点和21个硕士点，博士点覆盖中医、中药、中西医结合所有二级学科，具有博士生导师自审权和主要学科专业的教评审权。在教育部学位和研究生教育发展中心最新发布的高等学校与科研院所一级学科整体水平排名中，学校的中医学、中药学、中西医结合3个一级学科分列二、三、四名。学校还拥有3个国家级重点学科、7个国家中医管理局重点学科建设点、3个江苏省重点学科、1个江苏省高校国家重点学科培育建设点，1个国家科技部规范化中药药理实验室、3个国家中医药管理局三级实验室、2个江苏省重点实验室和1个江苏省国家重点实验室培育建设点。近3年来，学校承担了各类科研课题427项，其中国家级44项、省部级69项、厅局级271项，横向课题43项，科学研究硕果累累。大批科技成果转化为现实生产力，转让科技成果43项，申请发明专利31项，已获得发明专利证书11项，为国家和地方经济的发展作出了重要贡献，受到来校视察的李岚清、回良玉等国家领导人的充分肯定。特别是由学校牵头编撰并担任总审定的《中华本草》，对中医药几千年的发展成就作出了系统地总结，被时任国务院总理的李鹏同志誉为“当代《本草纲目》”。《南京中医药大学举报》是国际连续出版物、中国科技论文统计源期刊、中国科技核心期刊、中国医学核心期刊。

南京中医药大学现有教职工1154名，其中专任教师602名，具有正高职称的教师115名，副高职称的教师175名。近年来，学校教师先后有9人次荣获“国家教学名师”、“全国模范教师”、“全国优秀教师”、“全国先进工作者”、“全国师德建设先进个人”、“国家级有突出贡献中青年专家”等荣誉称号，3人被列为全国“‘百千万’人才工程”培养对象，45人先后享受国务院政府特殊津贴，52人次获得“江苏省名中医”、“江苏省名中西医结合专家、“江苏省有突出贡献中青年专家”等各类省级以上表彰，31人次入选江苏省“333工程”二、三层次培养对象，52人入选“青蓝工程”培养对象。

学校外事工作起步早、形式多、范围广，长期作为世界卫生组织（WHO）传统医学合作中心、卫生部确定的国际针灸培训中心，是首批获准接受和培养留学生及台湾地区学生的中医药高等院校之一。学校早在1957年就接受了来自前苏联、朝鲜、蒙古等国留学生的访问学习，在国内中医界开创了中医药外事教育的先河，在校留学生数一直位居江苏省内各高校前列。学校外事教育工作蓬勃发展，在境外学生教育、对外合作办学、合作医疗、合作科研等方面取得了令人瞩目的成就。1994年，学校与澳大利亚墨尔本皇家理工大学合作开办的中医学专业，首开我国与西方正规大学合作开展中医学历教育的先河。目前，学校与澳大利亚、美国、法国等30多个国家和地区建立了办学、医疗、科研等方面的密切合作关系。50年来，学校为世界上90多个国家和地区培养了7000多名中医药、针灸人才。学校还定期主办各类中医药国际学术会议、世界中医药大会等大型国际会议，国际知名度不断上升。

经过“十五”期间的建设与发展，学校专业结构更趋合理，办学规模适度扩展，办学活力显著增强，综合实力明显提升。面向“十一五”，学校将继续传承并进一步升华50年办学的优良传统和作风，坚定既定的办学定位与发展目标，大力实施创新创优战略、质量立校战略、教学主体战略、科技兴校战略、人才强校战略、国际合作战略及社会服务战略，进一步深化内涵建设，着力提升办学质量，通过办学规模、结构、质量、效益的协调发展，努力使学校成为具有研究教学型特质的“国际著名，国内一流”的中医药大学，跻身于全国具有特色的重点大学行列。

北京藏医院

中国藏学研究中心北京藏医院是北京地区唯一一所国家级民族医院，成立于1992年。1998年由国家投资易地进行了扩建，并冠名北京民族医院暨北京藏医院。目前，新址座落在亚运村安外小关北里218号，占地面积22亩，一期建筑面积近12000平方米，是“以藏医为主，多民族医为一体，集医疗、科研、教学和康复相结合”的具有特色的二级甲等医院，北京市定点医疗保险机构，中央民族大学民族医学临床教学医院。

医院的手术室在硬件建设方面属国内一流，完全符合国家级标准，可以开展各种大型的手术。目前，医院有床位150张，在职人员169人，根据现代医院的发展要求，医院设立了重症监护病房，并配有CT、彩超、胃镜等大型医疗设备，成立了远程会诊中心。10多年来，北京藏医院没有发生一例重大医疗事故，藏医药的治疗方法、诊断水平和临床疗效，越来越受到国内外患者的推崇与好评。

新建的北京藏医院地理位置优越。作为一所民族性的医院，医保患者可以不用选择即可来院就诊。此外，医院还与医疗技术力量雄厚的大型三甲医院进行友好合作，扩大医院的服务范围。

面对未来医学的发展，该院将继续奉行以人为本、患者至上的服务理念，立足北京、面向全国、走向世界，积极探索民族医院的管理模式，把医院建设成为“国内一流、国际知名，以藏医为主、多民族医为一体”的现代化民族综合医院。医院的目标是在“十一五”期间，把北京藏医院建设成为三级甲等的国家级民族医疗机构。

藏医藏药简介

藏医药学是中国藏族人民防病治病经验的高度总结，是我国传统医学宝库的重要组成部分，几千年来为藏区人民的健康生活与繁衍生息作出了卓越贡献。近几十年来，尤其是中国实行改革开放以来，藏医药事业发生了翻天覆地的变化，成为中国传统医学的重要力量，并在科研、教学、医疗、产业等众多领域取得巨大成就，也成为推动藏区卫生事业建设和经济发展的重要力量，显示了东方传统医学的强大生命力。

在我国藏区，藏医药是藏族人民生活的一部分，曾经陪伴着藏族人民走过几千年岁月，至今仍然是藏区人民医疗保健的主要手段之一。近年来，随着藏医药影响的日益扩大，藏医药在中国其他地区也拥有很高的知名度，并在欧美部分地区产生了一定影响。

国家级重点专科藏医心脑血管专科

心脑血管病是常见病和多发病，是人类三大死因之一，以发病率、致残率高、死亡率和复发率高为特点，成为人类健康的第一大杀手，如何更好地预防、抢救、康复以及降低上述“四率”，是人们普遍关注的问题，也是医学临床和科研工作者必须研究的医学问题。

该院藏医心脑血管专科是国家中医药管理局“十五”期间重点建设和批准专科建设项目，于2001年12月正式批准。藏医藏药在治疗心脑血管疾病方面积累了大量的临床经验，并有自己完整的理论体系和临床实践以及丰富的治疗手段。

早在公元7世纪藏医学经典巨著《四部医典》中已详细的以黑脉（动脉和静脉系统）学说和白脉（神经系统）学说记载了对脑血管病和心血管病的理论和治疗方法。出血性脑血管病根据藏医理论称为“脑血瘫”，缺血性脑血管病称为“脑脉瘫”，心绞痛称“心痛病”。从理论到临床，从临床到实践形成了自身的特点。藏医在“三因学说”、“三大物质”、“三种排泄物”以及十七种药效和二十种病症辨证，十九种主管肢体白脉（外循）和十三种主管脏腑黑脉（内循）的理论指导下强调血、脉、隆（气）三者相结合，根据病情选用如名贵藏药七十味珍珠丸、七十味珊瑚丸、二十五味珍珠丸等藏成药进行综合辨证康复治疗。通过补隆养血、降隆调脉、活血化瘀的方法，达到调节神经、营养神经、促进脑细胞再生的标本兼治的目的。

重点专科以内服纯藏药和外用金针、银针、火灸、藏药浴、藏医白脉疗法等藏式手法与现代临床康复技术相结合，至今接诊了高血压、心绞痛、脑血栓、偏瘫、脑萎缩、脑出血、脑动脉硬化、脑手术后遗症等共达近8万多人，疗效显著，总有效率达86%。

院长 黄福开

黄福开，安徽淮南人，1958年 2月18日出生，中共党员，研究生学历。1987年调入中国藏学研究中心；1992年，出任北京藏医院院长至今。现任中央民族大学教授、中国国情研究会研究员、藏医副主任医师。

在社会工作方面，黄福开历任炎黄传统医学研究所副所长；炎黄传统医学培训学校首任校长；卫生部主办《健康大视野》杂志的副主编；黄山医科大学客座教授；北京藏医民族医药研究所所长；中国民族医药学会常务理事、副秘书长；中国西藏文化保护与发展协会理事等职务。

黄福开出身于中草药之乡，自幼身受中医文化熏陶，在中医针灸、手法治疗方面有深厚的造诣。自1987年调入中国藏学研究中心以后，黄福开主要从事临床医学及藏医、民族医的研究工作。他在治疗许多疑难病方面有自己独到的见解。多年来，他采用针灸、手法治疗颈腰椎病赢得盛誉，并应用藏医理论对心脑血管病、哮喘病、各种脑病进行了深入的研究，用藏、中、西医结合治疗小儿弱智、脑瘫、老年性脑病、哮喘取得了丰硕成果。他在全国民族医院中第一个提出民族医院要走专科专病的发展道路，先后发表20余篇有较高学术价值的论文，并出版了《藏医药文献目录索引》、《中国藏药浴》、《藏医养生图说》等学术专著。曾先后多次出访美、日、法、德、意等国家进行学术交流。中央电视台、中央人民广播电台、人民日报、光明日报、北京电视台、科技日报、中华英才、健康报、中国中医药报等多家新闻媒体对他进行过专题报导。

黄福开凭借对藏医民族医研究的文化积淀和强烈的责任意识，于1990年率先提出在首都北京创办藏医院、国家民族医院。经过两年的调研论证和多方努力，北京藏医院于1992年成立。经过十几年的建设，北京藏医院发展、扩建为国家级民族医院。

副院长 仁旺次仁

仁旺次仁12岁开始学习藏医，16岁师从著名藏医专家加央伦珠（享受国务院特殊津贴的国家级藏医药专家），作为他的亲传弟子，学习加央伦珠祖传藏医的医疗技法和秘方。他具有坚实的藏医理论基础和实践技能，后来又学习了现代医学及中医药知识。对采用藏医药治疗脑血栓、脑梗塞、脑动脉硬化、高血压、心脏病、老年性脑萎缩、脑出血后遗症等病症有独特的见解和较好的疗效。1980年开始，他从师期间协助老师培养了 6名藏医药专业技术人员，得到当时自治区人民政府和卫生厅等有关上级部门的好评。1995年至今，仁旺次仁任北京藏医院副院长兼藏医部主任，并负责藏医部的医疗科研工作。现任中央民族大学教授、藏医副主任医师。目前承担国家级重点建设专科北京藏医院藏医心脑血管专科建设项目负责人。

他先后发表了十几篇学术论文，其中具有代表性的论文及科研成果有：负责撰写了《中国传统医药大系》藏医部的部分内容；在中国藏学杂志（1997年第四版）上发表了《三因学说》，与黄福开院长合作发表了《补隆养血和降隆吸血法对治疗脑中风后遗症的疗效观察》、《藏药治疗萎缩性胃炎的疗效观察》，发表了《新形式下藏医药的机遇与发展》（《中国藏学》1997年第四期）、《北京藏医院的发展简史》（《中国藏学》1996年第三期）、《谈创新与藏医专科建设》等10余篇论文。多次参加国内、国际学术交流。《藏药治疗萎缩性胃炎的疗效观察》被1999年中国民族医药学术研讨会评为优秀论文二等奖；《谈创新与藏医专科建设》在民族医专病专科建设研讨会上产生良好影响，并被收录在《全国民族医药专病专科学术研讨会论文集》中。

北京市中西医结合医院

北京市中西医结合医院是一所具有50年历史，集医疗、教学、科研、预防保健为一体的综合性二级甲等医院，是北京中医药大学附属中西医结合医院，是国家中医药管理局和北京市中医管理局设在北京的中西医结合及临床、科研、教学基地和国际交流窗口，先后接待过来自不同国家代表团的访问参观，并多次获得市、区级“精神文明”单位称号。

医院位于北京市西长安街延伸线复兴路西端，占地面积22000 m^2，建筑面积近40000m^2；编制病床350张；设临床、医技科室36个；临床教研室11个。全院现有职工500人，其中专业技术人员426人，具有高、中级职称的卫生专业技术人员213人，并拥有11名医学博士（博士后）及35名医学硕士。著名中西医结合专家、中国科学院院士陈可冀为医院名誉院长。医院承担着100余个企事业单位和周围近30多万人口的医疗和预防保健任务。本着“资源共享、优势互补、方便百姓、共同发展”的目的，与周边六家医疗机构联合成立“北京市中西医结合医院医疗集团”，为区域内人民群众提供高质量、低费用、方便快捷的医疗卫生保健服务，建立了方便群众就医的新机制，受到广大患者的赞誉。

随着医疗改革步伐的加快，北京市中西医结合医院的规模不断发展壮大。医院拥有计算机200余台，并建成自己的局域网。门诊、病房、行政管理部门全部实行现代化的计算机联网管理。门、急诊大楼宽敞明亮、设施先进；病房大楼以宾馆化为模式，装饰考究、舒适方便。一踏入医院，悠扬的背景音乐便轻柔入耳，在给广大患者提供现代化的就医和住院条件的同时，也让人们深深感到医院浓厚的文化氛围。

医院坚持以“质量第一，优质服务，中西医结合，突出特色，为人类健康服务”为办院宗旨。注重医院的内涵建设，坚持中西医并重，集中医、西医之精华，取中西医结合之优势，开展现代医学与中国传统医学相结合的医疗、教学、预防保健和临床科学研究。医院在开展中西医结合治疗心、脑血管病、胃肠病、糖尿病、肾病、腰椎病、妇科、产科疾病及五官、口腔、皮肤科疾病等方面取得了较好疗效。作为北京市重点中医药项目的重点学科心内科，运用中西医结合的方法治疗冠心病、心绞痛、心律失常、心力衰竭、高血压及心肌病等心血管疾病，临床疗效显著。脑病中心采取中西医结合治疗各种脑血管疾病（如：脑出血、蛛网膜下腔出血、脑梗死等。对急性缺血性脑血管疾病采用“三早”的中西结合的治疗方法，即：超早期溶栓治疗；早期活血化瘀治疗；早期指导功能锻炼及针灸治疗，同时采用多功能脑血管超声加生物电反馈治疗仪等促进康复，提高患者的生活质量。中医妇科突出中医辨证论治，倡导病证结合，以传统中医药治疗妇科常见病、多发病及疑难杂症。疼痛专科采用神经阻滞、小针刀、针灸、推拿、理疗和中药等中西医结合方法，一站式解决各种疼痛性疾病，极大地方便了患者。针灸推拿综合医疗中心以中医理论为指导，将中医针灸与神经病学、推拿与正骨医学、物理治疗与中医经络学相结合，充分发挥中西医结合的医疗优势。对中风偏瘫、面瘫、颈椎病、腰椎间盘突出、肩周炎、类风湿性关节炎、头痛、眩晕等常见病的治疗有较好的疗效，同时对顽固性失眠、顽固性嗝逆、顽固性面瘫及中风吞咽障碍的治疗亦有显著的疗效。理疗和整体治疗室配备了多种治疗仪，可为患者提供无痛性治疗颈椎病、腰腿痛及胃肠功能不适等疾病。其中针灸耳穴治疗肥胖症、糖尿病深受患者好评。口腔医疗中心有12台综合治疗台，全部为日本贝蒙和意大利安福士高档治疗台。中心下设口腔内科、口腔外科、口腔修复、口腔正畸、口腔保健、专家门诊和口腔放射等科室。口腔保健诊室专用于牙周基础治疗（洗牙）和口腔卫生保健宣传。口腔放射引进芬兰数字影像处理系统，通过中心局域网将牙片影像及时传送至每台椅位，既增加了影像诊断的准确性，又缩短了患者的就诊时间。消毒设备全套进口，所有进入口腔的器械均塑封消毒，保证“一人一机”，避免交叉感染。中心安装的多媒体系统可以使患者在候诊时观看口腔保健宣传常识，同时可在治疗过程中享受背景音乐，缓解紧张和焦虑情绪。中心管理体现人性化、现代化。另外可施行心脏永久性体内起搏器安置，以及胸、腹、泌尿、骨等大、中型手术；并于1994年通过世界卫生组织综合评估，被中华人民共和国卫生部、联合国儿童基金会、世界卫生组织授予“爱婴医院”称号。

医院结合周边群众的医疗需求，为方便群众就医，自2005年7月起，医院实行双休日全天候门诊。挂号室早7点增加窗口提前挂号，加强导医服务，改善服务流程，收费、划价一条龙。调整门诊布局，成立干部门诊、眼科会诊中心，恢复了儿科门诊等。开展临床药师咨询服务。医院诊疗设备先进，除拥有相当数量的常规设备外，还有包括多参数中央心电监护仪、彩色多普勒心脏诊断仪、彩色经颅多普勒血流分析仪、东芝PV6000全数字化彩色多普勒超声诊断仪、X线断层装置、全身CT、血气分析仪、全自动生化分析仪、电子胃镜、电子肠镜、腹腔镜、欧美达3000麻醉机等先进医疗仪器设备。同时病房设有血液透析中心、检验中心、整容整形中心，为广大患者的检查和治疗提供了安全可靠的保证。

医院从1991年起开始承担北京中医药大学、北京针灸骨伤学院、香港大学中医药学院、首都医科大学成人教育学院、河北医学院、海淀卫校、石景山卫校等医学院校的临床教学、实习工作，经过多年探索，医院的教学工作已步入正规化轨道。1994年经国家中医药管理局批准为北京中医药大学附属中西医结合医院；2001年被批准为北京中医药大学中西医结合临床心血管内科、中西医结合内科——肾病、中西医结合临床硕士研究生培养站，为国家培养和输送了大批合格的中西医结合专业人才。

医院目前承担着多项国家和市级科研课题。为最大程度的给广大医务人员提供施展才华的空间，建立了一个临床实验研究中心，包括组织培养实验室、电化学实验室、组织化学实验室、免疫组织化学实验室、HLA实验室、PCR实验室、电生理实验室等，以构筑全院多学科科研平台。展望未来，任重而道远，学院坚持“办中西医结合特色医院，创中西医结合特色品牌，走中西医结合特色之路”，以最精良的技术，最优质的服务，奉献给广大百姓，开创医院工作新局面。

追求无止境　磨砺铸辉煌

——泰州市中医院快速发展巡礼

2005年，是泰州市中医院超常规快速发展的关键性1年，4年不到连跨两大步，从一个债台高筑、发展停滞的医院发展到顺利地通过了三级中医院、三级甲等中医院评审，目前又刚通过了南京中医药大学泰州附属医院评定。这是泰州市中医院医技力量、医院规模、医疗水平、管理能力的一次质的飞跃。

为了这一次飞跃，泰州市中医院准备了50年，努力了50年。

2002年2月7日，《泰州日报》头版刊发：牵手拓市场——市中医院与妇幼保健院合并述评。其时，按照泰州市"十五"卫生发展规划的要求，中医院5年内要建成三级医院。时间仅仅过去了3年半，2003年10月，泰州市中医院通过省中医药局组织的三级中医院专家评审、验收，提前获得国家三级中医院称号；2005年7月，又通过了三级甲等中医院的评审，获得了三级甲等中医院的称号，成为江苏省第十一家三级甲等中医院。

两院合并的4年，我们不断创造着促进发展的兴奋点，创建就是一个阶段性兴奋点。泰州市中医院院长陈园桃有更深一步的认识和思考，"'创建'迫使我们宏观地去看、去想。宏观地去看与想才有科学的战略构想，这样，'创建'就不仅是一项任务，更是上下因此而形成的强大的凝聚力。面向一个越来越开放的社会，倾力应对来自多方面的竞争和挑战固然是当前的主要工作，但关键还是要抓紧将自己做大、做强，做成拥有'金字招牌'的品牌。"以市场为纽带的两院合并，整合了分散的医疗要素和资源，造就了泰州地区最大规模的现代化中医院；科教兴院，有了更强更大的载体支撑，从而迅速拥有了1个省级重点专科、3个市级重点专科，并通过了南京中医药大学附属医院的评审；实现了"1+1>2"的效应，业务收入逐年上升，去年出院病人6400人次、完成业务收入6600万元，比两院合并前分别增长了36%和50%，固定资产增长116%，净资产增长51%，业务收入增长70%。经济实力的增强，促进了硬件设施的完善，医院还清了合并之初近2千万的债务，4700平方米的综合病房楼、近1000平方米的门诊名医堂都已经投入使用。

细数4年的业绩，成为三级甲等中医院和南京中医药大学附属医院是泰州市中医院发展史上的一个里程碑。

激发新活力

创建三级甲等中医院和南京中医药大学泰州附属医院是一项系统工程，两院合并之初，泰州市中医院就在"整合"中融入了改革，使新医院快速、健康地度过"磨合期"。此后，改革始终是这家医院谋求发展的动力之源。泰州市中医院较早引入中层干部自下而上的竞聘和业务科室双向选聘机制。改革推动发展，发展促进改革，泰州市中医院的广大职工对此有着实实在在的感受。如今，与2001年同期相比，医院在专科发展、业务水平、教学能力、环境建设方面有了长足的进步，已经由原来的5个病区发展到现在的13个病区，床位数也已经达到410张。

中医是国之瑰宝，折射着人类实践活动的智慧之光。中医讲究"天人合一"、人与自然的和谐、生态系统的保护，讲究医德，主张"医本仁术"、"以人为本"等等。从更深层面来考虑医院的生存和发展，必须注入文化基因。历经几千年积淀，中医文化是一笔宝贵的财产。陈园桃院长介绍，泰州市中医院今年开展的"中医特色年"，就是强调"以人为本"。泰州市中医院每年都要围绕"以病人为中心"进行专题大讨论。一次次大讨论带来的都是沉甸甸的收获。再造服务流程，细化服务环节，密切医患关系，在做好病人住院期间服务工作的同时，加强了对出院病人的后续服务。主动上门服务，出院病人的电话随访率达100%，上门回访率达10%以上，不但为病人出院后提供了更多地健康指导，也使医院和医生的信誉在病人的心目中得到了提升。这样的发展理念，也将医院的部门、科室"逼"成了创新主体。护理部门提出了护理工作的"十个第一"，即：说好第一句话、为病人端上第一壶水、做好第一次入院介绍和指导、回答好病人提出的第一个问题、落实和解决好病人入院后的第一顿饭、协助病人做好第一次检查、第一次输液穿刺成功率百分之百、帮助病人留好第一次标本、为病人讲解第一次如何用药、病人入院第一晚护士必须去查看。循此思路，"星级服务"创争活动、"星级文明职工"活动、"十大窗口"创建活动……形成系列，覆盖全院。

8名省市名中医去年联名向全院职工发出了"不辱使命、无悔人生、廉洁行医"的倡议，号召学习白求恩的医风典范，学习吴登云为了医学的献身精神。号召全院医务人员注重医德修养，洁身自律，合理用药，谢绝红包，远离回扣，杜绝提成及各种形式的以医谋私行为。省市名中医以他们自己高尚的医德医风、精湛的医疗技术为全院广大医务工作者树立了一个学习的榜样，由此也赢得了广大病人的信任和称赞。

陈园桃感慨地说："这种理念的深入人心，将是医院发展的持久助推剂。"

演绎新魅力

特色品牌是医院参与市场竞争的强有力武器。泰州市中医院曾经拥有全国名老中医、骨伤科世家许钜材，深受苏北里下河地区群众信任的脾胃病专家、省名老中医徐汉江，这一切不但带动了泰州市中医院医疗水平的提高，也为医院的不断发展打下了坚实的基础。

泰州市医疗卫生发展总体战略赋予了泰州市中医院"得天独厚"的特殊定位优势。正如市委副书记万门祖调研时所说，市中医院的做大做强是城市发展的需要，也是市中医院自身发展的内在需要。两院合并以来，泰州市中医院大而强的格局得到了普遍的认可。人才、技术、设备等都上了新的台阶，二级学科快速发展。心内科、呼吸内科、胸外科、脑外科、泌尿外科、新生儿科等学科的学术和业务水平提升到一个新水平；角膜移植、肾移植、心内导管射频消融术根治心律失常、永久型心脏起搏器的安装以及二尖瓣狭长球囊扩张术等心内介入的治疗得已开展；应用可调钠血液透析，并创造性地将序贯血液透析与可调钠血液透析联合应用治疗肾功能衰竭，取得了较为理想的效果；外科先后独立开展了一系列胸外科、普外科、脑外科、泌尿外科等较为复杂的手术。

重点专科是医院核心竞争力的主要表现。眼科作为江苏省重点专科，在应用中医中药治疗眼底病以及应用先进的治疗手段治疗白内障、近视眼，成绩显著、声名鹊起。市级重点专科中医脑病、骨伤科、妇产科以及针灸科、中医妇科、中医儿科、中医肛肠科等专科各具特色，赢得了广大群众的信任。在建设原有特色专科的基础上，新开设了中医肝病、中医肿瘤、中医康复调理、中医男科、中医月经病等专病门诊。

人才培养是事业发展的战略目标和科技体制改革的重要任务，去年9月19日，由泰州市中医院与南京中医药大学联合开办的首届泰州中西医结合研究生班正式开课。

泰州市中医院急诊也体现了一个"中"字，中医中药的常规使用加上针灸疗法的配合应用，提高了抢救和治疗危重病人的效果。急救咨询热线电话24小时开通，ICU病房的投入使用，更从硬件上保证了对急、危、重症病人的抢救，在保障和发挥中医特色的同时，注重综合能力的提高，确保了医院急救"绿色通道"的畅通无阻。

人才优势、技术优势、设备优势以及中医传统的服务优势，使中医院的"特"字突现。

今天，泰州市中医院在自己医院的发展史上已经树立了一座记载着光荣历史的里程碑，为自己构筑了一个新的发展平台、拓展出一个新的发展空间；明天，我们将在新的起跑线上开始新的征程，为医院的快速、科学发展、为泰州市中医事业的振兴，开创更加光辉灿烂的未来！

西藏山南地区藏医院

山南地区藏医院于1982年在原地区人民医院藏医科的基础上建立，是集医疗、预防、康复、教学、科研、生产和销售藏药为一体的综合性民族医院；是全国藏医医疗机构中率先获得等级医院荣誉称号的藏医“二甲”医院；在全区范围内率先尝试藏医药走出山南、走出区内、走向内地的宣传典范，并与中国藏学研究中心合作在首都北京创办了首家藏医药在祖国内地的宣传窗口——北京藏医院；与西藏金珠股份公司合作建立了金珠雅砻藏药有限公司；与拉萨市人民医院合作在自治区首府开办了山南藏医门诊。通过多年的合作，不仅宣传了藏医藏药，宣传了山南，同时也取得了一定的社会效益和经济效益。

目前，全院共有126名职工，其中藏医医务人员占92%。医务人员中拥有高级职称7人，中级职称22人。医院拥有藏医界德高望重的加央珠、格桑平措等一批享誉全区内外的知名专家和中青年技术骨干人员。

全院占地面积28134.3平方米，总建筑面积15300平方米，医院业务用房11610平方米，固定资产4000多万元。临床一、二级科室近20个。医院拥有500mA岛津X光机、美国GE公司生产的彩色多普勒超声机、日本生产的奥林帕斯高级电子胃镜和电子腹腔镜、BC-3000型全自动血球计算仪、生化自动分析仪、脑电图、心电图、心脏监护仪、呼吸机等大型现代化医疗设备10多台套，并且全部投入使用，为正确诊断疾病提供了完备的科学数据和依据。

医院多年来以发展藏医事业为目标，进行了不断的探索和改革，本着走藏西医结合的路子是科学继承和发展藏医药事业的必经之路的原则，使现代医学在藏医药发展过程中真正起到画龙点睛的作用。多年来，医院通过请进来、走出去、在岗培训、援藏带教等方式，培养了一批能藏能西的藏西医骨干技术人才。不仅通过藏西医两种方式作为互补，诊治各种疑难杂症，同时能熟练开展放血、针灸、火罐、藏药浴等藏医独特的传统医疗技术。

除此之外，为使藏医药事业的发展后继有人，培养和造就更多藏医后备力量，医院除承担着正常的医疗业务工作任务外，还承担着自治区藏医学院、地区中等专业学校藏医班学生的临床实习任务，几年来先后共接收三百多个学生在医院实习。

与此同时，医院还承担着县级以下（含县级）藏医人员的进修任务，千方百计地帮助他们解决在基层医疗工作中遇到的难点、疑点。

总之，在二十年的发展过程中，医院在各级党委政府和上级卫生行政部门的关心和兄弟省市的无私援助以及全院职工的共同努力下，医院多次被国家、自治区、地区授予各种荣誉称号近20次，尤其自2001年至今连续四年在“青年文明号”的年检评比中获得第一名；在2001～2004年的党风廉政建设工作中荣获地区级“先进单位”称号；2004年元月，被区团委评为“自治区级青年文明号单位”；2004年在全地区民主评议行风工作中评为“民主评议行风工作‘满意’单位”。2004年在全区性的整顿医疗卫生秩序、纠正行业不正之风的活动中获得了95.1分的优异成绩；2004年在抗击“非典”战斗中被人事部、卫生部、国家中医药管理局三家单位联合评为先进集体。

甘孜藏族自治州藏医院

甘孜藏族自治州藏医院成立于1984年，与甘孜州藏医药研究所实行两块牌子一套人马的体制，是集藏医医疗、教学、科研、制药为一体的综合性民族医公立医院；是全州藏医药业务技术指导中心和四川省藏医药人才培训、实习基地及州级藏药制剂中心；是甘孜州医疗保险定点医院。医院、研究所拥有各类藏医药人才70余名，其中正高技术职称3人，副高技术职称8人，中级技术职称26人；有享受国务院政府特殊津贴专家3人，四川省名中藏医4人、甘孜州名中藏医2人。医院开设有门诊部、住院部等临床和医技科室20余个，设置床位50张。

医院坚持“突出藏医药特色，发挥藏医药优势，应用现代科学技术，提高综合服务能力，为人民健康服务”的办院宗旨，运用藏医药理论和实践治愈了大批的胃肠、肝胆、风湿、类风湿、心脑血管疾病、中风、瘫痪后遗症患者和部分疑难杂症，年均诊治各类病人5万余人次，受到了广大患者的好评。在门诊部和住院部设立了医院最具特色和优势的藏医胃肠疾病专科、肝胆疾病专科、风湿、类风湿病专科、心脑血管疾病专科、康巴藏药蒸等6个藏医专病专科，选派技术过硬、职业道德良好的医生坐诊，为广大患者提供优质、高效的藏医药服务。

医院在抓好藏医药继承发展的同时，大力推进科技创新，不断提高藏医药学术技术水平。组织有关专家开展了藏医药文献的研究和发掘工作，收集整理藏医药文献100余部；承担国家科研课题2项，四川省科研课题4项，甘孜州科研课题5项；研究开发的治疗类风湿疾病的中药三类新药（藏药）“然降多吉胶囊”已完成临床研究工作，进入新药证书和生产批文申报阶段；藏药“佐塔”中汞的作用特点和安全性研究课题，证明了“佐塔”的安全性和疗效，为藏医临床长期使用“佐塔”提供了试验数据和科学依据，填补了国内此项研究方面的空白，获得了四川省人民政府科技进步三等奖；完成传统藏药剂型改造研究课题4项，研究开发藏药新制剂10种，研究开发出了适宜高血脂、脂肪肝、肥胖人群的“藏溶之胶囊”和适宜缺氧、疲劳人群的“藏苏之胶囊”、适宜便秘人群的“藏彤之胶囊”三个藏药特殊营养食品，并获得了食品批准文号，产品已投放市场。医务人员先后在刊物或学术会议上发表和交流藏医学术论文120余篇，其中国际性学术会议交流论文13篇，国家级刊物或学术会议发表和交流论文70余篇。

高度重视人才培养工作，先后选派25名医务人员进行大专学历培训，培养出国家级藏医药学术经验继承人3名、省级藏医药学术经验继承人12名、四川省卫生系统学术技术带头人1人、甘孜州卫生系统学术技术带头人7人。为全州培养藏医药大中专人才450余名，培训各类藏医药人员500余人次。

坚持医药并重，同步发展的原则，大力推进藏药制剂规范化、标准化、现代化建设，不断提高藏药制药的质量和科技含量。医院设有藏药新药研究开发科等科室，建有现代化标准藏药制剂室1000余平方米，拥有藏药制剂专业人才20余名。医院充分利用本地丰富的藏药材资源，按照藏医药理论和藏药生产工艺，研制出名贵藏成药17种，常用藏成药250余种，特别是治疗胃病的仁青芒觉、佐塔德子玛，治疗肝胆疾病的二十五味肝病丸、二十五味松石丸；治疗心脑血管疾病的七十味珍珠丸、心康宁胶囊；治疗风湿、类风湿疾病的然降多吉胶囊等藏药制剂，因其疗效可靠、质优价廉而深受广大患者的好评。

在上级党委、政府、卫生行政主管部门的正确领导和关心、支持下，医院全体员工齐心协力、艰苦创业，使医院的各项工作得到较快发展，并先后荣获四川省卫生系统先进集体、四川省中医药管理局科技先进单位、民族地区中藏医药人才培养先进单位、四川省卫生先进单位、甘孜州文明单位等多项荣誉称号。

医院地址：四川省康定县炉城南路23号
邮　　编：626000
联系电话：0836-2838503（**兼传真**）
0836-6699575

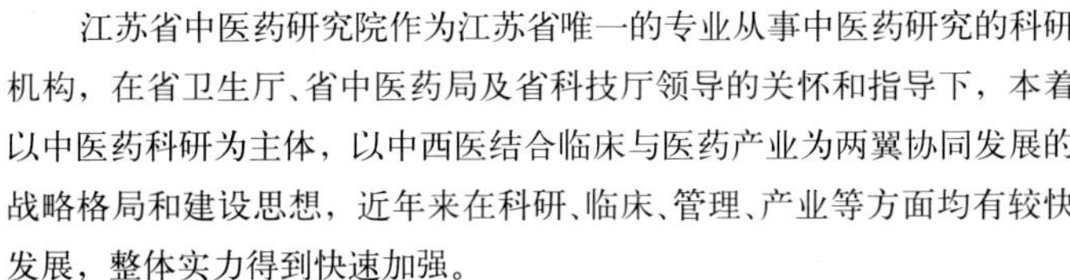

江苏省中医药研究院

江苏省中医药研究院作为江苏省唯一的专业从事中医药研究的科研机构，在省卫生厅、省中医药局及省科技厅领导的关怀和指导下，本着以中医药科研为主体，以中西医结合临床与医药产业为两翼协同发展的战略格局和建设思想，近年来在科研、临床、管理、产业等方面均有较快发展，整体实力得到快速加强。

该院现有职工 612 人，高级专家 100 余人，兼职教授、副教授 45 名，11 位专家享受政府特殊津贴，一批专家作为"333"工程第二、三层次及省卫生厅"135"工程重点人才和学科带头人培养。

作为发展主体的科研工作，以江苏省现代中药制剂工程技术研究中心的建设为契机，以科研和临床的积累为基础，充分发挥医药相长的优势，抓机遇，促发展，不断加强基础设施建设，增强了科研实力和技术储备，从而全面提升了中医药科研水平。"江苏省现代中药制剂工程技术研究中心"是江苏省科技厅"三药"工程现代中药的重要创新基地，下辖中药资源、中药化学、中药制剂、中药分析、中药药理、中药毒理等研究室，以及符合清洁级和 SPF 级标准的实验动物中心，拥有中药新药研制所需的现代仪器设备。

江苏省天然药物研究与创制实验室已经成为江苏省"135"工程重点实验室，2005 年已通过省卫生厅中期评估，并在天然药物的应用性研究和自主知识产权新产品研发中发挥了作用。

江苏省现代中药制剂工程技术研究中心已经完成中药资源、中药化学、中药制剂、中药药理毒理、中药分析、药物代谢与临床药学等研究室及符合 SPF 级的实验动物中心建设，中试放大平台建设完成了土建项目。

国家专利产业化（江苏中医药）试点基地作为国家知识产权局批准的国内唯一中医药专利信息平台，2005 年通过省知识产权局中期评估。

"十五"期间，共承担各级各类课题 107 项，其中国家攻关项目 5 项，国家自然基金项目 1 项，国家中医药管理局项目 3 项，省级课题 46 项，厅局级课题 37 项；横向委托项目 28 项；通过国家级项目验收 4 项，省级重大项目验收、鉴定 43 项，获部省级成果奖 5 项，厅局级成果奖 13 项；出版学术专著 3 部，发表论文 458 篇，其中 SCI 收录 3 篇，核心期刊 125 篇；完成具有自主知识产权新药 12 项，转让成果 7 项，获转让费 1400 万元；申请发明专利 13 项，获专利授权 4 项，申请实用新型专利并获授权 2 项；业务收入由 2000 年的 2985 万元增加到 2005 年的 1.09 亿元，增长 268.5%。

江苏省中医药研究院的临床医院江苏省中西医结合医院是一所省属三级甲等中西医结合医院、全国重点建设中西医结合医院，系南京市城镇职工基本医疗保险定点医院。"十五"期间，被列为国家中医药管理局十家重点中西医结合医院建设单位之一，通过了中期评估，并成为南京中医药大学附属医院和南京医科大学教学医院。中医呼吸、心血管、肿瘤、妇产、脑病、骨伤、泌尿 7 个专业已获得国家药物临床试验机构资质。目前拥有 16 个一级学科、20 个二级学科，其中心血管科、妇产科为省中医临床重点专科，骨科、肿瘤科、消化科成为省中医临床重点专科建设单位，使医院重点学科整体技术水平在全省处于领先行列。2002 年，通过省卫生厅组织的爱婴医院评审。"十五"期间，引进和培养博士研究生 7 名，硕士研究生 52 名，被列入省"333"工程培养对象 8 名，省"135"工程重点人才 1 名，先后选送 4 人次业务骨干出国研修、攻读，派出的援外专家受到了上级有关部门的充分肯定和赞扬。

"十一五"规划指导思想：以邓小平理论和"三个代表"重要思想为指导，落实科学发展观，围绕全省率先全面建成小康社会和基本实现现代化大局，以推进中医药现代化为目标，以中医药和中西医结合研究为主线，临床和药物相结合，以应用研究为重点，在中医药继承挖掘和中医药现代化基础和关键技术上开展公益研究，在中医药、中西医结合重大和常见多发病的防治上提供公益服务，始终致力于中医药继承与创新。

总体发展目标：充分利用医药结合的优势，通过重点实验室、研究室（研究中心）等研发平台建设，进一步提升中医药自主创新和疾病防治研究能力和水平；通过国家临床药物试验机构、专利产业化基地和重点临床专科的建设，进一步提高中医药公益服务的能力和水平；通过转变观念，深化内部运行机制改革，初步形成符合中医药研究工作需要，切合单位实际的运行管理机制；通过健全人才激励机制，培养和引进高层次人才，造就一支结构合理、素质较高的具有一流水平的人才队伍，将该院建成全国一流的省级中医药研究院，整体实力进入全国同类院所的前五名。

具体指标：通过与南京中医药大学、南京医科大学或中国药科大学联合，争取申报成功中西医结合专业重点学科；建成 2 个以上国家中医药管理局重点实验室，建成 1 ~ 2 个国家中医药管理局重点临床专科，争取建成 2 个以上省级医学重点学科或实验室，2 ~ 3 个省级中医示范专科和 5 个左右的省级重点中医专科。

力争完成江苏地产中药资源综合开发研究平台、中药新型给药系统研发平台、江苏省中药质量控制与安全性评价中心平台、江苏主要地产中药标准物质库、中医药分子生物学研究平台及临床研究平台、江苏省现代中药制剂工程技术研究中心、江苏省医院制剂研发的标准化研究及其开放性服务平台等重点项目的建设。

调整和修订全院总体建设规划，完成 3.5 万平方米，总投资 1.8 亿元的门急诊综合楼建设和外科病房楼建设项目的立项；建成全国重点中西医结合医院和省基本现代化中西医结合医院，到 2010 年末使临床研究床位数达到 800 张，力争各项临床服务达到基本现代化医院先进水平。

人才队伍建设：加快技术骨干的培养和引进，形成结构优化，配置合理的人才队伍，力争引进和培养 3 ~ 5 名省内一流、国内有影响的学科带头人，积极争取纳入省"十一五"兴卫工程计划。认真做好新世纪百千万人才工程国家级人选和江苏省"六大人才高峰"的推荐工作，做好江苏省"333"工程、"135"工程对象培养工作。争取培养 5 名左右省优秀中青年科技人才，20 名左右的省名中医、中西医结合专家。完成第三批全国老中医药专家学术经验继承和优秀中医药临床人才研修工作，争取所有研修人员圆满出师，并争取遴选 3 ~ 5 名优秀人才进入国家第二批研修人才队伍。充分利用与高等院校的合作关系，争取申报博士、硕士培养点，并以此为平台加快高层次人才的培养，"十一五"期间力争培养博士生 5 名左右、硕士生 10 名以上。

争取建成省级中医药继续教育培训基地，开展 5 项以上国家级中医药继续教育项目和 20 项左右省级中医药继续教育项目。通过与中国药科大学、南京中医药大学、南京医科大学合作，扩大医院知名度，进一步推进后勤保障服务社会化，更好地为科研、临床服务。

加快完善设备配置，"十一五"期间拟添置的设备仪器包括核磁共振、64 排螺旋 CT、SPECT、PACS 系统、同位素分子成像仪、激光扫描细胞仪、回旋加速器等，至"十一五"期末，使全院科技设备总值达 1.5 亿以上，保证相关工作顺利开展。

地　址：江苏省南京市红山路十字街 100 号　**邮政编码**：210028
网　址：WWW.jsatcm. com

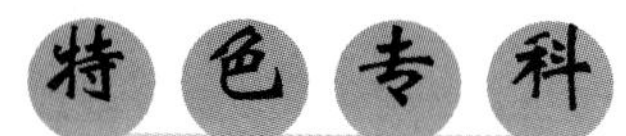

绵阳市骨科医院

我院是一所集医疗、急救、教学、科研为一体的国家二级甲等骨科专科医院，是“全国骨伤医院学术研究会理事单位”。

医院拥有专业技术人员110人，其中主任医师3名，副高职称8人，硕士研究生3人。医院编制床位152张，配备有进口螺旋CT、DR、CR数字影像系统、关节镜、椎间盘镜、C臂X光机、手术显微镜、肌电图仪、骨密度测量仪、骨质疏松测量仪、脊柱骨伤智能治疗机等骨科专用设备，是川西北地区规模最大，专业设备齐全，诊疗设备先进，专业技术一流的专科医院。

医院坚持中西医并重治疗骨伤、骨病的原则，在治疗骨伤和软组织方面继续保持和发掘中医特色外，同时开展了断指再植，拇指再造，各种带血管游离皮瓣移植，全髋、全膝关节置换，颈及胸腰椎前后路手术，利用关节镜及椎间盘镜治疗关节、脊椎疾病的微创手术。开展股骨头缺血性坏死保头治疗，老年脊柱骨折椎体成形术治疗，颈、腰椎椎间盘突出症等系列治疗。医院的脊柱外科、关节外科和显微外科分别被列为省市重点专科建设。

与其他医院不同的是：我们专注于骨伤、骨病的治疗，采取的是中西医结合治疗方法，不仅设有脊柱外科、关节外科、手足外科，还设有骨质疏松、椎间盘突出症、骨关节炎、骨坏死等特色单病种专科。

“关心您、尊重您、专心致志，还您健康体魄！”是我们全体员工的心愿！

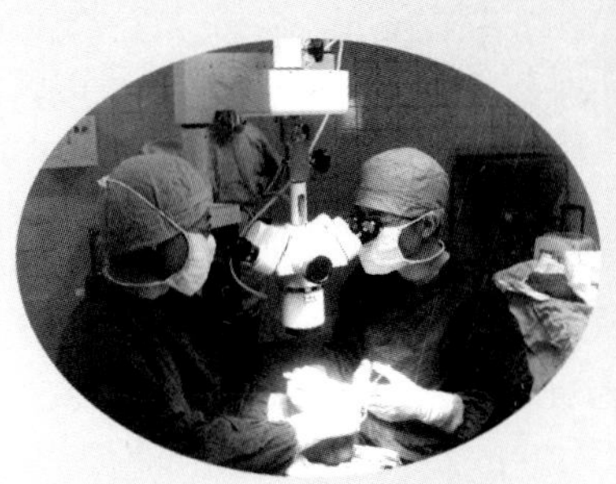
显微外科——踇趾转移再造拇指

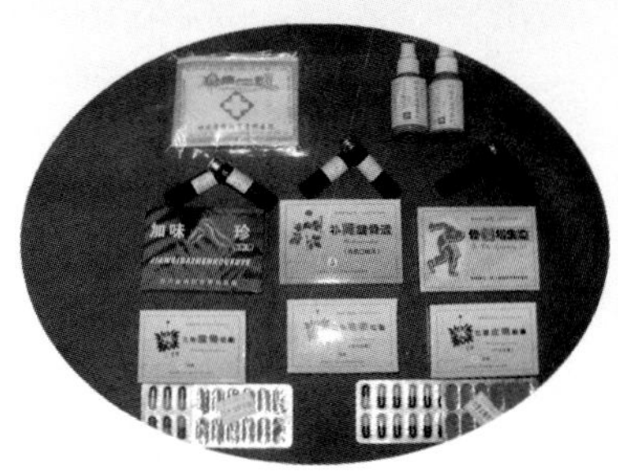
专科制药——治疗骨伤、骨病

急诊电话：0816-2321646　　地址：绵阳市剑门路东段17号

大竹县中医院

大竹县中医院于1980年由大竹县城关镇中医院改建而成；1996年接收原中国航天工业总公司7328医院；1999年建成国家二甲中医院，2001年建成省级文明单位；2006年6月被市中医药管理局批准为大竹县中西医结合医院。现编制人员190人，编制病床150张，医院占地面积5.24平方米，建筑面积3.5万平方米。

骨伤专科楼

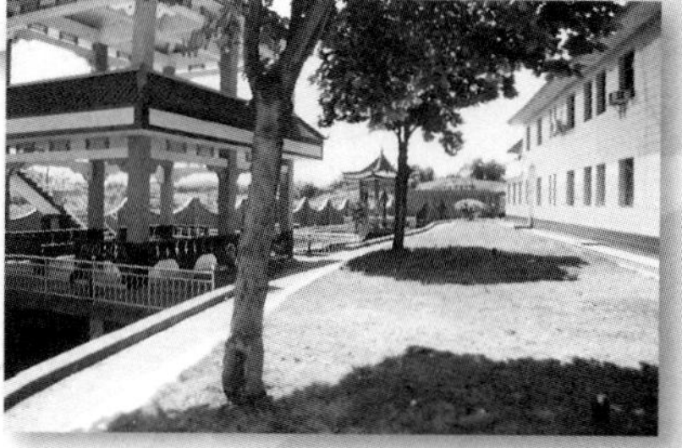
康复专科楼一角

该院坚持“小综合、大专科”的发展模式，突出中医特色，发挥专科优势。骨伤科为省级重点专科；康复科为市级重点专科和省级重点专科建设单位；心理科为省级重点康复专科建设项目；五官科、肛肠科、中医妇科、口腔科为县级重点专科。大竹县中医院骨伤科是大竹县唯一中西医结合治疗各种创伤、骨结核、骨肿瘤、骨关节软组织内畸形的省重点专科。手术开展范围：脊柱、关节、软组织、四肢骨、神经血管、整形等手术。大竹县中医院康复科对中风偏瘫后遗症、颈椎病、肩周炎、腰椎骨质增生、腰椎间盘膨出、各种风湿类风湿关节炎、面瘫、手术及外伤后关节功能障碍等采用针灸、理疗、推拿、蜡疗、薰蒸等自然疗法和非药物疗法，具有特殊疗效。医院心理科主要开展以下服务：心理保健、心理测量、心理咨询、心理治疗、病人心理咨询、网上心理咨询。

该院是达州市首家国家二级甲等中医院、省级文明单位、四川省卫生系统“讲文明、树新风”先进集体、国际爱婴医院、国家二级档案管理单位，是达州中医学校教学实习医院。

地址：四川省大竹县竹阳镇竹海路东段1178号　　邮编：635100

电话：0818-6221803　　传真：0818-6239200

打造国家一级学科平台 促进黄石针推事业发展

湖北省黄石中医院推拿科简介

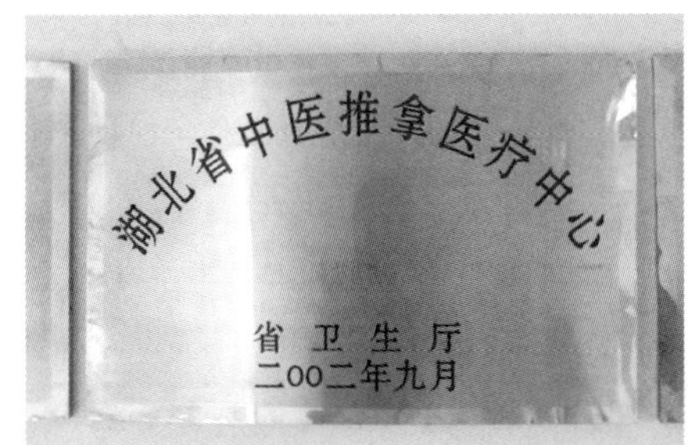

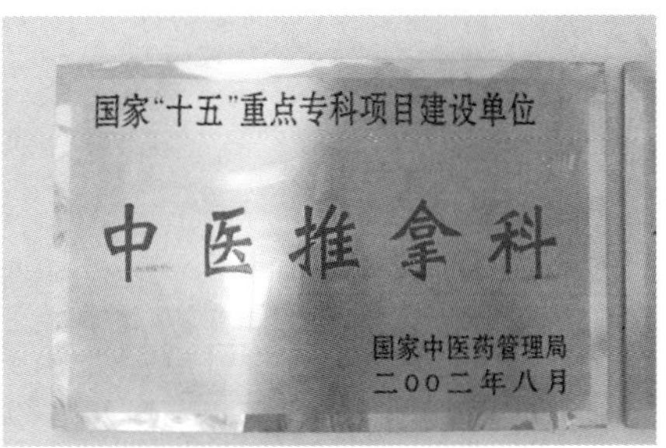

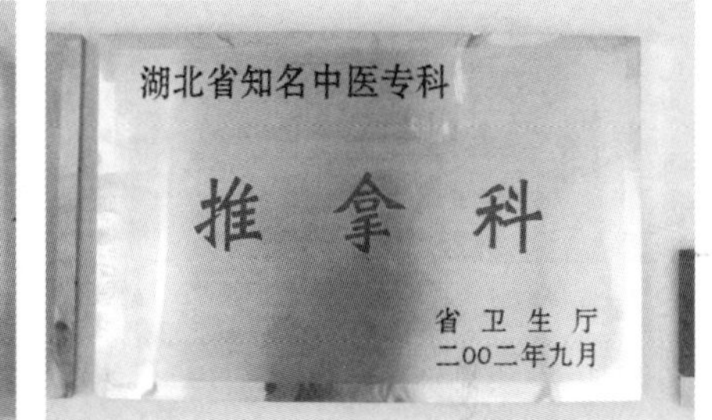

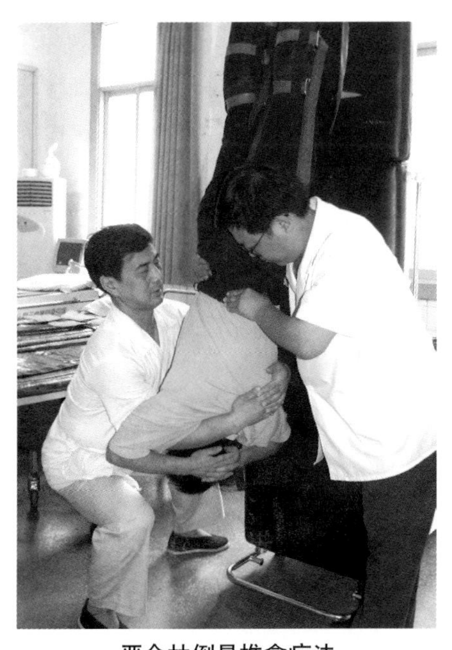

严金林倒悬推拿疗法

湖北省黄石市中医院推拿科创办于1975年，经过三十余年的努力，现已发展成为黄石市重点临床专科、湖北省知名专科、国家中医药管理局“十五”重点临床专科建设单位，湖北省中医药学会按摩专业委员会挂靠在推拿科。目前推拿科为中华中医药学会理事和推拿分会委员单位，湖北省中医药学会按摩专业委员会主任委员单位，湖北省知名专科。

该科在学科带头人严金林主任医师的带领下，在继承和发扬前辈经穴推拿、内功推拿特色疗法的基础上，吸取北派的经穴推拿、南派的一指禅推拿的精华，创新出“直腿抬高疗法”、“倒悬推拿疗法”等方法，对颈椎病、腰椎间盘突出症、肩关节周围炎有独特的治疗效果，中药结合针推治疗中风后遗症、面瘫、各种急慢性损伤、小儿脑瘫等疑难病症有显著的治疗效果。推拿科近几年来承担了大量的科研教学任务，“倒悬推拿疗法的临床及生物力学研究”达国际领先水平。省级立项项目“直腿抬高疗法治疗腰椎间盘突出症临床研究”及“中药恒温薰蒸床的研制与临床应用”等科研课题已通过专家鉴定，达到了国内领先水平。主编了《推拿临证指南》及《倒悬推拿疗法》两本专著，同时还担负着国家中医药管理局继续再教育委员会主办的“倒悬推拿疗法”继续教育学习班的任务，定期承担国家级及省市级学术交流活动，填补了黄石市继续教育项目的空白。

溧阳市中医院

溧阳市中医院创建于1956年，医院占地面积11358m²，固定资产总值达9500万元，拥有较完备的先进诊疗设备；在编职工400人，拥有高级职称人员35人，中高级职称人员占卫技人员总数的47.6%；开设9个病区，开放床位数254张，下属分院1个，其中中医骨伤科为常州市重点专科，肾内科、眼科为溧阳市重点专科，医院是全市中医、中药、中西医结合的治疗中心。

溧阳市中医院坚持走高端人才、特色专科和优质服务之路，先后与南京中医药大学合作开办“中西医结合研究生班”，并成为该大学的医学医院。在人才和专科的带动下，医院竞争能力明显增强，社会信誉度明显提高，门诊、住院人次连续3年增长15%以上，获得了社会和经济效益的双丰收。

医院技术力量雄厚，建立了有技术特色和较高科技含量的十大诊疗中心。溧阳市中医院以“中医有特色，西医也一流”为发展目标，为实现集医疗、教学、科研为一体的现代化中医院不懈努力。

1. 急救中心
2. 骨伤科治疗中心
3. 颅内血肿治疗中心
4. 微创介入治疗中心
5. 腔镜治疗中心
6. 眼科中心
7. 肾病治疗中心
8. 断肢再植中心
9. 口腔病防治中心
10. 针灸推拿康复中心

法人代表：潘荣华

地　　址：江苏省溧阳市溧城镇西后街121号　　邮　　编：213300

电　　话：0519—7265913　　网　　址：www.ly-zyy.cn

中国中医科学院眼科医院

中国中医科学院眼科医院于1986年经卫生部批准兴建，成立于1994年，是一所中医、中西医结合的眼病专科医院，是北京市基本医疗保险定点医院。

1997年10月，医院被国家中医药管理局选定为全国中医眼科医疗中心建设单位。目前承担着国家自然科学基金委员会资助和国家中医药管理局资助的研究课题，较好地发挥了龙头作用，科研、医疗、教学综合能力在全国中医眼科界处于先进水平。2006年5月16日，医院晋升为三级中医医院。

中医眼科有着千余年的辉煌历史，以唐由之研究员为首的老一辈中医、中西医结合眼科专家为了中医眼科事业的发展，倾力创建了中国中医科学院眼科医院。医院设床位170张，以中医、中西医结合方法治疗白内障、老年性黄斑变性、难治性青光眼、视神经萎缩、糖尿病视网膜病变、视网膜血管炎、斜视、弱视等眼病。该院是世界中医药学会联合会、中国中西医结合学会、中华中医药学会、北京市中西医结合学会等眼科专业委员会挂靠单位，是全国中医重点专科（专病）中心建设单位，国家中医药管理局“十五”重点学科项目建设单位。

眼科医院晋升三级医院的行列，它不仅是一份荣誉，更是鞭策眼科医院发展的动力。眼科医院的职工们一定不会辜负这份荣誉和希望，努力工作，奋发向上，让眼科医院成为中医医院的一颗璀璨明珠。

平谷区中医院

平谷区中医医院是一所以中医为特色，中西医结合并重发展的二级甲等综合医院，是北京市指定的老年病医院，是医疗保险定点医院。中医院现有正式职工190人，开设床位160张，设临床、医技、职能科室27个。

医院建有神经内科、心肾内科、骨科、普外科、妇产科、肛肠科、眼科、口腔科、针灸科、正骨按摩科、乳腺专科、糖尿病专科等，拥有美国GE公司的CT、麻醉机、呼吸机、飞利浦彩超、日本奥林帕斯电子胃镜、肠镜、全自动生化分析仪、德国蛇牌腹腔镜、膝关节镜、血液透析仪、口腔治疗台及眼科A、B超、超高频钼靶乳腺机、数字化拍片机(CR)等。有实力较强的人才队伍，能完成各种急难重症的抢救，开展大中手术，进行各种疾病的诊断治疗。

全体医护人员信守病人至上，服务第一的宗旨，本着全心全意为病人着想的服务理念，以最精湛的医术、最高尚的医德、最优质的服务奉献给广大患者。

地　　址：北京市平谷区平谷镇平翔路6号　　邮　　编：101200

法人代表：王学文　　电　　话：010-69970900　　传　　真：010-69970900

北京市石景山区中医医院

单位名称：北京石景山区中医医院（八角社区卫生服务中心）
单位地址：北京市石景山区中医医院（八角北路）
邮　　编：100043　　电　　话：010-68875852/68862920(传真)
法人代表：孙力光

石景山区中医医院是一所以中医为主、中西医结合的一级甲等综合性医院，为北京市医疗保险定点医院。医院建筑面积4300m²，拥有职工178人，其中卫生专业技术人员152人，高级职称11人，中级职称58人，初级职称68人，行政人员25人（包括副高职称2人、中级职称8人、初级职称10人、其他5人），工勤人员16人。设有内科、外科、妇科、儿科、肛肠科、儿保科等26个专技科室、5个职能科室和4个后勤保障科室，拥有住院病床60张。配有西门子彩色超声波、日立X光胃肠机、全自动生化仪、激光等先进检查治疗设备。应用医院信息管理系统对全院工作进行信息化管理。医院常年开设中医、心脑血管病、糖尿病、肛肠科、骨关节病科专家门诊。医院的中医经络治疗、冬病夏治、肛肠、针灸、按摩、中医皮科、骨关节病等特色门诊独具风格。其中，医院聘请国内首创肛肠病微创无痛技术六部疗法副主任医师任毅长期出肛肠科专家门诊。医院下设13个社区卫生服务站，设有中西医门诊，开展预防、治疗、保健、康复、健康教育、计划生育六位一体工作，有针灸、拔罐、理疗、心电图检查、化验等服务项目，开设家庭病床并进行上门服务。

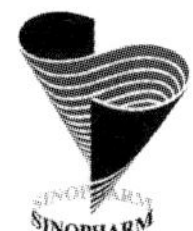

中国医药集团武汉医药设计院
SINOPHARM Wuhan Pharmaceutical Industry Design Institute

资质证书
医药、化工、石化工程设计（甲级）/建筑工程设计（甲级）/工程咨询（甲级）/医药工程监理（甲级）/医药工程总承包（甲级）/市政工程设计（乙级）/压力容器设计（一、二、三类）。

业务范围
医药、农药、兽药、化工、民用建筑、食品、保健品、饮料、日用化工、市政工程、制药机械、卫生设施、医疗器械、物流等。

人力资源
- 职工200余人，各类技术人员占90%以上。教授级高级职员15人，高级工程师近70人。
- 国家级设计大师1人。国家级及省级专家近20人。
- 国家注册工程师70人。

工程经验
- 有1000余项各类工程设计与咨询项目经验，数百项工程建成后通过SDA认证，部分工程通过FDA认证。
- 承接了多项境外工程的设计、咨询、总承包任务，并与20家国际工程公司进行技术合作。
- 有5项设计获国家优质设计奖，近40项设计获省部级优秀设计奖。
- 是现行《GMP》参编单位，《化工设计概算定额》参编单位。
- 通过ISO9001质量体系认证。

主要中药企业设计案例
天津天士力集团、哈尔滨中药二厂、北京同仁堂、河北恒利集团、承德中药集团、上海雷允上药业、上海绿谷药业、江苏扬子江药业、湖南千金药业、桂林三金药业、广西花红药业、武汉中联药业、武汉健民药业、湖北省中医研究院等。

地　　址：中国武汉武昌黄鹂路25号　　电　　话：027-86783012/86783013　　网　　址：www.wpidi.cn
邮　　编：430077　　传　　真：027-86780295/86783012　　电子信箱：wpidi@hb165.com

河北省百佳医院　河北省示范中医院

新乐市中医院

新乐市中医院建于1984年，当时以“中西医结合治疗骨髓炎”、“针灸治疗半身不遂”、“中医治肛肠”、“中医推拿”等4个中医特色专科建院。目前开设病床250张，设有内科、外科、骨伤骨病科、中风病科等10个病房科室和内、外、妇、儿、脾胃病、糖尿病、针灸科等30余个门诊科室，其中骨伤骨病科、中风病科先后被确定为河北省重点中医专科，同时中医治疗脾胃病，中西医结合治疗肾病、糖尿病、不孕不育症等取得了满意的临床效果。医院先后获省市级科技进步奖10余项。近3年，又有7个项目被河北省卫生厅立项。建院20多年来，医院坚持以中医为主、中西医结合的办院方向，立足改革，狠抓管理，自我发展，已成为集医疗、急救、科研、教学、康复、保健为一体的国家二级甲等中医院。医院建有西院、东院、新乐市120急救站，新乐司法医学鉴定中心；拥有美国螺旋CT、美国阿洛卡彩超、遥控胃肠机、C型臂、高压氧舱、血液透析机等万元以上大中型先进设备100多台件。2005年门诊治疗12万余人次，急救7000余人次，住院治疗11000余人次。医院先后被评为“全省卫生系统先进集体”、“河北省百佳医院”、“河北省示范中医院”、“省会文明单位”。院长李荣彦是“河北省优秀中医院院长”、石家庄市人大代表、“石家庄市名中医”。目前，医院征地近百亩对医院进行整体迁建，被新乐市委、市政府列为为民办实事的重点工程。

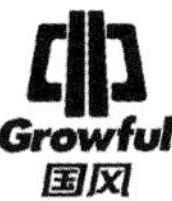

青岛国风药业股份有限公司

单位名称：青岛国风药业股份有限公司　地　　址：青岛经济技术开发区松花江路 18 号　邮　　编：266510
电　　话：0532-86763616　传　　真：0532-86763601　法人代表：陈保华
网　　址：www.growful.com　电子信箱：jinglib@growful.com

经营或服务内容：青岛国风药业股份有限公司是集科、工、贸于一体的大型医药企业，主要从事现代中成药、合成药、海洋药物及生物制剂的生产和销售。公司厂区国风工业园位于飞速发展的青岛经济技术开发区，总投资 7 亿元，于 2000 年 9 月开工建设，2003 年 8 月 19 日正式全面运营。园区建有先进的生产、科研、办公、生活设施，生产车间均一次性通过国家 GMP 认证，形成了年产 30 亿片剂、20 亿胶囊剂、1000 吨颗粒、5 亿瓶口服液的生产能力，成为中成药、合成药、海洋药物和生物制剂研发和生产基地。主要经营范围：中成药、滋补保健品、生物药品、海洋药物制造；批发、零售、代销（西药制剂、中成药、中药饮片、中药材、医疗器械、玻璃仪器、化学试剂、保健饮品、医药化工原料、医药中间体）；零售避孕药械；国内商贸（审批项目除外）；进出口业务（按外经贸部核准范围经营）；技术转让。

公司已形成消化系统药物、心脑循环系统药物、呼吸外感药物、小儿药物、外用药和保健品等 6 个系列 8 个剂型 200 多个品种的产品体系，其中 8 个品种已被列入国家中药保护品种。

白求恩国际和平医院风湿病科

白求恩国际和平医院风湿病科成立于 1983 年，是全国最早建立的风湿免疫专科之一，以中西医结合治疗风湿病为主要特色，现为国家中医药管理局重点学科（风湿病学科）建设单位、河北省重点中医专科（风湿免疫科）、白求恩国际和平医院风湿病诊疗中心、河北医科大学硕士研究生培养点，并为第三军医大学、武警医学院等院校的临床教学基地。

风湿免疫科设有门诊（普通门诊和专家门诊）、病房（床位 40 张）、理疗室、免疫检测室、细胞培养室和中西医结合实验室等。科室各类技术人员 25 人，其中高级职称 4 人、博士 1 人、硕士 4 人、在读博士和硕士 3 人。学科带头人为李振彬主任医师、教授。该科拥有雄厚的技术力量、先进的医疗设备、学科前沿的中西医结合治疗技术，多年来积累了丰富的临床诊疗经验，开展了多项新技术、新疗法，临床疗效不断提高。收治病种包括类风湿关节炎、系统性红斑狼疮、骨关节炎、强直性脊柱炎、多发性肌炎 / 皮肌炎、系统性硬化症、干燥综合症、儿童风湿病、混合结缔组织病、多发性大动脉炎、痛风性关节炎等风湿病及其他内科疑难病。近年来治疗常见风湿病的总有效率为 95%，狼疮脑病等重症风湿病的抢救成功率达 80%。20 余年来诊治来自全国十几个省（直辖市）、自治区的风湿病患者 10 余万人，在军内外享有良好声誉。

科室围绕学科主攻方向开展科研工作，近年来承担国家、军队和地方课题 15 项，在多个方面取得进展；共发表学术论文 160 余篇；主编、参编专著 10 部；获军队和地方科技成果奖 13 项。

乐山市中医院

乐山市中医院是一家以中西医结合治疗为主的二级甲等中医院，是全市中医医、教、研中心，成都中医药大学实习基地。

医院占地面积 21978m^2，建筑面积 16769m^2。全院设病床 200 张，住院部由肝病科、综合内科、外妇科、心脑血管病防治专科、骨伤科、肾病科（血液净化室）等组成。门诊部设专科、诊室 16 个，设医技科室 5 个。医院拥有现代化的手术室、制剂室，配有日本东芝螺旋 CT、全自动 X 光机、C 型臂 X 光机、进口血透机、电子胃镜、腹腔镜、电子阴道镜、电子宫腔镜、射频治疗仪、B 型超声诊断仪、全自动生化分析仪、电解质分析仪、麦登脑血管血液动力学分析仪、PCR、心电监护仪、脑电地形图、经颅多普勒、病理切片机、手术显微镜等现代化诊断、治疗设备，最新引进四川大学华西医院远程会诊、教学系统。医院拥有主任医师 1 名，副主任医（技）师 18 名，主治（管）医、药、护、技师 73 名。肝病专科是四川省重点肝病专科，脾胃专科由享受国务院特殊津贴的主任医师汤一新教授主持。

近年来，在市委、市政府和省、市卫生行政部门的领导下，在院长陈文兴的带领下，医院先后被评为“讲文明树新风示范窗口先进单位”、乐山市“人才开发先进单位”，获乐山市“科学技术进步特等奖”。

地　　址：四川省乐山市市中区柏杨中路 131 号　急救咨询电话：0833-2446120/2429283
投诉电话：0833-2441183　网　　址：www.lsszyy.com.

重庆医科大学中医药学院

重庆医科大学中医药学院前身为西南军政委员会卫生部重庆中医进修学校，始建于1951年3月12日，隶属于西南卫生部；1959年8月15日更名为重庆中医学校；1998年10月成为省部级重点中专学校，2001年11月14日整体并入重庆医科大学组建而成。

学院占地面积40000m²，建筑面积36000m²，拥有固定资产5466余万元，教学科研仪器设备总值1000余万元。中医类藏书10余万册，期刊杂志200余种，计算机网络信息交流系统完备。现有1个省级医学重点学科（中医内科学）；4个二级学科硕士学位授权点（中西医结合基础、中西医结合临床、针灸推拿学、中医临床基础）；5个本科专业及方向（中西医临床医学、中药学、针灸推拿学、中医康复治疗学、中药制剂学）；6个专科专业（中西医临床医学、中药学、针灸推拿学、中医骨伤科学、中医护理学、中药资源开发及应用）；2个成人教育本科与专科专业（中药学、中西医临床医学）。目前，学院已形成研究生教育、本科与专科教育、成人教育等多种层次的中医药高等教育体系。

学院现有1所直管附属医院，2所非直管附属医院，20个临床教学医院，2个重庆市市级职业技能培训中心。学院主办的专业期刊《实用中医药杂志》已建刊21周年。学院教学、科研、医疗设施先进，中医临床科室设施齐全，拥有一批知名的中医药教学、科研和临床专家。几年来，学院获得包括国家自然科学基金在内的各级科研课题59项，省级、厅级科研成果6项，发表学术论文160余篇。学院现有在校生2500余人，研究生20余人；有教职员工203人，其中教师94人，博士生导师1人，硕士生导师10人，教授4人，副教授38人。学院管理部门设有院办公室、党委办公室、教务科、学生科、保卫科、后勤管理科；有文科、理科、中医基础、中医临床基础、中医临床、中医骨伤、针灸推拿、方剂、中药、西医基础、西医临床、护理、体育13个教研室；设有1个实验室管理中心，15个基础实验室（包括1个动物实验室、1个细胞实验室和1个分子生物学实验室）。目前，学院发展规划的新校区正在建设中，预计在2007年整体搬迁重庆大学城。学院将力争在2010年建设成为西部一流的有特色的中医药学院。

地址：重庆市杨家坪西郊支路18号 电话：023-68422183 招生电话：023-68423727 传真：023-68422183 邮编 400050

靖江市中医院

地处长江之滨的靖江市中医院，创建于1959年，经过40多年的不断努力和发展，现已成为靖江市中医医疗、科研、教学的指导中心，是一所二级甲等综合性中医医院，是南京中医药大学及扬州大学教学医院 。医院先后被授予泰州市"文明行业示范点"、泰州市"文明单位"、省级"爱婴医院"、"放心药房"等多种称号。

医院地处商业繁华、人口密集的市中心。医院占地面积8420m²，总建筑面积20000m²，拥有现代化病房楼及现代化新门诊大楼各一幢，医院布局合理、流程科学、功能齐全。

医院技术力量雄厚，设备先进齐全。现有江苏省名中医2名，泰州市名中医5名，靖江市名中医20余名，高级职称40余名。医院拥有飞利浦产整机原装螺旋CT、最新柯尼卡CR设备、美国产Apogee-800多功能彩色多普勒超声机、全自动生化分析仪、X线定位和B超定位震波碎石机、进口数字化胃肠机、多功能呼吸机、电子胃肠镜、腹腔镜、24小时动态心电图及动态血压等先进设备。年门诊量18万人次，年出院总数4000人次左右。

医院始终坚持科教兴院的战略决策，坚持走以中医为主、中西医结合的特色之路，围绕"院有优势、科有特色、人有专长"的目标，不断开拓创新。现有临床一级科室16个，专科专病门诊25个，其中肛肠科、骨伤科是泰州市重点专科。针灸科、碎石科、内分泌科、中医肿瘤科、不孕症专科等为靖江市重点专科，在本地及周边县市均有一定的知名度。

医院始终坚持以人为本的服务理念，一切以病人为中心，以医疗质量为核心，以优质服务为重心，以振兴中医事业为己任，齐心协力，团结拼搏，攻难克坚，与时俱进，为实现现代化中医院而努力奋斗！

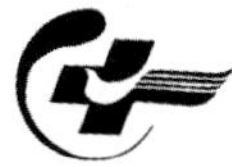

北京市昌平区中医医院

北京市昌平区中医医院始建于1984年的中医门诊部，1992年12月正式建院，1995年6月被世界卫生组织、卫生部命名为"爱婴医院"；同年10月，被国家中医药管理局评定为"二级甲等中医医院"。医院占地面积30.5亩，建筑面积21971m²，拥有固定资产7400余万元，其中医疗设备4600余万元。开设病床285张。现有职工567人，其中高级职称39人，中级职称127人，初级职称289人，卫生技术人员占全院职工总数的81%。设有临床科室21个，市重点专科1个，院重点专科2个，病区10个，医技科室4个，社区卫生服务站9个，分院2个。年门诊量33.5万人次，年住院病人7000余人次，年手术1600余台，平均床位使用率88.8%，最高达126%。近年来获北京市中医管理局科研中标课题1项，获区级科技进步推广奖5项，局级科技进步推广奖11项，现已成为昌平地区集中医医疗、教学、科研、防保为一体的综合性中医医院。

法人代表：柏桂山 单位名称：北京市昌平区中医医院 单位地址：北京市昌平区东环路南段 邮政编码：102200
传 真：010-69742196 电 话：010-69742196 电子信箱：cpzyy2008@sina.com 网 址：www.cpzyy.com

湛江中医学校

湛江中医学校座落于中国大陆最南端的美丽滨海城市——广东省湛江市。其前身是湛江市卫生学校，创办于1965年，1988年3月经广东省人民政府批准，成立湛江中医学校。学校现为国家级重点中等职业学校、国家中医药管理局局级重点中医药学校，是湛江市文明单位、湛江市职业教育先进单位、湛江市花园式单位。

学校占地面积126亩，建筑面积47000m^2，拥有设施完善的教学大楼、图书馆、实验综合楼、公寓式学生宿舍楼、学生饭堂大楼、实训中心大楼。学校教学设备、多媒体教学双向控制中心、语音室、专业教室和各专业实验室30多间，口腔实验室安装先进的齿科模拟教学实习系统，是目前广东省中等职业医学类学校中最大规模、最先进的口腔实验室。学校设有附属医院，并开设口腔门诊部。

学校现有教职工113人，其中专任教师85人，85%以上为本科学历，高级职称占45%，50%以上为“双师型”教师。

学校以全日制中专教育为主，集普通中专、成人大专和在职农村基层卫生技术人员学历教育于一体，与广州中医药大学、广东医学院、南方医科大学联合开办成人大专学历教育，开设专业有中医学、针灸推拿学、中西医结合、口腔医学技术、中西医临床医学、临床医学、护理学专业。学校办学水平日益提高，有良好的社会效益。

地　址：广东省湛江市麻章城区瑞平路　　邮　编：524094

电　话：0759-2705348(校办公室)　　传　真：0759-3303081　　网　址：www.zjzhongyischool.com

海淀区中医医院

北京市海淀区中医医院成立于1983年，是一所以中医为主、中西医结合为特色的中医医疗机构，为北京市首批医疗保险定点机构。

医院设内、外、妇、儿、前列腺、正骨、按摩、针灸、五官、理疗、乳腺、美容、心理咨询、预防保健等科室和两个社区卫生服务站。医院始终坚持以病人为中心，注重发扬专科特色，以优质的服务、可靠的质量、优雅的环境赢得了患者的信赖。

医院自1984年4月设立全国首家前列腺研究室以来，不断钻研，采用中西医结合的治疗手段，研制开发出特制器具和中药制剂，具有安全、可靠、疗效好的特点，已为国内外近十万名患者解除了病痛。

中西医结合治疗儿童哮喘，中药治疗系统性红斑狼疮，中药离子导入治疗颈、肩、腰腿疾病均具良好疗效。口腔科全面开展口内外治疗、保健、正畸、修复业务。医院在抓好专科特色建设的同时，针对社区常见病、多发病，开设了促健康门诊，以社会－心理－生物－医学模式，以运动－饮食－药物综合干预手段，进行糖尿病、高血压、肥胖及心脑疾病的防治，运用中医、中西医结合适宜技术，采用门诊、出诊、家庭病床等灵活便民的服务方式，积极开展社区卫生服务，被推荐为北京市中医药示范社区卫生服务中心。

医院坚持以人为本，深入贯彻“病人选医生”活动，采用明码标价和为每位患者打印药费清单的方式，使患者明明白白消费，踏踏实实就医！

热线电话：前列腺科010-62550279　　儿科：010-62553342/8201　　预防保健科：010-62550328

口腔科：010-62553342-8207　　院办：010-62564032　　社区：010-62621783

山东省文登整骨医院

文登整骨医院创建于1958年，现有床位800张，开放病床600张，其中骨伤科病床520张。医院有在编职工545人，中级以上专业技术人员282人，副高级以上职称62人。临床设有脊柱脊髓治疗中心、创伤整复治疗中心和手、骨显微外科治疗中心等19个临床专业科室，先后被国家中医药管理局确定为“全国中医骨伤专科医疗中心”、“全国重点专科建设单位”、“全国重点学科建设单位”和“重点实验室建设单位”。医院先后获得“全国卫生系统先进集体”、“首批百姓放心示范医院”、山东省“文明单位”、山东省“消费者满意单位”等荣誉称号。医院承担了山东中医药大学、北京针灸学院等六所院校的教学任务，每年接收进修、实习医师、护士100余人次；2000年又成为安徽中医学院、泰山医学院研究生培养基地；2003年成为山东中医药大学附属医院；2005年成为福建中医学院博士研究生临床培养基地。

建院以来先后取得省级以上科研成果33项次，其中国家科技发明三等奖、国家科技进步二等奖、三等奖各1项；国家中医药管理局科技进步一等奖1项，山东省科技进步一等奖1项，现有全国劳动模范1人，国家有突出贡献的中青年专家2人，山东省有突出贡献的中青年专家2人，山东省名中医药专家4人。

曲阜中医药学校

曲阜中医药学校座落在东方文化发祥地，伟大的思想家、教育家、政治家孔子的故乡——曲阜。该校是一所集中专教育和高等教育为一体的全日制普通中等专业学校，毕业生具有参加执业助理医（护）师考试资格。2003年经国家教育部批准为国家级重点中专学校。

学校育人环境优美，师资力量雄厚，拥有28个现代化的实验室、4个大型多媒体教室、500余台计算机，有高、中级讲师80余人。学校开设中西医结合、中医护理、中医骨伤、针灸推拿、中药、中药制剂、中医康复、药品营销、计算机应用等9个专业，拥有省内46所县市级以上的教学医院及万亩中草药种植见习基地，在校生达3000余人。济宁市劳动和社会保障局在学校设立了"中医药行业职业技能鉴定点"。山东中医药大学、湖南中医学院和滨州医学院，在学校设立了成人高等教育专科、本科函授站。与山东省中医药高等专科学校联合开办高等职业教育。经省教育厅批准，2006年面向省内外招收普通中专、高职和高中后普通中专班，同时，山东省卫生厅、山东省中医药管理局把学校列为山东省乡村医生中医专业中专学历教育招生学校，为全省各地市开展乡医培训。

延庆县中医医院

延庆县中医医院组建于1994年12月，占地面积13500m^{2}米，历经10年建设，目前总建筑面积11738.9m^2，包括门诊楼、住院楼、老年保健综合楼3个主体结构，是一所突出中医特色、中西医结合、中西医并重，集医疗、教学、科研、预防保健、康复为一体的综合性县级医疗机构。2000年经市中医管理局专家组评审定为二级中医院。2005年被定为延庆县老年护理保健院，是公费医疗、参保人员定点医疗机构。

医院现有职工236人，专业技术人员197人，高级职称24人，中级职称72人；设有急诊、内、外、妇、儿、五官、口腔、骨伤、放射中医科等20个科室，8个行政科室；拥有多排螺旋CT、全自动生化分析仪、体外冲击波碎石机、彩色多普勒超声诊断仪、大型X光诊断仪、脑电脑地形图分析诊断仪、经颅多普勒诊断仪等先进的诊疗仪器设备。医院连续10年被评为延庆县卫生系统先进单位，2003年评为抗击"非典"先进单位，2004年荣获县"精神文明单位"称号，2005年荣获卫生系统人才建设奖。

地　址：北京市延庆县新城街11号

电　话：010-69146621　　传　真：010-51057633

武汉市第二中西医结合医院

武汉市第二中西医结合医院（又名中船重工集团武汉672医院）是集医疗、数学、科研、预防保健为一体，以骨伤科、眼科、心血管、老年病治疗为特色，其他医疗功能较为齐全的二级甲等中西医结合医院。医院长期坚持"以病人为中心"，满腔热忱的为社会各阶层患者认真服务，以精湛的医术、高尚的医德享誉省内外。

医院现有在职职工227人，其中主任医师7名，副主任医师26名，医、技、护人员165人；开设床位150张；设有门、急诊、骨伤科、骨伤截瘫科、内科、外科、妇科、眼科、检验、放射、口腔、皮肤、预防保健、理疗康复等临床专业科室及专病专科，同时面向社会开展多种体检工作。

医院长期坚持走建设发展特色专科的道路，学科优势明显，专科医疗水平较高，成绩显著。其中骨科开展的多孔开窗椎管扩大术治疗腰椎退变性疾病、颈椎前路减压植骨术、颈椎后路单开门椎管成形术治疗颈椎病，眼科开展的白内障超声乳化、球头硅胶管逆行插管治疗眼科疾病等技术，疗效均达到省内先进水平。

医院位于武汉市洪山区卓刀泉珞瑜路95号（卓刀泉），面对交通主干道，紧邻武汉东湖高新技术开发区，有数十路公共汽车停靠（卓刀泉站）。医院热诚欢迎广大患者来医院看病治疗。

地　址：武汉市洪山区卓刀泉珞瑜路95号　邮　编：430074　咨询电话：027-87878085

网　址：www.672hospital.com　电子信箱：into@672hospital.com

海安县中医院

医院始建于1983年4月，是全省首批二级甲等中医院和南京中医药大学实习基地、海安县中医、中西医结合教研中心、海安县重点优抚对象医疗服务中心、海安县华侨医疗保健中心，先后被评为“省级文明医院”、国家级“爱婴医院”、“信用江苏诚信单位”。

2004年，医院启用的现代化病房大楼建筑面积11132平方米，主体10层，内设8个病区，重症监护病房及功能齐全的手术室，病房分普通病房、特需病房，闭路电视、网络终端、电话、卫浴等设施一应俱全，开放床位由180张增至249张。

2004年，门急诊量12万人次，收治住院病人5000多例，业务收入4400万元，投资500多万元添置了彩超、电子胃（肠）镜、全自动生化分析仪、CR等医疗设备。骨伤科、针灸科、中西医结合消化内科、肝病治疗中心、糖尿病治疗中心、康复中心；甲状腺专科、小儿推拿等中医特色业务保持上升的态势。

2004年，“胆石宁袋泡剂治疗胆石症临床与实验研究”获南通市科技进步二等奖。医院有6项科研课题立项，有2项科研课题分别通过省科技厅和市科技局组织的鉴定。

2005年，医院将以创建基本现代化中医院为契机，加强医院管理、特色科室建设和行风建设，加快医技楼建设步伐，为医院可持续发展奠定更加扎实的基础。

医院地址：海安县海安镇宁海中路55号　　邮　编：226600
传　真：0513-8813752　　电　话：0513-8813752　　法人代表：吴宝禹

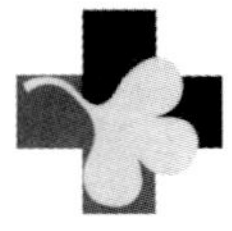

广州中医药大学第一附属医院

广州中医药大学第一附属医院是一所大型综合性中医院，是全国首批三级甲等中医院和示范中医院，先后荣获“广东省文明单位”、“全国卫生系统先进集体”、“全国职业道德先进单位等称号”。医院占地面积50940m^2，建筑面积110000m^2，实际开放病床940张，年门诊量180多万人次，年收治住院病人超过2万人次。全院职工1400多人，其中高级职称专家400多名，是全国中医技术力量最雄厚的中医院之一。

医院住院部设有一内科（心血管病）、二内科（消化系统、肝胆疾病）、三内科（肾病、内分泌疾病）、四内科（脑血管病、热病）、五内科（呼吸系统疾病）、六内科（糖尿病、甲亢、类分湿病）、七内科（血液病）、一外科（泌尿系统疾病、蛇伤）、二外科（胸外伤、普外）、三外科（乳腺疾病、心外科）、一骨科（四肢、关节疾病）、二骨科（脊柱疾病）、三骨科（髋关节疾病）、三骨科北病区、颅脑科、一妇科、二妇科、儿科、眼科、耳鼻喉科、皮肤科、肛肠科、针灸科、一肿瘤科、二肿瘤科、三肿瘤科、ICU（重症临护中心）及急诊观察室等28个病区。医院门诊各科齐全，有内科、外科、骨伤科、妇科、儿科、针灸科、肿瘤科、推拿科、口腔科、皮肤科、性病治疗中心、泌尿男科、肛肠科、眼科、耳鼻喉科、预防保健科（家庭病床）、美容室、水疗室等，并设有70多个中医专科专病门诊。

医院急诊科为广州“120”急救指挥中心属下一级急救中心站之一，全天24小时开放，年急诊量达6万多人次，并设有留观病床31张。医院三骨科为“全国中医髋关节病医疗中心”，现有病床76张，该中心治疗股骨头缺血性坏死病全国闻名。现在医院有国家级及省级重点专科专病共14个。医院配备有各种先进医疗仪器设备，总值超过2亿元，主要有螺旋CT、核磁共振仪、大型数字减影系统、大型X光机、全自动生化仪、血气分析仪、血液流变仪、PCR、红外线乳腺扫描仪、动态心电图、高压氧舱、彩色B超、体外碎石机、血液净化仪、心电监护仪、脑电图、胃肠镜等。

医院肩负2000余名专科生、本科生、硕士生、博士生的临床教育，共有13个教研室，8个博士点，8个硕士点，有国家级重点学科4个。全院共有20多个研究室，有在研科研项目共100多项，已获奖的各级科研项目共70多项，其中国家级6项、省级20多项。“重症肌无力辨证论治”和“中西医结合治疗股骨头缺血性坏死的研究”获国家科技进步二等奖。全院在省级以上出版单位发表论文2000多篇。

医院地址：广州市机场路16号　　邮编：510405　　医院网址：www.gztcm.com.cn
电话总机：020-36591912　　投诉电话：020-36591727　　急诊电话：020-36590957　　承接体检电话：020-36591312
河南门诊部：广州市新港西路231号　　电话：020-84456290
天河门诊部：珠江新城平川路613号天骏大夏2楼　　电话：020-38859155
先烈东门诊部：广州市先烈东路258号　　电话：020-87284133

南通市中医院

南通市中医院是三级甲等中医院和全国示范中医院、南京中医药大学和南通医学院教学医院。先后获得"全国红旗单位"、"全国医药卫生先进集体"、"省文明医院"、"省、市文明单位"、"省抗非先进集体"、"南通市服务经济建设最佳单位"、"市十佳医院"等称号。医院科室设置齐全，共有一级临床和医技科室18个，二级临床科室14个，核定床位300张。医院现有职工460人，其中高级职称93人，中级职称129人；有全国名中医4人，省名中医3人，市名中医5人，享受国务院专家特殊津贴者7人。消化专科是南通市唯一的省级重点中医专科。风湿病专科、蛇伤专科、中医妇科为市级重点中医专科。骨伤科、肾病专科为重点建设专科，骨伤科的颈椎手术、关节置换手术达国内先进水平；肾病专科开展的亲体肾移植为省内首例；开展的钬激光碎石、钬激光治疗静脉曲张在省内处于先进水平。医院拥有核磁共振、螺旋CT、DSA、数字X光机、C臂X光机、数字X线成像系统、全自动生化仪、彩超、电子胃镜、钬激光、准分子激光等大型仪器设备。建院以来，获科研成果奖40多项，其中"季德胜蛇药片"、"拔核疗法治疗瘰疬"、"新药金荞麦"为国家级成果。2005年，医院深入扎实地开展"医院管理年"活动。2005年6月，医院成功地承办了"首届全国著名中医药学家传承高层论坛"。

医院中医药特色明显，肝胆脾胃专科、中医乳腺专科、不孕不育专科、蛇伤专科、内病外治专科、小针刀专科、肛肠科等专科的业务量明显上升。医院投资300多万元，购置DSA开展了肿瘤介入、部分脾栓塞治疗脾功能亢进症、永久性心脏起搏器安装、冠状动脉造影等项目。消化科开展无痛胃镜检查、镜下胃肠疾病治疗；胸外科开展心脏破裂修补术和先天性动脉导管未闭修补术；骨科开展的颈前路治疗颈椎骨折、髋关节全置换等手术。

2005年1～11月，南通市中医院门诊29.33人次，出院病人7346人次，医院收入1.23亿元，与2004年同期相比分别增长20.62%、26.55%、23.00%，增长幅度在省内名列前茅。1项科研获得市政府科技进步一等奖，省政府科技成果三等奖；1项成果获2005年中华中医学会科技三等奖；2项成果通过省鉴定。

地　　址：江苏省南通市建设路41号　邮　　编：226001　电　　话：0513-85126053　传　　真：85126184
法人代表：曹金海　网　　址：www.NTzyy.com　电子信箱：gg@NTzyy.com

房山区中医医院

房山区中医医院始建于1982年3月。2000年以来，以刘文宽院长为首的新一届领导班子，率领全院医护人员克服重重困难，坚定不移地走科技兴院，人才发展战略之路，在人事、分配制度、办院方向、服务模式等多方面进行大胆改革与创新，全方位加强以突出中医特色为主要业务的内涵建设。目前，全院拥有职工900多名，设有13个系列门诊，7个病区，350张床位，间间有空调、彩电，有温馨病房、高级病房、普通病房。刘文宽院长为医院拟定了24字建院方针（降低医药成本、减轻患者负担、奉献优质服务、创建放心医院）和八字院训（以人为本，诚信于民），使中医医院的诚信度逐年增高。5年来，医院相继在良乡、燕山建立了两个设备先进、科室齐备的中医分院，2005年又托管了煤矿机械厂职工医院和10个业务较强的社区卫生服务站。为了方便患者，2004年医院花费近200万元修建了一站式综合服务大厅，配备了大功率空调和液晶数字彩电，使患者在看病、化验、检查的同时又享受到家的温馨。2005年医院创下门诊量近65万人次、住院患者近9720多例、业务收入到达1.2亿千万元、固定资产达1.3亿元的突出业绩。为振兴中医事业，为房山地区的发展和人民健康作出了积极的贡献，创下了中医医院发展史的新辉煌。

山东鼎立医药有限公司

法人代表：董其亭
地　　址：山东淄博高新技术产业开发区泰美北路29号　邮　　编：255086
电　　话：0533-3588807　传　　真：0533-3588807
电子信箱：dongjiesd@sina.com　网　　址：www.dingligroup.com.cn
经营内容：中药饮片、中成药、中药材、化学药制剂、化学原料药、抗生素、生化药品、生物药品的批发、货物进出口。

西平县中医院

西平县中医院是驻马店市首家国家二级甲等中医院、河南省重点县中医院，是西平县规模最大的综合性医院之一。医院占面积33300m^2，建筑面积28670m^2，开放床位200张，现有人员360人。内设急诊科、内儿科、心脑科、肝胆科、妇产科、普外科、骨外科等7个病区，20余个医技科室。心脑血管专科被评为省级重点特色专科。院急救中心为全县中医院急诊科建设首批在标单位之一。自1995年以来，医院先后开展了胸外、颅外、骨外、泌尿外科手术和心脑血管病溶栓等治疗；拥有全身数字化CT、美国产彩色多普勒、全自动血球计数仪、显微电子胃镜、具有数字显像系统的喉镜、鼻腔镜等先进诊疗设备。医院总固定资产1800多万元，年门诊量11万多人次，收治病人5000多人次，年业务收入1000余万元。

山西省潞城市中医院

山西省潞城市中医院成立于1988年，是潞城市唯一以中医医疗为主导、以中西医结合为手段防病治病的全民事业性医疗机构，是全市城镇职工基本医疗、体检定点医院，新型农村合作医疗定点医院。医院现有职工108人，其中高级职称5人，中级职称28人。

医院占地面积3241m^2，建筑面积4120m^2，固定资产600万元，医疗设备210万元。院内设有门诊部，包括内、儿、外、妇、针灸、急诊以及糖尿病、胃病、皮肤病、针刀、肛肠专科。住院部有内科、儿科、外科、妇产科等。

自建院以来，医院坚决执行党的各项方针政策，一贯注重职工的思想教育和医德医风教育，始终围绕"三个一切"全心全意地为城乡人民的身心健康服务。

地址：山西省潞城市中华东大街566号　邮编：047500　电话：0355−6762290　传真：0355−6264627

塔城地区民族中医院

塔城地区民族中医院始建于1992年，是全国唯一一所集中医、民族医为一体的综合性二级医院。医院占地面积7778m^2，建筑面积近5204m^2；在编人员87人，其中少数民族68人（占职工总数的78%）；卫生技术人员81人，其中副高以上职称的7人、中级职称19人。医院开放床位60张，设有中医、哈医、蒙医、维医等12个科室和2个专家门诊，院外设有3个社区门诊，医技辅助科室齐全。医院除应用传统中草药外，还开展了具有本民族特色的诊疗，如哈医玛宝、药浴诊疗、蒙医药浴等项目。近年来，医院始终坚持"患者第一、服务第一、质量第一、信誉第一"的方针，以"院有重点、科有特色、人有专长"作为技术发展方向，形成了骨粉碎性骨折髓内固定术、食道癌手术、肺包虫手术、卵巢颗粒细胞瘤切除、腰椎间盘手术、股骨头置换术、腰椎切开椎板减压CD棒内固定术、肾切开取石术、双侧髋关节先天性脱位复位加盖术以及子宫全切术、无痛人流术、阴道镜诊治疗等高难度复杂手术。

河北中医肝病医院

河北中医肝病医院座落在石家庄市京石高速公路正定出口处。医院占地面积33亩，建筑面积24000m^2，有职工240名，其中副主任医师以上职称33名，临床医生全部具有本科以上学历，拥有病床300张。

医院创始人耿兰书研制开发出43种治肝方药和72个汤药协定处方，并创立了三套治肝疗法。一是运用"复方同步疗法"治疗病毒性肝炎，可调节免疫，恢复肝功，阻断和逆转肝纤维化；治疗肝硬化，能够调整蛋白比值，软肝缩脾，降低门脉高压，补血止血，并迅速消除腹水。二是治疗顽固性胸腹水、重症肝炎、高黄疸和肝昏迷的"中西医结合三联法"，使众多危重患者转危为安。三是治疗脾大、门脉高压、肝脏肿瘤的影像介入疗法，可以消除脾亢，防止出血，控制肿瘤的发展，实现了治肝新突破。

河北中医肝病医院以精湛的医术，先后荣获20多项殊荣和多项科研成果奖。2002年4月，医院主动承办了河北省卫生厅主办的肝病防治"春雨工程"，免费对全省万名乡村医生进行肝病防治知识培训。2002年9月，医院被国家中医药管理局批准为国家"十五"重点肝病专科建设单位。2004年，医院被命名为"全国中医肝病继续教育基地"。2005年被授予"中国诚信示范单位"标号。

健康热线：0311−88786666　网　址：www.gengls.org

江苏省中医药研究院

江苏省中医药研究院成立于1958年，是江苏省唯一一所从事中医中药研究的科研院所。全院现有职工500余人，专业技术人员389人，其中高级职称专家118名，省名中医、名中西医结合专家30余名，博士、硕士研究生导师11名，有10位专家享受政府特殊津贴，有一批中青年专家作为“333”工程第二、三层次及省卫生厅“135”工程重点人才和学科带头人培养。

全院占地面积53300m^2，其中江苏省科技厅、卫生厅、中医药局与省财政厅以该院原有的中药研究所为基础建设的“江苏省现代中药制剂工程技术研究中心”拥有建筑面积达3118m^{2}的科研楼和符合SPF级的实验动物中心。尤其是目前正在建设的“江苏省现代中药制剂工艺优化及中试放大楼”建筑面积达4500m^2，按照GMP标准，构建9条链接中药产业的制剂中试放大生产线。由省卫生厅依托该院组建的“江苏省天然药物研究与创制重点实验室”亦正在建设和发展中。

研究院的附属医院“江苏省中西医结合医院”是省属三级甲等综合性医院，拥有500余张病床规模的病房楼，日门诊量逾千人次；开设有16个一级学科、11个二级学科和20个特色专病门诊；新建急诊中心建筑面积达1995m^2。目前，医院固定资产超亿元，科研医疗仪器设备价值达3500余万元。

该院今后的发展目标是围绕“一体两翼”的建设格局，弘扬医药相长、中西并举的特色优势，进一步完善硬软件建设，争取将该院建设成为中医药科技实力较强、中西医结合医疗特色突出、医药产业效益良好、整体实力在全国同行业中处于领先地位的中医药科研单位。

天津市北辰区中医医院

天津市北辰区中医医院成立于1989年，是一所以中医特色为主、中西医结合的二级甲等医院、全国示范中医院，连续多年被评为“市级卫生红旗单位”、“物价、计量信得过单位”、“明明白看病百姓放心医院”等荣誉称号。天津市120急救指挥中心、天津市商业保险协会批准该院为“定点医院”。

医院设立专业科室20多个，其中脑血管、心血管、糖尿病、肿瘤、骨伤等专科采用中西医结合疗法，不断开发应用中药制剂，效果明显已初步形成专科特色。医院现拥有日本东芝螺旋CT、彩色B超、德国DWL彩色经颅多普勒、美国GE遥控胃肠诊断系统、德国鲁道夫腹腔镜、鲁夫曼X光机、西门子介入治疗设备、高压氧舱等一批国内外精密医疗设备。医院始终重视人才和科研工作，先后成功引进和调入包括博士、硕士研究生在内的副高级以上职称专业技术人员20多名。“前列腺液白细胞定量计数及参考值测定”、“心复康丸对冠心病心功能及心室重塑的影响的研究”等科研课题一次性通过市级科技成果鉴定。

北辰中医人正在以“爱院、敬业、创新、乐群”的理念，向着一流人才、一流设备、一流技术、一流信誉的目标迈进！

地　址：天津北辰区京津公路与集贤道交口　电　话：022-26391338/26822000

网　址：www.bczhongyi.com　电子信箱：bczyyy@163.com

睢县中医院

睢县中医院原名红十字医院，1979年更名为睢县中医院，是一所集医疗、教学、科研、预防、保健为一体的综合性现代化中医院，现为河南中医学院教学实习医院、郑州大学第二附属医院协作医院。

医院位于县城中心，拥有职工520人，副主任以上专家医师25人，其中主任医师3人，拥有病床200张，年门诊量24万余人次。该院科室齐全，设有急诊科、内科、外科、心脑血管专科等20多个科室。为完善该院医疗设备，医院相继引进大型美国GE1600C全新全身CT、日本岛津500mA安X光机、CR、韩国麦迪逊彩超、美国产全自动生化分析仪、彩色经颅多普勒、日本富士能电子胃镜、日本光电全导联心电图、动态心电图、脑电图后，投资600多万元引进了美国GE公司核磁共振成像系统和碎石机。

几年来，该院先后获得了“市文明单位标兵”、“市目标管理先进单位”、“全国五四红旗团支部”、河南省“先进基层党校”、河南省“公民道德进万家、诚实守信万人行先进单位”、市级“以病人为中心优质服务先进单位”、市级“消费者信得过单位”、“河南省文明卫生先进单位”等称号，被全国中医治疗疑难病编委会命名为全国“中医治疗疑难病名医名院”，现为睢县人寿保险公司及城镇职工医疗保险定点医院。

法人：李富强　地址：河南省睢县民主路6号　邮编：476900

电话：0370-8118120　传真：0370-8117350　电子信箱：SXZYY995@126.com

河南南阳水针刀风湿疼痛医院

河南南阳水针刀风湿疼痛医院（原南阳水针刀新针法医院）是南阳市第一家全国性水针刀新针法专科医院，是2001年经市政府、市卫生局批准成立的非盈利性医院。

一、水针刀新针法：吴汉卿院长在东方传统医学九针疗法与现代医学水针疗法相结合的基础上，根据人体生物力学、解剖学，发明了水针刀微创新针法，并研制出了水针刀系列刀具。

二、脊柱相关病微创三针法：该疗法根据内脏疾病的反射规律、脊神经分布特点，将背部及胸腹部划分为九大病区及对应区、应用水针注射、针刀松解、留植药磁线与整脊松解四种疗法与平衡三刀法相结合，在九大病区内治疗脊柱相关性疾病及临床疑难病。

三、皮神经分离术、奇神经节分离术、内脏神经分离术等独特疗法对神经卡压性疾病疗效显著。

四、吴汉卿院长独创的头三刀颅骨外膜分离法治疗脑血管意外后遗症、颈三刀松解治疗颈椎病、腰三刀管内外冲击分离术治疗腰椎病、髋三刀药氧疗法治疗股骨头坏死症、背三刀三维整脊治疗脊柱炎驼背、奇神经节整复疗法治疗疼痛类疾病及内科多种疑难病症、骶后孔分离术治疗腰腿痛、盆腔脏器病变等疗法，受到好评。

吴汉卿院长的水针刀新针法及脊柱相关病微创三针法已获得国家专利10余项，科技成果二等奖3项，出版了《大成水针刀疗法》、《脊柱相关病微创三针法》、《中国水针刀微创治疗学》、《针刀超微创三维解剖学》、《水针刀三维疗法》等专著。

云南省陆良县中医院

云南省陆良县中医院于1982年成立，经过23年的建设和发展，现已成为一所具有医疗、预防、保健、康复、教学和科研能力为一体的综合性二级甲等中医院。医院占地面积8230m^2，固定资产总值2500万元。全院现有职工179人，其中专业技术人员164人。医院内设21个业务科室，分设2个门诊部、6个住院病区。

云南省陆良县中医院具有雄厚的技术力量，先进的医疗设备，能开展全方位的医疗服务。医院设骨伤、针灸、糖尿病、结石病等6个重点专科；设有2个门诊部，采用中西医结合治疗呼吸系统、消化系统、心血管系统疾病、泌尿和生殖系统疾病；设有2个外科住院部，主要开展普外、骨外、泌尿等外科疾病的手术治疗，能进行外伤处理、颅脑手术、先天性关节脱位、胃大部切除、甲状腺次切等治疗；设有妇产科住院部，能开展正常接生，各种难产、剖宫产、宫颈炎的波姆光治疗等工作。针灸科配置有30多台各类针灸理疗设备，能进行颈椎病、肩周炎、腰椎间盘突出症、风湿、坐骨神经痛等疾病的针灸治疗。3个医技科室开展B超、心电图、检验、放射等各种内、外、妇、儿、骨伤疾病的检查、诊断和治疗，并能进行震波碎石治疗。

江苏省中医院

江苏省中医院（南京中医药大学附属医院）创建于1954年10月，经过半个世纪几代人的艰苦创业，医院规模与声誉日益扩大，现已成为一所集医疗、教学、科研、预防保健、急救于一体的现代化综合性三级甲等中医医院，是国际针灸培训中心、世界卫生组织传统医学合作中心临床基地、全国中医临床进修基地和国家药品临床研究基地（中药）中心（GCP）。医院现有在职职工1600多名，医技人员占82%，高级卫生技术人员260名，其中有省名中医、名中西医结合专家54名，博士生导师19名，享受政府特殊津贴专家30名。目前医院核定床位900张，实际开放病床1100张，开设33个临床科室和5个医技检查科室，其中急诊、消化、耳鼻喉科、针灸、肾科6个科室为国家级重点专（学）科，拥有国家级重点实验室1个，省级重点专科11个，省"135"重点医学工程学科2个。目前医院日均门诊量6000人次以上，年门急诊量达164万人次，年住院病人数超2.4万人次，年床位使用率连续两年超过100%。医院综合实力在全国省级中医医院中名列前茅，在江苏乃至全国享有较高声誉。

医院拥有包括磁共振、全身螺旋CT等大型医疗设备总值达2.1亿元。根据名老中医药专家提供的临床验方，医院制剂部常年生产20多个剂型200余个品种的特色制剂，深受患者欢迎，许多疗效显著的专药常常供不应求。

近年来，医院坚持科教兴院、人才强院战略，大力提高科研教学水平。自2000年以来中标各级科研课题117项，其中国家级科研课题20项，获省科技进步二等奖5项、三等奖16项；医务人员年均在核心期刊发表学术论文200余篇。每年接收各类实习生、研究生、进修生900多人，接收国外留学生、外国进修医生150余人。医院每年接待近40批30余个国家和地区的友好人士来院参观访问，扩大了中医药和该院在海内外的影响。

作为省内首家三级甲等中医院、全国省级示范中医院，该院曾先后多次荣获"全国卫生系统先进集体"、省"卫生行风先进集体"，省、市"十佳医院"、"江苏省文明单位"、全国"百佳医院"等光荣称号。

广东省阳春市中医院

创建于1958年的阳春市中医院是全国农村中医工作先进市（县）的龙头医院，是集医疗、保健、教学、科研和康复于一体的现代综合性二级甲等中医院和爱婴医院，是阳春市基本医疗保险和工伤康复定点医院。全院拥有中高级职称医务人员60人，设有内、外、骨伤、妇产、五官、口腔、肛肠、康复、急诊、ICU等十多个临床科室，有血液透析治疗、导管介入治疗、健康体检中心、体外震波碎石以及肝炎、哮喘、糖尿病等十数个特色专病中医门诊。可开展肾外、颅脑、骨关节、妇产、五官、肛肠等手术，其中骨伤科、肛肠科、颅脑微创手术、肿瘤及外周血管介入治疗及康复治疗等在本地区处于领先水平。医院拥有螺旋CT、进口彩超、500mA遥控X光机、500mAC型臂－DSA机、全自动生化分析仪、进口麻醉机、血液透析治疗机、呼吸机、碎石机、动态心电图、肺功能仪等大中型医疗设备。

地点：广东省阳春市拥军路2号　邮编：529600　电话：0662－7712399　传真：0662－773510

江西省中医药研究院

江西省中医药研究院，是从事中医药、中西医结合的应用研究和技术开发的独立科研机构，隶属于江西省卫生厅。该院原为江西省中医药研究所，始建于1958年3月，1988年经省政府批准将江西省中西医结合研究所并入，两所合并后定编为185人。2003年11月改名为江西省中医药研究院，占地面积14亩，内设两室、三科、五所、一院、一部、一中心等；此外，国家中医药管理局中医药情报检索中心南昌分中心、江西省中药质量标准工程技术研究中心、江西省中医药学会、江西省中西医结合学会、江西省癌症康复俱乐部、江西省中医药肝病治疗研究中心等依托和挂靠在研究院。

研究院以应用研究为主，主要研究方向为：中医、中西医结合肝病、肿瘤、骨伤、亚健康及中医免疫学研究、中药质量标准研究、中药新药及健康相关产品的开发研究、中医药情报文献研究等。先后承担了厅级以上纵向课题133项，其中国家科技攻关和国家自然科学基金项目7项、部（局）省级33项。在主持完成的科研项目中有29项通过省厅级以上部门组织的科研成果鉴定，研制中药新药已获新药证书8个，有6项发明获专利证书或已申请专利，并有20项次先后获部（局）省、厅级科技成果奖励。研究所还协作参加了国家“十五”科技攻关计划“中国森林生态线的研究与示范——不同生态环境对钉锣生影响的研究”、中央级科研院所基础性计划项目“中医药科技信息数据库”。

院长：熊墨年

地址：南昌市东湖区文教路529号　邮编：330077

业务联系电话：0791－8511741　医疗服务电话：0791－8508915

重庆市荣昌县中医院

荣昌县中医院是一所全民所有制国家二级乙等综合性医院，为城镇职工基本医疗保险、工伤保险、农村合作医疗、交通事故医疗定点医院和爱婴医院。与第三军医大学大坪医院结为技术协作指导单位；2001年被重庆红十字会确定为荣昌县红十字会创伤急救专科医院，同年创建市级“放心药房”并验收合格，成为全县首家市级“放心药房”；2002年，医院被重庆市卫生局确定为市级“示范中医院”建设单位。

医院人才结构合理，拥有一批年富力强的中青年专业技术人才，技术力量雄厚，具有解决多专业医疗技术难题的实力。专科特色显著，特别以中医儿科、骨伤科、针灸理疗科、肝病科享有盛名，骨伤科、针灸理疗科、肝病科被列为县级重点专科。医院开设一个住院部和两个门诊部，开设骨伤科、普外科、内科、儿科、针灸理疗科、肝病科、泌尿科、妇产科、口腔科、五官科、肛肠科、中医内科、老年病科等，科室设置规范、齐全，编制病床180张；拥有集中心供氧、寻呼、电视、卫生间、空调等为一体的较为完善的住院设施；配备CT、彩色B超机、500mAX光机、全自动生化分析仪、体外碎石机、射频肿瘤消融治疗仪、经颅多普勒检查仪等国内外先进设备；运用中西医结合治疗各类疾病，24小时提供医疗急救服务。

急诊电话：023－46791997　咨询电话：023－46792176　传　真：023－46792176

地　址：重庆市荣昌县昌元镇西大街101号　邮　编：402460　网　址：www.rczyy.com

盐城市中医院

盐城市中医院是一所有着50多年历史的三级甲等综合性中医院。医院占地面积22235平方米，建筑面积40500平方米。现有职工467人，卫技人员379人，其中高级职称89人，中级职称150人，有6名省级名中医和6名市级名中医，有享受政府特殊津贴专家4人。医院共设病区12个，实际开放病床500张。设内、外、妇、儿、传染病、针灸、骨伤、推拿、肛肠、眼科、耳鼻咽喉、皮肤、口腔、肿瘤、急诊、麻醉等一级临床科室和肝胆、脾胃、心血管、肾病、神经内科、普外、胸外、脑外、泌尿外科、儿童脑病康复中心等二级临床科室以及咳喘、中风、椎间盘突出症、脉管炎、乳房病、男性病、不孕症等41个专科专病门诊；有儿科、消化内科2个省级重点专科，心血管内科、骨伤科、肿瘤科、胸外科、肝胆内科、肛肠科等8个市级重点临床专科和2个市"135"工程医学重点学科；拥有超级伽玛刀、岛津1000mA数字X光机、德国爱克发CR、西门子高速螺旋CT、钴-60放疗机、内照射后装机、模拟定位机、彩超、全自动生化分析仪、人工肾、动态心电图、脑电图等大型医疗仪器设备。全院年门急诊诊疗37万人次，收治住院病人13000余人次。医院设有解放南路分院，现为南京中医药大学盐城附属医院和扬州大学医学院教学医院，医院附设"盐城中西医结合肿瘤医院"、"上海仁济医院盐城脑外科中心"、"盐城市中医院伽玛刀治疗研究中心"。

河北省沧州中西医结合医院

2005年底，河北省卫生厅对全省各级中医、中西医结合医院就"医院管理年"活动进行统一考核验收。对验收结果发出通报，命名沧州中西医结合医院为"河北省示范中西医结合医院"，这是该院继获得"全国百姓放心示范医院"，并通过全国重点中西医结合医院中期评估之后获得的又一殊荣。

河北省沧州中西医结合医院是河北省唯一一家集医、教、研、防、保为一体的三级甲等中西医结合医院，河北医科大学附属医院，全国重点中西医结合医院建设单位之一。医院现有725张床位，60个临床医技科室，200多名高级专业技术人员，拥有西门子1.5T核磁共振成像系统、西门子4排螺旋CT、柯达CR、日立全自动生化分析仪、西门子直线加速器、高压氧舱、系列电子内窥镜、准分子激光治疗仪等大型医疗设备300多台(件)。骨关节病科、手外科、糖尿病科、脑血管内科是省级重点中医专科，骨科、糖尿病科、肾内科、病理科为市级重点专科。

医院自2001年至今，引进具有高级职称的技术专家60余名；先后招聘华西医科大学、北京中医药大学、哈尔滨医科大学等十余所大学200多名研究生、本科生，为医院发展注入了新鲜血液。亲爱的毕业生朋友们，医院真诚为你们搭建施展才华的舞台，欢迎你们到河北省沧州中西医结合医院来！

江苏省连云港市中医院

连云港市中医院始建于1984年，现为国家三级综合性中医院。医院占地面积32000平方米，总建筑面积43910平方米。现有职工410人，其中高级职称70名，中级119名，9名省、市名中医，博士生3人，硕士生8人，市医学重点人才4人，省"333"人才培养对象1人。现开放床位251张，设6个病区，实际病床使用率达98.5%。医院设立内科、外科、妇科、骨伤科、肛肠科、儿科等17个一级临床科室和脑血管科、心血管内科、消化内科等12个二级临床科室。

医院拥有全自动CT扫描仪、高压氧舱、全自动生化分析仪、血透机、电子胃镜、宫腔镜、碎石机、DSA等设备。该院有48项科研课题立项，其中获得省市科技进步奖12项，市级新技术引进奖11项，2005年在国家、省级刊物上发表学术论文83篇。

该院加强行风建设，为江苏省文明单位、江苏省中医系统行风先进集体、连云港市首家无红包医院、市首批明码标价规范单位。

地址：江苏省连云港市新浦区朝阳中路160号　　邮编：222004　　法人代表：杜娟

电话(传真)：0518-5410021　　电子信箱：jsjw1971@163.com

鸡西市中医医院

鸡西市中医医院是黑龙江省牡丹江以东地区唯一一所以中医为主、中西医结合技术于一体的现代综合医院，建于1953年，总建筑面积8536m^2，开放床位200张，担负着本地区的中西医医疗、康复、预防保健和临床教学任务。

医院现有各类专业技术人员212人，其中主任医师6人，副主任医师32人，黑龙江中医药大学、黑龙江省中医药学校兼职教授、副教授12人，省名中医3人，市名医4人，市学科带头人6人，市专业技术拔尖人才4人。医院设有中风科（脑血管病科）、糖尿病科、心肾呼吸科、男性病科、中医肿瘤科、类风湿科、骨伤科、普外科、中西医妇科、泌尿外科、中医儿科、失眠科、整形美容科、小针刀科、结石科等20个专病专科科室，其中糖尿病科和中医肿瘤科分别是鸡西市糖尿病治疗中心和中医肿瘤治疗中心，小针刀科、中医骨伤科、针灸科、中风科、肾病科等，在全市都很有影响力。

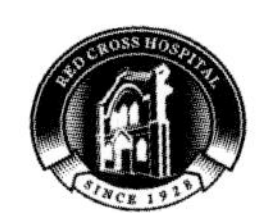

杭州市红十字会医院（浙江省中西医结合医院）

杭州市红十字会医院（浙江省中西医结合医院）是一所中西医结合三级甲等医院，拥有病床600张，职工900人，高级职称108人，博士5人，硕士44人，省市名中医8名。医院设临床科室31个，医技科室9个，住院病区15个，年门诊量70万人次，住院1.45万人次。拥有多排螺旋CT、飞利浦DSA、奥林巴斯AV1000自动生化分析仪和彩色B超等大型设备，是浙江省杭州市医保定点医院。

医院坚持“特色兴院、中西结合”的办院思想，全年实行无节假日、无双休日医疗服务，是《浙江中西医结合杂志》、杭州市中西医结合学会、杭州市麻醉质控中心挂靠单位，是国内首家获得ISO9000和ISO14000双认证的医院。

医院设六大中心：杭州市结核病治疗中心、杭州市职业病治疗中心、中华疼痛学会第五临床中心、杭州市中西医结合风湿免疫诊疗中心、杭州市中西医结合不孕不育诊疗中心、杭州市医疗体检服务中心。

省级重点学科：中西医结合风湿病学、中西医结合结核病学。

省级重点专科：中西医结合脊柱病专科、中西医结合男性病专科。

省级重点专病：针灸治疗更年期综合征。

市级重点专病：中西医结合脾胃病。

法人代表：金伟　地址：杭州市环城东路208号　邮编：310003

总机：0571-85186042　传真：0571-85186594　网址：www.hzhhyy.com　电子信箱：hy_master@hotmail.com

公交线路：5/21/31/32/35/88/101/156/201/591/607/836路至市红会医院下

四川省中医药研究院

四川省中医药研究院（四川省中药研究所）由原四川省中医药研究院和原四川省中药研究所合并组建。该院系全国七大中医药研究基地之一，辖有中医研究所（省第二中医院）、针灸研究所和附属医院，担负着省政府赋予的“集中医、中药科学研究、开发、临床医疗于一体的技术指导中心”的职责。

全院现有职工700余人，其中高级职称技术人员153人，省学术技术带头人和享受国家政府津贴专家24人，四川名中医17人。研究所建立了一批国家、省级重点研究室和重点学科，主要有：国家中医药管理局重点实验室“中药新药研究开发中心”、国家中药现代科技产业（四川）基地中试及成果孵化中心、四川医药行业唯一的省级重点实验室“中药品质评价与创新中药研究四川省重点实验室”、四川省科技厅“四川中药新药开发基地”、“骨伤骨病省级重点研究室”；中医肠、中医肿瘤被列为省级重点专科；老年病、妇科、针灸推拿专科、亚健康中心等特色显著。

改革开放以来，研究所先后承担各级各类项目500余项，共获科技成果奖200余项，其中国家级、部省级以上获成果97项，在国内外公开刊物发表论文1000余篇，编辑出版中医药专著50余部。重要研究成果有：抗肿瘤药物“紫杉醇原料药及注射药”，抗内毒素药物“热毒平胶囊”，国家科技部、国家中医药管理局重点推广技术“中药复方有效部分提取新工艺”，“66种常用中药材质量标准及其对照品的研究”等。该院还广泛开展国际合作，在国内外同行业中有较高的知名度和影响力。

嵊泗县中医院

嵊泗县中医院是嵊泗县唯一一家以中医中药为主、中西医结合的县属全民制二级丙等中医院。全院医疗用房面积12000平方米，核定床位60张，实际开放20张，见有在编职工61名，主任中医师1名，中级职称14名；设有骨伤科、针推科、中西医结合内、外、儿科、肛肠科、中医妇科、口腔科等15个专病门诊。医技科室有放射科、检验科、B超、心电图、中西药房；配有手术室和中药煎剂室等相关科室；拥有500mA X光机、进口小C臂移动X光机、进口全自动机血液仪、生化分析仪、高频电刀、进口全自动牵引床等先进医疗仪器。医院诊疗环境经装修后整洁、舒适。

骨伤科、针推科、肛肠科是医院主要特色专科。骨伤科应用中药外敷、手法复位、小夹板固定等中医传统方法，并辅以活血化瘀、通经活络止痛等药内服，治疗外伤性骨折、气滞血瘀疗效显著。近几年来，骨伤科大力开展四肢骨折手术，并在上级专家指导下在县内首先开展全髋关节置换术、髓核摘除术、脊椎手术、手外科手术等。针推科在治疗肩周炎、腰腿痛、颈椎病、脑中风后遗症、小儿腹泻、夜惊等疗效显著。肛肠科结合中西医治疗，开展复杂性肛瘘、肛裂、内外混合痔、肛门湿疹等手术。同时，加强科研与临床相结合，先后推出了“十全十”方、“小儿消喘囊”方、“活血治伤汤”、“活血化瘀止痛散”等中药创剂和方剂。

1999年，医院与骨伤医院设立联合门诊至今，同时分别与上海等医院合作，定期邀请五官科、肛肠科专家来院坐诊，开展各类手术，带动了医院各科发展，深受群众欢迎。

江门中医药学校

江门中医药学校创建于1984年，是一所全日制国家级重点卫生中等职业学校，国家中医药管理局局级重点中医药学校，全国教育网站示范单位。学校占地113.5亩（规划用地213亩），建筑面积42588平方米，有36个专业实验室，15间多媒体专业教室，计算机428台，语音室3间，图书馆藏书15.17万册，电子阅览设备20套，建立了校园网及远程教育网站。学校现有专任教师92人，高级职称29人，中级职称43人，外聘教师12人；有55个教学班，在校大、中专学生总数达6000多人。

学校设有护理、中医护理、美容护理、家政护理、助产、妇幼卫生、药剂、中药、中药营销、中医、中医针灸推拿、中医骨伤、中西医结合、口腔工艺技术、医学影像等十几个专业，并与广东医学院、广州中医药大学、广东药学院、华中科技大学、中央电视大学、广东省电视大学等高等院校联合开办了临床医学、高等护理、医学检验、中医、中药、药学等本、专科学历教育。学校形成了以中医、中药、护理为特色的专业优势，其中中药专业为省重点建设专业。

学校有固定教学实习医院60多所，可同时接纳上千名学生进行各类专业实习。多年来，学校毕业生就业率保持在90%以上，受到用人单位的广泛赞誉。

学校地址：广东省江门市龙湾路4号　　邮　编：529000
电　话：0750-3508705　　传　真：0750-3526345

哈尔滨市尹燕滨中医外科诊所

尹燕滨，副主任医师，毕业于黑龙江中医药大学，曾长期在哈尔滨市太古医院从事临床工作。他出身于中医世家，是尹氏中医外科的第三代传人，其父亲尹承德继承祖传之医术行医近50载，为哈尔滨市太古医院赢得了较高声誉，在哈尔滨地区有很高声望，是一代名老中医。

尹燕滨副主任医师在医学事业发展突飞猛进的时代，为不断发展挖掘祖国医学遗产，振兴中医药事业，结合现代医学和检验手段，在24年的行医生涯中，不断探索，勇于创新，积累了较丰富的临床经验，尤其善治疔毒、对口（蜂窝组织炎）、发背、丹毒、蛇串疮（带状疱疹）、乳痈、脉管炎、静脉炎、痤疮、扁平疣等。他成功地研制出“清毒丸”，特别是对治疗颈椎病、腰椎间盘突出症、骨质增生、肩周炎、腰腿痛、半身麻木及风湿痹痛疗效较好，还研制出“补元丸”、“痹痛丸”。在治疗皮肤顽疾、鹅掌风、湿疹、风热疮方面，研制出“克癣散”。

尹燕滨于1995年3月被中国国际交流编委会载入《中国大陆名医大典》第一卷；1998年11月，被载入世界人物出版社编写的《世界名人录》中国卷（四）中。

地址：哈尔滨市道外区南新街121号　　邮编：150026
电话：0451-88996023　　手机：13946000289

黑龙江省巴彦县中医院

巴彦县中医院是一所集医疗、教学、预防、保健、康复为一体的以中医为主、中西医结合的综合性医院。医院占地面积5400平方米，建筑面积4000平方米；现有职工195人，其中中级以上职称的技术人员46人。医院年诊疗人次50000余人次，住院患者3100余人次，年收入1500余万元。

2004年以前，医院年收入不足150万元，2004年2月，新一届领导带领全院职工努力拼搏，扩建、改建现有房屋设备，多方筹集资金，新建一栋建筑面积1200多平方米的辅助检查中心楼，又新添置了螺旋CT、数字遥控X线机、计算机X线摄影、全数字彩色多普勒超声诊断仪、全自动生化分析仪、多参数心电监护仪、电子胃镜、24小时动态心电监护仪及病理设备等，诊疗设备居县城乃至周边县城内的领先地位，为医院的可持续发展奠定了坚实的基础。

医院开放床位100张，各科室除可开展常见病、多发病的诊治外，外科可开展胃大部切除、脾摘除、甲状腺手术治疗、乳腺癌根治术、泌尿系统手术、胆囊摘除术；骨科是县里有名的科室，可开展四肢及关节的创伤手术，还可开展腰椎间盘突出的手术、股骨头人工关节置换术，股骨颈骨折闭合穿针固定术等；妇科可开展自然产、剖腹产、子宫切除等手术；内科善于心脑血管病的诊治。另外，中西医结合治疗肾病、糖尿病、肝病疗效显著。

法人代表：柴希英　地　址：巴彦县巴彦镇人民大街205号　邮　编：151800
电　话：0451-57009300　传　真：0451-57516084　电子信箱：banyanxhongyiyuan@163.com

广西防城港市中医医院

广西防城港市中医医院创建于1981年4月1日，是防城港市唯一一所非营利性中医医院；1994年12月通过评审，成为广西第一家"二级甲等中医医院"；1995年8月国家中医药管理局批准为"全国示范中医医院"；1998年8月通过"爱婴医院"评估；1999年12月通过评审验收成为"广西高等医学院校教学医院"；2000年9月成为"防城港市防城区红十字会医院"；2001年6月成为市、区两级医疗保险定点医院，是自治区级和市级文明单位、自治区和市爱国卫生先进单位、市科技先进集体。

该院开设有3个门诊部，5个住院病区，设有急诊科、内科、外科、妇产科、儿科、骨伤科、针灸推拿科等28个医技业务科室，医院功能健全、技术优良、设备先进、疗效显著。以骨伤科、颅脑外科、针灸推拿科、蛇伤科、肾内科、妇产科为重点发展专科，是"防城港市骨折创伤治疗中心"和"防城港市蛇伤防治中心"。科研成果"防城港市蛇伤防治研究"、"微创术加活血化瘀法治疗超早期高血压脑出血"荣获防城港市科技进步奖。经过25年的艰苦创业，该院已成为一所功能健全，中医特色突出，临床疗效显著，人员结构合理，管理水平高，医德医风好，社会效益和经济效益显著，集医疗、教学、科研、保健、康复于一体的综合性中医医院。

法人代表：庞卫国　地　址：广西防城港市防城镇二桥东路8号。　邮　编：538021
电　话：0770-3252140　传　真：0770-3259070　电子信箱：fczyyy@163.com

安康市中医医院

安康市中医医院是一所综合性三级乙等中医院，有专科专病40多个，其中骨伤、外科、肛肠、眼科、皮肤、针灸、康复、肝病、糖尿病、中风、呼吸、肾病等已形成特色，并处于全市领先水平。妇产科、儿科有享受国务院特殊津贴的专家，骨伤科为省级重点中医建设专科，肛肠科为市级专科。医院多项技术填补了安康市空白，如中西医结合介入治疗、心包剥离术、心脏瓣膜置换术、微创颅内血肿清除术、腹腔镜胆囊摘除术、人工晶体植入术、人工全髋关节置换术、羊膜角膜缘干细胞移植、高位复杂肛瘘手术、新式快速剖宫产术、外阴癌、宫颈癌、宫体癌及卵巢癌根治术等。

医院医疗设备先进，先后购置了美国进口螺旋CT、日本岛津遥控X光机、CR数字影像系统、500mA高频摄像机、眼底血管荧光造影仪、美国GE维曼系统彩超、电子胃镜、电子十二指肠镜、日本奥林巴斯腹腔镜、脑地形图仪、全自动生化分析仪、腹水浓缩回输治疗机、肠道水疗仪、肾透析机等多项高新设备。医院所属的安康市中医药研究所，不断开展中药新药的临床研究，自制"银硼吸入液"、"止晕茶"、"肝复胶囊"、"氯水盐"等百余种制剂，收到了良好的临床效果，受到患者的欢迎。

新的征程，医院二次创业，确定了更高目标：创建三级甲等中医院；以中医药为主干，多个学科协调发展，跨入国内同级中医院先进行列。

地址：陕西省安康市巴山东路47号　电话：0915-3213033　传真：0915-3213033

黑龙江省齐齐哈尔市中医医院（第三医院）

黑龙江省齐齐哈尔市中医医院为国家级示范中医医院暨三级甲等中医医院，是黑龙江中医药大学齐齐哈尔临床医学院、黑龙江中医药大学科研实验基地和研究生培养基地、哈医大二院协作医院、天津肿瘤医院齐齐哈尔市诊疗中心、黑龙江省中西医结合糖尿病研究中心齐市分中心、全市首批城镇职工医疗保险定点医院、各大商业保险公司医疗定点医院、全市规范化药房首批通过单位。

医院占地面积21884平方米，建筑面积28752平方米，设备总值4854万元，固定资产总值1.23亿元，临床医疗、医技科室50余个，实际开放床位400张。

医院拥有一支高素质的专业人才队伍。国家著名老中医陈景河和省级名中医王宝珍、王彪在医院任职并出诊。医院现有职工830人，其中正高职称41人，副高职称65人，中级技术人员192人，已经取得学历的研究生7人，在读研究生32人，省级专业副主任委员和市级专业委员会主任委员、副主任委员及学科带头人30余人。医院注重中西医并重原则，中医力量雄厚，西医急危重患抢救能力强大。医院采用现代化管理模式，于2004年全面启动了HIS管理系统，2005年在全市独家通过了质量管理、职业健康安全管理和环境管理的国家级体系认证，使医院管理更加规范化，达到了与国际接轨的水平。

法人代表：陈　宏

地　　址：黑龙江省齐齐哈尔市铁峰区平安南街48号　　邮　　编：161000

电　　话：0452-8923400/2123282　　传　　真：0452-2123529

网　　址：www.qszyyy.com　　电子信箱：zyyoffice@126.com

咸宁市中医医院

湖北省咸宁市中医医院是一所拥有200张病床的综合性三级中医医院，是湖北中医学院的教学医院和市、区职工基本医疗保险、人寿保险、泰康保险医疗定点单位。医院占地面积1.7万平方米，建筑面积1.8万平方米，具有民族风格的园林式建筑群，院内绿草如茵，花木映天，为患省提供了良好的就医环境。医院技术力量雄厚，拥有一批知名中医和中医药中青年骨干，是咸宁市中医药医疗、教学、科研、预防、保健、康复于一体的中医医疗机构。

医院以中医药为主导，以专病、专科为特色，开设有肝病、中风（心脑血管疾病）、肾病糖尿病、不孕不育、肿瘤、康复理疗六大特色专科。中西各临床科室设置齐全，有内、外、妇、儿、针灸理疗、口腔、法医鉴定中心、体检中心等科室。医院拥有全自动生化分析仪、DNA检测仪、电子胃镜、膀胱镜、三维正脊牵引床、C形臂X光机、美国GE彩超、德国西门子全身CT等先进医疗仪器，设备先进，检测手段齐备。

医院充分体现了“一切为了病人、为了病人的一切、为了一切病人”的服务理念，着力打造“平民化医院”。采取单病种最高限价、常用药品自主降价等服务方式，体现“平民化医院、老百姓价格”的社会公益职能。同时，不断丰富医院文化，加强内涵建设，打造“品牌中医院”，推进“两个文明建设”的不断发展。

常州市中医医院

常州市中医医院始建于1956年，经过50年的艰苦创业，现已成为一所集医疗、教学、科研为一体的三级甲等综合性中医医院，南京中医药大学附属医院。医院先后被评为“市文明单位标兵”、“省文明单位”、“省卫生系统先进集体”、“省十佳医院”、“全国卫生系统先进集体”。

医院占地面积28923平方米，建筑面积34170平方米。现有职工900人，卫技人员占84.3%，高级职称105人，省、市名中医16人，硕士生导师8人，博士4人，硕士38人，省“333”工程人才2人，市“831”工程人才10人。医院设置床位570张，开设ICU、CCU病房，拥有全身螺旋CT、MRI、高能聚集肿瘤热疗仪、DR、DSA、全自动生化分析仪、奥林巴斯和英国佳乐内窥镜系列、捷迈关节镜系统、等离子手术系统、第四代VISX准分子激光、人工肾、人工肝等医疗设备总值7088万元，为优质服务提供了硬件保证。

目前，医院拥有临床专科44个，专科门诊72个，特色专病门诊41个。心血管科、骨伤科为省级中医临床重点专科，消化科、肛肠科、风湿科、肿瘤科为市级中医临床重点专科，心血管科为市级重点中医医学学科，中医针灸、推拿、妇科、男科、肾病科、呼吸科、微创外科、儿科等中医特色专科在常州地区享有盛誉。医院坚持科技兴院，近十年来开展新技术、新项目182项，填补国内空白1项，获市级以上新技术新项目引进奖7项，获市级以上科技成果18项，2005年参与国家“973”课题研究。在省级以上杂志发表论文650篇、专著16部，获国家专利4项，并先后与英国、日本、美国、韩国开展了学术交流。

医院坚持发挥中医药优势特色，努力打造中医文化品牌。近年来，医院更是致力于孟河医派文献的挖掘、整理和开展学术研究工作，并成立了孟河医学研究所。

中国中医科学院眼科医院——唐由之

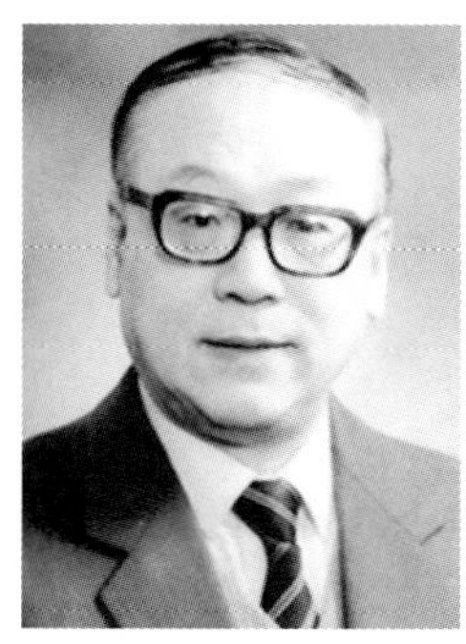

唐由之，眼科主任医师，教授，博士生导师，享受国务院颁发的政府特殊津贴。现任中国中医科学院名誉院长兼眼科医院名誉院长，北京中医药大学、广州中医药大学第二临床医学院客座教授。1943～1948年授业于上海中医眼科名家陆南山教授门下，1957年毕业于北京医学院。唐老以中医和中西医结合治疗疑难眼病而著称于国内外，对老年黄斑变性、糖尿病视网膜病变、中心性渗出性视网膜炎、难治性青光眼、视神经萎缩、视网膜中央动静脉阻塞、视网膜色素变性、眼肌麻痹、病毒性角膜炎、儿童弱视等的治疗有较丰富的经验。曾为毛泽东主席做白内障复明手术而闻名于世，后为柬埔寨宾努首相、朝鲜金日成主席等诊治眼病，1999年底应邀为当时印尼总统瓦西德诊治眼疾获效而传颂于国内外。唐老曾获国家级及省部级科研成果多项，1984年获人事部颁发的"中青年有突出贡献专家"证书；2001年获中国中西医结合学会颁发的"中西医结合贡献奖"。唐老主编专著多部，现任《中医眼科杂志》主编。

南阳市匡济中医中药研究所——刘国印

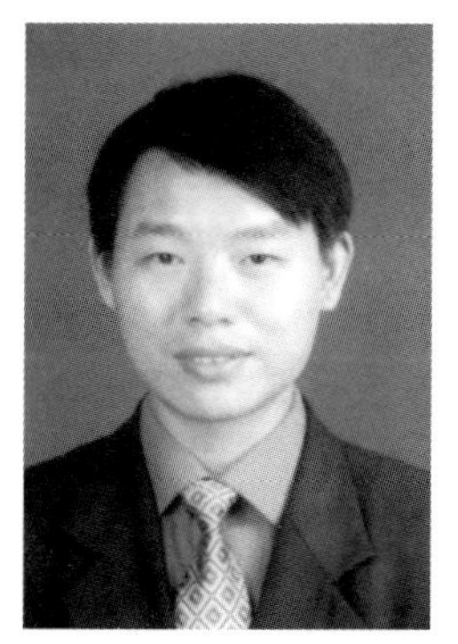

刘国印，中华特技名医，中医世家第七代传人，毕业于河南中医学院，现任南阳市匡济中医中药研究所所长。在300年家传秘方基础上，刘国印研制的抗肿瘤系列药物已有3项获国家专利号，主要治疗食道癌、胃癌、乳腺肿瘤、子宫肌瘤等，同时研制出治疗多种疑难病症的系列方药。近年来，他先后发表学术论文10余篇，研制出的消炎抗瘤粉，1992年获国家科技成果奖并申请专利，1999年12月在德国汉堡中西医结合治疗老年疑难病症学术会上又获得金奖；2000年被国家授予中华特技名医称号；2001年载入《中华成功人才大辞典》，荣获"世界中医成果创新奖"、"世界中医药杰出成果奖"。2003年，研究所被市消协、工商局授予"文明诚信企业"；2004年被中国中医研究院特色医药合作中心评为"中医治疗疑难病名医名院"。研究所的先进事迹在《南阳年鉴》、《共和国赞歌》、《南阳市志》等著名刊物中均有报道。2005年，刘国印在《人物风彩》中被称为"当代华佗"、"南阳小仲景"。

泰安市中医医院肝病治疗中心——赵学印

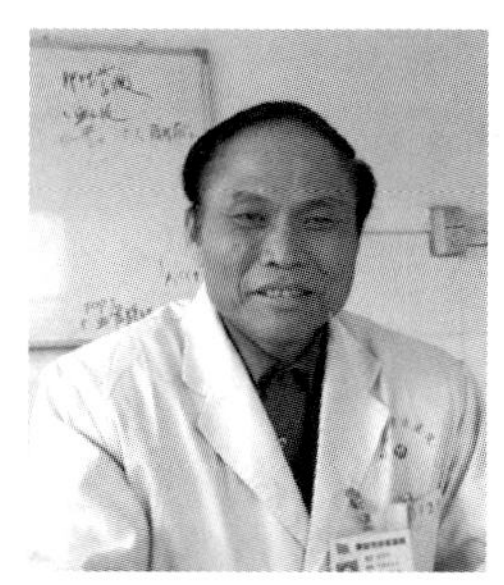

泰安市中医医院肝病治疗中心是国家级重点中医专科。医院副院长、肝病治疗中心主任赵学印，硕士研究生，是山东省中医药学会肝病专业委员会副主任委员、山东省中西医结合学会理事、省十届人大代表、泰安市十大名中医之一、市中医肝病学科带头人、曾荣获山东省卫生系统"廉洁行医"十大标兵、山东省中医工作三等功、山东省高层次优秀中医临床人才、山东省十佳医师提名奖等称号。

在赵学印带领下，中心拥有DNA检测仪、肝病治疗仪及腹水浓缩回输仪等先进的医疗设备，并引进人工肝支持系统，为重症肝病患者治疗提供了条件。中心突出中医特色，坚持中西医结合、防治并重的原则，对治疗肝胆疾病有显著疗效。近年来，医院开展了穴位贴敷、腹水回输、穴位注射等特色疗法，还独创了脐火疗法，研制15种系列中成药，提出"乙肝发于血分"、"慢性肝炎治在肝体"、"脾虚痰瘀是肝硬化的基本病机"等一系列新观点，开展科研课题5项。"乙肝贴敷灵治疗乙肝的临床及实验研究"1999年获省医学科技进步三等奖、市科技进步二等奖。

康保县中医院——刘志飞

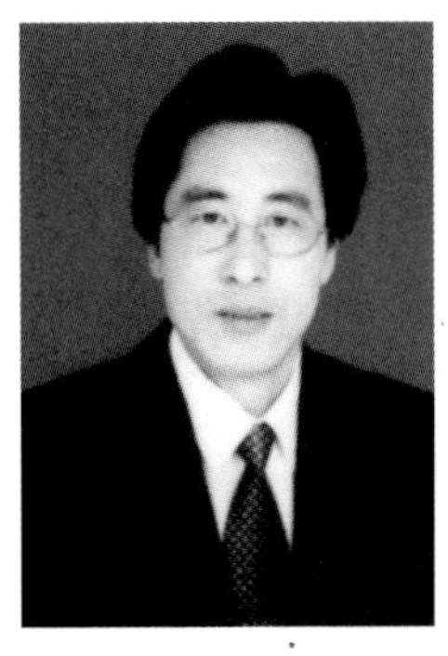

刘志飞，现任康保县中医院院长，1970 年 1 月出生，中共党员，研究生学历。1988 年 9 月～1991 年 6 月，在河北省承德医学院中医专业学习；1991 年 7 月～1992 年 2 月，在满德堂乡卫生院工作；1992 年 3 月～2001 年 1 月，任康保县卫生局办公室主任兼团支部书记（期间 1997 年 10 月～1999 年 10 月，自考毕业于河北医科大学，本科学士学位）；2001 年 2 月至今，任康保县中医院院长（期间 2003 年 5 月～2004 年 12 月半脱产学习，毕业于中国人民大学工商管理专业，获研究生学历）。

刘志飞自 2001 年任现职以来，带领中医院同仁艰苦创业，在为广大患者提供良好就医环境的同时，使医院取得了良好的经济和社会效益。医院年业务量由原来 19 万元发展到现在的 300 万元，人均工资从 300 元发展到 1000 元，固定资产从 30 万元发展到 400 万元。医院先后建起了 1200m^2 的门诊楼、1000m^2 的住院楼、3200m^2 的家属楼。医院筹资 150 万元购买了一大批先进的诊疗和手术设备，形成了以中医专科建设为龙头，以妇产科和外科综合发展为两翼，以皮肤病、风湿骨病、糖尿病、心脑血管病、消化肾病专科为特色的建设格局。2001 年、2002 年，刘志飞连续 2 年被县委、县政府评为“优秀共产党员”、“先进工作者”；2002 年被团县委推荐为市“十大杰出青年后选人”；2003 年被县委、县政府评为“抗击‘非典’和抗洪先进个人”；2003 年被团省委、省人事厅等十家单位评为“青年岗位能手”；2004 年 3 月被评为首届“康保县十大青年标兵”；2004 年 5 月被市卫生局评为“全市十佳医生”。

成都中医药大学附属医院——罗才贵

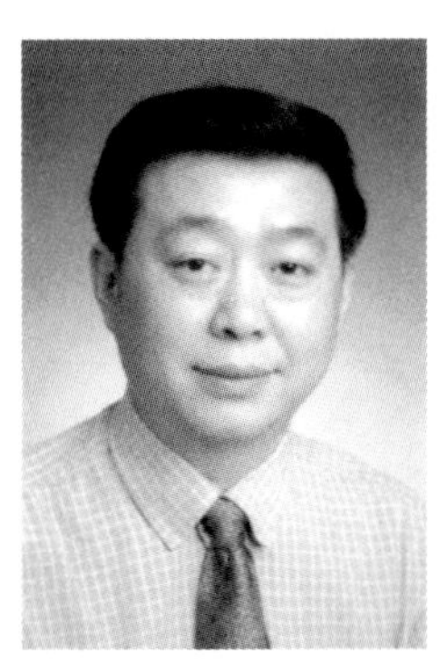

罗才贵，1949 年 8 月生，中共党员，现任成都中医药大学副校长，成都中医药大学附属医院、四川省中医院、成都中医药大学临床学院院长、党委书记，临床研究所所长，主任医师、教授、博士生导师，四川省首届名中医、优秀中青年专家，享受国务院特殊津贴，兼任中华医学会成都分会管理委员会委员、中华医学会成都分会理事、中华医学会成都针灸学会推拿专业委员会主任、全国高等中医药院校临床教育副理事、成都市医院管理委员会副主任、四川省城市医院管理委员会副主任、四川省针灸学会副理事、四川省科学技术顾问、四川省中医药管理局中医工作专家咨询委员会委员。

罗才贵毕业于成都中医药大学医学系，擅长推拿针灸、中西医结合骨伤，对腰椎间盘脱出症、腰腿痛、颈椎、骨与关节损伤、软组织损伤的治疗有深入的研究，临床疗效显著。1983 年选派赴阿联酋中国医疗队工作两年，并担任酋长的医疗保健工作。1991 年至今分别担任中央领导人和省、市领导人的保健工作。1994 年 1 月由卫生部、外交部选派赴南非为曼德拉总统担任医疗保健工作，为中南建交作出了贡献。

平谷区中医院——马维成

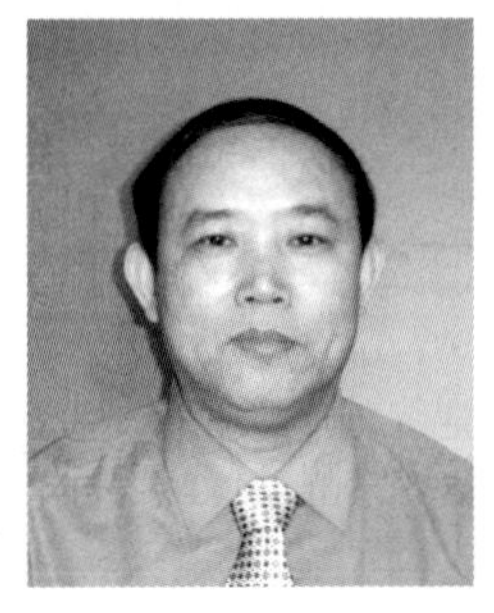

马维成，生于 1956 年 11 月，汉族，中共党员，本科学历。现任北京平谷区中医院副院长。他从事中医工作 35 年，擅长中医内科疾病的诊治，尤其擅长脑血管及老年性疾病。自参加工作以来，获区级科研成果奖 2 次，发表论文 10 余篇。

2001 年，马维成临危受命任平谷区中医医院副院长。当时正处于医院发展的低谷，人才缺乏，技术落后，医院生存难以维继。在院长指导下，医院改革旧习，设立新规，引进人才。抓医疗，重质量；抓管理，重效益；抓创新，重发展。利用 5 年的时间，使医院扭亏为赢，经济收入在 2001 年的基础上翻了两翻。

西平县中医院——吕春迎

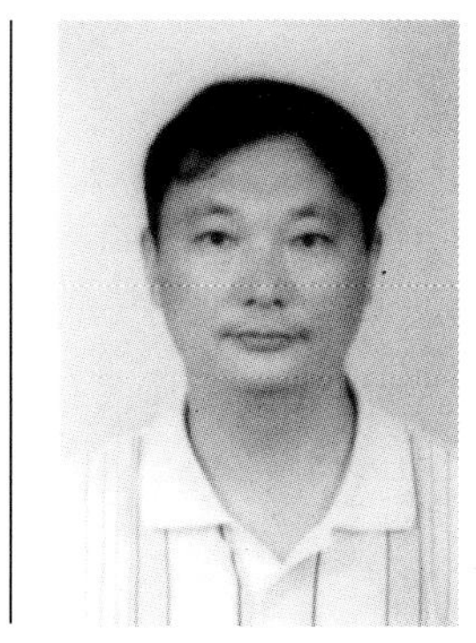

吕春迎，男，43岁，中共党员，本科学历，河南省省委党校经济管理专业毕业。曾任西平县团县委副书记和西平县卫生局副局长、党组副书记，2004年2月兼任西平县中医院党总支书记、院长至今。

吕春迎坚持党的路线、方针、政策，认真学习政治理论、法律理论知识，以邓小平理论和“三个代表”重要思想为指导，不断提高自身素质。大力推进“质量建院、人才立院、科技兴院”的办院方针，按照“院有优势，科有特色，人有专长”的技术发展思路，不断深化内部改革，始终坚持以病人为中心，不断提高医疗质量。“科技带动战略，管理带动战略，服务带动战略”，3个带动战略的全面实施，有力地促进了医院各项工作的发展，社会效益、经济效益显著，为全县人民提供了良好的就医环境，为推动西平县科技经济和卫生事业的发展作出了一定的贡献。

山东烟台中医药专修学院——柳少逸

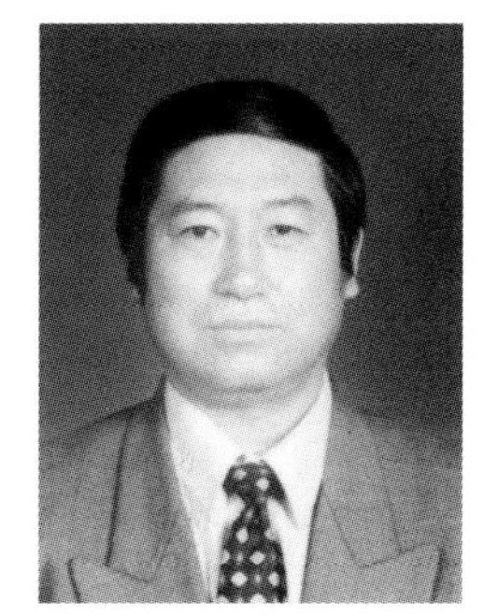

柳少逸，中共党员，1943年生，山东栖霞人，为名医柳吉忱之子，牟永昌之高徒。曾先后在栖霞县人民医院、烟台市莱阳中心医院从事中医临床工作。1987年创办中医教育，现为山东烟台中医药专修学院院长、莱阳市圣惠职业中专校长。

柳少逸治学严谨，临床经验丰富，内外妇儿各科均有所成，又熟谙针灸、推拿等非药物疗法及药物外治法。曾发表七十余篇学术论文，并先后多次荣获国家级、省级优秀学术论文奖。

柳少逸现任中华中医药学会中医药文化研究会理事、山东中医药学会民间疗法专业委员会主任委员、山东中医药学会肾病专业委员会委员、山东中医药学会心脑病专业委员会委员、山东省民办教育协会理事。受山东中医药学会的委托，他先后主持召开了9次专题学术会议和12次学术年会。2005年被山东省教育厅授予“山东省民办教育先进工作者”光荣称号，并先后被《中国当代中医名人志》、《中国当代名人大典》收录。

睢县中医院——李富强

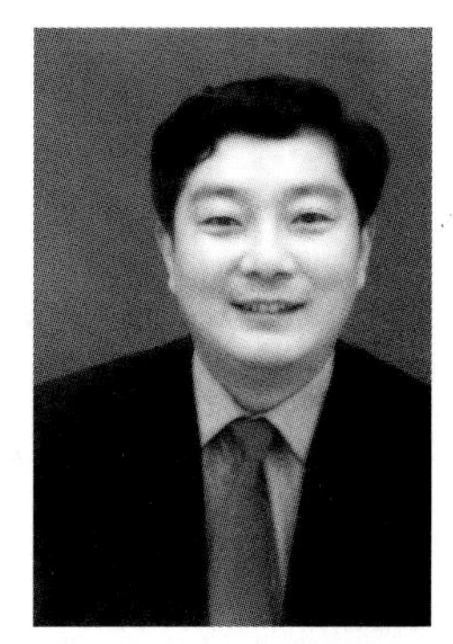

李富强，1964年生，汉族，中共党员，本科毕业，现任睢县中医院院长兼党总支书记。

李富强勤奋努力，思路开阔，高瞻远瞩，勇于改革，廉政为院 带领全院干部职工开展“廉医、诚信、为民”活动和“树名医、建名科、创百姓满意医院”活动，加大行风建设，多次受到省、市、县各级领导好评。曾获“新长征突击手”、“十佳青年”、“市优秀青年”，多次被评为“优秀党员”、“五好党员”、“先进工作者”、“优秀驻村工作队员”、“市院务公开先进个人”等光荣称号。

李富强还获得清华大学继续教育学院现代医院高级工商管理研修班和北京大学职业院长（EMBA）研修班合格证书。现为北京大学与美国北弗吉尼亚大学工商管理在职硕士研究生。在他的带领下，中医院先后被评为“市文明单位标兵”、“‘全省公民道德进万家，诚实守信万人行’先进单位和目标管理先进单位”，业务收入位居全县卫生系统和全市中医院之首，综合效益全县第一，全市中医医院经验工作交流现场会曾在睢县中医院召开。

江苏省中西医结合医院——沈建平、贾晓斌、谢林

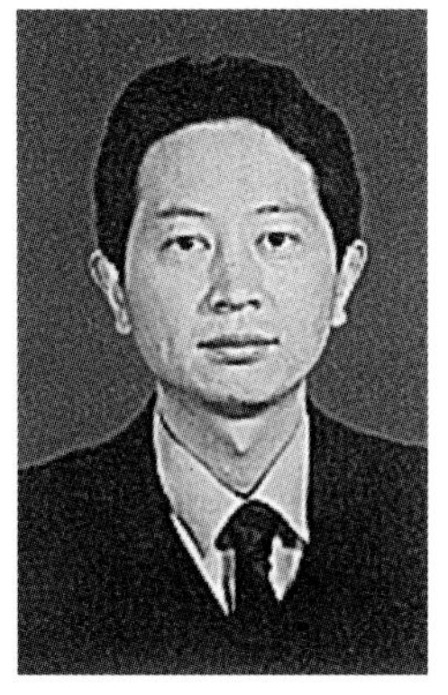
沈建平

沈建平，1963年8月生，硕士，主任医师，副教授。任江苏省中西医结合医院心内科主任、江苏省中医药学会心系专业委员会副主任委员、江苏省中西医结合学会心血管专业委员会秘书长。擅长冠心病的介入诊断及诊疗，心脏永久性起搏器植入，中西医结合诊治各种心血管疑难杂症。

贾晓斌，男，1966年9月生于江苏省如皋市，博士。现任江苏省中医药研究院中药制剂研究室主任、研究员，江苏大学生药学、药剂学硕士生导师，南京中医药大学教授；是江苏省医学重点人才（江苏省卫生厅"135"工程）、江苏省"333"工程第三层次培养对象（1999年和2003年），是美国Washington State University高级访问学者。主要承担或参加并完成的科研项目有：国家"八五"攻关课题1项，部省级课题13项，合作开发课题十余项。发表论文近50篇，获得部省级成果奖4项，厅局级成果奖4项，优秀论文奖2次，专利4项，新药证书1项。

谢林，骨科主任，主任医师，第二军医大学、上海中医药大学骨科双博士后。任省中西医结合骨伤学会副主任委员，是江苏省"333"工程培养对象，省青联委员。从事骨伤科临床和科研20年，多次参加并主持国家及省自然基金等科研课题共10项，在研课题4项，获科技成果奖2项，发表科研论文、译文40余篇。他擅长中西医结合治疗颈椎病、腰腿痛、复杂骨折、骨病，可成功开展各类脊柱、关节置换、复杂骨折内固定等手术。

河南南阳水针刀风湿疼痛医院——吴汉卿

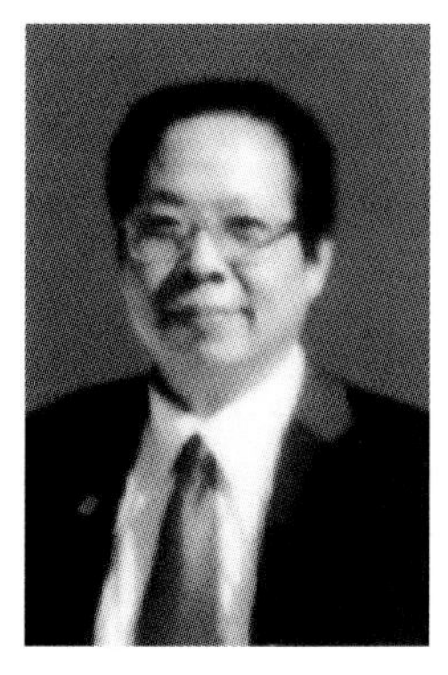

吴汉卿，男，汉族，45岁，本科学历，主任医师，高级医学咨询师，南阳市人。现任河南南阳水针刀新针法研究院院长、南阳市水针刀风湿疼痛医院院长、南阳张仲景国医学院副教授，是水针刀无痛微创新针法创始人，任世界中医药学会联合会针刀专业委员会常务委员，兼任《中华痛症杂志》主编、河南省国际人文科学研究中心副教授、中华诗词学会理事，出版有《吴汉卿诗歌选》。

吴汉卿发明的水针刀微创针法被国家中医药管理局列为国家级中医药I类继续教育推广项目。近年来，他先后应邀到中国中医研究院、上海中医药大学、广州暨南大学医学院、云南中医学院、深圳卫校等医学院校讲课，学员来自全国各地，被誉为"中原神刀"。他撰写了《大成水针刀疗法》、《脊柱相关病微创三针法》、《水针刀三维疗法》等十余部专著；《脊柱相关病九大病区挂图》已出版。他在国内外报刊杂志上发表了近30篇论文，多次获得国家级优秀论文奖，并获《中华医学精英丛书》"精英杯"评比"先进个人"一等奖。吴汉卿院长被评为中青年优秀医学专家等；2001年被评为中华大地之光优秀专家，被收录入新华社出版的《东方之子》一书第二卷和《世界人物辞海》、《世界华人医学大全》、《二十一世纪人才库》、《国魂》、《著名特色专科名医》、《中国世纪医学专家》等丛书。

河北中医肝病医院——耿兰书

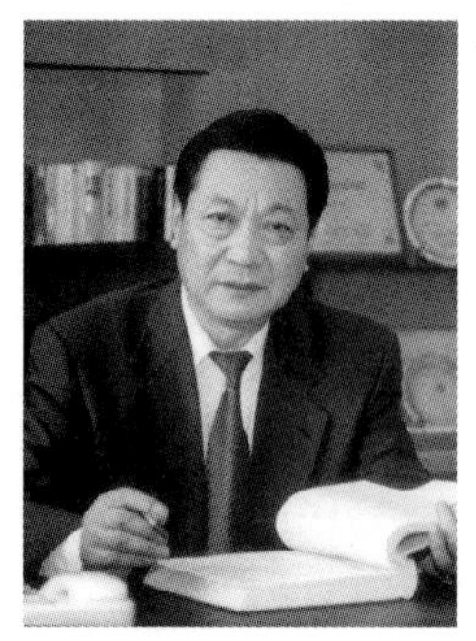

耿兰书，中国农工民主党员，主任医师，河北中医肝病医院院长，河北中医肝病医院学科带头人，中国肝炎防治基金会理事，世界中医药学会联合会理事，世界中西医结合学会理事，香港国际传统医学研究会教授，世界医药杂志学术委员会委员，河北省中医肝胆病专业委员会副主任委员，第三届新世纪中国改革百名优秀人物，中国国际行业组织研究会高级研究员，2004年中国百名行业创新杰出人物。

耿兰书创建的河北中医肝病医院现已发展成为国内最大的现代化中西医结合肝病专科医院。医院占地33亩，建筑面积24000平方米，病床300张，拥有副主任医师、主任医师38名，临床医师全部具有本科以上学历。医院还被国家中医药管理局批准为"十五"重点肝病专科建设单位及全国中医肝病继续教育基地。

耿兰书行医30多年来先后承担了8项省部级科研课题，创立了3套治疗肝病的特色疗法，成功开发出针对不同病症、体征的43种治肝方药和72个汤药协定处方。耿兰书是国家著名的中医肝病专家，在国家级杂志发表医学论文30多篇，曾受卫生部派遣多次到国外传授治疗肝病的经验及中医疗法。

河南省中医药研究院附属癫痫病医院——田华

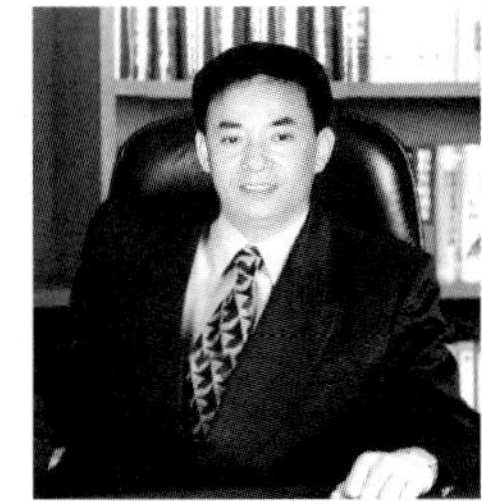

河南省中医药研究院附属癫痫病医院（华仁医院）是经河南省卫生厅批准的省级综合性医院，先后获得“十佳专科医院”、“癫痫病医疗康复中心”、“中医治疗疑难病名医名院”、“守诚信、重服务、消费者公开查询医院”、“河南日报报业集团今日消费诚信联盟会员单位”、“中国医疗行业调研基地”、“中国医疗卫生行业诚信经营单位”、“诚信维权重质守信单位”、“消费者信得过单位”的称号。

田华生于中医世家，是中国中医癫痫病专家。现任美国世界健康组织常务理事、美国世界健康有限公司研究员、美国北京中医专家诊疗中心教授、中华传统医学会副会长、河南省中医药研究院附属癫痫病医院院长、华仁医院院长、河南省中医药研究院研究员、河南省中医癫痫病医疗中心主任、全国专科疾病癫痫病医疗中心主任、贵州田顺医药保健有限公司董事长、中泰医药有限公司董事长。十余年来，他主攻癫痫病的临床和实验研究，成功地研制出了癫痫病的克星“癫克星”系列胶囊，该产品曾获得布鲁塞尔尤里卡四十四届研究发明博览会金奖，中国第五、六届新技术新产品博览会金奖，中国新科技成果专利技术产品博览会金奖，1999 年国家中药重点推荐工程项目特别品牌等，并被国内外数千家大型媒体争相报道。他所研制的癫克星磁帽、癫克宁磁帽、益智多动康复磁帽，采用药疗、磁疗、穴位疗三重疗法，效果显著，深受广大患者好评。

地址：郑州市北下街 77 号　　电话：0371－66217716/66217717　　传真：0371－66244012

网址：www.dianxianyy.com　　邮箱：hrt@dianxianyy.com

章丘市中医医院——韩凯

韩凯系山东省章丘市中医医院院长、党委书记、副主任医师、中华医学会济南分会理事、章丘市青年医务工作者协会主席，曾荣获山东省思想政治工作优秀干部、济南市专业技术拔尖人才、济南市职业道德十佳标兵、科技兴医先进工作者等光荣称号。他提出了“膨胀骨科，独立儿科，完善内、外科，拉长中风、肛肠理疗科，扶持脾胃、制剂、妇产科”，以期达到将弱项做强、强项更强的医院发展思路。章丘市中医医院通过“六抓一重三零”的服务措施，促进了医德医风建设；对三无病人实行三先一后抢救制度；门诊病人实行挂号、收费、取药一站式服务；电子查询台、触摸屏滚动显示检查项目、药品价格；住院病人实行双处方、一日一清单；药品、基建、特殊耗材、设备、物资的采购和引进实行公开招标降低价格，杜绝了医院活动中的一切不良行为。

他主持承担的省卫生厅重点课题“常见心血管疾病心率变异性的临床应用研究”，获济南市科技进步二等奖；“72 小时高血压病人与正常人动态血压相关性研究”获济南市科技进步三等奖。

在韩凯院长的领导下，门诊病人同比增加 47%，住院病人同比增加 38%，业务收入同比增长 96%，职工平均收入同比增长 90%，提前一年超额完成三年发展规划的主要目标。医院先后获得“山东省示范中医院”、“山东中医药大学附属医院”、“首批全国中医工作先进市”、“二级甲等中医院”、“行风建设先进单位”等荣誉。

吉林省中医药学校——公茂有

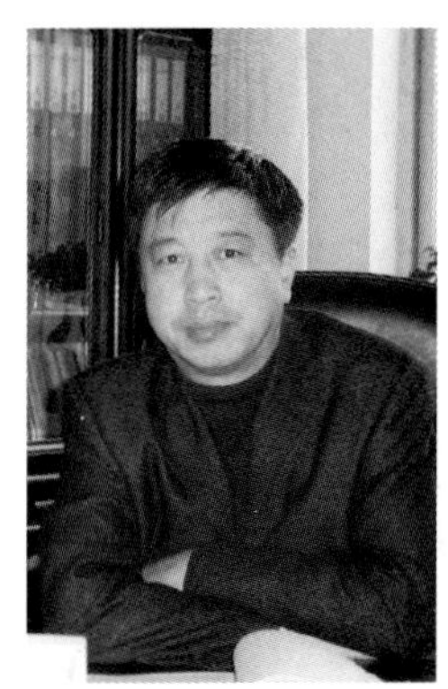

吉林省中医药学校座落在吉林省白山市内，其前身为浑江卫生职工中专，始建于 1984 年，1987 年更名为浑江中医药学校，1995 年更名为吉林省中医药学校，是吉林省唯一一所培养中医药卫生技术人才的普通中等专业学校。学校占地面积 70 亩，建筑面积 3 万平方米，学校实行校长负责制的管理体制，有教职工 146 人，有研究生、本科生学历的专任教师 93 人，有 20 个教研室，34 个实验室，28 个教学班，1400 名学生。学校设有中医、中药、中西医结合、护理、针灸推拿、口腔、医学美容、药剂等专业，办学层次有中专、3+2 高职，与高校合办成人专科、本科，并有一个 200 多张床位的临床附属医院，目前已成为一所集教学、临床、科研为一体的多功能学校。

学校先后通过国家中医药管理局全国中等中医药专业教育建设达标评审，省教育厅办学水平评估，先后被授予省精神文明建设先进单位、白山市花园式校园、省五四红旗团委、省文保系统创甲级标兵单位，1992 年被国家中医药管理局列为 19 所重点装备学校之一，2002 年 10 月被国家中医药管理局列为全国中等中医药学校重点建设学校。